SEVERANCE 세브란스 소아진료매뉴얼
Manual of Pediatrics

연세대학교 의과대학 소아과학교실 편저

연세대학교 대학출판문화원

■ 감수

윤덕진 연세의대 명예교수

진동식 연세의대 명예교수

김길영 연세의대 명예교수

김병길 연세의대 명예교수

김병수 연세의대 명예교수

고창준 연세의대 명예교수

이승규 연세의대 명예교수

정기섭 연세의대 명예교수

이재승 연세의대 명예교수

김덕희 연세의대 명예교수

설준희 연세의대 명예교수

■ 집필진

강훈철	연세의대	교수	신경질환
강석구	연세의대	부교수	신경외과질환
고 홍	연세의대	조교수	총론, 소화기질환, 외과질환
권아름	연세의대	조교수	총론, 내분비질환
권혜은	연세의대	조교수	신경질환
김경원	연세의대	조교수	총론, 호흡기질환, 알레르기질환
김규언	연세의대	교수	호흡기질환, 알레르기질환
김기환	연세의대	부교수	총론, 감염 및 면역 질환
김남균	연세의대	조교수	심장질환
김도영	연세의대	조교수	피부과질환
김동석	연세의대	교수	신경외과질환
김동수	연세의대	교수	감염 및 면역 질환
김원식	연세의대	조교수	이비인후과질환
김지홍	연세의대	부교수	신장질환
김현우	연세의대	교수	정형외과질환
김호성	연세의대	교수	내분비질환
김효선	연세의대	조교수	혈액종양질환
김흥동	연세의대	교수	신경질환
남궁란	연세의대	교수	신생아질환
박국인	연세의대	교수	신생아질환
박민수	연세의대	교수	신생아질환
박은숙	연세의대	교수	재활의학과질환
손명현	연세의대	교수	호흡기질환, 알레르기질환
송동호	연세의대	교수	정신과질환
신수정	연세치대	부교수	치과질환
신재일	연세의대	조교수	총론, 신장질환
심규원	연세의대	조교수	신경외과질환

오승환	연세의대	부교수	혈액종양질환
오정탁	연세의대	교수	외과질환
유철주	연세의대	교수	혈액종양질환
은영민	연세의대	부교수	심장질환
은호선	연세의대	조교수	총론, 신생아질환
이 철	연세의대	교수	신생아질환
이민걸	연세의대	교수	피부과질환
이순민	연세의대	조교수	총론, 신생아질환
이영목	연세의대	부교수	신경질환
이원상	연세의대	교수	이비인후과질환
이종복	연세의대	교수	안과질환
이준수	연세의대	교수	신경질환
이진성	연세의대	교수	유전 및 대사질환
임영재	연세의대	조교수	비뇨기질환
정조원	연세의대	부교수	심장질환
정주령	연세치대	부교수	치과질환
채현욱	연세의대	조교수	총론, 내분비질환
천근아	연세의대	부교수	정신과질환
최재영	연세의대	부교수	심장질환
한상원	연세의대	교수	비뇨기질환
한석주	연세의대	교수	외과질환
한정우	연세의대	조교수	혈액종양질환
허종기	연세치대	교수	치과질환
홍사민	연세의대	조교수	안과질환
황진호	연세의대	조교수	정형외과질환

‘세브란스 소아진료 매뉴얼’ 개정 4판 발간에 즈음하여

연세대학교 의과대학 소아과학교실에는 의과대학생과 소아청소년과 전공의, 전문의들이 진료 일선에서 쉽게 참고할 수 있는 소책자의 필요성을 절감하고, 2001년에 ‘Severance Manual of Pediatrics (세브란스 소아과 진료매뉴얼)’ 라는 제호(題號)로 매뉴얼 초판을 발행했습니다.

2001년 당시에 ‘내일의 꿈이며 희망인 우리 2세들의 건강을 돌보는 일을 평생의 업으로 삼고자 소아과를 전공하려 하는 모든 의사들에게 훌륭한 임상지침서가 되기를’ 바라는 마음으로 초판을 발행한 이후 2003년과 2009년에 개정판을 발간하였습니다. 그리고 그 동안 소아과학을 배우는 학생, 전공의를 포함하여 소아진료와 관련된 많은 의료진들의 꾸준한 관심과 사랑을 받으며 현재까지 발전하여 왔습니다.

지금으로부터 128년 전인 1885년에 광혜원, 제중원을 통해 우리나라에 근대의학이 도입되면서 소아에 대한 진료도 이루어졌습니다. 이후 우리나라의 소아진료는 날로 학문적 발달을 거듭하여, 현재는 9개의 세부 전문분야로 나뉘어져 운용되고 있습니다. 앞으로도 전문분야의 세분화는 계속 진행될 것으로 예상됩니다. 이처럼 학문적 세분화는 여러 가지 긍정적이고 필요한 면을 가지고 있지만 ‘나무만 보고 숲을 보지 못하는’ 우를 범할 수도 있습니다. 또한 매뉴얼은 교과서와는 달리 다양한 이론적 설명보다는 모두가 공감할 수 있는 근거중심 (evidence-based)의 내용을 압축하여 이해하기 쉽게 구성하고 편집하는 것이 바람직하다고 생각됩니다. 그래서 이번 개정판 매뉴얼에서는 세부분과 전문의들이 각 분야의 최신 지견을 기술하여 소아과 전문의의 입장에서 이해하기 쉽게 접근할 수 있도록 내용으로 녹여서 편집하였습니다.

특히 이번 개정 4판 매뉴얼은 1913년 세브란스연합의학교 3학년 교육과정에 ‘Children's Disease’라는 교과목으로 소아과학에 대한 강의가 개설되면서 시작된, 연세대학교 의과대학 소아과학교실의 창립 100주년을 기념하며 내용 집필과 편집 등에 심혈을 기우려 제작하였습니다. 이 과정에 헌신적으로 참여해준 많은 소아과학교실 그리고 소아 관련 임상과 교수들께 감사의 인사를 드립니다. 특별히 우리교실의 젊은 Staff들의 열정과 수고에 의해 매뉴얼이 출판될 수 있었다고 생각하면서 감사와 응원의 박수를 보냅니다. 초판 이후 지금까지 매뉴얼이 훌륭한 모습으로 출판될 수 있도록 도와주고 계신 연세대학교 출판문화원에도 감사를 드립니다. 여러분 모두에게 실질적으로 도움이 되는 매뉴얼이 되기를 기원합니다.

2013년 7월

연세대학교 의과대학 소아과학교실
주임교수 김규언

'세브란스 소아진료 매뉴얼' 완전개정 3판을 발간하면서

소아청소년의 진료는 미래를 향한 투자라는 미션 하에, 헌신하시는 모든 분들의 기대에 힘입어 세브란스 소아진료 매뉴얼 완전개정 3판을 발간하게 되어 매우 기쁘게 생각합니다. 세브란스 소아진료 매뉴얼은 2001년 초판이 출간된 후 2003년 개정 2판을 거치면서, 소아과학을 배우는 학생, 전공의를 포함하여 소아진료와 관련된 많은 의료진들의 꾸준한 관심과 사랑을 받으며 현재까지 발전하여 왔습니다.

이번 완전개정 3판에서는 소아과학과 소아관련 분야의 최고의 전문가를 집필진으로 모시어 충실하게 작성되었습니다. 기존의 오래되고 불필요한 내용들은 과감히 삭제하면서, 국내외 참고문헌을 바탕으로 최신지견을 충분히 수록하였으며, 실제 증례의 사진과 도해 및 도표를 충분히 이용하여 이해를 쉽게 하는데 중점을 두었습니다. 또한, 진보된 소아진료 관련 검사와 치료 등을 자세히 기록하였습니다. 각 질환의 기본 개념 원리가 정리 수록된 간편한 참고문헌이면서, 실제 진료 현장에서 곧바로 적용할 수 있는 최신 진료지침서입니다.

아무쪼록 이번 완전개정 3판의 세브란스 소아진료 매뉴얼이 어린이와 청소년을 진료하는 모든 분들께 좋은 참고 자료가 되고, 진료 현장의 다양한 상황을 해결하는 실질적인 도우미가 되길 바라며, 아울러 학생과 전공의에게는 소아과학의 믿음직한 학문적 길잡이가 될 수 있기를 기원합니다.

완전개정 3판을 출간하는 과정에서 많은 분들께서 애쓰셨습니다. 바쁘신 중에도 감수를 맡아주신 여러 은사님들께 감사 드리며, 불철주야 원고 작성에 힘써주신 모든 집필진들과 완벽한 지침서가 될 수 있도록 편집에 애써주신 편집위원장 이하 편집위원들의 헌신적인 노력에 깊은 감사를 드립니다. 또한 매뉴얼이 훌륭한 모습으로 출판될 수 있도록 도와주신 연세대학교 출판부께도 감사 드립니다.

2009년 10월

연세대학교 의과대학 소아과학교실
주임교수 김동수

'세브란스 소아진료 매뉴얼' 2판을 발간하면서

2001년 소아과 진료 지침서가 처음 발간되어 소아과 전문의, 전공의 및 의과대학생 이르기까지 전국적으로 많이 발매되었습니다. 이 책이 지향하는 바는 짧은 시간에 정확하고 많은 지식을 접하도록 하였습니다. 사실 병원 일을 하다 보면 환자진료에 급히 필요하고 중요한 내용을 빨리 얻을 수 있는 진료 지침서가 필요하였습니다.

첫 판에서 미진하였던 부분을 보강하고 그동안 발전된 의학지식을 삽입할 개정판이 필요하다는 것을 느꼈습니다. 무엇보다 실제 임상에서 필요한 술기를 효율적으로 이해할 동영상이 필요하였습니다.

이번 개정판에서는 소아과 진료에 필요한 전반적인 지식과 함께 소아 관련된 외과, 피부과, 이비인후과, 정형외과 질환에 이르기까지 소아환자를 진료하는데 명실공히 지침서가 되기를 기대하였습니다.

각 분야별로 의과대학생이나 전공의들이 꼭 알아야 할 부분을 표시하였습니다. 심도자 검사, 내분비질환 검사 등의 소견들을 동영상으로 설명하였습니다. 시대의 흐름에 따라 인터넷을 통해 환자 및 보호자들이 병에 관한 지식을 이미 갖고 내원하였을 때 담당한 의사들은 가끔 당혹하는 경우가 있습니다. 빠르고 정확한 의학지식을 제공할 지침서가 필요합니다.

이번 개정판을 만들면서 소아과 의사들이 다룰 수 있는 모든 분야를 가능한 한 전부 수용하려고 노력하였으며, 소아과 전공의들에게는 물론이거니와 임상 실습에 임하는 의과대학 3, 4학년 학생들에게도 훌륭한 지침서가 되리라 믿습니다.

아무쪼록 90년의 긴 역사를 가진 연세대학교 의과대학 소아과학 교실에서 그동안 전공의 교육의 근간을 이루면서 소아 관련 질환에 대한 교육의 핵심 역할을 할 지침서를 2년 만에 개정판을 발간하게 됨을 여러분과 함께 기쁘게 생각합니다.

2003년 10월

연세대학교 의과대학 소아과학교실

주임교수 김덕희

‘세브란스 소아진료 매뉴얼’을 발간하면서

국내 최고의 의료기관으로 자리하면서 모든 면에서 선도 역할을 해오고 있는 연세대학교 의과대학 소아과에서 그동안 전공의 교육과정 중 필수적이면서도 핵심적인 소아 진료 임상지침서를 발간하게 되어 그 의의가 매우 크다고 할 수 있을 것입니다.

수 십년 동안 선후배 사이에 구두로 또는 유인물로 비공식적인 지침서를 이용해 오던 차에 그동안의 지침서를 총 정리하고 최신 참고서를 추가하는 형태로 하나의 책자를 꾸미게 되었습니다. 1년여에 걸쳐 60여명의 소아과 전체 전공의들이 총동원되어 정리작업을 하였으며 정리된 원고는 담당 전공 교수님들의 감수를 거치면서 가능한 한 완벽한 지침서를 만들려고 노력하였으나 막상 끝내고 나니 미진한 부분이 가끔 눈에 뜨입니다.

다음 개정판에서는 이러한 문제점들과 또 다른 새로운 내용이 보강되어 여러분 앞에 선보일 것을 약속 드립니다. 그동안 의료보험제도의 잘못으로 소아과 전공이 크게 주목을 받지 못해 온 것도 사실이지만 그러한 제도상의 문제들을 초월하여 오로지 내일의 꿈이며 희망인 우리 2세들의 건강을 돌보는 일을 평생의 업으로 삼고자 소아과를 전공하려 하는 모든 의사들에게 훌륭한 임상지침서가 되기를 기대해 봅니다.

아이들의 울음소리를 오히려 아름다운 음악처럼 여기면서 아이들의 아픔을 오히려 자기들의 아픔으로 나누어 가지면서 보다 훌륭한 소아과 의사가 되기 위한 자기 훈련에 매진하는 모든 분들에게 크게 도움이 될 것임을 감히 확신하는 바입니다.

소아과 의사들이 다룰 수 있는 모든 분야를 가능한 한 전부 수용하려고 노력하였으며 이번 지침서는 소아과 전공의에게는 물론이지만 임상 실습에 임하는 의과대학 3, 4학년 학생들에게도 훌륭한 지침서가 되기에도 충분할뿐더러 소아관련 기타 분야의 전공의에게도 크게 도움이 되리라 믿습니다.

아무쪼록 88년의 긴 역사를 가진 연세대학교 의과대학 소아과학교실에서 그동안 전공의 교육의 밑바탕을 이루면서 교육의 핵심 역할을 한 지침이 한 권의 책으로 만들어져 여러분 앞에 선 보이게 된 것을 크게 자랑스럽게 생각하면서 발간의 글을 대신합니다.

2001년 7월

연세대학교 의과대학 소아과학교실

주임교수 김병길

차례

1장

총론

I. 성장과 발달 (Growth and development)

1. 소아의 성장과 발달 (Growth and development of children)

(1) 성장과 발달의 정의

1) 성장: 양적으로 증가해 나가는 과정 (예: 신장, 체중, 장기)
2) 발달: 성장에 따르는 기능적인 발전 과정
3) 성장과 발달에 영향을 주는 요인: 인종, 민족, 가계, 연령, 성별, 염색체 이상, 선천성 대사 이상, 영양, 사회경제적 요인, 질병, 계절, 심리적 요인

(2) 정상 소아의 성장 (Growth of children)

1) 기관별 발육 패턴
   ① 일반형: 신장, 체중, 호흡기, 소화기, 심장, 근육 등 S자 패턴을 보인다.
   ② 신경형: 뇌, 척수, 시각기, 두위 (4세경에 성인의 80%)
   ③ 림프형: 흉선, 림프절, 편도 (10-12세경 성인의 두 배, 이후 퇴축하여 16-18세에 성인치에 도달)
   ④ 생식형: 생식기, 유선, 음모, 자궁, 전립선 (사춘기부터 급격히 커져서 16-18세에 성인치에 도달)
2) 키 성장
   ① 연령별 표준 신장 (표 1-1)
   ② 성장 속도
      a. 제1성장 급증기: 태아기부터 2세까지
      b. 2세부터 사춘기: 서서히 성장하는 시기
      c. 제2성장 급증기: 사춘기부터 15-16세까지
      d. 15-16세 이후: 성장 속도 감소기
   ③ 신체 비례: 출생시 상절/하절비 (상절: 머리부터 치골결합, 하절: 치골결합부터 발끝)는 1.7 정도이다가 성장함에 따라 감소하여 다 자라면 1.0 정도가 된다.
3) 체중
   ① 연령별 표준 체중 (표 1-1)
   ② 출생시 평균 체중은 3.3 kg이며 2.6-4.4 kg까지 정상 범위에 속한다.
   ③ 초기 체중 감소: 생후 3-4일 동안 태변 및 소변 배설, 수분 손실, 수유량 부족으로 인한 5-10%의 체중 감소가 있으나 7-10일째 회복된다.
   ④ 생후 5-6개월 동안은 1일 20-30 g 증가하지만 후반기 6개월 동안은 1일 15-20 g 증가한다.
4) 두위
   ① 안와상능선 (supraorbital ridge)과 후두 결절 (occipital protuberance)을 지나는 최대 둘레를 측정
   ② 연령별 표준 두위 (표 1-1)
   ③ 출생시 두위는 약 34 cm으로 흉위보다 약간 크다.
   ④ 4세에 성장 완료시의 90%에 도달한다.

5) 흉위

① 출생시 흉위는 약 33 cm으로 두위보다 1 cm 가량 작다.

② 생후 1년에 두위와 흉위가 비슷해지며 이후에는 흉위가 두위보다 커진다.

표1-1 소아 발육 표준치 (키, 체중, 두위)

	출생시	11-12개월	3.5-4세	7-8세	12-13세
키 (cm)	50	75	100	123	151
출생신장에 대한 비율	1	1.5	2	2.5	3

	출생시	3-4개월	12-15개월	2-2.5세	4-4.5세	6-6.5세	10-11세	11-12세
체중 (kg)	3.3	6.6	10	13	16	21	35	40
출생체중에 대한 비율	1	2	3	4	5	6	10	12

	출생시	3-4개월	6-7개월	11-12개월	2-2.5세	6.5-7세
두위 (cm)	34	40	43	45	48	50

6) 체표면적

① 체표면적이 체중에 비하여 성인보다 넓다.

② 인체의 생리 현상, 대사 과정은 연령이나 체중보다는 체표면적에 비례하므로 수분 필요량이나 약용량 계산 시 체표면적을 확인하여야 한다.

③ 체표면적 $(m^2) = \sqrt{\frac{\text{키 (cm)} \times \text{체중 (kg)}}{3600}}$

7) 기타 기관의 성장 (표 1-2)

표1-2 소아의 기관별 성장

기관	성장
숫구멍 (fontanel)	뒷숫구멍: 생후 6-8주, 앞숫구멍: 14-18개월경, 봉합선: 6-8개월에 봉합됨
뇌	두위가 뇌발달을 반영하는 지표로 영아기에 가장 빨리 성장하여 2세경 성인의 90%로 성장함
부비동	상악동, 사골동은 출생 시에 존재 접형동은 3-5세 이후, 전두동은 10세 이후에 임상적 의의를 지님
치아	유치: 모두 20개로 생후 2년 반에 완료 (유치의 수 ≒월령−6) 영구치: 모두 32개 (제 3 대구치를 제외하면 28개) 생치 증상: 보챔, 침흘림, 젖을 몹시 빨거나 씹는 증상 (미열, 발진 등의 전신 증상은 없음)
갑상선	출생 시 약 2 g, 이후 계속 발육하여 16세에 성인 수준인 10-20 g에 도달 갑상선 호르몬: 혈청 T_3는 생후 24-36시간에 최고치로 상승되었다가 하강하여 3-4일에 정상 농도, 혈청 T_4는 생후 24시간에 최고치에 도달하였다가 서서히 하강하여 2-3주에 정상 농도에 도달함

표1-2 **계속**

기관		성장
가슴샘		신생아기에는 체중에 비하여 가슴샘이 상대적으로 가장 큰 시기로 이후 점차 감소함 X 선 사진 판독 시 유의 사항: 호기 시 또는 누워서 촬영한 경우 음영이 커지고 자극, 감염 및 스테로이드 치료 시 작아짐
심장		출생시 심장 무게 25 g, 성인 250 g 심흉비: 1세 미만에서는 55%까지 정상, 1세 이후에는 50% 이내
폐		소아는 흉벽이 얇고 기관지가 상대적으로 커 촉각진탕이 더 잘 느껴지고 호흡음이 크고 고음이므로 귀에 가깝게 잘 들림 신생아 영아: 복식 호흡 → 7세: 흉식 호흡이 주가 됨
소화기계	위	용적: 신생아 50 mL, 1세 370-460 mL, 5세 700-830 mL, 성인 3,000 mL 위치: 신생아기에는 횡위였다가 점차 수직 방향으로 바뀌어 10세에 성인과 비슷해짐
	간	무게: 출생 시 150 g, 1세 300 g, 성인 1,500 g 촉지: 완전 호기 시 우측 쇄골 중앙선상에서 늑골 밑으로 촉지 (생후 1년 동안은 1.6 cm, 1.5-10.5세에서는 1 cm, 10.5세-16.5세에서는 0.85 cm 촉지됨)
	비장	신생아 및 1세 아기 중 15%에서 촉지됨 1.5-10세에서는 10%에서 만져짐
	장	장의 길이는 신생아에서는 키의 약 7배, 유아에서는 약 6배, 성인에서는 약 4-5배
비뇨생식계	신장	사구체 여과율: 만삭아 25 mL/min/1.73m^2, 만 2세에 성인 수준
	방광	방광 용적= (146 + 6.1 × 연령) mL 출생시에는 약 75 mL, 연장아에서는 약 250 mL
	배뇨	배뇨 횟수: 어린 영아에서는 1일 10-30회, 2-3세에는 약 10회, 3-4세에는 약 9회, 12세 이상은 성인과 같이 4-6회
	생식기	사춘기 전에는 매우 서서히 발육하다가 사춘기 동안 성기 전체 발육의 90% 가량이 이루어짐
	고환	생후 2주까지는 대개 음낭으로 하강 고환의 용적: 사춘기 전에는 1-3 mL, 사춘기가 시작되면 4 mL 이상으로 커지며 성인이 되면 12-25 mL
	음순	신생아에서는 대음순 발육이 잘 안 되어 소음순이 현저히 보임
	난소	난소의 무게: 신생아에서 0.3 g, 6세에 3 g, 12세에 4 g, 성인에서 8-10 g
골격계		X 선 사진으로 화골핵의 수, 크기, 모양, 농도, 윤곽, 골단 융합 정도 등으로 골성숙 판정

(3) 성장의 평가 (Evaluation of growth)

1) 성장 도표 (growth chart)를 분석하는 것이 가장 좋은 방법으로 측정치를 동일 성별 및 연령군과 비교하여 평균 2 표준편차 범위 안에 포함되면 정상 범위로 간주함
2) 저신장: 같은 성별, 같은 연령군의 평균 신장보다 2 표준편차 미만인 경우, 또는 3 백분위수 미만인 경우
3) 저체중: 같은 성별, 같은 연령군과 비교하여 체질량지수가 5 백분위수 미만인 경우
4) 과체중: 같은 성별, 같은 연령군과 비교하여 체질량지수가 85 백분위수 이상인 경우
5) 비만: 같은 성별, 같은 연령군과 비교하여 체질량 지수가 95 백분위수 이상인 경우, 또는 키별 체중 (weight-for-height)이 평균치의 120%를 초과하는 경우

6) 대두증 (macrocephaly): 같은 성별, 같은 연령군과 비교하여 2 표준편차 이상인 경우
7) 소두증 (microcephaly): 같은 성별, 같은 연령군과 비교하여 2 표준편차 미만인 경우

(4) 정상 소아의 발달 (Development of children)

1) **감각 발달** (sensory development) (표 1-3)

표 1-3 **감각의 발달 과정**

감각	발달
시각	만삭 신생아: 천천히 움직이는 물체에 시선을 고정하거나 45-90°내에서 따라 본다. 2개월: 움직이는 물체를 180°까지 따라 본다. 4개월 이후: 시력이 급속히 발달 5-6세경: 성인 정상 시력에 도달
후각	신생아기에도 잘 발달되어 있다.
미각	출생시: 신맛 4-6개월: 짠맛, 쓴맛 5개월: 침 분비가 왕성해진다.
촉각	출생시: 입술, 혀에 주로 발달
청각	출생시: 발달되어 있으며 수일 내에 예민해진다. 1개월: 엄마 목소리를 구분하여 반응 4개월: 소리 나는 방향으로 고개를 돌린다.

2) **행동 발달** (developmental milestone) (표 1-4)

표1-4 **소아의 정상 행동 발달표**

대근육 운동 발달					
1개월	4개월	6-7개월	8-9개월	10-11개월	12-13개월
주먹을 쥐고 있다. 강직성 목반사가 있다.	목을 가눈다. 머리지체 (head lag)가 사라진다.	앉혀 놓으면 앉는다. 뒤집는다.	혼자 앉는다. 잡아주면 발을 딛고 선다.	붙잡고 선다. 기어다닌다.	한두 발짝 걷는다. 한 손을 잡고 걷는다.
14-15개월	18개월	2세	3세	4세	5세
혼자 걷는다.	한손을 잡고 층계를 올라간다. 뒤뚱거리며 뛴다.	잘 뛴다. 계단을 오르내린다.	세발 자전거를 탄다. 한쪽 발로 잠깐 선다.	가위질을 한다. 한쪽발로 뛴다.	한발을 번갈아 올리고 뛴다. 줄넘기를 한다.

미세 운동 발달					
1개월	4개월	5개월	6-7개월	9-10개월	12개월
중앙선까지 쫓아 볼 수 있다.	물건을 쥘 수 있다.	손을 뻗어 물건을 잡는다.	한 손에서 다른 손으로 물건을 옮겨 잡을 수 있다.	엄지와 집게 손가락을 사용하여 잡을 수 있다.	엄지와 집게 손가락을 사용하여 정확히 집을 수 있다.
15개월	18개월	2세	3세	4세	5세
그리는 시늉을 한다. 2개의 정육면체를 쌓는다.	3개의 정육면체를 쌓는다. 수평선을 그린다.	6개의 정육면체를 쌓는다.	원과 십자를 보고 그린다.	사각형을 보고 그린다. 몸의 세 부분을 그린다.	몸의 여섯 부분을 그린다. 삼각형을 보고 그린다.

표1-4 계속

언어 발달					
1개월	4개월	7개월	10개월	12개월	15개월
보고 웃는다. 옹알이를 한다.	큰소리로 웃는다. 짧게 재잘거린다.	마, 바 등의 자음 소리를 낸다.	이름을 부르면 반응한다. '엄마', '아빠'를 말한다.	'엄마', '아빠' 외의 단어를 말한다.	3-5개의 단어를 말한다. 신체 부위를 말한다
18개월	2세	3세	4세	5세	
그림을 보고 이야기하는 흉내를 낸다. 10개의 단어를 말한다.	짧은 문장을 말한다. 그림을 보고 이름을 말한다.	자신의 성별, 이름을 말한다. 셋까지 센다.	의사대로 이야기한다. 전치사를 안다. 반대말을 안다.	기본색을 안다. 단어의 의미를 물어본다.	

개인 사회적 행동 발달					
1개월	4개월	7개월	10개월	12개월	15개월
얼굴을 빤히 쳐다본다. 소리에 반응한다.	낯선 환경을 알아차린다. 음식을 보면 좋아한다.	낯선 사람을 보고 운다.	까꿍, 짝짝꿍, 빠이빠이를 한다.	옷을 입힐 때 협조한다.	손가락질을 한다. 집안일을 돕는다.
18개월	2세	3세	4세	5세	
흘리면서 혼자 먹는다. 소변을 보고 알려준다.	숟가락질을 한다.	양말과 신발을 신는다. 손을 씻는다.	양치질, 세수를 한다. 다른 어린이와 협조적으로 논다.	혼자 옷을 입고 벗는다. 다른 어린이와 경쟁적 놀이를 한다.	

(5) 발달 장애 평가 (Evaluation of maldevelopment)

1) **뇌성마비** (cerebral palsy)**를 시사하는 소견** (표 1-5)

표 1-5 뇌성마비를 시사하는 소견

연령	소견
모든 연령	수유 장애, 심한 구토, 심한 보챔, 과도한 수면, 몸의 강직 또는 늘어짐, 경련이 있을 때
생후 4개월	손 운동 장애 (쥐기, 펴기, 물건 잡기 등), 사지 운동의 불균형, 다리꼬기 (leg crossing), 안구 진탕, 부자연스러운 얼굴 표정이 나타날 때
생후 8개월 이후	발달 지체, 좌우 비대칭적인 운동이 보일 때

2) **시각 장애** (visual disturbance)**를 시사하는 소견** (표 1-6)

표 1-6 시각 장애를 시사하는 소견

연령	소견
1개월	밝은 빛에도 눈을 깜빡거리지 못할 때
2개월	물체에 시선을 고정하지 못할 때
4개월	움직이는 물체를 따라 보지 못할 때
전 연령	눈동자가 불규칙하게 움직이거나 안구진탕이 보일 때

3) **청각 장애** (hearing defect)**를 시사하는 소견** (표 1-7)

표 1-7 청각 장애를 시사하는 소견

연령	소견
1개월	큰 소리에 반응하지 않을 때
2개월	엄마의 목소리에 미소 짓지 않을 때 (no social smile)
4개월	소리가 나는 방향으로 고개를 돌리지 않을 때 옹알이를 하지 않을 때
8개월	주변의 소리에 반응이 없을 때
12개월	말을 한 마디도 하지 못할 때
전 연령	눈으로 보기 전에는 인기척을 모를 때, 언어 발달의 지연이 있거나 알아듣기 힘든 발음일 때, 이름을 불렀을 때 일정하지 않은 반응을 보일 때

4) **언어 발달 장애** (speech and language delay)**를 시사하는 소견** (표 1-8)

표 1-8 언어 발달 장애를 시사하는 소견

연령	소견
4개월	전혀 옹알이를 하지 않을 때
6개월	소리 내어 웃지 않을 때
12개월	말을 한 마디도 하지 못 할 때
18개월	의미 있는 단어를 말하지 못 할 때
2세	두 단어로 된 문장을 말하지 못 할 때
3세	세 단어로 된 문장을 말하지 못 할 때 간단한 지시를 수행하지 못 할 때 발음이 불분명할 때

2. 청소년의 성장과 발달 (Growth and development of adolescents)

(1) 성장의 급증 기간

1) 남자: 12.5세-15세 (평균 14세)
2) 여자: 10세-13세 (평균 12세)

(2) 남녀 성장의 차이

1) 여자는 남자보다 peak height velocity (PHV)가 18-24개월 일찍 나타난다.
2) 여자의 PHV는 남자보다 2 cm/yr 정도 작다.
3) 남자는 PHV와 peak weight velocity (PWV)가 나타나는 시기가 같으나, 여자는 PWV가 PHV 보다 6-9개월 늦게 시작한다.
4) 남자의 PHV는 sexual maturity ratings (SMR) 4에서 나타나며, 여자는 SMR 3에서 나타난다.

(3) 성적 발달 (Sexual development)

1) **성 성숙도** (**sexual maturity ratings, SMR**) (그림 1-1)
   ① 여자: 유방과 음모의 변화를 기초로 분류 (표 1-9)
   ② 남자: 음모와 생식기의 변화를 기초로 분류 (표 1-10)

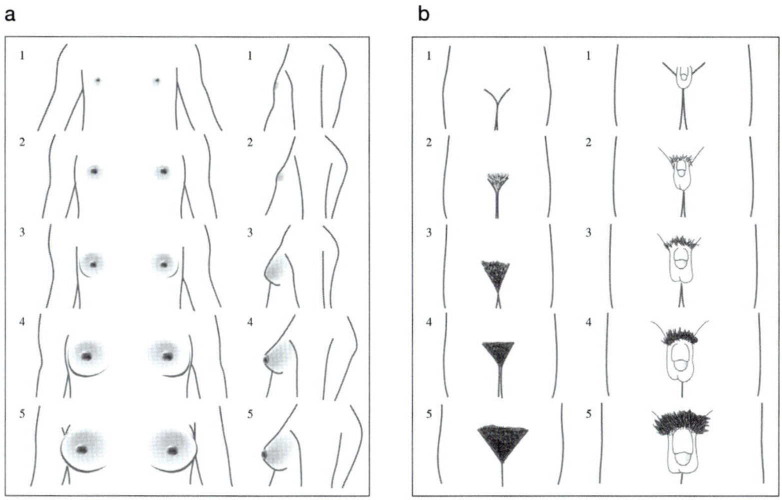

그림 1-1 Tanner stage: (a) 유방 발달 단계, (b) 음모 및 생식기의 발달 단계

표 1-9 여자의 성 성숙도 분류

단계	유방의 발달	음모의 발달
1	사춘기 전 단계	사춘기 전 단계로 음모 없음
2	유방과 유두가 작은 산처럼 융기하고 유륜의 직경이 증가함	주로 기저부 또는 음순을 따라 곧거나 약간 구부러진 약간 착색된 음모가 드물게 보임
3	유방과 유륜이 더 커지고 융기되나 윤곽이 구분되지 않음	더 검고 거칠어지면서 보다 구부러진 음모가 퍼져 치골 결합부까지 드물게 보임
4	유륜과 유두가 돌출되어 유방 이외의 두 번째 산을 이룸	음모의 형태는 성인과 동일하나 음모의 양이 성인보다 적고 대퇴 안쪽에는 음모가 없음
5	성숙 단계: 돌출된 유륜은 전체적인 유방 윤곽으로 합쳐지고 유두만 돌출됨	음모가 퍼지면서 성인 여성의 역삼각형 모양으로 분포하며 대퇴 안쪽까지 음모가 퍼짐

표 1-10 남자의 성 성숙도 분류

단계	생식기의 발달	음모의 발달
1	사춘기 전 단계로 고환, 음낭 및 음경이 소아기 초기와 비슷한 크기와 비율을 보임	사춘기 전 단계로 음모 없음
2	음낭과 고환이 증대되며 음낭의 피부가 붉어지고 결의 변화가 일어나나 음경의 증대는 거의 없음	약간 착색된 음모가 드물게 보임
3	처음으로 음경의 길이가 길어지고 고환과 음낭의 크기가 더욱 증가함	음모가 검어지고 구부러지며 음모의 양이 적음
4	음경의 넓이와 크기가 증가하고 귀두가 발달, 고환과 음낭이 보다 커지고 음낭의 피부가 검어짐	음모가 거칠어지고 구부러지며 성인과 유사한 형태이나 음모의 양이 성인보다 적음
5	생식기의 크기와 모양이 성인과 같아짐	음모가 퍼지면서 성인과 같이 분포하고 대퇴 안쪽까지 음모가 퍼짐

2) **남녀의 성적 발달의 차이** (표 1-11)

표 1-11 남녀의 성적 발달의 차이

	남자	여자
사춘기 첫 변화	고환 크기의 증가	젖꼭지의 돌출
사춘기 성숙 기간	평균 3년 (2-5년)	평균 4년 (1.5-8년)
전형적인 변화	고환의 발달, 음모의 발달 PHV는 SMR 4에서 일어난다	유방의 발달, 음모의 발달 PHV는 SMR 3에서 일어난다
사정 및 초경	사정은 SMR 3에서 나타난다	초경은 SMR 3에서 나타난다

3. 청소년의 질환

(1) 여성의 월경 장애

1) **정상 월경**

① 월경 기간: 2-8일

② 월경 주기: 21-40일 (45일까지 정상)

③ 평균 손실혈: 35-40 mL (80 mL 이상이면 과다 출혈)

2) **월경 곤란** (dysmenorrhea)

① 1차성 월경 곤란

a. 가장 흔한 월경 장애로 기질적 골반 질환이 없는 상태에서 월경 출혈과 관계되는 질환이다.

b. Prostaglandin $F_{2\alpha}$ ($PGF_{2\alpha}$)가 자궁근의 수축과 혈관의 수축을 일으키고 PGE_2가 자궁 내막에서 생성되어 혈관의 확장, 통증에 대한 신경 과민성을 일으켜 발생한다.

c. 초경 후 6-12개월이 지난 후에 시작되며 보통 20세 전에 나타난다.

d. 비스테로이드 소염제가 도움이 되며 피임을 원하거나 통증이 심한 경우 호르몬 치료를 고려할 수 있다.

② 2차성 월경 곤란: 자궁 내막증, 난소낭종, 유착, 골반 내 감염 등의 기질적 질환이 있는 경우에 나타나는 월경 곤란

3) **월경 전 증후군** (premenstrual syndrome, PMS)

① 황체기에 일어나는 신체적, 인지적, 감정적 및 행동적 증상으로 생리가 시작되면 바로 소실된다.

② 정신적 증상 (불안정, 우울, 피로감, 분노, 불면, 공포, 집중력 부족) 및 신체적 증상 (유방 팽만감 및 통증, 두통, 부종, 식욕 증가, 체중 증가, 여드름, 변비, 근육통, 심계항진)이 나타날 수 있다.

③ 여자의 20-40% 정도에서 나타나며, 5-10%는 증상이 심하여 일상 생활에 지장을 초래한다.

④ 에스트로겐 과다와 프로게스테론 부족 또는 비타민 B_6 부족, 당 대사 이상 등이 원인으로 제시되나 정확한 원인은 아직 모른다.

⑤ 진단은 주기적 증상 (여러 생리 주기에서 같은 증상)과 월경에 대한 병력 (황체기에만 증상이 있고 여포기에는 없어야 함)으로 하며 다른 원인이 없고 정상 생활에 지장을 줄 정도여야 한다.

4) **기능 부전성 자궁 출혈** (dysfunctional uterine bleeding)

① 발생 기전: 초경 후 1년까지 미숙한 hypothalamic-pituitary-ovarian axis 로 무배란 주기가 되기 때문으로 자궁 내막에 에스트로겐의 영향이 계속되고 이것이 배란 후 프로게스테론에 의해 방해 받지 않은 경우에 자궁 내막 증식이 계속되어 심한 출혈을 일으키게 된다.

② 감별 진단: 기질적 원인에 의한 비정상적 출혈 (자궁 외 임신, 절박 유산, 자궁 내막염, 자궁 내 기구, 호르몬 피임제 사용 등)과 감별해야 한다.

③ 치료: 빈혈을 교정하고, 심한 경우 호르몬 치료를 고려한다.

5) **무월경** (amenorrhea)

① 정의

a. 1차성 무월경

i. 14세가 되어도 2차 성징과 자연 자궁 출혈이 없거나, 정상적인 2차 성징이 나타났으나 16세가 되어도 자궁 출혈이 없는 경우

ii. SMR 5에 도달하였으나 1년간 자궁 출혈이 없는 경우

b. 2차성 무월경: 초경이 있은 후 6개월 동안 월경이 없거나, 정상적으로 월경을 하지만 3개월 동안 월경이 없는 경우

② 원인: 내분비 장애, 만성 질환, 영양 부족, 심한 비만, 심한 운동, 스트레스, 약물 등

③ 진단

a. 병력과 진찰

b. 검사: β-hCG, LH, FSH, prolactin, 갑상샘 기능 검사, CBC, ESR, 임신 검사 등

6) **다낭성 난소 증후군** (**polycystic ovary syndrome, PCOS**)

① Hypothalamic-pituitary-ovarian system의 이상으로 일시적 또는 계속적인 무배란과 안드로겐 과다증이 있는 질환

② 임상적 특징: 무배란으로 인한 무월경, 과소 월경, 기능 부전성 자궁 출혈, 다모증, 안드로겐 기능 장애, 인슐린 저항성, 비만, 불임증

③ 진단: 월경 불순을 동반한 만성적인 무배란과 안드로겐의 과다, 비만과 생식샘 자극 호르몬 분비의 이상

(2) 질 분비물 (Vaginal discharge)

1) **생리적 분비물** (physiologic leukorrhea)

① 생후 1개월 미만의 신생아에서 산모의 에스트로겐 효과에 의해 나타나거나 사춘기 여아에서 에스트로겐 증가에 의해 나타나는 질 분비물

② 점성이 있는 투명한 흰색을 띄고 비자극성

③ 치료가 필요 없다.

2) **비정상 질 분비물**

① 생후 1개월 이후부터 사춘기 이전에 나타나는 질 분비물 혹은 사춘기 시기라도 불편감을 동반하는 질분비물

② 원인 감별 및 치료가 필요하다.

3) **질 분비물의 주요 원인 및 임상 양상** (표 1-12)

표 1-12 **질 분비물의 주요 원인 및 양상**

원인 및 임상 양상		진단 및 치료
사춘기 전 연령		
생리적 분비물	생후 1개월 이내에 발생, 투명한 흰색을 띄며 비자극성	치료 필요 없음
비특이적 외음부질염	장내 세균 감염과 동반된 회음부의 불량한 위생 상태, 화학적 자극 (거품 목욕 비누, 거친 비누 사용), 꽉 조이는 내의에 의해 유발되며 배뇨통이 동반되기도 함	원인 제거, 위생 교육
감염성 외음부질염	*T. vaginalis*, Candida species, Group A Streptococcus, *S. aureus, H. influenzae, S. pneumoniae*, Shigella species, *E. vermicularis* (pinworm) 등: 균주 특이적인 악취 및 염증성 분비물 동반	균주에 따른 분비물 검사 및 이에 해당하는 적절한 약물 치료
	T. vaginitis, HSV, *N. gonorrhoeae*, *C. trachomatis* 감염의 경우 합당한 원인이 없다면 반드시 sexual abuse 고려	
이물질	화장지, 핀, 구슬, 지우개 등: 악취를 동반하며 통증이나 출혈이 동반되기도 함	병력 조사와 신체 검사가 중요, 해당 물질 제거
사춘기 및 사춘기 이후 연령		
생리적 분비물	가장 흔한 원인, 에스트로겐 증가에 의한 분비물로 주로 초경 직후에 나타나기 시작하여 수년간 지속될 수 있음	치료 필요 없음
비특이성 외음부질염	불량한 회음부 위생, 비만, 화학적 자극제, 꽉 조이는 내의	원인 제거, 위생 교육
감염성 외음부질염 **자궁경부염** **골반내감염**	Bacterial vaginosis (Gardnerella, Mobiluncus species), Candida species, *Trichomonas vaginalis*, Herpes Simplex Virus, *Chlamydia trachomatis*, *N. gonorrhoeae* : 균주 특이적인 악취 및 염증성 분비물 동반, 통증 동반, 성적 접촉에 의한 경우가 많음	균주에 따른 분비물 검사 및 이에 해당하는 적절한 약물 치료, 적절한 성교육 필요
이물질	탐폰이 가장 흔함, 악취 나는 분비물	원인 제거 및 치료

(3) 여성형 유방 (Gynecomastia)

1) 남자에게 여성의 유방 발달과 유사한 현상이 나타나는 것으로 남자의 성 성숙도 2-3 시기에 잘 발생하며 주로 일과성이다.
2) 원인: 사춘기 남자에서 에스트로겐과 안드로겐의 불균형으로 발생한다.
3) 특징: 왼쪽에 많이 발생하며, 77-95%는 양측성이다.
4) 경과: 대개 18-24개월 내에 사라지나 지속될 경우 드물게 수술이 필요하다.
5) 병적 원인: Kleinfelter 증후군, 갑상샘중독증, 간경화증, 부신과 고환의 종양, 영양 실조, 약물 (amphetamine, cimetidine, diazepam, corticosteroid, alcohol, cocaine, marijuana 등)

Ⅱ. 수분 전해질 이상 (Fluid and electrolyte disorders)

1. 체액 (Body fluid)

(1) 체액은 세포내액과 세포외액으로 구성되고 세포외액은 간질액과 혈장액으로 이루어진다.
(2) 체내 총 수분량은 체중의 약 60% (영아는 70%)정도를 차지하고 이중 40%가 세포내액, 20%가 세포외액 (15%: 간질액, 5%: 혈장액)이다 (그림 1-2).

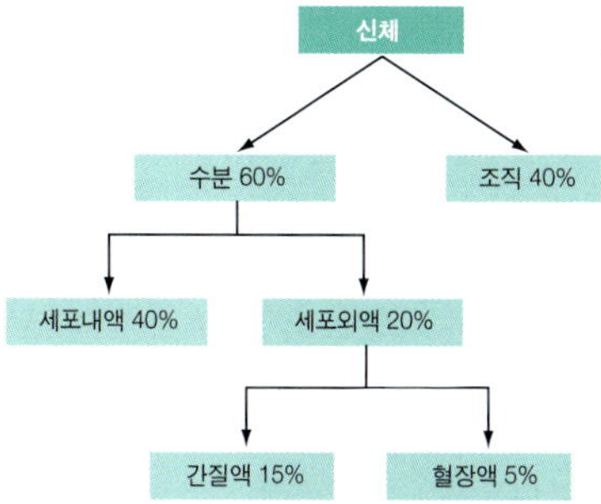

그림 1-2 체액의 구성

2. 탈수 (Dehydration)

(1) 탈수의 평가 (표 1-13)

표 1-13 탈수의 평가

경한 탈수	• 영아에서는 5%, 소아 및 성인에서는 3%의 탈수 • 정상 혹은 약간 증가된 맥박수 • 소변양이 감소하고 갈증을 느낌 • 진찰 소견은 정상임
중등도 탈수	• 영아에서는 5-10%, 소아 및 성인에서는 3-6%의 탈수 • 빈맥, 소변양이 아주 적거나 소변을 보지 않음 • 보채거나 쳐짐 • 대천문이 들어감 • 피부 탄력이 약간 감소되고, 피부가 차고 창백함. • capillary refill 〉1.5s
심한 탈수	• 영아에서는 10% 이상, 소아 및 성인에서는 6% 이상의 탈수 • 맥박이 빠르고 약하거나 만져지지 않음. • 혈압이 떨어지고, 소변을 보지 않음 • 대천문이 함몰되고, 입술과 혀가 바짝 말라있음 • 피부 탄력이 감소하고, 피부가 차고 얼룩덜룩함 • 의식이 저하됨 • capillary refill 〉 3 s

1) 피부 탄력은 복부나 흉부를 꼬집거나 손으로 눌러 금방 원래대로 되돌아오는지로 평가한다.

2) 탈수와 고나트륨혈증이 동반된 경우에는 세포 내의 수분이 세포 밖으로 이동하여 혈관 내 부피를 유지시켜주므로 탈수 정도가 평가 절하 될 수 있다.

(2) 탈수의 종류, 원인 및 치료 수액의 이상적인 나트륨 농도 (표 1-14)

표 1-14 탈수의 종류, 원인 및 치료 수액의 이상적인 나트륨 농도

	저장성	등장성	고장성
혈장 나트륨 농도	<130 mEq/L	130-150 mEq/L	>150 mEq/L
원인	심하게 땀을 흘린 경우 나트륨이 소실되는 질환 (부신성기증후군, 뇌성나트륨 소실)	구토 설사	신기능이 미숙한 신생아
치료수액의 이상적인 나트륨 농도	70-110 mEq/L	50-60 mEq/L	30-40 mEq/L
치료 수액	0.45% NaCl	0.33% NaCl	0.2% NaCl

(3) 수액 치료의 원칙 및 단계 (그림 1-3)

1) **원칙:** 이미 소실한 양 + 하루에 필요한 유지량 + 계속 소실되는 양을 합하여 투여한다. 이때 하루에 필요한 유지량의 산출은 체중을 기준으로 계산하는 법이 많이 사용된다 (표 1-15).

표 1-15 체중에 따른 수액 유지량

체중	1일 필요한 수분 유지량
<10kg	100 mL/kg/d
10-20kg	1000 mL + 10 kg을 초과하는 체중당 50 mL/kg
20-30kg	1500 mL + 20 kg을 초과하는 체중당 20 mL/kg

2) **1단계 수액치료**
① 환아가 초기내원시 순환부전과 신기능을 회복시켜주기 위해 생리식염수를 20-30 mL/kg를 30분-1시간동안 정맥 주사한다.
② 순환부전이 해결되지 않을 경우 생리식염수를 한번 더 투여할 수 있다.
③ 환아가 허탈 (collapse)상태라면 5% albumin이나 혈장을 사용할 수 있다.

3) **2단계 수액치료**
① 1단계 치료로 순환부전이 호전되면 저장성이나 등장성 탈수인 경우 이미 소실한 양과 하루 유지량을 합하여 24시간 동안 보충해주게 되는데 이때 1단계 치료에서 주입한 양은 빼고 투여한다.
② 고장성 탈수인경우는 2일간에 걸쳐 좀더 천천히 투여해야 한다.
③ 소변이 나오게 되면 칼륨을 투여할수 있고 최대농도를 40 mEq/L 넘지 않도록 한다.

4) **3단계 수액치료:** 1-2 단계의 치료가 끝나면 대개 수분전해질 이상은 대개 교정되며 하루 유지용량과 계속 소실되는 양이 있으면 보충해준다.

5) **수액의 주입 속도:** 하루에 1000 mL의 용액을 24시간 동안 투여한다면 40 mL/h로 주입한다.

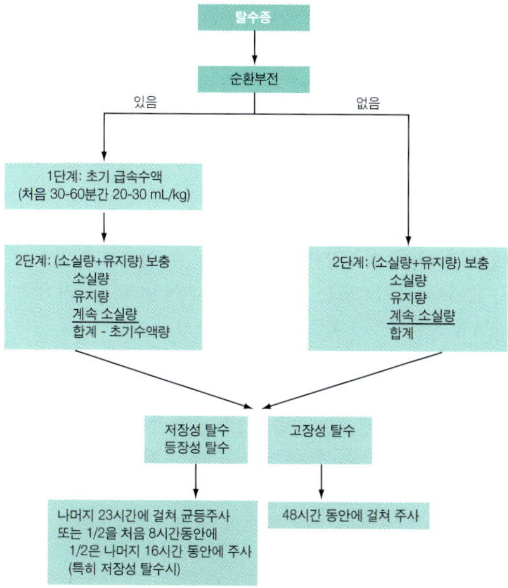

그림 1-3 탈수증의 치료원칙

3. 전해질 이상 (Electrolyte disorders)

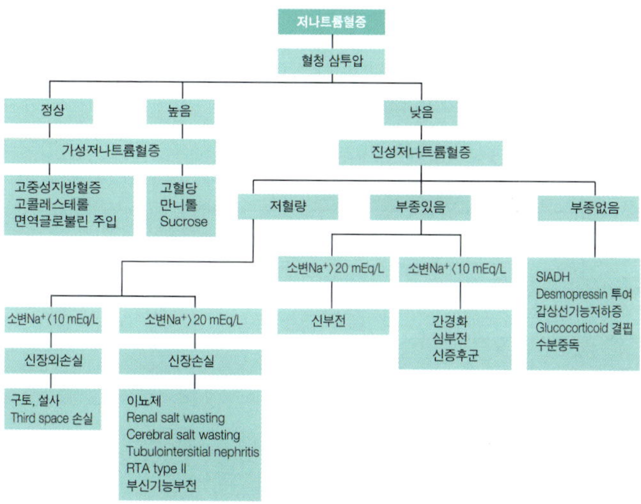

그림 1-4 저나트륨혈증의 원인 및 감별진단

(1) 저나트륨혈증 (Hyponatremia)

1) **정의**: 혈청 나트륨 농도가 135 mEq/L 미만인 경우
2) **증상**: 경할 경우 기면, 구토가 있을 수 있고 심할 경우 뇌부종으로 인한 혼수, 경련이 유발될 수 있다.
3) **원인 및 감별진단** (그림 1-4)
4) **치료**
   ① 급격하게 교정하면 중심 뇌교 말이집용해 (central pontine myelinolysis)가 생겨, 경련, 구음장애, 사지마지, 의식장애 등이 초래될 수 있으므로 반드시 천천히 교정한다.
      a. 교정속도: 12 mEq/24 hr 또는 18 mEq/48 hr 이상 교정하지 않는다.
      b. 급성 저나트륨혈증시에는 빠르게 교정한다.
   ② 경련이나 의식저하 등의 신경학적 증상이 있을 경우
      a. 3% NaCl 2 mL/kg (최대 100cc)를 10분에 걸쳐 투여한다.
      b. 증상이 호전될 때까지 필요한 만큼 1-2번 반복 투여한다.
      c. 2시간마다 혹은 2번째 투여 후 혈청 Na를 다시 체크한다.
   ③ 저혈량 상태: 생리식염수를 주입한다.
   ④ 고혈량상태: 수분과 나트륨을 제한하고, 이뇨제, 바소프레신 길항제 사용을 고려한다.
   ⑤ SIADH: 수분 제한 및 이뇨제 (furosemide) 투여

저나트륨 혈증의 교정

- 필요한 나트륨 (mEq) = (목표로 하는 나트륨 – 환자의 나트륨) × 0.6 × 체중 (kg)

(2) 고나트륨혈증 (Hypernatremia)

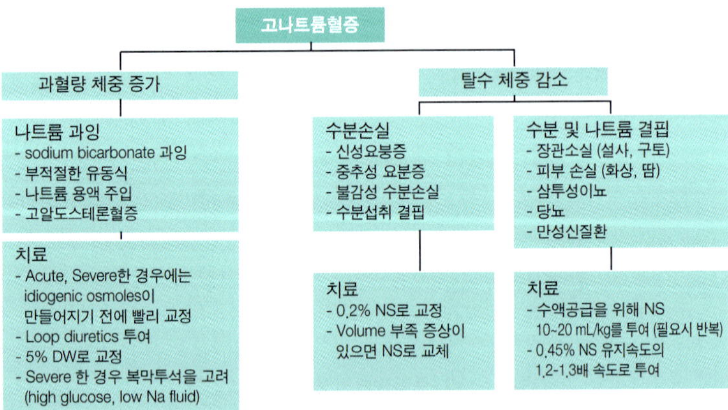

그림 1-5 고나트륨혈증의 원인 및 감별진단

1) **정의**: 혈청 나트륨 농도가 145-150 mEq/L 이상인 경우
2) **증상**: 세포내 수분이 세포밖으로 이동하여 혈관내 혈액양을 유지시키므로 혈압이나 소변양이 비교적 잘 유지될 수 있다. 불안, 기면, 과호흡, 착란, 뇌출혈, 뇌경색, 경련, 혼수 등이 나타날 수 있다.
3) **원인 및 감별진단** (그림 1-5)
4) **치료**
   ① 24시간 동안 12 mEq/L 이상 교정하지 않으며, 시간당 0.5 mEq/L 이상의 속도로 교정하지 않는다.
   ② 초기 나트륨의 농도에 따라 교정 시간을 정한다.
      a. 145-157 mEq/L: 24시간
      b. 158-170 mEq/L: 48시간
      c. 171-183 mEq/L: 72시간
      d. 184-196 mEq/L: 84시간
   ③ 혈중 나트륨 농도를 측정해 가며 수액의 종류와 교정 속도를 조정한다.
      a. 저혈량 상태에서는 생리식염수를 20 mL/kg 투여한다.
      b. 나트륨 농도가 너무 빨리 떨어지는 경우 수액의 나트륨 농도를 올리고, 수액 속도를 줄인다.
      c. 나트륨 농도가 너무 천천히 떨어지는 경우, 수액의 나트륨 농도를 줄이고, 수액 속도를 올린다.
   ④ 혈중 나트륨 농도가 너무 급격히 떨어져 뇌부종으로 인해 경련을 한 경우에는 3% NaCl 2 mL/kg를 투여하며 필요시 반복 투여한다. (저나트륨혈증과 치료가 같음)

(3) 저칼륨혈증 (Hypokalemia)

1) **정의**: 혈청 칼륨 농도가 3.0 mEq/L 미만인 경우
2) **증상**: 무기력, 근육통, 횡문근융해, 변비, 장폐색, 부정맥, 반사감소, 지각이상 등의 증상이 나타날수 있다.
3) **원인 및 감별진단** (그림 1-6)
4) **치료**
   ① 증상이 없는 경한 저칼륨혈증: 칼륨이 포함된 음식 (오렌지, 바나나, 우유, 토마토, 땅콩 등)을 섭취하거나 경구 칼륨제제를 복용
   ② 증상이 심한 저칼륨혈증: 수액에 칼륨을 섞어 보충하며, 칼륨이 포함된 수액의 농도가 40 mEq/L, 최대속도는 0.5 mEq/kg/h를 넘지 않도록 한다.
   ③ 원인 치료
      a. 저마그네슘혈증이 동반된 경우 칼륨 보충만으로 교정이 안되기 때문에 마그네슘을 같이 투여한다.
      b. 이뇨제에 의한 것이면 칼륨 보존 이뇨제 (spironolactone, triamterene, amiloride)를 투여
   ④ Digitalis 치료중인 환자가 저칼륨혈증이 있으면 digitalis 독성이 증가하므로 주의한다.

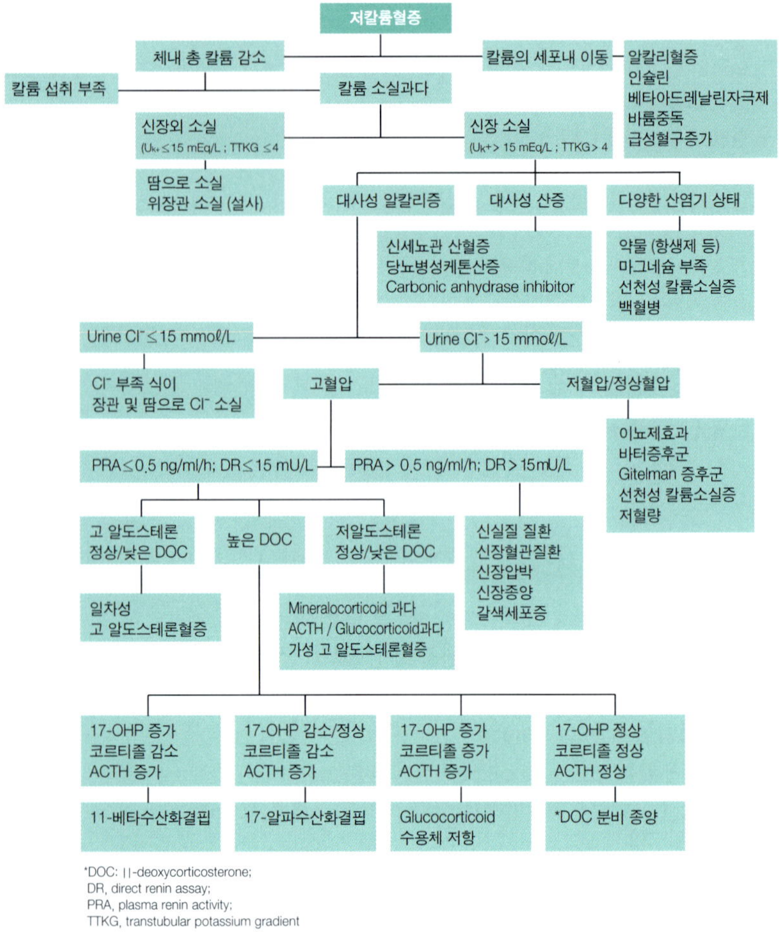

그림 1-6 저칼륨혈증의 원인 및 감별진단

(4) 고칼륨혈증 (Hyperkalemia)

1) **정의**: 혈청 칼륨 농도가 5.5 mEq/L 이상인 경우

2) **증상**: 주로 칼륨 농도에 비례하여 심장에 이상을 초래하여 증상이 나타난다. 심전도 변화는 혈청 칼륨 농도에 따라 변한다. (표 1-16)

표 1-16 혈청 칼륨 농도에 따른 심전도 변화

혈청 칼륨 농도에 따른 심전도 변화
5.0 mEq/L: 정상
7.0 mEq/L: T 파의 peaking
8.0 mEq/L: PR간격 연장, 높은 T 파, ST 간격 depression
9.0 mEq/L: 심실내 block
10.0 mEq/L: 심실 세동

3) **원인** (표 1-17)

표 1-17 **고칼륨혈증의 원인**

채혈 또는 검사 오류
용혈, 채혈중 조직 허혈, 혈소판증가증, 백혈구증가증
섭취증가
칼륨이 포함된 주사액 또는 경구 섭취 증가, 수혈
세포내에서 세포밖으로 이동
산혈증, 횡문근융해, 종양 융해 증후군, 조직 괴사, 혈관내 용혈, 심한 장출혈 Succinylcholine, digitalis 중독, fluoride 중독, 베타 아드레날린 길항제 심한 운동, 삼투압증가, 인슐린 부족
칼슘 배설 감소
신기능 부전, 일차성 부신 질환, 레닌 부족, 알도스테론 결핍 폐쇄성 요로병증, 간질성 신병증, 신이식 약물(ACE inhibitors, angiotensin II blockers, potassium-sparing diuretics, NSAID, 헤파린 등)

4) **감별진단**

① TTKG (Transtubular potassium gradient)

= [K]urine/[K]plasma ×(plasma osmolality/urine osmolality)

정상 범위: 5-15

고칼슘혈증에서 칼륨 배설에 대한 신장의 기능이 정상인 경우 반드시 10 이상임 만일 고칼슘혈증인데 TTKG 가 8 미만이면 신장에서 칼륨 배설에 문제가 발생한 것으로 판단, 이 경우 알도스테론의 결핍이나 기능 이상을 의심할 수 있음.

5) **치료** (표 1-18)

① 고칼륨혈증은 심박동 장애를 초래할수 있어 항상 심전도를 같이 찍어 확인하고 그에 따라 치료 방침을 정한다.

② Calcium gluconate 와 $NaHCO_3$는 같이 투여할 경우 침전이 일어날 수 있어 따로 주입한다.

③ 약물 치료로 교정되지 않을 경우 투석 치료를 고려한다.

표 1-18 **고칼륨혈증의 치료**

약물	작용 기전	투여 용량 및 방법	효과 시간
Calcium gluconate (10%)	역치 전위 감소	0.5-1.0 mL/kg를 30분 이상에 걸쳐 천천히 주사	< 5분
Glucose + insulin	칼륨 재분포	Glucose 0.5-1.0 g/kg과 insulin 0.1U/kg 두가지를 혼합하여 30분동안 정맥주사	30-60분
$NaHCO_3$	칼륨 재분포	가장 효과적임 1.0 mEq/kg를 5-10분이상 걸쳐 서서히 주사	30분
Albuterol 네뷸라이저	칼륨 재분포	정맥주사 투여가 어려운 경우에 용이함	
Kayexalate	몸 밖으로 제거	0.5-1.0 g/kg을 경구 혹은 항문 투여	2-4시간

2) **증가된 음이온차**

① 유기산 배설의 감소: 신부전

② 유기산의 축적: 케톤산증 (alcoholic, 당뇨병성, 기아), 젖산증, salicylate, paraldehyde, methanol, ethylene glycol 중독

3) **대사성 산증의 치료**

① 원인 질환에 대한 치료

② Sodium bicarbonate ($NaHCO_3$) 치료의 적응증 (표 1-21)

표 1-21 $NaHCO_3$ 치료의 적응증

신세뇨관 산증
급성 및 만성 신부전
중독 (ethylene glycol, methanol)
산증을 일으키는 선천성 대사 장애
급성 젖산증 (심한 경우에만)

③ 투여 방법: $NaHCO_3$를 경구 혹은 정맥으로 투여할 수 있다.

a. 동맥혈 pH가 7.2 이하로 지속되는 경우: 응급 상황에서에는 1 mEq/kg를 정맥으로 투여하고, 그 외에는 염기 결손 (base deficit)의 정도를 확인하여 투여량을 결정한다.

Base deficit으로 계산한 $NaHCO_3$ 투여량

- $NaHCO_3$ 투여량 (mEq) = (– base excess) × 0.3 × 체중 (kg)

b. 혈청 bicarbonate를 기준으로 한 $NaHCO_3$ 투여량 결정: 계산량을 1-4시간에 걸쳐서 투여

혈청 bicarbonate를 기준으로 계산한 $NaHCO_3$ 투여량

- $NaHCO_3$ 투여량 (mEq) = (교정하고자 하는 HCO_3^- – 환자의 HCO_3^-) × 0.5 × 체중 (kg)

④ 알카리 치료의 부작용: 고나트륨혈증, 저칼륨혈증, 호흡부전을 가진 환아에서 CO_2 형성 및 축적

(5) 대사성 알칼리증 (Metabolic alkalosis): 소변 염소(urine Cl^-) 수치에 따라 감별한다.

1) 소변 Cl^- < 20 mmol/L (saline responsive): 위액 소실, 선천 염소소실 설사 등

2) 소변 Cl^- > 20 mmol/L (saline resistant): 소변 칼륨 농도와 혈압에 따라 감별한다.

① 소변 K^+ < 20 mmol/L: Laxative 남용, 심한 칼륨 결핍

② 소변 K^+ > 20 mmol/L, 정상 혈압: Bartter 증후군, 이뇨제 남용

③ 소변 K^+ > 20 mmol/L, 고혈압: 일차성 고알도스테론 혈증 (renin 감소), 신혈관성 고혈압 (renin 증가), Cushing 증후군 (cortisol 증가)

3) 대사성 알칼리증의 치료: 우선 원인을 교정하는것이 중요하고, 염소 소실이 있는 경우는 생리식염수를 보충해주며 혈청 칼륨이 감소한 경우 교정해준다.

Ⅲ. 예방접종 (Immunization)

1. 예방 접종표 (표 1-22)

표 1-22 예방 접종표

국가예방접종

<table>
<tr><th>대상전염병</th><th>백신종류및방법</th><th>0개월</th><th>1개월</th><th>2개월</th><th>4개월</th><th>6개월</th><th>12개월</th><th>15개월</th><th>18개월</th><th>24개월</th><th>36개월</th><th>만4세</th><th>만6세</th><th>만11세</th><th>만12세</th></tr>
<tr><td>결핵</td><td>BCG(피내용)</td><td>1회</td><td></td><td></td><td></td><td></td><td></td><td></td><td></td><td></td><td></td><td></td><td></td><td></td><td></td></tr>
<tr><td>B형간염</td><td>HepB</td><td>1차</td><td>2차</td><td></td><td></td><td>3차</td><td></td><td></td><td></td><td></td><td></td><td></td><td></td><td></td><td></td></tr>
<tr><td rowspan="2">디프테리아 파상풍 백일해</td><td>DTaP</td><td></td><td></td><td>1차</td><td>2차</td><td>3차</td><td></td><td colspan="2">추4차</td><td></td><td></td><td colspan="2">추5차</td><td></td><td></td></tr>
<tr><td>Td/Tdp</td><td></td><td></td><td></td><td></td><td></td><td></td><td></td><td></td><td></td><td></td><td></td><td></td><td colspan="2">추6차</td></tr>
<tr><td>폴리오</td><td>IPV(사백신)</td><td></td><td></td><td>1차</td><td>2차</td><td>3차</td><td></td><td></td><td></td><td></td><td></td><td colspan="2">추4차</td><td></td><td></td></tr>
<tr><td>b형 헤모필루스 인플루엔자</td><td>PRP-T/HbOC</td><td></td><td></td><td>1차</td><td>2차</td><td>3차</td><td colspan="2">추4차</td><td></td><td></td><td></td><td></td><td></td><td></td><td></td></tr>
<tr><td rowspan="2">폐렴구균</td><td>PCV(단백결합)</td><td></td><td></td><td>1차</td><td>2차</td><td>3차</td><td colspan="2">추4차</td><td></td><td></td><td></td><td></td><td></td><td></td><td></td></tr>
<tr><td>PPSV(다당질)</td><td></td><td></td><td></td><td></td><td></td><td></td><td></td><td></td><td colspan="6">고위험군에 한하여 접종</td></tr>
<tr><td>홍역 유행성이하선염 풍진</td><td>MMR</td><td></td><td></td><td></td><td></td><td></td><td colspan="2">1차</td><td></td><td></td><td></td><td colspan="2">2차</td><td></td><td></td></tr>
<tr><td>수두</td><td>Var</td><td></td><td></td><td></td><td></td><td></td><td colspan="2">1회</td><td></td><td></td><td></td><td></td><td></td><td></td><td></td></tr>
<tr><td rowspan="2">일본뇌염</td><td>JE(사백신)</td><td></td><td></td><td></td><td></td><td></td><td colspan="5">1-3차</td><td></td><td>추4차</td><td></td><td>추5차</td></tr>
<tr><td>JE(생백신)</td><td></td><td></td><td></td><td></td><td></td><td colspan="5">1-2차</td><td></td><td></td><td></td><td></td></tr>
<tr><td rowspan="2">인플루엔자</td><td>Flu(사백신)</td><td></td><td></td><td></td><td></td><td colspan="7">매년접종</td><td></td><td></td><td></td></tr>
<tr><td>Flu(생백신)</td><td></td><td></td><td></td><td></td><td></td><td></td><td></td><td></td><td colspan="3">매년접종</td><td></td><td></td><td></td></tr>
<tr><td>장티푸스</td><td>주사용</td><td></td><td></td><td></td><td></td><td></td><td></td><td></td><td></td><td colspan="6">고위험군에 한하여 접종</td></tr>
</table>

기타예방접종

<table>
<tr><td>결핵</td><td>BCG(경피용)</td><td>1회</td><td></td><td></td><td></td><td></td><td></td><td></td><td></td><td></td><td></td><td></td><td></td><td></td><td></td></tr>
<tr><td rowspan="2">로타 바이러스</td><td>RV1(로타릭스)</td><td></td><td></td><td>1차</td><td>2차</td><td></td><td></td><td></td><td></td><td></td><td></td><td></td><td></td><td></td><td></td></tr>
<tr><td>RV5(로타텍)</td><td></td><td></td><td>1차</td><td>2차</td><td>3차</td><td></td><td></td><td></td><td></td><td></td><td></td><td></td><td></td><td></td></tr>
<tr><td>A형간염</td><td>HepA</td><td></td><td></td><td></td><td></td><td></td><td colspan="5">1-3차</td><td></td><td></td><td></td><td></td></tr>
<tr><td>인유두종 바이러스</td><td>HPV2(가다실)/HPV4(서바릭스)</td><td></td><td></td><td></td><td></td><td></td><td></td><td></td><td></td><td></td><td></td><td></td><td></td><td colspan="2">1-3차</td></tr>
</table>

국가예방접종 : 국가가 권장하는 예방접종(국가는 감염병의 예방 및 관리에 관한 법률을 통해 예방접종 대상 감염병과 예방접종의 실시기준 및 방법을 정하고, 국민과 의료제공자에게 이를 준수토록 하고 있음)

기타예방접종 : 국가예방접종 이외 민간 의료기관에서 접종 가능한 예방접종

추가접종 : 기초접종 후 형성된 방어면역을 장기간 유지하기 위해 기초접종 후 일정기간이 지난 다음 추가로 시행하는 접종

1. 기본접종: BCG, B형 간염백신, DTaP, Td, 폴리오백신, 일본뇌염백신, MMR, 수두백신, 인플루엔자 백신 (연령 6–23개월 소아), Hib
2. 선택접종: 폐구균단백결합백신 (PCV7), A형 간염백신, 로타바이러스백신, 인유두종바이러스백신 (HPV), 인플루엔자 백신 (연령 24개월 이상의 건강한 소아)
3. 선별접종: 폐구균 다당질 백신 (연령 24개월 이상의 고위험군), 인플루엔자 백신 (연령 24개월 이상의 고위험군), 장티푸스 백신 (감염 고위험군)
4. 임시접종: 영아 및 소아백신 중 정기적인 접종 이외에 필요한 경우 임시로 접종하는 백신

(1) 국가 필수 예방접종 국가지원 사업

1) 지원 대상 연령: 전국 만 12세 이하 어린이
2) 지원 방법: 지정 의료기관을 방문하여 접종하면 비용 지원을 받을 수 있음
3) 지원 대상 백신: 국가 필수 예방접종 11종 (BCG 피내용, B형간염, DTaP, IPV, DTaP-IPV, Tdap, Hib, MMR, 일본뇌염 사백신, 일본뇌염 생백신, 수두, Td, 폐구균)

2. BCG 백신 (BCG vaccine) (4장 참조)

(1) 효과: 5-6세 미만의 소아에서 뇌수막염 및 속립 결핵 등 중증 결핵의 발생 저하

(2) 접종 방법 및 시기

1) 피내용: 0.1 mL를 삼각근 내 피내 주사하여 5-7 mm의 팽진이 형성되도록 한다.
2) 경피용: 건조 백신을 용매에 희석하여 피부에 바른 후 기구를 이용하여 경피주사한다.
3) 생후 1개월 이내 되도록 빨리 접종한다.
4) 생후 3개월 이내 접종 받지 못한 경우 투베르쿨린 반응 검사 실시 후 접종 여부를 결정한다.

(3) 부작용

1) 국소적 부작용: 국소 궤양 형성, 국한성 화농 림프절염
2) 골염, 치명적 전신 BCGiosis, 비치명적 파종 감염

(4) 주의 사항: 심한 피부 질환, 영양 장애, 발육 지연 및 면역 기능 저하 시 BCG 접종을 피한다.

3. B형 간염 백신 (Hepatitis B vaccine)

(1) 접종 대상 및 시기

1) 산모가 HBsAg 양성인 경우, 출생시부터 12시간 내에 HBIG와 함께 부위를 달리하여 B형 간염 백신을 투여하며, 반드시 0, 1, 6개월 방법으로 3회 접종한다.
2) 산모의 HBsAg 양성 여부를 모를 때는 출생 시 B형 간염 백신을 접종하고, 산모의 결과가 양성이면 HBIG를 가능한 빨리 (늦어도 7일 이내) 근육 주사하고, B형 간염 백신은 반드시 0, 1, 6개월 방법으로 3회 접종한다.
3) 산모의 결과가 음성인 경우도 가능한 첫 번째 백신을 분만 24시간 이내에 접종하며, 2,3차는 생후 1, 6개월에 접종한다.
4) 2 kg 미만의 미숙아의 경우 접종을 하면 면역 효과가 현저히 떨어지기 때문에 HBsAg 음성 산모의 경우에는 체중이 2 kg 이상 되거나 퇴원 시에도 체중이 2 kg미만인 경우에는 생후 2개월에 다른 접종과 같이 접종을 시작하는 것이 좋다. 그러나 HBsAg 상태를 모르거나 HBsAg 양성 산모의 경우에는 출생 후 12시간 내에 백신과 HBIG 주사를 해야 하

며, 이후 일정대로 지속하다가 2 kg 이상으로 체중증가가 적절하고 의학적으로 안정되면 첫 접종 일정을 다시 시작한다.

(2) 접종 방법

1) 근육주사가 원칙이다.
2) 권장 접종시기보다 지연된 경우는 최소 접종간격으로 접종하도록 한다. 1회 접종 후 지연된 경우는 2차접종을 시행하고 3차 접종은 최소한 2개월 간격을 두고 접종하도록 하고, 3차 접종이 지연된 경우도 다시 시작할 필요없이 늦은 대로 3차접종을 하도록 한다.
3) 접종 후 항체가 생기지 않으면 재접종을 하고 1-2개월 뒤 항체가를 확인하는 방법이 있다.

(3) 노출 후 처치

1) B형 간염 예방접종력이 없고 면역력이 없는 경우: 백신과 가능한 24시간 내에 HBIG (0.06 mL/kg, 최대 5 mL, 영아는 0.5 mL)를 투여
2) HBsAg이 포함되어 있을 가능성 있는 혈액에 경피적 노출이 된 경우: 혈액의 HBsAg 검사를 시행하여 양성인 경우에는 노출자가 면역력이 없거나 접종력이 없거나 불완전하면 HBIG와 백신을 같이 투여하고, 접종력이 있으나 항체 유무를 모르면 추가 접종 1회를 시행한다. 면역력이 있는 경우에는 처치가 필요없다.

4. DTaP 백신 (Diphtheria, tetanus, pertussis vaccine)

(1) 접종 시기 및 방법

1) 초등학교 입학 전까지 최소한 4회 접종한다.
2) 기본접종: 3회 실시하며, 생후 2개월에 시작하여 4-8주 간격으로 시행한다.
3) 추가접종: 15-18개월과 4-6세에 접종한다.
4) 11-12세부터 10년마다 Td 또는 Tdap을 추가 접종한다.(Tdap은 1회만 접종)
5) Diphtheria와 파상풍은 외독소에 의한 질환으로 자연감염에서 회복되어도 면역 획득이 이루어지지 않으므로 예방접종을 해야 한다 (표 1-23).

(2) 추가 접종 금기사항

1) 접종 후 7일 이내 뇌병증이 발현한 경우
2) 즉각적인 아나필락시스 반응

(3) 추가 접종 시 조심스럽게 투여해야 할 경우

1) 접종 후 3일 이내에 발열을 동반하거나 동반하지 않는 경련이 발생한 경우
2) 접종 후 48시간 이내에 3시간 이상 달랠 수 없을 정도로 고성으로 몹시 우는 경우
3) 접종 후 48시간 이내에 허탈 또는 쇼크양 반응을 보인 경우
4) 접종 후 48시간 이내에 다른 이유로 설명되지 않는 40.5℃ 이상의 고열이 발생한 경우

표 1-23 파상풍 발생 예방적 지침

파상풍 백신 접종력	작은 (깨끗한) 상처		이외의 모든 상처	
	Td 혹은 Tdap	TIG	Td 혹은 Tdap	TIG
모르거나 3회미만	필요	불필요	필요	필요
3회 이상	불필요	불필요	불필요	불필요

5. 폴리오 백신 (Polio vaccine, 소아마비 백신)

(1) 접종 방법 및 시기

2개월, 4개월, 6-18개월, 4-6세에 피하 혹은 근육 주사한다.

(2) 사백신의 장점

경구용 생백신에 비해 면역력 획득에 손색이 없고, 상온에서도 안정되어 냉장 보관이 필요 없으며, 경구용 투여 시 오는 마비의 부작용 (VAPP: vaccine associated paralytic poliomyelitis)이 없어 면역기능이 저하된 소아나 그 접촉자에게도 접종할 수 있다.

6 MMR 백신 (Measles, mumps, rubella, MMR vaccine)

(1) 홍역

1) **접종 시기 및 방법**
   ① 1차 접종: 12-15개월에 피하 접종
   ② 2차 접종: 4-6세에 피하 접종
   ③ 홍역 유행 시기: 홍역 단독 백신을 MMR 접종력이 없는 6-12개월 미만의 소아에 접종한다. 단독 백신이 없을 경우 MMR로 접종할 수 있다. 이 경우 12-15개월 및 4-6세 시기에 접종을 필요로 한다.
   ④ 성인에서 백신 접종기록이 없고, 항체가 확인되지 않으면 최소 1회 접종하고, 학생, 의료종사자 및 해외여행자는 최소 4주 이상의 간격으로 2회 접종한다.
   ⑤ 면역 글로불린 및 혈액 제제 투여 시 투여량에 따라 접종 시기의 조절이 필요하다 (표 1-24).
2) **부작용**: 발열, 발진, 뇌염, 뇌병증, 뇌신경 마비, 소뇌 조화운동불능, Guillain-Barre 증후군, 혈소판 감소 자반병, 중독 표피 괴사 융해증

(2) 볼거리

1) **접종 시기 및 방법**: 홍역, 풍진과 함께 주사한다.
2) **부작용**: 매우 드물다.

(3) 풍진

1) **접종 시기 및 방법**
   ① 홍역, 볼거리와 함께 주사한다.
   ② 태아 기형 발생 위험성 때문에 접종 후 3개월 동안 임신을 피한다.
2) **부작용**: 미열, 발진, 림프절 비대, 상기도 감염

7. 수두 백신 (Varicella vaccine)

(1) 대상 및 방법

1) 12-15개월에 1회 피하 접종
2) 수두를 앓은 적이 없는 13세 미만의 소아: 1회 피하 접종
3) 수두를 앓은 적이 없는 13세 이상의 소아: 4-8주 간격으로 2회 피하 접종
4) MMR 백신과는 부위를 달리하여 동시에 접종하거나, 동시 접종을 하지 않는 경우 4주 이상의 간격을 유지해 접종한다.

5) 수두가 유행하는 집단시설에 다니는 소아에게는 2회 접종을 고려할 수 있다. 13세 미만에서는 첫 접종으로부터 최소 3개월 이상 간격을 두고 2번째 접종을 하고, 13세 이상에서는 최소 4주간격을 두고 2번째 접종을 한다.

(2) 예방접종 금기 사항

1) 중증의 면역 기능 저하 환자
2) 수혈 또는 면역글로불린 투여 후 일정기간 내(표 1-24)
3) 임신 중
4) 급성 발열 질환 시
5) 항생제(에리스로마이신이나 가나마이신 등) 과민반응
6) 전신 상태 저하 시

(3) 노출 후 처치: 노출 후 3-5일 이내 백신 접종을 하면 감염을 예방하거나 증상을 경미하게 하는 효과가 있다 (표 1-25).

표 1-24 면역 글로불린 및 혈액 제제 투여에 따른 수두, MMR 또는 홍역 백신의 접종 시기의 조절

면역글로불린, 수혈	용량 (투여방법)	접종간격
면역글로불린		
A형 간염		
접촉 후 예방	0.02 mL/kg (IM)	3개월
국제 여행	0.06 mL/kg (IM)	3개월
홍역		
면역 정상	0.25 mL/kg (IM)	5개월
면역 결핍	0.50 mL/kg (IM)	6개월
특수 면역글로불린		
파상풍 (TIG)	250 U (IM)	3개월
B형 간염 (HBIG)	0.06 mL/kg (IM)	3개월
수두 (VZIG)	125 U/10kg (IM)	5개월
공수병 (HRIG)	20 IU/kg (IM)	4개월
정맥용 면역글로불린		
특발혈소판감소자반병	400 mg/kg (IV)	8개월
	1,000 mg/kg (IV)	10개월
	1,600-2,000 mg/kg (IV)	11개월
가와사키병	1,600-2,000 mg/kg (IV)	11개월
면역결핍치료	300-400 mg/kg (IV)	8개월
RSV-IVIG	750 mg/kg (IV)	9개월
수혈		
RBCs, washed	10 mL/kg (IV)	0개월
RBCs, adenine-saline 첨가	10 mL/kg (IV)	3개월
Packed RBCs	10 mL/kg (IV)	5개월
전혈	10 mL/kg (IV)	6개월
혈장/혈소판 제품	10 mL/kg (IV)	7개월

표 1-25 수두에 노출된 후 VZIG 및 acyclovir의 적응증

수두 병력이 없거나 접종력이 없는 면역저하자 (HIV감염 포함)
면역력이 없는 임신부
분만 전 5일부터 분만 후 2일내에 수두에 걸린 임신부에게 태어난 아기
면역력이 없는 모체에게 재태연령 28주 이상으로 태어나 입원 중인 미숙아
모체의 수두 면역력과 상관없이 재태연령 28주 미만, 출생 체중 1,000 g 이하의 입원 중인 미숙아

8. 일본 뇌염 백신 (Japanese encephalitis vaccine)

(1) 접종 대상 및 시기

1) **불활성화 사백신 (Nakayama 균주)**
   ① 기초접종: 12-36개월에 해당하는 모든 건강한 소아에게 7-30일 간격으로 2회 접종, 12개월 후 3차 접종 시행한다.
   ② 추가 접종: 6세, 12세
2) **약독화 생백신**
   ① 기초접종: 12-24개월에 해당하는 모든 건강한 소아 1회 접종, 12개월 후 2차 접종 후 종료

(2) 접종 용량 및 방법

1) **불활성화 사백신:** 3세 미만은 0.5 mL, 3세 이후에는 1.0 mL 피하주사
2) **약독화 생백신:** 0.5 mL 피하주사

9. B형 헤모필루스 인플루엔자 백신 (Hib vaccine, 뇌수막염 백신)

(1) 접종 대상

1) 2개월 이상 5세 이하의 소아
2) 예방접종을 받지 않은 5세 이상의 고위험 환아
   ① 면역글로불린 결핍증
   ② 무비증
   ③ 조혈모세포 이식
   ④ 장기 이식
   ⑤ HIV 감염
   ⑥ 낫적혈구빈혈 (sickle cell anemia)

(2) 접종 시기

PRP-OMP 형태는 2개월 간격으로 2회 접종 후 12-18개월 사이에 추가접종하고, PRP-T 또는 HbOC 형태의 제품은 2개월 간격으로 3회 기초 접종 후 12-18개월 사이 추가 접종 실시

10. 폐구균 백신 (Pneumococcal vaccine)

(1) 접종 대상 및 시기 (표 1-26)

생후 2개월-59개월 영아, 소아 및 폐렴구균 감염의 위험이 높은 18세 이하 소아청소년 중 아래와 같은 고위험군을 대상으로 추천된다.

표 1-26 **폐구균 백신 접종의 적응이 되는 기저질환의 위험군에 따른 분류**

위험군	질환
정상면역 소아	만성 심장질환 만성 폐질환(고용량의 스테로이드를 경구로 복용하는 천식환자도 포함) 만성 간질환 당뇨병 뇌척수액 누출 인공 와우 이식 상태
기능적 혹은 해부학적 무비증 소아	겸상 적혈구병 혹은 헤모글로빈병 무비증 혹은 비장 기능장애
면역저하 소아	HIV 감염증 만성 신부전과 신증후군

(2) 백신의 종류

1) 23가 다당질 백신: 90가지의 폐구균 혈청형 중에서 소아 및 성인에서 침습성 감염을 잘 일으키는 23가지의 혈청형의 폐구균의 피낭 다당질이 포함되는데 2세 이상의 소아 및 고위험군 성인에게 접종할 수 있다.
2) 10가, 13가 다당질 단백 결합 백신: 운반체 단백과 결합시킨 폐구균의 피낭 다당질이 포함되어 있으며, 생후 2개월부터 접종할 수 있다. 2-6개월의 영아에게는 2개월 간격으로 3회 접종하고 12-15개월에 추가 접종한다. 연령 6개월 이후에 접종하는 경우에는 연령에 따라 1-3회 접종한다.
3) 기초접종을 하지 않은 경우
   ① 7-11개월: 최소 1개월 간격으로 2회 접종하며, 2차 접종 후 최소 8주 간격을 두고 12개월 이후에 접종한다.
   ② 12-23개월: 최소 8주 간격으로 2회 접종한다.
   ③ 24개월 이상: 10가 백신은 최소 2개월 간격으로 2회 접종하고, 13가 백신은 1회 접종한다.

11. 로타바이러스백신 (Rotavirus vaccine)

(1) 접종 대상 및 시기

1) 5가 로타바이러스백신 (로타텍®): 2, 4, 6개월
   ① 사람-소 로타바이러스 재배열백신으로 G1, G2, G3, G4 및 P1A[8]형을 표현한다.
   ② 1차 접종 시기: 6-12주 (15주 이후의 영아에게는 접종을 시작해서는 안된다.)
   ③ 2 mL 경구 투여
2) 1가 로타바이러스 백신 (로타릭스®): 2, 4개월
   ① 사람 로타바이러스 약독화 백신으로 G1P1A[8]을 계대배양하였다.
   ② 동결건조 백신을 제공된 1 mL 용매에 녹여 경구 투여
3) 접종 완료 시기: 8개월 0일까지 접종을 완료하고 이후 접종하지 않는다.

12. 인플루엔자 백신 (Influenza vaccine)

(1) 접종 대상 및 시기

1) 6개월 이상의 소아 및 성인
2) 고위험군 및 고위험군과 자주 접촉하는 의료인과 가족
   ① 천식 또는 만성 폐질환을 가진 소아
   ② 혈류 역동학적으로 의미있는 심질환 소아
   ③ 면역결핍 질환이 있거나 면역억제 요법을 받고 있는 소아
   ④ 낫 적혈구 빈혈 또는 다른 혈색소 질환을 가진 소아
   ⑤ 기타 당뇨병 등 대사장애, 신질환 등의 만성 질환을 가진 소아
   ⑥ HIV 감염
   ⑦ 장기적인 아스피린 요법으로 인해 라이 증후군의 위험이 높은 경우
3) 집단 생활을 하는 사람, 인플루엔자가 유행하는 외국으로 여행을 하는 경우, 부모가 접종을 원하는 정상 소아

(2) 접종 용량 및 방법

1) 첫 해에는 2회 접종하고, 그 다음 해부터는 매년 1회 접종한다.
2) 불활성화 백신
   ① 6개월 이상에서 접종
   ② 6-35개월 0.25 mL를 최소 4주 이상의 간격으로 1-2회 근육 주사한다.
   ③ 3-8세 0.5 mL를 최소 4주 이상의 간격으로 1-2회 근육 주사한다.
   ④ 9세 이상 0.5 mL를 1회 근육 주사한다.
   ⑤ 금기사항
      a. 계란이나 백신의 다른 성분에 아나필락시스성 과민 반응이 있는 사람
      b. 급성 발열성 질환

3) 생백신

   ① 2세 이상에서 접종
   ② 0.2 mL를 비강 내 분무
   ③ 금기사항
      a. 계란이나 백신의 다른 성분에 아나필락시스성 과민 반응이 있는 사람
      b. 급성 발열성 질환
      c. 천식
      d. 재발성 천명이 있었던 2-4세 소아
      e. 아스피린 투여자
      f. 그 외 생백신 접종 금기사항

13. A형 간염 백신 (Hepatitis A vaccine)

(1) 방법: 생후 1세부터 6-12개월 간격으로 2회 근육 접종한다. 2세까지 접종을 마치지 못한 경우에는 다음에 방문 시 빨리 접종한다. 이미 큰 소아 및 청소년 중에도 미접종자에게는 따라 잡기 접종을 하도록 한다.

(2) **접종 대상:** 선별 접종 백신으로 해외 여행자, 남성 동성애자, 비경구 마약상용자, 혈액응고질환자, 고위험 직업자, 만성 간염 환자와 같은 고위험군과 면역을 얻기 원하는 사람에게 접종한다.

(3) 항체 양전율

1) 1차 접종 후 4 주 경과 시 90% 이상
2) 2차 접종 후 100%
3) 1차와 2차 접종을 제조회사가 다른 제품으로 하더라도 항체 양전율과 면역원성에는 큰 영향을 미치지 않는다.

(4) **이상반응:** 주사부위의 동통 및 발적, 식욕부진, 두통 등

(5) **노출 후 처치:** A형간염에 노출 된 경우 면역글로불린 또는 백신을 투여하고, 면역글로불린을 투여받은 사람도 동시에 A형간염 백신을 투여하고, 스케쥴에 따라 2차 접종을 한다.

1) 12개월에서 40세 사이의 건강한 사람에게는 A형 간염 백신을 투여한다.
2) 40세 이상에서는 면역글로불린이 추천되며, 이를 사용할 수 없으면 백신을 접종한다.
3) 12개월 미만 영아, 면역저하자, 만성간질환자 혹은 백신접종의 금기대상자의 경우는 면역글로불린 0.02 mL/kg를 준다.

14. 인유두종 바이러스 백신 (Human papilloma virus vaccine)

(1) **접종 대상 및 시기:** 11-12세의 여성을 대상으로 1차접종하고, 그 후 2개월에 2차접종, 1차후 6개월에 3차접종한다. 이전에 접종하지 않았던 13-26세의 여성도 인유두종 바이러스백신을 따라잡기 접종한다. 2007년 WHO에서는 9-25세 여성에게 접종할 것을 권유하였다. 남성에게 투여는 일부국가에서 허가되어 있으나 충분한 임상자료는 아직 없는 실정이다.

1) 예방접종은 9세부터 시작할 수 있다.
2) 4가(HPV 6, 11, 16, 18, 가다실®) 백신은 9세부터, 2가 백신(HPV 16, 18, 서바릭스®)은 10세부터 접종할 수 있다.
3) 남성에서 예방접종은 허가사항이 나라마다 다르나, 우리나라는 9-15세로 허가되어 있다.

(2) 접종 용량 및 방법

1) 0.5 mL, 3회 근육 주사(4가 백신은 0, 2, 6개월, 2가 백신은 0, 1, 6개월)
2) 1, 2차 접종사이 최소간격은 4주이며, 2, 3차 사이 최소간격은 12주이다.

15. 장티푸스 백신 (Typhoid vaccine)

(1) **접종 대상:** 식품 위생 접객업소 종사자, 집단 급식소 종사자, 간이 급수 시설 미비 지역 주민, 급수 시설 종사자 및 과거 2년간 환자 발생 지역 주민 및 장티푸스 유행 지역으로 여행하는 사람

(2) 접종 용량 및 방법

1) **약독화 생백신**

① 6세 이상 소아에서 사용한다.

② 장용 캡슐을 4회 격일로 경구 투여한다.
③ 5년마다 4회 추가 접종한다.

2) **비경구용 아단위백신**

① 2세 이상 소아에서 사용한다.
② 0.5 mL (25 μg Vi polysaccharide) 피하 또는 근육 주사한다.
③ 2년마다 추가 접종한다.

16. 광견병 백신 (Rabies vaccine)

동물에게 물린 경우 광견병에 대한 예방 처치는 상황에 따라 판단한다.

(1) 이전 접종력 없이 광견병에 감염된 동물에 물리거나 상처를 입은 경우

치료 첫 날 광견병 면역글로불린과 동시에 인간 이배체 세포 백신을 1 mL 근육 접종하고, 백신은 3, 7, 14, 28일에 걸쳐 5회 반복 접종한다.

(2) 이전에 백신 접종이 완료된 경우

노출 후 3일 간격으로 2회 백신만 접종하고 면역글로불린은 접종하지 않는다.

17. 특수 상황에서의 예방 접종 (Special situation)

(1) 미숙아

1) 출생 후 연령에 따라 접종하며 접종량을 줄이지 않는다.
2) 산모 HBs Ag(+): 출생 후 12시간 내 HBIG와 함께 백신을 접종한다. 2 kg 미만의 미숙아는 체중이 2 kg 이상으로 증가하거나 1개월이 되면 3회의 접종을 더 받는다.
3) 산모 HBs Ag(-): 체중이 2 kg 이상이거나 생후 1개월이 되었을 때 접종하는 것이 좋다.
4) 만성 호흡기 질환이 발생된 미숙아에서는 생후 6개월에 인플루엔자 백신을 접종하는 것이 좋으며, 미숙아와 접촉할 사람에게도 접종하는 것이 좋다.

(2) 면역 결핍성 질환 및 면역 억제 치료를 받고 있는 환아

모든 종류의 생백신 접종은 안 되며, 안전성이 확보된 경우 불활성화 백신은 접종할 수도 있으나 예방 효과는 감소한다.

(3) 스테로이드 사용 시

1) 스테로이드의 국소적 사용 시 임상증상이나 검사에서 장기투여로 인한 전신적인 면역저하가 있으면 생백신은 투약중지한 뒤 적어도 1개월 뒤에 접종한다.
2) 스테로이드의 생리적 유지량이나 저용량 또는 중등도 용량의 스테로이드를 전신적으로 투여하는 경우는 치료 중에 생백신을 접종할 수 있다.
3) 고용량의 스테로이드를 전신적으로 13일 이하 투여 시는 투약 중지 후 생백신을 접종할 수 있으나 14일 이상 투여 시는 투약 중지 4주 이내에는 생백신 접종을 하지 않는다.

(4) 무비증 (Asplenia)

1) 생백신은 접종 금기이며, 불활성화 백신, 다당질 백신, 또는 톡소이드 백신은 접종 가능하다.

2) 폐구균 백신, B형 헤모필루스 인플루엔자 백신 및 수막 구균백신의 접종이 필요하다.

(5) 신경계 질환이 있는 소아

1) 경련의 과거력이나 가족력이 있는 소아에서는 백일해 (DTaP), 홍역 (MMR) 접종 후 경련의 위험이 증가한다.
2) 경련의 가족력이 백일해나 홍역 예방 접종의 금기 사항이거나 접종 시기를 지연시킬 수 있는 조건은 아니다.
3) 현재 진행 중인 신경계 질환이 있는 경우 모든 백신은 금기이나, 일반적으로 신경 장애가 비진행성이고 정지된 상태면 예방 접종을 시행한다.

(6) 만성 질환

1) 적극적인 예방 접종이 필요하고, 심장, 호흡기 등의 만성 질환의 소아에게서 폐구균이나 인플루엔자 백신이 권장된다.
2) 만성 간질환이 있는 소아는 생후 1-2세 이후에 A형 간염 접종을 받아야 한다.

(7) 장기이식을 받은 경우

1) MMR은 골수 이식 2년 후 접종 가능하나, 만성 GVHD 환아에서는 만성 잠복성 바이러스감염에 의한 만성 중추신경계 합병증을 초래할 수 있어 금기이다.
2) DTaP는 이식 1년 후 재접종한다.
3) 폐구균 백신은 이식 후 2-3년이 경과한 GVHD가 없는 환아에서 시행한다.
4) 인플루엔자 백신은 골수 이식 후 12-24개월 사이에 시작하는 것이 가능하다.
5) 생후 12개월 이상 된 환아가 장기 이식을 받는 경우 홍역, 볼거리, 풍진에 대한 항체 검사를 하여 음성인 경우 이식수술 최소한 1개월 전에는 예방접종을 해야 한다.

(8) HIV 감염

1) DTaP, 인플루엔자, B형 간염, b형 헤모필루스 인플루엔자, 폐구균백신 등을 접종하여야 하고 MMR과 수두 백신의 접종도 추천된다.
2) BCG 접종 후 부작용이 생긴 예가 있어 미국에서는 금기이나, WHO에서는 결핵이 만연하는 지역에서 무증상의 HIV 환아에서는 접종을 권장한다.

(9) 백혈병 환아

1) 생백신 접종은 일반적으로 금기이지만 관해상태의 급성 림프구성 백혈병 환아에서 수두의 자연 감염으로 인한 위험성이 백신의 위험성보다 높은 경우 접종을 고려한다.
2) 화학요법이 끝난 후에도 약독화 생백신 접종을 3개월 이상 연기하는 것이 좋다.

18. 수동 면역 (Passive immunization)

(1) 근주용 면역 글로불린 (감마글로불린) (Intramuscular immunoglobulin, γ-globulin)

1) 항체결핍환자: 0.66 mL/kg (이 목적으로는 거의 사용 안한다.)
2) A형 간염: 0.02 mL/kg
3) 홍역
   ① 노출된 후 6일 이내에 0.25 mL/kg 근주하면 증상 완화 가능하다.

② 생후 1세 이전의 영아에서는 홍역의 이환율과 합병증의 빈도가 높으므로 면역 글로불린 투여의 적응증이 된다.

③ 생후 12개월 이후 또는 면역 글로불린을 맞고 5개월이 경과한 후에는 홍역 생백신으로 능동 면역을 해야 한다.

④ HIV 감염 환아를 제외한 면역 결핍 또는 면역 기능이 저하된 소아가 홍역에 노출된 경우 면역 글로불린 0.5 mL/kg (최대량 15 mL) 근주하고 면역 결핍이 지속되면 능동 면역 하지 않는다.

(2) 특이 면역 글로불린 (Specific immunoglobulin)

1) B형 간염 특이 면역글로불린 (hepatitis B immunoglobulin, HBIG)

① HBs Ag 양성 산모에서 태어난 신생아: 출생 직후 12시간 내 HBIG 0.5 mL와 능동면역

② 바늘에 찔린 경우: HBIG 0.06 mL/kg와 능동면역

③ 가족 내 접촉: HBIG 0.5 mL

2) 광견병 면역 글로불린 (human rabies immunoglobulin, HRIG): 20 IU/kg (1/2 상처부위, 1/2 근주)

3) 파상풍 면역 글로불린 (tetanus immunoglobulin, TIG)

① 치료: 500-3000 U 근주

② 예방: 250-500 U 근주

4) 수두 면역 글로불린 (varicella zoster immunoglobulin, VZIG): 125 U/10kg

5) RSV 수동면역 (Palivizumab, Synagis®)

① RSV 계절 (10월-3월) 시작 시점으로부터 이전 6개월 이내에 기관지폐형성이상 (bronchopulmonary dysplasia) 치료가 필요했던 만 2세(재태수령 32주 미만으로 출생한 24개월 미만의 미숙아) 미만의 소아

② 혈류역학적으로 유의한 선천성 심장질환이 있는 소아로서 RSV 계절 (10월-3월) 시작 시점에 만 1세 (12개월+0일) 미만이면서 다음 중 하나에 해당하는 경우

a. 울혈성 심부전을 조절하기 위한 약물 치료를 하고 있는 여아

b. 중증도 이상의 폐동맥 고혈압을 가진 영아

c. 청색증 심장병을 가진 소아

③ 투여시기: RSV 유행기 동안 월 1회씩 총 5회 투여하며, 일반적으로 10월 초부터 다음 해 3월초까지 투여

④ 투여방법: Palivizumab을 멸균 주사용수에 녹여 100 mg/mL 농도로 만들어 체중 (kg) × 15 mg/kg 로 계산하여 근육 주사하며, 주사 용량이 1 mL를 넘을 경우 분할 투여한다.

(3) 정맥용 면역 글로불린 (Intravenous immunoglobulin, IVIG)

1) 체액성 면역결핍환자: 400-600 mg/kg/월 (선택적 IgA 결핍증에서는 금기)

2) 급성 특발성 혈소판 감소성 자반증: 0.8-2 g/kg, 2일간

3) 가와사끼병: 2 g/kg

4) 그 밖에 독성 쇼크 증후군, Guillain-Barré 증후군, 소아피부근염, 급성 심근염 등

Ⅳ. 소아 응급 치료 (Pediatric emergency care)

1. 소아 심폐소생술 (Pediatric advanced life support, PALS)

(1) 심정지의 원인 및 분류 (표 1-27)

표 1-27 심정지의 원인 분류 및 중증도

	분류	중증도
호흡기계	상기도 폐쇄 (upper airway obstruction) 하기도 폐쇄 (lower airway obstruction) 폐실질 질환 (parenchymal disease) 호흡조절 중추 이상 (disordered control of breathing)	호흡곤란 (respiratory distress) 호흡부전 (respiratory failure)
순환기계	혈액량 감소 쇼크 (hypovolemic shock) 패혈성 쇼크 (septic shock) 폐쇄성 쇼크 (obstructive shock) 심장성 쇼크 (cardiogenic shock)	보상성 쇼크 (compensated shock) 저혈압성 쇼크 (hypotensive shock)

(2) 소아 기본 심폐소생술 (Pediatric basic life support)

1) **반응 확인**

① 부드럽게 두드리며 "너 괜찮니?"하고 크게 부르며 반응 확인

② 환아를 심하게 흔들시 경추 손상 유발 가능

2) **맥박 확인**

① 맥박 확인 시 소아는 경동맥 (carotid artery), 영아는 위팔동맥 (brachial artery) 이용

② 5초에서 10초간 충분히 맥박 확인

③ 맥박 수 분당 60회 미만, 순환이 나쁜 경우 응급의료체계 활성화 및 심폐소생술 시작

3) **기도 유지 및 호흡 구조**

① 두부후굴-하악거상법 (head tilt-chin lift) (그림 1-9), 하악견인법 (jaw thrust)을 이용하여 기도 유지

② 하악견인법은 경추손상이 의심될 때 사용

4) **심폐소생술**

① 1인 구조자 경우 2분 동안 5주기의 기본 소생술을 시행

② 1인 구조자의 1주기는 30번의 흉부압박과 2번의 구조호흡을 의미

③ 흉부압박은 흉곽의 1/2에서 1/3 정도 깊이와 분당 100회 속도의 빠르기로 시행

④ 2인 구조자 경우 역시 2분 동안 10주기의 기본 소생술을 시행

⑤ 2인 구조자의 1주기는 15번의 흉부압박과 2번의 구조호흡을 의미

⑥ 흉부압박 (그림 1-10)

a. 영아: 양측 젖꼭지 사이의 바로 아래 부분 흉골을 두 개의 손가락으로 압박

b. 두 명의 구조자: 한 구조자가 환아의 기도를 담당하고, 나머지 한 구조자가 두 손을 펼쳐서 환아의 가슴을 감싸 쥔 상태에서 양쪽 엄지를 이용하여 흉부를 압박

c. 1세 이상부터 사춘기 시기까지의 소아: 한 손 또는 성인과 같이 두 손바닥의 뒤꿈치를 이용하여 흉골의 하부 1/2을 압박

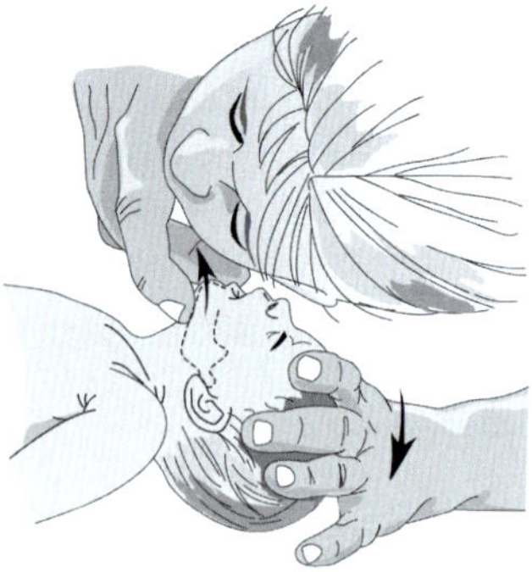

그림 1-9 두부후굴-하악거상법 (head tilt-chin lift maneuver)

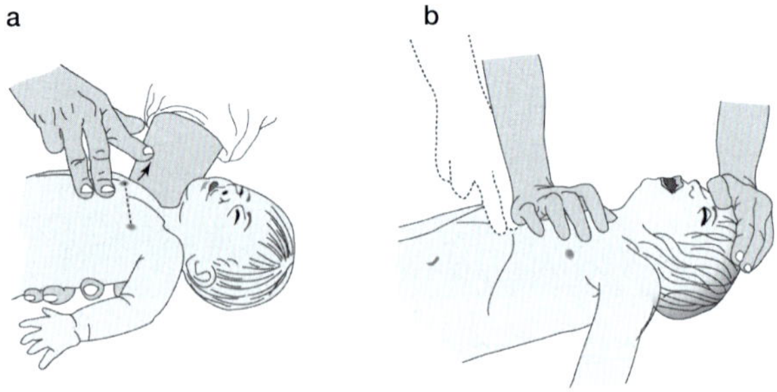

그림 1-10 영아 (a) 및 소아 (b)의 흉부압박법

⑦ 마스크 환기법 (그림 1-11)
마스크가 얼굴에 밀착되어 환기 시 공급되는 공기가 옆으로 새지 않도록 한다.

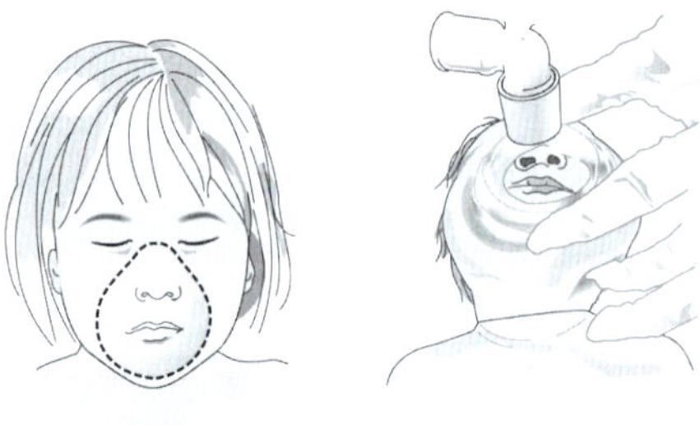

그림 1-11 마스크 환기법 (mask ventilation)에서 올바른 마스크의 위치 및 방법

⑧ 제세동기
a. 환자의 심장에 직, 간접 강한 전기적 충격을 주어 심장을 정상 리듬으로 복귀시킴
b. 소아의 경우 체중에 맞는 에너지 (J)를 공급
c. 자동제세동기 (그림 1-12): 자동으로 심장리듬을 판단하고 필요한 만큼의 전기적 충격을 자동으로 제공하는 제세동기

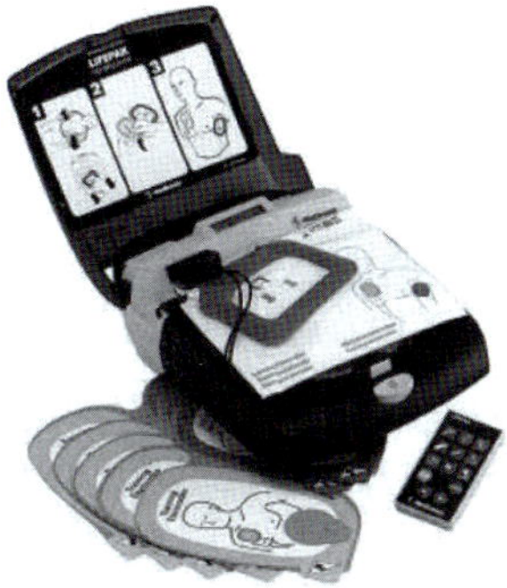

그림 1-12 자동제세동기 (automated external defibrillator, AED)의 실제 모형

(3) 소아 심폐소생술 흐름도 (Pediatric life support algorithm) (그림 1-13-16)

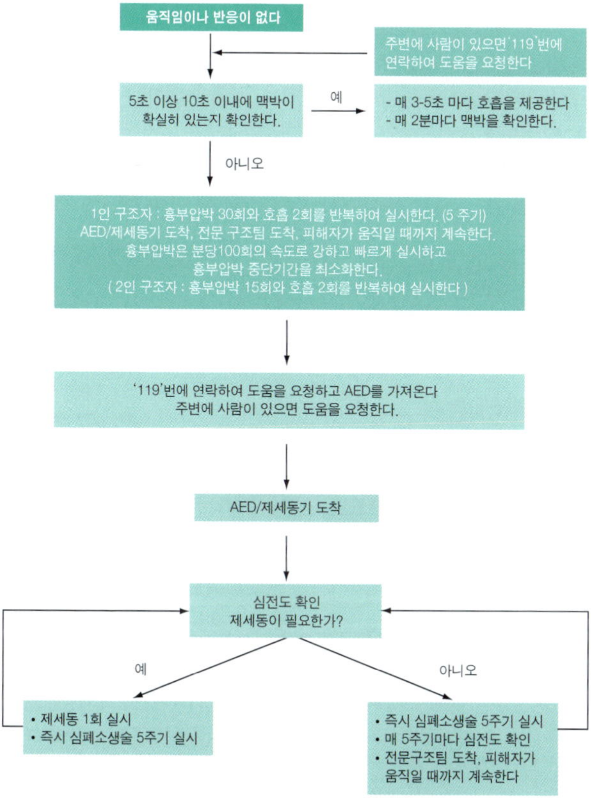

그림 1-13 소아 기본 심폐소생술 흐름도

(American Academy of Pediatrics, American Heart Association Guideline CPR ECC 2005), AED, automated external defibrillator

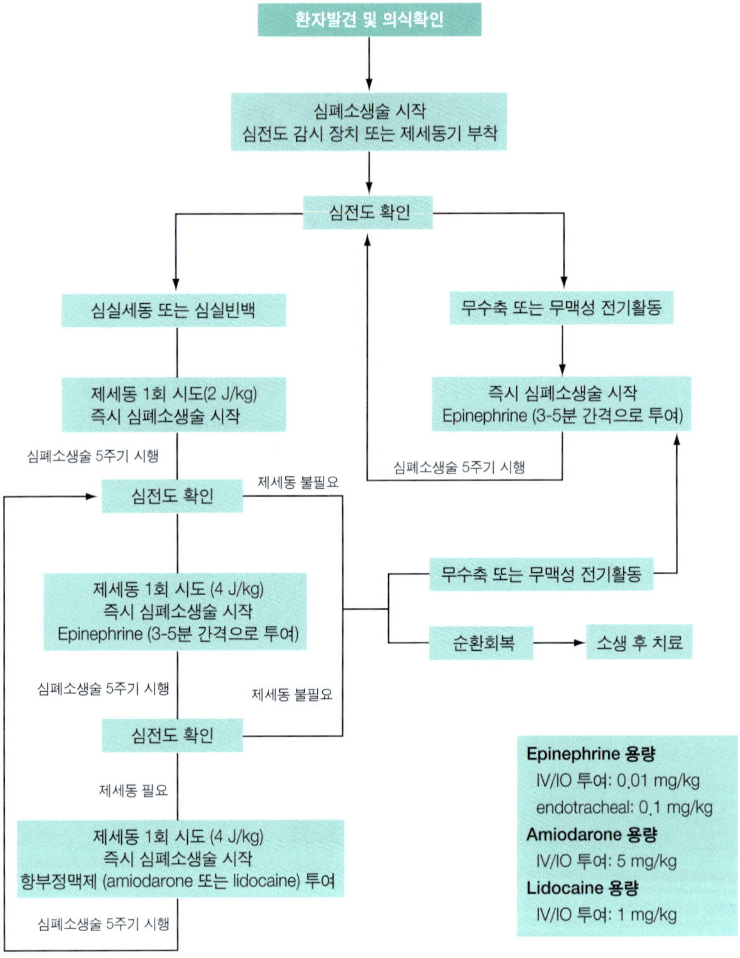

그림 1-14 소아 무맥성 심정지 전문 심폐소생술 흐름도

(American Academy of Pediatrics, American Heart Association Guideline CPR ECC 2005). IV, intravenous; IO, intraosseous

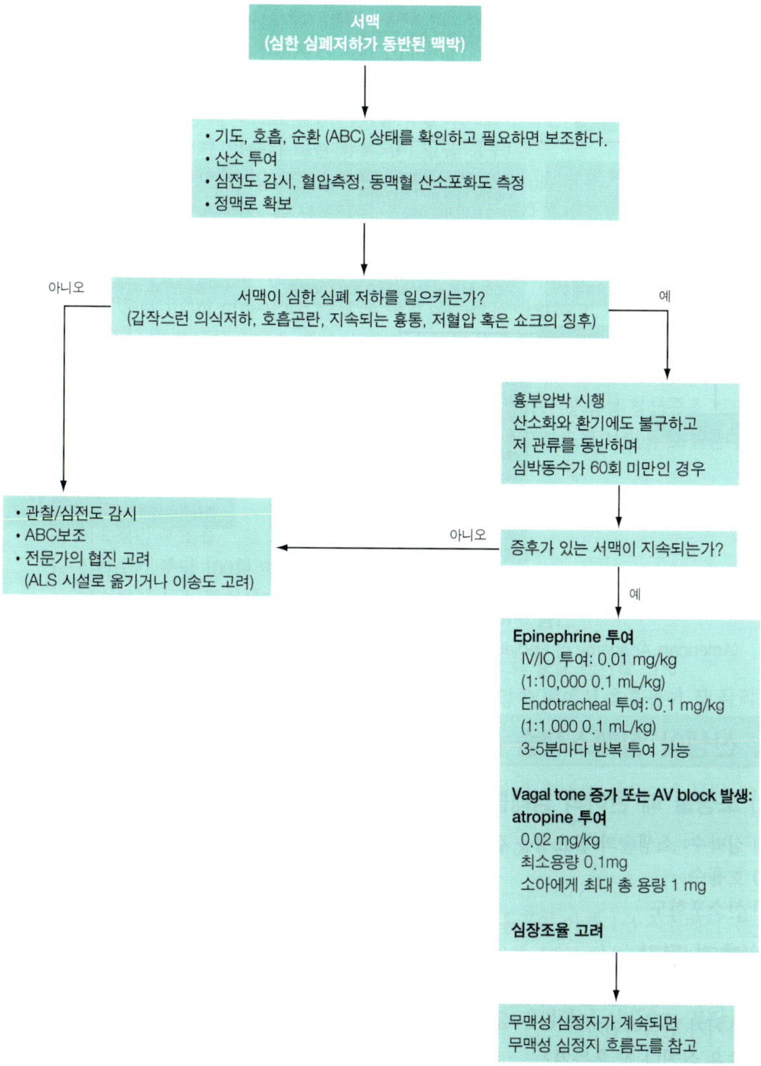

그림 1-15 소아 서맥 전문 심폐소생술 흐름도

(American Academy of Pediatrics, American Heart Association Guideline CPR ECC 2005), ABC, airway, breathing and circulation; ALS, advanced life support

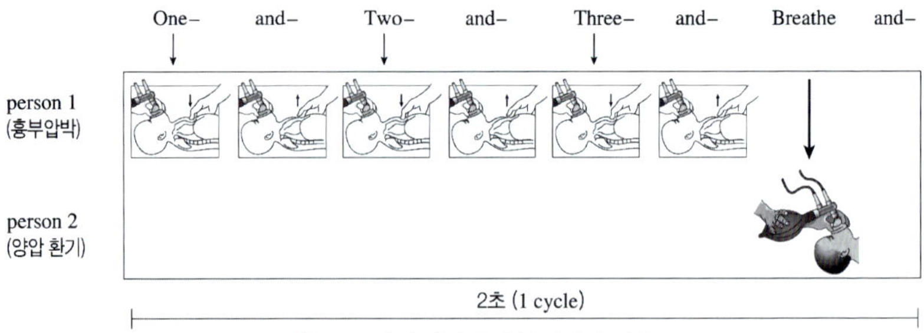

그림 1-17 양압 환기와 흉부압박의 비율

4) **기관 내 삽관의 적응증**

① 지속적인 양압 환기가 필요 시
② 기도내로부터의 분비물 제거가 요구될 때
③ 선천 가로막탈장이 의심
④ 기관내 약물 주입
⑤ 극소 미숙아

5) **약물 요법** (표 1-28)

표 1-28 신생아 소생술에 사용되는 약물 (medications used in neonatal resuscitation)

약물	용량 및 투여 경로	적응증
Epinephrine 1:10,000 0.1 mg/mL	IV 0.01-0.03 mg/kg (0.1-0.3 mL/kg) ET 0.05-0.1mg/kg (0.5-1 mL/kg)	심박수가 분당 60회 미만인 경우 흉부 압박과 동시에 고려할 수 있다.
Sodium bicarbonate 0.5 mEq/mL	IV 2 mEq/kg	중증 대사성 산증의 교정, 적절한 양압 환기와 순환이 유지될 때만 권장되고, 고삼투압성으로 큰 정맥에 주입해야 하고, 혈관 밖으로 새지 않도록 주의
Volume expanders 생리식염수 Ringer's lactate Rh 음성 O형 적혈구	IV over 5-10 m 10 mL/kg	적절한 소생술에 반응하지 않고 많은 양의 혈액량 손실이 의심될 때 (창백, 지연된 모세혈관 refill, 약한 맥박) 산모 혈액과 교차 반응 후 수혈
Dopamine	5 ㎍/kg/m으로 시작하여 필요 시 20까지 증량	심박출량의 저하로 인한 저혈압

ET, endotracheal

6) **적절한 소생술을 시행했음에도 반응이 없는 경우**

기도의 기계적 폐색, 기흉, 폐형성 부전, 선천성 심기형, 저산소성 허혈성 뇌증같은 뇌손상, 선천성 신경 근육 질환 등

(4) 신생아 심폐소생술 흐름도 (Neonatel resuscitation algorithm) (그림 1-18)

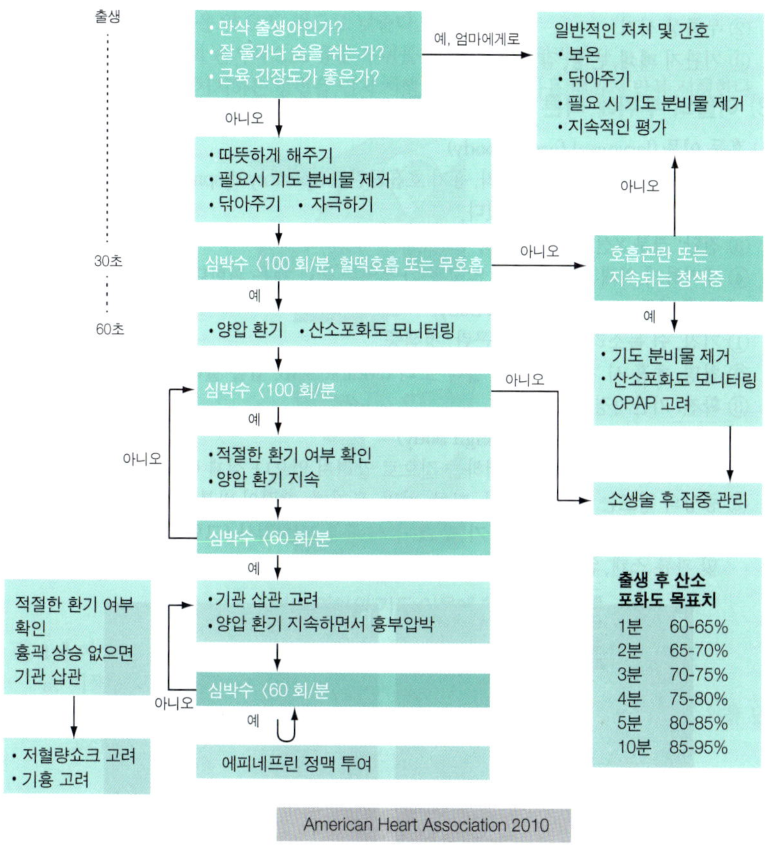

그림 1-18 신생아 소생술 흐름도

3. 기도 이물 (Foreign body in the respiratory tract)

(1) 역학 및 원인

1) 90%가 3세 미만에서 발생하고, 남아가 2/3를 차지한다.
2) 견과류 (특히 땅콩)가 가장 흔한 원인 물질
3) 식물성 이물은 심한 괴사염증을 일으킬 수 있으므로 주의

(2) 병력 및 증상

1) 기도폐쇄의 정도와 위치, 이물의 종류에 따라 달라진다.
2) 병력 상 갑작스런 기침이나 캑캑거림 이후의 천명음

4. 중독 (Intoxication)

(1) 소아 중독 의심 환자 내원 시 주의 사항

1) 아이가 독성의 가능성이 있는 물질을 삼켰을 지도 모른다는 의심이 들 경우, 실제로 삼켰다고 생각하고 처치해야 한다.
2) 입 주위에 화상, 피부 병변의 자국이 있으면 이는 독물을 삼켰다는 증거로, 이에 대응하는 신속한 처치를 해야 한다.
3) 삼켰다고 의심되는 물질과 포장 용기를 찾아내어 확인하는 것이 매우 중요하다.
4) 의식이 있어도 무조건 토하게 해서는 안 된다.
5) 토할 경우에는 몸을 옆으로 뉘어서 질식을 방지하여야 한다.
6) 의식이 없다면 바로 기도유지 (airway), 호흡 (breathing), 혈액순환 (circulation)의 순서에 따라 바로 응급 처치를 시행한다.

(2) 소아 중독 환자의 평가와 치료 순서

1) **약물 중독 발생 경위 조사**
   ① 가능한 모든 사람 (환자, 보호자, 최초발견자)에게서 정보 수집
   ② 모아진 정보가 증상이나 검사 결과와 맞는지 확인
   ③ 중독 의심 물질 확인: 환자의 증상과 보호자의 정보가 중독 상황에 맞지 않는 경우가 종종 있으므로 주의 깊게 판단
2) **중독 증상 조사**
   ① 환자의 의식상태, 현재 증상, 예상되는 물질과 복용한 최대예상량, 제형, 시간 등
      a. 교감 신경 흥분 증상
         i. 약물 중독 증상 중 비교적 흔하게 관찰할 수 있다.
         ii. 부교감신경의 전달물질인 아세틸콜린 (acetylcholine)이 억제되어 일어나는 증상: 심박수 증가, 체온 상승, 위장관 운동 억제, 동공 확대, 섬망 (delirium) 등
      b. 중추 신경 억제 증상: 몰핀, 안정제, 수면제 등
   ② 과거력, 현 병력, 알레르기 병력 확인
   ③ 한 가지 증상에만 현혹되지 말고, 나타난 모든 확실한 증상이나 검사기록을 바탕으로 판단한다.
   ④ 심한 약물 중독 상태인데도 정상으로 보일 수 있으므로, 증상을 절대 간과해서는 안 된다.
   ⑤ 비독성 노출 여부를 판단하기 위해 병력 조사를 철저히 해야 한다.
3) **검사**
   ① 흉부 및 복부 X선 검사, 혈액 검사, 전해질 및 화학 검사, 소변검사, 심근 효소 검사 및 심전도
   ② 의심되는 물질의 대사체 검사: 혈액, 요 검사
4) **중독 물질 제거**
   ① 구토 유발
      a. 금기인 경우를 제외하고, 최토제 (ipecac)를 먹인 후 물을 많이 마시게 하면 보통 15분 안에 토하게 된다.
      b. 중독 물질을 먹은 후 1시간 이내에 이루어져야 효과적
      c. 금기: 부식성이 강한 강산/ 강염기 또는 가솔린, 등유 등의 석유류

② 위세척 (gastric lavage)

a. 중독 물질 복용 1시간 이내 또는 해당 적응증이 되는 경우에 시행

b. 비위관 튜브를 사용하여 따뜻한 생리식염수로 세척

위세척의 금기

- 기도 확보가 되지 않을 때
- 흡인의 위험 시
- 1시간 이상 경과
- 의식 변화가 있을 때
- 장 폐색 소견
- 경련

③ 활성탄 (activated charcoal) (표 1-29)

위세척이 끝난 후에 60 cc의 물에 활성탄 30-50 g (소아 용량: 1 g/kg)을 경구 또는 위세척관을 통하여 주입하여 흡착 제거한다.

표 1-29 활성탄 사용

활성탄이 도움되는 경우	활성탄이 도움되지 않는 경우
경구용 의약품류 (금기인 경우 제외) 독성 식품류 (독버섯 등) 농약류 (금기인 경우 제외) 쥐약	알코올 (에탄올, 메탄올, ethylene glycol, isopropyl alcohol) 강산, 강염기 중금속, 철, 리튬, hydrocarbons

④ 하제를 사용하여 대변으로 배설: Colyte (polyethylene glycol-balanced electrolyte solution) 사용

a. 많은 양의 물을 5-6시간에 걸쳐 마셔서 위와 장을 모두 세척하여 내용물을 제거

b. 분해가 느리고 서서히 녹는 물질 (예, sustained release dosage form)에 대해 효과적

c. 활성탄에 의해서 제거되지 않는 철, 리튬 등 제거에도 사용

⑤ 해독제

a. 수용체에 더 높은 친화력: Naloxone (morphine의 해독제), flumazenil (benzodiazepine의 해독제)

b. 독성 대사 물질 억제: N-acetylcysteine (acetaminophen의 해독제), formipizole (methanol의 해독제)

⑥ 기타 방법: 혈액 투석, 혈액 관류

5) **치료 후 확인 사항**

① 의식 상태 호전, 혈압, 맥박, 소변량 등 신체 징후 확인

② 대사 경로를 확인하여 전해질, BUN, creatinine, AST, ALT 등 결과 확인

③ 약동학에 따른 독성 물질의 대사 시간 (반감기)을 확인하여 재검사 시행

(3) 생활 속에서 접하는 흔한 중독 물질들

1) **수면제**

남용 양상은 유희목적으로 사용, 복합물질남용의 일부로서 사용, 그리고 의학적 목적으로 사용된다. 청소년층에서 호기심이나 다행감 또는 불면증 해소를 위헤 사용되거나 각성 목적으로 사용되는 경우들이 있다.

① **Barbiturate 계 약물**

a. 흔히 쓰이는 약물은 secobarbital, pentobarbital, phenobarbital 및 amobarbital 등이다.

b. 졸리고 착란된 상태에서 주의력이 감퇴되고 성적욕구나 공격충동에 대한 절제가 없어지며, 기분이 유동적이며, 사회적, 직업적 기능장애가 오고, 꿈과 같은 상태, 다행감이 느껴지며 말이 많아지고 비현실감 또는 이인증을 느낀다.

c. 신경학적으로 보행장애, 반사반응 감퇴, 언어곤란, 주의력집중장애, 운동실조, 기억장애, 판단장애, 기타 일정한 목표의 수행장애 등이 발생한다. 대량 남용이나 중독에서는 호흡마비, 혼수, 심혈관계장애, 그리고 사망에 이를 수 있다.

d. 알코올중독, 기타 진정수면제 중독, 아편중독과 감별해야 하며, 최종적 진단은 혈액에서 약물을 측정하는 것이다.

e. 금단증상: 수주 이상 남용하고 중단할 때 3일 이내에 금단증상이 나타나는데, 오심, 구토, 무력감, 자율신경계 기능항진증, 불안, 기립성 저혈압, 손, 혀, 눈꺼풀의 진전, 불면, 격정, 환각, 망상, 대발작 경련, 섬망이 나타나며, 심할 때는 사망에 이를 수 있다.

② **비 barbiturate 계 약물**: Methaqualone, glutethimide, chloral hydrate, ethchlorvynol 등이 흔히 남용되는 대상이다. 중독시 barbiturate에서와 같이 다행감, 이인증, 심하면 섬망, 경련, 사망에 이르기도 하고, 심장, 호흡기능 억제는 많지 않으나 구갈, 현훈, 두통, 코피, 오한, 설사, 불안, 공황, 이상감각 등이 생긴다.

③ **항불안제**

a. Meprobamate와 benzodiazepine계 약물들로서, barbiturate에 비해 중독증상이나 금단증상이 경한 편이다. 내성이 빠르게 발달하고 benzodiazepine계 약물은 다른 약물에 비해 다행감은 적으나 심리적 의존이 강한 편이다.

b. 중독증상: 졸음, 보행실조, 저혈압, 심장, 호흡기능억제, 착란 등이 나타나고, 약리학적으로 barbiturate계 약물보다 대량에도 안전하나 알코올 등 다른 물질과 병용하면 위험할 수도 있다.

c. 금단증상: 치료 용량 이상을 1개월이상 복용하다가 중단하면 2-3일 후부터 나타나고, 반감기가 긴 약물이면 더 늦게 5-6일 후부터 나타난다. 증상은 불안, 불쾌감, 팔다리 저림, 빛이나 소음이 싫음, 복통, 불면, 진전, 오심, 발한 그리고 드물게는 경련, 격정, 망상, 환각, 섬망 등이다.

④ **치료**

a. 예방이 중요하다. 의사가 약물을 처방할 때 알코올이나 기타 약물을 남용하는 사람이라면 조심해야 하며, 처방하더라도 단기간 처방하며, 끊을 때도 서서히 감량해야 한다. 중독상태를 파악하는 것이 중요한데, 갑자기 중단하면 심각한 금단증상이 생기기 때문이다.

b. 과량복용 시 치료는 응급으로 위세척, 활성탄 투여, 생명 징후의 감시, 뇌기능 감시, 정맥주사 경로의 확보, 호흡기 확보 등이며, benzodiazepine의 과량 중독 시에는 그 길항제인 flumazenil을 응급으로 사용할 수도 있다.

c. 금단증상의 치료는 입원하여 대증요법을 시행하게 되고, 갑자기 약물을 중단하면 위험한데, 특히 barbiturate는 경련이 금단증상으로 나타날 수 있으므로 같은 약물을 적당량 투여하면서 점차 감량한다. 금단치료가 끝나면 정신치료와 가족 및 사회적 도움을 받도록 한다.

d. Benzodiazepine 남용의 치료도 약물을 일단 주었다가 점차 감량하거나 또는 내성

이 없다고 알려진 다른 향정신성 약물로 대치한 후 감량하기도 한다.

2) **농약**

농약에는 살균제, 살충제, 제초제, 생장조정제 등이 있다. 일반적으로 살포액 조제와 살포 등 작업 중의 사고는 가벼운 중독증상과 피부 알레르기 등이 주로 발생하고 있으며 심하게 중독되는 경우는 거의 없다.

① **농약중독이 의심될 때 확인 사항들**

a. 농약의 종류 (사용한 농약의 빈병이나 봉지 또는 라벨을 꼭 가지고 오도록 함)
b. 농약의 제형 (유제, 분제, 수화제, 입제 등)
c. 농도, 희석배수 (보통 500-2,000배로 희석)
d. 섭취량 (경구로 섭취한 때)
e. 살포 중 중독 된 경우, 살포량과 살포시간
f. 환자의 구토물, 위내용물, 위세정액, 소변, 혈액 등은 채취하고, 특히 소변은 반드시 채취, 보관하는데 농약의 종류 및 흡수량을 아는데 도움이 된다.

② **증상**

a. 농약중독은 계통마다 특징이 있는 증상이 나타나기 때문에 증상을 잘 관찰해야 한다. 많은 농약이 신경계에 대한 유해작용이 강하기 때문에 특히 신경학적 관찰 이 중요하다.
b. 의식장애: 중독의 중증 정도를 판정하기 위하여 필요하다.
c. 근 연축 및 경련: 근섬유성연축은 유기인제 및 카바메이트제 중독에서, 간질과 같은 경련발작은 유기염소제 및 유기불소제에 의한 중독에서 잘 나타난다.
d. 호흡곤란: 유기인제 및 카바메이트제 중독에서는 호흡곤란이나 돌연 호흡정지가 발생할 때가있다.
e. 말초신경 마비: 중증의 유기인제 중독으로 지각이나 운동의 말초운동 신경마비가 지속될 때가 가끔 있다.
f. 타액분비과다, 발한: 부교감신경흥분증상은 유기인제, 카바메이트제 및 황산니코틴제 중독의 경우에 나타난다. 또한 현저하게 많은 땀이 관찰되는 것은 니트로페놀제와 pentachlorophenol제에 의한 중독증상의 특징이다.
g. 부정맥: 유기불소제에 의한 중독일 경우에 발생된다.
h. 안 증상: 현저한 축동이 있으면 유기인제나 카바메이트제에 의한 중독 가능성이 있다. 유기염소제 등에 의한 증상으로는 산동이 있다.
i. 국소자극 증상: chloropicrin제나 blasticidin-s제 등이 눈에 들어가서 눈의 통증이나 유루, 안검막의 염증을 일으키는 경우가 있다. 또한 methylbromide제는 복시, 즉 물체가 둘로 보이거나 시야협소를 유발할 수 있다.
j. 기침, 객담: 자극성 물질의 흡입에 의해서 나타난다. 유기염소제, chloropicrin제, methyl bromide제 등에서 나타난다.
k. 피부증상: 가려움증을 동반하는 피부병, 빨갛게 부어오르는 발적, 가벼운 종창 등을 보이는 수가 있다. chloropicrin제, methyl bromide제에서는 수포 (물집), 짓무름이 일어날 수가 있다. 석유계 용매를 함유한 유제 등에서는 일반적으로 발적증상을 일으킬 수가 있다.
l. 구토, 설사, 복통, 인두통, 두통 등은 많은 농약중독에서 나타난다.

③ **치료**

a. 오염된 의복을 벗기고, 피부를 비눗물로 잘 씻어서 부착된 농약을 제거한다. 세척시간은 최소한 15분은 필요하다 (유기인제는 알카리성에 분해되기 쉽기 때문에

비누를 사용한다).

b. 눈에 들어갔을 경우 들어가는 즉시 수돗물이나 주전자 물과 같이 흐르는 물로 충분히 눈을 잘 씻는다.

c. 호흡기를 통해 중독을 일으킨 경우 환자를 신속히 공기가 신선한 곳으로 데리고 가 심호흡을 시킨다.

d. 구토: 의식장애와 경련이 있을 때, 석유계의 용제를 사용한 농약을 먹었을 때, 점막부식성인 것을 먹었을 때에는 구토를 하지 않도록 해야 한다.

e. 위세척: 1시간 이내에 실시하지 않으면 효과가 적다고 볼 수 있으나 원칙적으로 시행한다. 4시간 이상 경과하여도 위세척을 하면 효과가 있는 경우가 있다. 위세척은 좌측으로 눕혀서 생리식염수 또는 미지근한 물을 1회에 성인은 300 mL를 한도로 하여 주입하고 적어도 수 리터를 사용하여 세척액이 완전히 깨끗해질 때까지 실시한다. 5세 이하의 어린이는 수돗물을 사용하면 저나트륨혈증을 가져오기 때문에 생리식염수 (1회 10-20 mL/kg)를 사용하는 것이 바람직하다

f. 활성탄과 설사제: 위세척이 완료되면, 활성탄 50 g (어린이는 1 g/kg)을 500 mL의 미지근한 물에 혼합한 것을 먹이거나, 위관으로 주입한다. 필요하면 황산나트륨 또는 황산마그네슘 15-30 g (어린이는 0.25 g/kg)을 더 투여하고 위관을 제거한다. 설사제는 그 후 4시간 간격으로 먹이고 활성탄의 흑색 설사변이 나올 때까지 계속한다. 피마자유와 같은 유성설사제는 사용하지 않는다.

g. 장세척: 심한 중독을 일으키는 물질, 특히 비소, 납 등 흡착제에 효과가 없는 금속, 파라콰트 중독과 일부 심한 유기인 중독에 적용하고 있다.

h. 충분한 수분 보충을 해주고, 과다한 수액으로 인한 폐부종에 유의한다.

i. 투석요법은 신장애가 발생하였을 때 사용되며, 혈액 중 농약을 제거하는 데에도 도움이 된다.

j. 호흡부전이 발생하면 산소투여와 인공호흡을 하도록 하고, 파라콰트 (paraquat)제, 다이콰트 (diquat)제 중독의 경우는 부득이한 경우 이외에는 활성산소 발생을 가능한 적게 하기 위하여 산소흡입을 실시하지 않는다.

k. 팜 (PAM, 1-2 mL/kg)과 아트로핀 (0.05 mg/kg) 15-30분마다 투여. 동공, 빈맥의 상태, 구강 내 건조의 상태에 따라 조절, 파라치온, EPN, 피리다펜치온 등에 효과가 있다. 기타의 유기인제에 대해서도 조기에 사용하고 이후 적당한 혈중농도를 지속하면 유효하다는 보고가 있다. 또한 황산아트로핀은 근섬유성연축, 근육마비에 효과가 있다. 메프 (MEP)등에는 황산아트로핀의 병용이 권장되고 있다.

3) **경구 피임약 (oral contraceptives)**

대개 에스트로겐/프로게스테론 복합제제로, 성인에서 황체 호르몬 분비를 억제하여 배란을 막고, 자궁 내막 착상을 방해하는 작용을 한다.

① 증상: 구역, 구토, 소퇴성 출혈 (withdrawal bleeding)

② 사춘기 이전 여아에서 복용 수일 내 소퇴성 출혈의 가능성이 있으므로, 보호자에게 잘 관찰하도록 설명하여야 한다.

③ 용량에 따른 중독 증상에 대한 보고는 아직 없으나, 대개 소아에서 우연한 중독은 치명적인 위험을 보이지 않는다고 알려져 있다.

④ 대사: 주로 간을 통해서 대사되어 소변, 대변으로 배설된다. 반감기는 약 12시간 전후 (약 5-26시간)이다.

⑤ 치료: 증상에 따른 대증 치료

4) 아세트아미노펜 (acetaminophen, AAP)

아세트아미노펜은 해열, 진통 목적으로 약국에서 쉽게 살 수 있는 약품 중 하나이고, 여러 상품명으로 팔리고 있다. 일부 상품은 AAP 단일 성분만 포함하는 것도 있고, 다른 것들은 복합성분으로 되어 있기도 하다.

① 독성 증상: 구역, 구토, 복통을 보이고 과복용 후 수 시간 내에 증상이 나타나서, 대개는 24시간 내에 호전된다.

② 독성 용량: 어른에서 1회 용량으로 15 g 이상을 복용하였을 때 간 손상을 일으킬 수 있다. 소아의 1회 섭취로 독성용량은 알려진 바가 없다.

③ 병리: 간에서 비독성 물질로 대사되고, cytochrome p450을 이용하는 대사과정에서 N-acetyl-p-benzoquinonemine (NAPQI)라는 독성 대사물이 만들어져서 간독성을 보일 수 있다. 치료 용량 내에서는 NAPQI는 간의 glutathione에 의해 해독이 되어져서 간 손상은 보이지 않는다.

④ 검사: 전해질, BUN, creatinine, glucose, PT (INR), AST, ALT, bilirubin, 암모니아, 동맥혈가스 등을 검사하여 독성 여부를 관찰한다.

⑤ 치료: 조기에 치료가 되면 독성은 대개 경미하고, 사망에 이르는 경우는 드물다.

a. 환자 내원시 복용 후 1시간 이내이거나 심각한 증상이 나타나면 위세척을 시행한다.

b. 활성탄 (1-2 g/kg)을 투여한다.

c. 복용 후 4시간에서 24시간 (가능하면 복용 후 4시간 때)사이에 AAP의 혈중 농도를 검사한 뒤 Rumack-Matthew nomogram을 이용하여 간 독성 여부를 짐작할 수 있다. 만약 검사 값이 "독성 가능"범위라면 N-acetylcysteine (NAC)를 투여한다.

d. NAC 투여 기준

i. 복용 후 4-24시간 내 검사한 AAP 혈중 농도가 독성가능 범위에 속할 때

ii. 급성 복용이 확인 되고, 복용시간을 모를 때

iii. 급성 복용이 확인되고, AST, ALT 값이 상승하였을 때

iv. 복용 후 48시간이 지나 내원했을 경우에는 간수치가 증가하였을 때

v. 복용 후 24-48시간 이내이면서, AAP의 혈중 농도가 확인이 안 된 경우에는 간수치와 상관없이 NAC 투여

vi. 물, 쥬스, 소다 등을 이용해서 NAC 5% 용액으로, 140 mg/kg를 부하량 (loading dose)으로 경구 투여, 4시간 마다 70 mg/kg로 17회 투여 한다. 환자가 1시간 내에 구토하면 다시 투여한다.

5) 비스테로이드 소염제 (nonsteroidal antiinflammatory drugs, NSAIDs)

NSAIDs는 통증, 염증, 열을 조절하는 목적으로 약국에서 쉽게 구할 수 있는 약품이다. 여러 상품들이 나와 있다.

① 독성 증상: 구역, 구토, 복통이 흔히 나타나고, 매우 많은 양의 복용은 중추신경억제, 무호흡, 대사성 산증, 경련, 신부전, 저혈압 및 혼수를 일으킬 수도 있다.

② 독성 용량: 소아에서 ibuprofen은 200-400 mg/kg가 경한 독성을 유발할 수도 있고, 400 mg/kg 이상에서는 심한 영향을 줄 수도 있다.

③ 병리: 소화기에서 국소적인 자극을 줄 수 있으며, prostaglandin의 합성을 억제하여 위 출혈이나 불편감을 만들 수 있다. 또한, thromboxane A_2 생성을 억제하여 출혈시간을 연장할 수도 있으며, prostaglandin I_2와 E_2 의 억제를 통해 나트륨 정체와 신장 기능부전을 일으킬 수도 있다.

④ 검사: 증상이 없을 경우에는 특별한 검사가 필요하지는 않으나, 나트륨정체, 신부전, 경련, 출혈 등의 증상이 있거나 의심될 때는 CBC, PT (INR), 전해질, BUN, creatinine, 칼슘, 마그네슘, 소변검사, AST, ALT 등의 검사를 시행한다.

⑤ 치료:

a. 복용 후 1시간 이내 내원하거나, 내원 시 증상이 있을 때는 바로 위세척을 시행한다.
b. 활성탄 (1-2 g/kg)을 투여한다.
c. 특별한 해독제는 없고, 대증 치료를 한다.
d. 주로 몇 시간 내에 증상이 생기고, 대개는 24시간 내에 대증치료만으로도 회복된다.

6) **경구 노출시 비독성인 생활제품** (표 1-30)

표 1-30 소아에서 경구 노출시, 일반적으로 비독성인 생활 제품들

종류	제품	비고
잉크류	볼펜 잉크	Aniline 염색제 제외
	수성펜	
학용품류	연필	대부분 무독성 흑연임
	크레용	
	분필	
	수용성 접착제 및 풀	대량 섭취 가능성 낮음
화장품류	립스틱, 로션, 미용크림, 샴푸, 셰이빙 크림	대량 섭취 가능성 낮음
비누, 세제류	비누	구토 발생
	세탁용 세제	
	가정용 표백제	25% sodium hydrochlorite
	샴푸	소량 섭취시
화학제품	탈취제	
	방향제	
의약품	비타민 (철 함유 제외)	
	과산화수소	일반적으로 많이 사용되는 3% 과산화수소수는 무독성
	피임약	
기타	실리카겔	
	수은 (체온계)	
	담배	니코틴 10-20 mg (약 1개비) 이상시 니코틴 독성 가능성 있으나 구토 유발로 과량 섭취 어려움
	성냥	20개비 이상 섭취시 독성

7) 소아에서 흔히 노출되는 독성물과 해독제 (표 1-31)

표 1-31 **중독물질과 해독제 (toxin and antidote)**

중독물질	해독제 (투여방법)
β 작용제	β 길항제들 (IV), 천식환자에는 금기
알루미늄	Deferoxamine (IV)
항부정맥제(antiarrhythmic agent)	Sodium bicarbonate (IV)
Arsenic	Dimercaprol (IM), D-penicillamine (PO), DMSA (PO)
Barium	Magnesium sulphate (PO)
Benzodiazepines	Flumazenil (IV), 실제로 잘 안씀
β 길항제	Glucagon (IV), adrenaline (IV), isoprenaline (IV)
Calcium channel blocker	Calcium chloride 또는 gluconate (IV), glucagon(IV)
Carbon monoxide	Oxygen (high flow, tight-fitting face mask)
Carbon tetrachloride	N-acetylcysteine (IV)
Chloroquine	Diazepam (IV), adrenaline (IV)
Colchicine	Colchicine-specific Fab antibody fragment (IV)
Copper salts	D-penicillamine (PO)
Cyanide	Hydroxocobalamine (IV), sodium thiosulfate (IV), dicobalt edetate (IV), oxygen, amyl nitrite (inhalation)
Digoxin	Digoxin-specific Fab antibody fragments
Ethylene glycerol	Ethanol (PO 또는 IV), fomepizole (IV)
Gold	Dimercaprol (IM)
Heparin	Protamine sulfate (IV)
Insulin, oral hypoglycemics	D-glucose (IV), glucagon(IV)
Iron salts	Deferoxamine (IV, 드물게 IM)
Lead	Calcium disodium edetate (IV), DMSA (PO), DMPS (IV), D-penicillamine (PO)
Methotrexate	Folinic acid (IV)
Opioids	Naloxone (IV 또는 IM), Buprenorphine (IV)
Paracetamol	Prussian Blue (Berlin blue) (PO)
Theophylline	β 길항제
Warfarin	Phytomenadione (IV), 신선냉동혈장 (IV)

V. 소아 집중 치료 (Pediatric critical care)

1. 쇼크 (Shock)

(1) 정의 및 병태생리

1) 갑자기 발생하는 순환 장애에 의하여 조직 내로 산소와 영양분의 공급이 심각하게 저하되는 상태
2) 저산소증에 의해 산염기 대사 이상이 발생하면서 여러 장기의 기능 장애 수반
3) 정상 심박수, 혈압 및 호흡수 (표 1-32)와 쇼크의 분류 (표 1-33)

표 1-32 영아 및 소아의 정상 심박수, 혈압 및 호흡수

나이	심박수 (회/분)	혈압 (mmHg)	호흡수 (회/분)
미숙아	120-170	55-75/35-45	40-70
0-3개월	100-150	65-85/45-55	35-55
3-6개월	90-120	70-90/50-65	30-45
6-12개월	80-120	80-100/55-65	25-40
1-3세	70-110	90-105/60-75	20-30
3-6세	65-110	95-110/60-75	20-25
6-12세	60-95	100-120/60-75	14-22
12세 이상	55-85	110-135/65-85	12-18

표 1-33 쇼크의 분류

분류	정의	원인
혈액량 감소 쇼크 (hypovolemic shock)	혈액의 감소로 심박출량이 감소하여 조직 내로 효과적인 관류가 이루어지지 못하며 발생한 순환 장애와 다발성 기관 장애	출혈, 화상, 신증후군, 설사, 구토 등
분배성 쇼크 (distributive shock)	말초혈관 저항이 갑자기 감소하면 말초혈관에 많은 혈액이 모임으로써 순환 혈액량이 고르게 분배되지 못하고 발생한 순환 장애	Anaphylaxis, 신경성 쇼크, 약물 등
패혈성 쇼크 (septic shock)	다양한 형태의 쇼크에 의해 유발된 상태	세균, 바이러스, 진균 감염
심장성 쇼크 (cardiogenic shock)	심기능의 이상에 의하여 발생된 상태	부정맥, 좌심실 유출로 폐쇄가 동반된 선천 심질환, 심장 수술 후, 패혈성 쇼크 말기, 약물 등

(2) 진단

1) 병력

구토, 설사, 다뇨, 출혈과 같이 혈액량이 감소할 수 있는 병력, 발열 병력, 심부전 및 선천 심질환 병력, 특정 항원에 대한 알레르기 병력, 척추 손상 등의 병력 등

2) 임상소견

① 혈압: 쇼크 상태의 말기까지도 말초혈관 수축에 의해 정상 유지

② 지속적 빠른맥: 열이 없는 소아에서 순환 장애의 가장 예민한 증상

③ 빠른 호흡: 저산소증에 의한 대사 산증을 보상하기 위한 것

④ 사지는 차고 맥박 감소: 패혈성 쇼크의 초기에는 반대로 보임

⑤ 보채거나 기면 상태: 저관류로 인한 뇌기능 장애

3) 검사소견

① 백혈구 및 중성구 증가 및 감소: 세균 감염

② 혈소판 감소: 파종혈관내응고 (disseminated intravascular coagulation, DIC) 시사

③ BUN, Cr 증가: 신장의 저관류가 있는 경우

④ Lactate 증가: 저산소증에 의한 대사산증

⑤ 혈당 저하와 저칼슘혈증

⑥ 각 쇼크별 혈역학적 특징 (표 1-34)

표 1-34 **각 쇼크별 혈역학적 특징**

	심박출량	전신혈관저항	평균동맥압	쐐기압	중심정맥압
혈액량 감소 쇼크	↓	↑	↔ 혹은 ↓	↓↓↓	↓↓↓
심장성 쇼크					
수축기	↓↓	↑↑↑	↔ 혹은 ↓	↑↑	↑↑
이완기	↔	↑↑	↔	↑↑	↑
폐쇄성 쇼크	↓	↑	↔ 혹은 ↓	↔ 혹은 ↓	↑↑
분배성 쇼크	↑↑	↓↓↓	↔ 혹은 ↓		↔ 혹은 ↓
패혈성 쇼크					
초기	↑↑↑	↓↓↓	↔ 혹은 ↓	↓	↓
후기	↓↓	↓↓	↓↓	↑	↑ 혹은 ↔

(3) 치료

1) 1차 목표

뇌, 심장, 신장 등 주요 활력 기관으로의 적절한 혈류 및 산소 공급

2) 기도 확보, 적절한 호흡을 통한 충분한 산소 투여

3) 심부전이 있는 경우 이외에는 효과적인 순환량 확보를 위해 초기에 신속하게 수액을 보충

① Ringer's lactate solution 또는 생리식염수를 초회 20 mL/kg 신속히 투여 후 심박수, 말초 순환 및 의식 상태, 소변량 (1 mL/kg/h 이상) 확인

② 반응이 없을시 추가로 20 mL/kg 투여

③ 호전이 없을 때 심장성 쇼크의 가능성을 배제하고 폐수포음과 말발굽리듬 (gallop rhythm), 간비대 (hepatomegaly) 소견이 있는지에 확인 후 추가 수액 투여

4) 혈압 상승제 사용: 중심 정맥압과 평균 동맥압을 측정하여 수액 보충이 충분함에도 불구하고 관류압이 유지되지 않는 경우 (표 1-35)

① Epinephrine, norepinephrine, dopamine, dobutamine, isoproterenol 등

② Epinephrine: 패혈 쇼크의 초기에서와 같은 고박출성 쇼크의 경우에 사용

③ Dopamine: 가장 널리 쓰이는 방법. 저용량 (4-5 μg/kg/min) 사용하여 신혈류를 증가시키면서 다른 혈압 상승제 병용

표 1-35 쇼크 치료 시 사용되는 심혈관계 약물 및 유지용량

약물	효 과	유지 용량	비 고
Dopamine	수축력 강화 신혈류량 증가 혈관 수축(고용량)	중간용량 5-15 μg/kg/m 고용량 15-25 μg/kg/m	고용량에서 부정맥 위험성 증가 중심정맥으로 투여
Epinephrine	심박수 증가 수축력 증가 혈관 수축	0.05-3.0 μg/kg/m	신혈류 감소 가능 심근 산소 소모 증가 부정맥 위험성 증가
Dobutamine	수축력 증가 심박수 증가 말초혈관 이완	1-20 μg/kg/m	고용량에서 약한 혈관수축 심장성 쇼크에 유용
Norepinephrine	강한 혈관수축제 수축력에 효과	0.05-1.5 μg/kg/m	단기간의 혈압 상승 산소 소모 증가
Phenylephrine	강한 혈관수축제	0.5-2.0 μg/kg/m	갑작스런 고혈압 야기 가능 산소 소모량 증가
Milrinone	강한 심근수축제 말초혈관 이완	15분간 50 μg/kg 부하 유지량 0.5-1 μg/kg/m	Cyclic Adenosine monophosphate(cAMP) 파괴 감소

5) Norepinephrine에 듣지 않는 경우 투여 가능 약물
 ① Angiotensin, arginine vasopressin 투여 가능
 ② Phosphodiesterase inhibitor 사용 가능: Cyclic AMP의 대사를 억제함으로써 심수축력 강화

6) 혈관 확장제
 ① 수액 보충과 심수축제의 사용에도 불구하고 전신 혈관 저항이 높으면서 심박출량이 감소되어 있는 저관류 상태 쇼크시 사용
 ② 1차 약제: Nitroprusside, nitroglycerin 등
 ③ 반응이 없거나 중독 증상이 있는 경우: Amrinone, milrinone 등

7) 스테로이드
 ① 부신기능 부전이 의심될 경우에 한하여 혈액 내 cortisol 측정 후 투여 고려
 ② Hydrocortisone: 100mg/BSA를 정맥로를 통해 24시간 동안 지속적 정맥주입을 한다.

8) 체외 순환기 (extracorporeal membrane oxygenation, ECMO): 심장성 쇼크 치료에 효과적

2. 호흡부전 (Respiratory failure)

(1) 정의: 호흡기가 폐혈관으로 충분한 산소를 공급하지 못하거나 이산화탄소를 적절히 제거해 주지 못하는 상태

(2) 분류에 따른 기전 및 원인 질환

1) **1형 부전**: 이산화탄소 분압의 증가 없이 산소 분압 감소 ($PaCO_2$: 정상 또는 감소, PaO_2: 감소)
 ① 저산소증의 기전: 환기-관류 불일치 ($\dot{V}/\dot{Q}$ mismatch)
  a. 폐내 단락 (intrapulmonary shunt)
   ⅰ. 폐포에 관류는 있으나 환기가 없는 상태
   ⅱ. 단락분획 (정상은 5% 미만)이 15% 이상일 때 의미 있는 산소화 장애
   ⅲ. 산소를 주어도 저산소증이 교정되지 않는다.

b. 사강 환기 (dead space ventilation)

i. 폐포에 환기는 있으나 관류가 없는 상태

ii. 일회환기량 (tidal volume, TV)에 대한 사강환기의 비율은 정상에서 약 0.3

iii. 저산소증은 분당환기량 (minute ventilation, MV)을 증가시켜 교정할 수 있다.

c. 산소 확산 장애 (impairment of oxygen diffusion)

i. 폐실질의 질환이나 폐포 관류상태의 변화에 의해 폐포모세혈관막 (alveolar-capillary membrane)사이의 가스교환의 불완전

ii. 폐포-동맥간 산소경사도 (alveolar-arterial oxygen gradient): 가스교환 상태를 측정할 수 있는 민감하고 유용한 지표

Alveolar-arterial oxygen gradient

- $P_AO_2 = [(Pb - PH_2O)FiO_2] - (PaCO_2/R)$
- $P_AO_2 - PaO_2 \leq 10$: 정상

P_AO_2, alveolar oxygen tension; Pb, barometric pressure (760 mmHg at sea level); PH_2O, water vapor pressure (47 mmHg); FiO_2, fraction of inspired oxygen (예: 21%일 경우 0.21로 계산); R, respiratory quotient (0.8); PaO_2, arterial oxygen tension

② 원인 질환: ARDS, 흡인, 무기폐, 세기관지염, 심인성 폐부종, 간질성 폐질환, 색전증, 낭성 섬유증, 폐혈증, 심한 폐렴, 독성 가스 흡입, 폐 외상, 수혈관련 폐 손상 등

2) **2형 부전**: 이산화탄소 분압의 증가, 산소 분압 감소 ($PaCO_2$: 증가, PaO_2: 감소)

① 고탄산혈증의 기전: 폐포 저환기 (alveolar hypoventilation). 폐실질 질환이 없는 순수한 2형 부전인 경우 산소 공급으로 경한 저산소증은 교정될 수 있다.

② 원인 질환

a. 호흡 중추: 약물, 중추성 폐포 저환기 증후군 (central alveolar hypoventilation syndrome)

b. 신경계 질환: upper motor neuron, anterior horn cell, lower motor neuron, neuromuscular junction을 침범하는 질환들

c. 흉벽과 흉막 질환: 흉부 화상, 동요가슴 (flail chest), kyphoscoliosis, 대량의 흉수, 기흉 등

d. 후두 폐쇄: croup, 디프테리아, 후두개염, 이물 흡인, 성대마비 등

e. 하기도 폐쇄: 천식, 폐기종

3. 급성호흡곤란증후군 (Acute respiratory distress syndrome, ARDS)

(1) 정의 (American-European Consensus Conference, AECC 1992)

1) 갑작스런 호흡곤란

2) 흉부 방사선 소견: 양측 대칭형 폐침윤

3) 좌심방 고혈압이 없음 (폐동맥 쐐기압 $\leq$ 18 mmHg)

4) 중증의 저산소증 ($PaO_2/FiO_2 \leq 200$)

(2) 위험요인 (표 1-36)

표 1-36 급성호흡곤란증후군의 위험요인

직접적인 손상	간접적인 손상
흔한 원인	
폐렴	패혈증
흡인	심한 외상으로 인한 쇼크와 잦은 수혈
드문 원인	
외상	심폐 우회로 (cardiopulmonary bypass)
지방색전증 (fat embolism)	급성 췌장염
익수 (near drowning)	약물 과다복용
독성물질 흡입	화상
	수혈

(3) 기전

1) 폐 손상이 가해지면 폐포세포의 손상과 염증 매개 물질 (IL-1, TNF-α , IL-8 등)이 분비되어 폐손상과 염증세포 (호중구, 대식세포 등)가 모이고 염증세포는 cytokines, oxidants, proteases, leukotrienes, platelet-activating factor (PAF) 등을 분비하여 염증반응을 심화시킨다. 폐포 손상으로 단백이 많은 체액이 폐포로 유입되어 부종이 생기며 폐계면활성제가 불활화되고, 섬유소 침착이 생기며 유리질막이 형성된다.
2) 병리학적 3 단계
   ① 조기 삼출성 시기 (첫 6-72시간): 폐포 및 기질의 삼출성 부종
   ② 증식성 시기 (3-10일): 염증 세포들과 섬유모세포의 침윤
   ③ 섬유화 단계 (3주 이후): 폐조직의 섬유화와 치유

(4) 증상

1) 저산소증에 의한 진행성 호흡곤란
2) 흉부 방사선 소견은 임상증상과 항상 일치하지는 않는다.

(5) 치료

1) 선행 질환을 치료
2) 기계환기 요법 (p57 참조)
3) 보조 요법
   ① 수액 요법: 말단기관으로 혈액순환이 이루어지는 최소량의 수액을 공급 (처음에는 유지량의 70% 정도로 시작)
   ② 혈색소는 7-9 g/dL를 유지
   ③ 약물 요법: 다음의 약물을 고려해 볼 수 있다.
      a. 스테로이드: 섬유화 단계에 투여시에 회복을 촉진시킬 수 있다.
      Methylprednisolone: 2 mg/kg/d 또는 pulse 치료 (15-30 mg/kg/d, 30분 이상 지속투여, 3일간)
      b. Nitric oxide (NO) 흡입, iloprost (Ventavis®), bosentan (Tracleer®): 효과에 대하여 논란이 있다.
   ④ 복와위: non-dependent area의 비교적 정상적인 폐야로 혈액순환이 더 잘 된다. 기관내관이 빠지는 등의 우발적 사고를 주의해야 한다.
   ⑤ ECMO(Extracorporeal membrane oxygenation): 고식적 방법으로 호전되지 않을 때 시도해 볼 수 있다.
   ⑥ 적절한 영양공급, 병원 내 감염과 합병증 예방

(6) 합병증 및 예후

1) 합병증: 병원 내 감염, 중증의 압력으로 인한 폐 손상, 산소 독성, 진행성 폐 섬유화, 다기관 기능장애 (급성신부전, 혈액 응고 장애, 심근 장애, 간 장애, 중추신경계 장애, 위장관 출혈, 장폐색증 등)
2) 사망율: 약 40-60%, 기저질환에 따라 다양하게 나타날 수 있다.

4. 기계환기 요법 (Mechanical ventilation)

(1) 기계환기의 목적

1) 중요한 장기에 충분한 산소를 공급할 수 있는 정도의 가스 교환을 유지
2) 기계환기 요법으로 인한 폐손상, 즉 압력손상, 산소 독성 및 기도의 구조적 손상 등이 발생하지 않도록 한다.

(2) 기관 내 삽관과 기계환기 요법의 적응증 (표 1-37)

표 1-37 기관 내 삽관과 기계환기 요법의 적응증

	소견
임상적 양상	
호흡기계	무호흡, 흉벽의 많은 움직임에도 감소된 호흡음을 보일 때, 매우 약한 호흡 노력을 보일 때
순환계	심장 무수축, 말초 허탈 (peripheral collapse), 심한 서맥 또는 빈맥
신경계	혼수, 물리적 자극에 무반응, 심한 불안 초조감
일반적	심하게 처짐, 울지 못할 때
검사실 소견	
$PaCO_2$	신생아: >60-65 mmHg 연장아: >55-60 mmHg 증가속도: >5 mmHg/h
PaO_2 (FiO_2=100%)	신생아: <40-50 mmHg 연장아: <50-60 mmHg

(3) 압력조절환기 (Pressure controlled ventilation)와 용적조절환기 (volume controlled ventilation)의 비교 (표 1-38)

표 1-38 압력조절환기와 용적조절환기

압력조절환기	용적조절환기
장점	
최대 폐포압력 (peak 혹은 end-inspiratory alveolar pressure)이 일정하게 유지된다. 감속 유량 (decelerating flow pattern)은 환기 분배의 개선, 사강 환기의 감소, 최대 기도 압력의 감소를 나타낸다.	TV과 MV가 일정하게 유지된다. 유량 (flow pattern)의 정확한 조절 기도 저항 (respiratory impedance)의 변화가 쉽게 인지된다. 임상의에게 익숙하다.

TV, tidal volume; MV, minute ventilation

표 1-38 계속

압력조절환기	용적조절환기
단점	
기도 저항의 변화에 따라 TV이 변한다. 기도 저항의 변화가 쉽게 인지 안된다. MV은 압력, 저항, 호흡 빈도 등에 의해 복잡하게 결정된다.	최대 폐포압력이 변동된다. 일정한 유량은 환자의 요구량과 맞지 않을 수 있다 (flow dyssynchrony).

(4) 기계환기의 환기 양식

1) **조절환기** (controlled mechanical ventilation, CMV): 환자의 자발 호흡 없이 모든 호흡이 기계에 의하여 조절된다.
2) **보조환기** (assisted mechanical ventilation, AMV): 환자의 흡기 노력에 의해 기계 작동이 유발된다.
3) **보조/조절환기** (assist-control ventilation, ACV): 호흡기가 보조적으로 작동하다가 설정된 호흡 수 이하가 되면 조절 환기로 변하는 방식
4) **간헐적 강제 환기** (intermittent mandatory ventilation, IMV): 환자의 자발 호흡을 허용하면서 이와는 무관하게 기계가 설정된 조절 호흡을 하는 것
5) **동시성 간헐적 강제 환기** (synchronized intermittent mandatory ventilation, SIMV): 기계환기의 강제 호흡 빈도를 설정하고 이를 환자의 자발 호흡 노력과 일치시키는 환기법으로 환자의 호흡 노력이 설정된 시간에 감지되지 않으면 강제 호흡이 주어진다.
6) **압력 보조 환기** (pressure-support ventilation, PSV): 매 호흡이 환자에 의하여 유발되어야 하는 자발환기 양상으로, 설정해 놓은 일정한 압력을 보조

(5) 기계환기의 초기 설정 (표 1-39)

목표: 대개 PaO_2 60 mmHg, 산소포화도 90% 이상 유지

표 1-39 일반적인 기계환기의 초기 설정

항목	초기 설정
Rate	20-30회/분 (영아) 16-20회/분 (소아)
TV	10-15 mL/kg, 최근에는 5-7 mL/kg로 낮추는 것을 권장
PIP	20-30 cmH_2O, chest expansion보면서 조정
Inspiratory time	0.5-1초
I:E ratio	1:2 (생리적) 1:3-1:4 (폐쇄성 질환) 2:1-3:1 (ARDS에서 조절 안될 때 고려)
PEEP	2-5 cmH_2O

TV, tidal volume; PIP, peak inspiratory pressure; I:E ratio, inspiratory:expiratory ratio; PEEP, positive end expiratory pressure

(6) 기계환기의 조절

1) **평균기도압** (mean airway pressure, MAP)
   ① 적절한 평균 폐용적을 유지하는데 필요한 압력의 간접적인 표현이다.
   ② 흡기 유속 (flow rate), 최대흡기압력 (peak inspiratory pressure, PIP), I:E ratio, 호기말양압 (positive end expiratory pressure, PEEP) 및 환기횟수에 의해서 결정된다.

2) **MAP를 증가시키는 방법** (그림 1-22)

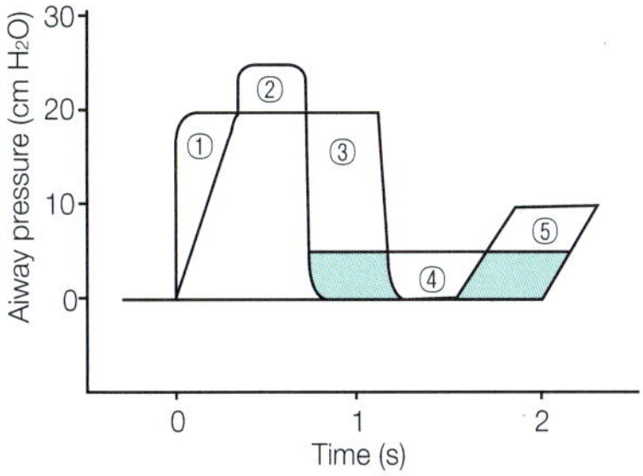

그림 1-22 MAP를 증가시키는 5가지 방법

① 흡기 flow rate을 증가시켜서 사각형 모양의 흡기 형태를 형성
② PIP를 증가
③ I:E ratio를 역전시키거나 호흡횟수의 변경없이 흡기 시간을 연장
④ PEEP을 증가
⑤ 환기횟수 증가

3) **기계환기 설정 변화에 따른 혈액 가스 소견의 변화** (표 1-40)

표 1-40 기계환기 설정 변화에 따른 혈액 가스 소견의 변화

기계환기 설정 변화	혈액 가스 소견의 변화	
	$PaCO_2$	PaO_2
PIP ↑	↓	↑
PEEP ↑	↑	↑
Rate (IMV) ↑	↓	변화없음 또는 ↑
I:E ratio ↑	변화없음	↑
FiO_2 ↑	변화없음	↑
Flow rate ↑	변화없음 또는 ↓	변화없음/↑

PIP, peak inspiratory pressure; PEEP, positive end expiratory pressure; IMV, intermittent mandatory ventilation; I:E ratio, inspiratory:expiratory ratio; FiO_2, fraction of inspired oxygen

(7) ARDS 환자에서 기계환기 치료 원칙

ARDS 환자의 기계환기 시 혈액 가스 소견의 목표

- PaO_2: 55-80 mmHg
- $PaCO_2$: 55-70 mmHg (permissive hypercapnea)
- SaO_2: 88-95%

1) 최소의 FiO_2로 다른 장기의 기능을 손상하지 않도록 적절한 산소를 유지하고 조직 산소화를 극대화할 수 있도록 기계환기 설정: SaO_2를 90% 이상으로 유지할 수 있는 최소한의 산소를 투여한다.
2) 적정한 PEEP을 걸어주고 가능하면 TV을 적게 맞추어 용적에 의한 폐손상을 줄인다.
   ① FiO_2 0.6 이하가 될 때까지 PEEP을 2-4 cmH_2O씩 올린다.

② TV은 6-7 mL/kg 정도를 유지한다.

③ PEEP이 15 cmH_2O 이상되면 심박출량과 venous return이 줄어들 수 있으므로 CVP monitoring이 필요하며 inotropics를 고려해야 한다.

3) 정상 폐 부위의 손상을 최소화하기 위해 과확장을 방지하고, 폐쇄된 폐포들을 가스 교환에 동원 시킨다.

4) 허탈된 폐포를 최대로 재동원: PEEP을 낮은 굴곡점 (low inflection point)보다 높게 적용하거나, 복와위 등의 방법을 이용한다.

5) 고식적 기계적 환기에 반응이 없거나 부작용이 발생할 위험이 큰 환자

① Inverse-ratio ventilation (IRV, I:E ratio를 1:1이상으로 유지하는 방법)이나 고빈도 환기요법 (high frequency ventilation, HFV)을 시도해 볼 수 있다.

② HFV는 30 kg 미만의 소아에서 고려해 볼 수 있으며, MAP을 낮출 수 있고 기계환기로 인한 2차적인 폐손상을 줄일 수 있다.

(8) 기계환기의 이탈 (Weaning)

1) **호흡기 이탈을 고려할 수 있는 경우**

① 원인 질환의 회복 정도를 고려

② $FiO_2 \leq 0.4$ - 0.5, PEEP ≤ 5-8 cmH_2O에서 pH ≥ 7.25, $PaO_2 \geq 60$ mmHg 유지

③ 심폐기능이 안정 상태 유지

④ 환자 스스로 흡입 노력이 있는 경우

2) **호흡기 이탈 방법**

① T 튜브, 지속적 기도 양압법 (CPAP), 간헐적 강제 환기의 횟수를 점차 감소시키는 방법, PSV 등

② 일반적으로 한번 또는 여러번 2시간 정도의 T 튜브를 통한 호흡을 견딜 수 있는 경우 이탈할 가능성이 높다.

(9) 신생아의 기계환기 (Mechanical ventilation in newborn infants)

1) **기계환기요법의 적응증**

① CPAP의 적응증

a. $FiO_2 > 0.3$ 산소를 hood로 공급하여도 호흡곤란 증상이 있는 경우

b. 기관내관 발관 후 흉부함몰이나 호흡곤란이 심해지는 경우

c. 빈번한 무호흡 발작이 약물요법에 반응이 없는 경우

d. 호흡곤란 징후를 보이는 환자에서 호흡 부담을 감소시키기위하여

e. 경미한 호흡곤란이 있는 미숙아에서 폐포 허탈을 방지하기 위한 경우

② 기관내관 삽관 후 기계적 환기요법을 시행해야 하는 경우

a. $PaO_2 < 50$ mmHg 혹은 $FiO_2 > 0.8$인 경우 (청색증성 심기형 제외)

b. $PaCO_2 > 60$ mmHg이며, 지속적인 산혈증 (pH < 7.20) 인 경우

c. 지속적인 무호흡, 전신마취

d. 신생아 호흡곤란 증후군 환자에서 폐표면활성제 보충요법을 하는 경우: 일반적으로 CPAP에서 $FiO_2 > 0.35$-0.4 필요한 호흡곤란 환자는 기관삽관 후 폐표면활성제를 투여하고 기계환기를 시행함

2) **고빈도 환기요법 (high-frequency ventilation, HFV)**

① 폐의 사강 (dead space)보다 적은 일회 환기량으로 매우 빠른 환기수 (300-1500회/분, 5-25 Hz)로 증가된 폐 용적을 유지시키기 위해 연속적인 확장압력을 적용하는 기계환기방식이다. 폐 용적이 일정하고 안정되게 유지되어 폐 손상을 줄이며, 효과적으

로 환기를 유지하고, 환기-관류 적합성을 증가시킨다.

② 분류: High-frequency positive pressure ventilation, high-frequency jet ventilation, high frequency flow interruption, high-frequency oscillatory ventilation (HFOV)

③ 적응증

a. 고식적 기계환기 치료가 실패한 심한 호흡곤란 증후군

b. 태변흡인 증후군, 국소성 폐렴 등 비균질성 폐질환

c. 공기 누출 증후군: 기흉, 종격기종, 간질성 폐기종, 기관지 흉막루

d. 폐형성 부전 (선천성 가로막탈장 등)

④ 고빈도 환기요법의 설정 및 조절 (표 1-41)

a. 산소화: FiO_2와 MAP으로 조절

i. FiO_2: 고식적 기계환기와 같은 농도로 시작

ii. MAP: 폐 질환의 종류와 심한 정도에 따라 조절 (표 1-41)

b. 환기 $\approx f \times Vt^2$ (f=frequency, Vt=tidal volume)

i. Stroke volume: TV를 결정하는 요소로 보통 5-7 mL/kg로 설정하고 충분히 흉벽의 진동이 관찰될 정도로 유지하며 $PaCO_2$를 측정하여 적절히 조절한다.

ii. Frequency: 우선적으로 15 Hz로 고정하며 질병에 따라 조절한다. frequency를 감소시키면 TV은 증가되고, frequency를 증가시키면 TV은 감소한다.

표 1-41 폐질환 종류에 따른 고빈도 환기요법의 설정 전략

구분	질병	MAP설정	주의점
고폐용적 전략	균질성폐질환 (호흡곤란 증후군, 심한 폐렴, 폐부종이 동반된 폐출혈)	CV 설정의 MAP보다 1-2 cmH_2O (심한 경우 2-3 cmH_20) 높게 시작하여, 적절한 PaO_2 에 도달하고 흉부 X선 상 폐가 흉부 늑골 8-9번째까지 충분히 확장되도록 조절	지나친 폐의 과팽창, 중심정맥압의 저하로 인한 심박출량 감소
저폐용적 전략	심한 공기누출 증후군 (정상 폐 유순도)	CV 설정의 MAP와 같거나 1-2 cmH_2O 낮게 시작하고 가능하면 더 줄인다. MAP 증가보다는 FiO_2 를 증가시켜 산소화를 유지	무기폐가 발생할 수 있으며, 이탈시 MAP 부터 먼저 줄인다

CV, conventional ventilation (고식적 기계환기)

⑤ HFOV의 이탈

a. 먼저 FiO_2를 0.6까지 낮추고, 이후 MAP를 1-2 cmH_2O 씩 줄이면서 FiO_2와 교대로 낮춘다. MAP 8-10 cmH_2O, FiO_2 0.3 이하로 줄이게 되면 일반 기계환기 요법으로 변경하고, 발관 한다.

b. 이탈 시 무기폐나 과팽창이 되지 않도록 유의한다. 특히 MAP 6-7 cmH_2O 이하에서는 무기폐가 잘 생긴다.

3) 질병에 따른 기계환기요법 (mechanical ventilation on specific diseases)

① 신생아 호흡곤란 증후군 (respiratory distress syndrome, RDS)

a. 기계환기요법에 의한 폐손상은 TV의 급격한 변화에 기인하므로 적절한 환기와 산소화를 유지할 수 있는 최소한의 기계환기를 한다.

b. 초기 설정은 환기수 20-40회/분, 흡기시간 0.3초 정도로 하며 혈액가스검사 결과에 따라 조정한다.

c. PIP는 흉곽의 움직임이 좋은 상태로 맞추며 20-25 cmH_2O 혹은 일회 환기량을 적게 하는 경우는 12-18 cmH_2O로 한다. PEEP은 4-5 cmH_2O로 맞추며 6 cmH_2O까지 증

가시키는 경우 심박출량이 감소되므로 주의해야 한다.

e. 이탈은 환자의 상태가 안정화된 상태에서 흉곽의 움직임, 혈액가스검사, 산소포화도를 보면서 FiO_2와 PIP를 먼저 낮추고, 환기수를 낮추는 것을 반복하고, 환기수가 20-25회/분 이하일 때 발관 할 수 있다.

f. 고빈도 환기요법 (표 1-41)

② **기관지폐이형성증 (bronchopulmonary dysplasia, BPD)**

a. 최소한의 환기요법설정으로 폐의 조직회복과 장기적인 성장을 유도 한다.

b. 환기수는 10-15회/분까지 낮추는 것은 피하는데, 그 이유는 환기수가 낮으면 호흡의 부담이 증가되기 때문이다.

c. 간혹 폐의 경직으로 높은 PIP (20-30 cmH_2O)가 필요한 경우도 있는데, 대부분 기도 저항이 높아 실제 전달되는 압력은 높지 않다.

d. 산소포화도는 90-92% 이상으로 유지하고, $PaCO_2$는 55-65 mmHg까지도 허용된다 (정상 pH인 경우에 한함).

e. 기관경련 및 폐부종으로 급성 악화를 보이는 경우, PIP를 조정하고 기관지 확장제와 이뇨제로 치료한다. 산소화와 기도저항이 급격히 악화되는 이러한 급성 BPD 'spells'은 기관지의 허탈(collapse)에 기인하므로 PEEP을 7-8 cmH_2O까지 높이면 호전된다. 울거나 움직일 때 기능적 폐잔기(FRC)의 저하로 인한 빈번한 산소 포화도의 저하는 FiO_2의 증가나 PEEP의 증가로 조절한다.

f. 이탈은 환기수를 1-2회씩, PIP를 1 cmH_2O씩 줄이며 환자에게 부담이 되지 않는 한도에서 서서히 진행한다.

③ **태변흡인 증후군 (meconium aspiration syndrome, MAS)**

a. 비균질성 폐질환인 MAS에서 양압환기는 ball-valve 효과로 인해 공기누출증후군이 유발될 수 있으므로 득과 실을 잘 따져보아 기계환기 전략을 짜야 한다.

b. 낮은 PEEP (4-5 cmH_2O)은 부분 폐쇄된 기도를 개방된 상태로 유지시키며, 환기-관류 불일치를 개선시킨다. PEEP > 5 cmH_2O 은 과팽창을 유발한다.

c. 폐저항이 높고, 유순도가 정상인 경우는 환기수는 낮추고, 압력은 중간 정도로 유지하며, 폐렴이 주된 원인인 경우는 환기수를 증가시킨다.

d. 고빈도환기요법: 고식적기계환기 요법에 실패한 환자나 공기 누출이 있는 환자에게 성공적으로 사용된다. HFOV 경우 frequency를 낮추어 8-10 Hz로 하면 심한 환자에서 산소화 호전에 유용하다.

④ **공기 누출 증후군 (air leak syndrome)**

a. 적절한 산소화를 유지하기 위해 FiO_2를 높이는 반면, 가급적 MAP를 낮추어 (PIP, PEEP 및 흡기시간의 감소) 환기 cycle동안에 폐간질로 공기누출을 감소시킨다.

b. MAP를 낮추는 것이 가능하지 않으면, 편법으로 고식적 기계환기에서 환기수를 60회/분 정도까지 증가시키면, 폐간질내 공기의 시간상수가 폐포내 보다 길기 때문에 폐포가 환기된다.

c. 심한 공기누출 증후군 환자에서 고빈도 환기요법이 효과적이며 중요하고, 미만성 폐질환과는 다른 방법으로 조정한다 (표 1-38). HFOV의 경우 빈도는 15 Hz, MAP는 일반 기계환기에서 사용되었던 수준으로 시작하되, MAP를 낮게 유지하기 위해 FiO_2를 높이는 방법으로 조정한다.

d. 이탈 시에도 MAP를 점차 줄여가면서 FiO_2는 높은 상태에서 유지하는 방법으로 줄여나간다. 증상호전후에는 저폐용적 전략으로 1-2일 유지 후 일반 기계 환기로 전환한다.

2장

유전 및 대사질환

I. 유전 (Genetics)

1. 유전 형식 (Inheritance pattern)

(1) 상염색체 우성 (Autosomal dominant inheritance)

1) **가계의 특징** (그림 2-1)
   ① 그 가족의 첫째 예는 돌연히 나타난다.
   ② 세대를 건너뛰지 않고 모든 세대에서 나타난다.
   ③ 남녀 모두에서 나타난다.
   ④ 환자 자녀에서의 이환율은 50%이다.
2) **대표적 질환**: 연골무형성증 (achondroplasia), Marfan 증후군, Apert 증후군, 결절성 경화증, 신경섬유종증, Huntington 무도증

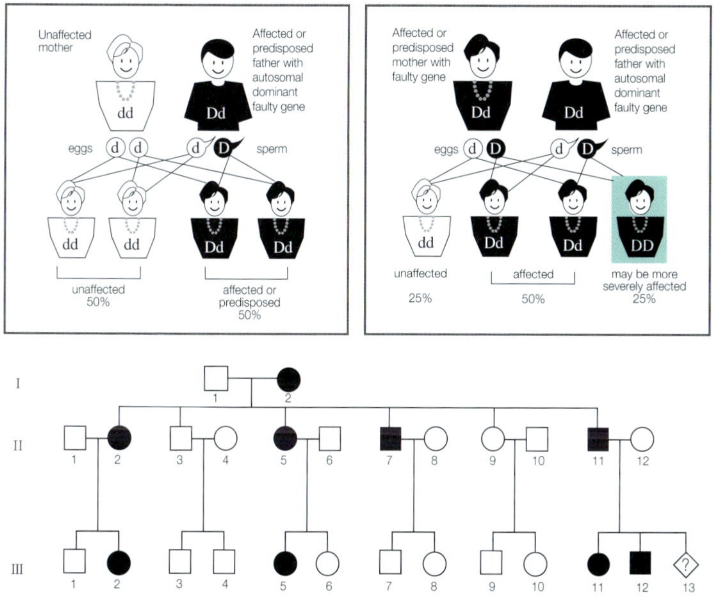

그림 2-1 상염색체 우성 유전의 가계도

(2) 상염색체 열성 (Autosomal recessive inheritance)

1) **가계의 특징** (그림 2-2)
   ① 한 세대를 건너뛰어 발생: 환자의 형제에게는 나타날 수 있으나, 부모세대에서는 나타나지 않는다.
   ② 부모가 모두 이형접합체 (heterozygote, 보인자)일 때 그 자녀들의 이환율은 25%이며, 환자의 자식은 모두 보인자 (이형접합체)가 된다.

③ 근친 결혼시 발생 빈도가 증가한다.

④ 남녀 모두에게 나타난다.

2) **대표적 질환**: 대부분의 유전성 효소 결핍 질환

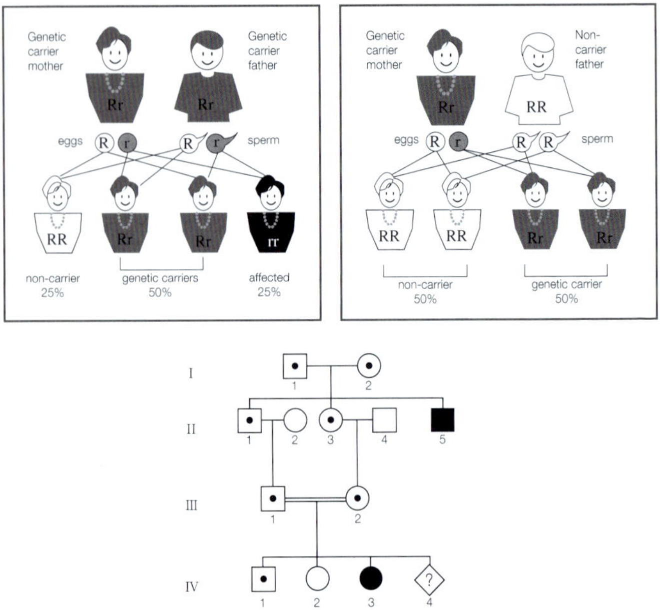

그림 2-2 상염색체 열성 유전의 가계도

(3) X-연관성 열성 유전 (X-linked recessive inheritance)

1) **가계의 특징** (그림 2-3)

① 원칙적으로 남자에게만 증상이 나타난다.

② 남자 환자에게서 태어난 딸들은 모두 보인자가 되나, 아들은 정상이며, 아버지에서 아들로 직접 유전되지 않는다.

③ 어머니가 보인자인 경우 아들의 50%가 발병하고, 딸의 50%가 보인자가 되며 보인자가 임신 때마다 환자가 출생할 확률은 25%이다.

2) **대표적 질환**: 혈우병 A, B, 적록 색맹, 진행성 근이영양증, Lesch-Nyhan 증후군, glucose-6-dehydrogenase 결핍증

(4) X-연관성 우성 유전 (X-linked dominant inheritance)

1) **가계의 특징** (그림 2-4)

① 남녀 모두에게 나타나나, 증상은 남자가 더 심하다.

② 모든 세대에서 나타난다.

③ 남자 환자에게서 태어난 딸은 모두 이환되고, 아들은 모두 정상이다.

2) **대표적 질환**: Vitamin D 저항성 구루병, Melnick-Needles 증후군

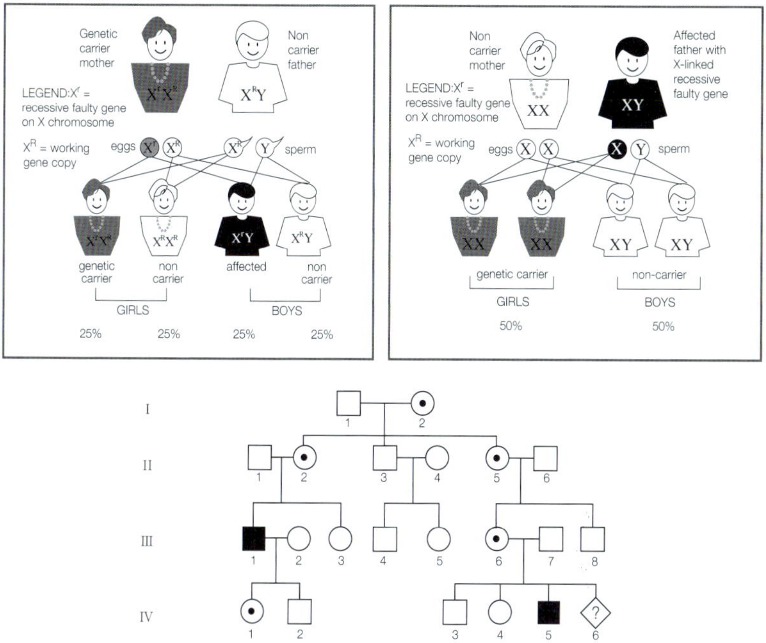

그림 2-3 X-연관성 열성 유전의 가계도

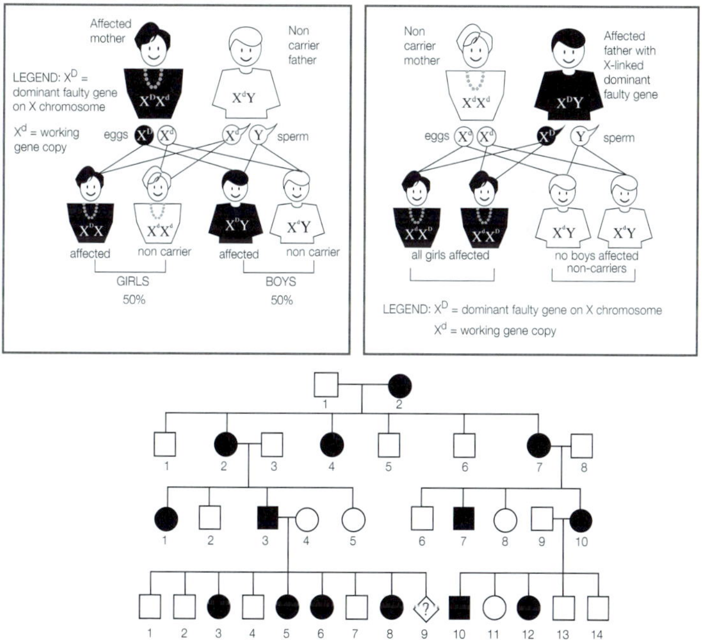

그림 2-4 X-연관성 우성 유전의 가계도

(5) 유전상담이 필요한 경우

1) 산모의 나이가 35세 이상일 때
2) 가족 내에 유전 질환이 의심되는 환자가 있을 때
3) 선천성 기형이 있는 태아나 환아가 있었던 경우
4) 지능 장애 환아가 있는 경우
5) 반복적인 유산이 있을 때
6) 기형 유발 물질에 노출된 경우
7) 근친 결혼
8) 유전성 암: 대장암, 유방암, 망막아세포종

2. 염색체 이상 증후군 (Chromosomal disorders)

(1) 상염색체 수적 이상 증후군 (Numerical abnormalities of autosome) (표 2-1)

1) Down 증후군 (21 trisomy syndrome)
2) Edwards 증후군 (18 trisomy syndrome)
3) Patau 증후군 (13 trisomy syndrome)

표 2-1 상염색체 수적 이상 증후군

	Down 증후군	Edwards 증후군	Patau 증후군
핵형	21 Trisomy 47, XX(XY), +21 :95% 전위 염색체: 3-4% 46, XX(XY), -14, t(14q21q) 46, XX(XY), -21, t(21q21q)	18 Trisomy 47, XX(XY), +18	13 Trisomy 47, XX(XY), +13
빈도	1:600-800	1:6,000	1:10,000
남녀비	1:1	1:4	1:1
증상	근긴장 저하, 납작하고 둥근 얼굴, 넓고 짧은 목의 덧살, 납작한 후두골, 내안각 췌피, 안검열 외상방 경사, 사시, 근시, 백내장, 눈물샘 장애로 인한 결막염, 높은 구개궁, 혀의 유두 비대 및 주름진 혀, 혀 내밈, 변형 귀, 납작 코, 작고 불규칙한 치아, 심기형, 원선, 짧고 넓은 손, 새끼 손가락이 안으로 굽고 짧거나 단일 굴곡선, 엄지와 둘째발가락 사이의 큰 틈, 골반 형성장애, 십이지장 폐쇄, 쇄항, 선천성 거대 결장증, 제대탈장, 작은 음경, 잠복고환, 청력장애, 잦은 호흡기 감염, 높은 백혈병 발병율, 다양한 정도의 정신지체 및 발달장애 등	저출생 체중, 지능 저하, 소두증, 후두골 돌출, 소악증, 구순 및 구개열, 좁은 입천장, 낮은 변형 귀, 집게손가락이 가운데 손가락 위에, 새끼손가락이 넷째손가락 위에 덮인 특징적 손모양, 작은 골반, 고관절 외전장애, 짧은 흉골, 넓은 유두 간격, 짧고 뒤로 굴곡된 큰 발가락, 배밑 같이 생긴 발바닥, 첨족, 손톱형성부전, 심기형, 마제신, 잠복고환, 서혜부나 제대탈장, 단일 제대동맥 등	심한 지능저하, 발육부전, 구순 및 구개열, 양안격리증, 낮은 변형 귀, 청력장애, 주먹코, 소두증, 전전뇌, 무취뇌, 소안구증, 심기형, 중앙부 두피결손, 늑골형성장애, 심기형, 손가락의 굴곡변형, 다지증, 합지증, 다낭신, 쌍각자궁, 잠복고환, 단일 제대동맥, 제류 등
예후	평균 수명: 50세	95%가 1세 이내에 사망	95%가 6개월 이내에 사망

(2) 염색체 미세 결실 증후군 (Microdeletion syndrome, contiguous gene syndrome) (표 2-2)

1) **개요**

① 10-100 개 정도의 유전자를 포함하는 작은 부위 (대개는 5 Mb 이내) 또는 band의 결실로 인해 특징적인 유전적, 임상적 양상을 나타내는 증후군을 의미한다.

② G-banding 으로는 550 band의 해상도 일 때 약 5 Mb 이상의 변화를 감별할 수 있다.

③ 산발적으로 발생하는 경우가 대부분이나 때로는 상염색체 우성으로 유전되기도 한다.

④ 비정상적인 표현형은 관련 유전자의 유전자양의 변화나 해당 단백의 결핍으로 인한다.

2) **묘성증후군 (Cat cry syndrome, 5p- 증후군)**

① 빈도

a. 1/50,000-100,000명

b. 남녀비는 1:1.5 으로 여아에게 약간 많다

② 염색체 이상: 5번 염색체의 단완의 결실에 의하여 생긴다

③ 임상 증상: 특징적인 얼굴 생김새와 고양이 울음소리가 특징적이다.

3) **Wolf-Hirschhorn 증후군 (4p- 증후군)**

4) **De Grouchy 증후군 (18q- 증후군)**

표 2-2 **미세 결실 증후군의 종류**

Microdeletions	Incidence 1/N
CATCH 22 syndrome (22q)	5,000
Cri du chat syndrome (cat cry syndrome) (5p15)	20,000
Wolf-Hirschhorn syndrome (4p)	500,000
Prader-Willi syndrome (15q11-13)	10,000
Williams syndrome (7q11)	10,000
Xp22.3 variety of syndromes	15,000
Xp21 deletions variety of syndromes	15,000
Angelman syndrome (15q11-13)	25,000
Smith-Magenis syndrome (17q11)	25,000
Kallmann syndrome (Xp22.3)	25,000
HNPP (17P12)	50,000
Allagille syndrome (20p11)	70,000
Miller-Dieker syndrome (17p13)/ Lissencephaly	100,000
Alpha thalassemia/MR (16P 13.3)	100,000
Rubinstein-Taybi syndrome (16p13)	125,000
Langer-Giedion syndrome (8q24)	500,000

(3) 성염색체 이상 증후군 (Sex chromosome abnormalities)

1) **Klinefelter 증후군** (11장 참조)

2) 47, **XYY 증후군**

3) **Turner 증후군** (11장 참조)

(4) 염색체 취약부위와 연관된 증후군 (Chromosomal disorders with fragile sites): Fragile X 증후군

(5) 염색체 파손 증후군 (Chromosomal breakage syndromes)

1) Bloom 증후군
2) Fanconi 빈혈
3) 색소 실조증 (Xeroderma pigmentosum)
4) Werner 증후군
5) 모세혈관 확장성 조화운동불능 (Ataxia telangiectasia)

(6) 모자이크 현상

1) Pallister-Killian 증후군
2) Ito 저멜라닌색소증 (Ito hypomelanosis)

II. 대사질환 (Inborn errors of metabolism)

1. 유전성 대사질환

(1) 유전형태

1) 거의 대부분의 질환이 상염색체 열성 형태의 유전을 보인다.
2) 반성 열성 (X-linked recessive)이거나 상염색체 우성인 경우도 드물지 않게 있다.

(2) 병인론

1) 특정 효소를 관장하는 유전자 돌연변이 등으로 인하여 해당 효소의 기능적 이상을 초래하고 이 효소가 담당하는 대사 경로의 장애를 유발하며 임상 증상을 초래한다.
2) 효소의 기능적 결핍으로 인하여 대사되어야 할 물질이 체내에 축적되고, 이 물질이 독성을 가지고 있을 경우에는 생체의 기능에 장애를 일으키게 되며, 간, 신장이나 뇌 등의 기타 장기에도 장애를 초래하게 된다. 그러나, 비정상적인 대사 물질이 체내에 축적될 때까지는 증상이 없을 수도 있다.
3) 효소 결핍에 의해서 생명 유지에 필수적인 물질이 결핍되어 여러 가지 증상이 나타나게 된다.

(3) 대사질환을 의심할 수 있는 임상증상 (Common clinical features in metabolic diseases) (표 2-3, 2-4)

표 2-3 **대사질환을 의심할 수 있는 임상증상**

산전 병력	자연 유산, 사산, 산모의 감염 및 약물여부 등
출생력	재태기간과 체중, 분만시 뇌손상 유무, 수유 상황 등
가족력	사산아, 갑자기 죽거나 원인 불명으로 죽은 아이가 있는지, 정신지체, 발달지연, 특정음식 불내성이 있는 아이가 있는지, 근친 결혼유무 등을 3대를 조사하여 가계도를 작성한다.
발달력	발달 연령을 측정, 정신지체, 진행성 기능저하, 발달 지연, 운동 실조 등
임상증상	건강하다가 급성 병색을 보이는 경우 원인 모르는 정신지체, 발달지연, 조절 잘 안되는 경련이나 딸꾹질, 운동실조 식이 변화와 연관된 잦은 구토나 기면 급성 질환이 있을 때 특이한 냄새, 무호흡, 호흡곤란, 패혈증, 황달 수유능력 저하 및 지속된 구토, 만성 설사, 성장 부진, 영양장애, 간비 종대 반복적 산혈증 또는 저혈당, 고암모니아혈증, 백혈구 또는 혈소판 감소 신요로 결석, 빈번한 감염, 난치성 습진, 두터운 피부 백내장, 망막의 색소 변성, 청력 장애 모발의 이상 (특히 탈모), 소두증이나 대두증, 다모증 선천성 기형 및 이상한 얼굴 모양 등
진찰소견	안면 형태이상, 뇌기형, 근병증, 제한적인 관절운동 백내장, 망막증, 간비대, 다낭성 신이형성증, 비후성/확장성 심근증

표 2-4 **임상 증상에 따른 대사질환의 특성**

Clinical manifestations Laboratory findings	General type of disorder to consider								
	A	B	C	D	E	F	G	H	I
Episodic nature	++	++	++	++	+	+	−	−	−
Poor feeding	++	+	++	+	+	+	+	−	−
Abnormal odor	+	+	−	+	−	−	−	−	−
Lethargy, coma	+	+	+	+	+	+	−	−	−
Seizures	+	+	+	−	+	+	+	−	+
Developmental regression	+	+	+	−	+	−	+	++	+
Hepatomegaly	+	+	+	+	+	+	+	+	+
Hepatosplenomegaly	−	−	−	−	−	−	−	+	+
Splenomegaly	−	−	−	−	−	−	−	−	+
Hypotonia	+	+	+	+	+	+	+	−	+
Cardiomyopathy	−	+	−	+	+	+	−	+	−
Coarse facies	−	−	−	−	−	−	−	++	−
Birth defects	−	+	−	−	+	−	+	−	−
Hypoglycemia	+	+	−	+	+	+	−	−	−
Acidosis	+	++	−	+	+	+	−	−	−
Hyperammonemia	+	+	++	+	+	−	−	−	−
Ketosis	+	+	+	−	−	+	−	−	−
Hypoketosis	−	−	−	+	−	−	−	−	−

A, amino acidopathy; B, organic acidopathy; C, urea cycle defects; D, fatty acid oxidation defects; E, mitochondrial disorders; F, carbohydrate disorders; G, peroxisomal disorders; H, mucopolysaccharidoses; I, sphingolipidoses.

++, usually present; +, maybe present; −, usually not present.

(4) 검사소견

1) 신생아 대사이상 조기선별검사, 직렬 질량 분석법 (tandem mass spectrometry)
2) 전해질, Ca^{2+}, Mg^{2+}, 혈액가스검사: 대사성 산증 확인 (그림 2-5)
3) 혈당검사, 간기능 검사, 요산
4) 암모니아: 고암모니아혈증 (요소회로 대사이상) 진단 (그림 2-6)
5) 젖산, 피루빅산, lactate/pyruvate (L/P) ratio (정상 L/P ratio: < 25) (그림 2-7)
6) 혈장 아미노산 분석
7) 소변 유기산 분석
8) 케톤: β-hydroxy butyrate, acetoacetate
9) 소변검사: 케톤뇨, 환원당 등을 검사하여 감별진단에 이용 (표 2-5, 2-6)

표 2-5 소변 검사를 이용한 대사 질환의 감별 진단

질환	$FeCl_3$	DNPH	Nitroprusside	Nitrosonaphthol	CTAB	Reducing substance
Phenylketonuria	green	+	–	–	–	–
Maple syrup urine disease	navy blue	+	–	–	–	–
Organic acidemia	purple	+	–	–	–	–
Galactosemia	–	–	–	+	–	+
Homocystinuria	–	–	+	–	–	–
Tyrosinemia	purple green (transient)	–	–	+	–	+
Mucopolysac charidosis	–	–	–	–	+	–

DNPH, Dinitrophenylhydrazine; CTAB, Cetyltrimethyl ammonium bromide

표 2-6 특이한 소변의 냄새나 색깔과 관련된 대사 질환

대사질환들	특징적 소변냄새
Glutaric acidemia (type II)	발 고린내
Hawkinsinuria	수영장 물 같은 냄새
Isovaleric acidemia	발 고린내
Maple syrup urine disease	설탕을 태운 냄새
Hypermethioninemia	삶은 양배추 냄새
Multiple carboxylase deficiency	숫고양이 오줌 냄새
Oasthouse urine disease	맥주 냄새
Phenylketonuria	쥐 오줌 냄새
Trimethylaminuria	생선 썩는 냄새
Tyrosinemia	삶은 양배추 냄새

10) Carnitine, acylcarnitine profile
11) 뇌척수액 검사: 당, 젖산, 피루빅산, 아미노산, 글라이신
12) 산전 진단 방법: 초음파 검사, 융모막 융모 검사, 양수 검사, 산모의 AFP 검사
13) 기타: 심장초음파, 뇌 MRI, 뇌파검사
14) 확진을 위한 검사: 효소 측정, DNA 분석, 조직 검사 (간, 근육, 피부, 골수)

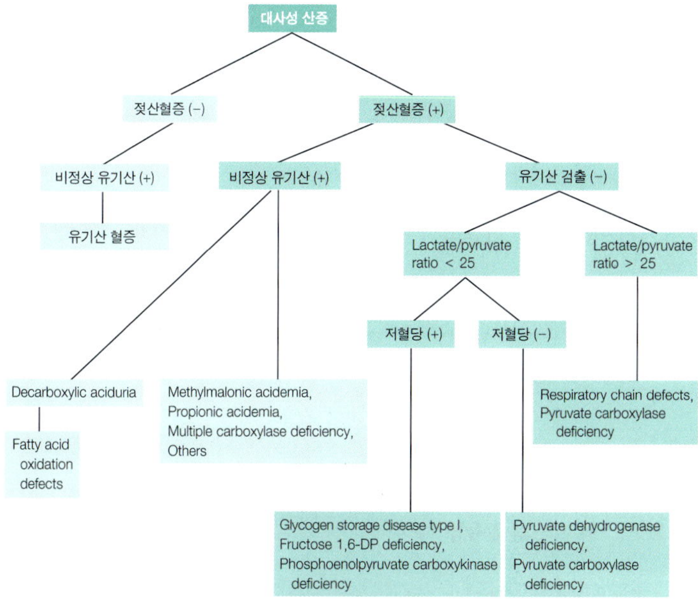

그림 2-5 대사성 산증 (metabolic acidosis)의 감별 진단

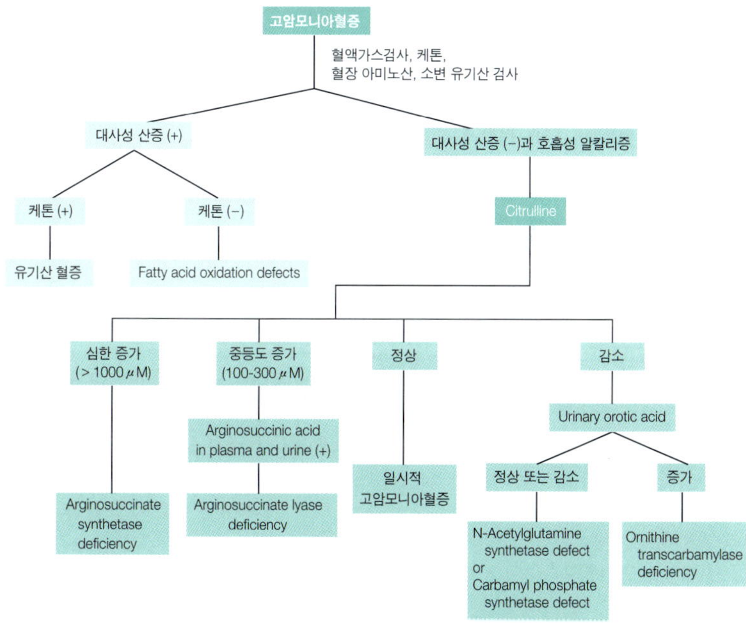

그림 2-6 고암모니아혈증 (hyperammonemia)의 감별 진단

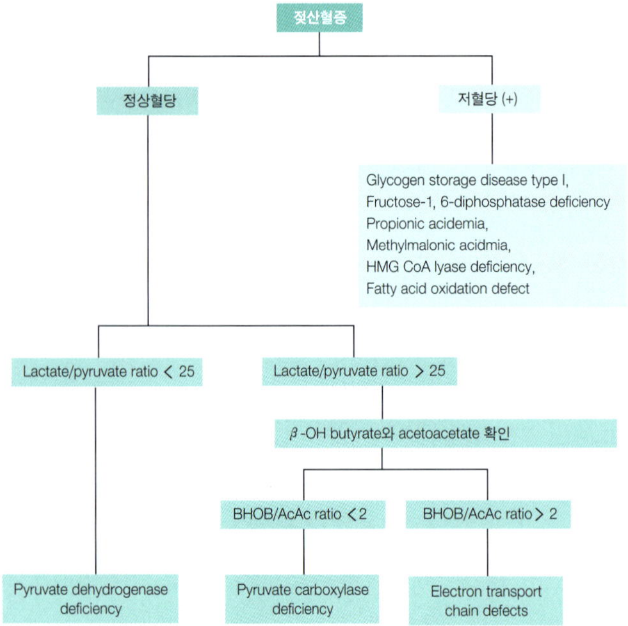

그림 2-7 젖산혈증 (lactic acidosis)의 감별 진단

(5) 치료

1) **대사질환이 의심되는 경우 (응급 상황 시) 치료원칙**

① 수분공급

② 생화학 검사상 이상을 교정: 대사성 산증, 고암모니아혈증, 저혈당 교정

③ 영양 상태 유지: 감염, 수술 등의 신체적 스트레스 상황에서 증가되는 유해물질이 악화시킬 수 있으므로 충분한 열량을 공급해야 한다.

④ 유발물질 섭취 제한: 식이치료

⑤ 유해물질 제거: 혈액 또는 복막 투석 등

⑥ 유발요인의 치료: 감염, 과량의 단백섭취 등

⑦ 결핍 효소의 비타민 조효소 투여 고려 (표 2-7)

표 2-7 대사질환의 비타민 조효소 보충요법

질환	조효소 하루 투여 용량
프로피온산혈증	Biotin 5 mg
β-Methylcrotonyl deficiency	Biotin 5 mg
Holocarboxylase synthetase deficiency	Biotin 5 mg
Biotidinase deficiency	Biotin 5 mg
메틸말로닌산혈증	Vitamin B_{12} 1 mg IM
단풍당뇨증	Thiamine 10-50 mg
Glutaric acidemia type I, II	Riboflavin 200-300 mg

2) **일반 보존적 치료**

① 수액요법: 유지량의 125-150%로 공급한다.

② 금식: 첫 1-2일간은 금식한다.

③ 포도당 용액 공급

a. 저혈당 교정 및 열량 공급: Glucose 주입속도 8-10 mg/kg/min

b. 갈락토오즈혈증: Ringer's lactate 사용 금지, 무유당 분유 사용

c. Pyruvate dehydrogenase 결핍 (산증, 젖산, pyruvate 증가): 포도당 공급 제한

④ 첫 2-3일 동안 단백 섭취를 제한한다.

⑤ 지방 공급 (intralipid IV)

a. 고열량 공급을 목적으로 투여한다.

b. Pyruvate dehydrogenase 결핍 (산증, 젖산, pyruvate 증가): 지방을 이용하여 열량을 공급한다.

c. 지방산 산화작용 이상 (fatty acid oxidation defect): 지방 공급을 제한한다.

⑥ 인슐린 투여: 고혈당 치료

3) **독성물질의 제거**

① L-carnitine: Carnitine ester 형태의 유기산을 제거한다.

a. 정맥주사: 25-100 mg/kg/d, $D_{10}W$에 섞어 24시간 동안 투여한다.

b. 경구투여: 100-400 mg/kg/d

② 광범위 항생제 (neomycine, metronidazole): 장내세균의 유기산 합성을 억제한다.

③ Sodium benzoate + phenylacetate: 요소회로이상으로 인한 고암모니아혈증 때 공급

④ 복막투석, 혈액투석: 교정 안되는 심한 대사성 산증, 고암모니아혈증(>500-600 mg/dL), 전해질 이상

4) **대사성 산증의 치료**

① 산혈증 교정

② L-carnitine 공급

③ 확진될 때 까지 경험적 고용량 비타민제 투여를 고려한다.

5) **고암모니아혈증의 치료**

① 적절한 열량의 수액과 전해질을 정맥으로 공급하고 치료의 첫 24시간동안 필수 아미노산으로 최소량의 단백질을 보충

② Sodium benzoate, sodium phenylacetate 정맥주사: 암모니아 제거

③ Arginine 정맥주사: 요소회로 대사이상에 사용

④ 약물 치료에도 혈중 암모니아 수치가 정상으로 회복되지 않으면, 투석 치료 고려

6) **대사질환의 구체적인 치료** (표 2-8)

표 2-8 **대사질환의 치료**

치료 방법	질환	구체적 치료 방법
전구물질의 제한 (식이요법)	페닐케톤뇨증	저페닐알라닌식
	단풍 당뇨증	루신, 아이소루신, 발린제한식
	호모시스틴요증	Cystine 첨가, 저 methionine
	고암모니아혈증	단백 제한식
	Galactose혈증	무유당, 무 galactose 식
	가족성 고콜레스테롤혈증	콜레스테롤 제한식
	윌슨병	구리(Cu) 제한

표 2-8 계속

치료 방법	질환	구체적 치료 방법
결손 물질의 보충	유당 분해 효소 결손증	유당 분해 효소 제제 투여
	갑상선 호르몬 합성 장애	L-thyroxine 투여
	21-hydroxylase 결손증	Hydrocortisone, mineralocorticoid 투여
	당원병 I형	생옥수수 전분가루 투여
축적 물질의 제거	윌슨병	D-penicillamine 투여
	가족성 고콜레스테롤혈증	Cholestyramine 투여
	Gaucher병 I형	Glucocerebrosidase 주사
조효소 보충 요법	호모시스틴요증	Pyridoxine 투여
	메틸말로닌산혈증	Cobalamine(B_{12}) 투여
	젖산증	Thiamine, riboflavin 투여
유전자 치료	Adenosine deaminase 결핍	유전자 치료
장기 이식	Cystinosis	신장 이식
	윌슨병	간이식
	당원병 I형	간이식
	요소회로 이상증	간이식

2. 대사질환의 분류

(1) 아미노산 및 유기산 대사장애 (Amino acidopathy and organic aciduria)

1) **페닐케톤뇨증 (Phenylketonuria, PKU)**

① 원인: 페닐알라닌 수산화효소 (phenylalanine hydroxylase)의 결핍으로 페닐알라닌이 축적

② 임상 증상: 생후 수개월까지는 정상이나 서서히 정신운동발달 지연이 관찰, 25%에서 경련, 피부의 색소결핍, 담갈색의 모발, 홍채의 색소 감소, 습진, 구토, 땀과 소변에서 쥐 오줌 냄새

③ 진단: Guthrie법, 효소 비색법, 10% 염화제이철 검사법 (소변에 첨가시 녹색침전형성), tandem mass screen (페닐알라닌 >20 mg/dL)

④ 치료: 페닐알라닌이 소량으로 들어 있는 식이를 진단 즉시 시행 (6세까지는 3-8 mg/dL로 유지하고, 이후 평생 동안 3-15 mg/dL로 유지), tetrahydrobiopterin (BH_4) 경구섭취, 산모가 PKU인 경우에도 태아가 정신지체, 소두증, 선천성 심장기형이 가능하므로 출산때까지 6 mg/dL이하로 유지

⑤ 생후 1개월 이내부터 시행하면 뇌장애 없이 정상 발육 가능

2) **호모시스틴뇨증 (Homocystinuria)**

① 원인: 호모시스틴이 시스타티오닌 (cystathionine)으로 전환되는데 필요한 cystathionine-β-synthase 결핍

② 증상

a. 정신 신경 증상: 지능 장애, 경련, 보행 장애

b. 안증상: 수정체 탈구, 시력 장애, 근시, 백내장

c. 안면 발적, 골다공증, 혈전 형성의 경향이 강하다.

③ 치료: 대량 비타민 B_6투여, 저 메치오닌 (methionine) 식이, cysteine 보조식이

3) **타이로신혈증 (Tyrosinemia)**

① 원인: I형은 fumarylacetoacetate hydrolase라는 효소의 결핍, II형은 aminotransferase의 결핍증이다.

② 증상

a. I형: 간경화와 신성 구루병을 초래

i. 급성형: 영아기 초기에 황달이 생기고 잘 자라지 않으며, 구토, 설사, 체중감소, 간비대, 저혈당, 출혈경향이 나타나고, 2세 이전에 간부전으로 사망한다.

ii. 만성형: 영아기 이후 혹은 아동기에 시작한다. 만성 간기능 장애, 신세뇨관 기능장애, 구루병이 진행하며, 10세 이전에 간부전 또는 간암으로 사망한다.

b. II형: 각막염 또는 각막 궤양, 팔다리의 각화증과 정신지체가 주증상이다.

③ 진단

a. I형, II형 모두 소변 Millon 반응에 양성

b. 혈중 타이로신 수치 상승: I형은 3-10 mg/dL 정도, II형은 20-50 mg/dL 정도이다.

c. 혈청과 소변에 succinylacetone 증가

d. 소변내 인산, 아미노산, 포도당의 배설이 증가 및 신세뇨관 산증이 동반되기도 한다.

④ 치료

a. 저페닐알라닌, 저타이로신 식이

b. I형에는 간이식이 효과가 있다.

4) **단풍 당뇨증 (Maple syrup urine disease, MSUD)**

① 원인: α-keto산의 탈탄산 효소의 장애로 branched chain 아미노산과 그로부터 유래된 α-keto산이 축적

② 증상: 생후 1주내에 수유곤란, 구토, Moro반사 소실, 호흡 장애, 발육 장애, 경련, 기면, 혼수, 경직, 반궁 긴장, 저혈당

③ 진단

a. 혈청 leucine, isoleucine, valine의 증가

b. 소변에 dinitrophenylhydrazine (DNPH) 시약을 첨가하면 황색의 침전이 생기고, 소변에서는 maple syrup과 흡사한 특징적인 단 냄새가 발생

④ 치료: 조기에 isoleucine, leucine 및 valine 함량이 낮은 분유로 치료 (표 2-8)

5) **메틸말로닌산혈증 (Methylmalonic acidemia)**

① 원인: Methylmalonyl CoA mutase의 결핍

② 증상: 신생아 때부터 구토, 산증, 발육부전이 나타난다.

③ 진단

a. 혈중, 소변내 methylmalonic acid 증가

b. 대사성 산증, 케톤혈증, 고암모니아혈증, 저혈당증, hyperglycinemia

c. 호중구 감소증, 혈소판 감소증

④ 치료: 기본적으로 저단백식, 고영양식이가 필요하다. (표 2-8)

a. 케톤증: 수액과 포도당 투여와 sodium citrate를 이용한 소변 알칼리 요법이 유효하다.

b. 고탄수화물, 저단백식, L-carnitine (50-100 mg/kg/d)이 효과 있다.

c. 간이식

6) **이소발레릭산혈증** (Isovaleric acidemia)

① 증상: 케톤산증, 소변의 땀에 젖은 발 냄새, 요중 isovaleric acid 증가

② 치료: 저단백식, glycine, carnitine 투여

7) **프로피온산혈증** (Propionic acidemia)

① 증상: 혈중, 요중 glycine 증가, 혈중, 요중 propionic acid 증가, 케톤산증

② 치료: Biotin 투여, 저 isoleucine, valine, methionine식, L-carnitine 투여

8) **고글라이신혈증** (Hyperglycinemia)

① 병인

a. Ketotic hyperglycinemia: Propionic acidemia, methylmalonic acidemia, isovaleric adicemia와 β-ketothiolase 결핍증에 합병된 형태이다.

b. Nonketotic hyperglycinemia: glycine cleavage enzyme 결핍증이다.

② 증상: 생후 수일 내지 수주에 경련, 특히 근간대발작, 늘어짐, 딸꾹질, 무호흡 등이 나타나며, 신생아기에 사망하거나, 심각한 정신운동발달의 지연을 보인다.

③ 진단

a. Hyperglycinemia, hyperglycinuria

b. 척수액의 glycine 증가와 혈장의 serine 감소가 있다.

④ 치료: Sodium benzoate (250-750 mg/kg/d), dextromethorphan (5-20 mg/kg/d): 효과는 확실하지 않다.

(2) 요소회로 이상증 (Urea cycle defect)

1) 요소회로 중 각 단계의 효소결핍으로 인한 전 단계의 대사물질 축적이 관찰 (그림 2-8)

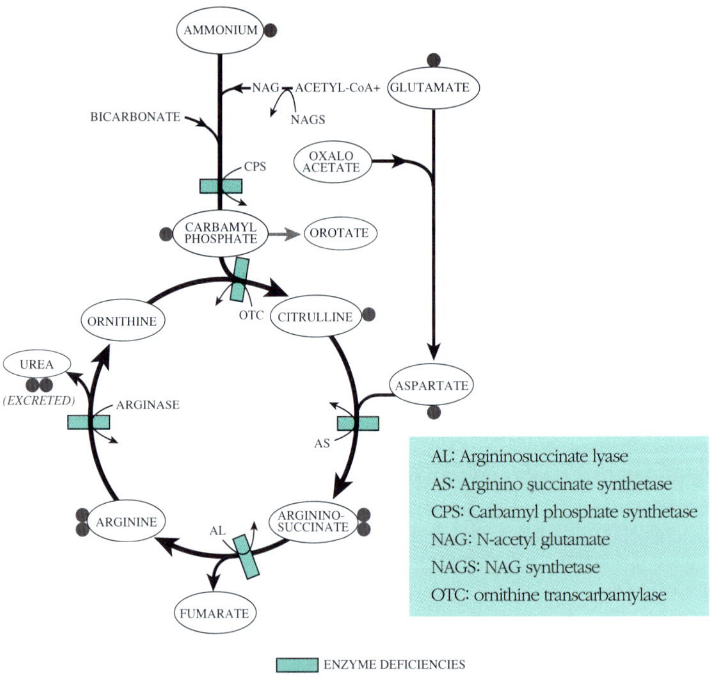

그림 2-8 요소 회로와 요소 회로 이상증

2) Ornithine transcarbamylase (OTC) 효소결핍은 반성 열성 유전하며 다른 4가지는 상염색체 열성으로 유전

3) Carbamyl phosphate synthetase (CPS) 및 OTC 결손증

① 증상: 구토, 수유곤란, 의식장애, 지능장애

② 진단: 암모니아가 현저히 증가하고 citrulline이 감소

③ OTC 결손증에서는 소변의 orotic acid가 증가하기 때문에 CPS 결손증과 감별

④ 치료: 투석, sodium benzoate, phenylacetate, 저단백 고탄수화물 식이, 간이식 (표 2-9)

표 2-9 **요소 회로 이상증의 치료**

병명	임상 검사 진단	치료
Carbamyl phosphate synthetase결손증	혈중 암모니아 증가	저단백식 (1-1.5g/kg/d)
Ornithine transcarbamylase결손증	혈중 암모니아 증가 요중 orotic acid 증가	안식산, 페닐초산, citrulline 투여
Citrulline 혈증	혈중, 요중 citrulline 증가 혈중, 암모니아 증가	저단백식 (1-1.5g/kg/d) 안식산, 페닐초산, arginine 투여
Arginisuccinic acidemia	혈중 arginosuccinic acid증가 혈중 암모니아 증가	
Lysinuric protein intolerance	요중 lysine, arginine 증가 혈중 암모니아 증가	저단백식 (1-1.5g/kg/d) citrulline 투여

(3) 탄수화물 대사장애 (Carbohydrate metabolism disorders)

1) **갈락토오스혈증 (Galactosemia)**

① 혈중 갈락토오스 농도가 상승되는 질환을 통틀어 말하며, 가장 흔한 대표적인 질환은 전이효소 (transferase) 결핍증이다.

② Galactose-1-phosphate uridyl transferase 결핍증

a. 발병 빈도 : 1/60,000명, 상염색체 열성 유전

b. 임상 증상: 황달, 간비대, 구토, 저혈당, 경련발작, 늘어짐, 보챔, 잘 먹지 못함, 체중이 잘 늘지 않음, 아미노산뇨증, 백내장, 초자체 출혈, 간기능 악화, 간경화증, 복수, 비장비대, 지능저하

c. 진단: 신생아 발뒤꿈치 혈액을 채취하여 시행하는 beutler법을 통해 조기 진단이 가능하다.

d. 치료: 갈락토오스 제거 식이 요법

③ Galctokinase 결핍증: 원인 유전자는 17q21-22에 위치하고 있으며, 이 효소는 갈락토오스의 인산화에 필요하며, 결핍된 경우 갈락토스와 갈락티톨이 체내에 축적된다. 전신 증상은 없으며, 백내장이 나타난다.

④ Urine diphosphate galactose-4-epimerase 결핍증: 전이효소결핍증의 경우와 비슷하나, UDG-갈락토오스가 증가되는 점이 다르다.

a. 경미한 형: 신생아 집단 검진에서 우연히 발견되는 경우로 임상적으로는 아무런 문제가 없고, 치료도 필요 없다.

b. 심한 형: 전이 효소 결핍증의 증상에 근무력증과 신경 청력 소실이 동반되어 나타난다. 효소 결핍은 전신의 조직에 전반적으로 나타나며, 갈락토오스를 제한한 식이요법에 잘 반응한다.

2) **당원병 제 Ia형** (Glycogen storage disease type Ia, von Gierke's disease)

① 원인: 간, 신장, 장점막의 포도당-6-인산화효소 (glucose-6-phosphatase)가 결핍되어 포도당-6-인산을 포도당으로 전환 시킬 수 없으며, 그로 인하여 금식을 했을 때 저혈당이 나타나는 질병이다.

② 증상

a. 신생아기: 저혈당, 젖산혈증

b. 생후 3-4개월경: 저혈당 경련발작, 볼에 지방이 침착되어 얼굴이 통통해져, 인형의 얼굴처럼 보이고, 사지는 상대적으로 가늘고 키가 작으며, 매우 심한 간비대로 배가 불러 있고, 신장도 커져 있다.

c. 사춘기: 통풍, 사춘기의 발현이 지연, 췌장염

d. 20-30대: 간샘종 (adenoma), 폐동맥 고혈압, 골다공증, 단백뇨, 만성 신부전

e. 검사 소견: 저혈당, 젖산혈증, 고뇨산혈증, 고지질혈증, 혈소판 응집과 부착의 이상, 고트리글리세리드혈증, 고콜레스테롤혈증, 고인지질혈증

f. 병리조직학적 소견: 글리코겐과 지방으로 인해 간세포가 전반적으로 커져 있고, 지질 공포가 크고 현저하고, 섬유화는 거의 없다.

③ 진단: 특징적인 진찰소견과 젖산 및 지질의 증가가 있으면 의심하고, 이때 글루카곤이나 에피네프린을 투여했을 때 혈당의 상승은 없으면서 젖산의 상승이 현저하다면 더욱 가능성이 높아진다, 간 생검 후 효소 활성도를 분석하여 포도당-6-인산화 효소의 결핍을 증명하면 확진할 수 있다

④ 치료

a. 펌프와 비위관을 이용하여 지속적으로 소량의 포도당을 투여

b. 조리하지 않은 옥수수 전분을 먹이는 방법

c. 과당과 갈락토오스는 포도당으로 전환되지 못하므로 제한한다.

(4) 지질침착질환 (Lipid storage diseases)

1) **Gaucher병 (Gaucher disease)**

① 원인: β-glucosidase 결손에 의해 망상 내피 세포계에 sphingolipid의 일종인 glucocerebroside가 축적되는 질환

② 유전: 상염색체 열성유전, 유전자는 염색체 1q에 위치한다.

③ 증상

a. 비종대로 시작

b. 뼈에 침범하는 경우가 많아서, 대퇴골의 두부, 골반뼈, 척추뼈 및 어깨뼈 등의 조화 (rarefaction)와 골다공증이 나타나는 경우가 많다.

c. 혈소판 감소증, 빈혈, 폐조직 침윤 소견을 보인다.

d. 키의 성장이 잘 안되고 체중이 적게 나간다.

④ 진단

a. 골수 도말, 간조직 생검 등에서 전형적인 Gaucher 세포를 확인한다.

b. 정확한 진단은 백혈구, 섬유아세포 등에서 β-glucosidase의 결핍을 생화학적으로 증명한다.

⑤ 치료: 과거에는 골수 이식을 시도했었으나 성공율이 낮고 위험성이 높아 최근에는 효소 보충 요법 (ERT, enzyme replacement therapy)이 효과적으로 Ceradase®를 2주 간격으로 투여하면 임상 증상 및 검사 소견의 호전을 보인다. I 형만 적응증이 되며 II 형이나 III형의 일부 등 신경계 증상을 보이는 경우는 효과가 거의 없다.

2) Niemann-Pick 병: A, B, C, D 형
3) Tay-Sachs 병: Hexosaminidase A 결핍

(5) 용해소체질환 (Lysosomal storage disorders)

1) Acid hydrolase 효소에 의한 거대 분자의 분해 이상으로 lysosome 안에 거대분자가 축적 되는 질환
2) 스핑고리피드증 (sphingolipidosis), 뮤코다당증 (mucopolysaccharidosis), 지질증 (lipidoses), 신경원성 세로이드 리포푸신증 (neuronal ceroid lipofuscinoses), 제2형 당원병 (Pompe 병) 등
3) 뮤코다당증 (mucopolysaccharidoses): Hurler 증후군, Scheie 증후군, Hunter 증후군, Sanfilippo 증후군, Morquio 증후군, Maroteaux-Lamy 증후군, Sly 증후군

(6) 과산화소체질환 (Peroxisomal disorders)

1) 과산화소체는 지름 0.5 μm 인 한 겹의 막으로 구성된 세포 소체로 plasmalogen과 담즙산의 생합성, 포도당신합성, purine의 이화 작용, 초장쇄 지방산 (very long chain fatty acid)의 β-oxidation 등에 연관된 동화 및 이화 반응에 관여하는 50 여종의 효소를 가짐
2) 과산화소체 형성에 문제가 있거나, 유지하는데 문제가 있거나 과산화소체 안에 있는 효소의 장애로 발생
3) Zellweger 증후군, adrenoleukodystrophy, Refsum 병

(7) 사립체질환 (Mitochondrial disorders)

1) 사립체 질환의 특성 및 유전 양상

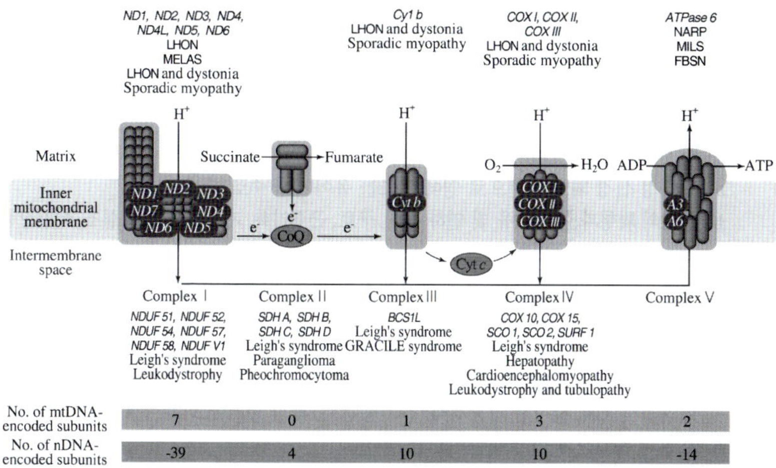

그림 2-9 **사립체 호흡연쇄 복합체의 구조와 관련 유전자:** 사립체의 내막에는 5개의 호흡 연쇄 복합체(I-V)가 있으며, 산화적 인산화를 통해 ATP를 생산한다. 각각의 복합체는 여러 개의 소단위로 구성 되는데, 일부 소단위는 핵 DNA의 유전자에 의해 결정되고 일부는 사립체 DNA의 유전자에 의해 결정된다.

① 사립체 내막에 존재하는 호흡연쇄 복합체에서의 에너지 대사의 이상으로 ATP 생성에 결함이 생김 (그림 2-9)
② 사립체 DNA와 핵 DNA의 이상이 원인으로 알려짐

3장

신생아질환

I. 출생 전 관리 (Fetal assessment)

1. 산전 진단 (Prenatal diagnosis)

(1) 산모의 혈청 분석

1) **임신 1분기 선별검사**: Pregnancy-associated plasma protein A와 human chorionic gonadotropin (hCG)를 재태주령 9-10주에 선택적으로 검사하며 trisomy 18과 21의 위험도를 측정한다.

2) **임신 2분기 선별검사**

① 산모의 혈청 α-fetoprotein (AFP): 재태주령 15-22주에 태아의 신경관 결손을 검사하기 위해 측정하며, 공동 이분척추증 환자의 70-85%에서, 무뇌증 환자의 95%정도에서 2.5배 이상의 증가가 관찰된다.

② Triple panel [AFP, hCG, unconjugated estriol (UE3)]과 quad panel (triple panel + inhibin): 태아의 염색체 이상과 연관되며, trisomy 21 (Down syndrome)에서 산모의 혈청 AFP은 감소, hCG는 증가, UE3는 감소, inhibin은 증가하는 소견을 보이며, trisomy 21을 가진 환아의 70%에서 triple test 양성, 80%에서 quad test 양성 소견을 보인다.

(2) 초음파 검사

1) **재태주령의 계산**: 임신 1분기에는 태아의 두정-둔부 (crown-rump) 길이를 측정하며, 임신 2, 3 분기에는 두정골 사이 직경 (biparietal diameter)과 대퇴골의 길이로 재태주령을 예측한다.

2) 선천성 기형의 진단에 유용하다.

3) 자궁내 성장지연, 거대아의 진단에 유용하다.

4) **양수양의 측정**: 양수과소증 (oligohydramnios)과 양수과다증 (polyhydramnios)이 있는 산모의 태아는 약 15%에서 선천성 기형과 염색체 이상 등의 질환과 연관된다 (표 3-1).

표 3-1 양수과소증과 양수과다증에서 흔히 동반되는 질환

양수 과소증	양수 과다증
자궁내 성장지연 태아기형 태아-태아 수혈 신발육부전 요관 폐쇄 양수누출 폐형성부전 가성 장폐쇄 인도메타신 안지오텐신 전환효소 억제제	**선천성 기형** 무뇌증, 수두증, 기관식도루, 십이지장 폐쇄, 이분척추, 구개열, 구개순, 폐기형, 횡격막 탈장 **증후군** 연골 무형성증, trisomy 18, trisomy 21, TORCH 감염, 태아수종, Klippel-Feil syndrome, 다발성 선천성 기형 **기타** 당뇨병, 태아-태아 수혈, 태아 빈혈, 태아 심부전, 다뇨성 신질환, 신경근육 질환, 유미흉, 기형종 **특발성**

(3) 특수 진단 검사: 유전 질환의 가족력, 선별 검사상 양성 소견, 초음파 검사상 위험도를 보인 경우 고려한다.

1) **융모막 검사** (chorionic villus sampling): 재태주령 10주경에 초음파 보조 하에 태반 조직을 채취한 뒤, 염색체 검사를 시행한다.
2) **양수천자** (amniocentesis): 재태주령 10-14주, 임신 2분기 (16-20주)에 양수를 채취하여 AFP, acetylcholinesterase, bilirubin, pulmonary surfactant 등을 분석하며, 태아 세포를 통해 유전자 검사를 시행한다.
3) **경피제대혈액채취법** (percutaneous umbilical blood sampling): 임신 2분기부터 만삭까지 초음파 보조 하에 제대혈을 채취하여 유전, 면역, 혈액학적 검사를 시행하며, 태아 치료에도 이용한다.
4) **착상 전 생검** (preimplantation biopsy)
5) **산모 혈액의 태아 DNA 분석**: 산모의 혈액에 있는 "cell-free DNA"를 분석하여 태아의 Rh D상태, 성별, 염색체수 이상 등을 분석한다.

2. 분만 중 태아 감시 (Intrapartum test of fetal well-being)

분만 중 태아의 지속적인 감시는 매우 중요하며, 태아 심박수와 자궁 수축도를 감시한다.

(1) 태아 심박수의 감시: 산모나 태아에게 장치를 부착하여 자궁수축과 연관된 태아 심박수의 변화를 관찰함으로써 태아 곤란증 (fetal distress)을 감지할 수 있다 (표 3-2, 그림 3-1).

(2) 태아 두피 혈액의 산도 측정: 정상적인 자연분만의 경우 진통 중 pH는 대략 7.33에서 시작하여 분만 시 7.25까지 감소하며, pH< 7.25이면 태아 곤란증을 암시하고, pH< 7.20이면 추가적인 감시와 중재가 필요하게 된다.

(3) 제대 혈액의 산도 측정: 태아의 산-염기 상태의 평가에 이용될 수 있으며, 제대 혈액의 pH< 7.0인 경우는 소생술의 필요성이 증가되고, 호흡기계, 위장관계, 심혈관계, 신경계의 합병증의 빈도가 증가될 수 있다.

표 3-2 태아 심박수 (fetal heart rate)의 이상

심박수 파형	임상적 특징, 원인 및 의의
기저 심박수	임신 말기 정상 범위는 120-160회/분
서맥	태아 심박수 120회/분 이하: 저산소증, 국소마취제, β-blocker 태반통과, 선천성 심장차단
빈맥	태아 심박수 160회/분 이상: 저산소증 초기, 산모의 발열, 산모의 갑상선 기능항진증, 태아 빈혈, 태아 부정맥
박동과 박동 사이 변화 감소	심박수의 변화가 5회/분 미만: 태아곤란증, 가사의 빈도 증가
조기 심박수 저하	태아 두부압박
후기 심박수 저하	자궁 태반 부전증으로 인한 태아 저산소증
불규칙 심박수 저하	제대압박으로 인한 관류와 산소 공급 감소

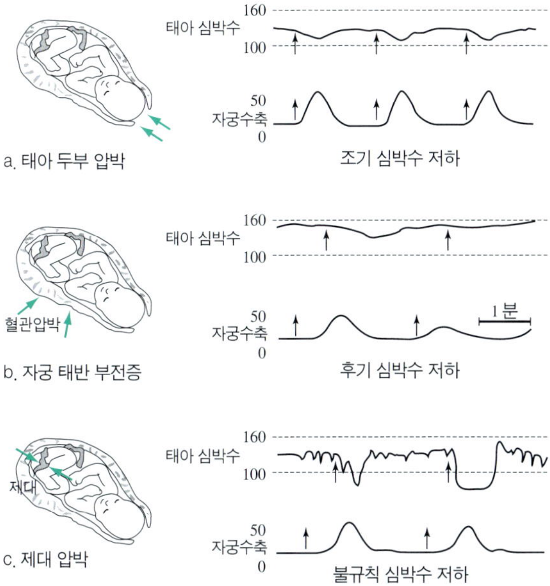

그림 3-1 태아 심박수의 이상과 의미

3. 산모 질환의 태아에 대한 영향 (Maternal diseases and the fetus)

(1) 임신성 당뇨병과 당뇨병 산모의 아기 (Infant of diabetic mother)

산모의 탄수화물 대사 장애가 태아 발달의 이상을 초래하며, 총 임신의 3-5%를 차지하고, 임신 전부터 당뇨병이 있던 여성의 임신과 임신 중 처음으로 당뇨병이 발견된 임신성 당뇨병으로 구분되며, 이중 80-90%는 임신성 당뇨병에 해당한다.

1) **태아에 미치는 영향**

① 임신 초기: 임신 전부터 철저한 당뇨병 관리를 받지 않으면, 선천성 기형이 8-12% 정도 발생하여 정상 임산부보다 3-4배 많고, 30% 이상의 경우에서 자연 유산된다 (표 3-3).

표 3-3 당뇨병 임신에서 발생하는 선천성 기형

골격계, 신경계	미추퇴행증후군, 신경관 결손, 무뇌증, 소뇌증
심혈관계	단일제대동맥, 대혈관전위, 심실중격결손, 대동맥축착증, 심방중격결손, 심비대
비뇨생식기계	수신증, 신무발육증, 중복자궁
위장관계	십이지장폐쇄, 항문직장폐쇄, small left colon syndrome
두경부	귀기형

② 임신 후기: 고인슐린혈증, 태아성장촉진, 만성저산소증, 자궁내 성장지연, 자궁내 사망

2) **출생 후 평가**

① 신체 검진: 거대아가 많이 발생하며 부당경량아도 일부 (25-30%) 발생하므로 신체 계측을 시행하고, 신체 건강상태, 분만 손상, 선천성 기형 등을 확인한다.

② 혈당 검사: 저혈당의 위험이 증가하므로 출생 직후, 2-3시간 후, 4-6시간 후에 측정하며, 안정될 때까지 간헐적으로 측정한다.
③ 영양: 수분 평형과 혈당 유지에 필요한 수액을 공급하거나 안정 시 수유를 시작한다.
④ 주산기 합병증에 대한 검사 및 처치 (표 3-4)

표 3-4 **당뇨병 임신에서 발생하는 태아의 주산기 합병증의 평가와 처치**

저칼슘혈증 (20-50%)	부갑상선 호르몬 억제에 기인하며, 증상이 있으면 혈중 칼슘 농도를 측정하고 칼슘을 투여
저마그네슘혈증	산모의 소변을 통한 마그네슘 소실에 기인하며, 혈중 마그네슘 농도를 측정하고 마그네슘을 투여
호흡기계	호흡곤란증후군, 신생아 일과성 빈호흡이 발생할 수 있으며, 산소 포화도, 흉부 X선 검사, 혈액가스분석을 시행하고 필요 시 산소를 공급
심혈관계	일과성 비후성 대동맥하협착, 심실중격비후, 심근기능장애 등이 발생하나, 대부분 생후 2주까지 증상 호전, 생후 4개월까지 심실 중격 비후도 호전
소화기계	수유곤란, 고빌리루빈혈증 (20%), 태변배설이상 (half saline 관장, glycerin 관장), small left colon syndrome (gastrograffin 관장) 등 발생
혈액계	적혈구증가증이 의심되면 hematocrit을 측정하고 치료
면역계	감염이 의심되면 패혈증 검사 및 항생제 투여
신경계	주산기 가사, 난산, 분만 손상, 선천성 기형에 대한 검사를 시행

3) **저혈당의 치료 지침** (p151 참조)
4) **예후**: 신생아 저혈당이 반복되거나 지속적인 경우에는 소아기에 발달지연, 뇌성마비, 지능장애 등, 사춘기에 비만, 내당능 장애 등, 성인기에 당뇨병 발생을 증가시키는 것으로 알려져 있다.

(2) 갑상선질환 (Infant of maternal thyroid disorders)

산모의 갑상선 기능 상태나 산모의 호르몬, 항체, 약물 등이 태아에 영향을 미친다 (표 3-5).
1) **태반 통과 물질**: iodide, methimazole, PTU (propylthiouracil), propranolol, TBII (thyroid-stimulating hormone binding inhibitory immunoglobulin), TRH (thyrotrophin releasing hormone), TSI (thyroid-stimulating immunoglobulin)
2) **태반 비통과 물질**: Thyroxine (T4), triiodothyroxine (T3), reverse T3, TSH (thyroid-stimulating hormone)

표 3-5 **산모의 갑상선질환이 태아에 미치는 영향**

산모의 질환	태아와 신생아에 대한 영향
갑상선기능저하증	
조절 실패	자궁내 성장지연, 사산, 지능저하
TBII (양성) 갑상선염	갑상선기능저하증
갑상선기능항진증	
Graves 병 (80-85%)	자궁내 성장지연 (10%)
TSI	생후 2-6주경 갑상선중독증
Propylthiouracil	생후 1-2주경 일과성 갑상선기능저하증
Propranolol	서맥, 저혈당증

3) **평가**
① 산모병력: 갑상선기능상태, 약물, 항체 검사소견

② 제대혈 검사: T_4, TSH, TSI, TBII

③ 임상 증상

a. 기능항진: 골연령 증가, 소두증, 저체중출생아, 불안, 빈맥, 심부전, 갑상선 종대, 구토, 설사, 간비종대, 성장지연, 홍조, 고혈압, 안구 돌출

b. 기능저하: 거대아, 큰 대천문, 호흡곤란증후군, 근긴장 저하, 기면, 저체온, 지속되는 황달, 수유곤란

④ 진단 및 치료 (11장 참조)

(3) 기타 산모의 질환이 태아와 신생아에 미치는 영향 (표 3-6)

표 3-6 산모의 질환이 태아와 신생아에 미치는 영향

산모 질환	영향
전자간증	자궁내 성장지연, 조산, 저마그네슘혈증, 혈소판감소증, 중성구감소증
선천성 심장질환	자궁내 성장지연
약물 중독	자궁내 성장지연, 금단증상
부갑상선기능항진증	신생아 저칼슘혈증
특발성 혈소판 감소성자반병	혈소판감소증
중증 근무력증	일과성 신생아 중증근무력증
비만	거대아, 저혈당증
전신성 홍반성 루프스	신생아 루프스

Ⅱ. 신생아 (The newborn infant)

1. 신생아의 평가 (Assessment of the newborn)

(1) 신생아의 분류 (표 3-7)

표 3-7 신생아의 분류 (Classification of newborn)

재태주령에 따른 분류

과숙아 (post-term infant): 재태주령 42주 이상

만삭아 (term infant): 37주 (0일)-41주 (6일)

미숙아 (preterm infant): 37주 미만

출생체중에 따른 분류

과체중아 (macrosomia): 출생체중 4,000 g 이상

정상체중아 (normal birth weight): 2,500-3,999 g

저체중출생아 (low birth weight, LBW): 2,500 g 미만

극소 저체중출생아 (very low birth weight, VLBW): 1,500 g 미만

초극소 저체중출생아 (extremely low birth weight, ELBW): 1,000 g 미만

재태주령 및 출생체중에 따른 분류 (그림 3-2)

부당중량아 (large for gestational age, LGA): 재태주령에 대한 출생체중이 90th percentile 이상

적정체중아 (appropriate for gestational age, AGA): 10th-90th percentile

부당경량아 (small for gestational age, SGA): 10th percentile 미만

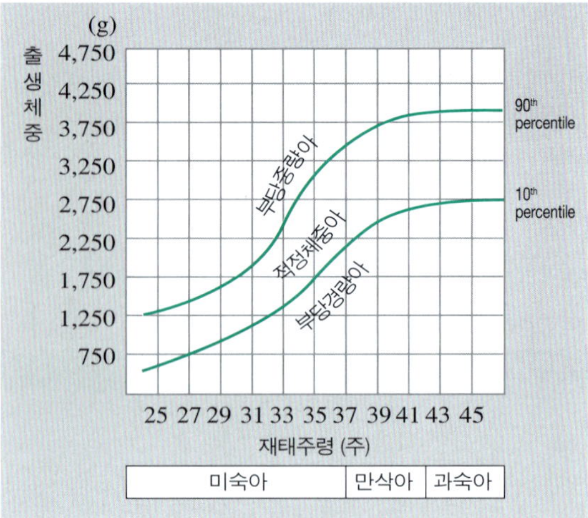

그림 3-2 출생체중-재태주령 곡선 (Lubchenco, 1963)

(2) 재태주령의 평가: Modified Ballard score (그림 3-3)

신경 근육 성숙도

	-1	0	1	2	3	4	5
자세							
각창 손목각도	>90°	90°	60°	45°	30°	0°	
팔의 되돌아 오기 기능		180°	140-180°	110-140°	90-110°	<90°	
오금(슬와) 각도	180°	160°	140°	120°	100°	90°	<90°
스카프 징후							
발뒤꿈치 → 귀 시행							

그림 3-3 Modified Ballard score를 이용한 재태주령의 평가 (Ballard et al.,1991)

그림 3-3 계속

신체적 성숙도

	-1	0	1	2	3	4	5
피부	끈끈하고, 손상받기 쉬우며, 투명하다.	빨갛고 젤리 같으며, 반투명하다.	매끄럽고 분홍색이며, 세정맥이 잘 보인다.	표면 박리, 정맥이 약간 보인다.	갈라지고 창백하며, 정맥이 거의 안 보인다.	양피지 같고 깊은 금이 있으며, 정맥은 안 보인다.	가죽 같고 금이 있으며, 주름이 잡힌다.
솜털	없다.	드문드문 있다.	많다.	점차 줄어든다.	없어진 부위가 있다.	대부분 없다.	
발바닥 (주름)	발뒤꿈치 → 발가락 사이의 거리 40-50 mm: -1 <40 mm: -2	>50 mm 주름이 없다.	빨간 흔적만 관찰된다.	앞부분에 횡선만 관찰된다.	앞 2/3 부분에 주름들이 관찰된다.	발바닥 전체에서 주름이 관찰된다.	
유방	없다.	거의 없다.	편평한 유륜, 젖꼭지(-)	융기되기 시작 젖꼭지: 1-2 mm	융기된 유륜, 젖꼭지: 3-4 mm	정상 유륜, 젖꼭지: 5-10 mm	
눈, 귀	안검-융합 살짝 붙음 (-1) 꽉 붙음 (-2)	안검: 열려 있다. 편평한 귓바퀴, 접힌 상태의 귀	귓바퀴에 약간 굴곡이 생기며 부드럽다. 귀를 접으면 서서히 원상으로 돌아간다.	굴곡이 확실하게 있고 부드럽다. 접으면 쉽게 펴진다.	딱딱하고 형태가 뚜렷하다. 접은 즉시 펴진다.	연골이 두꺼워 지고, 귀가 딱딱해진다.	
생식기 (남)	음낭이 편평하고 표면이 매끈하다.	음낭이 비어 있고 주름이 거의 없다	고환은 서혜부에 있고, 주름이 거의 없다.	고환이 내려오며 주름이 약간 생긴다.	고환이 완전히 내려오고, 주름이 확실히 생긴다.	고환이 음낭 아랫부분에 있고, 주름이 깊게 생긴다.	
생식기 (여)	음핵이 크며, 소음순은 편평하다.	음핵이 크며, 작은 소음순이 관찰된다.	음핵이 크며, 소음순이 커진다.	소음순 및 대음순이 모두 관찰된다.	대음순이 더 크고, 소음순은 작게 보인다.	음핵과 소음순은 대음순에 가려진다.	

성숙도

점수	주
-10	20
-5	22
0	24
5	26
10	28
15	30
20	32
25	34
30	36
35	38
40	40
45	42
50	44

그림 3-3 Modified Ballard score를 이용한 재태주령의 평가 (Ballard et al.,1991)

(3) **Apgar 점수 (Apgar score)**: 피부의 색깔 (appearance), 심박수 (pulse), 자극에 대한 반응 (grimace), 근력 (activity), 호흡 (respiration)의 5가지 항목을 확인하여 신생아의 건강상태를 평가한다 (표 3-8).

표 3-8 Apgar 점수

	0	1	2
심박수	없다.	<100	≥100
호흡	없다.	느리거나 불규칙	양호
근력	늘어져 있다.	사지를 약간 굴곡	활발히 움직인다.
자극에 대한 반응 (카테터를 콧속에 넣어 반응을 본다)	반응 없다.	얼굴을 찡그린다.	기침을 하거나 재채기
피부색	청색 또는 창백	동채는 홍색, 손발은 청색	전신이 분홍색

2. 신생아의 생리적 특징 및 진찰 (Physical examination of the newborn) (그림 3-4)

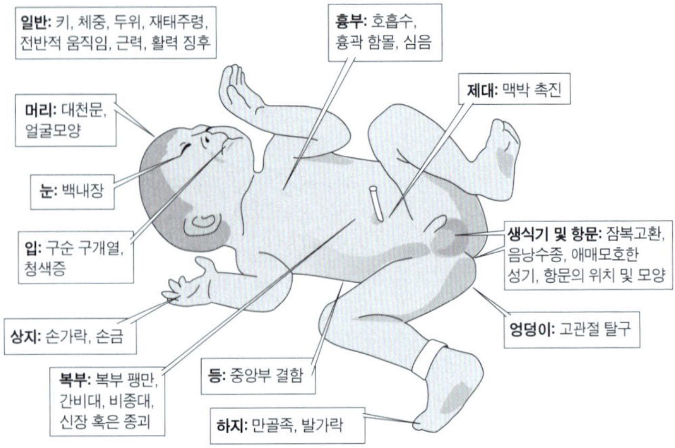

그림 3-4 신생아의 진찰

(1) 일반적 특징

1) 체중은 만삭아의 경우 생후 2-4일간 약 10% 이내에서 감소하며, 미숙아는 더 오랫동안 더 많이 감소할 수 있고, 신체계측과 활력징후의 표준치는 다음과 같다 (표 3-9, 3-10).

표 3-9 신생아의 신체 계측 (대한소아과학회 2007;10th-90th percentile)

	체중 (kg)	신장 (cm)	두위 (cm)
남아	3.4 ± 0.7	50.1 ± 2.8	34.7 ± 1.9
여아	3.3 ± 0.7	49.4 ± 3.3	34.1 ± 2.0

표 3-10 정상 신생아의 활력징후 (Vital signs of newborn infant)

체온	36.4 - 37.2 ° C
심박수	120 - 160회/분
호흡수	30 - 60회/분
혈압 (만삭아)	출생일 68/44 (58) mmHg 생후 3일 74/49 (64) mmHg 생후 7일 76/48 (64) mmHg
혈압 (출생체중별 평균압과 95 percent confidence limit)	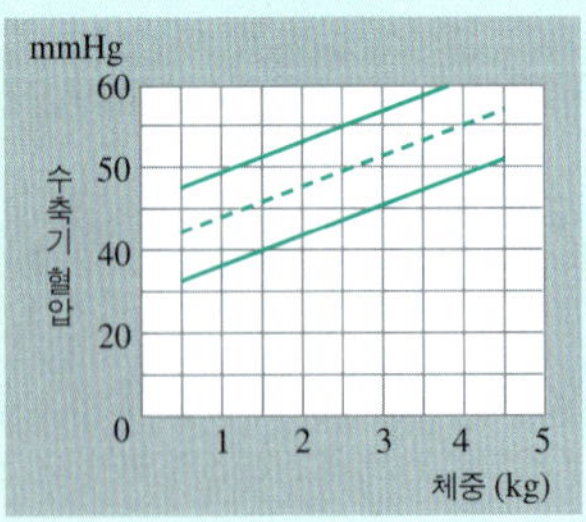 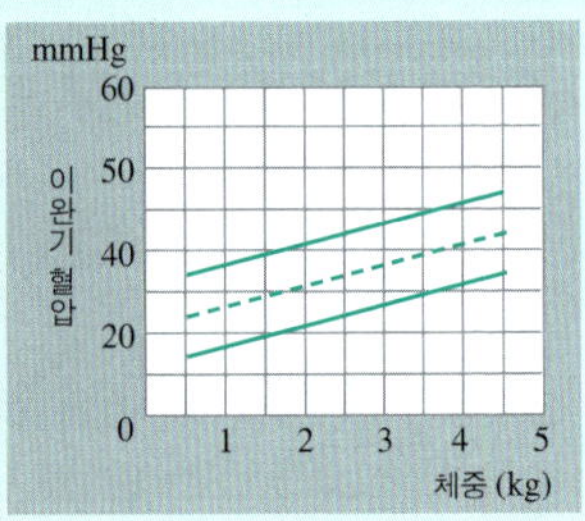

2) 신생아는 피하 지방조직의 축적이 적고, 체표면적이 성인의 3배로 크며, 피부가 양수에 젖어 있으며, shivering에 의한 열 생산이 감소되고 열의 소모가 커서 체온조절이 어렵다. 저체온에 노출되면 말초수용체에서 온도변화를 감지하고 자율신경계에서 norepinephrine을 분비하여, 말초혈관을 수축시켜 대리석피부 (cutis marmorata)가 나타나고, 갈색지방을 산화시켜 산증, 저산소증이 발생한다.

(2) 머리와 눈, 귀

1) 천문 (fontanelles): 대천문 (anterior fontanelle)의 크기는 (장축+단축)/2로 계산하며 2.0 ± 1.0 cm 정도이며 크기가 증가된 경우는 골의 석회화가 지연된 경우로 갑상선기능저하증, 구루병, trisomy 증후군, 골형성부전증, 수두증, 저인산혈증 등이 있고, 크기가 감소된 경우는 두개골 조기유합증, 갑상선기능항진증, 소두증 등이 있다. 긴장도는 앉은 상태에서 대천문을 약간 누르면 약간 들어가는 정도가 정상이며, 긴장도가 증가된 경우 두개내압 항진을 시사한다.
2) 산류 (caput succedaneum), 두개혈종 (cephalhematoma) (p112 참조)
3) 두개로 (craniotabes): 정상적으로 두정골에 있는 탁구공 같은 느낌으로 수주 이내 소실된다.
4) 눈: 선천성 백내장 여부 (red reflex, 렌즈 혼탁)를 확인하며, 결막하 출혈이 있는 경우에는 경과 관찰을 하여 수주 이내에 소실되는 것을 확인하고, "setting-sun sign"이 지속 시 수두증, 핵황달, 뇌간자극을 의심한다.
5) 청력: 중증의 청력 손실이 1/1,000의 빈도로 발생하며, evoked otoacoustic emission (OAE) 또는 auditory brainstem responses (ABR)를 통해 확인한다 (p160 참조).

(3) 순환기계 (표 3-11, 그림 3-5)

표 3-11 태아 순환과 신생아 순환의 특징

태아 순환	신생아 순환
태반을 통해 산소를 공급 동맥관 개존, 난원공 개존 우심방 박출량이 좌심방보다 약 50%가 많음 폐동맥 저항이 대동맥에 비해 약 5배 높음	태반의 연결이 끊어짐, 호흡의 시작 폐혈관의 저항이 1/7로 감소 좌심방의 혈류 및 압력 증가 난원공 폐쇄, 동맥관 수축

1) 출생 시 심잡음이 들리는 아기 12명 중 1명만 선천성 심장질환을 가지며, 상지와 하지 사이의 맥박차이가 느껴지는 경우, 대동맥 축착을 의심하여 양측 상하지의 혈압을측정해야 한다.
2) 산증, 저산소증은 닫힌 동맥관이 다시 열리게 할 수 있으며 폐혈관이 수축하여 폐혈관 저항이 상승할 수 있다.
3) Prostaglandin E (PGE): 동맥관을 열리게 하는 작용으로, 신생아기 동맥관이 열려야 생존 가능한 경우 PGE_1을 주사하고, 반대의 경우 indomethacin (PG synthetase inhibitor)을 투여한다.(폐동맥 협착, 폐동맥 폐쇄, 엡슈타인 기형 등)

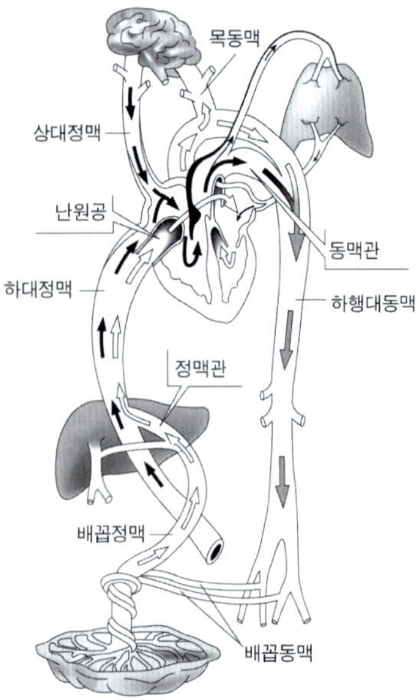

그림 3-5 태아 순환 (Fetal circulation)

(4) 호흡기계 (그림 3-6)

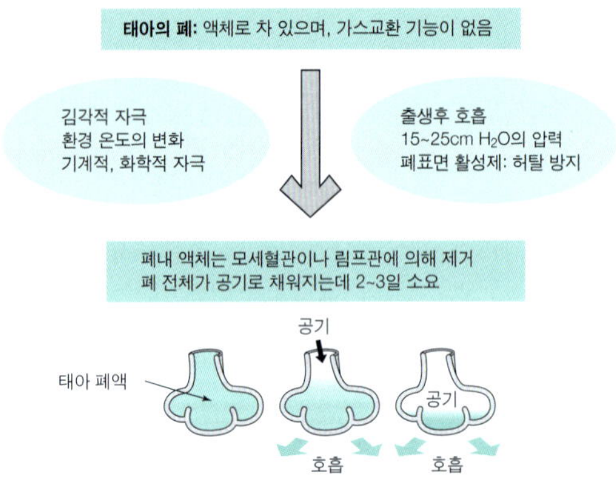

그림 3-6 출생 후 신생아 폐의 변화

1) 신생아 호흡: 주로 횡격막과 복벽 근육을 사용하며 흡기 시 흉곽 함몰, 복벽 돌출의 paradoxic movement를 보이고 생후 1주일동안 불규칙하고 주기적인 호흡을 보인다.
2) 이상소견으로 barrel chest (태변 흡인, 선천성 폐기종), 누두흉 (pectus excavatum), 새가슴 (pectus carinatum), 호흡 완만, 무호흡, 호흡음 감소 및 비대칭 호흡, 흉곽 함몰, 비익 확장 등이 있다.

(5) 소화기계

1) 태변 (meconium): 암록색으로 끈적이며 mucopolysaccharide가 주성분이고 평균 생후

10시간에 배출되며 24시간 이내에 나오지 않으면 장 폐쇄 여부를 검사하며 생후 3-4일까지 지속된다.

2) 이행변: 생후 4일부터 약 1주일간 나오는 묽은 점액성 변
3) 복부 X선상 공기 음영: 생후 2-3시간에 소장, 5-6시간에 대장, 늦어도 24시간까지 직장내 공기가 관찰되며 바로 세우거나 오른쪽으로 누웠을 때 통과속도가 더 빠르다.
4) 음식물 통과 속도: 위까지 2-4시간, 전체 위장관은 14-18시간 정도 소요된다.
5) 간은 정상적으로 우측하 늑골연에서 2 cm까지 만져지나, 비장은 잘 만져지지 않는다.
6) 효소계 발달 미숙으로 생리적 황달이 생기며, cytochrome P 활성 부족으로 약물 대사가 미숙하다.

(6) 비뇨 생식계

1) 사구체여과: 재태주령 9-12주에 시작되어, 생후 1-2일에 낮다가 서서히 증가하여, 2세경 성인 수준에 도달한다.
2) 소변희석능: 비교적 잘 성숙되어 소변 삼투압을 40 mOsm/kg까지 낮출 수 있으나, GFR이 낮아 과량의 저장성 용액은 처리하지 못한다.
3) 소변농축능: 대체로 감소되어 있으며, 해부학적으로 미숙하고 신장수질이 짧아 용질배설이 적으며, 만삭아는 700-800 mOsm/kg까지 가능하다.
4) Bicarbonate 보존 능력이 감소되며, 소변의 pH가 높다.
5) 소변량: 생후 첫날 약 15 mL, 때로는 24시간까지 소변이 없을 수도 있으며, 생후 2일 경과 후까지 소변이 없을 경우 정밀 검사가 필요하며, 생후 10일까지 100-300 mL로 증가한다.
6) 요산 (urate) 배설로 붉은색 소변을 보일 수 있다.
7) 태반을 통한 산모의 호르몬에 대한 반응으로 여아는 유선의 비대와 분비, 생식기 비대와 비화농성 분비물을 보일 수 있으며 남아는 고환비대, 음낭수종이 더 커질 수 있다 (서혜부 탈장과 감별).

(7) 신경계

1) 만삭아의 뇌는 325-435 g 정도로, 성인의 1/4, 출생 시 체중의 1/10에 해당한다.
2) 생후 1년간은 신경계가 빠르게 성장하여 신경아교세포의 급격한 증가, 세포 간 시냅스의 진행, 신경절에서 가지 돌기로의 연결이 일어나므로 신생아의 자세와 근긴장도, 발육 양상, 원시 반사 반응을 확인하는 것이 중요하다.
3) 원시 반사 (primitive reflex) (표 3-12, 그림 3-7)

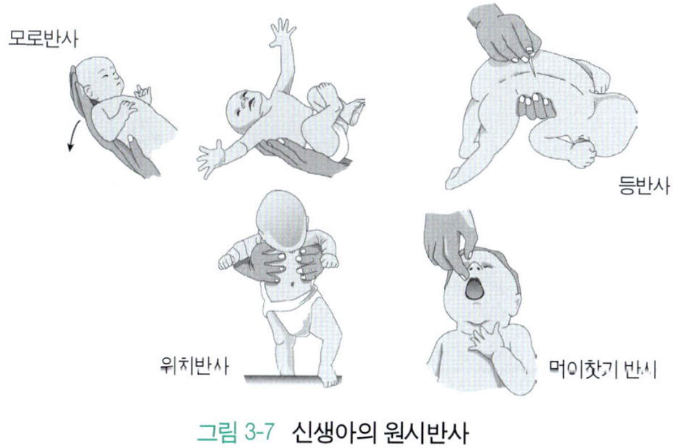

그림 3-7 신생아의 원시반사

표 3-12 원시반사 (primitive reflex)의 종류 및 방법

Moro reflex (모로반사)	검사자가 손으로 아기의 어깨를 받치고 몸을 지탱하면서 갑자기 머리를 떨어뜨리면 아기는 등을 활짝 펴고 팔을 쭉 펴서 외전하고 손바닥과 손가락을 활짝 편 뒤 팔을 포옹하려는 듯이 움직이는 대칭적인 반사로 5-6개월에 소실되며 비대칭시 쇄골 골절, 상완신경 손상, 편마비를 의심하고 반사 음성일 경우 중추신경계의 기능 장애 의미
Asymmetric tonic neck reflex (비대칭 긴장성 목반사)	누워 있는 아기의 머리를 한쪽으로 돌리면 얼굴이 향하는 쪽 굴근의 긴장이 사라져서 팔과 다리를 펴게 되고, 반대쪽의 사지는 굴곡하며 생후 2-3개월까지 존재하며, 영아후기까지 지속시 비정상발달을 시사
Grasp reflex (파악반사)	아기의 손바닥에 검사자의 손가락이나 물건을 놓으면 움켜쥐며, 빼려고 하면 더욱 세게 쥐고 생후 2-3개월간 존재
Deep tendon reflex (심부건반사)	Biceps, knee, ankle jerks을 확인하며, 근병증이나 신경병증에서 감소
Babinski reflex	발꿈치에서 엄지발가락 방향으로 긁었을 때 발가락은 부채꼴 모양으로 펴지며, 생후 1-2년간은 정상적으로 나타남
Rooting reflex (먹이 찾기 반사)	아기가 젖을 빠는데 중요한 반사로 뺨이나 입술에 부드러운 자극을 주면 그쪽을 향해서 빠는 동작을 보임
Sucking, swallowing reflex (빨기, 연하반사)	젖을 빠는 데에 중요한 반사로, 입안에 손가락 같은 물건을 넣어보면 빠는 동작을 보이고, 33-34주에 시작됨
Stepping reflex (보행반사)	아기를 바로 세우고 한쪽 발에 체중을 실어주면 다른 쪽 다리를 들어 마치 걷는 듯한 반응을 보이며 생후 2-4개월 소실
Traction reflex (견인반사)	아기를 누운 자세에서 양손을 잡고 45도 정도 일으키면, 처음에는 머리가 뒤로 처지나, 상체를 바로 세우면 머리를 앞으로 수그렸다가 잠시 머리를 바로 세움
Placing reflex (위치 반사)	아기를 세운 자세로 들고 아기의 발등을 책상 모서리에 닿게 하면 아기가 다리를 구부려 발을 책상 위쪽으로 올려놓는 듯한 반응으로 생후 2개월경 소실

(8) 혈액계

1) 혈액량: 출생 시 85 mL/kg, 1개월 75 mL/kg
2) Prothrombin time은 출생 시 정상, 생후 2-3일에는 연장, 6-7일에는 다시 정상으로 회복되며 혈액 응고인자 2, 7, 9, 10, 11, 12 농도는 성인에 비하여 매우 낮다.
3) 제대혈관: 2개의 동맥과 1개의 정맥으로 구성되며, 1개의 동맥이 관찰되면 동반 기형을 확인한다.

(9) 내분비계

1) 갑상선 자극호르몬 방출호르몬 (TRH)이 태반을 통과하므로 갑상선 기능 선별검사를 시행한다.
2) Estrogen, progesterone이 태반을 통과하여 신생아의 유방이 커질 수 있다.
3) Prolactin의 태반 통과로 신생아에서 젖이 나오는 현상 (Witch' s milk)이 발생할 수 있다.

(10) 피부

1) **할리퀸 색조변화 (harlequin color change)**: 아기를 옆으로 뉘였을 때 몸의 중앙선을 경계로 이마에서 치골에 이르는 눌린 쪽 반은 붉고, 눌리지 않은 반은 창백해지는 현상으로, 혈관 조절 작용과 자율 신경계의 부조화 때문에 생기며 생후 3-4일에 관찰되며, 저체중아에서 주로 관찰되고 수 분 이내에 사라진다.
2) **몽골반 (mongolian spot)**: 동양인과 흑인의 80% 이상에서 나타나고, 백인은 10% 미만에

서 나타나며, 엉치뼈 앞에 주로 생기고, 대퇴부 후방, 하지, 등, 어깨에도 나타나며 생후 수 년 후에 없어진다.

3) Salmon **반점** (salmon patch): 국소의 혈관확장으로 30-40%에서 보이며, 미간, 안검, 윗입술, 목 뒤쪽에 대칭적으로 크기가 작고 경계가 불분명한 연한 붉은색 점으로 나타나고 아기가 울거나 환경온도가 변하면 더욱 뚜렷해진다.

4) **중독성 홍반** (erythema toxicum): 정상 신생아의 40%에서 관찰되는 중앙에 1-2 mm의 구진 또는 농포를 보이는 붉은색 반점이며, 원인 불명이고 생후 수일 이내에 자연적으로 사라지며, 신생아 땀띠, 피부 감염 병변과의 감별이 필요하다.

5) **대리석피부** (cutis marmorata, mottling): 전신순환의 불안정으로 피부가 얼룩덜룩해지는 현상으로 피부 온도의 일시적 변화로 나타날 수 있으며 심각한 질환과 연관이 있을 수도 있다.

3. 신생아의 관리 (Newborn care)

(1) 분만실 관리: 위험도가 낮은 신생아는 초기 처치로 머리를 낮추고 입, 인두, 코를 부드럽게 흡인을 하여 원활한 호흡을 유지하게 한다.

1) **체온유지**: 분만실 온도를 26 °C까지 올린 상태에서 분만 직후 신생아를 복사가온기로 옮겨 마른 수건으로 양수를 재빨리 닦아낸다.

2) **기도청소**: 신생아의 호흡상태를 확인하고, 기도폐쇄 소견이 의심될 때 bulb syringe로 입을 먼저 흡인한 다음 코를 흡인한다.

3) **태변착색 시**: 신생아의 피부에 태변이 묻어있는 경우에는 신생아가 활발한 지 여부 (분당 100회 이상의 심박수, 원활한 호흡상태)를 확인하여 활발하지 않으면 기관삽관하여 흡인한다.

4) 호흡자극이 필요할 때는 신생아의 등을 부드럽게 문지르거나, 발바닥을 약하게 두드린다.

5) 신생아의 호흡수, 맥박, 산소포화도를 확인하면서 필요 시 혼합 산소를 공급하여 저산소증에 빠지지 않도록 한다.

(2) 신생아실 관리

1) **신체 계측**: 활력 징후, 체중, 신장, 두위, 흉위를 측정하며 체온이 36.5-37.2 °C로 안정될 때까지 복사 가온기 또는 보육기에서 감시하며, 정상 체온이 유지되면 아기 침상에 눕힌다.

2) **신생아실의 환경 조절**: 온도 24 °C, 습도 50-60%, 광도 60 fc (foot candle), 소음 <80 dB로 유지한다.

3) **피부 관리**: 피부에 상처 또는 감염부위가 있는지 확인하고 따뜻한 물과 중성 비누를 이용하여 전신에 묻은 피와 태변 등을 제거하고 피부에 상처가 있는 경우 항생제 연고를 사용할 수 있다.

4) **제대 관리**: 출생 후 약 10-20일간 열려있어 감염에 주의하여 70% isopropyl alcohol로 소독하며 필요시 triple dye나 항생제 연고 (bacitracin)를 바르며 대개 2주 이내에 떨어진다. 제대가 떨어지기 전까지는 통목욕을 시키지 않는다.

5) **눈의 관리**: 신생아 결막염의 예방을 위해 0.5% erythromycin 안연고를 점안한다.

6) **Vit K_1 투여**: 신생아의 출혈성 질환을 방지하기 위하여 출생 직후 Vit K_1 1 mg을 근육 주사한다.

7) **예방접종:** 출생체중이 2 kg이 넘는 건강한 모든 신생아에서 일반적으로 출생 시 B형 간염 예방접종을 시행한다. 산모가 HBs Ag 양성인 경우는 아기 피부에 묻어 있던 산모의 체액으로 인해 접종 중 전염 위험이 있으므로 반드시 아기를 목욕시키고 피부를 깨끗이 소독한 뒤 생후 12시간 이내에 hepatitis B 면역글로불린 (HBIG, 0.5 mL)과 함께 접종 부위를 달리하여 B형 간염 예방접종을 시행한다 (1장 참조).

8) **선천성 대사이상 질환 선별검사:** 페닐케톤뇨증, 갈락토오스혈증, 호모시스틴뇨증, 단풍당뇨병, 선천성 갑상선 기능저하증, 선천성 부신과형성증의 기본 6종 선별검사와 티로신혈증, 기타 유기산 및 아미노산대사 이상 질환 검사로 구성 (tandem mass로 검사)

Ⅲ. 미숙아 (Preterm infant)

1. 정의 및 빈도

마지막 월경주기의 시작 날부터 임신 36주의 6일 (259일) 이전에 출생한 경우로 대개 4-8%이며, 2,500 g 미만 저체중출생아의 빈도는 6-8%, 1,500 g 미만 극소 저체중출생아의 빈도는 1%, 초극소 저체중출생아의 빈도는 0.4% 정도로 추정된다.

2. 원인

조산의 원인은 다발성으로 태아, 태반, 자궁 및 산모의 요인들이 복합적으로 연관된다. (표 3-13)

표 3-13 조산의 원인

태아	태아곤란증, 다태임신, 태아적아구증, 비면역성 태아수종
태반	태반 기능 부전, 전치태반, 태반 조기 박리
자궁	쌍각자궁, 자궁 경관 무력증
산모	전자간증, 만성 질환, 약물 남용, 감염증
기타	조기 양막파수, 양수과다증, 의인성

3. 미숙아의 관리 (Management of preterm infant)

(1) 체온 조절 (Temperature regulation)

1) 체온 조절 기능의 발달이 미숙하여 저체온이 쉽게 발생하며 저체온은 산증, 무호흡, 사망을 초래할 수 있다. 저체온증의 주요 원인은 상대적으로 큰 체표면적, 갈색 지방의 부족에 의한 열 생산의 부족, 피하 지방의 부족으로 인한 열복사의 증가, 불충분한 영양 공급으로 인한 영양 부족과 폐질환에 의한 산소 공급 부족에 기인된다.

2) 보육기 관리: 중성 온도 환경을 유지할 경우 생존율이 향상되며, 옷을 입지 않은 신생아에서 최소의 열손실과 산소 소비를 필요로 하는 최적의 보육기 온도는 심부체온을 36.5-37 °C로 유지할 수 있는 온도이며, 아기가 작을수록, 미숙의 정도가 심할수록 높은 온도를 필요로 하게 된다.

3) 열 보호막이나 모자 또는 옷을 입혀 체온 유지에 도움을 줄 수 있으며 복사 가온기로 대용할 수 있다.

4) 40-60% 정도의 비교 습도를 유지하여 열손실을 감소시켜 체온 유지에 도움을 주고, 기도의 건조와 자극을 예방하며, 불감성 수분손실을 감소시킨다.

(2) 산소 치료 (Oxygen therapy)

산소의 투여는 저산소증과 순환 부전으로 인한 위험을 감소시키나, 고산소증으로 인한 미숙아 망막증과 폐손상에 주의해야 한다. 최근에는 혼합 산소를 이용하여 산소 포화도를 85-93%로 설정하고 유지할 것을 권장하고 있으며, 이는 미숙아 망막증과 만성 폐질환의 감소에 도움이 된다고 제시되고 있다.

(3) 수액요법 (Fluid therapy)

1) **특징** (표 3-14)

표 3-14 **신생아 수분 조절의 특징**

총 체내수분량 감소: 세포외액의 감소량 > 세포내액의 증가량

체내 수분의 재배치: 체내 세포외액의 감소로 출생 시보다 5-15% 체중 감소가 초래

불감성 수분 손실 증가 (호흡기 30%, 피부 70%): 미숙아, 광선치료, 빈호흡, 고나트륨혈증 등에 의해 손실량이 증가, 보육기내 높은 습도, 이중벽, 기도삽관, 가습기 사용시 감소

신경내분비적 조절 작용 미숙: 수분, 전해질 균형 조절 미숙

신기능 변화: 재태주령 34주까지 사구체 여과율이 낮아 과다한 수액 투여에 대해 적절한 생리적 적응이 어렵고, 소변 농축 능력, 염분 조절 기능이 감소되어 있으며, 용질의 부하는 생후 3일 이후 15 mOsm/kg/d 이상이 되며, 소변량은 생후 1일 25 mL/kg/d, 2일 40-50 mL/kg/d, 3일째부터 70 mL/kg/d로 증가

2) **수액 치료의 원칙**

유지 수액량 계산

유지량 (mL/kg/d) = 불감수분소실량 (IWL) + 소변량 + 대변량 + 성장 + 산화
불감수분소실량 (IWL) ={(하루 섭취량 – 하루 소변량) – (하루 체중변화)}/체중

IWL, insensible water loss

① 생후 첫 날 $D_{10}W$를 50 mL/kg/d (만삭아 60-80 mL/kg/d)로 투여 후 매 8시간마다 체중을 측정하여 체중 변화 양상, 섭취량과 배설량을 계산하여 최종적인 투여량을 결정하며, 소변 비중 1.008-1.012에 맞추어 조절한다.

② 생후 1일에는 보통 소변량이 적다가 생후 2일째 이뇨 작용이 일어나므로 이뇨제 사용은 되도록 필요한 경우에만 투여하며, 이뇨 작용을 위해 dopamine을 renal dose (3 μg/kg/m)로 유지할 수 있다.

5) **호흡기 질환 동반 시 영양 공급**

① 신생아 호흡곤란증후군이나 기관지폐이형성증의 경우 유지 용량에 25% 정도 추가 열량 공급이 필요하다.

② 당이나 단백질만을 투여하는 경우 기초대사량이 증가하고, 지방만을 투여하는 경우 산소의 소비가 증가하여 각각 대사성 스트레스로 작용한다. 당과 지방을 열량 기준 3:1로 맞추어 투여할 경우 당 단독으로 투여하는 경우와 비교 시 당분으로부터의 지방형성의 억제로 인한 열량 소실의 감소, 이산화탄소의 생산 및 산소의 소비 감소로 보다 효율적인 영양 공급이 가능하다.

③ 호흡기 질환의 급성기 동안은 60 Kcal/kg/d (포도당 10-12 g/kg/d, 지방 0.5-1 g/kg/d, 단백질 1-2 g/kg/d)로 유지하며, 이 후 양성 균형을 위해 지방과 단백질을 3-4 g/kg/d로 증가시킨다.

④ 호흡부전의 급성기에 적절한 열량이 공급되지 못할 경우, 폐손상 방어 기전의 부재, 항산화효소 합성의 감소, 섬모 상피의 통합능 감소에 의해 기관지폐이형성증으로 이환될 위험이 증가되며, 이는 폐의 회복과 상피세포의 증식 대신 산소 저항성인 섬유모세포의 증식을 유발하여, 정상적인 폐 발달이 저해되고, 호흡근의 기능 저하와 감염의 위험 증가가 초래된다.

6) **정맥영양의 합병증** (complications of parenteral nutrition) (표 3-18)

표 3-18 **정맥영양의 합병증**

대사성 질환	답즙정체, 전해질 불균형, 필수지방산의 결핍, 고암모니아혈증, 고칼슘혈증, 저칼슘혈증, 대사성 산증, 신부전증, 대사성 골질환, 비타민, 미량 원소 및 미네랄 결핍
감염 관련	*S. epidermidis*, *S. aureus* 등의 세균 감염, Candida 등의 진균 감염
카테터 관련	혈관 천공, 색전증, 카테터의 부적절한 삽입 혹은 위치에 의한 혈관외 유출, 기흉, 출혈, 흉막삼출, 심낭삼출, 심낭압전, 혈전증 등

중심정맥 카테터 폐쇄 방지: 영양수액 1 L에 Heparin 0.5-1 U을 혼합

(5) 장관영양 (Enteral nutrition)

1) **목적**: 정상 태아의 자궁내 성장과 유사하게 출생 후 성장을 유지

2) **미숙아의 열량 요구량** (표 3-19)

표 3-19 **미숙아의 열량 요구량**

인자	열량 (Kcal/kg/d)
유지에 필요한 열량	40-60
기초 대사	40-50
활동	5
체온조절	5
성장에 필요한 열량	25
저장에 필요한 열량	25
배설되는 열량	15
총 열량	**90-120**

3) **조기 장관영양의 장점**: 괴사성장염의 발생율은 높아지지 않으면서 총정맥영양에 의한 담즙정체와 골감소증의 발생율이 감소한다. 당내성과 체중의 증가, 경구 영양의 빠른 적응, 장 호르몬의 증가, 요소의 합성과 분비 증가, 위-십이지장의 연동운동의 조절능 향상, 장관 집락형성 촉진 (Vit K 생성 촉진), 장점막 장벽의 조기 성숙과 금식에 따른 장점막의 위축 방지 등이 있다.

4) **방법**

① 하루 증가량은 20 mL/kg/d를 넘지 않도록 한다 (대략 완전한 장관영양까지 7-10일이 소요).

② 장관영양에 적응하지 못하는 징후 (잔유량이 많거나 복부팽만, 대변잠혈, 호흡곤란 등) 발생 시 조절이 필요하다.

5) **장관영양 시작의 기준:** 복부 팽만의 증거가 없고, 복막염의 증거가 없으며, 담즙 등의 역류의 증거가 없고, 장운동의 증거가 있으며 (장음 확인, 대변 배설 등), 소화기계 출혈의 증거가 없고, 장관폐색의 증거가 없으며, 인공환기요법 중에도 호흡기계, 심혈관계, 혈액계의 안정성을 보일 때 시작한다.

6) **수유 곤란의 증상과 조절**

① 2, 3회 장관영양 투여 시 잔유량이 50% 이상 남으며, 복부팽만과 장음 감소, 복부 종괴 촉진, 대변 잠혈 검출, 빈번한 무호흡 및 호흡곤란 증상, 저혈압이나 말초 혈액 순환 저하, 지속적인 저체온, 활력징후 불안정, 구토, 담즙 역류가 보일 경우 괴사성장염을 의심하여 장관영양을 중지한다.

② 동맥관개존증의 치료를 위한 indomethacin 투여 시 장관의 저산소증과 허혈이 일어날 수 있으므로 수유를 제한하거나 중단한다.

(6) 감염관리 (Infection control): 감염에 취약하므로 손씻기를 강화하고 오염물과의 접촉을 차단한다.

(7) 약물대사 (Drug metabolism): 소변으로 배설되는 약물의 신장 청소율이 감소되어 있고, 일반적으로 간대사능이 저하되어 있어 투약 용량 및 간격의 조절이 필요한다.

4. 미숙아에 흔한 질병 (Problems of preterm infant)

장기의 미성숙으로 자궁 밖 환경의 적응에 어려움을 겪으며 다음과 같은 문제점에 주의한다 (표 3-20).

표 3-20 미숙아에서 흔히 발생하는 문제점

호흡기계	출생 후 호흡 저하, 유리질막증, 무호흡, 만성폐질환
심혈관계	저혈압, 동맥관개존증
신경계	뇌실내 출혈, 뇌실주위 백질연화증
혈액계	빈혈, 황달
위장관계	괴사성 장염, 위식도역류
대사	저혈당, 고혈당, 저칼슘혈증, 고칼슘혈증
신장	수분 전해질의 불균형, 신기능 저하
면역계	패혈증
눈	미숙아망막증
골격계	골감소증, 구루병

(1) 호흡기계

1) 출생 후 호흡 저하: 분만실에서 주로 호흡에 대한 적응불량 (poor adaptation)으로 발생

Ⅳ. 자궁내 성장지연 (Intrauterine growth restriction, IUGR) 및 부당경량아 (Small for gestational age infant, SGA)

1. 정의

(1) IUGR과 SGA는 서로 연관이 있긴 하지만 동의어는 아니다. 즉 모든 IUGR이 반드시 SGA는 아니다.

(2) IUGR은 자궁내 태아의 성장을 저해하는 다양한 원인에 의해 태아의 발육 속도가 예상되는 정상 발육 속도에 부합하지 않는 경우를 말한다.

(3) SGA는 신생아의 출생체중이 인구의 정상치 혹은 정해 놓은 기준치보다 < -2 SD, 혹은 $< 10^{th}$ percentile 인 경우에 해당한다.

2. 원인 (표 3-22)

표 3-22 자궁내 성장지연의 원인

태아측	염색체 이상: 상염색체 삼체성 (trisomy) 만성 태아 감염: 풍진, 거대세포바이러스 감염, 매독 선천성 기형-증후군 복합체 방사선 조사 다태 임신 췌장 무형성증, 인슐린 결핍, IGF-I 결핍
태반측	태반의 무게나 세포수의 감소, 표면적의 감소 융모 태반염: 세균성, 바이러스성, 기생충 등 태반 경색증 종양: chorioangioma, hydatidiform mole 태반 분리 쌍생아 수혈 증후군
산모측	고혈압: 만성, 전자간증 심질환, 신질환, antiphospholipid antibody syndrome 저산소증: 고지대, 청색증 심질환 또는 폐질환 영양 결핍 또는 만성 질환 약물: 수면제, 음주, 흡연, 코카인, 대사 길항제

3. 분류 (표 3-23. 그림 3-9)

표 3-23 자궁내 성장지연의 분류 (Classification of IUGR)

대칭형	비대칭형
두위, 신장, 체중 $< 10^{th}$ percentile Ponderal Index❶가 정상	두위, 신장 > 체중, 체중 $< 10^{th}$ percentile Ponderal index 가 감소
조기 발생 내부적 요인 선천성 감염 대사 이상 약물	후기 발생 (임신 2-3분기) 외부적 요인 대뇌 혈류 > 제대, 전신 순환 Preserved cerebral glucose transport 전자간증, 당뇨, 영양 결핍

❶ Ponderal Index = birth weight (g) × 100 / crown–heel length³ (cm)³

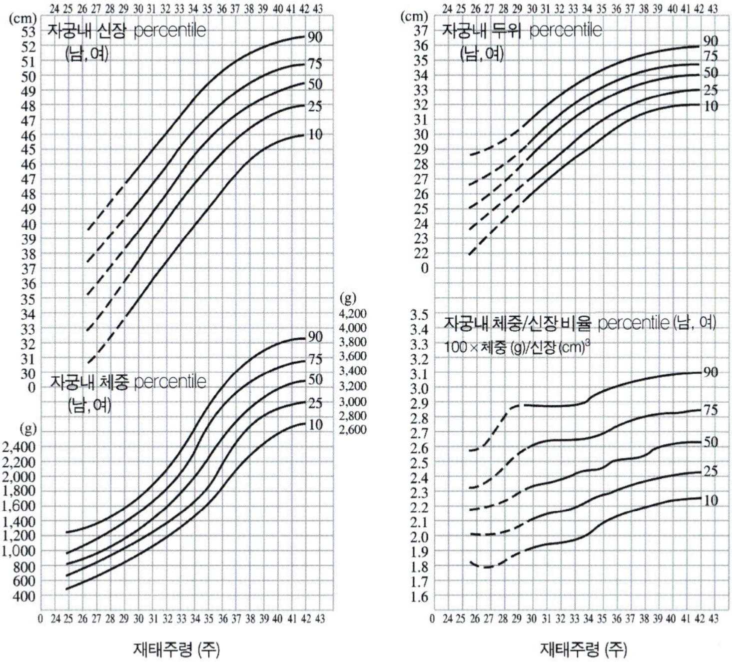

그림 3-9 **자궁내 성장 곡선 (Intrauterine growth curve, Lubchenco, 1963)**

4. 진단

(1) 연속적인 초음파 검사: Fetal growth rate, amniotic fluid index

(2) Doppler velocimetry: Uterine, placental, fetal circulation

(3) 선천성 감염, 선천성 대사이상 질환 선별검사

5. 관리

(1) 저체온증을 예방하기 위해 복사 가온기, 담요 등을 사용하며 저산소증, 신생아 가사, 태변흡인 증후군, 지속성 폐동맥고혈압증 등에 주의한다.

(2) 선천성 감염, 염색체 이상에 대한 검사를 시행한다.

(3) 저혈당, 저칼슘혈증, 저나트륨혈증, 적혈구증가증이 발생할 수 있다.

6. 예후

(1) 대칭형 IUGR이 있는 미숙아는 예후가 나쁘며, 주산기 사망률이 만삭아에 비해 증가한다.

(2) 후유증으로는 성장불량, 소두증, 신경학적 장애 (행동 과다, 주의집중력 부족, 학습장애, 뇌파이상, 언어장애)등이 있다.

V. 분만 손상 (Birth injuries)

진통을 포함한 모든 분만 과정에서 신생아에게 발생한 손상

1. 두개 손상 (Cranial injury) (그림 3-10)

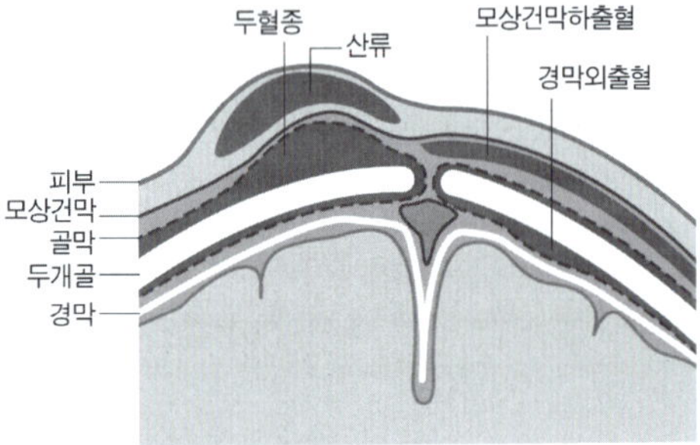

그림 3-10 신생아의 두개 손상

(1) 산류 (Caput succedaneum)

1) 분만 중 압박으로 인한 선진부위 두피 연조직 (모상건막과 피부사이)의 출혈성 부종
2) 경계가 불분명하고 봉합선을 넘는다.
3) 대부분 생후 수 일내에 저절로 소실된다.

(2) 두혈종 (Cephalhematoma)

1) 분만 중 두개골-골막 연결 혈관 파열로 인한 두개골막하 출혈
2) 경계가 명확하며 봉합선을 넘지 않는다.
3) 두개골의 선상골절과 두개내 출혈이 동반되는 경우도 있다.
4) 대개 2주-3개월 사이에 소실되며, 두혈종의 절개나 배액은 감염의 위험이 크므로 금기
5) 심한 경우 황달로 광선 요법이 필요하거나 빈혈이 생기는 경우도 있다.

(3) 모상건막하 출혈 (Subgaleal hemorrhage)

1) 모상건막과 두개골막 사이 연조직의 출혈
2) 겸자 또는 vacuum 분만 시 빈도가 증가한다.
3) 대량출혈, 응고장애가 동반될 수 있다.

(4) 두개골 골절 (Fractures of the skull) (그림 3-11)

1) 겸자나 골반에 의한 압박에 의해 발생
2) 선상골절이 가장 흔하며 두혈종, 산류가 흔히 동반된다.
3) 신경학적 증상을 보이지 않은 선상 두개골 골절 및 작은 함몰 골절은 치료없이 자연적으로 회복되나, 심한 함몰은 수술적 교정이 필요하다.

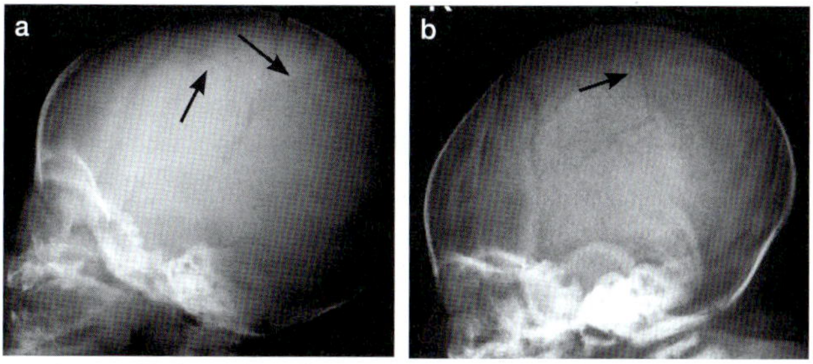

그림 3-11 두개골 X선 소견: (a) 다발성 두개골 골절, (b) 선상 두개골 골절

2. 두개내 출혈 (Intracranial hemorrhage) (그림 3-12)

(1) 경막외 출혈 (Epidural hemorrhage): 중간 뇌막 동맥의 손상에 의해 발생하며, 두개골 선상 골절, 두혈종이 동반되는 경우가 많다. 수술적 배혈이 대개 필요하다.

(2) 경막하 출혈 (Subdural hemorrhage): 외상성 출혈 중 가장 흔한 형태로 정상 분만된 신생아에서도 발견된다. 출혈 속도가 느리며 첫 증상으로 무호흡, 경련, 국소 신경 결함, 기면, 빈혈 또는 황달을 동반한 두개강 내압 증가 소견이 서서히 나타나기도 한다.

(3) 지주막하 출혈 (Subarachnoid hemorrhage): 대개 증상 없이 요추천자 시 우연히 발견된다. 건강한 신생아에게 경련 증상만 보이는 경우도 있으며 예후는 대부분 양호하나 출혈량이 많은 경우 수두증이 발생할 수 있어 추적 관찰이 필요하다.

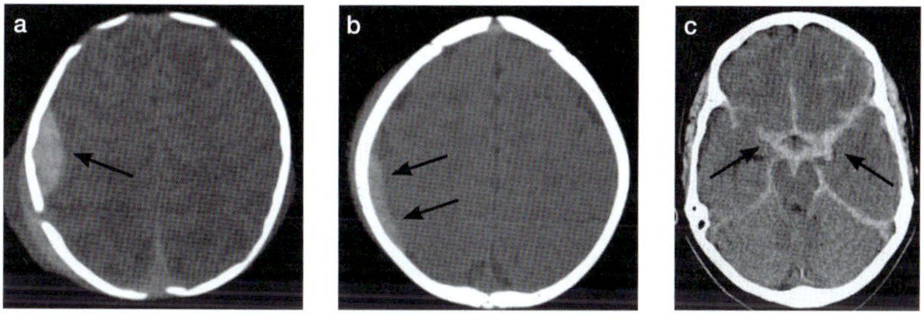

그림 3-12 두개내 출혈의 뇌 CT 소견: (a) 경막외 출혈, (b) 경막하 출혈, (c) 지주막하 출혈

3. 말초 신경 손상 (Peripheral nerve injuries)

(1) 상완 신경 마비 (Brachial palsy): 거대아, 어깨 난산, 이상 태위에서 호발

1) **Erb-Duchenne 마비:** 상부 상완 신경 마비로 C5, 6의 손상에 의해 어깨는 내전, 내회전하고, 팔꿈치는 신전, 아래팔은 회내 상태에서 움직이지 않으며, 손상된 쪽의 모로 반사와 biceps 반사가 나타나지 않으나 손의 파악 반사는 남아있다.

2) **Klumpke 마비:** 하부 상완 신경 마비로 C7, 8, T1의 손상에 의한 손과 손목의 운동 마비가 나타나고, 주먹을 쥐지 못하여 파악반사가 나타나지 않으며 T1 교감신경섬유 손상시 동측에 축동, 안검하수가 나타난다 (Horner증후군). 치료는 마비로 인한 근 수축을 예방하는 것으로 골절된 척추나 상완골은 고정후 조기에 위팔의 수동 운동을 시작한다.

(2) **횡격막 신경 마비 (Phrenic nerve paralysis):** 횡격막 신경 C3, C4, C5 의 손상으로 침범된 쪽의 호흡음이 감소하며 방사선 사진에서 마비된 횡격막의 상승과 방사선 투시검사에서 마비측 횡격막의 seesaw운동을 볼 수 있다. 심한 호흡곤란 시에는 횡격막의 주름성형 (plication)을 시행하기도 한다 (그림 3-13 a).

(3) **안면 신경 마비 (Facial nerve palsy):** 골반이나 겸자에 눌려서 일어나는 말초 신경마비가 대부분이다. 손상된 쪽의 안면 근육 이완으로 마비된 부위의 이마에 주름이 잡히지 않으며, 눈은 꼭 감기지 않고 입은 처져서 마비되지 않은 쪽으로 당겨진다. 반대쪽 중추 신경계 손상에 의한 중추성 안면 신경 마비는 이마에 주름이 잡히며, 제 6뇌 신경 마비 등 두개내 손상 소견이 동반되기도 한다. 입의 하제근 (depressor angularis muscle)의 선천성 형성저하증과 감별해야 한다. 분만손상에 의한 안면 신경 마비는 대부분 수주내 회복되나, 마비된 쪽의 각막 손상을 예방하기 위해 안대나 인공 누액을 사용할 수 있다.

4. 내장 손상 (Visceral injury)

(1) **간 손상:** 둔위 분만 때 일어나며 가장 빈번하다. 간이 파열되어 간피막하 혈종이 형성되면 창백, 황달, 빈맥, 빈호흡 등 실혈의 증상이 나타나며, 혈종이 피막 밖으로 출혈하면 급격한 출혈성 쇼크에 빠질 수 있다.

(2) **부신 출혈 (Adrenal hemorrhage):** 부당중량아, 거대아, 당뇨병 산모의 아기 등의 둔위 분만, 난산 시 일어난다. 소량의 출혈은 무증상인 경우가 흔하며, 출혈의 정도가 심하면, 발열, 빠른 호흡, 쇼크 등 부신 부전 증상을 보이기도 한다. 복부 초음파 검사가 진단에 도움이 된다.

5. 쇄골 골절 (Clavicle fracture)

분만 중 골절이 가장 잘 일어나는 뼈이다. 정상 분만에서 주로 발생하며, 골절 쪽 팔을 움직이지 못하고 Moro 반사가 나타나지 않으며 흉쇄 유돌근 연축으로 쇄골 상부 함몰이 소실된다. 골절 부위의 통각이나 마찰음이 있거나 뼈가 불규칙하게 만져진다. 치료는 어깨와 팔을 7-10일 가량 고정하며 대부분 후유증 없이 회복된다 (그림 3-13 b).

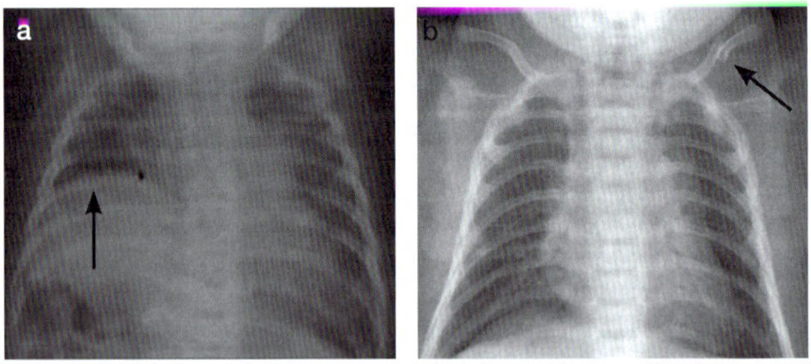

그림 3-13 (a) 횡격막 신경 마비 (우측), (b) 쇄골 골절 (좌측)

6. 사경 (Torticollis)

둔위분만이나 겸자 분만 시 빈도가 증가한다. 흉쇄 유돌근내 출혈이나 허혈후 일어나는 섬유화와 구축에 의해 생기는 것으로 추정된다. 출생 직후 방추형의 경계가 분명한 종괴가 촉지될 수 있으며 머리는 침범된 근육 쪽으로, 턱은 반대쪽으로 기운 채 운동 제한이 있다. 치료는 가능한 조기에 침범된 근육을 능동적, 수동적으로 신장시키는 운동을 시행한다. 호전이 없으면 수술적 치료를 고려한다. 선천성 경추 기형에 의한 사경과 감별이 필요하다.

Ⅵ. 신경계 질환 (Nervous system disorders)

1. 주산기 가사 (Perinatal asphyxia)

(1) 정의: 출생 전 태반 호흡에서 출생 후 폐호흡으로의 이행 과정에서 산소결핍 (hypoxia, 산소 공급 부족)이나 허혈 (ischemia, 주요 장기와 조직으로의 혈액 관류 감소)로 일어나는 호흡 순환 부전을 주요 소견으로 하는 일련의 장애 현상

(2) 병태생리: 초기에는 잠수 반사 (diving reflex)에 의해 뇌, 심장, 부신 등 중요한 기관에 혈액이 이동되어 혈류의 재분배가 일어나 심박출량, 혈압, 뇌혈류가 유지된다. 그러나 가사가 진행되어 산소부족이 진행되면, 심박수와 심박출량이 감소하고, 이에 따라 혈압, 뇌혈류가 감소하게 되어 비가역성 뇌손상이 발생하게 된다 (그림 3-14).

(3) 주요 위험 인자: 산전+분만시: 90%, 산후: 10% (표 3-24)

표 3-24 주산기 가사의 위험 인자

산전	자궁 태반 기능 부전증, 산모의 저혈압, 호흡기 및 심장 질환, 태아의 선천성 기형, 미숙아
분만시	분만 손상, 난산, 태아 위치, 회전수기, 비정상적 태위, 태반 조기 박리, 제대 탈출, 산모의 저혈압, 감염
산후	중증 폐질환, 중증의 반복적 무호흡, 선천성 심장 질환, 큰 동맥관 개존증으로 인한 심부전, 태아 순환 지속증, 패혈증으로 인한 순환 부전

(4) 진단: 1)을 반드시 포함하고 2)~4)중 한가지라도 보이는 경우 진단한다.

1) 주산기 위험 증상을 반드시 포함해야 한다: 분만전 혹은 분만중 저산소증의 경과를 보이며, 태아 서맥을 보이거나 태아심박수의 변화가 없고, 5분 경과후에도 아프가 점수가 0-3점 및 다발성 장기부전의 소견이 출생후 3일 이내 시작된 경우
2) 제대 동맥 혹은 출생 직후 동맥혈 가스검사상 pH〈7.0, BE ≥12mmol/L
3) 34주 이상의 출생아에서 출생 직후 시작된 중증 혹은 중등증 뇌증
4) 다른 명확한 원인(손상, 응고장애, 감염, 유전질환)이 없는 경우

(5) 치료

1) 신생아 심폐소생술: 가사가 예상되는 신생아는 출생 전에 미리 신생아 심폐소생술이 철저히 준비되어야한다.

2) 태아산증, 5분 아프가 점수가 0-3점, 신경학적이상 징후와 비정상적인 뇌파 결과를 보일 경우 신경보호를 위한 치료를 필요로 한다.(p119 참고)
3) 가사 상태로 인한 신경학적 영향에 대한 전반적인 치료를 시행한다.(p119 참고)

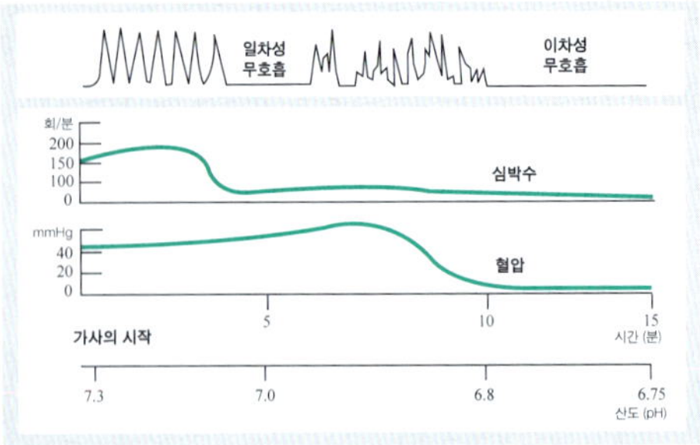

그림 3-14 가사의 생리적 변화

2. 저산소성-허혈성 뇌증 (Hypoxic-ischemic encephalopathy, HIE)

(1) 신경 병리학적 소견

1) **분수계성 뇌손상** (watershed injury): 뇌혈류의 경계 및 종착 지역은 뇌혈류의 감소시 허혈성 뇌손상이 잘 일어나는 부위로, 이러한 지역성 취약성은 재태 주령에 따라 변한다.
   ① 방사상 뇌손상 (parasagittal cerebral injury): 주 뇌동맥 (main cerebral artery)의 혈류 공급 영역의 주변부에 위치한 양측 대뇌 피질 및 피질하 백색질 부위의 손상으로 만삭아에서 흔하다 (그림 3-15 a).
   ② 뇌실주위 백질연화증 (periventricular leukomalacia, PVL): 미숙아에서는 측뇌실 부위의 관통 동맥 (penetrating artery)의 발달이 미숙하여, 손상에 취약한 분수계성 지역이 측뇌실의 바깥쪽에 존재한다. 국소 혹은 미만성 뇌실주위 백질손상의 형태로 나타난다 (그림 3-15 b).

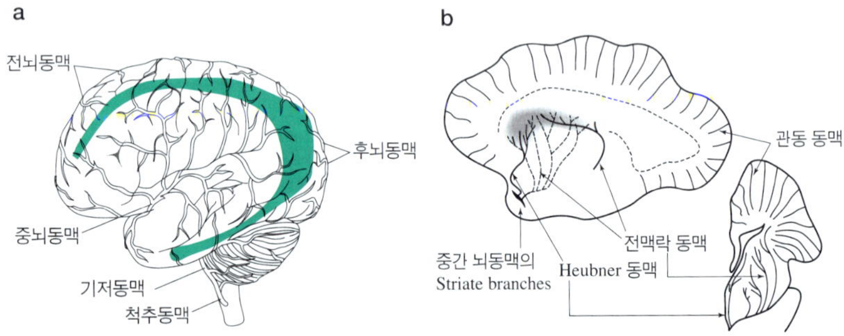

그림 3-15 (a) 대뇌혈관의 분포 영역과 경계 및 종착 지역 (watershed zone, ■), (b) 미숙아에서 뇌실주위 동맥 분포

2) **선택적 신경세포 괴사** (selective neuronal necrosis): 시상과 기저핵 부위 신경 세포의 손상이 흔하다.

3) **국소 혹은 다국소성 허혈성 뇌손상** (focal, multifocal ischemic brain injury)

(2) 임상 증상 (표 3-25)

1) 자궁내에서 출생전 저산소성 허혈성 손상을 받은 태아의 대부분에서는 출생 직후 뇌손상을 시사하는 명백한 신경학적 증상을 보이지 않을 수 있으나, 적어도 출생 과정 중에 손상이 발생하였을 경우는 출생 직후 뚜렷한 신경학적 증상을 보인다.

2) 중증 HIE의 시간별 증상 변화: 가사의 정도와 지속 시간이 길수록 심한 증상을 보인다.

표 3-25 저산소성-허혈성 뇌증의 단계 (Sarnat and Sarnat stages)

징후	1기 (경증)	2기 (중등도)	3기 (중증)
의식수준	Hyperalert, 보챔	기면 상태	혼미상태, 혼수
근육긴장도	정상	근긴장 저하	근이완 상태
자세	약한 사지 굴곡	강한 사지 굴곡	간헐적 제뇌경직
건반사	항진	항진, 제어불능	감소 혹은 무반응
간대성 근경련	있음	있음	없음
모로반사	강함	약함	없음
빨기반사	약함	약함 혹은 없음	없음
안구전정 반사	정상	항진	약함 혹은 없음
긴장성 목반사	약함	항진	없음
동공	산동	축동	중간, 종종 크기 다름, 광반응 약함
호흡	자발적	간헐적 무호흡	주기적 호흡, 무호흡
경련	없음	흔함: Focal/multifocal	드묾 (제뇌상태)
뇌파검사	정상	Low voltage changing to seizure activity	Burst suppression to isoelectric
증상 발현기간	24시간 이내	2-14일	수 시간-수 주일
예후	거의 정상	80%에서 정상 증상이 5-7일 이상 지속되면 비정상인 예후	50% 사망 생존자는 중증 신경학적 후유증

3) **다발성 장기 침범**

① 심혈관계: 삼첨판 부전, 심부전, 심실 기능 이상, 심근 괴사
② 신장: 핍뇨, 급성 세뇨관 괴사, 신부전
③ 간: 혈청 γ-GT, 암모니아, 간접 빌리루빈의 증가, 응고 인자 감소
④ 위장관계: 괴사성 장염, 출혈, 천공, 궤양
⑤ 호흡기계: 지속적 폐동맥 고혈압증, 폐출혈, 폐부종, 태변 흡인 증후군, 호흡곤란 증후군
⑥ 혈액계: 혈소판 감소증 (혈소판 생존 감소), 빈혈 (두개내외 출혈), 파종성 혈관내 응고증
⑦ 기타: 부신 출혈, 피하지방 괴사

(3) 진단: 병력+진찰소견+신경 생리 또는 신경 영상 검사

1) **병력**: 자궁내 태반 혈류 부전 및 태아 곤란증을 의미하는 병력

① 산모 태동 인지 감소
② 태아 심박동 감시상 서맥, 후기 심박수 감소, 태아 심박수의 반응성 소실
③ 수축 스트레스 검사 양성
④ 생물 물리학적 지표 (biophysical profile)의 감소
⑤ 양수 지수 (amniotic fluid index) <5
⑥ 도플러 초음파 검사상 제대 동맥의 pulsatility index 증가
⑦ 양막 파수 시 짙은 태변 (heavy meconium)이 관찰되는 경우
⑧ 태아 두피 혈액 검사상 pH<7.2

2) **뇌파검사 (EEG)**

① 시간에 따른 뇌파 검사 소견의 변화는 뇌손상의 중증도 판정에 도움이 된다.
② 뇌파 형태가 burst suppression, low voltage 등을 보인 경우 예후가 좋지 않다.
③ 최근 amplitude integrated EEG (aEEG)가 사용되고 있다.

3) **뇌 CT**

① 뇌손상 초기에 뇌부종의 평가에 유용하며 양측으로 균일한 저밀도 소견을 보인다.
② 뇌손상 수주 이후 초점 또는 다초점 뇌경색, 미만성 대뇌피질 손상에 의한 낭종성 뇌연화증 (cystic encephalomalacia)등을 평가할 수 있다.

4) **뇌 초음파**

① 미숙아 뇌의 기본 선별 검사와 주기적인 추적 관찰에 유용하다.
② 뇌실내 출혈, 뇌실 주위 백질 연화증, 기저핵 및 시상의 괴사 등의 진단에 유용하다.
③ 첫 수주내 경증의 손상이나, 뇌 말초 부위 손상은 확인이 어렵다.
④ 뇌실질의 출혈과 허혈성 병변의 감별이 어렵다.

5) **뇌 MRI** (그림 3-16)

① 저산소성 허혈성 뇌손상의 구조적인 손상 정도 평가에 가장 좋은 검사 방법이다.
② 소뇌와 뇌간 병변, 대사성 또는 퇴행성 신경질환의 확인이 가능하다.
③ 추적 검사로 신경학적 후유증을 예측하는 데 유용하다.
④ 미숙아의 경우 긴 촬영시간으로 인한 저체온의 위험과 생후 초기의 상태 불안정성으로 인해 시행에 어려움이 있다.

6) **유발성 전위 역치 검사 (evoked electrical potentials)**: 청각, 시각, 체성 감각 등

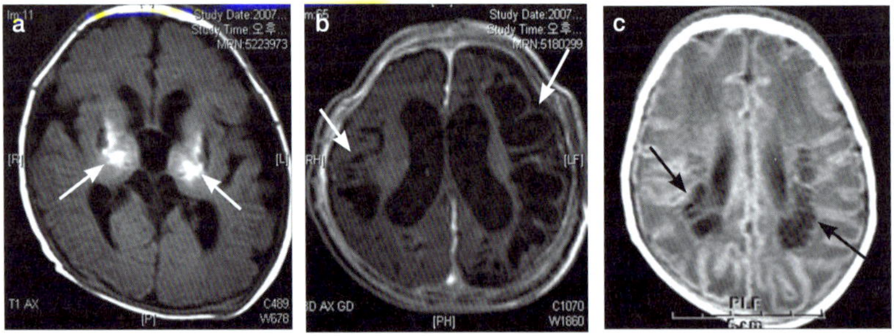

그림 3-16 저산소성 허혈성 뇌손상의 뇌 MRI 소견: (a) 선택적 신경 세포 괴사 (기저핵과 시상의 손상으로 T1 강조 영상에서 음영 증가), (b) 미만성 대뇌 피질 손상 (c) 뇌실주위 백질연화증

(4) 치료

1) **산소 분압 및 포화도의 정상 범위 유지**

2) **이산화탄소 분압의 정상 범위 유지**

① 과탄산혈증: 뇌혈관 확장으로 정상 부위에는 혈류 증가로 뇌출혈을 유발한다. 손상 부위에는 단락을 통한 상대적인 허혈로 뇌경색이 확대된다.

② 저탄산혈증: 뇌혈류가 감소되므로 과환기 (hyperventilation)는 금기이다.

3) **적절한 뇌 관류압의 유지**

① 뇌혈류는 전신 혈압에 의해 결정되므로 재태 기간에 따른 정상 혈압을 유지하도록 한다. 저혈압은 허혈 손상을, 고혈압은 출혈을 야기할 수 있다.

② 콜로이드 용액이나 중탄산염의 주입을 최소화한다.

③ Inotropics (dopamine, dobutamine)의 사용이 도움이 될 수 있다.

④ 뇌부종 및 증가된 두개강내 압력을 낮추기 위한 치료 (예: Mannitol, dexamethasone)는 권장되지 않는다.

4) **경련조절**

① Phenobarbital 20 mg/kg IV (부하 용량) 이후 3-5 mg/kg/d의 유지 용량 투여

② Phenytoin 15-20 mg/kg IV (부하 용량) 이후 4-8 mg/kg/d의 유지 용량 투여

③ Lorazepam 0.05-0.1 mg/kg/dose, IV

④ 저혈당증, 저칼슘혈증, 저마그네슘혈증 및 저나트륨혈증 등의 대사 요인에 의한 경련 발작인지 감별이 필요하고, 경련의 원인 질환 치료가 중요하다.

5) **저체온요법 (Hypothermia)**: 2010년 국제 소생법위원회에서는 재태기간 36주 이상이고 중등증에서 중증인 HIE 신생아에서는 생후 6시간 이내에 저체온요법을 시행하는 것을 권고하였다. 저체온요법은 명확하게 정의된 프로토콜 (생후 6시간 이내에 시작하고 72시간 냉각하고 적어도 4시간에 걸쳐 정상체온으로 복귀시킨다)에 따라 시행해야 하며 냉각에 의한 부작용이 생길 수 있음을 유의해야 한다.

(5) 예후

1) 사망률: 10-30%,

2) 생존아 중 신경학적 후유증: 15-45%

3) 뇌성마비: 주산기 가사의 5-10%

4) Sarnat 단계에 따른 예후

① 1기: 98-100% 정상, 사망률 < 1%

② 2기: 20-37% 사망 또는 비정상적인 신경발달학적 이상, 7일 이상 2기인 경우는 비정상인 예후를 보인다.

③ 3기: 50-89% 사망 또는 나쁜 예후. 생존한 경우라도 심각한 신경학적 후유증 (뇌성마비, 지능 저하, 간질, 소두증)을 보인다.

5) 신생아 가사 시 나쁜 신경학적 예후를 보이는 출생 초기 징후

① 지속되는 중증의 가사

② 중증 저산소 허혈 뇌증 (Sarnat 3기)

③ 잘 조절되지 않는 경련발작 및 다발성 장기 기능 부전의 증거가 있는 경우

④ 나쁜 배경 활동 뇌파 소견: Burst suppression, low voltage

⑤ 지속적 뇌간 기능 이상 소견

⑥ 출생 10분 이후에도 Apgar score가 3점 이하인 경우

⑦ 출생 3-4일 이내에 시행한 뇌 MRI상 뇌손상 소견

⑧ 생후 3개월에 소두증 소견을 보이는 경우

3. 뇌실내 출혈 (Intraventricular hemorrhage, IVH)

(1) 역학: 주로 미숙아에서 발생하며 측뇌실 주위의 뇌실막하 종자 바탕질 (subependymal germinal matrix)에서 출혈이 시작되며 뇌실내 혹은 뇌실질까지 출혈이 진행될 수 있다. 뇌출혈의 빈도는 출생체중과 반비례하여 500-750 g에서 60-70%, 1,000-1,500 g에서 10-20%가 나타난다.

(2) 위험 인자: 극소 미숙아, 신생아 가사, 출생 시 집중적인 소생술을 받은 경우, 기흉, 인공 호흡기 치료, 경련, 빠른 수액 주입, 고장성 중탄산염 투여, 저혈압, 고탄산혈증, 산증, 교환수혈, 동맥관 개존 결찰술, 저체온증, 저혈당, 헤파린 사용, 지혈 장애 등

(3) 병태 생리

1) 종자 바탕질 (germinal matrix): 미상핵 (caudate nucleus)과 시상 사이 (caudothalamic notch)에 있는 미세 혈관 분포가 풍부한 조직으로 세포 증식이 활발한 부위이며, 이 조직 내의 혈관들은 단세포의 혈관 내피 세포로 이루어져 있고 주위 조직이 치밀하지 않은 특성이 있어, 저산소성 허혈성 손상을 받기 쉬우며, 쉽게 파열되어 출혈이 생긴다.
2) 뇌혈류가 기복이 심할 경우, 종자 바탕질 부위의 출혈 발생에 중요한 요인으로 작용한다. 미숙아에서는 뇌혈류가 전신 혈압의 영향을 받으므로 (pressure-passive cerebral circulation), 갑작스런 전신 혈압의 상승은 뇌혈류를 증가시켜 종자 바탕질 부위의 혈관 파열을 일으키며, 반대로 저혈압에 의한 뇌혈류의 감소는 허혈성 손상을 주어 재관류 (reperfusion)시 산소 독성으로 인한 조직 손상으로 혈관의 파열을 유발한다.

(4) 뇌실내 출혈의 분류 (IVH classification by Papile et al.,1978) (그림 3-17)

1단계: 출혈이 뇌실막하 종자 바탕질에 국한된 경우
2단계: 뇌실 확장이 동반되지 않은 뇌실내 출혈
3단계: 뇌실 확장이 동반된 뇌실내 출혈
4단계: 뇌실내 출혈과 동반된 뇌실질내 출혈 (parenchymal involvement)

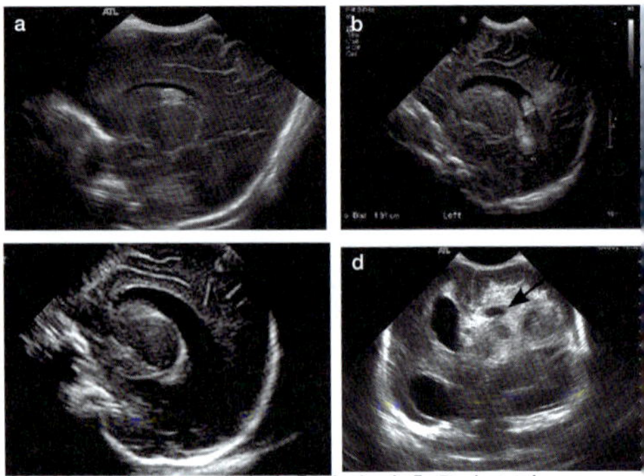

그림 3-17 뇌실내 출혈의 뇌 초음파 소견: (a) 1단계, (b) 2단계, (c) 3단계, (d) 4단계

참고) 뇌실내 출혈의 분류 (IVH classification by Volpe et al.,2008)

1단계: 종자 바탕질 출혈만 있거나, 뇌 초음파 parasagittal view에서 뇌실면적 10% 미만의 뇌실내 출혈이 동반된 경우
2단계: 뇌초음파 parasagittal view에서 뇌실면적 10-50%의 뇌실내 출혈이 있는 경우
3단계: 뇌초음파 parasagittal view에서 뇌실면적 50% 이상의 뇌실내 출혈이 있는 경우 (대개 측뇌실 확장 동반)

☞ 뇌실질내 출혈 (parenchymal hemorrhage)은 종자바탕질 출혈 혹은 뇌실내 출혈의 확장에 의한 것이 아니므로, 출혈의 위치와 정도를 따로 기술한다.

(5) 임상 증상

1) 대사 장애, 패혈증, 가사 등의 신생아 질환과 유사한 증상을 보이거나 무증상일 수 있다.
2) 천문의 돌출, 서맥, 근긴장도의 변화, 의식장애, 무호흡, 청색증, 혈색소의 갑작스런 감소, 창백, 수유 장애, 비정상적 안구 운동, 경련, 근육 연축, 대사성 산증, 쇼크 등
3) 출생 당시는 드물며, 50%에서는 생후 첫날, 75%까지는 생후 첫 3일안에 발생하지만, 소수에서는 생후 14-30일 사이에도 출혈이 발생할 수 있다.

(6) 진단

1) **뇌 초음파**
   ① 검사 대상: 극소저체중출생아 (<1.5 kg), 미숙아 (재태주령<34주) 혹은 뇌실내 출혈의 위험 요소가 있는 신생아
   ② 검사 시기
      a. 미숙아와 출혈이 의심되는 신생아들은 출생 후 3-5일 이내, 7-14일, 21-28일, 교정연령 36-40주 혹은 퇴원 전에 뇌 초음파를 시행하여 뇌실내 출혈의 유무나 진행 여부를 평가한다.
      b. 뇌실내 출혈이 있고, 뇌실 크기의 증가가 빠를 때는 매주 실시한다.
2) **뇌 CT 및 diffusion-weighted MRI**: 뇌부종 유무나 출혈이 일어난 시기의 추정과 뇌실질의 출혈성 및 허혈성 경색을 감별하는데 도움이 된다.
3) **요추천자**: 초기에는 뇌척수액 검사상 적혈구수와 단백질 수치의 증가를 보인다.

(7) 치료

1) 일반적 보존적 치료: 정상적인 혈액량 및 산염기 평형 유지, 온도, 순환 기능유지
2) 뇌 관류압의 유지 및 혈압의 과도한 변동을 피한다.
3) 뇌실내 출혈 후 수두증의 치료 (그림 3-18, 3-19)
   ① 요추천자, 뇌실 천자 (ventricular tap): 일시적으로 뇌척수액을 배액시킴으로서 주위 뇌손상 없이 뇌척수액 형성 속도와 흡수 속도의 균형을 회복시킬 수 있는 시간을 주

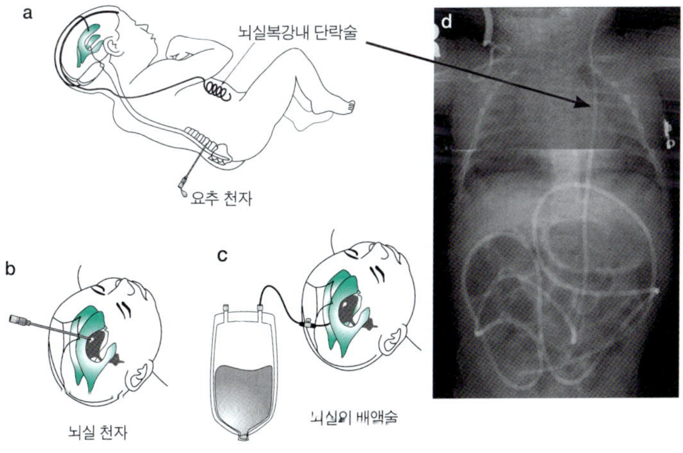

그림 3-18 뇌실내 출혈 후 수두증의 치료: (a) 요추천자, (b) 뇌실 천자, (c) 뇌실외 배액술, (d) 뇌실 복강내 단락술 (V-P shunt)

고 혈전을 제거시킴으로서 뇌실확장을 막을 수 있다. 1회에 최대 10-15 mL/kg의 뇌척수액을 제거하며, 뇌실이 커지는 속도에 따라 횟수는 좌우된다. 뇌수막염, 경막외 농양, 골수염 등의 합병증이 발생할 수 있다.

② 뇌실외 배액술 (external ventricular drainage, EVD): 요추천자에 반응을 보이지 않거나, 몸무게가 <2 kg이거나 상태가 불안정할 때, 뇌척수액 내의 단백이나 혈전으로 단락관 (shunt)이 막힐 위험이 있는 경우 고려한다.

③ 뇌실복강내 단락술 (ventriculoperitoneal shunt, V-P shunt)

a. 뇌척수액으로의 출혈이 어느 정도 흡수되어야 가능하다.

b. 미숙아의 크기 (약 2 kg)도 수술시기 결정에 중요하다.

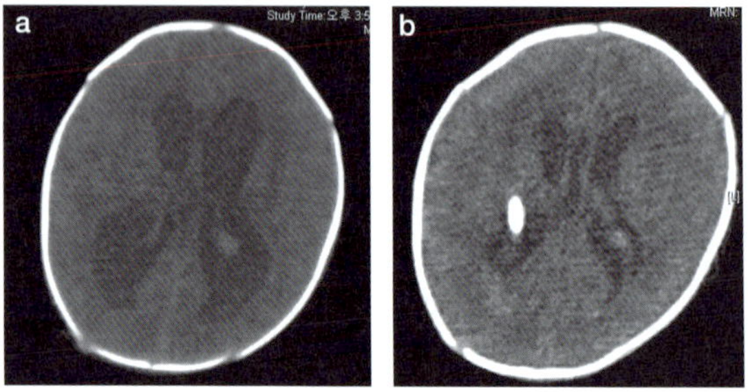

그림 3-19 (a) V-P shunt 시술 전 뇌 CT 소견, (b) V-P shunt 시술 후 뇌 CT 소견 (V-P shunt 시술 후 뇌실크기의 감소를 볼 수 있다.)

(8) 불량한 예후 인자 (주요 운동 및 인지 장애)

1) 3단계 이상의 뇌실내 출혈
2) 진행성 뇌실 확장으로 뇌실복강내 단락술이 요구되는 경우
3) 뇌실질에 출혈이 동반된 경우
4) 광범위한 뇌실주위 백질연화증

(9) 예방

1) **산전 스테로이드의 투여:** 24-34주 미숙아 분만의 위험이 있는 산모에게 단일 주기법의 스테로이드 투여를 권장한다. 산전 스테로이드는 사망률, 3단계 이상의 중증 뇌실내 출혈, 뇌실주위 백질연화증의 빈도를 감소시킨다.
2) **저용량 indomethacin (0.1 mg/kg/d for 3 days)의 예방적 투여:** 극소저체중출생아에서 중증 뇌실내 출혈을 줄인다고 알려져 있으나, 전반적인 장기 예후를 호전시키지 않는다. 또한 일시적으로 뇌혈류를 감소시켜, 뇌허혈을 유발할 수 있어 아직은 사용에 논란이 많다.

4. 뇌실주위 백질연화증 (Periventricular leukomalacia, PVL)

(1) **정의:** 미숙아에서 발생하는 질환으로, 뇌혈류 감소로 인한 측뇌실 주위 백질에 발생하는 허혈성 뇌경색이다.

(2) 병태 생리

1) 미숙아 측뇌실 부위의 혈관 발달 미비: Short, long penetrating artery의 발달이 미숙하여 허혈성 손상에 취약한 분수계성 지역 (watershed zone)이 측뇌실의 바깥쪽에 존재한다 (그림 3-20).
2) 뇌허혈에 대한 취약성: 뇌혈관의 자율 조절 기전 미숙으로 뇌혈류가 전신 혈압 변동에 따라 수동적으로 변화한다.
3) 미숙아 백질의 미성숙 oligodendroglial cell이 산소 유리기 손상에 취약하다.
4) 자궁내 감염으로 인한 cytokine 분비

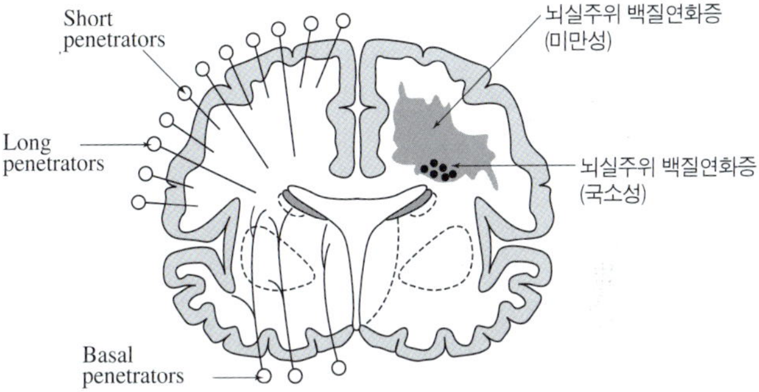

그림 3-20 **백질내의 분수계성 지역 (Watershed region within white mater)**

(3) 진단

1) **뇌 초음파**: 측뇌실 바깥쪽 주변부의 음영이 증가되며, 이후 1-3주에 걸쳐서 낭 (cyst)이 형성된다. 작은 크기의 낭은 이후 없어질 수도 있으며, 혹은 여러 개의 낭들이 융합하여 큰 낭으로 보이다가 나중에 측뇌실과 융합하게 된다. 이 경우 백질의 감소, 뇌실확대 등이 관찰될 수 있다(그림 3-21 a, b).
2) **뇌 MRI**: 측뇌실 주변부로 전형적인 낭종성 변화, 백질의 부피 감소와 상대적인 뇌실 크기 증가 등이 관찰될 수 있다(그림 3-21 c).

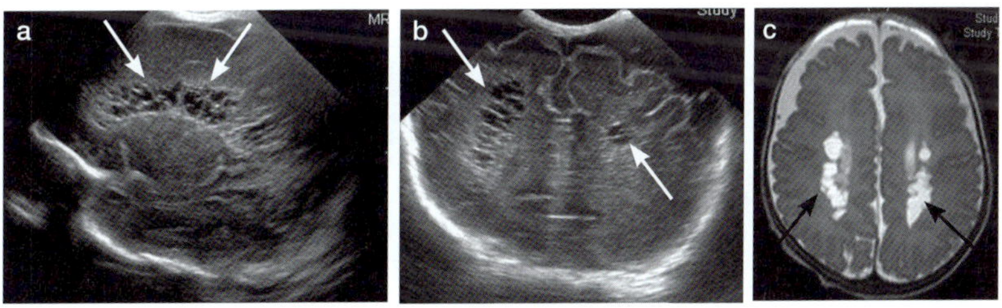

그림 3-21 **(a) (b) 뇌실주위 백질연화증의 뇌 초음파 소견, (c) 뇌 MRI T2 영상에서 다발성 낭종성 PVL 소견**

(4) 임상 증상

1) 보통 신생아기에는 임상적인 증상이 별로 없다.

2) 피질 척수로 (corticospinal tract) 같은 추체로 (pyramidal tracts)를 침범한 경우 영아기 후반에 강직성 하지마비와 같은 뇌성 마비 증상이 나타나는 경우가 많고, 백질 손상이 심각한 경우는 사지마비, optic radiation을 침범한 경우는 시각장애, 관자엽 부위에 손상이 심한 경우는 청각 장애를 유발한다.

3) 뇌실주위 백질연화증은 일반적으로 늦게 나타나 생후 3-10일째 뇌 초음파상 백질 부위의 조기 음영 증가를 보이다가 생후 14-20일경 전형적인 낭종성 변화를 보인다. 초음파 검사상 낭종성 변화는 일어나지 않아도 계속하여 뇌실 주위 백질 부위에 음영이 증가되어 전반적인 백질 손상이 의심되는 경우에는 영유아기에 신경학적 후유증은 보이지 않아도 학동기에 학습장애, 주의력 결핍 증후군 등이 나타나는 경우가 많다.

(5) 예방 및 치료

1) 초미숙아에서 저혈압에 의한 뇌혈류의 감소를 예방하는 것이 중요하다.
2) 자궁내 감염으로 인한 cytokine의 분비를 억제하기 위하여, 의심되는 경우 산모에 대한 항생제 치료가 도움된다.
3) 직접적 치료 방법은 없으며, 적극적인 재활치료가 후유장애를 최소화할 수 있다.

Ⅶ. 호흡기 질환 (Respiratory disorders)

1. 호흡곤란 증후군 (Respiratory distress syndrome, RDS)

(1) 정의 및 빈도: 폐표면활성제 (pulmonary surfactant)의 생성 및 분비가 부족하여 전반적으로 무기폐, 폐부종, 세포 손상을 초래하는 진행성 호흡부전증으로 유리질막증 (hyaline membrane disease, HMD)이라고 불리며, 1,500 g 미만의 미숙아의 42% (501-750g 71%, 751-1000g 54%, 1001-1250g 36%, 1251-1500g 22%)에서 발생한다.

(2) 위험 인자 (표 3-26)

표 3-26 신생아 호흡곤란 증후군의 위험 인자

증가 요인	미숙아, 남아, 산모의 당뇨, 다태아, 제왕 절개, 급속 분만, 가사, 한랭 자극
감소 요인	산전 스테로이드, 임신성 고혈압, 조기 양막 파수, 산모의 heroin 남용

(3) 병태생리 (그림 3-22)

(4) 진단: 임상 증상, 흉부 X선 검사, 혈액 가스 검사가 임상적 진단을 확립하는데 도움이 된다.

1) **산전 진단:** 양수나 위액에서 측정한 Lecithin/sphingomyelin (L/S) ratio >2 이면 폐성숙을 의미하며 RDS의 위험도는 매우 낮다고 판단하며, 그 외 포말 안정 검사 (shake test), TDx-FLM II, Lamellar body counts 등을 시행할 수도 있으나 실제 임상적 이용에는 한계가 있다.
2) **출생후 진단:** 임상 증상, 방사선 소견과 혈액가스 검사 소견을 바탕으로 출생 즉시 진단한다.

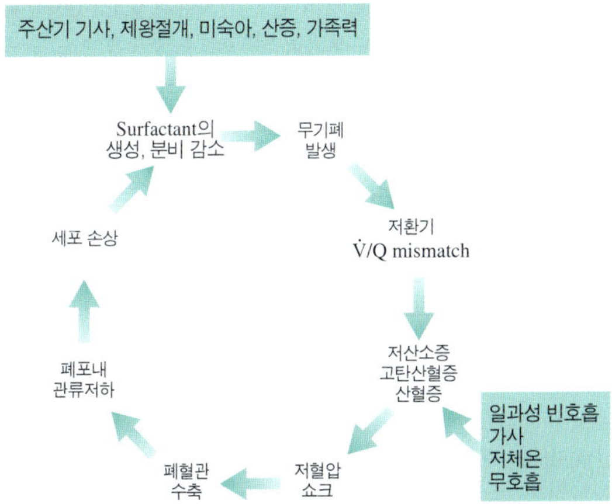

그림 3-22 신생아 호흡곤란 증후군의 병태생리

① 임상 증상: 빈호흡, 헐떡거림, 늑골하 및 늑간 흉곽 함몰, 청색증, 비익 확장, 무호흡, 호흡음 감소, 거친 폐포음
② 혈액가스검사: 저산소증, 고탄산혈증, 대사성 산증 등
③ 흉부 X선 검사: Fine reticular granularity, air bronchogram, 폐용적 감소, total white-out (그림 3-23)

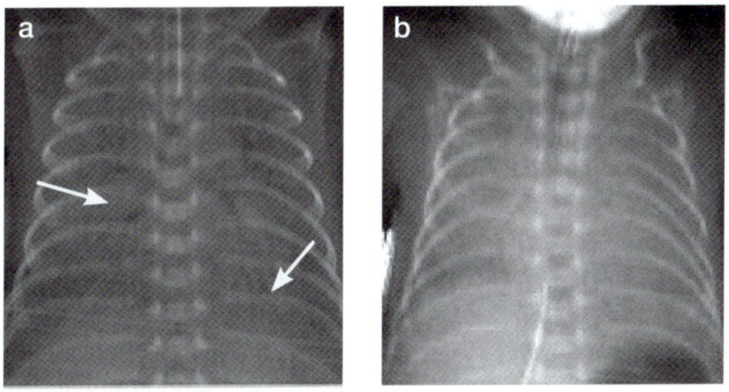

그림 3-23 흉부 X선 소견: (a) fine reticular granularity와 air bronchogram을 보이며, (b) total white-out 소견이 관찰된다.

(5) 감별진단: 조발 패혈증, 신생아 일과성 빈호흡, 선천성 폐렴, 청색증성 심장 질환

(6) 치료

1) **치료 목표:** 저산소증, 산증의 예방, 적절한 수액 요법, 대사요구량의 감소, 무기폐, 폐부종의 방지와 기계환기 및 산소 독성에 의한 폐손상을 최소화

2) **일반 요법**

① 체온 유지: 대사요구량을 증가시키지 않도록 보육기나 복사 온열기를 사용하여 중심 온도를 36.5-37℃로 유지한다.

② 수액 공급: 과도한 수액 공급은 폐부종을 초래하며 동맥관 개존증을 악화시킬 수 있어 전해질과 체중을 측정하며 적절히 조절한다.

③ 순환 기능: 저혈압과 대정맥으로의 혈류감소는 신경계 이상과 연관될 수 있으므로 정질액(crystalloid)과 승압제를 적절히 사용하며, 반응하지 않을 경우 초극소 미숙아에서 hydrocortisone을 고려할 수 있다.

④ 감염 관리: 폐렴이나 패혈증이 동반되는 경우가 많아 혈액배양검사 및 혈액검사를 시행하고 결과를 확인할 때까지 항생제를 투여한다.

3) **폐표면활성제 치료 (surfactant therapy)**

① 폐표면활성제의 종류: 동물 유래 제제와 합성 제제들이 있으며, 국내에는 소의 폐에서 추출한 성분 재조정의 newfactan®, surfactan®과 돼지의 폐에서 추출한 curosurf®가 사용된다.

② 구성성분: Phospholipid 77%, protein (A,B,C) 11%, cholesterol 8%, neutral lipid 4%

③ 투여 시기

a. 예방적 치료: 출생 후 2시간 이내에 출생체중 1,250g이하 또는 재태기간 30주 미만의 미숙아에서 조기 투여를 진행한다.

b. 치료적 투여: 호흡 곤란 증상이 뚜렷하고, 흉부 방사선상 특징적 소견 (양 폐에 미만성의 망상 과립상 음영, 공기-기관지음영, 연무상의 출현)을 보이며, 적정 혈중 산소 분압 (50-80 mmHg)을 유지하기 위한 인공 호흡기의 흡입 산소 농도가 40% 초과 (FiO_2 > 0.4)인 경우 사용하며, 1차 투여는 생후 8시간 이내가 추천되고, 재투여는 1차 투여후 증상이 호전되었다가 재발 혹은 지속되는 임상 소견을 보이고 1차 투여 후 6시간 이후에 투여한다.

④ 투여 방법 (Newfactan®): 1 vial/kg (총 surfactant lipid 120 mg, phospholipid 100 mg)을 36 °C로 가온된 생리 식염수 4 mL/vial로 녹인 후 5등분하여 앙와위, 우측과 좌측의 두위가 상승 혹은 하강하는 체위로 각각 1번씩 투여하며, 각각의 주입 후 30초 이상 양압 환기법 후 자세를 변경한다.

⑤ 보충요법 전 준비: 체온 유지, 혈압 유지, 산증 교정, 저혈당 교정, 저칼슘혈증 교정, 제대혈관 카테터, 예방적 항생제 투여, 기도내 흡인

⑥ 보충요법 후 관리: 투여 종료 후 약 15분 정도 관찰 후 상태에 따라 인공 호흡기 설정을 변경하고 계속 좋아지면 CPAP으로 바꿀 수 있으며, 동맥관 개존증이 의심되는 징후가 있다면 심초음파로 확인한다.

4) **호흡 관리**

① 산소 치료: 적절한 산소의 공급으로 88-95%의 산소 포화도를 유지하며, 급성기에는 동맥혈 가스 검사를 자주 시행한다.

② 지속적 양압요법 (continuous positive airway pressure, CPAP): 40-70%이상의 산소 공급으로 85%이상의 산소포화도를 유지하지 못하는 경우 5-10cmH_2O의 압력으로 비강을 통한 지속적 양압요법을 적용한다. $PaCO_2$ 55-60 mmHg 이하, FiO_2 0.4 미만의 경한 호흡곤란이 있는 미숙아에서 조기에 적용하면 기계 환기 요법의 필요성과 폐로 인한 사망률을 감소시킨다. 비강 캐뉼라나 nasopharyngeal tube를 사용하며 압력은 4-6 cmH_2O로 시작하여 최대 8 cmH_2O까지 증가시키며, 무호흡을 방지하기 위해 비교적 높은 flow (5-10 L/분)로 유지한다. 증상 호전시 FiO_2를 0.05씩 낮추고, FiO_2 < 0.3, CPAP 5 cmH_2O에서 이상 소견이 없으면 CPAP 제거가 가능하다.

③ 기계 환기요법 (1장, p59-60참조)

(7) 예방: 산전 스테로이드 투여가 가장 중요한 예방법이다.

1) **적응증:** 재태주령 24-32주 임산부에서 양막파수 전 또는 양막파수 후 분명한 감염의 소

견이 없으며, 향후 7일이내 조기 분만이 일어날 가능성이 높은 경우에 투여한다.

2) **기전:** 정확히 알려져 있지 않으나 스테로이드가 폐표면활성제의 생성을 촉진시키고 이미 생성되어 폐포내 저장된 폐표면활성제의 분비를 자극하는 것으로 이해되고 있다.

3) **용법:** Bethamethasone 12 mg을 24시간 간격 2회 근주 혹은 dexamethasone 6 mg을 12시간 간격으로 4회 근주를 시행할 수 있으며 부분적으로 시행된 경우도 신생아 호흡곤란증후군을 줄일 수 있다.

(8) 합병증

1) **급성기:** 공기 누출 증후군, 감염, 두개내 출혈, 동맥관 개존증
2) **후기:** 만성폐질환, 미숙아 망막증, 신경계 이상

2. 기관지폐이형성증 (Bronchopulmonary dysplasia, BPD)

(1) 정의 (표 3-27)

1) 고전적으로는 중증의 호흡 곤란 증후군 소견을 보이고 장기간 높은 기도압과 높은 산소분압으로 기계 환기를 받은 미숙아에서 발생하는 질환으로 지속적인 호흡곤란의 증상과 흉부 X선상의 특징적인 변화를 보이는 중증의 만성적인 폐의 변화를 의미했으나, 최근에는 극소 미숙아의 빈도가 증가하면서 장시간의 기계 환기 이후 발생하는 만성 폐 손상의 경한 형태로 주로 나타나고 있으며, 만성폐질환 (chronic lung disease)의 명칭이 혼용되고 있다.

2) 국내 단일 기관의 보고에 의하면 생존한 1500g 미만의 미숙아 중 약 20-30%, 1000g 미만에서 약 50-60% 에서 발생하는 것으로 보고되며, 국외 연구자들에 의하면 1250g 이상의 미숙아는 1% 미만, 500-750g 의 미숙아는 67%의 유병율을 보여 출생체중과 재태주령에 밀접한 연관이 있음이 보고된다.

표 3-27 **기관지폐이형성증의 진단기준 (Jobe AH, Bancalari E., 2001)**

재태주령	32주 미만	32주 이상
평가 시점	월경 후 주령 36주와 퇴원 시점 중 빠른 시기에 21%를 초과하는 산소를 적어도 28일 이상 사용	출생 후 28일에서 56일 사이 혹은 퇴원 시점 중 빠른 시기에 21%를 초과하는 산소를 적어도 28일 이상 사용
경증	평가시점에 산소 투여 중단	평가시점에 산소 투여 중단
중등증	평가시점에 30% 미만의 산소 투여	평가시점에 30% 미만의 산소 투여
중증	평가시점에 30% 이상의 산소 혹은 양압 환기 (PPV or NCPAP)로 호흡	평가시점에 30% 이상의 산소 혹은 양압 환기 (PPV or NCPAP)로 호흡

PPV, postive pressure ventilation; NCPAP, nasal continuous positive airway pressure

(2) 위험인자: 중증의 호흡곤란 증후군 (장기간의 기계환기, 산소치료), 간질성 폐기종, 낮은 재태주령, 남아, 동맥관 개존증 치료, 이산화탄소분압이 낮은 경우, 높은 기도 흡기압, 생후 1일에 기도 저항이 증가된 경우, 폐동맥압이 증가한 경우, 천식의 가족력

(3) 병태 생리 (그림 3-24)

1) 초기 변화: 무기폐 부분에 단백 성분의 액체가 채워지면서 폐보가 과팽창되고, 상피층과 섬모층의 소실로 기도 손상이 발생하며, 괴사성 기관지염 소견을 보인다.

2) 후기 변화: 간질의 섬유화, 세포의 과증식, 낭성 확장, 무기폐, 간질내 부종, 림프액의 팽만

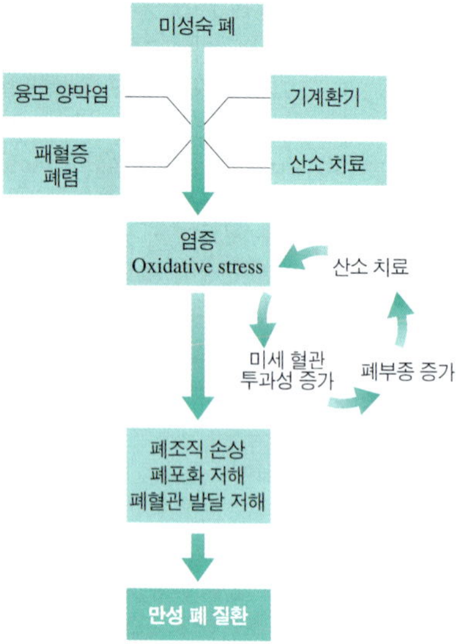

그림 3-24 기관지폐이형성증의 병태생리

(4) 임상 양상

1) **이학적 소견:** 호흡기 의존, 산소 의존, 빈호흡, 빈맥, 흉곽함몰, 비익확장, 발육 부진
2) **흉부 X선 검사:** 폐 용적 감소, 폐포 허탈, bubble lucencies 를 보이는 streaky한 음영, 무기폐, 과팽창, 폐간질기종 (그림 3-25)

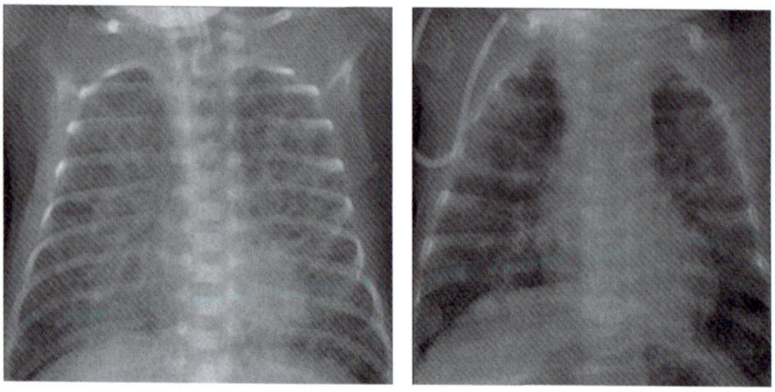

그림 3-25 기관지폐이형성증의 흉부 X선 소견: 과팽창과 부분적 폐포 허탈, bubble lucencies를 보이는 streaky한 음영을 보인다.

(5) 치료

1) **기계 환기:** 기도압과 일회 호흡량을 최소화하여 폐 손상을 막으며, pH > 7.25인 상태에서, $PaCO_2$ < 65mmHg, PaO_2 60-80 mmHg, SaO_2 90-95%를 유지한다.
2) **산소 치료:** PaO_2 > 55 mmHg를 유지하며, 미숙아 망막증 및 폐동맥고혈압을 방지하기 위해 산소포화도를 90-95%로 유지한다.
3) **수액 요법:** 수액 공급을 최소한으로 하여 폐부종을 방지한다. 초기에는 1 mL/kg/h 이상의 소변량과 혈중 나트륨 농도를 140-145 mEq/L로 유지하면서 성장을 위해 130-150 mL/kg/d의 수액과 충분한 열량 공급이 이루어지도록 한다.

4) **영양**: 에너지 요구량이 증가되어 조기에 정맥영양 및 수유를 시작하며, 꾸준한 성장이 지속적으로 관찰되어야 한다. 특히 탄수화물에 의한 열량이 많아지면 이산화탄소의 생성이 증가되어 호흡곤란의 부담요인이 되므로 단백질 (3-3.5 kg/d)이나 지방 (3kg/d)을 늘린다.

5) **약물**

① 이뇨제: 폐의 수분량을 줄여 폐저항을 낮추고 폐 탄성을 호전시키며, 약물의 반응은 투여 후 1시간부터 나타나기 시작하며 1주에 최대 효과를 보인다.

a. Furosemide (1mg/kg/dose q12h): 전해질 이상, 칼슘뇨, 골형성 저해, 신결석, 이독성에 주의한다.

b. Spironolactone (1-3 mg/kg/d) + Hydrochlorothiazide (1-2 mg/kg/dose q12h)

② 기관지 확장제: 기관지 수축, 호흡근 긴장도의 증가로 생긴 기도 저항의 증가를 감소시킨다.

a. β-adrenergic agonist: Salbutamol (ventolin®)을 흡입하며 빈맥, 고혈압, 고혈당, 부정맥에 주의한다.

b. Anticholinergic agents: Ipratropium bromide (Atrovent®)를 흡입한다.

c. Methylxanthine: 호흡능력의 증가, 무호흡의 감소 및 횡경막의 수축력 향상에 기여하며, aminophylline (부하용량: 8mg/kg, 유지용량: 1.5-3mg/kg)을 사용하고 중추신경계 흥분, 위식도역류, 위장관 자극에 주의한다.

③ 스테로이드

a. 기능: 세포막과 용해소체막을 안정시키고 계면활성제 생성을 증가시키며, 혈청 비타민 A 농도를 높이고, prostaglandin과 leukotriene 파괴를 저해하여 폐의 미세 혈액 순환을 향상시킨다.

b. 부작용: 고혈당, 고혈압, 위장관 출혈, 천공, 뇌성 마비, 부신 기능 저하

c. 적응증: 현재 만성폐질환에서 스테로이드 투여는 뇌에 대한 해로운 영향 때문에 일률적인 사용은 권장되지 않으며 적극적인 치료에도 불구하고 지속적으로 2-3주 동안의 호흡기 이탈이 되지 않는 경우, 적은 용량으로 최소 기간동안 제한적으로 사용할 수 있다.

④ 흡입 질소 요법 (iNO): 중증의 만성폐질환에서 산소화를 개선시켜 산소의 농도를 낮추고 호흡기 보조를 줄일 수 있다.

6) **수혈**: 산소 의존이 있는 미숙아는 hematocrit을 30-35% (Hb 8-10 g/dL)로 유지한다.

(6) 합병증: 상부 기도폐쇄, 폐성심, 전신적 고혈압, 이뇨제로 인한 전해질 불균형, 감염, 중추신경 기능 이상, 청력 소실, 미숙아 망막증, 신석회침착증, 골다공증, 서혜부탈장, 발육 장애, 폐동맥고혈압, 호흡기 감염 (특히 RSV에 대한 예방 필요)

(7) 퇴원 후 관리

1) 체중 증가가 지속적으로 이루어지며 수유 시 외부 산소의 투여없이 산소포화도가 92-94%로 유지되면 퇴원을 고려한다.

2) 퇴원전 부모에게 수유법 및 수유량, 산소가 필요한 징후, 질식 시 대처법, 투약법, 심폐소생술 등을 포함한 교육을 실시한다.

3) 경우에 따라 산소와 산소포화도 감지기를 가지고 퇴원할 수 있다.

4) 기본 예방접종 외 폐구균, 인플루엔자, respiratory syncytial virus (RSV)에 대한 예방이 필요하며, RSV의 예방을 위해 RSV 유행시기인 9월부터 이듬해 3월 사이에 5회의 RSV에 대한 단클론 항체 (Palivizumab, Synagis®)의 투여가 권장된다.

3. 태변흡인 증후군 (Meconium aspiration syndrome)

(1) 정의

자궁내 또는 분만 중 저산소증에 노출된 경우 장운동의 항진과 항문 괄약근의 이완으로 태변이 양수내로 배설되고 태아의 헐떡 호흡에 의하여 기도내로 흡입되어, 기도폐쇄 및 염증반응에 의해 호흡곤란이 발생되는 질환으로, 태변이 착색된 양수를 보인 환아의 약 5%에서 태변흡인 증후군이 발생하며 이중 30% 미만에서 인공 환기요법이 필요하다.

(2) 병태생리 (그림 3-26)

그림 3-26 태변흡인 증후군의 병태생리

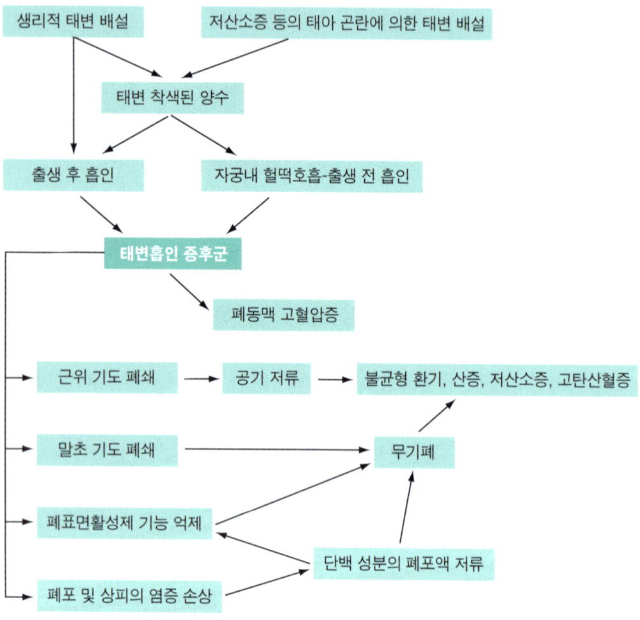

(3) 진단

1) 태변이 착색된 양수의 관찰: 미숙아에서 발견되는 경우는 드물며, 감염을 시사
2) 임상양상: 빈호흡, 청색증, 흉곽 함몰, grunting
3) 흉부 X선 검사: 과팽창, 폐문부의 비균질 음영, 횡격막의 수평화 (그림 3-27)

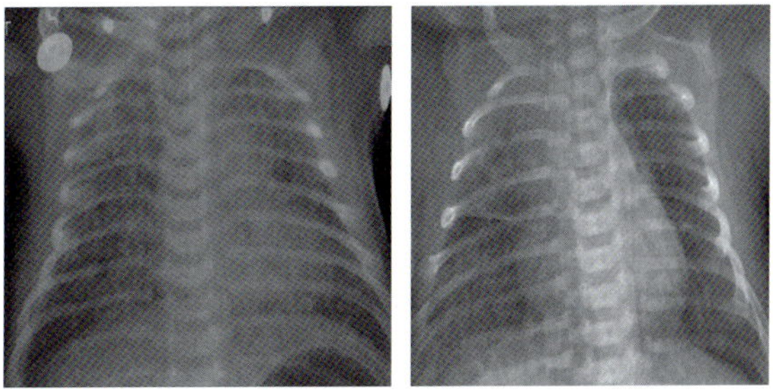

그림 3-27 태변흡인 증후군의 흉부 X선 소견

(4) 치료

1) **Vigorous baby at birth** (강한 호흡 노력, 좋은 근긴장도, 100회/분 이상의 심박수): 구강과 비강의 분비물 제거 후 경과 관찰
2) **Non-vigorous baby at birth**: 호흡곤란 징후가 있거나 기계적 환기가 필요한 상태
   ① 기관 흡인: 흡입 압력을 100-120 mmHg 정도로 설정하여 3-3.5 mm endotracheal tube를 carina 부위에 삽입 후 태변 흡인기를 부착한 채 한쪽 tip을 막고 서서히 기도 내관을 함께 제거
   ② 산소 공급: 폐포 저산소증의 발생을 막고 저산소성 폐혈관 수축에 의한 폐동맥고혈압의 발생을 방지하기 위해 PaO_2를 80-90 mmHg 이상 유지
   ③ 항생제 사용: 세균성 폐렴과 구별이 어려우므로 흉부 X선 검사상 침윤 소견을 보이면 경험적 항생제 사용
   ④ 폐표면활성제 보충 요법: 폐표면활성제의 기능이 저하되므로, 외부에서 폐표면활성제의 주입은 산소화를 개선시키고 합병증을 줄인다.
   ⑤ 기계환기요법 (1장, p62 참조)
   ⑥ 고빈도환기요법: 호흡 주기 동안 폐용적의 균질성이 확보되어 불규칙한 폐의 팽창으로 인한 폐손상을 방지하고 폐포의 효율적인 환기를 유지하는 인공 환기법으로 고식적 환기요법에 반응이 없거나 공기 누출증후군이 있을때 효과적이다 (1장 참조).
   ⑦ Nitric oxide: 지속성 폐동맥 고혈압 발생 시 사용
   ⑧ ECMO (extracorporeal membrane oxygenation)

(5) 합병증

1) **지속성 폐동맥 고혈압** (persistent pulmonary hypertension): 약 1/3에서 발생하며 폐혈관 저항이 상승하여 동맥관을 통해 우좌단락이 일어나 특징적인 저산소증을 보이는 질환으로, 우측 요골 동맥 (radial artery)과 제대 동맥 (umbilical artery)의 산소 분압 및 산소 포화도의 차이를 확인할 수 있으며, 치료로 nitric oxide 흡입 요법, phosphodiesterase inhibitor (sildenafil), 혈관확장제 (tolazolin, nitroprusside, prostaglandin, isoproterenol), $MgSO_4$ 등을 사용한다.
2) **공기 누출 증후군**: 15-33%에서 발생하며, 기계 환기 후 공기 저류가 생긴 경우에 흔히 발생한다 (p134 참조).

4. 무호흡과 주기성 호흡 (Apnea of prematurity and periodic breathing)

(1) 정의: 20초 이상의 호흡 정지 혹은 서맥 (100회/분 미만)과 청색증, 창백 등을 동반하는 10초 이상의 호흡 정지를 뜻한다.

1) **중심성 무호흡**: 뇌간의 호흡중추 작용의 미숙으로 횡격막의 활동 (흡기 노력과 공기의 흐름)이 동시에 없어지는 무호흡
2) **폐쇄성 무호흡**: 상기도의 공기 흐름의 폐쇄로 인한 폐포 호흡의 중단으로 흡기 노력은 있으나 공기의 흐름이 없는 상태로, 미숙아는 상기도를 열린 상태로 지탱해주는 근육들이 약해서 유발되기 쉽다.
3) **혼합형 무호흡**: 미숙아에서 가장 흔한 형태로 중심성과 폐쇄성이 혼합되어 나타나며 50-70%로 가장 흔하다.
4) **주기성 호흡**: 5-10초간의 무호흡 후 50-60회/분의 10-15초간의 급격한 호흡으로 미숙아에서 흔하며 정상으로 간주한다.

(2) 발생빈도: 미숙아의 55-65%, 만삭아의 5-10%에서 발생하며 35%는 중추성, 5-10%는 폐쇄성, 50-75%는 혼합형을 보인다.

(3) 원인

1) **중추신경계**: 뇌실내 출혈, 약물, 경련, 저산소성 뇌손상, 신경근육계 질병
2) **호흡기계**: 폐렴, 폐쇄성 기도병변, 무기폐, 초극소 미숙아, 후두반사, 횡격막신경마비, 중증 유리질막증, 기흉, 상기도 허탈 (collapse)
3) **감염**: 패혈증, 뇌수막염 (세균성, 진균성, 바이러스성), RSV, Pertussis
4) **심혈관계**: 저혈압, 고혈압, 심부전, 빈혈, 혈액량 감소, 부교감 신경 긴장, 동맥관 개존
5) **위장관계**: 경구 수유, 위장 운동저하, 위식도 역류, 식도염, 장천공, 괴사성 장염
6) **대사장애**: 저혈당, 저칼슘혈증, 저나트륨혈증, 고암모니아혈증, 유기산의 증가, 외부 환경온도의 증가, 저체온증
7) **특발성**: 호흡 중추의 미숙, 수면 상태

(4) 병태생리

1) **발생학적 미성숙**: 뇌간 호흡 중추의 기능이 미숙하고 REM 수면이 많은 미숙아의 수면상태는 무호흡 발생 빈도가 높다.
2) **화학적 수용체 반응의 미성숙**
   ① 저산소증: 어른이나 연장아는 저산소증에 대해 지속적인 빈호흡으로 반응하는데, 미숙아에서는 잠깐 빈호흡이 있다가 곧 저환기와 무호흡이 발생한다.
   ② 고탄산혈증: 미숙아에서 환기 반응이 감소된다.
3) **반사작용**: 후인두의 자극이나 폐의 과팽창, 후두내의 액체, 흉벽의 변형 등에 의해 무호흡이 유발된다.
4) **호흡 근육 약화 혹은 부조화**

(5) 치료

1) **원인 치료**: 무호흡의 특정한 원인이 밝혀지면 그 원인에 따라 치료한다.
2) **일반적 처치**: 산소 투여, 부드러운 접촉 자극, 상체 15도 올림 체위 및 옆드린 자세
3) **약물치료**

① Methylxanthine (theophylline과 caffein)

a. 기전: 호흡 중추 및 횡격막을 자극하거나 이산화탄소에 대한 호흡중추의 역치를 낮추고 말초에서 adenosine tissue receptor에 작용하여 호흡 저하를 매개하는 adenosine을 차단

b. 부작용: 이뇨, 빈맥이 가장 흔하며 180회/분 이상의 맥박이 보일 때는 투여 중지를 고려, 그 외에 보챔, 고혈당, 탈수, 경구 영양 곤란, 부정맥, 과반사, jitteriness, 경련 등

c. 용량 및 용법

Theophylline: 부하용량: 5-7 mg/kg, 유지용량 1-2 mg/kg/dose q6-12h, 유효농도 6-10 ug/mL

Caffein: 부하용량 20mg/kg 유지용량 5mg/kg/dose q24h, 유효농도 8-20 ug/mL

② Doxapram: 호흡 중추인 연수를 자극하여 말초의 carotid chemoreceptor를 통해 호흡 중추를 자극하고, 다른 약물로 조절되지 않는 무호흡에 사용하며 benzyl alcohol이 함유되어 있어 총 약물 투여기간은 10일 이내로 제한, 임상증상에 따라 약물 농도를 감시하며 조절

③ 수혈: 약물치료에도 불구하고 중등도 이상의 무호흡이 발생하는 경우, Hct 25-30% 이상을 유지하도록 수혈한다.

④ 위식도 역류 방지 약물

4) CPAP, high flow nasal canula: 폐쇄성 무호흡과 혼합형 무호흡을 치료하는데 효과적

5) **기계호흡**: 약물치료와 CPAP 치료에도 불구하고 무호흡증이 심한 경우에 시행하고, 가능한 짧은 흡기 시간과 최소의 환기수, 흡입압력의 최소화를 통해 barotrauma의 위험을 줄인다.

6) **치료중단**: 무호흡이 7일 이상 나타나지 않는 경우 약물 투여 중단을 고려한다.

5. 신생아 일과성 빈호흡 (Transient tachypnea of the newborn)

(1) 정의:
주로 만삭아나 만삭아에 가까운 미숙아의 약 1-2%에서 발생하며 출생 후 호흡곤란 증상을 보이지만 대체로 3일 이내에 호전되는 양성 질환

(2) 위험인자

신생아 일과성 빈호흡의 위험인자

- 제왕절개 분만
- 산모의 과다한 진정제와 수액공급
- 지연된 분만 (prolonged labor)
- 가사
- 둔위분만
- 남아
- 거대아
- 산모의 당뇨, 천식의 병력
- 제대 결찰 (clamping)의 지연
- 태아의 적혈구 증가증 (polycythemia)

(3) 병태 생리:
태아의 폐액 흡수가 지연되고, 기관지 주변에 림프액과 폐포혈관 주변 공간에 폐액이 차게 되면 폐의 탄성이 낮게 되고 기도의 저항은 높아지게 되면서 저산소혈증과 과탄산혈증을 보이는 호흡곤란이 유발된다.

(4) 임상양상:
빈호흡, 경한 흉곽함몰, 경한 청색증을 보이며, 일시적인 낮은 농도의 산소공급에도 호전되며, 보존적인 요법으로 1-3일 이내에 흉부 X선 검사의 호전을 보이고 1주 이내 임상적으로 호전된다.

(5) 진단

1) **혈액가스 검사**: 경증의 호흡성 산증과 경증의 저산소증

2) **흉부 X선 검사** (그림 3-28)

① 양측 폐문부에서 방사되는 선상 울혈

② 경한 심비대

③ Fluffy densities (= fluid filled alveoli)

④ 공기 저류, 횡격막 변화로 폐용적의 증가

⑤ 폐엽간 또는 흉막의 삼출액

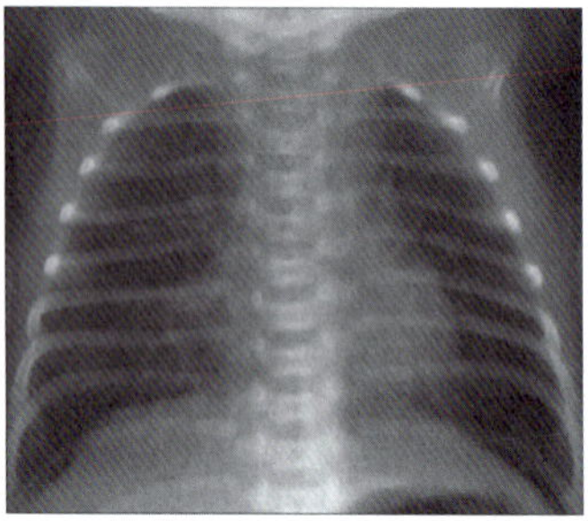

그림 3-28 신생아 일과성 빈호흡의 흉부 X선 소견

(6) 치료

1) **산소요법**

① 산소 hood: 산소 포화도를 90-95%로 유지한다.

② Nasal CPAP: 폐 림프관내로의 폐액 흡수를 도와준다.

③ 양압환기: FiO_2가 0.4 이상, 양압이 필요한 환아는 다른 원인 질환을 고려한다.

2) **수유**: 호흡 횟수가 분당 80회 이상이면 흡인의 위험이 있기 때문에 금식을 하고 정맥으로 영양을 공급하며, 호흡 횟수가 분당 60-80회 사이이고 임상적으로 호흡곤란이 심하지 않을 경우 경관수유를 시도할 수 있으며, 호흡횟수가 분당 60회 미만일 경우는 경구수유를 고려한다. 호흡횟수와 상관없이 산소분압이 0.4 이상 필요하다면 일단 금식을 유지한다.

3) **이뇨제**: 지속적인 체중증가와 더불어 호흡 증상이 호전되지 않는다면 고려한다.

(7) 감별진단

폐렴, 심장 질환, 유리질막증, 중추성 과환기, 대사질환, 적혈구 증가증, 과다 점도증

6. 공기 누출 증후군 (Air leak syndrome)

(1) 정의: 폐외의 구조물에 공기가 차 있는 질환으로 기종격 (pneumomediastinum), 기흉 (pneumothorax), 폐간질기종 (pulmonary interstitial emphysema), 심막기종 (pneumopericatdium), 기복증 (pneumoperitoneum), 피하공기증 (subcutaneous emphysema)이 있다.

(2) 위험인자

1) 폐질환: 폐형성부전 (pulmonary hypoplasia), 태변 흡인 증후군, congenital bullae, 양수 흡인 증후군, 호흡곤란 증후군

2) 불안정한 인공 환기 요법: 환아와 인공 호흡기와의 부조화, 지연된 흡기시간(I:E ratio≥ 1:1), 높은 인공호흡기 압력, 높은 PEEP, 높은 1회 호흡량, 오른쪽 주기관지로의 삽관
3) 낮은 흡입 공기의 온도 (<36.5℃)
4) 남아, 만삭아, 과숙아

(3) 병태 생리:
기도 내압이 탄성력보다 높아 폐포가 파괴되고, 기도 손상 및 과팽창으로 공기 누출이 일어난다 (그림 3-29).

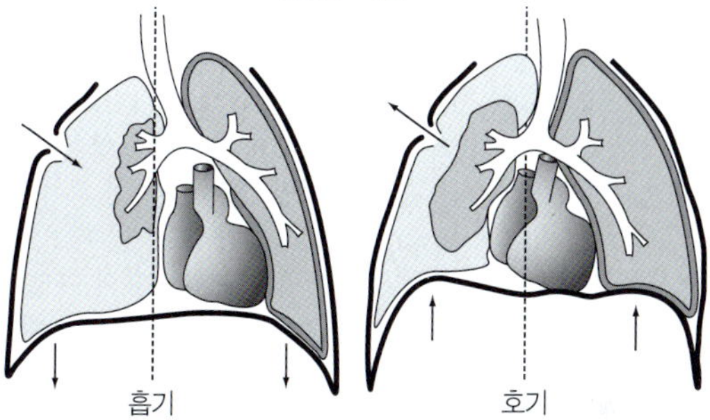

그림 3-29 기흉의 기전

(4) 진단

1) **광선투과** (transillumination): 기흉이 있는 경우, 빛의 통과가 잘되어 환하게 나타난다.
2) **증상**: 청색증, 저산소증, 빈호흡, 저혈압, 서맥, 무호흡, 고탄산혈증, 중심정맥압의 증가, 전부하의 감소, 심박출량 저하로 인한 저혈압, 급격한 혈압 증가, 비대칭적 흉곽의 팽창, 급격한 복부 팽만, 횡격막 하강, 심박 촉진 부위의 이동, 호흡음의 감소
3) **흉부 X선 검사**: Chest AP, lateral, decubitus, cross-table lateral을 시행하며 기흉이 있는 반대쪽으로의 종격동의 이동, 기흉이 있는 쪽의 횡격막의 편평해짐, 폐의 흉벽안쪽으로의 허탈을 확인할 수 있다 (그림 3-30).

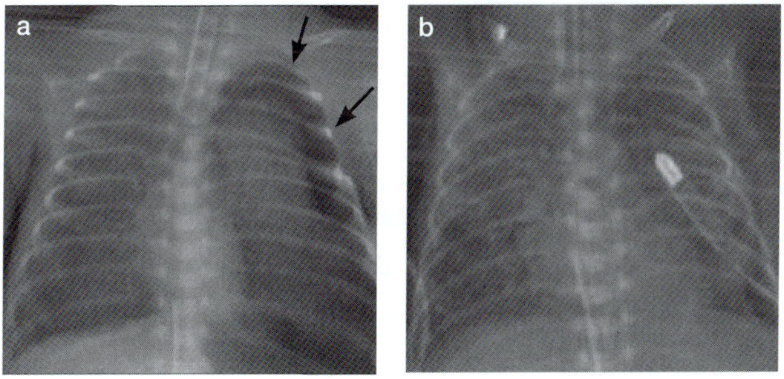

그림 3-30 (a) 기흉의 흉부 X선 소견, (b) 흉관삽입 후 흉부 X선 소견

4) 바늘 천자: 위급한 경우 바늘로 공기를 빼내는 것으로 진단 및 치료로 사용

(5) 치료

1) **증상이 있는 기흉**

① 바늘 천자: 2nd, 3rd intercostal space과 midclavicular line이 만나는 지점을 천자한다.

② 흉관 삽입

a. Anterior axillary line과 제 6번 늑골의 주행선이 교차하는 곳에 국소 마취 후, 제 4번의 늑간 즉 제 5번 늑골의 상연 지점과 anterior axillary line이 교차하는 지점에 흉관을 삽입 후 Heimlick valve나 Pleur-evac에 연결하고 5-20 cmH_2O 의 음압을 연결한다.

b. 흉관의 제거는 폐기능이 호전되고 흉관으로 공기가 24-48시간 동안 나오지 않으면 음압 흡입을 중지하고 흉관을 clamp 하거나 underwater seal에 연결한 뒤 12-24시간동안 기흉이 재발하지 않았다는 것을 흉부 촬영으로 확인 후 제거한다. (인공호흡기 유지하는 환아는 흡기시, 자발호흡이 가능한 환아는 호기시에 제거)

③ 기계 환기 요법: MAP (mean airway pressure)는 되도록 낮추고 호흡수와 FiO_2는 높여가며 산소화를 진행한다. MAP를 낮추는 방법으로는 PIP와 PEEP을 낮게, 흡기시간을 짧게 설정하며, 고빈도환기요법의 사용이 추천된다 (1장, p62 참조).

2) **무증상의 기흉**: 기존의 폐질환이 없고 인공 호흡기에 의존하고 있지 않은 환아는 보존적인 요법으로 치료한다. 대부분이 24-48시간이내에 저절로 기흉이 흡수되며 기흉이 없어질 때까지 흉부 X선 검사를 8-12시간 간격으로 찍는다.

VIII. 신생아 황달 (Neonatal hyperbilirubinemia)

1. 빌리루빈의 생성 및 대사

세망 내피 세포에서 수명이 다한 적혈구내 혈색소로부터 유리된 heme oxygenase, biliverdin reductase 등의 효소에 의해 생성된다. 불포합 빌리루빈 (간접)은 혈청 알부민과 결합되어 간으로 운반된다. 간세포 소포내에서 uridine diphosphoglucuronic acid (UDP) glucuronyl transferase에 의하여 포합 (conjugation)되어 극성, 수용성인 포합 빌리루빈 (직접)으로 변환된 후에 담도를 거쳐 장으로 배설된다.

2. 간접 고빌리루빈혈증 (Indirect hyperbilirubinemia)의 기전

(1) 간에서 대사될 빌리루빈 양의 증가: 용혈성빈혈, 미숙 또는 수혈에 의한 적혈구 수명 단축, 장간 순환의 증가, 감염, 적혈구 증가

(2) Transferase 효소의 작용 감소: 저산소증, 감염, 저체온증, 갑상선 저하증, 유전적 결함

(3) Transferase 효소의 작용을 경쟁적 억제: 약물

(4) Transferase 효소의 결핍이나 간세포에서 빌리루빈 섭취의 감소: 유전전 결함이나 미숙아

3. 원인 (표 3-28)

표 3-28 출현 시기에 따른 분류

생후 24시간 이내	태아적아구증 (Rh, ABO혈액형 부적합), 패혈증, 선천성 감염 (toxoplasmosis, rubella, syphilis, CMV), concealed hemorrhage
생후 2-3일	생리적 황달, 조기 모유황달, 드물게 Crigler-Najjar syndrome
생후 3-7일 이내	세균성 패혈증 또는 요로 감염, 기타 감염 (toxoplasmosis, syphilis, CMV, enterovirus), 내부출혈 (광범위한 ecchymosis, 두개 혈종)
생후 1주 이후	모유 황달 (breast-milk jaundice), 패혈증, 담도폐쇄, 간염, 갈락토스혈증, 갑상선기능저하증, 선천성 용혈성빈혈 (적혈구 형태 이상/효소 부족)
생후 1개월 이상 지속	농축 담즙 증후군, 간염, toxoplasmosis, syphilis, CMV, 담도 폐쇄, 갈락토스혈증, 정맥영양 유발 담즙 정체증, familial non-hemolytic icterus, 갑상선기능저하증, 유문협착증, 드물게 생리적 황달

4. 임상 양상

(1) 얼굴에만 나타나면 5 mg/dL, 복부중앙까지는 15 mg/dL, 발바닥까지 나타나면 20 mg/dL로 추정할 수 있다.

(2) 간접 빌리루빈의 침착으로 인한 황달은 밝은 황색이나, 직접 빌리루빈이 증가하는 경우는 녹색이나 진흙색을 띤다.

(3) 불포합 빌리루빈은 비극성, 지용성으로 신경 독성을 일으킬 수 있으며, 포합 빌리루빈은 신경 독성은 없으나 심각한 간질환 혹은 전신 질환을 시사한다.

5. 감별 진단 (그림 3-31)

생후 24시간 이전에 출현하는 경우, 복부 중앙까지 진행하는 경우, 임상 증상 및 징후가 동반된 경우, 용혈이나 병적 황달을 시사하는 위험 요인이 있을 경우에는 재태주령이나 황달의 출현 시기와 상관없이 반드시 원인 규명을 위한 검사를 진행해야 한다.

(1) 생리적 황달 (Physiologic jaundice)

1) **원인**: 태아 적혈구의 짧은 수명으로 인한 빌리루빈 생성의 증가, 미성숙한 신생아의 간에서의 빌리루빈 포합의 일시적 제한

2) **경과**: 만삭아의 경우 일반적으로 하루에 5 mg/dL미만으로 증가하며 대개 생후 2-3일에 나타나서, 생후 2-4일에 5-6 mg/dL로 최고치에 달하고 생후 10-14일까지는 1 mg/dL이하로 감소한다. 미숙아에서는 혈청 빌리루빈의 증가가 늦게 나타나 더 높이 올라가며, 오래 지속될 수 있다.

3) **빈도**: 만삭아의 6-7%에서 12.9 mg/dL 이상, 3%에서 15 mg/dL 이상으로 증가할 수 있다 (표 3-29).

4) 생후 시간에 따른 빌리루빈 수치를 고, 중간, 저위험 범주로 도식화한 노모그램을 이용해 심한 황달도의 진행을 예측할 수 있다 (그림 3-32).

표 3-29 심한 황달로 진행될 가능성이 높은 주요 위험 요인 (재태주령 >35 주)

퇴원전 혈청 빌리루빈이 고위험 범위 (high risk zone)에 해당하는 경우
생후 첫 24시간내에 발생한 황달
혈액형 부적합, 기타 용혈성 질환 (coombs test 양성)
재태주령 35-36주
형제가 광선치료 혹은 교환수혈을 받은 가족력
두개혈종 혹은 심한 멍
완전 모유수유 중 과도한 체중 감소가 동반
인종: 동양인

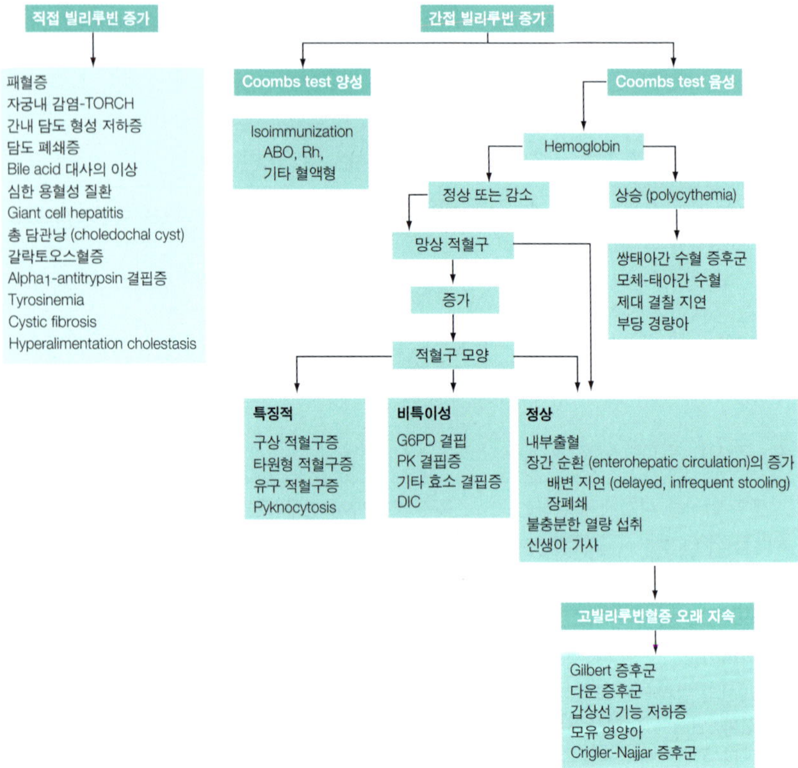

그림 3-31 신생아 황달의 감별진단

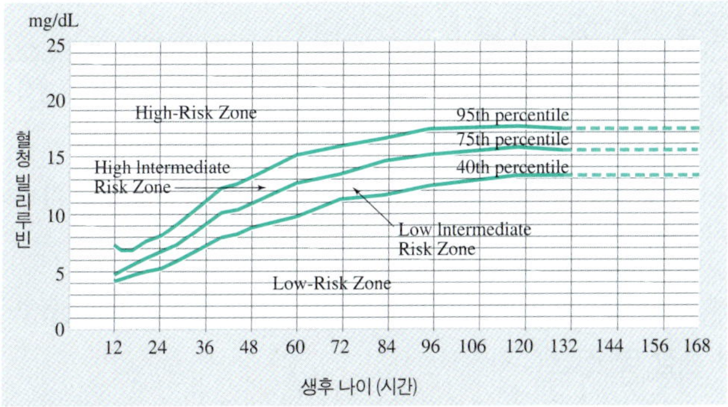

그림 3-32 **건강한 만삭아에서 생후 시간에 따른 위험 범주별 빌리루빈 수치**

(2) 병적 황달 (Pathologic jaundice)을 시사하는 소견 (황달의 원인을 반드시 찾아야 하는 경우)

1) 생후 첫 24-36시간내에 나타나는 경우
2) 혈청 bilirubin이 24시간내에 5 mg/dL 이상 빠르게 증가하는 경우 (>5 mg/dL/24h)
3) 혈청 bilirubin이 만삭아인 경우 특히 위험인자가 동반되지 않은 경우 12 mg/dL 이상이며, 미숙아에서는 10-14 mg/dL 이상인 경우
4) 생후 10-14일 이후에 지속되는 황달
5) 생후 시간에 관계없이 직접 빌리루빈이 2 mg/dL 이상인 경우
6) 기타 요인: 용혈성 질환의 가족력, 창백, 간비 종대, 광선 치료의 실패, 구토, 쳐짐, 수유곤란, 과도한 체중 감소, 무호흡, 서맥, 저체온증, 핵황달의 징후, 소변 빌리루빈 양성, 무담즙변 (light colored stools)

(3) 모유황달 (Breast milk jaundice)과 조기 모유황달 (Breast feeding jaundice)

1) **모유황달:** 모유 수유중인 만삭아에서 생후 7일후부터 불포합 빌리루빈이 상승하여 2-3주째 최고치 (10-30 mg/dL)에 이른다. 모유 수유를 계속해도, 서서히 감소하나 3-10주까지 낮은 농도에서 지속될 수 있다. 치료는 1-2일간 모유 수유를 중단하고, 분유 수유를 하게 되면 수일내에 정상범주로 감소하며, 다시 모유수유를 재개해도 이전의 높은 수치까지 도달하지 않는다. 심한 경우 광선치료가 도움이 되며, 혈청 빌리루빈>30 mg/dL 에서 핵황달 발생이 보고된 적이 있다. 원인은 명확하지 않으나, 모유내의 glucuronidase에 의한 것으로 추정한다.
2) **조기 모유황달:** 생후 1주일내에 불충분한 모유수유로 인한 탈수나 열량 섭취 감소로 발생한다. 치료는 모유 수유를 자주, 충분히 하며, 물이나 포도당액 보충을 중지한다.

(4) 신생아에서 용혈성 질환을 시사하는 소견

1) O형 산모의 A형 혹은 B형 아기, Rh 음성인 감작된 산모의 Rh 양성 아기
2) 첫 24시간내 황달 출현
3) 혈청 빌리루빈의 급속한 상승 (> 0.5 mg/dL/h)
4) 용혈의 증거: 빈혈, 창백, 망상 적혈구 증가 (10-15%), 직접 Coombs test 양성, 말초 혈액 검사상 구형 적혈구

6. 핵황달 (Kernicterus)

(1) 정의: 뇌의 기저핵과 뇌간핵에 불포합 빌리루빈이 침착되어 생기는 신경학적 증후군

(2) 병리 기전: 다인자성 (multifactorial)

1) 혈액-뇌 장벽 (blood brain barrier)의 손상: 뇌실내 출혈, 용혈, 주산기 가사, 약물 (알부민과의 결합)
2) 혈액-뇌 장벽의 투과성 증가: 미숙아
3) 손상에 대한 신경계 감수성 (susceptability) 증가: 저산소성 뇌손상이 동반된 경우

(3) 임상 증상 및 진단 (그림 3-33)

1) 만삭아에서 보통 생후 2-5일째 나타나며, 미숙아는 생후 7일내에 늦게 나타나지만, 어느 시기에도 가능하다. 건강한 만삭아에서 용혈이 없다면 혈청 빌리루빈치가 25 mg/dL 미만에서는 핵황달이 드물다. 아픈 미숙아에서는 낮은 혈중 농도에서도 핵황달 발생이 가능하다.
2) 초기 징후로는 기면, 식욕 부진, 모로 반사 소실 등이 나타나며, 패혈증, 가사, 저혈당증, 뇌출혈 같은 급성 전신 질환과 구별이 잘 안될 수 있다. 차츰 진행되면 건반사의 감소, 호흡곤란, 활모양의 강직, high pitched cry, 전신경련, 강직이 나타난다.

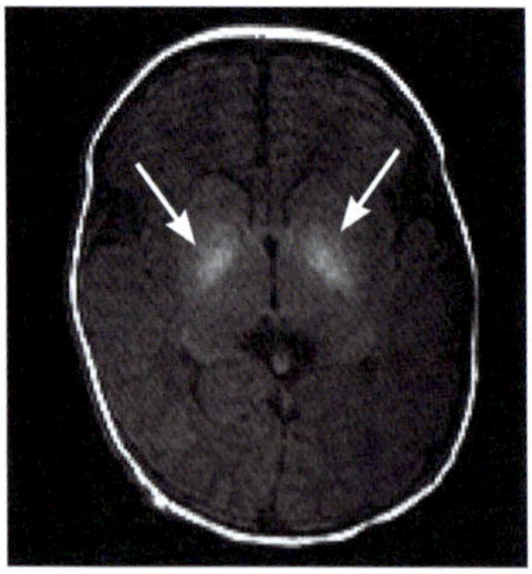

그림 3-33 **핵황달의 뇌 MRI 소견: T1 강조 영상에서 기저핵의 음영증가 (→)**

(4) 예후: 명백한 신경학적 징후를 보이는 경우 사망하는 경우가 많으며 (>75%), 생존자의 80% 이상에서 불수의 근육 경련을 동반한 양측 무도 무정위운동, 정신지체, 경련, 청력 장애 등의 심한 신경학적 후유증이 발생한다. 약하게 핵황달이 발생한 경우는 경미한 신경근 협조 불능, 부분적 난청 등이 나타날 수 있다.

(5) 핵황달의 예방

1) 생후 24시간 이내에 황달이 나타난 경우 혈청 빌리루빈 검사를 시행하고 증가되어 있으면 용혈성 질환에 대한 검사를 시행한다.
2) 출생후 48시간 이내 조기 퇴원하는 경우: 퇴원후 2-3일내 외래 추적 관찰
3) 38주 미만의 신생아는 조기 외래 추적 관찰이 중요하다.
4) 퇴원시점의 생후 나이와 위험요인에 따라 추적 관찰 시기를 결정한다 (그림 3-34).

7. 치료

(1) 치료 원칙

1) **목표:** 원인에 관계없이 핵황달의 위험이 있는 혈중 간접 빌리루빈 농도에 도달하지 못하도록 예방하는 데 있다. 황달을 일으킨 원인, 예를 들어 패혈증에서 항생제 사용이나, 산증같이 신경학적 손상의 위험성을 증가시키는 요인 교정이 병행되어야 한다.

2) **광선치료** (phototherapy)

① 적응증 (그림 3-34)

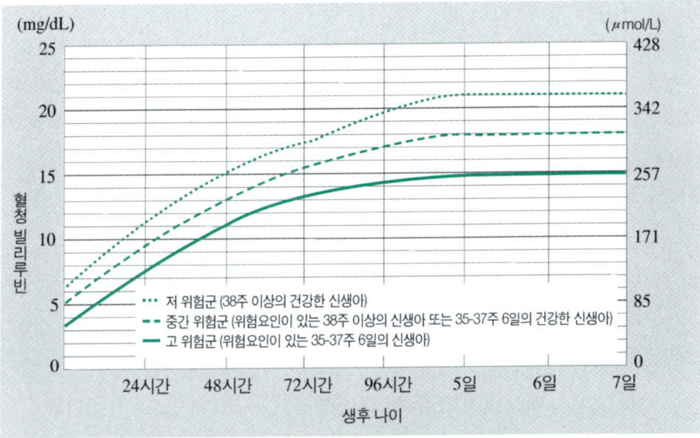

그림에서 보인 수치보다 2-3 mg/dL 이하에서 시작할 수 있다.

위험요인: 동종 면역성 용혈성 질환, G6PD deficiency, 가사, 기면, 체온 불안정, 패혈증, 산혈증, 혹은 albumin < 3.0 g/dL

그림 3-34 **재태주령 35주 이상 신생아에서 광선치료의 적응범위**

② 기전: 빌리루빈은 파장이 420-470 nm의 청색빛을 가장 많이 흡수하며, 피부의 빌리루빈은 빛에너지를 흡수하여 독성이 있는 불포합 4Z, 15Z-빌리루빈을 광이성화(photoisomerization)시켜 이성체인 4Z, 15E-빌리루빈으로 변형시켜, 포합없이 담즙을 통해 배설되게 한다.

③ 합병증: 묽은변, 홍반성 발진, 발열, 탈수 (불감성 수분 손실의 증가), 청동아 증후군 등

④ 금기: 포르피린증 (porphyria)

3) **교환수혈** (exchange transfusion)

① 집중적인 광선치료로 안전 범주내로 혈청 빌리루빈 수치가 감소되지 않거나, 핵황달의 징후가 있어 핵황달의 위험성이 교환수혈의 위험성보다 높다고 판단되는 경우에 시행한다 (그림 3-35).

② 부작용: 대사성 산증, 전해질 이상, 저혈당, 저칼슘혈증, 혈소판감소증, 부정맥, 체액 증가, 괴사성장염, 감염, 이식편대숙주반응, 사망 등

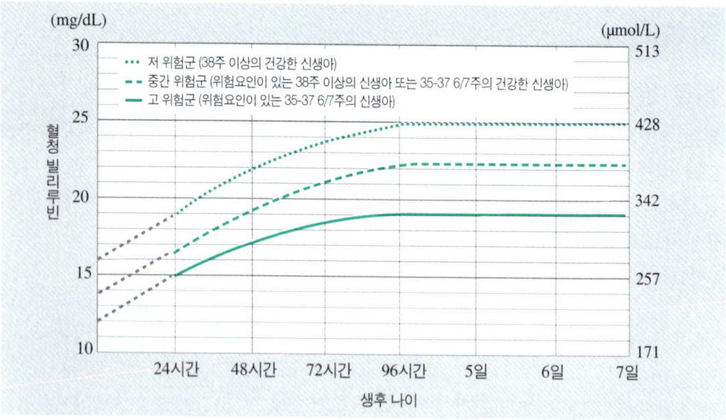

24시간이내의 점선부위는 광선치료 효과 등 임상양상에 따라 탄력적으로 적용한다.
황달로 광선 치료 중이던 환자는 위의 수치 이상이면 실시한다.
신환에서 초기 빌리루빈이 위의 수치 이상의 경우 광선치료를 시행하면서 6시간동안 2-3시간 간격으로 빌리루빈을 측정하여 지속적으로 높으면 실시한다.
빌리루빈 뇌증을 보이거나, 정해진 수치보다 5 mg/dL 이상인 경우 즉시 교환수혈을 실시한다.

위험요인: 동종 면역성 용혈성 질환, G6PD deficiency, 가사, 기면, 체온 불안정, 패혈증, 산혈증, 혹은 albumin < 3.0 g/dL

그림 3-35 재태주령 35주 이상 신생아에서 교환수혈의 적응범위

4) 미숙아에서 간접 혈청 빌리루빈 농도의 최고치 (표 3-30)

표 3-30 미숙아에서 간접 혈청 빌리루빈 농도의 최고치

체중 (g)	건강한 경우 (mg/dL)	병적인 경우 (mg/dL)
< 1,000	12-13	10-12
1,000-1,249	12-14	10-12
1,250-1,499	14-16	12-14
1,500-1,999	16-20	15-17
2,000-2,500	20-22	18-20

위 최대 수치의 50-70%에서 광선치료를 시작할 수 있다.
위 수치를 크게 초과하거나, 광선치료로 빌리루빈 감소 효과가 없거나, 또는 핵황달의 징후가 보이면 교환수혈을 할 수 있다.

병적인 경우: 주산기 가사, 산혈증, 저체온증, 저산소증, 저알부민혈증, 뇌수막염, 용혈, 뇌실내 출혈, 저혈당증 혹은 핵황달의 징후

IX. 감염 질환 (Infectious disorders)

1. 신생아 패혈증 (Neonatal sepsis)

(1) 일반적인 특징

1) 산모로부터 다양한 경로를 통해 태아나 신생아에게 전파된다.
2) 여러 가지 병원체 (세균, 바이러스, 곰팡이, 기생충, 마이코플라즈마 등)에 의해 유발
3) 임신 중 산모 감염의 진단이 어렵다.
4) 감염에 대한 면역성 (세망내피계, 보체계, 다형핵 백혈구, 항체, 세포 면역 등)의 결여
5) 무증상 감염, 국소 혹은 전신 감염, 자궁내 감염과 관련된 선천성 증후군 등 다양한 임상 경과를 보인다.
6) 다른 질환이 동반된 경우 진단과 치료가 용이하지 않다 (예: 유리질막증과 세균성 폐렴이 합병된 경우).

(2) 전파 방식

1) **자궁내 감염** (intrauterine infection) (그림 3-36)

① 태반을 통하여 혈행성으로 전파되며, 재태 기간 어느 시기나 감염이 가능하다.

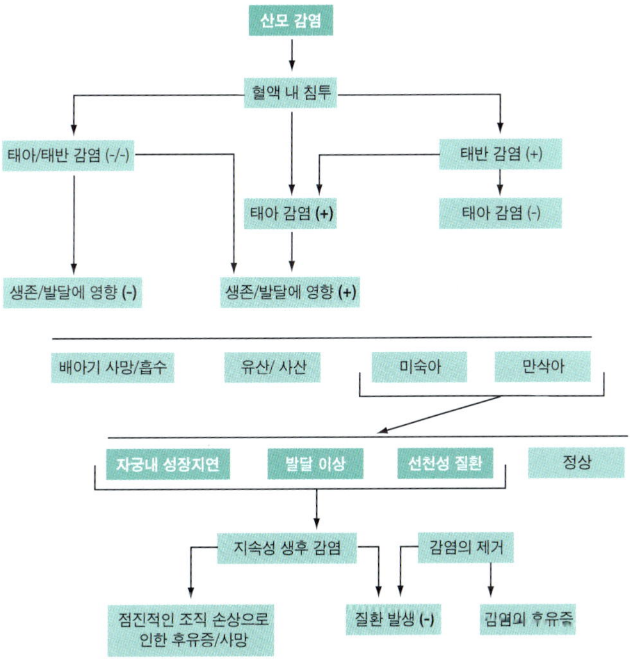

그림 3-36 혈행성 경태반 감염의 기전

② 감염 시기에 따라 임신 1기에는 선천성 기형을 유발하고, 임신 3기에는 분만 시 급성 감염의 증상으로 발현된다.

예) Cytomegalovirus (CMV), *Treponema pallidum, Toxoplasma gondii*, rubella virus, varicella-zoster virus (VZV), parvovirus B19

2) **상행성 세균 감염 (ascending bacterial infection)** (그림 3-37)

① 양막 파수 (rupture of membrane)나 분만 시 태아가 산도를 통과할 때 발생한다.

② 산모의 산도에 존재하는 호기성, 혐기성 세균이 상행성 양막 감염이나 융모 양막염을 일으키거나 신생아의 피부, 점막 등에 집락화된다.

③ 선천성 폐렴 (양수내 세균의 흡인 시)이나 전신 감염을 유발한다.

예) Group B streptococcus (GBS), *N. gonorrhoeae, L. monocytogenes, E. coli, Ureaplasma urealyticum*, herpes simplex virus (HSV), enterovirus

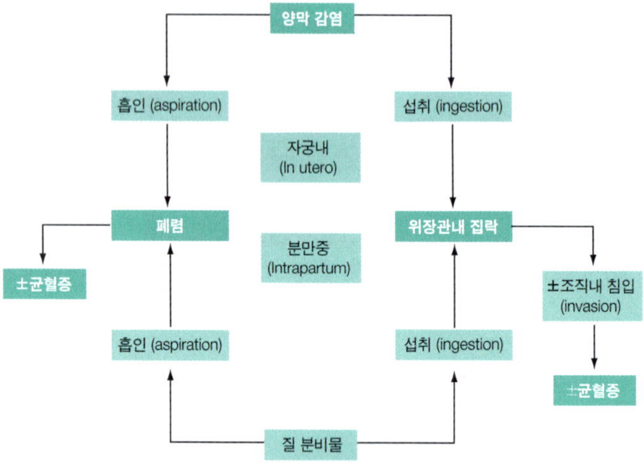

그림 3-37 상행성/분만중 감염의 기전

3) **후기 발현 생후 감염 (late onset postnatal infection)**

① 출생 후 신생아실이나 외부환경 (community)에서 원인균에 노출되어 발생한다.

② 경로: 가족과의 접촉, 병원내 의료 종사자와의 직접적인 접촉, 오염된 기기, 모유 (HIV, CMV), 손을 통한 오염

예) Coagulase negative staphylococcus (CoNs), *S. aureus*, Enterococcus, Candida

(3) 신생아 감염의 원인

1) **세균:** GBS, *E. coli*, CoNs, *S. aureus*, Enterococcus, *L. monocytogenes* 등

2) **비세균성:** Viruses (adenovirus, enterovirus, parvovirus B19, rubella virus, VZV, CMV, HSV, HIV), Mycoplasma, fungi, protozoa 등

3) 산모의 비뇨 생식계, 하부 위장관계에 존재하는 모든 병원균은 분만과정 혹은 분만후 발생한 감염의 원인이 될 수 있다.

(4) 발생 시기에 따른 신생아 감염 (표 3-31)

1) **조기 발현형:** 생후 7일 이내에 발생하며, 대부분 산모의 산도를 통해 분만 전, 분만 중 감

염된다. 조기 양막 파수, 조기 진통, 융모 양막염 등의 산과적 위험 요소가 흔히 동반되며, 출생후 첫 24시간 내 90%에서 증상이 출현한다. 대표적인 균주로는 그람 양성균이 64.7%, 그람 음성균이 35.2%를 차지하였고, *S. aureus*와 *E. coli*가 가장 흔한 원인균이었으며, 그외 GBS, K. *pneumoniae, E. cloacae* 등이 분리되었다.

2) **후기 발현형**: 생후 7-30일 사이에 발생하며, 분만 후 신생아실이나 신생아 집중 치료실 혹은 퇴원 후 원외에서 후천적으로 발생한다. 산모나 가족과의 접촉, 병원내 의료 종사자와의 직접적인 접촉, 오염된 기기, 모유 (HIV, CMV)를 통해 감염된다.

3) **병원내 감염**: 적어도 3일 이후에 감염이 발생된 경우로 산모의 산도나 경태반으로부터 직접적인 감염의 증거가 없어야 된다. 신생아 집중 치료를 받고 있는 미숙아 또는 만삭아에서 대부분 발생하며 모자동실 또는 신생아실의 건강한 만삭아에서는 발생율이 1% 미만으로 낮다.

① 위험요소: 미숙아, 저체중출생아 (20-25%), 침습적 조작술, 뇌실내 단락, 지방용액의 정맥내 투여, 기관내 삽관, 피부나 점막의 손상, 광범위 항생제 사용, 장기간 입원, 혈관내 카테터 사용 등

② 감염경로: 신생아, 의료진, 환아의 가족에 원인균이 집락화되었다가 직접 전파되거나, 정맥내 주사, 투약, 오염된 의료 기기, 혈액, 모유 등을 통해 간접적으로 전파된다.

③ 원인균: CoNs (가장 흔함), *K. pneumoniae*, Pseudomonas 등 그람 음성균, Candida, respiratory syncytial virus (RSV), VZV, influenza virus, rotavirus, enterovirus

표 3-31 발병 시기에 따른 신생아 감염

특성	조기 발현형	후기 발현형	병원내 감염
시기	출생-7일 (보통<72시간)	7-30일	30일 이상
산과적 위험 요소 동반	흔함	드뭄	경우에 따라 다양
미숙아	흔함	경우에 따라 다양	보통
원인	산모의 산도	산모의 산도/주변 환경	외부 주변 환경
임상증상	다기관 침범	다기관 혹은 국소적	다기관 혹은 국소적
발생 장소	신생아실, 외부 환경 신생아 집중 치료실	신생아 집중 치료실 외부 환경	신생아 집중 치료실 외부 환경
호발 균주	*S. aureus, E. coli*, GBS, *K. pneumoniae, E. cloacae* 등	*S. pneumoniae, E. coli*, GBS, *S. aureus, H. influenza* 등	CoNs, *K. pneumonia*, Pseudomonas, Candida, RSV, VZV, influenza virus, rotavirus, enterovirus

(5) 세균성 패혈증의 임상 증상 (표 3-32, 3-33)

1) 비특이적인 증상과 징후를 보이는 경우가 흔하다.

2) 초기 증상이 한 기관에 국한되어 국소적인 징후를 보일 수도 있고, 다발성 장기 부전을 동반하는 급성 악화 소견을 나타내기도 한다. 따라서 패혈증이 의심되는 경우 중증으로 증상이 진행되는지에 대한 세심한 관찰과 재평가가 필요하다.

3) 세균성 패혈증의 위험 인자: 만삭아 중 남아 (2-4배 증가), 융모 양막염 산모에게서 태어난 저체중 출생아, 선천성 면역 결핍, 면역 체계와 관련된 유전자 이상, 무비증, 갈락토오스혈증 (*E. coli*), 구조적 이상 (폐쇄성 비뇨기계 기형) 등

표 3-32 신생아 감염의 초기 증상 및 징후

일반적 증상	위장관계	호흡기계	심혈관계	신경계	신장계	혈액계
열 체온불안정 수유곤란 부종	복부팽만 구토 설사 간비대	무호흡 호흡곤란 빈호흡 흉벽함몰 청색증	mottling 빈맥 저혈압 서맥	보챔 기면 경련 긴장도 저하 모로반사저하 대천문 팽대	핍뇨	황달 비비대 자반증 출혈

표 3-33 중증 세균 감염을 시사하는 IMCI 기준

체온 > 37.7 ℃ or < 35.5 ℃ 움직임 감소 수유 곤란 기면 혹은 의식저하 경련 대천문 팽대 호흡수 > 60회/분 심한 흉벽 함몰 비익 확장 (nasal flaring), grunting 귀에서 농포 배액 제대 주위의 피부 발적

IMCI, Integrated Management of Childhood Illness

4) **후기 합병증:** 호흡부전, 심부전, 신부전, 폐동맥 고혈압, 간기능 부전, 뇌부종, 뇌혈전, 부신 기능 부전, 골수 기능 부전, 범발성 혈관내 응고장애 등

5) **감별진단**

① 호흡기계 질환: 신생아 호흡곤란 증후군, 흡인폐렴, 폐 형성부전, 기관식도루, 신생아 일과성 빈호흡

② 내분비계 질환: 저혈당, 부신질환, 선천성 대사 이상

③ 혈액학적 질환: 중증 빈혈, 면역 매개성 혈소판 감소증, 선천성 백혈병

④ 중추 신경계 질환: 두개내 출혈, 신생아 경련, 저산소성 허혈성 뇌증, 영아 보툴리즘

⑤ 심장 질환: 선천성 심질환, 지속성 폐동맥 고혈압, 후천성 심근염, 심인성 쇼크, 저혈량성 쇼크

⑥ 위장관계 질환: 괴사성 장염, 위장관 천공, 구조 이상

(6) 진단

1) **병력:** 구체적인 위험 요소 평가

2) **다른 질환의 증거:** 비특이적인 증상 및 징후를 보이므로 감별 진단이 필수적임

3) **국소 또는 전신적 감염의 증거**

4) **검사**

① 감염의 증거: 원인균의 분리

a. 배양 검사: 혈액, 뇌척수액, 소변, 관절액, 위흡인액, 기도내 분비액 등

i. 혈액 배양 양성이면 신생아 패혈증을 확진할 수 있다.

ii. 혈액 배양이 음성인 경우: 적은 채혈양, 부적절한 채혈 시기, 산모의 항생제 투여

iii. 뇌척수액 배양은 가능한 항생제 치료 전에 시행하며, 혈액 배양 검사 양성이거나 관련 증상이 있을 때는 반드시 시행하나, 호흡 및 심혈관계 불안정시 혈액 배양 검사를 먼저 시행 후 뇌척수액 배양검사를 안전하게 할 수 있을 때까지 뇌

수막염에 걸렸다는 가정하에 치료를 시작한다.

iv. 기타: 그람 염색, 체액 내의 세포수, 단백질, 당 측정

b. 항원 검사법, 혈청학적 검사

i. 라텍스 응집 검사 (bacterial antigen detection kits): GBS, *S. pneumoniae, H. influenzae, N. meningitidis* 에서 가능하나, 민감도가 낮고, 위양성율이 높다.

ii. 바이러스, 세균에 대한 DNA 검출 및 PCR: 항생제 투여의 기왕력이 있거나, 혈액배양 음성일 때 유용하다.

c. 태반의 병리 소견: 급성 및 만성 자궁내 감염의 증거

② 염증의 증거

a. 전혈검사

i. 총 백혈구 수 < 5,000/μL, 절대 중성구수 < 1,000/μL, 미성숙 백혈구/전체 중성구치 (I/T ratio) > 0.2이면 세균성 감염을 시사한다.

ii. 백혈구수의 증가 (> 20,000/μL)는 산모의 발열, 신생아 가사, 태변 흡입 증후군, 용혈성 질환에서도 나타날 수 있어 신생아에서 예측적 가치가 떨어진다. 심한 패혈증에서는 중성구 감소증이 더 흔하다.

b. 급성기 염증 반응 물질: CRP, ESR, procalcitonin, inflammatory cytokines (IL-6, 8, TNF-α), haptoglobin 등이 있으며 염증이나 조직 손상에 의해 증가된다. 일회의 검사에서 음성 결과가 패혈증을 배제하지 못하므로 추적검사가 필요하다.

c. DIC profile: PT, PTT, fibrinogen, fibrin split products, antithrombin III

③ 다발성 전신 질환의 증거: 대사성 산증, 폐, 신장, 간 및 골수 기능 검사이상 등

(7) 치료

1) 배양 검사를 시행 후 경험적 항생제 치료를 즉시 시작하고 원인균이 동정되면 항생제 감수성 결과에 따라 적합한 항생제를 선택한다.

2) 조발형 패혈증에서 ampicillin과 aminoglycoside의 병용 투여를 권장한다.

3) 그람 음성 장내세균은 ampicillin과 aminoglycoside 또는 3세대 cephalosporin (cefotaxime 또는 ceftazidime)을 투여한다.

4) 병원내 감염 의심 시: Ampicillin 대신 anti-staphylococcal drug (methicillin, vancomycin)을 고려한다.

5) 항진균제: 이전에 항생제 치료를 받았거나, *C. albicans*의 점막내 집락화, 침습적인 감염으로 진행될 고위험 요소를 가진 극소 저체중출생아에서 고려한다.

6) 치료 기간

① 총 7-10일 혹은 임상적 호전이 나타난 후 최소 5-7일간 투여한다.

② 치료 시작한지 24-48시간 경과 후에도, 혈액 배양 검사가 지속적으로 양성일 경우에는 정맥내 카테터 (indwelling catheter)의 감염, 심내막염, 감염된 혈전 (infected thrombus), 잠재 농양 (occult abscess), 부적절한 항생제 용량이나 내성균을 의심해야 하며, 항생제의 변경, 치료기간 연장, 카테터 제거 등을 고려한다.

7) 보존적 치료

① 심혈관계, 호흡기계 상태에 대한 모니터링

② 호흡부전시 기계적 환기 요법

③ 혈액량과 혈압 보조

④ 수액 및 전해질 균형, 대사성 산증 교정

⑤ 부신 기능 부전시 스테로이드 치료

⑥ DIC 교정

8) 보조 면역 치료

① 정맥내 면역글로불린 (IV-immunoglobulin): 500-750 mg/kg 1회 투여로 패혈증이 있는 신생아에서 사망률을 감소시킨다.

② G-CSF (granulocyte-colony stimulating factor): 10 μg/kg/d, 절대 중성구수가 500/μL 미만인 경우 1,000/μL 이상 될 때까지 투여한다. 패혈증에 의한 중성구감소증에 효과가 있지만, 아직 사망률 감소에 대한 효과는 검증되지 않았다.

2. 신생아 뇌수막염 (Neonatal meningitis)

(1) 빈도: 세균성 뇌수막염은 0.2-0.4/1,000명의 발생율을 보이며, 미숙아에서 더 흔하다.

(2) 원인균: GBS, *E. coli* 가 75%를 차지하고, *L. monocytogenes*, CoNs, *K. pneumoniae*, Pseudomonas 등 기타 세균과 *C. albicans*을 포함한 진균, *Mycoplasma hominis*, *Ureaplasma urealyticum*, 각종 바이러스 등도 원인이 될 수 있다.

(3) 병인: 주로 혈행성으로 전파되며 조발형 패혈증이 있는 신생아의 20%미만에서 뇌수막염이 동반된다. 드물게 신경관 결손 등을 통한 감염이나 태아 두피 채혈, 태아 심전도 감시 장치 등을 통한 관통상에 의해 발생하기도 한다.

(4) 증상

1) 비특이적 증상과 징후: 기면, 수유곤란, 체온 변화, 호흡곤란, 구토, 설사, 복부 팽만 등이 나타날 수 있으며 다른 감염 질환과 구별이 어렵다.

2) 전신적인 패혈증과 동반되거나 국소적인 감염의 형태로 나타난다.

3) 신경학적 증상으로 대천문 팽대, 경련, 무호흡 등이 나타나며 두개강내압 상승 증상은 드물다.

(5) 진단

1) **뇌척수액 검사**

정상 신생아의 뇌척수액 소견

- 백혈구 (11±10/μL)
- 다형핵 백혈구 (2.2±3.8%)
- 단백질 (84±45 mg/dL)
- 당 (46±10 mg/dL)

① 백혈구수가 1,000 cell/mm^3 이상으로 상승하거나, 중성구 우세소견 (>70-90%)을 보이면 세균성 뇌수막염을 시사한다. 병의 초기이거나 백혈구 감소증이 있는 경우에는 백혈구수가 100 미만인 경우도 있다.

② 그람 염색: B군 사슬알균 - 85% 양성, 그람음성균 - 61% 양성

2) **뇌척수액 배양, 항원 검출 또는 PCR**: 세균, 바이러스, 진균 등

3) **혈액 배양 검사**: 세균성 뇌수막염이 있는 신생아의 70-85%에서 혈액 배양 검사상 양성 소견을 보인다.

4) **배양 검사에서 음성인 뇌수막염**

① 진단 전 항생제 치료의 기왕력
② 뇌농양
③ *Mycoplasma hominis*, *Ureaplasma urealyticum*, *B. fragilis*, enterovirus, HSV

5) **영상의학 검사**
① 뇌초음파 촬영이나 조영제를 이용한 뇌 CT 또는 뇌 MRI
② 뇌염, 수두증, 뇌농양이 의심되거나 장기간의 혼수, 국소적인 신경학적 징후, 지속되거나 재발되는 발열 등 예기치 않은 합병증 동반 시 시행 (그림 3-38)

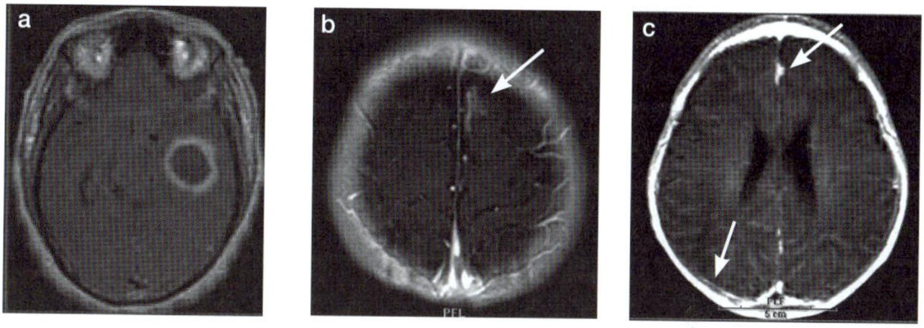

그림 3-38 (a) 뇌농양의 CT 소견, (b) 국소적인 뇌염: 좌측 전두엽 이랑 (frontal gyrus)에 국소적인 음영 증가, (c) 뇌수막염: 앞 반구간 틈새 및 뇌수막 조영 증강

(6) 치료

1) 경험적 항생제 치료를 먼저 시작하고 원인균이 동정되면, 항생제 감수성 결과에 따라 적절한 약을 선택한다.
① 그람 음성 장내세균: 뇌수막염 용량의 ampicillin과 3세대 cephalosporin를 투여
② *L. monocytogenes*, Enterococcus: Cephalosporin에 내성이 많아 cephalosporin 단독 치료는 권장되지 않는다.
③ *S. aureus*, CoNs: Methicillin or nafcillin, vancomycin
④ *P. aeruginosa*: Ceftazidime
⑤ *B. fragilis*: Metronidazole

2) 3세대 cephalosporin의 장점: 척수액내로의 침투가 용이하며, 최소 정균농도 (minimal inhibitory concentration, MIC)가 aminoglycoside보다 낮다.

3) 치료 기간
① 그람 양성 세균에 의한 뇌수막염: 일반적으로 24-48시간 내에 치료에 잘 반응하며 보통 14-21일 치료
② 그람 음성 세균에 의한 뇌수막염: 적절한 항생제 치료를 해도 72-96시간까지는 뇌척수액에서 배양될수 있어서 21일동안 치료하거나, 뇌척수액 배양 검사가 음성인 시점에서 최소 14일 이상 치료
③ 뇌농양: 장기간 항생제 사용이 필요

4) 배양 검사 음성인 환아에서 치료중 상태의 급격한 악화 시에는 비세균성 원인을 고려해야 한다.
① 헤르페스성 뇌수막염: Acyclovir 투여하며, 특히 뇌척수액 검사상 단핵구 증가증을 보이는 경우 신생아에서 경험적 투여를 고려한다.
② 칸디다 뇌수막염: Amphotericin B 와 flucytosine의 병합투여를 3-6주간 시행한다.

(7) 합병증: 세균성 패혈증 환아의 50% 정도에서 합병증을 동반하며, 세균성 뇌수막염의 치명율은 20-25%에 이른다. 사망이나 중증 장애를 남기는 위험인자로는 72시간 이상의 경련, 혼수, 혈압 상승제의 사용, 백혈구 감소증 등이 있다.

1) **급성 합병증:** 뇌실염, cerebritis, 뇌농양 (그림 3-38)
2) **후기 합병증:** 생존자의 40-50%에서 신경학적 장애 초래, 청력 장애, 이상 행동, 발달지체, 뇌성마비, 국소적 운동 기능장애, 경련 등

3. 자궁내 감염 (Intrauterine infection)

(1) 정의: CMV, *Treponema pallidum, Toxoplasma gondii,* rubella virus, VZV, parvovirus B19 등에 의한 산모의 감염이 태반을 통한 혈행성 전파로 태아에 감염을 일으키는 것을 말한다.

(2) 특징

1) 재태 기간 어느 시기에나 발생할 수 있으며, 감염 시기에 따라 미치는 영향이 다르다.
   ① 임신 1기: Embryogenesis에 영향, 선천성 기형 유발 (예: congenital rubella syndrome)
   ② 임신 3기: 출생 직후 급성 감염 증상 (예: toxoplasmosis, syphilis)
2) 출생 당시 무증상이거나 경증에서부터 생명을 위협하는 합병증을 동반하는 심각한 급성 증상, 재발 및 반복되는 만성 감염까지 다양한 임상경과를 보인다.
3) 산모의 감염이 불현성이거나 무증상이어서 산모 감염을 진단하기 어렵다.
4) 신생아의 임상적인 증상이 불명확한 경우가 많아 선천성 감염을 진단하기 어렵다.

(3) 일반적인 증상 및 징후 (표 3-34)

비특이적인 경우가 많지만, 몇 가지 징후들은 선천성 감염을 의심하는데 도움이 된다.

표 3-34 자궁내 감염의 증상 및 징후

자궁내 성장지연
선천성 기형:
소두증 또는 수두증, 대뇌 석회화, 소안구증, 백내장, 심기형, 사지 기형
기관/장기 침범:
혈소판 감소증, 빈혈, 심염, 뇌염, 폐렴, 간염, 간비비대, 비면역성 태아 수종증, 골염, 망막 맥락막염, 점상 출혈
후기 합병증:
경련, 감각신경성 난청, 정신지체, 신중후군, 치아/골격계 이상, 시각 장애

(4) 진단

1) **자궁내 감염의 혈청학적 검사:** 특정 병원균에 대한 IgM, IgG Ab titer
   ① 신생아 혈청 검사: 신생아의 IgM 항체가가 높거나, 생후 첫 수개월 동안 IgG 항체가의 상승을 확인하면 선천성 감염을 진단하는데 도움이 될 수 있다. 그러나 신생아의 IgM 검사는 특이도는 높으나 민감도는 낮아 음성 결과로 선천성 감염을 배제할 수 없다. 혈청 IgG 검사는 태반을 경유해서 전달된 산모의 IgG 가 반영되기 쉽고, CMV 감염처럼 생후 수개월 내에 후천성 감염이 동반된 경우는 진단에 도움이 되지 못한다.
   ② 산모 혈청 검사: 산모의 감염 증상이 수주 동안 지속되지 않으면 태아 감염을 의심하

기 어렵다. 진단시점에서는 IgM은 발견하기 어렵고, IgG는 이미 고조기 (plateau)에 도달한 상태라서 정확도가 떨어지고 위양성, 위음성이 많다.

2) **바이러스 배양 혹은 PCR**: 양수, 소변, 뇌척수액, 혈액, 대변이나 피부의 수포, 눈, 구강 병변에서 바이러스 (parvovirus B19, CMV, HSV, enterovirus, rubella virus)를 검출한다. Enterovirus는 간기능 검사를 포함한다.

3) **양수 검사 및 초음파 검사**: 산모의 혈청 검사가 특정 원인균에 양성 반응을 보이거나 산모 감염이 강하게 의심될 때는 태아 초음파검사나 양수 및 태아 혈액검사가 추천된다. 초음파상 태아의 구조적 이상, 성장지연이 관찰되면 제대혈 천자를 시행해 태아의 특이 IgM 검사, PCR 또는 배양 검사 등을 시행할 수 있다. 특이 IgM 항체가 강양성 반응을보이면 감염을 의심할 수 있지만 항상 심각한 후유증을 의미하지 않으며, 반면 음성 소견이라고 해서 선천성 감염을 배제할 수 없다.

(5) 치료

1) **CMV 감염**

① Ganciclovir (6 mg/kg/dose, IV, q12 h): 출생후 6주간 투여하며, 전격성 CMV 감염에서 사용 가능하다. 청력 악화를 예방한다고 알려져 있으나 효과와 안정성에 대해서는 아직 확립되어 있지 않고, 중성구 감소증의 부작용이 있다.

② Valganciclovir: 경구 투여로 치료 가능하나, 안전하고 효과적인 약 용량이 아직 확립되지 않았다.

2) **Rubella**: 특별한 화학 요법은 없으며 예방이 중요하다.

3) **Toxoplasmosis**: Pyrimethamine, sulfadiazine

4) **HSV 감염**: Acyclovir, 20 mg/kg/dose, IV, q8 h

X. 대사 장애 (Metabolic disturbance)

1. 저혈당증 (Hypoglycemia)

(1) 정의:
혈장 포도당 농도가 정상 신생아의 출생 후 나이별 정상 혈당의 범주보다 현저히 낮은 경우를 말한다. 건강한 만삭아의 경우 혈청 포도당 농도가 생후 1-3시간에 35 mg/dL, 생후 3-24시간 사이에 40 mg/dL, 생후 24시간 후 45 mg/dL 미만으로 감소하는 경우는 드물다.

(2) 원인 (표 3-35)

표 3-35 신생아 저혈당증의 원인

생성 및 저장 감소	자궁내 성장지연 (태내 영양 불량으로 간 당원의 저장 감소) 미숙아, 쌍둥이 중 체중이 작은 신생아 불충분한 열량 섭취 수유 시작의 지연

표 3-35 신생아 저혈당증의 원인 계속

고인슐린혈증	당뇨병 산모의 아기 (IDM, gestational DM) 태아적아구증 (Langerhans islet 의 hyperplasia 초래) 교환수혈 후: 당 농도 높은 혈액 사용시 산모에게 분만 중 glucose 투여 및 약물 투여 (terbutaline, ritodrine) Beckwith-Wiedemann syndrome 인슐린 분비 종양, islet-cell hyperplasia 고농도 포도당 주입의 급격한 중단
대사 요구량의 증가	주산기 스트레스: 저산소증, 가사, 저체온, 쇼크, 호흡곤란 패혈증, 청색증형 선천성 심질환이 동반된 심부전증 적혈구 중다증 (적혈구 증가에 의한 당 이용 증가)
내분비 이상	뇌하수체 기능 부전, 부신 기능 부전 등
원발 대사 장애	Galactose혈증, 당원병, tyrosine혈증 등

(3) 증상

1) 비특이적인 경우가 많으며, 많은 수에서 증상이 없다.
2) 기면, 경련, 혼수, 보챔, 근경련, 떨림 (tremor), 청색증, 무호흡, 간헐적인 무호흡이나 빠른 호흡, 수유 곤란, 모로 반사 항진, 약하거나 날카로운 울음소리, 저체온증, 빈맥, 창백, 발한 등의 교감신경계 증상을 보인다.
3) 발생 시기: 당뇨병 산모의 아기는 고인슐린혈증으로 인해 생후 1-2시간에 주로 발생하며, 부당경량아는 불충분한 글리코겐 저장으로 12-24시간에 주로 발생한다.

(4) 진단

1) Screening **대상 및 시기**
   ① 저혈당의 위험 요인이 있는 신생아 (예: 당뇨병 산모의 아기, 미숙아, 부당경량아)는 출생 후 첫 1-2시간 내에 혈당을 측정하고, 수유중인 신생아는 수유전 혈당 검사를 한다.
   ② 저혈당증에 의한 임상 증상을 보이면 언제든지 혈당을 측정한다.
2) **저혈당증의 임상적 진단**
   ① 위에 언급한 증상
   ② 혈장 당 수치 < 40 mg/dL (reagent strip test는 혈장 당보다 15% 낮다)
   ③ 정맥내 포도당 주입으로 혈당이 정상화되면, 수분에서 수시간 내에 임상 증상이 소실되어야 하며, 만일 증상이 소실되지 않으면 다른 질환을 고려해야 한다.
3) **지속적 저혈당증시 필요한 추가 검사**
   ① 저혈당증이 심하거나 치료에 반응이 없거나, 1주 이상 다량의 포도당 주입이 필요시 다음의 검사가 필요하다.
   ② Insulin, growth hormone, cortisol, ACTH, thyroxine, glucagon, plasma amino acids, urine amino acids and organic acids, urine ketone, urine reducing sugar, ammonia, lactate, pyruvate
   ③ 저혈당 (< 40 mg/dL)시에 채혈한 혈액으로 측정해야 한다.
4) **감별진단**: 혈당이 정상화 된 후에도 증상 지속 시 다음의 다른 원인을 고려한다.
   ① 부신기능부전, 심부전, 신부전, 간부전
   ② 산모 약물 사용
   ③ 중추신경질환: 뇌수막염, 뇌실내 출혈

④ 패혈증, TORCH 감염

⑤ 다른 대사이상 (저칼슘혈증, 저나트륨혈증 혹은 고나트륨혈증, 저마그네슘혈증, 피리독신 결핍)

(5) 치료

1) 출생 직후에 상태가 허락되는 대로 수유를 일찍 시작하는 것을 추천한다. 경구 glucose (D_5W, 10 mL/kg)를 먹이는 것은 일시적으로 혈당을 올리나 1-2 시간 내로 반동성 저혈당증이 동반되므로 주의한다. 30-60분 후에 다시 혈당을 측정하여 정상인지 여부를 확인하고, 혈당이 계속 낮으면 정맥으로 포도당을 주입하고 혈당이 안정된 후 수유를 시작한다.

2) 첫 24시간에 혈당 > 45 mg/dL 유지, 그 이후에는 > 50 mg/dL로 유지시킨다.

3) **정맥 치료**

① 적응증: 경구 수유를 잘 못하는 경우, 증상이 있는 경우, 경구 수유로 혈당이 정상으로 유지되지 않는 경우, 혈당 25 mg/dL 미만일 때

② 응급 치료: $D_{10}W$ 2 mL/kg (200 mg/kg)를 1분에 걸쳐 bolus 정맥 주입하고 연속 주입 치료를 지속한다. 경련이 동반된 경우에는 $D_{10}W$ 4 mL/kg (400 mg/kg)을 정맥 내 주사한다.

③ 연속 주입 치료: 포도당 주입 속도 (glucose infusion rate: GIR)는 6-8 mg/kg/m에서 시작하여, 정상적인 혈당이 유지될 때까지 12-15 mg/kg/m 까지 증가시킬 수 있다.

④ 초기에는 혈당을 1-3시간 간격으로, 그 후에는 4-6시간 간격으로 검사한다. 식전 혈당이 50-60 mg/dL 이상으로 유지되고 정맥 포도당 요구도가 12-24시간 동안 안정적이면, 포도당 정맥 주사를 맞는 경우에도 경구 수유를 계속하면서 (단, 대사이상을 의심하는 경우 수유 금기) 가능한 만큼 10-20%씩 정맥 포도당 주입양을 줄여 나간다.

4) **Hydrocortisone**: 포도당 주입을 > 12 mg/kg/m까지 증가해도 저혈당증이 지속될 경우 hydrocortisone 5 mg/kg/dose, IV, 12시간 마다 투여하고 혈당이 정상화되면 수일에 걸쳐 빨리 감량한다. 말초 당 이용 감소와 당신생 (gluconeogenesis)을 촉진시키며, 투여 시작 전에 혈당, insulin과 cortisol 수치 측정이 필요하다.

5) **Glucagon**: 250-300 μg/kg, 피하 혹은 근주, 총 최대 투여량 1 mg 초과 투여는 안된다. 간내 저장된 글리코겐의 분해 작용으로 포도당의 정맥 투여가 불가능한 응급 상황에서 일시적으로 사용한다.

6) **Diazoxide**: 2-5 mg/kg/dose, PO, 8시간 마다 투여, insulin 분비 억제 및 epinephrine 분비 증가로 고인슐린혈증에 의한 저혈당에 효과적임. 염분과 수분 저류에 주의한다.

(6) 예후

1) 짧은 기간동안, 무증상 저혈당증의 예후는 양호하다. 적절한 치료 후에도 10-15%에서 재발하며, 이는 성급하게 포도당 정맥 주입을 중단하는 경우에 흔히 발생한다.

2) 심한 저혈당증이 반복적으로 지속되면, 정신지체, 경련, 비정상적 뇌파소견, 학습 장애 혹은 행동장애 등 장기적 영향이 있다.

3) 신경학적 장애 위험이 높은 고위험군: 저체중 출생아, 자궁내 성장지연, 당뇨병 산모의 아기, 태아 적아구증, 주산기 가사, 선천성 대사 이상 등

2. 저칼슘혈증 (Hypocalcemia)

(1) 정의: 총 혈청 칼슘농도가 < 7.0 mg/dL (1.75 mmol/L), 혹은 이온화 칼슘농도 < 4.0

mg/dL (1 mmol/L)로 정의한다. 극소 저체중출생아에서 이온화 칼슘농도 3.8-4.0 mg/dL (0.8-1.0 mmol/L)는 흔하며 대개 증상이 없다.

(2) 원인 (표 3-36)

1) **조기 발병형 신생아 저칼슘혈증** (생후 첫 3일 이내에 발생): 출생후 산모로부터 태반을 통한 칼슘 이동이 중단됨에 따라 혈청 칼슘 농도가 생리적으로 감소되는데, 이러한 생리적 감소가 과장되어 나타나는 것으로 칼슘 감소에 대한 정상적인 호르몬 반응 (부갑상선 호르몬의 증가)이 일어나지 않거나 칼슘 섭취의 부족으로 생긴다. 미숙아의 25-30%에서, 만삭아는 주산기 가사 (지연된 분만이나 난산) 및 제왕절개 분만으로 출생한 아기나, 당뇨병 산모의 아기 등에서 발생한다.
2) **지연 발병형 신생아 저칼슘혈증** (생후 7일 이후에 발생): 분유수유로 인한 인의 과부하와 신세뇨관에서 인 배설의 미숙, 부갑상선 기능저하증, 저마그네슘혈증 및 비타민 D 결핍 등과 관련된다. 대부분 비교적 건강한 만삭아에서 발생한다.

표 3-36 **신생아 저칼슘혈증의 원인**

조기 발병형	미숙아 산모의 당뇨병 주산기 스트레스/가사 자궁내 성장지연 산모의 항경련제 복용: Phenobarbital
지연 발병형	고인산혈증 (인의 과부하와 신세뇨관 인 배설의 미숙) 저마그네슘혈증 비타민 D 결핍 혹은 비타민 대사 이상 PTH 저항성 (일시적 가성 부갑상선 기능저하증) 부갑상선 기능저하증: 일차성, 이차성 Calcium-sensing receptor defects 기타: 알칼리증, 교환수혈 (citrated blood), 광선치료, lipid 주입

(3) 증상

1) 신생아기에는 자극 과민성 (irritability), 신경과민 (jitteriness), 떨림, 근육 연축 (twitching), 전신적 혹은 국소적 경련이 주요한 임상 징후이며, 저칼슘혈증의 고전적인 징후인 날카로운 울음소리, 자극시의 안면근육 연축 (Chvosteks sign)및 상박수축시 carpal spasm (Trousseaus sign)은 유아기에는 유용하나 신생아기에는 진단적 가치가 없다.
2) 기면상태, 수유곤란, 구토 등 비특이적인 증상도 나타날 수 있어 패혈증이 의심되는 경우 혈청 칼슘농도의 측정과 함께 다른 진단적 검사가 시행되어야 한다.

(4) 진단

1) 총 혈청 칼슘농도 <7.0 mg/dL이나 이온화칼슘농도 <4.0 mg/dL
2) 혈청 마그네슘과 인, 당, 산염기 균형, 소변 칼슘과 마그네슘, 신 기능 측정, 부갑상선 호르몬, 비타민 D 대사물질
   ① 마그네슘 농도가 <0.8 mg/dL이면 일차성 저마그네슘혈증을 의미한다.
   ② 소변 칼슘배설 >4 mg/kg/d 혹은 소변 Ca/Cr ratio >0.2 (mg/mg)는 신 기능이 정상인 경우 고칼슘뇨증을 의미하며 (칼슘 보충을 하는 미숙아의 경우 제외), 저칼슘혈증에 동반된 고칼슘뇨증이 있는 경우 PTH 결핍을 의미한다.
3) 흉부 X선 검사: 흉선 음영이 없고, 선천성 심질환이 동반되면 CATCH 22 혹은 DiGeorge

sequence를 시사한다.

4) 심전도 검사상 QT 간격 지연 (교정 Q-Tc > 0.40초): 전통적인 지표이나 신생아에서 임상적으로 유용하지 않다.

(5) 치료: 저칼슘혈증의 심한 정도 및 임상적 증상에 따라 결정한다.

1) **증상이 없는 저칼슘혈증**

① 만삭아에서 증상이 없는 저칼슘혈증은 이온화 칼슘농도가 < 4.0 mg/dL인 경우 심혈관계와 중추신경계에 대한 해로운 영향을 고려하여 치료한다.

② 미숙아에서 증상이 없는 저칼슘혈증은 다른 원인으로 아프지 않다면 특별한 치료를 필요로 하지 않는다. 대부분 생후 수일 내 호전된다. 초극소 저체중출생아에게 출생 후 24시간 이내에 예방적 칼슘 주입을 시작하는 방법도 있다.

2) **조기 발병형 신생아 저칼슘혈증의 치료**: 이온화칼슘이 < 1 mmol/L (> 1,500 g) 혹은 < 0.8 mmol/L (< 1,500 g) 이면, 40-50 mg of elemental Ca/kg/d (5 mL/kg/d of 10% Ca gluconate)의 용량으로 칼슘 연속 정맥 주입을 시작하며 이온화칼슘 농도 1-1.2 mmol/L를 유지한다.

3) **경련, 무호흡, tetany가 동반된 hypocalcemic crisis의 응급치료**

① 응급 칼슘 치료: 정맥 칼슘 (10% Ca gluconate, 2 mL/kg, 18 mg of elemental Ca/kg)을 10분 이상에 걸쳐 천천히 정맥 주사하며, 서맥이 동반되면 심정지의 위험이 있으므로 즉시 주입을 중지해야 한다. 필요 시 24시간내 3-4회 반복 투여한다.

② 급성 증상 소실 이후의 유지 치료는 경구 혹은 정맥 Ca gluconate을 75 mg/kg/d of elemental Ca (8-9 mL of 10% Ca gluconate/kg/d)의 용량으로 정상 칼슘 농도에 도달될 때까지 투여한다. 반동성 저칼슘혈증을 피하기 위해 칼슘 양을 25-50% 정도씩 감소시켜 천천히 끊는다. 구강섭취가 양호한 경우 동일한 용량을 경구 투여할 수 있으며, 4-6회 분복한다.

③ 치료에 대한 반응이 없으면 저마그네슘혈증이 동시에 있는 것을 의미하므로, 이를 먼저 교정한 후 칼슘을 투여한다 (Mg이 낮을 때 PTH 분비가 저하됨). 혈청 Mg < 1.2 mg/dL일때 50% Mg sulfate (500 mg/mL) 0.1-0.2 mL (50-100 mg)/kg을 정맥 혹은 근육 주사한다.

4) **후기 발병형 신생아 저칼슘혈증의 치료 (고인산혈증이 동반된 저칼슘혈증)**

① 인의 함량이 높은 분유와 cereal의 섭취에 의한 '인으로 유발된 저칼슘혈증'인 경우 치료 목표는 칼슘 섭취를 증가시키면서 신장의 인 부하를 감소시키는 것으로, 모유수유를 하거나, 저인분유 (매일 babywell LP® 혹은 Similac PM 60/40®)를 먹인다.

② 경구 칼슘 섭취를 증가시키기 위하여 분유에 칼슘을 보충한다 (예, 20-40 mg of elemental Ca/kg/d를 분유에 추가함). 칼슘 보충을 2-4주에 걸쳐 서서히 줄이며, 혈청 칼슘과 인 농도를 1주 1-2회 정도 측정한다.

③ 부갑상선 기능 저하가 있는 신생아는 고인산혈증이 있으므로 저인 식이와 칼슘 보충요법을 하며 비타민 D 결핍이 있을 경우 교정한다.

(6) 예후

1) 신생아 저칼슘혈증은 자발적으로 호전되기도 한다.

2) 일시적인 경우는 대개 예후가 양호하나, 일시적인 종류와 지속적 또는 반복적인 종류의 구별은 불가능한 경우도 있으므로 아기의 회복을 기다려보아 예후를 확인하도록 한다.

3. 미숙아 골감소증 및 구루병 (Osteopenia of prematurity, rickets of prematurity)

(1) 원인 및 빈도

1) 생후 첫 1년 동안의 구루병과 골감소증은 미숙아에서 흔하며, 초극소 저체중출생아의 30% 이상에서 발생하고, 발생율은 영양 섭취와 관련된다.
2) 미숙아에서 흔한 요인은 무기질 결핍 (특히 칼슘과 인)이며, 인의 함량이 낮은 모유수유를 한 경우나 무기질의 보충 없이 장기간 정맥영양을 한 경우 발생하며 저인산혈증 (혈청 인 < 4.8 mg/dL)이 초래된다.
3) 만성질환, 장기적인 이뇨제 사용, 만성적 스트레스 및 운동 저하와 유전적 결함이 관련된다.
4) 미숙아에서는 생후 2-4개월 혹은 교정연령으로 만삭에 진단되므로 임상증상이 잘 나타나지 않는다.

(2) 증상: 호흡곤란, 호흡기 제거의 지연, 근긴장도 저하, 통증, 골절, 대천문 확장, 두개골 융합선의 팽창, 두개골 연화증 (두개골 후방 편평화), 구루병 염주 (늑골늑연골 연결부위의 부종, rachitic rosary), 선형 성장의 저하 (두위 성장은 유지) 및 손목, 무릎, 발목의 비대

(3) 진단

1) **골 X선 검사**: 전반적인 골무기질의 감소, 원위부 골간단의 확장, 함몰 (cupping) 및 닳아짐 (fraying) 등이 있으며 골무기질이 40%까지 소실되어도 X선 검사상 변화가 없을 수 있다. 흉부 X선 검사, 손목, 무릎뼈 X선 검사와 skeletal series로 골절을 확인한다 (그림 3-39).

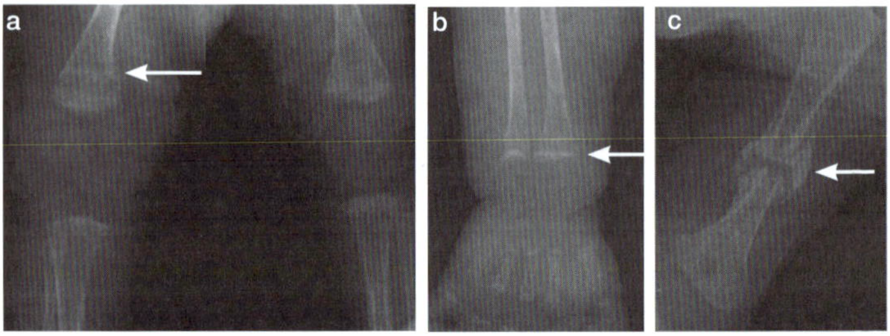

그림 3-39 **구루병 환아의 골 X선 소견: (a) 대퇴골 원위부 골간단의 선상골절 및 골무기질 감소 소견, (b) 요골 원위부 골간단의 확장 및 닳음 (fraying), (c) 상완골 골절 부위의 가골 형성**

2) **생화학 검사**: 혈청 인 농도의 지속적인 저하, 혈청 alkaline phosphatase의 증가 (정상 성인의 5배 이상), 골흡수 표지자의 증가를 보이며, 혈청 칼슘과 인 농도는 미숙아 대사성 골질환의 유무나 심한 정도를 반영하지 못한다.
3) **조기 진단**: 생후 첫 수 주 이내에 혈청 인 농도가 낮았던 환아에서 골 X선 검사 (손목, 무릎뼈)를 시행하며, 혈청 alkaline phosphatase > 450 IU/L인 경우도 골 X선 검사를 시행한다.
4) 혈청 25-hydroxyvitamin D (비타민 D 상태의 지표)의 측정이 도움이 되며 혈청 1,25-dihydroxyvitamin D나 PTH의 측정은 합병증이 있거나 치료에 반응하지 않는 경우에 검사한다.

5) 골밀도의 주기적인 검사로 골무기질화의 정도를 정확히 정량할 수 있고, 장기 추적 관찰 시에 골무기질화의 진행을 관찰한다.

6) **Phosphate depletion syndrome**: 인 결핍으로 혈청 인 농도가 정상 이하 (< 4.8 mg/dL)로 저하되며, 혈청 칼슘이 정상 이상 (> 11 mg/dL)으로 증가할 수 있고 심한 인 결핍에 동반된 구루병의 경우 저인산혈증과 저인산뇨증, 혈청 PTH의 저하 혹은 정상, 증가된 1,25-dihydroxyvitamin D 등이 특징적이며, 고칼슘혈증과 고칼슘뇨증이 동반된다.

(4) 예방 및 치료

1) 적절하게 무기질이 보강된 미숙아 분유를 수유하며, 출생 이후의 무기질 섭취량을 태내 무기질 축적율에 비슷하도록 유지한다.

2) 칼슘과 인을 별도로 분유에 직접 추가하여 보충 시 침전될 수 있어 비효과적이며, 미숙아, 만삭아 모두에서 비타민 D 400 IU (총 일일 섭취량)의 공급은 정상적인 비타민 D 상태를 유지하기에 적절하다.

3) 미숙아에서 모유 수유 시 모유강화제를 보충하며, 고칼슘혈증, 고칼슘뇨증을 예방하기 위해 주기적으로 혈청 칼슘, 인, ALP 농도를 관찰한다.

4) 특수치료는 유전성 신세뇨관 질환과 비타민 D나 부갑상선 호르몬 관련 대사질환의 경우에 필요하고, 대개 인과 1,25-dihydroxyvitamin D의 보충이 필요하다.

5) Furosemide에 의한 요 칼슘의 소실은 thiazide 이뇨제를 추가하면 감소한다.

(5) 예후

1) 영양결핍으로 인한 구루병과 골감소증은 영양섭취를 적절히 하면 잘 반응한다.

2) 총 신체 골무기질함량으로 측정시 미숙아는 체중에 대응된 대조군에 비교하여 골무기질 침착이 상대적으로 지연되어 있고, 초극소 저체중출생아는 장기적인 키의 성장이 지연될 수 있다.

XI. 미숙아 망막증 (Retinopathy of prematurity, ROP)

1. 정의 및 빈도

(1) 미숙아 망막증은 미숙한 망막 조직에서 다양한 원인이 관여되어 발생하는 혈관 증식성 망막 질환이다.

(2) 출생체중 1,500 g 이하는 45%, 재태주령 28주 미만 또는 출생체중 1,000 g 이하는 80%에서 발생하고, 이 중 9.3%에서 시력장애가 발생한다.

2. 위험인자

가장 중요한 위험인자는 극소미숙아이며 재태주령이 적을수록, 출생체중이 적을수록, 산소에 대한 노출기간이 길수록 미숙아 망막증의 위험성이 증가한다. 그 외 고농도 산소, 산모의 합병증, 무호흡, 패혈증, 비타민 E 결핍, 뇌실내 출혈, 빈혈, 교환수혈, 저산소증, 고탄산혈증, 경신증 등의 위험인자가 미숙아 망막증의 위험성을 증가시킨다.

3. 병태생리

망막혈관의 발달과정 중 특정시기에 고산소증, 저산소증, 또는 저혈압 등에 의한 손상으로 성장중인 망막의 혈관이 수축하고 혈류가 감소되어 혈관 성장이 멈추게되고, 혈관의 재형성이 일어난다. 이런 비정상적인 혈관 생성의 자극으로 증식된 새로운 혈관은 망막을 통해 초자체로 성장해나가고, 광범위하고 심한 망막 외 섬유혈관성증식은 망막박리와 망막기능의 이상을 초래한다.

4. 미숙아 망막증의 분류 (표 3-37, 그림 3-40)

표 3-37 미숙아 망막증의 분류

중증도 병기 (stage)에 따른 분류

- Stage 1: Demarcation line that separates the avascular retina anteriorly from the vascularized retina posteriorly
- Stage 2: Ridge (intraretinal)
- Stage 3: Extraretinal fibrovascular proliferation
- Stage 4: Partial (subtotal) retinal detachment
- Stage 5: Total retinal detachment

Plus 징후

- Dilatation and anterior tortuosity of the posterior retinal blood vessels
- Iris vascular engorgement
- Pupillary rigidity
- 초자체 혼탁

Rush 질환

- Zone 1의 미숙아 망막증에 동반된 드물지만 심한 plus 질환

Pre-plus disease

- Abnormal dilation and tortuosity of the posterior pole vessels that are insufficient for the diagnosis of plus disease but more than normal

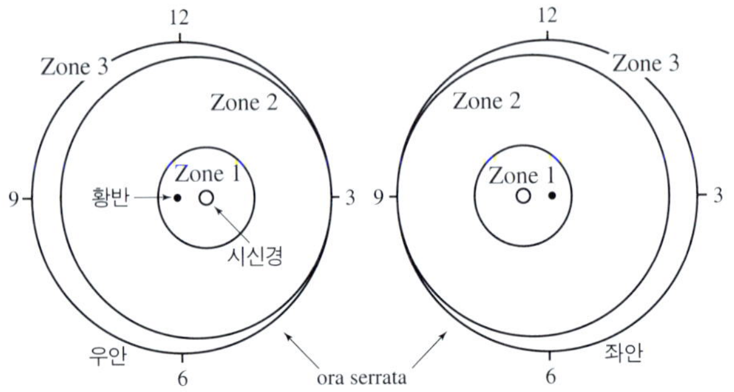

그림 3-40 망막의 모식도 Zone 1: 시신경 중심으로 시신경-황반 거리의 두 배를 반경으로 하는 가상적인 원내, Zone 2: Zone 1의 경계부터 코 쪽으로는 equator까지, 귀 쪽으로는 ora serrata까지의 거리의 반을 잇는 가상적인 원 사이, Zone 3: Zone 2의 경계부터 귀 쪽으로 ora serrata까지의 반월형 공간

5. 미숙아 망막증의 검진 (ROP screening examination)

(1) 검사대상

1) 출생체중 1,500g 미만 혹은 재태주령 30주 미만으로 출생한 모든 미숙아
2) 출생체중 1,500g 이상 혹은 재태주령 30주 이상이면서 아픈 미숙아 (심한 호흡곤란증후군, 치료를 요하는 저혈압 및 생후 첫 수주 내에 수술을 받은 경우 등으로 불안정한 임상경과를 보이는 경우)

(2) 검사 시기 및 기간 (표 3-38) : 재태주령과 출생후 나이에 따라 정한다.

1) 재태주령 22주에서 27주 사이의 미숙아는 Postmenstrual age 31주 경에 첫 안저검사를 시행한다
2) 재태주령 28주에서 32주 사이의 미숙아는 출생 후 4주 경에 첫 안저검사를 시행한다.
3) 1500-2000 g 혹은 30주 이상의 불안정한 임상경과를 보인 환아의 경우 출생 후 4-6 주 뒤에 검사를 시행한다
4) 매 2주 안전검사를 시행하며 망막혈관이 다 자라 성숙될 때까지 계속한다.
5) 망막증이 진단되면 병의 진행속도와 심한 정도에 따라 더 자주 검사한다.

표 3-37 **재태주령에 따른 미숙아망막증 선별 검사 시기 (2006 미국소아과 학회)**

재태주령 (주)	첫 검사 시기 (Postmenstrual week)
22-27	31
28	32
29	33
30	34
31❶	35
32❶	36

❶ 임상경과가 불안정한 경우 검사함

6. 치료

(1) 냉동요법 (Cryotherapy): 전신마취 하에서 시행하며, 공막의 바깥쪽에 cryoprobe를 적용하여 전체 무혈관성 망막이 포함될 때까지 시행하며, 혈관이 형성된 망막에는 적용하지 않는다.

(2) 레이저 광응고술 (Laser photocoagulation): 많은 경우 일차적 치료로 이용되며, 망막 외로 섬유혈관성 증식이 있는 ridge 앞 쪽의 무혈관 망막에 360° 시행한다.

(3) Anti-VEGF: 신생혈관 형성의 중요 인자인 VEGF의 항체를 주입하여 장기적인 시력 및 시야의 예후에 도움이 될 수 있다.

(4) Scleral buckling and Vitretomy: Stage 4 혹은 5에서 망막박리가 진행되는 경우 시도할 수 있다.

7. 예후

(1) Zone 1 또는 posterior zone 2에 위치할 때, 질환이 진행될 때, circumferential involvement가 있거나 plus 징후가 보일 때 혹은 급속한 진행 소견을 보일 때 단기적인 예후가 좋지 않다.
(2) 장기적으로는 근시, 고도근시, 사시, 약시, 난시, 망막박리, 녹내장, 초자체 출혈 등의 합병증을 동반할 수 있다.

XII. 청력손실 (Hearing loss)

1. 역학

(1) 빈도: 1,000명 생존 출생아 당 1명에서 청력손실이 발생하며, 신생아 집중치료를 받았던 신생아의 경우 고위험군으로 100명당 2-4명에서 어느 정도의 청력손실이 발생한다.

(2) 청력 손실이 발견되지 않으면 언어 및 인지, 사회성 발달에 영향을 줄 수 있으므로 가능한 조기에 선별 검사를 시행하여 청력 손실을 진단하는 것이 중요하다.

2. 청력 선별 검사의 적응증

(1) 영구적으로 청력을 손실한 환자의 50%에서는 알려진 위험인자를 확인할 수 없으므로 최근에는 모든 신생아에서 선별검사(universal screening)를 권유한다.

(2) 위험 인자

1) 유전성 소아난청의 가족력
2) 5일 이상 신생아집중치료실에 입원한 경우, 또는 신생아집중치료실에 5일 이내 입원하였더라도 체외막형산소섭취 (ECMO)나 인공호흡기를 사용한 경우
3) 이뇨제 (furosemide)나 이독성 약제 (gemtamycin, tobramycin 등의 aminoglycoside계 약물)의 사용
4) 태아시의 감염 {TORCH: 톡소플라즈마증 (Toxoplasmosis), 풍진 (Rubella), 거대세포바이러스 (Cytomegalovirus, CMV), 단순포진 (Herpes simplex), 매독 (syphilis)}
5) 교환수혈이 필요한 정도의 고빌리루빈혈증이 있는 경우
6) 감각신경성 난청이나 전음성 난청을 포함하는 증후군의 소견
7) 세균성 또는 바이러스성 뇌막염을 포함한 산후 감염
8) 이개와 외이도 기형을 동반한 두개안면부 기형
9) 두개저나 측두골 골절 등 손상
10) 항암제 등의 화학요법 치료의 기왕력

3. 청각선별검사 시기와 검사방법

(1) 모든 신생아는 생후 1개월 이내 (중환자실 신생아의 경우 교정연령 1개월 이내)에 청각선별검사를 받는 것을 권장한다.

(2) 교정 연령 34주 미만인 경우에는 미성숙으로 인해 비정상적인 소견을 보일 수 있다.

(3) 출생후 선별검사에서 통과했어도 생후 1개월 이전에 청력손실과 관계있는 질환으로 재입원하면 ABR 로 재선별검사가 필요하다.

(4) 검사방법으로는 자동청성뇌간반응(automated auditory brainstem response, AABR)과 (자동)이음향방사 ((automated) evoked otoacoustic emissions, (A)OAE)가 있다.

(5) 선별검사결과는 자동화검사기기에서 통과(pass) 또는 재검(refer)으로 나타난다.

(6) 청각선별검사는 입원기간 중 각각의 귀에서 최고 2회까지 시행하며, 절대 3회 이상 반복하여 실시하지 않도록 한다.

4. 청력 선별 검사의 시기

(1) 통과 (pass) : 시행한 청각선별검사에서 양측 모두 통과한 경우 검사한 신생아가 정상적인 청각능력을 가졌음을 의미한다. 그러나 이는 검사 시점 당시의 청각능력을 의미하는 것으므로 검사 이후 감염, 지연성 유전성 난청의 발현 등의 여러 가지 요인에 의한 난청이 올 수는 있다.

(2) 재검 (Refer): 다시 한번 재선별검사를 받아야 함을 의미한다. 즉, 검사 시점에서 결과가 불분명하므로 재선별검사를 시행하거나 정밀청력검사를 시행해야한다.

5. 청력손실의 확진

(1) 청각선별검사에서 일측 또는 양측에서 '재검'으로 판정받은 모든 신생아는 생후 3개월 전에 청성뇌간반응 역치검사를 비롯한 정밀청력검사를 통한 확진 검사를 실시하고 청력 손실로 확진되면 전문가에게 의뢰하여 가능한 빨리, 늦어도 생후 6개월 이전에 조기 중재를 받는 것이 좋다.

(2) 난청 고위험군의 경우 신생아청각선별검사가 '통과'로 나왔더라도, 지연성 난청 발생율이 10배 이상 높으므로, 학령 전기까지 6개월에서 1년마다 정기적인 언어발달평가, 고막 진찰, 정밀청력검사를 시행하는 것이 필요하다.

6. 신생아청각선별검사 프로토콜

(1) **입원 중인 건강 신생아 신생아청각선별검사 프로토콜**

1) 대상: 정상적인 분만을 통해 출생한 건강한 신생아이거나 신생아중환자실에 4일 이하로 입원하고 건강 신생아실에 옮겨져 퇴원 예정인 신생아

2) 1단계: (A)OAE → (A)OAE, AABR → AABR 또는 2단계: (A)OAE → AABR 프로토콜 중 선택하여 검사가 가능 {AABR (automated auditory brainstem response, 청성뇌간반응검사), AOAE (automated otoacoustic emissions, 자동이음향방사검사)}

3) 양측 모두 통과하면 검사 당시 청각이 양호한 것으로 결과를 안내하고 난청 위험요소가 없으면 귀가하며, 위험 요소가 있으면 지연성 난청 발생을 고려하여 정기적인 정밀청력검사를 위해 이비인후과에 의뢰

4) 일측 또는 양측 재검인 경우 정밀청력검사 (청성뇌간반응역치 검사)를 위해 이비인후과에 의뢰

5) 검사를 시행 못한 경우(fail)는 청각선별검사 위해 외래 예약을 진행.

(2) **신생아중환자실 신생아청각선별검사프로토콜**

1) 대상

① 신생아중환자실에서 5일 이상 입원하여 치료를 받은 신생아

② 신생아중환자실에 4일이내 입원한 신생아 중 명백한 일측성 혹은 양측성 외이기형이 있는 신생아 또는 뇌막염으로 확진되었거나 뇌막염 의증을 앓고 난 후 회복된 신생아

③ 이전 청각선별검사에서 '통과'로 판정 받은 건강신생아가 뇌막염, 교환수혈이 필요할 정도의 고빌리루빈혈증, 패혈증 등 난청위험인자로 교정연령 1개월 이내에 재입원한 경우

2) AABR 중심의 프로토콜 진행하며 AABR → AABR 또는 (A)OAE과 AABR을 동시에 시행

3) 양측 모두 통과하면 검사 당시 청각이 양호한 것으로 결과를 안내하고 모두 난청 고위험군에 해당하므로 지연성 난청 발생을 고려하여 정기적인 정밀청력검사를 위해 이비인후과에 의뢰

4) (A)OAE 결과에 상관없이 AABR에서 일측 또는 양측 재검인 경우 정밀청력검사(청성뇌간반응역치 검사) 위해 이비인후과에 의뢰

5) 검사를 시행 못한 경우(fail)는 퇴원전 다시 시행 또는 이비인후과 외래 예약

(3) 외래 신생아청각선별검사 프로토콜

1) 대상

① 출생 후 입원 중 청각선별검사를 시행하지 못한 신생아

② 이미 청각선별검사를 시행하여 양측 통과를 판정 받았으나 뇌막염으로 확진 되었거나 뇌막염 의증을 앓고 난 후 회복된 신생아

③ 이전에 청각선별검사에서 '통과'판정하였으나 난청위험요소에 새로이 해당하게 되어 이비인후과 외래로 방문한 신생아

2) 난청 고위험요소(5일 이상 신생아중환자실입원력 외)가 있거나 이전에 청각선별검사를 시행한 경우는 AABR 을 시행하며 양측 모두 통과하면 검사 당시 청각이 양호한 것으로 결과를 안내하고 난청 위험효소가 없으면 귀가하며, 위험 요소가 있으면 지연성 난청 발생을 고려하여 정기적인 정밀청력검사를 위해 이비인후과에 의뢰

3) 난청 고위험요소(5일 이상 신생아중환자실입원력 외)가 없고 이전에 청각선별검사를 시행하지 않은 경우는 (1) 건강 신생아 프로토콜에 따라 검사를 진행.

4장

감염 및 면역질환

I. 세균감염 (Bacterial infection)

1. 포도알균 감염 (Staphylococcal infection) (표 4-1)

표 4-1 포도알균의 구분

Characteristics	*S. aureus*	*S. epidermidis*	*S.saprophyticus*
Coagulase	++	-	-
Clumping factor	++	-	-
Virulence	+++	+	+

(1) 황색포도알균 (*Staphylococcus aureus*) (표 4-2)

표 4-2 황색포도알균에 의한 질환들

분류	관련질환
국소감염	농가진 (impetigo), 종기, 봉와직염 (cellulitis), 농양, 임파선염, 손발톱주위염 (paronychia), 배꼽염 (omphalitis)
독소 연관 질환	식중독, 포도알균 성홍열, 열상피부증후군, 독성 쇼크 증후군
전신감염 또는 합병증	골수염, 화농성 관절염, 심부 농양, 폐렴, 농흉, 심내막염, 화농근육염 (pyomyositis), 심근막염, 뇌수막염

1) **병인**: 균에 의해 만들어지는 여러 독소 (toxin)나 효소에 의한 손상 또는 침습
   ① Teichoic acid: 황색포도알균의 세표벽에 있는 물질로 점막에 대한 부착을 담당
   ② Slime layer: Opsonophagocytosis을 방해
   ③ Coagulase: 혈장을 응고시켜 감염을 국소화시켜서 농양발생을 유도
   ④ Protein A: 피부 합병증을 유도, IgG의 Fc 수용체와 결합하여 항세균 항체의 기능 억제
   ⑤ Exfoliatin: 피부 박리의 원인
   ⑥ Enterotoxin (type A, B, C_1, C_2, D, E): 식중독의 원인
   ⑦ Toxic shock syndrome toxin-1 (TSST-1), IL-1, TNF-α 를 생성시켜 저혈압, 고열을 발생
2) **임상증상**: 감염 부위나 정도에 따라 다르며, 주로 피부감염에서부터 전신성 감염 및 독소발생에 따른 전신 증상이 있다.
   ① 황색 포도알균은 괴사성 폐렴을 흔히 일으킨다.
   ② 어린이에게서 골수염, 화농성 관절염의 가장 흔한 균이다.
   ③ 세균성 심내막염의 흔한 원인균이다.
   ④ 신농양, 신주위 농양의 흔한 원인이다.
   ⑤ 독성 쇼크 증후군의 원인이다.
   ⑥ 오염된 음식물에서 포도알균의 enterotoxin에 의해 식후 2-7시간 후 심한 구토, 수양성 설사가 생기는 식중독의 원인이다.
3) **치료**: 항생제와 국소감염에 대한 배농이 병행되어야 한다. Penicillin, amoxicillin에 대하여는 내성이 많으므로, 지역의 내성 상태에 따라 항생제를 선택한다. 감수성 결과를 알지 못할 때는 패혈증, 심내막염 등에서는 vancomycin (10-15 mg/kg/dose, q6h, IV)

과 gentamycin(3mg/kg/dose, q24h, IV)을, 피부감염 등에서는 nafcillin 또는 oxacillin을, methicillin 내성균 (methicillin resistant *S. aureus*, MRSA)이 흔한 지역에서는 clindamycin을 사용하고, 병원 내 감염일 경우에는 vancomycin을 사용한다.

독성 쇼크 증후군 (toxic shock syndrome)의 진단 과 치료

진단	**Major criteria** (모두 충족): 38.8℃의 열, 저혈압, 발진 **Minor criteria** (이 중 3개 이상): 점막 염증, 구토 또는 설사, 간기능 저하, 신기능 저하, 근육의 이상, 중추신경계 이상, 저혈소판 증
치료	Nafcillin (또는 1세대 cephalosporin) 또는 vancomycin, 독소 생성억제를 위해 clindamycin을 추가, 적극적인 수액치료를 하고, corticosteroid나 정맥용 immunoglobulin이 도움이 될 수 있다.

(2) Coagulase 음성 포도알균 감염 (Coagulase negative stapylococcus, CoNS)

대부분의 CoNS는 methicillin에 내성이므로 vancomycin이 선택약제이고, 연관된 이물질, 중심정맥, shunt 등의 제거가 필요하나, 치료 목적 상 제거할 수 없는 경우 항생제 치료를 지속할 수도 있다.

2. 사슬알균 감염 (Streptococcal infection)

(1) 폐렴사슬알균 (*Streptococcus pneumoniae*)

상기도에 흔히 군락을 이루고 있으며, 중이염, 부비동염과 같은 상기도 감염 외에도 폐렴, 균혈증, 뇌수막염과 같은 침습성 질환을 일으키기도 한다. 이전에는 세균성 뇌수막염의 소아에서는 *H. influenzae* type b (Hib) 다음으로 두번째로 흔한 원인균이었고, Hib 백신 접종 후에는 가장 흔한 원인균이 되었다. 또, 성인에서는 가장 흔한 원인균이 된다.

1) **원인과 역학**

① 90여 가지의 혈청형이 알려져 있고, 이 중 피막을 가진 혈청형들 (encapsulated strain)이 심한 병을 일으킨다.

② 소아에서 균혈증, 세균성 폐렴, 중이염의 가장 흔한 원인이고, 세균성 뇌수막염의 두번째로 흔한 원인균이다.

③ 단백결합 폐구균백신 (protein conjugated pneumococcal vaccine, PCV)이 상용화된 후 보균자가 감소하고, 병원체가 백신 혈청형에서 비-백신 혈청형으로 이동 (shift)현상이 관찰되기도 한다.

2) **임상증상**: 감염 부위에 따라 증상과 경중은 다양하게 나타난다.

① 폐렴, 중이염, 부비동염의 흔한 원인이다.

② 유아 및 어린 소아에서의 잠재 균혈증, 패혈증을 보인다.

③ 단백결합 폐구균 백신 이전에는 생후 2-36개월 소아에서 균혈증의 80%이상을 차지하였다.

④ 신증후군 환자에서 원발성 복막염을 일으킨다.

⑤ 합병증으로 용혈 요독 증후군이 드물게 발생한다.

3) **치료**: 페니실린이 우선 선택약제이나, 내성균의 발현에 따라 지역적 특성을 고려해야 한

다. 뇌수막염과 같은 심한 감염에서는 vancomycin (10-15 mg/kg/dose, q6h, IV)을 감수성이 확인되기 전까지 투여한다. 중간 내성균의 경우에는 cefotaxime (75-100 mg/kg/dose, q8h, IV) 또는 ceftriaxone (50 mg/kg/dose, q12h, IV)을 추가 또는 교체하여 사용할 수도 있다.

(2) A군 사슬알균 (Group A streptococcus, GAS)

1) **원인 및 역학**

① 사슬알균은 적혈구에 대한 반응에 따라 α-hemolytic (부분용혈), β-hemolytic (완전용혈), γ-hemolytic (비용혈) 형으로 구분된다.

② β-hemolytic 사슬알균은 Lancefield carbohydrate에 따라 20개 이상의 군 (A-V)으로 구분된다.

③ 사람은 자연 보유 숙주이고, 특이 면역이 없는 경우 누구라도 이환될 수 있다.

④ GAS는 정상 피부를 뚫지 못하므로, 화상, 벌레 물린 곳, 상처 등을 통해 감염된다.

⑤ 수두, 당뇨, HIV감염, 정맥 약물투여, 만성 심폐질환 등의 위험인자가 있으면 심한 GAS감염이 올 수 있다.

⑥ M 단백은 GAS의 독성을 결정하고, 특이 항체 생성을 자극한다.

⑦ 외독소 (pyrogenic exotoxin) A, B, C가 성홍열의 발진을 일으키고, 항독소 항체 생성을 자극해서, 그 결과 생긴 항체는 성홍열을 막을 수 있다.

⑧ 이외의 다른 외독소들은 streptococcal toxic shock syndrome을 일으키기도 한다.

2) **임상증상**

① GAS는 급성 인두염과 폐렴의 주요 원인이 되나, 2세 이하 소아에서는 흔하지 않으며, 집단 생활을 하면서 증가한다.

② 성홍열 (scarlet fever)

a. 증상이 발현되고 24-48시간 내 발진이 생긴다.

b. 대개 목 주위에서 시작하여 몸통, 팔다리로 퍼진다.

c. 팔, 겨드랑이, 사타구니의 접히는 부위에 유독 붉게 발진이 보인다 (Pastia's sign).

d. 얼굴은 대개 발진이 없는데, 입주위가 창백 (circumoral pallor)해 보이며 뺨이 붉게 보일 수 있다.

e. 처음에 혀는 유두가 붓고 하얗게 덮혀 있다가 (white strawberry tongue), 이후 붉은 유두가 두드러지는 딸기모양 혀 (red strawberry tongue)가 된다.

f. 전염 및 격리: 치료후 1일까지이나, 치료하지 않는 경우는 다양하다.

③ 농가진 (impetigo): 표재성 피부 감염증으로 작은 크기의 수포나 농포가 일시적으로 나타났다가 터져서, 결국 홍반성 발진위에 누런 가피를 형성한다 (그림 4-1).

④ 단독 (erysipelas): A군 사슬알균에 의한 봉와직염으로, 경계가 명확하고 통증이 있는 홍반성 경결이 나타나는 것이 특징으로 영아에서는 배꼽이나 생식기 부위에, 아동에는 안면에 호발한다. 치료는 페니실린 혹은 erythromycin을 사용한다.

⑤ 기타: 국소적 임파선염, 항문주위 피부염, 질염 등이 생길 수 있다.

⑥ 심한 GAS 감염들

a. Streptococcal toxic shock syndrome

b. 괴사성 건막염

c. 균혈증, 뇌수막염, 화농성 관절염, 폐렴 등

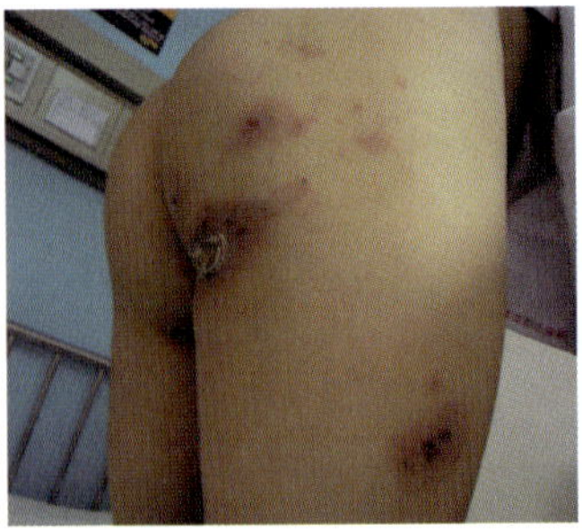

그림 4-1 A군 사슬알균 (GAS)에 의한 농가진

3) **치료 및 합병증**

① GAS 인두염의 항생제 치료는 류마티스 열을 예방할 수 있고, 병의 경과를 짧게 하거나 전염을 막을 수 있다.

② 전형적인 성홍열은 즉시 항생제 투여가 시작되어야하나, 특이적 증상이 별로 없는 경우 배양 또는 신속항원검사 (rapid antigen test)를 통해 확인한 뒤 항생제 치료를 시작한다.

③ GAS는 내성이 알려져 있지 않아, 절대적으로 penicillin에 감수성을 가진다. 경구용 penicillin V (27 kg 이하에서는 250 mg/dose 2-3번, 27kg 초과에서는 500 mg/dose 2-3번, 10일간) 를 투여하거나, benzathine penicillin G (27 kg 이하에서는 60만 IU, 27kg 초과에서는 120만 IU, IM)을 투여한다. 경구용 amoxicillin이나 cephalosporin 10일 요법도 가능하다.

④ 화농성 합병증: 중이염, 꼭지염 (mastoiditis), 경부 림프절염, 인후 후벽 농양, 편도 주위 농양, 기관지 폐렴, 뇌수막염, 골수염, 화농 관절염

⑤ 비화농성 합병증: 급성 사구체신염, 류마티스열, 반응성 관절염 등

3. 디프테리아 감염 (Diphtheria)

(1) *Corynebacterium diphtheriae*에 의한 급성 독성 감염 질환으로 주로 겨울철에 유행한다.

(2) 환자나 보균자와의 비말 또는 호흡기 분비물에 의한 직접 접촉에 의해 전염된다.

(3) 감염부위에 따라 임상증상은 달라지나, 가장 흔한 것은 호흡기 감염이다. 편도와 목젖으로 걸친 회갈색의 위막 (pseudomembrane)이 특징이다.

(4) 피부 diphtheria, 신경병증 등이 나타날 수 있다.

(5) 특이 항독소가 치료방법이 되고, 항균 치료는 독소 형성을 막거나 전파를 막는데 효과가 있다. Penicillin, erythromycin, clindamycin, rifampin, tetracycline에 감수성을 가진다.

(6) 소아기에 예방접종의 결과로, 면역력이 감소되어 있는 성인에서 발생하는 경향이 있다.

(7) 소아 때 접종력이나 감염여부와 상관없이 성인형 Td 백신을 통한 면역력 유지가 질병 조절을 위해 중요하다.

4. 리스테리아 감염 (*Listeria monocytogenes*)

(1) 주로 임산부나 신생아에서 감염을 유발된다.

(2) 신생아기 이후에는 종양 환자, 혹은 면역저하자에게 중요한 감염의 원인이 된다.

(3) 신생아 조기 발병 (5일 이하)은 패혈증, 후기 발병 (생후 5일 이상)에서는 뇌수막염 형태로 증상을 보인다.

(4) 진단은 혈액, 뇌척수액 배양검사와 산모 태반의 조직소견을 통해 확인 가능하다.

(5) Ampicillin (25-50 mg/kg/dose, q6h IV; 뇌수막염의 경우 50-100 mg/kg/dose, q6h, IV) 단독 사용 또는 aminoglycoside (5.0-7.5 mg/kg/dose, q8h, IV)와 병용 사용하고, 감수성에 따라 vancomycin, trimethoprim-sulfamethoxazole 사용한다.

5. 나이세리아 감염 (Neisseria)

(1) 뇌수막염균 (*Neisseria meningitidis*)

1) **원인 및 역학**

① 비인두에 살고 있는 숙주이다.

② 대부분의 질환이 A, B, C, W135, Y 혈청형에 의해 일어난다.

③ 국내에서는 1980년대 말 이후부터 발생이 현저히 감소하였다.

④ 2002년 전국적으로 소규모 돌발 유행한 적도 있다.

2) **임상증상**

① 패혈증 동반되지 않은 균혈증, 뇌수막염이 없는 meningococcemia, 뇌수막염, 수막뇌염의 임상형태를 보인다.

② 대개는 급성 바이러스 감염증과 비슷한 경과를 거치면서 7%가량은 특징적 홍반을 보인다.

3) **치료 및 예방**

① 5-7 일간 penicillin G (250,000 - 400,000 IU/kg/d, div 4-6, IV) 가 선택약제

② Cefotaxime (200 mg/kg/d) 또는 ceftriaxone (100 mg/kg/d)도 투여가능하다.

③ 가족이나 유아원 내 접촉자에게는 rifampin (10 mg/kg/dose, q12h PO, 2일간, maximal dose 600 mg, 1개월 이하 영아는 5 mg/kg/dose) 혹은 ceftriaxone (12세 이하 125 mg IM, 12세 이상 250 mg IM 1회)을 이용한 예방요법

④ 의료인의 경우, 항생제 치료 전의 환자와 긴밀한 접촉을 한 경우에 한해서 예방 요법을 시행한다.

⑤ 국내에서는 2012년 10월부터 A, C, W-135, Y혈청을 포함한 백신이 유용하며, B혈청형 백신도 개발 중이다.

(2) 임균 (*Neisseria gonorrhoeae*)

1) 미국의 경우 성 접촉 전염병 중 chlamydia 다음으로 흔한 균으로, 국내에서도 자유로운 성생활로 인해 향후 청소년층에서 증가할 가능성이 있다.

2) 임질이 의심되거나 증명된 모든 환자들은 매독 (syphilis), B형 간염, HIV, *C. trachomatis* 에 대한 검사를 하여야 한다.

3) 치료는 페니실린 내성율이 높기 때문에 ceftriaxone이 추천된다. 임질 진단 시 chlamydia가 동반 감염되는 경우가 많기 때문에 이에 대한 동시 치료가 추천된다.

6. 헤모필루스 인플루엔자 감염 (*Haemophilus influenzae*)

(1) 원인 및 역학

1) 2개월 - 4세 소아에서 중증 감염증이 호발한다.
2) 다당질에 따라 a-f까지 혈청형이 나누어지며, b형이 대부분의 침습형 감염을 일으킨다.
3) *H. influenzae* type b (Hib)에 대한 예방접종 실시 후 Hib에 의한 침습 감염은 현저하게 감소하였다.
4) *H. influenzae* 감염의 1/3에서 ampicillin과 amoxicillin에 내성을 보인다.

(2) 임상증상

1) 백신을 사용하기 이전에는 세균성 뇌수막염의 반 이상을 차지하였다.
2) 봉와직염은 상기도감염 이후에 생길 수 있고, 두경부, 주로 얼굴의 뺨이나 안와격막 앞에 생긴다.
3) 후두덮개염 (epiglotitis), 폐렴, 화농성 관절염, 심막염, 중이염 등을 일으킨다.

(3) 치료

*H. influenzae*에 의한 침습성 질환이 의심될 때는 3세대 cephalosporin (cefotaxime 또는 ceftriaxone)을 IV로 우선 치료 시작하고, ampicillin에 내성을 보이는 경우 경구용 3세대 cephalosporin이나 amoxicillin-clavulanate를 사용할 수도 있다.

7. 백일해 (Pertussis)

*Bordetella pertussis*와 *B. parapertussis*에 의한 감염성 질환으로, 소아 감염 질환 중 전염력이 가장 강한 질환 중의 하나이다.

(1) 임상 경과

1) 카타르기 (catarrhal stage): 1-2주, 콧물, 코막힘 증상
2) 경해기 (paroxysmal stage): 2-6주, 발작성인 짧은 호기 기침이 연발되다가 끝에 길게 숨을 들이쉴 때 '흡'하는 소리 (whoop) 를 보이는 특징적 기침, 얼굴이 빨개지고 충혈된 눈, 끈끈한 점액 가래
3) 회복기 (convalescent stage): 2주 이상의 경과

(2) 치료

1) **일반치료:** 환자 격리 시행 (항생제 치료 시작하고 5일 동안), 실내 습도 유지
2) **항생제 투여:** Macrolide계통의 약물들은 항균력은 비슷하나 erythromycin의 경우 infantile hypertrophic pyloric stenosis발생 위험이 있으므로 azithromycin을 선호한다.
3) 가족 내 환자와 접촉 시 연령, 예방 접종력, 증상 발현 여부에 관계없이 macrolide를 14일간 복용한다.

8. 살모넬라 감염 (Salmonella)

(1) 비장티푸스 살모넬라증 (Nontyphoidal salmonellosis)

1) **원인:** 대부분이 사람에게 감염되지만, *Salmonella enteritidis, Salmonella typhimurium*이 가장 중요

2) **임상증상**

① 급성 장염: 가장 흔하다. 갑작스런 오심, 구토, 복통, 수양성 설사, 발열 등이 2-7일 지속

② 균혈증: 일시적 균혈증이 살모넬라 장염환자에서 1-5% 발생, HIV와 말라리아 감염에서 균혈증이 증가한다는 보고도 있다.

③ 장외 감염: 균혈증 이후 근골격계, 뇌수막 등의 국소감염이 뒤따를 수 있으며, 사망률과 후유증이 잘 생긴다.

3) **균혈증 이행 위험 인자:** 신생아, 3개월 미만의 영유아, 진단 1개월 이내 항생제 치료력, 면역 결핍 질환, 종양, 면역억제제 및 스테로이드 치료, 용혈 빈혈, 결체 조직 질환, 염증 장병, 위장 절제술, 무산증, 장 운동성 저항, 영양 부족

4) **치료:** 탈수 및 전해질 장애의 교정과 대증적 처치를 시행한다. 항생제는 일반적으로 사용되지 않으나, 3개월 이하의 영아, 균혈증 및 장외 감염을 보이는 환자에서 3세대 cephalosporin (cefotaxime 25-50 mg/kg/dose, q6h, IV 5-14일간 또는 75 mg/kg/dose, q24h, 7일간) 또는 ampicillin (25 mg/kg/dose, q6h, IV 7일간)을 사용한다.

(2) 장티푸스 (Typhoid fever)

1) **원인:** *Salmonella enterica* serovar *Typhi* (*S. Typhi*) 에 의해 생기고, 비슷한 증상이 *S. paratyphi A, S. paratyphi B, S. paratyphi C* 등에 의해 생긴다.

2) 감염된 환자와의 직접, 간접적인 접촉을 통해서만 전염되고, 잠복기는 7-14일이다.

3) **임상증상:** 고열, 전신 통증, 복통, 간비비대, 식욕부진을 보이고, 대개 설사는 초기에 보이다가 변비가 뒤따른다. 합병증이 없으면 2-4주에 회복된다. 뇌염, 뇌농양, 심내막염, 심근염, 폐렴, 농흉, 골수염, 세균성 관절염, 담낭염, 간염, 간농양, 요로감염, 혈구탐식 증후군 등이 합병될 수 있다.

4) **진단:** 배양검사를 통해 진단한다. 혈액 (40-60%), 소변, 대변 검사를 시행하며, 골수 배양 검사는 가장 감수성이 높은 검사이다. Widal 검사는 위양성률 및 위음성률이 높다.

5) **치료:** 적절한 수액 치료와 전해질 균형 및 합병증을 최소화하기 위해서 항생제 투여가 중요하다. Chloramphenicol이나 amoxicillin는 5-15%, 4-8%의 재발율을 보이고, cephalosporin의 투여가 높은 치료율을 보인다.

6) **관리대책:** 손씻기 등의 위생이 강조되어야 한다. 보균자 관리가 매우 중요하다. 만성보균의 근절이 어려운데 담낭질환이 없으면 4-6주간 항생제를 복용한다. 그러나 담석증이나 담낭염이 있으면 항생제 투여와 함께 담낭절제술이 추천된다.

9. 이질 (Shigellosis)

(1) 역학: 2-3세에서 호발한다. 개발국에서는 *S. sonnei, S. flexneri*의 순으로, 미개발국에서는 *S. flexneri, S. sonnei*의 순으로 유발하며, *S. dysenteriae*는 대유행을 유발한다.

(2) 임상증상: 심한 복통, 고열, 식욕부진, 배변통, 수양성 설사 등의 장염 증상이 흔히 나타나고, 장외증상으로 신경학적 증상이 가장 흔하다. 가장 흔한 합병증은 탈수이다.

(3) 진단: 대변 배양 검사를 통해 확인하나, 임상적으로 의심되는 경우에도 배양되지 않는 경우가 적지 않다.

(4) 치료: 항생제 치료를 하지 않을 경우 증상이 오래 지속되거나 만성, 반복 설사 이행, 가족내 전파를 일으킬 수 있다.

(5) 예방: 영유아에서의 모유수유가 발생 빈도 및 중세의 중증도를 줄일 수 있다.

10. 대장균 감염 (*Escherichia coli*)

(1) 분류

1) Enteropathogenic *E. coli* (EPEC)
2) Enterotoxigenic *E. coli* (ETEC)
3) Enteroinvasive *E. coli* (EIEC)
4) Shigatoxin-producing *E. coli* (STEC, enterohemorrhagic *E. coli*, EHEC)
5) Enteroaggregative *E. coli* (EAEC)
6) Diffusely adherent *E. coli* (DAEC)

(2) 원인 및 증상: *E. coli* 종류에 따라 급성 설사 및 증상이 다르다. (표 4-3)

표 4-3 *E. coli*에 의한 설사양상의 비교

E. coli 종류	위험군	설사의 특징		
		수양성	혈성	기간
EPEC	2세 이하 (특히 6개월)	+++	-	급성 또는 지속성
ETEC	1세 이상과 여행자	+++	-	급성
EIEC	1세 이상	+	++	급성
STEC	6개월-10세, 연장자	+	+++	급성
EAEC	1세 이하와 여행자	+++	-	급성 또는 지속성
DAEC	1세 이상과 여행자	++	-	급성 또는 지속성

(3) 치료: 수액 및 전해질 장애 교정이 가장 중요하다. EHEC는 항생제 투여시 용혈 요독 증후군의 위험성을 증가시킬 수 있어 신중을 요한다.

11. 콜레라 감염 (Cholera)

(1) 원인: *Vibrio cholerae* O1, O139

(2) 임상증상: 급성, 다량의 수양성 설사 (쌀뜬물, rice-water 또는 생선냄새), 복통이나 열이 없는 구토 증상, 탈수의 진행에 따른 저혈압, 기면, 무뇨증 등이 빠른 진행을 보임

(3) 치료: 탈수 정도의 빠른 파악과 손실된 수분 및 전해질의 빠른 보충이 중요하다. 중등도 또는 중증의 경우에는 항생제 투여를 고려, tetracycline (12.5 mg/kg/dose, q6h PO, 3일간) 또는 doxycycline (5 mg/kg/dose, q24hr, PO)이 선택약제, 9세 미만이나 내성균일 때는 trimethoprim-sulfamethoxazole (trimethoprim 4-5 mg/kg/d, sulfamethoxazole 20 mg/kg/dose, q12h PO) 또는 erythromycin, furazolidone을 사용할 수 있다.

12. 녹농균 감염 (*Pseudomonas aeruginosa*)

병원 내 환경에 집락할 수 있다. 입원 기간 증가, 광범위 항생제, 화학 요법, 소변 카테터 등의 사용에 의해 집락률이 증가한다. 대부분은 기회 감염 혹은 카테터 감염으로 발생한다. 패혈증 및 심한 감염증에는 1-2개의 살균성 항생제를 투여한다. Ceftazidime, cefepime, ticarcillin-clavulanate, piperacilin, tazobactam등이 사용될 수 있고, gentamycin과 같은 amimoglycoside가 병용될 수 있다.

Ⅱ. 바이러스 감염 (Viral infection)

1. 바이러스 질환의 종류 및 임상증상 (표 4-4)

표 4-4 바이러스 질환의 종류 및 임상증상

질환	전구증상	점막발진	발진	합병증
홍역	기침, 콧물, 결막염, 고열	koplik 반점	붉은 홍역상 발진	중이염, 폐렴, croup, 설사, 급성뇌염, 사망, 아급성 경화범뇌염
풍진	권태, 미열, 후이개림프절염	홍반, 연구개	붉은 발진 (홍역보다 덜함)	선천성풍진증후군, 다발성관절통, 관절염, 뇌염, 혈소판감소증
수두	권태, 식욕부진, 두통 (경증)	소포가 점막에 발생 가능	구진 → 수포 → 농포 → 가피가 두피, 얼굴, 목에서 몸통, 사지로 퍼진다	파종성질환, 폐렴, 간염, 응고장애, 뇌염, 이차세균성 감염 (*S. pyogenes*, *S. aureus*)
장미진 (HHV-6, 7)	고열	홍반, 연구개	몸통에 구진홍반성 발진, 열이 떨어진 후 발진 발생	열성경련, 면역저하 환자에서 파종성질환
전염성 홍반 (Parvovirus B-19)	미열, 권태	없음	볼이 붉어짐, 몸통과 사지에 그물모양 발진	관절염, 관절통, 용혈빈혈 환자에서 일시적 재생불량빈혈, 태아감염, 면역저하환자에서 만성감염
장바이러스	경한 상기도 혹은 위장관 증상	후인두에 작은 소포나 궤양	소포, 농포가 손, 발에 나타남 반구진성발진	무균뇌수막염, 심근염
신생아 HSV	섭취부진, 기면	소포성 병변	붉은 피부에 무리진 소포	간염, 폐렴, 파종혈관내응고증, 사망, 뇌염을 유발하는 파종성 감염

(1) 홍역 (Measles)

1) **원인**: Paramyxoviridae의 measles virus
2) **감염양식**: 비말감염 (droplet transmission)을 하며, 호흡기나 결막을 통해 이루어진다.
3) **역학**
   ① 백신 사용 전엔 5-10세가 호발 연령이었으나, 사용 후에는 백신 접종 또는 실패율에 따라 다르다.
   ② 산모로부터의 수동면역: 생후 4-6개월간만 유효하니, 12개월까지는 백신의 면역원성을 방해할 수 있다.
   ③ 발진 3일전부터 발진 4-6일 후까지 전염력이 있으며, 노출된 경우 90%정도가 전염된다. 바이러스가 배출되어 공기 중에 1시간 정도 생존하므로, 얼굴 대 얼굴 접촉 없이도 전염은 가능하다.

4) **임상증상**

① 전구기 (prodromal stage)

a. 전염력이 가장 강한 시기로 3-5일간 지속된다.

b. 발열, 기침, 콧물, 결막염 (3C- cough, coryza, conjunctivitis), Koplik 반점 (첫번째 하구치 맞은편 구강 점막, 발진 1-2일 전에 나타나 12-18시간 내에 소실된다. 진단적 가치가 있다.)

② 발진기 (eruptive stage)

a. Koplik 반점 1-2일 후에 홍반성 구진상 발진이 귀 뒤에서부터 생긴다.

b. 24시간 내에 얼굴, 목, 팔, 몸통상부, 2일째는 대퇴부, 3일째는 발까지 퍼진다.

c. 발진이 나타났던 순서대로 없어진다.

d. 발열, 기침, 콧물이 발진과 더불어 점점 심해진다. 발진 출현 후 2-3일째 증상이 가장 심하다. 40℃ 이상의 고열 (36시간 내에 소실)

e. 영아에서는 구토, 설사 등의 위장관 증상도 나타난다.

f. 장간막 림프질환 (mesenteric lymphadenopathy)을 동반한 급성 복증, 비장비대, AST 증가, 황달 등도 나타날 수 있다.

③ 회복기 (convalescence stage)

a. 발진 소실 후 색소가 침착되며, 겨 껍질모양으로 벗겨지고 (branny desquamation), 7-10일 내에 소실된다.

b. 손과 발은 벗겨지지 않으며, 합병증이 잘 생기는 시기이다.

5) **합병증**

① 호흡기 합병증이 가장 흔하다. 기관지염, 세기관지염, croup, 기관지 폐렴, 급성 중이염, 중복감염에 의한 폐렴, 거대세포 폐렴 (면역저하자나 만성 쇠약소아에 잘 생김)등이 있다. 중이염은 홍역의 가장 흔한 합병증이고, 폐렴은 홍역에 의한 가장 흔한 사망원인이다.

② 신경계 합병증

a. 뇌염 또는 감염 후 뇌염 (post-infectious encephalitis): 50% 사망률, 신경병적 증상이 남는다

b. Subacute sclerosing panencephalitis (SSPE, Dawson's syndrome)

i) 중추신경계의 지속적 감염에 의해 발생하고, 어린 나이에 홍역 감염이 있으면 더 잘 생긴다.

ii) 홍역 감염 7-13년 뒤에 발병한다. 홍역백신은 SSPE의 발병을 예방할 수 있다.

iii) 뇌척수액에서 홍역특이합체, 특징적 뇌파 소견, 뇌조직의 병리 소견 중 하나 이상이 있으면 진단한다.

6) **진단**: 특징적인 임상증상, 홍역 특이 항체검사 (IgM), multi-nucleated giant cell (전구기의 비점막 분비물)관찰 및 바이러스 배양

7) **예방**

① 능동면역 (1장 참조)

② 수동면역 (능동면역을 하지 못한 소아가 환자와 접촉시)

a. 노출 72시간 내에 백신접종으로도 예방할 수 있다.

b. 노출 후 6일까지 면역글로불린을 투여함으로 예방 또는 증상을 줄일 수 있다.

c. 6개월 미만 영아, 임산부, 면역결핍자에게는 면역글로불린을 투여한다.

d. 면역글로불린은 정상 면역력을 가진 경우 0.25 mL/kg, 면역결핍아는 0.5 mL/kg 근육주사한다.

8) **치료**

① 안정, 수분공급, 기침과 고열에 대한 대증요법

② 항생제: 예방적 항생제는 불필요하지만, 세균성 합병증의 경우에 항생제를 사용한다.

③ 뇌염, SSPE, 거대세포폐렴에서는 면역글로불린이나 부신피질호르몬의 사용고려

④ 비타민A: 6개월-2세 소아에서 입원이 필요한 경우이거나 면역이 저하된 환자, 비타민 A결핍에 의한 안구증상을 가지거나, 장흡수 저하, 영양결핍이 있어 비타민 A를 복용하지 못하는 6개월 이상 환아에게 투여할 수 있다.

(2) 볼거리 (Mumps, 유행성 이하선염)

1) **원인**: Mumps virus는 Paramyxoviridae의 RNA virus이며, 사람이 유일한 자연숙주이다.

2) **전파경로**

① 비말로 전파되고, 침범 후 호흡기세포에서 1차 증식 후 혈행성 전파한다.

② 타액에서 바이러스 검출기간: 침샘비대 7일전부터 7일후까지

③ 최대 전염력은 종창 1-2일 전부터 5일 후까지

④ 산모가 분만 1주 이내에 볼거리를 앓으면, 신생아는 분만 시 또는 분만 후에 앓게 된다.

3) **임상증상**

① 잠복기는 12-25일 정도며 대개는 16-18일정도이다.

② 전형적인 경우 발열, 두통, 구토, 근육통이 1-2일간 지속된다.

③ 한쪽 이하선 종창을 보이다가, 약 70%에서 양쪽을 다 침범한다.

④ 이하선 종창 (그림 4-2)

a. 1-3일째 최고조에 다다르며, 3-7일 이내에 가라앉는다.

b. 귀를 중심으로 단단히 부어오른다.

c. Stensen관의 개구부에 발적이나 종창이 생긴다.

d. 턱밑샘 (submandibular gland)과 혀밑샘 (sublingual gland)도 간혹 침범한다.

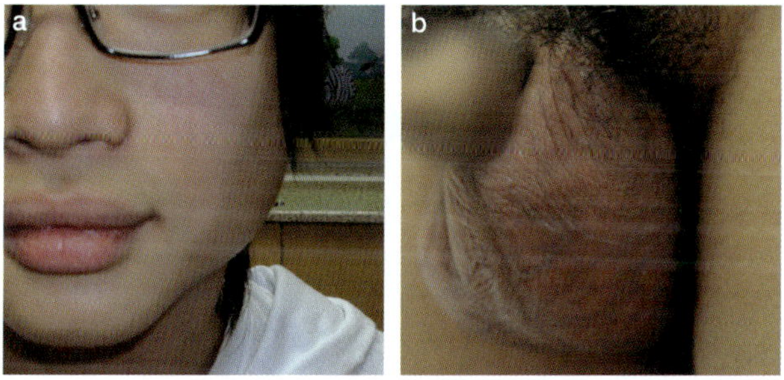

그림 4-2 **볼거리의 임상증상: (a) 이하선종창, (b) 이하선염에 합병된 고환염**

4) **진단**

① 진단은 특징적 임상증상에 준하며, amylase의 상승으로 확인할 수 있다.

② 2일 이상의 이하선 종창이 있을 경우 바이러스 배양, 항원검사로 확인, 타액, 상기도 분비물, 뇌척수액, 소변에서 바이러스 분리가 가능하다.

③ 혈청학적 검사

a. 급성기와 회복기에 볼거리 특이 항체 (IgG)의 상승이 관찰되나, IgG는 parainfluenza와 교차반응을 보일수도 있다.

b. 볼거리 특이 항체 IgM은 최근 감염을 의미한다.

5) **감별 진단**: 인플루엔자, parainfluenza, coxsackie virus, CMV, 경부림프절염, 화농성 이

하선염, 재발성 비화농성 이하선염, Stensen관 결석, Mikulicz증후군 및 종양

6) **합병증**: 가장 흔한것은 뇌수막염과 생식기 침범이다.

① 뇌수막염, 뇌염

a. 환자의 10-30%에서 증상을 가진 뇌수막염을 나타난다. 그러나 이하선 종창을 보이는 환자 40-60%에서 뇌척수액에 백혈구 증가 소견을 보인다.

b. 이하선 종창의 발생 전후에 나타날 수 있으나, 가장 흔하게는 종창 5일 뒤 쯤 나타난다.

c. 7일내에 증상은 대개 사라진다. 드물게 횡척수염 (transverse myelitis), aqueductal stenosis, 안면마비 (facial palsy), 감각신경성 청력장애 (sensorineural hearing loss)가 나타날 수 있다.

② 고환염 (orchitis), 부고환염 (epididymitis) (그림 4-2)

a. 사춘기 이전 환자에서는 극히 드물지만, 사춘기 이후의 남자 (30-40%)에서는 발병 후 수일 내에 증상이 나타난다.

b. 열이 나며, 고환이 붓고, 심한 동통, 괴사와 위축이 일어날 수 있다.

c. 대부분 (70%)에서 한쪽만 침범하고, 고환 위축이 생길 수 있으나, 불임은 드물다.

③ 난소염 (oophoritis): 사춘기 이후 여자에서도 흔치 않다.

④ 췌장염 (pancreatitis): 이하선 종창과 상관없이 생길 수 있다. 일부 보고에서는 볼거리 이후 당뇨병이 생길 수 있다고 하였으나, 인과관계가 밝혀지지는 않았다.

⑤ 기타: 청력장애 (주로 일측성 신경성 난청), 심근염, 신장염, 갑상선염, 누선염, 관절염, 혈소판 감소증

⑥ 산모가 임신 첫 3개월에 감염이 있었다면 대개 유산되며, 자궁내 감염과 태아기형은 연관은 없어 보인다.

7) **치료 및 예후**: 대증요법 (진통제, 해열제 등)으로 치료하며, 치명적인 중추신경계 침범이나, 심근염이 보고된바 있으나, 뇌염이 있다하더라도 대개는 예후가 좋다.

8) **예방**: 2회 접종

(3) 수두 (Chicken pox)

1) **원인**: Varicella-zoster virus

2) **역학**

① 수두

a. 직접 접촉 (환자의 점막, 결막) 또는 공기전파 (air-borne)

b. 전염력이 매우 강해 감수성자는 거의 100% 감염을 일으키며, 면역기능저하자, 신생아 및 성인에서는 증상이 심하고 합병증이 흔하다.

c. 발진이 생기기 24-48시간 전부터 가피가 생길 때까지 (대개 발진 시작 후 3-7일) 전염력을 가진다.

② 대상포진: 수두의 과거력, 면역억제제 투여중인 환자, 자궁내 감염의 과거력

3) **임상증상**

① 수두

a. 잠복기: 10-21일

b. 특징적 수포반점, 구진, 수포, 농포, 가피 등의 순서로 나타나며, 동시에 모든 발진이 관찰될 수 있다 (그림 4-3).

c. 발진은 두피, 얼굴, 몸통에 먼저 나타나며 나중에 사지에도 분포한다.

d. Breakthrough varicella: 백신접종 후 42일이 지난 뒤 생긴 수두로, 대개는 증상이

비전형적이고 경미하며, 전염력도 적으나, 병변이 많은 breakthrough varicella는 여전히 전염력이 높다.

d. 진행성 수두 (progressive varicella): 면역 억제제, 악성 종양, 면역 질환의 소아

e. 선천성 수두 증후군 (congenital varicella syndrome)

i. 임신 1기 또는 2기에 산모감염시 태아감염이 된다.

ii. 사지형성부전증, 근위축, 뇌피질 위축, 눈기형, 저체중아 출산 등이 나타난다.

f. 신생아 수두 (perinatal 또는 neonatal varicella)

i. 분만 직전 산모의 감염으로 발생한다.

ii. 분만 5일 전에서 2일 후 산모가 수두를 보이면 증상이 심하다.

iii. 10일 내에 증상이 발현한다. (30%에서 광범위한 내장 장기의 침범으로 사망)

iv. 분만 5일 이전 산모가 감염될 경우의 증상은 수동면역 때문에 가볍다.

② 대상포진

a. 초회 감염 후 성인이 되면서 dorsal root 혹은 cranial nerve ganglion에 잠복해 있던 바이러스가 면역기능이 저하될 때 재활성화 되어 증상이 발현된다.

b. 국한된 통증과 수포성 발진을 일으킨다.

c. Thoracic nerve dermatome이 호발부위이다.

4) **진단**: 대개 전형적인 임상증상으로 쉽게 진단한다.

5) **합병증**

① 발진부위의 2차적 세균 감염 (*S. pyogenes*, staphylococcus)이 가장 흔한다.

② 폐렴, 패혈증, 화농성 관절염, 골수염

③ 신경학적 합병증: 뇌수막염, 신경염, 라이증후군

④ 사구체신장염, 심근염

⑤ 혈소판 감소성 자반증

⑥ 중증의 폐렴, 뇌수막염, 간염 등에 의한 사망(백혈병, 림프종양, 면역저하자)

⑦ 예방: 예방접종 참고 (1장 23p)

6) **치료**

① 2차 세균감염 예방: 피부청결, 손톱을 짧게 한다.

② Calamine lotion 도포

③ Trimeprazine (가려움증이 심한 경우)

④ 해열제로 아스피린제제의 사용은 금기

⑤ 항바이러스제: Acyclovir, famciclovir, valacyclovir

⑥ 수두환자에서 항바이러스제 적응증

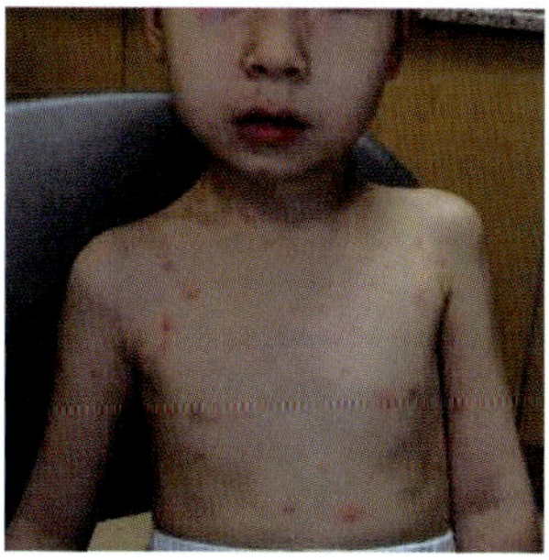

그림 4-3 수두의 발진

a. 경구용 acyclovir (20 mg/kg/dose, 최대 800 mg/dose, 4 번, 5일간): 만성 피부질환 또는 만성 호흡기질환을 가진 12개월 이상 환아, 단기, 간헐적 또는 비말용 스테로이드 투여자, 장기간 아스피린 복용자, 가정내 전파된 경우, 13세 이상의 비임신 환자에서 합병증이 동반되지 않은 경우

b. 정맥용 acyclovir (500 mg/m^2/dose, q8h, IV, 72시간 내 시작, 7일간): 심한 질병 (폐렴, 심한 간염, 혈소판저하증, 뇌염) 과 면역저하자에서의 수두

c. 대상포진 (herpes zoster): 건강한 어른의 경우 acyclovir (800 mg/dose, 5번 PO, 5일간) 또는 famciclovir (500 mg 3번 PO 7일간) 또는 valacyclovir (1,000 mg, 3번, PO, 7일간). 어린이에서는 herpes zoster가 심한 편이 아니므로 치료를 권유하지 않으나 경구용 acyclovir 20 mg/kg/dose (최고 800 mg/dose)로 사용하기도 하며, 면역저하자에서는 정맥 투여한다.

7) **노출 후 예방**

① 노출 후 3-5일 이내에 예방접종을 한다 (가능한 빨리).

② Anti-VZV 면역글로불린: 면역저하자, 임산부, 수두에 걸린 산모에 노출된 신생아, VariZIG (Human varicella-zoster immune globulin) 10 kg (최고 625 units)당 1 vial (125 unit)을 노출 후 96시간 내에 근육 내 주사한다.

(4) 전염성 단핵구증 (Infectious mononucleosis)

1) **원인**: Epstein-Barr virus (EBV)

2) **역학**: 감염 환자의 타액 분비물, 성적 접촉에 의해 전파되고, 급성 감염 이후 6개월 동안 혹은 평생동안 간헐적으로 배출될 수 있다.

3) **임상증상**

① 피곤, 인두염, 전신적 림프선염 (주로 경부 림프절)

② 비종대

③ 인두염: 회백색 막을 동반, 인두부 종창, 편도 비대

④ 피부 발진: 희미한 홍역양 발진

⑤ 전신 증상: 잠복기는 30-50일로 주로 발열, 권태감, 식욕 부진, 인후통, 오한, 두통, 복통을 호소한다.

⑥ 비정상 간기능: 간비대 (10-15%), 간 효소의 상승 (80% 이상), 빌리루빈 상승 (5-25%)

4) **진단**

① 비정형 림프구 (atypical lymphocyte)

a. 백혈구 증가시 50%는 림프구이며, 약 20%는 비정상의 모양을 나타낸다.

b. 비정형 림프구는 CMV 간염, 인플루엔자, rubella 감염, 결핵, 마이코플라스마 감염 때에도 나타날 수 있다.

② 이종 항체 반응 (heterophilic antibody)

③ EBV 특이 항원에 대한 항체 검사

a. VCA IgM Ab

b. VCA IgG Ab: 감염 후기에 최고치에 이르나 서서히 감소하고 평생동안 비교적 안정적 수준을 유지

c. Early antigen (EA): 바이러스 증식과 연관되며 감염 초기에서부터 나타나기 시작하여 6개월-수년 후 사라짐

d. EBV nuclear antigen (EBNA): 가장 늦게 나타나며 영구히 지속

5) **치료**

① 뚜렷한 치료는 없다.

② 고용량의 acyclovir와 corticosteroid가 바이러스의 증식과 구인두의 shedding을 감소시키나 병의 경중과 기간에 영향을 주지는 않는다.

③ 스테로이드는 제한적인 경우, 특히 합병증이 있는 경우에 쓰인다.

6) **합병증**

① 비장 파열: 제일 중한 합병증. 주로 발병 2주 내에 발생. 심한 복통을 동반한다.

② 신경계 합병증: 뇌수막염, 뇌염, Guillain-Barre 증후군

③ 심근염 및 간질성 폐렴

④ 혈액학적 합병증: 용혈빈혈, 혈소판 감소성 자반증 및 재생 불량성 빈혈

⑤ 극심한 편도 비대, 아데노이드, 목젖, 후두부 종창으로 기도폐쇄 일어난다.

⑥ 췌장염, 이하선염, 고환염 및 라이 증후군

⑦ 지속적 중증 혹은 치명적 감염

7) **예후**: 소아에서 초감염은 증상이 경미하여 모르고 지나가는 수가 많으나, 증상이 있을 때는 발진이 더 심하고, 호중구 감소증, 혈소판 감소증, 기도폐쇄 및 중추 신경계 증상이 일어날 수 있다. 대부분 양성 임상경과를 보이나, 일부에서는 합병증이 발생한다. 합병증이 없는 한 회복이 잘 되나, 회복하는 데 몇 주간이 필요하다.

8) **Virus-associated hemophagocytic syndrome**

① 드물게 나타나는 치명적인 EBV 감염

② 증상: 간헐적 발열, 간 · 비장 비대, 림프절 종대, 범혈구감소증

③ 병리 소견: 조혈모세포들이 단핵구 (monocyte), 대식세포 (macrophage)에 의해서 탐식

④ 치료

a. 면역억제제: Etoposide 같은 chemotherapy, steroid, intrathecal methotrexate 투여가 고려된다.

b. 항바이러스제: Acyclovir, ganciclovir 등의 투여가 병의 진행을 막는다는 보고가 있다.

(5) 장바이러스 (Enterovirus)

1) 분류: Small RNA 바이러스인 picornaviruses에 속한다 (표 4-5)

2) 역학: 지역마다 다를 수 있으며, 연중 유행하기도 하나 대개는 여름, 가을에 호발한다.

① 어린나이, 남자, 나쁜 위생, 복잡한 환경, 낮은 사회경제 상태에서 호발한다.

② 모유수유는 감염을 줄일 수 있다.

③ 대변-구강 또는 호흡기로 전파되고, 수직감염도 가능하다.

④ 잠복기는 대개 3-6일, 급성 출혈성 결막염 (acute hemorrhagic conjunctivitis)은 1-3일

⑤ 호흡기로의 전파는 1-3주이내, 대변으로는 7-11주까지 지속된다.

표 4-5 Human enteroviruses의 분류

Family	Picornaviridae
Genus	Enterovirus
Subgroup	Poliovirus serotype 1-3 Coxsackie A virus serotype A1-A22, A24 (A23은 echovirus 9로 분류) Coxsackie B virus serotype B1-B6 Echovirus serotype 1-9, 11-27, 29-33 (echovirus 10, 28은 non-enterovirus로, echovirus 34는 coxsackievirus A24로, echovirus 22-23은 genus Parechovirus로 재분류) Numbered enterovirus serotypes (enterovirus 72는 hepatitis A virus로 재분류)
Subgroup 대신에 poliovirus와 enterovirus A-D로 5개 species로 분류되기도 한다.	

2) **임상증상 (poliovirus 제외)**

① 비특이성 열성질환 형태가 가장 흔하다.

② 수족구병 (hand-foot-mouth disease): Coxsackievirus A16, enterovirus 71에 의해 생기고 4-6일의 짧은 잠복기를 가지며, 여름과 가을에 잘 온다. 구내병소는 혀와 혀점막에 주로 나타나며 궤양성이다. 발진은 발보다 손에 더 흔하고 대개 1주일 이내에 수포내의 액체가 흡수된다. Enterovirus 71은 최근 뇌염, 사망 등의 치명적 합병증을 일으킨다고 알려져 있다 (그림 4-4).

③ 포진성 구협염 (herpangina): 급작스러운 발열을 특징으로 하고, 구토가 동반될 수 있으며, 발열이 있는 동안 구인두 부위에 여러개의 구진이 시작되어 소포, 궤양으로 빨리 진행된다. 간혹 무균성이 수막염 혹은 더 심한 질환이 동반되기도 하나, 대개 3-6일이 지나면 회복된다.

④ 급성 출혈성 결막염: Enterovirus 70, coxsackievirus A24

⑤ 호흡기 질환: 인두염, 편도염, 비인두염, 흉막통

⑥ 위장관증세: 구토, 설사, 복통

⑦ 신경계 증상

a. 소아의 무균성 뇌수막염의 가장 흔한 원인

b. Coxsackievirus B 2-5, echovirus 4, 6, 7, 9, 11, 13, 16, 30, pareduovirus 1-6, enterovirus 70, 71

⑧ 심낭염과 심근염: Coxsackie B (특히 B5), echovirus 6

⑨ 고환염과 부고환염

⑩ 근염과 관절염

⑪ 신생아 감염

3) **진단**

① 수족구병, 포진성 구협염과 같은 상대적으로 특이적인 증상과 유행하는 시기의 계절적 특징을 통해 진단된다.

② 신생아에서는 산모의 증상과 계절적 유행 등이 진단에 도움이 된다.

③ 바이러스 배양, PCR을 통해 진단이 가능하다.

4) **치료**: 대증치료가 위주가 되며, 심한 뇌염, 심근염 등에는 정맥용 면역글로불린, 스테로이드 등이 사용될 수 있으며, pleconaril과 같은 항바이러스제가 증상 완화에 도움을 줄 수 있다.

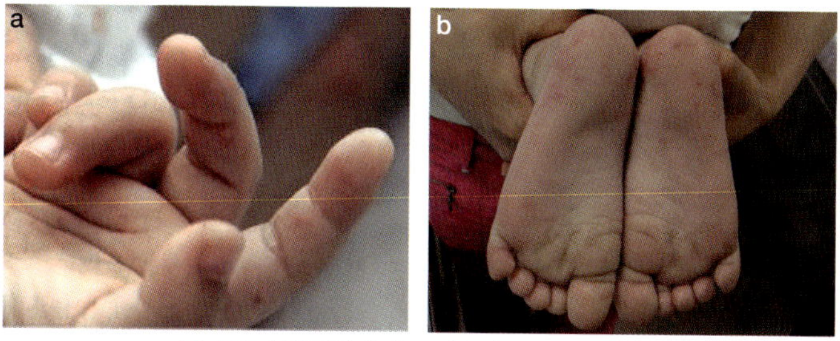

그림 4-4 수족구병에서 보이는 손 (a), 발 (b)의 발진

(6) 헤르페스 바이러스 (Herpes simplex virus, HSV) 감염

1) **원인:** HSV는 이중나선 DNA을 가진 herpes virus의 종류 (표 4-6)이고, HSV type 1 (HSV-1), HSV type 2 (HSV-2)로 나뉘는데, 이들은 비슷한 유전적 성질을 가지나, glycoprotein G유전자에서 차이가 있어 혈청학적 구분이 가능하다.

표 4-6 Herpes virus의 분류

명칭	표적 세포 type	잠복세포	전파
HSV-1	점막상피세포	신경세포	접촉
HSV-2	점막상피세포	신경세포	접촉, 주로 성접촉
VZV	점막상피세포	신경세포	접촉 또는 호흡계
EBV	B림프구, 상피세포	B림프구	타액
CMV	상피, 단구세포, 림프구	단구세포, 림프구 등	접촉, 수혈, 이식, 선천성
Herpes lymphotropic virus	T림프구 등	T림프구 등	접촉, 호흡계
HHV-6,7,8	T림프구 등	T림프구 등	모름
KSHV	상피세포	모름	체액, 불확실

HSV, herpes simplex virus; VZV, varicella zoster virus; EBV, Epstein–Barr virus, CMV, cytomegalovirus; HHV, human herpes virus; KSHV, Kaposi's sarcoma associated herpes virus

2) **역학**

① 인간이 유일한 자연숙주이며, 감염의 연중 변동은 없다.

② 전파는 피부의 직접 접촉에 의해 이루어진다.

③ HSV-1, HSV-2 모두 초기감염은 신체 어디든지 똑같이 생길 수 있으나, 재발 감염에서 호발 부위가 다르다. HSV-1은 입주위 감염, HSV-2는 회음부 감염이 더 잘 생긴다.

3) **임상증상**

① 피부의 수포 (vesicles)와 궤양이 가장 대표적인 현상이다.

② 치은구내염 (herpes gingivostomatitis): 6개월에서 5세 사이의 어린이에서 가장 호발, 입 주위 동통, 침, 수유거부, 40℃에 이르는 발열 (그림 4-5)

③ Herpes labialis: 발열, 수포, 입 주위 궤양

④ Eczema herpeticum

⑤ 생식기 헤르페스 (genital herpes)

⑥ 눈 주위 감염

2. 감염병의 전염 기간 및 격리 방법 (표 4-7)

표 4-7 전염 기간 및 격리 방법

질환	전염성	격리방법
수두	발진이 생기기 1-2일 전에서부터 발병 후 5-6일까지, 혹은 모든 병소에서 가피가 가라앉을 때까지: 면역 결핍 환아와 수동 또는 능동 면역을 받은 환자는 장기화될 수 있다.	모든 병소에 가피가 앉을 때까지로 보통 5-6일간 호흡격리 시킨다.
풍진	발진 전 7일부터 발진 후 5일까지로, 선천성 감염은 감염기간이 다양하며, 10-12 개월 동안 바이러스가 검출된다.	임신 초기 (1st trimester)의 여성은 노출을 절대적으로 피해야 한다.
A형 간염	다양하고, 황달 발생 3주 전부터 발생 후 3주까지 바이러스가 대변에서 배출되며, 황달 발생 1주 전부터 발생 후 1주 까지 가장 전염력이 강하다.	대변을 주의해야 되며, 개인 위생을 강조해야 되는데, 감염된 산모라도 수유는 가능하다.
B형 간염	다양하고, HBsAg 양성 기간 동안은 전염성이 있다.	혈액, 체액을 주의해야 하고, 개인 위생을 강조한다.
홍역	잠복 5일째부터 발진 4일째까지로 면역이 억제된 환아에서는 더 길다.	호흡 격리❶시킨다.
볼거리	이하선염이나 다른 증상 발현 전 7일부터 발현 후 9일까지	부종이 가라앉을 때까지 격리시킨다.
백일해	4주 또는 기침이 멈출때까지로 치료받는 경우는 5일 정도이다.	호흡 격리❶시킨다.
소아 마비 (장 바이러스)	발병 시작 직전부터 직후까지로 발병 후 1주간 인후에서 바이러스가 존재하는데, 대변에서는 3-4주까지 바이러스가 산재한다.	대변을 주의한다.
Respiratory syncytial virus	질병 기간으로 특히 첫째 주가 심하다.	대개 14일간 접촉을 격리시키는데, 의료진이 바이러스를 전파시킬 수 있다.
성홍열	치료 후 1일까지인데, 치료하지 않는 경우는 다양하다.	배액과 분비물을 주의한다.
Salmonella	질병 기간 및 그 후에도 다양하다.	대변을 주의한다.
후천성 면역 결핍증	성적 접촉과 혈액 접촉으로 전염될 수 있다.	콘돔 사용이 추천된다. 환자의 혈액과 체액이 점막이나 상처에 닿지 않도록 한다.

❶ 호흡격리: 공기, 비말에 의한 감염성 물질의 전파를 방지하는 방법으로 마스크를 착용, 격리실을 이용한다. 공기전파 (air-born transmission)는 5㎛이하의 비말핵 (droplet nuclei)이나 먼지입자에 의해 넓은 범위에서 전파되므로 특별한 공기관리나 환기가 필요하고, 결핵, 홍역, 수두 질환의 전파방식이다. 비말전파는 기침, 재채기, 대화 중에 배출되는 비말 (droplet)에 의한 것으로 인플루엔자, 볼거리, 백일해, 풍진, 폐렴 등의 감염 방식이며, 대상자와 가까운 거리 (90 cm) 안에서 접촉할 경우에는 마스크가 필요하다.

Ⅲ. 결핵 (Tuberculosis)

1. 용어의 정의

결핵질환에서 쓰이는 용어의 정의

- 결핵 노출 (exposure): 감염성이 의심되거나 확인된 환자와 접촉한 경우
- 결핵 감염 (infection): 결핵 노출 후 균의 증식에 대한 숙주의 면역반응이 생긴 경우로서, 임상소견이나 방사선 병변 없음, 투베르쿨린 양성으로 판정
- 결핵 질환 (disease): 결핵 감염 후 임상소견이나 방사선 병변을 보이는 경우로서, tuberculosis는 결핵 질환을 의미
- 감염원 (source case): 결핵 노출을 일으킨 감염성 환자, 주로 성인 환자임
- 감염력 (infectivity): 결핵균이 조직 내에 정착하여 증식할 수 있는 능력
- 발병율 (break down risk): 결핵 감염자에서 발병하는 결핵 환자 비율
  영아: 50%, 성인: 5-10% (평생), HIV 감염자: 7-10%/년
- 결핵 근절 (eradication): 도말 양성 환자 1명 미만/ 100만 명
- 치유: 치료종결 시 또는 그 1 개월 전의 도말이 음성이며, 이전에도 음성인 경우
- 치료 종결: 치료는 종결했으나 치유의 증거가 없는 경우
- 치료 실패: 치료 5개월 또는 치료 후기에도 도말 양성이거나 다시 양성으로 된 경우
- 사망: 치료 기간 중 어떤 원인이건 사망한 경우
- 치료 중단: 2 개월 또는 그 이상 중단한 경우
- 전출: 다른 기관으로 전출해서 치료결과가 불명한 경우

2. 원인

*Mycobacterium tuberculosis*가 대부분이며 그 외 *M. bovis*, *M. africanum* 등 50종류 이상이 있다. 세포벽에 지방 성분이 많아 항산성 (acid fastness)과 함께 식균 작용에 강한 저항을 보이며, 증식속도는 8-24 시간이다.

3. 역학

(1) 세계 인구의 1/3 이상이 감염되어 있으며 21세기에도 환자는 증가하고 있다.

(2) 전 세계적으로 연간 800만 명 이상의 신환이 발생하고 300만 명이 사망, 이 중 소아청소년은 신환 130만 명, 사망자는 45만 명이다.

(3) 우리나라에서는 2007년 신고 된 전체 결핵 환자 수는 45,597 명이었으며, 이중 신환은 34,710 명, 전체 도말 양성환자는 15,420 명, 신환 중 도말 양성환자는 10,927 명이었다.

(4) 약제 내성율은 조사 시기나 기관에 따라 약간의 차이는 있으나 전반적으로 높은 편이나. INH 내성율 (2004년)은 약 9.9%였으며, 다약제 내성 결핵 (multi-drug resistant tuberculosis, MDR-TB) (2007년)은 8.3%, 광범위 약제내성 결핵 (extensively drug resistant tuberculosis, XDR-TB) (2007)은 1.06% 로 최근에 증가하는 양상을 보이고 있다.

4. 병인론

(1) 결핵균의 침입구는 98%이상이 폐이다.
(2) 폐포와 폐포관에서 2-12주 증식하여 폐 병변과 주위 림프절 비대로 이루어진 초감염군 (primary complex)을 형성한다.
(3) 초감염군이 형성되면서 결핵균은 림프나 혈액을 따라 전신으로 퍼져 파종성 전신감염을 일으킬 수 있고 후에 폐첨부, 뇌, 콩팥, 뼈 등에 재활성화 결핵과 폐외 결핵을 일으킨다.
(4) 감염 후 1년 이후에 나타나는 폐결핵은 피막화된 병변에서 결핵균의 재증식으로 발생
(5) 숙주의 방어면역은 주로 세포면역에 의해 감염 후 2-12주에 조직 과민 반응과 함께 형성
(6) 감염 후 질병발생의 시기
 1) 뇌수막염 · 속립결핵 등 파종성 결핵은 2-6개월
 2) 림프절염이나 기관지내 결핵은 3-9개월
 3) 골 · 관절 결핵은 수년, 콩팥 결핵은 10년 이상

5. 임상증상

(1) 폐결핵 (Pulmonary tuberculosis)

1) 원발성: 무증상 혹은 기침, 발열, 체중 감소, 방사선 소견상 무기폐 등을 보이며 기관지 폐쇄 소견이 임상증상보다 심하다.
2) 진행성: 초감염군 (primary complex)의 확장, 건락성괴사, 공동 형성, 기관지 폐렴 (bronchopneumonia)을 보이고 면역저하 환자에서 발생한다.

(2) 기관지내 폐결핵 (Endobronchial tuberculosis): 기관지의 부분 혹은 완전 폐쇄, 구역허탈 (segmental collapse) 및 경화

(3) 재활성화 폐결핵 (Reactivation tuberculosis): 전형적인 성인형 결핵, 재감염 또는 잠복된 결핵균의 재활성화에 의하고 폐상엽의 공동 (cavity) 형성

(4) 흉막 결핵 (Pleural tuberculosis): 감염 6개월 이후에 발생, 원발성 폐실질 병변에 의함, 발열, 흉통, 흉막 삼출을 보이고 6세 이하에는 드물다.

(5) 심낭 결핵 (Pericardial tuberculosis)

(6) 림프절 결핵 (Lymph node tuberculosis): NTM (non-tuberculous Mycobacteria) 감염과 구별이 어렵다. 항결핵제 투여, 림프절 절제술 (NTM 감염 시 확진과 동시에 완치 가능)을 시행한다.

(7) 속립 결핵 (Miliary tuberculosis)

1) 감염 후 2-6 개월에 발생, 영유아와 면역저하 환자에 호발한다.
2) 발열, 간비비대, 뇌수막염이 동반할 수 있다.
3) PPD검사는 40%에서 음성 소견을 보인다.
4) 가슴 X선 검사에서 2-3 mm의 작은 눈송이 (snow flake appearance)모양 음영

(8) 결핵성 뇌수막염 (Tuberculous meningitis)

1) 감염 후 곧 발생한다.
2) PPD검사는 40%에서 음성, 흉부 X선 검사에서 25%에서 정상소견을 보인다.
3) 뇌척수액 검사에서 부분 치료된 세균성 뇌수막염과 유사한 소견을 보인다.

4) AFB염색에서 30%가 양성, 배양검사에서 50-70%가 양성을 보인다.

(9) 신생아 결핵: 신생아 결핵은 대부분 출생 직후 산모나 가족으로부터 결핵균을 흡입하여 발생하며 생후 1-2 개월에 발병한다. 자궁내막염이나 태반염이 있을 때 경태반 감염 이나, 오염된 양수 섭취로 인하여 선천 결핵 (pure congenital Tbc)이 올 수 있지만 아주 드물다. 생후 1-2 주에 증상이 나타나며 간 효소 상승이 특징적이다.

6. 진단

(1) 병력: 가족, 친지 등 주위의 결핵 환자 유무 및 이들과 접촉한 기왕력 등이 가장 중요

(2) 투베르쿨린 검사 (Tuberculin test)

1) 결핵균 감염에 따른 숙주의 지연형 과민반응을 측정
2) 일반적으로 결핵 감염 시에는 3-12 주에 투베르쿨린 검사가 양전되며. BCG 접종 후에도 양성을 보이나 10mm 이상인 경우는 드물다. 그러나, 실제적으로 BCG에 의한 양전과 감염에 의한 것의 구별은 아주 어렵다.
3) 투베르쿨린 검사는 면역기능의 변화가 없는 한 한번 양성이면 계속 양성 소견을 보이므로 치료 후 반복 검사를 할 필요는 없다.
4) 결핵균을 배출하고 있는 환자에서도 약 20%는 음성소견을 보일 수 있으므로 투베르쿨린 검사 음성만으로 결핵감염이나 질환을 배제하지는 못한다.
5) NTM 감염이나 BCG 접종 후에는 위양성을 보일 수 있으며, 검사방법의 미숙, 속립결핵, 뇌수막염 등 중증 결핵이나 면역기능 저하자 (질병. 어린나이, 약물복용 등)에서는 위음성을 보일 수 있다. 현재 사용하고 있는 RT23 2TU는 과거 PPD-S 5TU와 역가가 같다.

(3) 흉부 X선 검사: 폐문 림프절 비대, 폐침윤, 흉막 삼출, 공동, 속립결핵 소견 등 다양한 병변을 보이며 골, 관절 결핵, 뇌수막염 등에도 도움이 된다.

(4) 결핵균의 검출

1) 객담 도말 검사: 균을 확인하는 검사로 10^3-10^4/mm^3 이상의 균이 있어야 양성
2) 결핵균 배양: 객담, 기관지 세척액, 위액 등을 이용하며, 확진과 약제 감수성의 평가가 가능하다. 객담 도말 및 배양검사는 3회 이상 실시한다.
3) PCR: AFB 도말이 음성인 경우에도 50-80%의 예민도를 보인다.

(5) 기타

Interferon-γ release assay (IGRA)는 결핵균에 감작된 T-림프구의 기능을 검사하는 방법으로 T-spot TB와 QuantiFERON-TB Gold 검사가 있다. BCG와의 교차 반응이 없고, PPD 반응 검사와 달리 반복 검사 시 boosting 효과가 없다.

7. 치료

결핵의 치료 목적은 빠른 치유와 2차 내성균의 출현을 억제시키는데 있다.

(1) 화학요법제

1) 항결핵제의 종류, 용량, 부작용 (표 4-8)

표 4-8 항결핵제 (antituberculosis drugs)의 종류, 용량, 부작용 (결핵 진료 지침, 2011, 질병관리본부)

항결핵제	매일 용량 (mg/kg)	투여방법	부작용
Isoniazid (INH, H)	10-15[a] (최고 300 mg)	경구	간장애 말초신경염 피부발진, 과민반응
Rifampin (RFP, R)	10-20 (최고 600 mg)	경구	간장애, 혈소판 감소 붉은요 · 눈물 · 땀 flu-like reaction
Streptomycin (SM, S)	15 (12-18)	근육	8차 뇌신경 장애 피부발진, 콩팥장애
Pyrazinamide (PZA, Z)	30-40	경구	간장애 고요산혈증
Ethambutol[b] (EMB, E)	20-25	경구	시신경염 피부발진

a. INH가 10mg/kg/d 를 초과하는 용량으로 RFP과 병용할 때는 간독성 위험이 증가한다.
b. 성인보다 혈중농도의 최고치가 낮은 역동학적 특징 때문에 권장량이 성인보다 높다.

2) 항결핵제의 분류

① 1차 항결핵제: INH, RFP, PZA, SM, EMB

② 2차 항결핵제: Para-aminosa acid (PAS), ethionamide (ETH), prothionamide (PTH), cycloserine (CS), ofloxacin (OFX), ciprofloxacin (CFX), capreomycin (CPM), kanamycin (KM), amikacin (AMK)

③ 살균제: INH, RFP, PZA, SM, EMB (25 mg)

④ 정균제: EMB (15 mg), ETH, PTH, PAS, CS

(2) 화학요법의 실제

1) **결핵감염**

① 결핵질환으로의 진행을 막아주기 위해 치료, INH 9개월 투여 또는 INH, RFP 3개월

② INH 내성균이 의심되면 INH와 RFP 동시 투여가 시작되고, INH 내성이 확인되고 RFP은 감수성을 보이면 RFP만 투여

2) **결핵질환 (폐결핵, 폐문림프절염)**

① 2HRZ + (E or S)/4HR, 내성균 아닌 것으로 확인되면 2HRZ/4HR

② 뇌수막염, 파종성결핵, 골·관절 결핵은 4제 요법으로 1년 이상 치료

③ SM에 내성이 있는 경우는 capreomycin 이나 kanamycin을 대신 사용 (15-30 mg/kg/d)

④ 내성균의 가능성이 있는 경우: 치료 실패, 공동이나 상엽의 심한 침습, 도말양성, 집안에 결핵환자가 많은 경우

⑤ INH 내성율이 4% 이상인 지역에서는 PZA는 RFP에 대한 내성획득을 막을 수 없으므로 초치료 시 4제 약제를 투여하고, INH 감수성이 확인되면 3제 요법으로 교체

⑥ HIV 감염자에서 RFP을 투여하는 경우에는 항바이러스제의 선택과 용량에 특별히 주의

(3) 보조 치료

1) Pyridoxine (비타민 B_6): 영양실조, 노인, 만성간질환, 임신부에 투여

2) 부신피질호르몬제

① 결핵성 뇌수막염, 내기관지 결핵, 속립 결핵, 흉막 삼출액, 심낭염 등 숙주의 면역반응에 의한 조직 손상과 기관의 기능손상이 우려되는 경우에 사용

② 반드시 항결핵제와 함께 사용, prednisone를 1-2 mg/kg/d, 4-6주간 PO 후 점차 감량

(4) 치료 시 주의사항 및 추적검사

1) 치료 시작 전 철저한 검사: 결핵균 검출 및 감수성검사, 흉부 X-선 검사
2) 부작용 관찰 및 순응도 확인: 간기능 검사 수치가 3배 이상 증가 시 투여 중단
3) 체중 변화에 따라 용량 조절, 예방접종 (홍역, 백일해), 영양공급, 건강상태 확인
4) 절대금기: 1가지 약제만 투여 또는 1-2가지 약제의 추가 또는 변경 (예방목적 제외)
5) 결핵환자 치료 시 추적검사
   ① 임상, 세균학적 반응 (매월), 방사선 검사 (2-3개월),
   ② 부작용 검사: 임상증상이 중요하며, 간기능검사 (1-3개월), 시력, 시야, 색맹 (EMB 사용 시 매월), 청력검사 (aminoglycoside 사용 시 매월)를 시행한다.
   ③ 치료 종료 후 투베르쿨린 및 흉부 X-선 검사는 필요없다.

(5) 잠복결핵감염 (latent tuberculous infection, LTBI)의 치료

1) LTBI 검사 적응증: LTBI검사는 활동성 결핵환자와 접촉력이 있거나 면역저하와 같이 결핵 발병의 위험성이 큰 사람들에 한하여 시행한다
2) 치료 적응증
   ① 5세 미만의 연령에서 활동성 폐결핵 환자와 접촉자 검진 시 TST로 LTBI를 검사하고 양성이면 치료한다.
   ② 5세 미만의 소아가 경결이 10 mm 미만이라면 치료하면서 8-10주 후 TST를 반복하여 이전 검사에 비해 6 mm 이상 증가하지 않으면 더 이상 조치가 필요하지 않으나, 경결의 크기가 6 mm 이상 증가하였다면 치료한다.
   ③ 5-17세 소아청소년의 활동성 폐결핵 환자와 접촉자 검진 시와 면역저하자의 검사에서 TST (경결 10mm 이상) 혹은 IGRA 중 하나라도 양성이면 LTBI로 진단하고 치료한다.
   ④ 5세 이사의 소아청소년은 첫 검사에서 경결이 10 mm 미만이라면, 8-10 주 후 TST를 반복하여 이전 보다 6 mm 이상 증가할 경우 치료한다.
3) 치료 방법
   ① 18세 이하의 연령에서는 INH (10-15 mg/kg) 9개월 요법을 권고하나, INH와 RFP 병합 (각각 10 mg/kg) 3개월 요법을 고려할 수 있다.
   ② 만약 LTBI치료를 거부하면 결핵에 대한 안내 및 권장 정보를 제공하고, 결핵발병 여부를 관찰하면서 3개월 과 12개월 후에 흉부 X선 사진을 찍어본다.

8. 예방

(1) BCG (Bacille Calmette-Guerin) (1장 참조)

1) *M. bovis*주를 3주 간격으로 13년 동안 계대 배양하여 만든 약독화 생백신으로 아직까지는 결핵의 유일한 백신이다.
2) 결핵의 전파나 감염, 잠복 감염의 재활성화에 대한 예방효과는 없으나 뇌수막염, 속립결핵 등 생명을 위협하는 파종성 결핵에 대한 예방효과 (86%), 질병으로의 진행 (51%), 결핵 사망 (65%)에 대한 효과는 인정 되어 결핵관리의 중요 수단으로 인식되고 있다.

3) WHO도 가능하면 생후 4주 이내에 1회 접종을 추천하고 있다. 비시지의 효과는 10-20년 지속되는 것으로 알려져 있다.
4) 비시지 접종 후에는 2-4주에 반점-구진-소결절 (nodule)-농포가 형성되며 점차 진행되어 터지면서 궤양, 딱지가 되고 접종 9주 후에는 4-7 mm의 편평하고 하얀 반흔을 남기게 된다.
5) BCG 접종의 이상반응과 적절한 처치
① 림프절염: 목, 겨드랑이에 호발: 대부분 자연치유
② 국소농양: 피하주사 시 호발: 대부분 자연치유, 2차 감염 시 EM 투여 (2 - 4개월)
③ 무통성 궤양: 관찰, 4개월 이상 지속되기도 한다.
④ 화농성 림프절염: 배농 후 RFP 주사, 항결핵제는 투여하지 않는다.
⑤ Keloid 형성: 그냥 둔다

9. 예후

나이가 어릴수록, 특히 1세 미만에서 예후가 나쁘다.

10. 감염 관리

(1) 소아의 일차 결핵은 감염된 균의 수가 적고 가래를 뱉지 못하므로 전염성이 거의 없다.
(2) 기침 등 증상이 없고 AFB검사 음성인 환자는 일반병실로 입원 가능하다.
(3) 소아 결핵환자는 감염원에 대한 관리가 아주 중요하다. 따라서 감염원을 찾기 위한 적극적인 병력 청취와 감염원의 가능성이 있는 모든 접촉자 (특히 가족 내 접촉자)는 철저히 검사해야 한다.

Ⅳ. 감염질환 (Infectious diseases)

1. 뇌수막염 (Meningitis)

(1) 세균성 뇌수막염 (Bacterial meningitis)

1) **원인**
① 0-2개월: Group B & D streptococcus, G(-) rods, *Listeria monocytogenes*
② 2개월 - 12세: *S. pneumoniae, H. influenzae* type b, *N. meningitidis*
③ Hib 예방접종 도입 후 Hib에 의한 뇌수막염의 빈도는 현저히 감소하였다.
2) **역학**
① 어린 연령으로 인한 특정 항원 성분에 대한 면역력 결여가 중요한 역할을 한다.
② 사람-사람 간의 전파에 의해 전염될 수 있다.

3) **병리 소견**

① 염증, 혈관 연축, 혈전에 의한 혈관 폐색에 의해 뇌경색이 발생할 수 있다.

② 세포 괴사와 cytokine에 의한 모세혈관 투과성의 증가로 뇌압이 증가

4) **병인론**

① 대부분의 세균성 뇌수막염은 혈행성 전파에 의해 발생한다. 비인두강 내 집락화 후 균혈증을 유발, 세균성 뇌수막염으로 진행된다. 세균은 측뇌실의 choroid plexus를 통해 뇌척수액 내로 들어가게 되며 이 후 대뇌 외 뇌척수액과 지주막하 내로 퍼져 나간다.

② 뇌척수액 내에는 보체와 항체가 낮은 수준으로 유지되기 때문에 세균 증식을 막기에는 부적절하며 세균은 빠르게 증식하게 된다.

5) **임상증상**

① 일반적으로, 상기도 혹은 소화기 계통의 선행 증상 후 수일간 지속되는 발열 양상을 보이며, 이 때 기면, 보챔과 같은 중추신경계 감염 증상을 보인다.

② 많지는 않지만 쇼크, 자반증, 파종성 혈관내 응고 등의 증상이 갑작스럽고 빠르게 진행되어, 의식 저하, 혹은 심지어 사망으로까지 진행하는 경우가 있다.

③ 수막 자극 증상

고관절을 90도 굴곡시킨 상태에서 하지를 신전시킬 때 요통이 유발되는 현상 (Kernig sign)과 누운 상태에서 목을 굴곡시킬 때, 고관절과 무릎의 불수의적 굴곡이 일어나는 현상 (Brudzinski sign)이 나타난다.

④ 경련: 국소적 혹은 전신적 발작을 하게 되며, 20-30%의 환자에서 발생한다.

⑤ 의식 상태 변화: 두개강내압 상승, 뇌염, 저혈압 등에 의해 발생하며, 보챔, 기면, 혼수 등의 양상을 보인다.

6) **진단**

① 뇌척수액 검사를 통해 그람 염색 및 배양 검사를 시행한다.

② Latex particle agglutination: 뇌척수액 내의 항원을 감지하는 방법으로 항생제 투여 후에도 검사가 가능하다.

③ 혈액 배양 검사: 뇌수막염이 의심되는 모든 환자를 대상으로 실시한다.

7) **치료**

① 즉각적인 항생제 투여: 초기 경험적 항생제의 선택은 *S. pneumoniae*의 항생제 감수성에 따라 결정한다. vancomycin 과 cefotaxime/ceftriaxone을 투여

② 두개강내압 조절: 두개강내압 상승 소견이 보이거나 국소 신경 소견이 나타난 경우

③ 재검사 시행: β-lactamase 내성 *S. pneumoniae*에 의한 경우와 신생아의 그람 음성균에 의한 경우 시행한다.

④ Dexamethasone 투여: 6주 이상 된 소아의 Hib 뇌수막염에서 영구적인 청신경 손상을 감소시킨다. 항생제 투여 1-2시간 전에 투여 시 최대 효과를 얻을 수 있으나, 다른 균에 의한 뇌수막염의 경우 효과가 확실치 않다.

8) **합병증**: 발작, 두개강내압 상승, 경막하 삼출, 뇌신경 마비, 뇌졸중, 대뇌 및 소뇌 탈출, 경질막정맥굴의 혈전증, 항이뇨 호르몬 과다분비 증후군

9) **예후**

① 신생아기 이후 적절한 치료를 하였을 때 10% 미만에서 후유증이 발생

② 신경학적 예후: 생존자의 10-20%는 신경 발달에 심각한 후유증을 경험하며, 50%에서 미약한 신경 행동 장애를 보인다. 흔한 신경계 후유증으로 청력, 시각 및 행동 장애, 정신지체, 언어 습득 지연, 발작 등이 있다.

10) **예방**

① 예방접종 시행: Hib 및 *S. pneumoniae*에 대한 예방 접종 시행

② 항생제 예방 요법

(2) 바이러스성 뇌수막염 (Viral meningitis)

1) **원인:** 장바이러스가 전체 뇌수막염의 80% 이상을 차지한다.

2) **역학:** 장바이러스에 의한 수막뇌염은 주로 여름과 가을에 발생한다.

3) **병인론 및 병리학적 소견:** 신경계 손상은 바이러스의 직접적 뇌 침투에 의하거나, 바이러스 항원에 대한 숙주 반응의 결과로 초래된다.

4) **증상:** 증상의 중증도는 원인에 따라 다르다. 비특이적 급성 열성 질환의 증상을 보이기도 하며, 두통, 국소적 신경 증상을 보일 수도 있다. 브루톤 병에서는 장바이러스에 의한 뇌수막염이라도 증상이 심하게 나타날 수 있다.

5) **검사 소견 및 진단**

① 뇌척수액 검사: 백혈구 증가증이 관찰된다.

② 혈청학적 검사

③ PCR

6) **감별 진단**

세균성 뇌수막염과의 감별이 중요하다.

7) **치료**

① 세균 감염을 배제할 때까지 항생제 투여를 시행한다.

② 대증요법

③ 두개강내압 조절

④ 신경 발달 평가 및 청력 평가 시행

8) **예후**

① 대부분 완전히 회복된다.

② 장바이러스에 의한 수막뇌염 환자 중 2세 미만 환자의 약 10%는 경련, 두개강내압 상승, 혼수 등의 급성 합병증을 경험하나 이들의 신경학적 예후는 좋다.

2. 골수염 (Osteomyelitis)과 세균성 관절염 (Septic arthritis)

(1) 골수염 (Osteomyelitis)

1) **원인**

① *S. aureus*가 가장 흔하다

② 신생아에서는 GBS, *E. coli*가 가장 흔하다.

③ GAS는 10% 미만을 차지

④ 6세 이상에서는 *S. aureus*, Streptococcus spp, *P. aeruoginosa*가 흔하다.

⑤ 낫 적혈구빈혈 (sickle cell anemia)에서는 살모넬라종, *S. aureus*가 흔한 원인균이 된다.

⑥ 비정형 mycobacterium도 원인이 될 수 있다.

2) **임상증상**

① 발열

② 감염부위의 동통, 국소 부종, 홍반

③ 이환 부위의 운동제한

④ 다발성 이환이 5%에서 보인다.

3) **진단**

① CBC, ESR, CRP를 포함한 혈액학적 검사

② 혈액배양검사

③ 세침흡인을 통한 그람염색과 배양

④ 단순 뼈 X선 검사, MRI (가장 감수성이 높다), 뼈스캔 (그림 4-6)

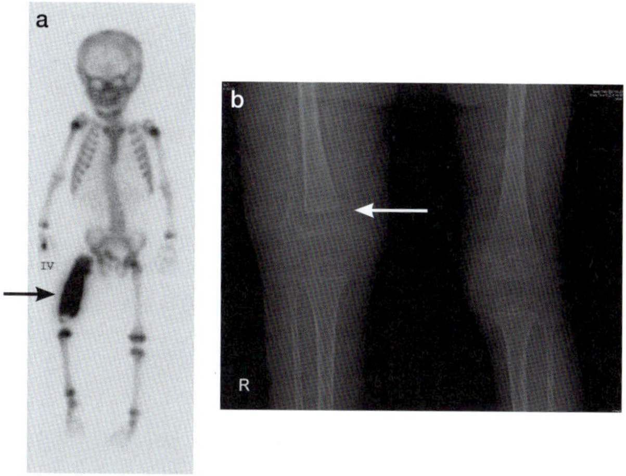

그림 4-6 **우측 대퇴골에 발생한 골수염: (a) 뼈 스캔에서 동위원소의 흡착이 증가된 소견, (b) 단순 뼈 X선 검사에서 골파괴 소견**

4) **치료**

① 포도알균을 목적으로 항생제를 투여하고, MRSA가 의심될 경우 vancomycin을 우선 선택한다.

② Clindamycin은 beta-lactam계 항생제를 대신하여 사용할 수 있다.

③ 보편적으로 *S. aureus*는 최소 4주, GAS나 *H. influenzae*는 최소 2주간 치료한다.

④ 치료에 대한 반응은 ESR, CRP 값이 회복되는 것으로 판단하고 증상이 호전되고, ESR이 정상이 될 때까지 항생제를 투여한다.

⑤ 필요시 수술적 치료를 한다.

(2) 세균성 관절염 (Septic arthritis)

1) **원인:** *S. aureus*, Streptococcus spp, *H. influenzae, Kingella kingae, N. gonorrhoea* 등 혈행성으로 퍼져 관절의 혈관성 윤활막 (synovium)으로 감염된다. 인접한 골수염으로 진행할 수 있다.

2) **임상증상**

① 발열, 부종, 동통, 국소열감

② 무릎, 엉덩이, 발목, 손목, 팔꿈치, 어깨 관절 순으로 흔하다.

3) **진단**

① CBC, ESR, CRP를 포함한 혈액검사

② 혈액배양 및 관절강 내 흡입검사

③ 영상의학적 검사 (단순 뼈 X선검사, 뼈 스캔, MRI 등) (그림 4-7)

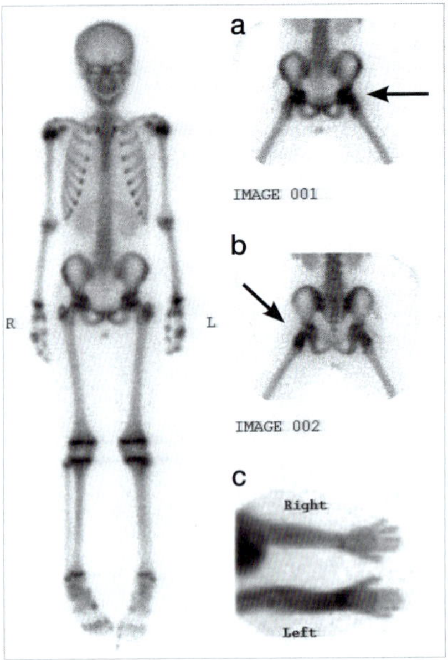

그림 4-7 세균성 관절염의 뼈 스캔 소견: 왼쪽 엉덩이관절 (a, b)과 왼쪽 손목관절 (c)에서 동위원소 흡착의 증가가 관찰된다.

4) **치료**: 항생제 치료가 우선되며 골수염의 치료와 같다. 영아의 경우에 엉덩이 관절이나 어깨 관절에 발생한 세균성 관절염은 골파괴를 예방하기 위해 가능한 빨리 수술적 치료를 시행한다.

3. 경부림프절염 (Cervical lymphadenitis)

소아기에 경부와 겨드랑이 림프절의 크기가 1 cm 이상, 서혜부 림프절의 크기가 1.5 cm 이상이면 병적인 것으로 간주한다.

(1) 원인

크고 오래 지속되거나 또는 크기가 진행하면 구강과 두경부 또는 다른 부위의 세균 감염이나 종양을 생각해야 하고, 비교적 크기가 작고 일과성인 경우는 상기도 바이러스 감염을 생각

(2) 임상증상

1) **화농 림프절염**: 주위 조직이 붓고 압통과 발적을 동반한 림프절 비대 (>3-6 cm), 대부분 한 곳에 국한된다.
2) **바이러스에 의한 림프절염**: 양측으로 림프절이 촉진되고 크기는 비교적 작으며 발적과 압통과 주위 조직의 부종이 없다.

(3) 천자 또는 수술적 방법으로 균 배양과 조직 검사를 하는 적응증

1) 크기가 3 cm 이상이거나 결핵 또는 종양이 의심되는 경우
2) 항생제 치료에도 호전이 없는 경우
3) 원인 불명의 장기간의 발열, 체중 감소, 야간 발한
4) 단단하거나 주위 조직과 유착이 있을 때
5) 2주일 이상 크기가 증가하고, 4-6주가 되어도 크기가 줄어들지 않으며, 8-12주가 되어도 정상 크기로 되지 않을 때
6) 새로운 징후나 증세가 나타날 때

(4) 감별질환: 새열낭 (branchial cleft cyst), 갑상설낭 (thyroglossal duct cyst), 볼거리 (mumps), sternomastoid tumor, cervical ribs, cystic hygroma, laryngocele, dermoid cyst 등

(5) 치료

1) 화농성이 의심되는 경우: Amoxicillin-clavulanate 또는 1세대 cephalosporin
2) 항생제 치료로 호전되지 않을 경우: 천자에 의한 세균 배양 및 감수성 감사
3) 화농하여 파동 (fluctuation)이 발생하는 경우: 절개, 배농

V. 면역, 결체조직질환 (Immunologic and connective tissue diseases)

1. 선천성 면역질환 (Primary immunodeficiency)

(1) 면역결핍의 증상과 검사

1) 면역검사가 필요한 경우 (표 4-9)

표 4-9 **면역결핍을 의심해야 하는 경우들**

1회 이상의 전신 세균성 감염 (패혈증, 뇌수막염)
1년에 2회 이상의 심각한 호흡기 또는 세균성 감염 (봉와직염, 중이염, 폐렴 등)
드문 위치에서 생긴 심각한 감염 (간농양, 뇌농양 등)
드문 병원체의 감염 (Aspergillus, *Serratia marcescens, Nocardia, Burkholderia cepacia*)
흔한 병원체의 감염이지만 드물게 심한 경우
1년에 8회 이상의 중이염
1년에 2회 이상의 심한 부비동 감염
2개월 이상의 항생제 치료에도 반응이 좋지 않은 감염
만성 설사를 동반하거나 없는 경우의 성장장애 (failure to thrive)
경구 항생제에도 잘 반응하는 감염형태에서도 정맥용 항생제가 필요한 경우

2) 면역결핍에 따른 특징 (표 4-10)

표 4-10 **면역결핍에 따른 특징**

특징	T 세포 결핍	B세포 결핍	과립구 결핍	보체계 결핍
반복 감염 시작 시기	주로 생후 6개월 이내	생후 5-7개월 이후	조기	상관없음
특징 병원체	세균-mycobacteria 바이러스 - CMV, EBV, parainfluenza 3, varicella 진균	세균 - Streptococci, Staphylococci, Haemophilus, Campylobacter 바이러스 - enterovirus 진균과 기생충	세균 - Staphylococci, pseudomonas, Serratia, Klebsiella 진균과 기생충	세균 - Neisseria, *E. coli*
이환되는 장기	Failure to thrive 만성 설사 점막 피부성 칸디다증	재발성 부비동염 및 폐렴, 만성 소화기 증상, 관절염, 장바이러스성 뇌수막뇌염	피부 농양, 피부염, 농가진, 봉와직염, 화농성 선염, 구강 내 치주염, 궤양 등	뇌수막염, 관절염, 균혈증, 재발성 부비동염 및 폐렴
특징 증상	이식대숙주 반응, 파종성 BCG 반응 등	자가면역질환, 림프종, thymoma 등	제대가 안 떨어지고 오래감, 상처 치유가 잘 안됨	류마티스성 질환 - 전신홍반루푸스, 혈관염, 피부근염 등

3) 면역결핍 검사 (표 4-11, 12, 13)

표 4-11 **면역결핍 검사**

분류	선별검사	추가검사
B세포 결핍	IgG, IgM, IgA Isoagglutinin titers 백신 Ag에 대한 Ab 반응 (DPT, H. influenzae)	CD19또는 CD20 IgG subclass IgD, IgE 백신접종 후 항체반응 경부 측면 X선 검사
T세포 결핍	림프구수 흉선을 볼 수 있는 흉부 X선 delayed skin test (candida, tetanus toxoid 등)	T 세포 subset (CD3, CD4, CD8) mitogen, antigen, allogenic cell에 대한 증식반응 HLA typing 염색체 검사
탐식세포 결핍	백혈구 수 Respiratory burst assay (NBT 검사, DHR검사) IgE	Adhesion molecule assay (CD11b/CD18, selectin ligand 등), bactericidal assay
보체계 결핍	CH50 활성도 C3, C4	Opsonic assay Component assay Activation assay (C3a, C4a, C4d, C5a 등)

DTaP, diphteria, tetanus, pertussis; NBT, nitroblue tetrazoleum; DHR, dihydrorhodamine

표 4-12 연령별 혈청 IgG, IgA, IgM, IgE 참고값 (Harriet Lane handbook 2005)

연령	IgG (mg/dL)	IgM (mg/dL)	IgA (mg/dL)	IgE (IU/mL)
Cord blood	636-1606	6.3-25	1.4-3.6	0.04-1.28
1개월	251-906	20-87	1.3-53	0.08-6.12
2개월	206-601	17-105	2.8-47	0.18-3.76
3개월	176-581	24-89	4.6-46	
4개월	196-558	27-101	4.4-73	
5개월	172-814	33-108	8.1-84	
6개월	215-704	35-102	8.1-68	0.44-16.3
7-9개월	217-904	34-126	11-90	0.76-7.31
10-12개월	294-1,069	41-149	16-84	
1세	345-1,213	43-173	14-106	0.8-15.2
2 세	424-1,051	48-168	14-123	0.31-29.5
3 세	441-1,135	47-200	22-159	0.19-16.9
4-5세	463-1,236	43-196	25-154	1.07-68.9
6-8 세	633-1,280	48-207	33-202	1.03-161.3
9-10세	608-1,572	52-242	45-236	0.98-570.6
Adult	639-1,349	56-352	70-312	1.53-114

표 4-13 연령별 B세포와 T세포수 참고값 (Harriet Lane handbook 2005)

연령	CD3 (%)	CD4 (%)	CD8 (%)	CD4/CD8 ratio	CD19 (%)
Neonatal	28-76	17-52	10-41	1.0-2.6	5-22
-2 개월	60-85	41-68	9-23	1.3-6.3	4-26
2-5 개월	48-75	33-58	11-25	1.7-3.9	14-39
5-9개월	50-77	33-58	13-26	1.6-3.8	13-35
9-15개월	54-76	31-54	12-28	1.3-3.9	15-39
15-24개월	39-73	25-50	11-32	0.9-3.7	17-41
2-5 세	43-76	23-48	14-33	0.9-2.9	14-44
5-10세	55-78	27-53	19-34	0.9-2.6	10-31
10-16 세	52-78	25-48	9-35	0.9-3.4	8-24
Adult	55-83	28-57	10-39	1.0-3.6	6-19

(2) 대표적인 선천성 면역 결핍

1) **범저감마글로불린 혈증** (panhypogammaglobulinemia)

① IgG, IgA, IgM 항체 모두가 생성되지 않는다.

② X-linked (Bruton's disease), 상염색체 열성 또는 산발적 발생

③ Pre-B 세포가 B 세포로 분화되지 못하여 말초혈액 내 B세포 결여 (그림 4-8)

④ 생후 6-9개월부터 반복되는 중증감염과 가족력으로 의심할 수 있다.

⑤ 피막형 세균 (*S. pneumoniae*, *H. influenzae* 등)에 의해 폐렴, 중이염, 부비동염이 잘 일어나고, 마이코플라즈마에 의한 감염도 자주 발생한다. 바이러스에 의한 감염은 더 자주 발생하는 편은 아니나 간염바이러스와 장바이러스에 의한 감염은 예외적이다.

⑥ 전신의 림프절이 결여, 특히 편도, 아데노이드, 말초 림프절 결여를 보이면 의심한다 (그림 4-9).

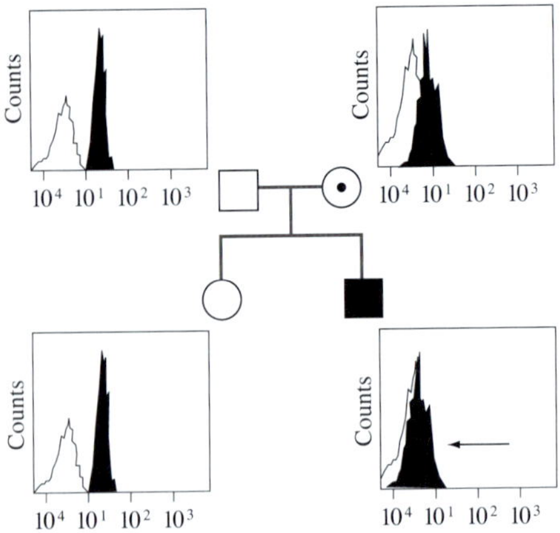

그림 4-8 Bruton's disease에서 모계유전된 B세포 결여 소견: 남자환자에서 B구획이 좌측으로 이동해 있다 (화살표).

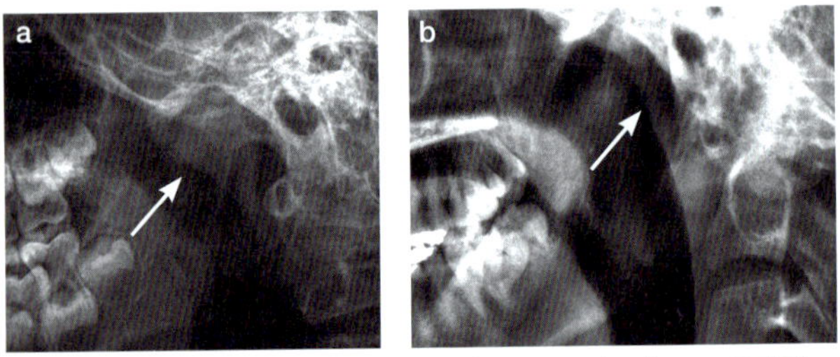

그림 4-9 경부 측면 X선 검사: (a) 정상 소견, (b) Bruton's disease 환자의 아데노이드 조직의 결여 소견

2) **분류 불능형 면역 부전증** (common variable immunodeficiency, CVID)

① X-linked agammaglobulinemia와 비슷한 증상 보이나 늦은 발병

② 말초 혈액 내 B세포가 존재하나 항체 생성능력 결여

③ 장관의 흡수 장애, 림프종, 자가면역 질환의 발생이 높다.

3) **선택적 IgA 결핍증** (selective IgA deficiency)

① 혈청 또는 분비 IgA 감소, 다른 면역글로불린은 정상

② CVID 가족 중에서 빈발, 선택적 IgA 결핍증이 CVID로 전환 될 수도 있다.

③ 호흡기, 위장관, 비뇨계 감염이 빈번하다.

④ 자가면역질환, 악성 종양도 빈발한다.

⑤ 정맥용 면역글로불린을 포함해서 Ig A가 들어있는 혈액 제제 투여 시 치명적 아나필락시스 유발 위험이 있다.

⑥ 면역글로불린을 투여할 필요가 없고, 경과 관찰한다.

4) **IgG 아군 결핍증** (IgG subclass deficiency)

① 4종류의 IgG subclass 중 하나 이상의 아군의 결핍

② 대개는 무증상이나, 반복적 감염이나 심한 세균성 감염증을 보이기도 한다.

③ IgG_2결핍은 어린이에게 흔하고, 낮은 IgG_4, IgA를 같이 보이는 경우 분류불능형 면역부전증 (CVID)으로 진행할 수도 있다

④ 면역글로불린의 주기적인 투여가 반복되는 감염을 가진 환자에게 도움이 된다는 최근 보고들이 있다

5) **DiGeorge 증후군** (DiGeorge syndrome)

① 세포면역 결핍증 중 하나로 제3, 제4 아가미주머니 형성이상에 따른 흉선 (thymus) 무형성 또는 저형성증

② 22번 염색체 이상 22q11.2의 미세결실 (microdeletion)

③ 대혈관기형, 식도폐쇄, 선천성 심질환 (심방, 심실중격결손), 짧은 인중, 안구격리, 하부소악, 이개변형 등을 동반한다 (그림 4-10).

④ 생후 24시간 내 저칼슘혈증에 따른 경련을 보인다.

⑤ 부분적 흉선 발육부전이 있을 때는 거의 정상적으로 생활하나, 완전 결핍이 있을 경우는 심한 중증복합면역결핍처럼 바이러스, 진균 등에 의한 심한 감염증을 보인다.

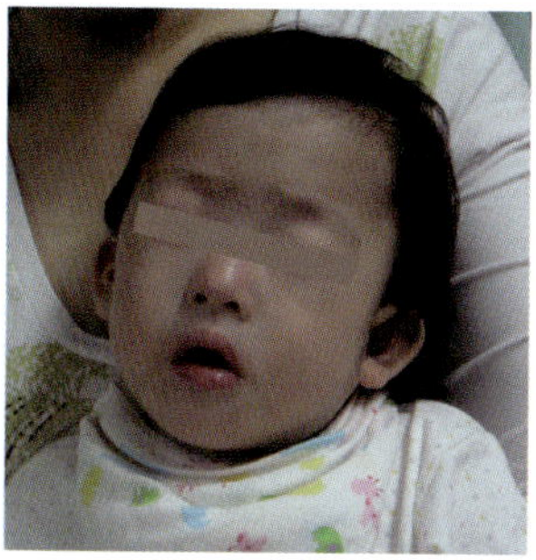

그림 4-10 DiGeorge 증후군 환자의 얼굴

6) **고 IgM 증후군** (hyper immunoglobulin M syndrome)

① 생성되는 항체형이 IgM에서 다른 형으로 전환되는 과정에서 장애로 인해 낮은 IgG (대개 < 200 mg/dL)와 정상 또는 높은 IgM값 (100-3,700 mg/dL)을 가진다

② CD40 ligand, nuclear factor kappa B essential deaminase (NEMO), Activation dependent cytidine deaminase (AID), CD40 등의 유전자 변이가 원인이다.

7) **중증복합면역결핍** (severe combined immunodeficiency, SCID)

① T 세포가 현저히 저하되거나 결여되어 T 세포와 B 세포의 기능이 동시 결여

② 반성유전 (X-linked)에 의한 common γ-chain 돌연변이, 상염색체 열성 유전형식을 통해 adenosine deaminase, Janus associated kinase (JAK-3), IL-7Rα 결핍 등이 원인

③ 생후 첫 달부터 지속적인 설사, 폐렴, 중이염, 패혈증, 피부 감염 등을 보인다. 초기에는 성장은 정상인 듯하지만, 설사나 감염이 시작되면서 심한 성장부전을 보인다. *Candida albicans, Pneumocystis jiroveci*, varicella-zoster virus, measles virus, adenovirus, BCG 등에 의해 사망할 수 있다.

④ 가족력과 초기 영아부터의 잦은 감염을 통해 의심하여 진단한다.

8) **만성육아종 질환** (chronic granulomatous disease, CGD)

① B 세포, T 세포는 정상이나 식세포의 살해기능 저하

② NADPH oxidase 기능 장애

③ X-linked, 상염색체 열성

④ 증상발현 시기나 형태는 다양하다. *Serratia marcescens, Burkholderia cepacia*, aspergillus, *Candida albicans*, nocardia, 살모넬라증 등에 의한 감염이 자주 발생한다. 폐렴, 임파선염, 골수염, 피부 감염이 가장 흔한 형태이다.

(3) 치료

1) **주요 고려사항**: 감염초기에 의심되는 균주에 대해 경험적 항생제 투여를 신속하고, 과감하게 하여 치명적인 합병증을 막도록 하면서 적절한 배양검사를 시행한다. 예방적 항생제에 대해서는 세포매개 결핍인 경우 *Pneumocystis jiroveci* 폐렴을 예방하기 위해 흔히 trimethoprim-sulfamethoxazole이 사용된다. 생백신에 의해 감염을 일으킬 수 있으므로 투여하지 않는다. 수혈 시 방사선 조사, 필터된 혈액제를 사용한다.
2) **면역글로불린 보충요법**: 400-600 mg/kg, IV, 3-4주 간격, 적어도 혈청 내 IgG 농도를 500 mg/dL로 유지하도록 한다.(X-linked agammaglobulinemia, CVID, hyper IgM 증후군 등)
3) **Interferon-γ 투여**: 만성육아종성 질환이나 일부 세포매개면역반응 저하 환자에서 쓰일 수 있다.
4) **유전자 검사를 통한 보인자 식별과 조기 진단을 통한 조기 치료**: X-linked agammaglobulinemia 환자 발견 시 모계 친족에게 Bruton's tyrosine kinase (BTK) 유전자 선별검사를 통해 치명적 감염이 오기 전 정맥 면역글로불린 투여가 가능해 졌고, 그 외 면역결핍질환 중 만성 육아종성 질환, DiGeorge 증후군에 대해서도 알려진 유전자를 이용한 산전 진단이 가능해 졌다.
5) **조혈모세포 이식**: SCID, CGD, hyper IgM 증후군 및 complete Digeorge 증후군과 같은 세포성 면역결핍에서 시도된다.
6) **유전자 치료** (gene therapy)

2. 결체조직질환 (Connective tissue diseases)

(1) 가와사끼병 (Kawasaki disease)

1) **정의**: 주로 5세 이하의 영유아에서 호발하는 원인불명의 급성 열성, 전신성 혈관염이다.
2) **역학**
   ① 전체 환아 중에서 5세 미만의 영유아가 80%를 차지한다.
   ② 전 세계적으로 발생하지만 일본, 한국 등 극동아시아에서의 유병률이 더 높다.
3) **발병 기전**
   ① 혈관염은 주로 중간 크기의 동맥, 특히 관상 동맥에서 나타난다.
   ② 병리학적으로 혈관 내피와 평활근 세포의 부종과 혈관벽에 다형핵 백혈구, 대식세포, 림프구, 형질세포 등의 염증성 세포들의 침윤이 관찰된다.
   ③ 염증이 심하면 혈관벽의 탄력섬유판을 파괴하여 동맥류나 혈관의확장을 발생시킨다.
   ④ 동맥류는 혈액의 와류를 야기하고 혈전 생성을 촉진시켜 혈관 폐쇄로 이어진다.
4) **임상증상** (그림 4-11)
   ① 발열: 보통 40℃ 혹은 그 이상까지의 고열이 지속되며 항생제에 반응하지 않는다.
   ② 결막 충혈: 양측으로 나타나며 화농성 변화를 동반하지 않는다.
   ③ 입술: 밝은 적색으로 붓고, 세로로 갈라지는 입술이 특징적이다.
   ④ 구인두 점막 및 혀: 밝은 적색을 띠며, 혀는 전형적인 딸기혀 모습을 보인다.
   ⑤ 홍반성 발진: 몸통과 더불어 얼굴, 사지, 회음부 등으로 퍼지는 양상을 보인다.
   ⑥ 손, 발: 바닥에 부종을 동반한 홍반이 나타나며, 2-3주 후에 손가락과 발가락의 피부가 벗겨진다.
   ⑦ 경부 림프절: 1개 이상이 직경 1.5 cm 이상으로 증가하나 화농성 변화는 없다.
   ⑧ BCG 접종 부위의 홍반과 경성 부종, 항문 주위의 발진이나 낙설: 특징적인 소견

⑨ 심혈관계 증상
  a. 심근염
  b. 경한 심낭 삼출
  c. 판막 역류
⑩ 비심혈관계 증상
  a. 관절통 및 관절염: 첫 주에 나타나며 주로 무릎과 발목에 나타난다.
  b. 설사, 구토, 복통 등
  c. 간비대 및 황달
  d. 담낭 수종

5) **진단 기준**

가와사끼병의 진단기준

- 적어도 5일 이상 지속되는 고열
- 다음의 5가지 조건 중 4가지를 만족해야 한다.
  1. 양측 결막 충혈
  2. 인후를 포함한 구강 점막의 충혈, 건조하며 갈라지는 입술, 딸기 모양의 혀
  3. 손과 발의 부종과 홍조를 보이다가 손가락, 발가락에 막양 낙설
  4. 몸통에 부정형 발진
  5. 경부 림프 비대
- 다른 질환에 의한 병의 경과로 설명되지 않는다.

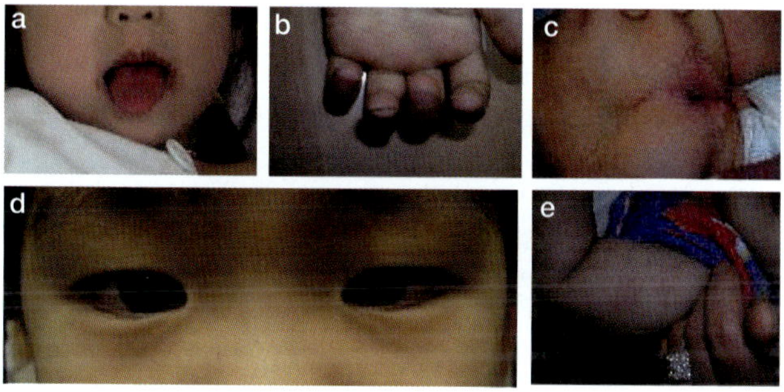

그림 4-11 가와사끼병에서의 신체특징들: (a) 딸기모양 혀와 붉은 입술, (b) 손가락의 낙설, (c) 항문주위 낙설, (d) 양측 결막 충혈, (e) BCG 접종 부위 발적

6) **검사 소견**
① 백혈구 정상 또는 증가
② ESR, CRP 증가: 급성기부터 4-6 주 동안 지속
③ 빈혈
④ 혈소판 증가: 보통 첫 주는 정상이나 2-3 주 후 증가한다.
⑤ ANA, RF 음성
⑥ 경도 AST/ALT 상승
⑦ 농뇨 및 뇌척수액 내 백혈구 증가
⑧ 심초음파 검사: 진단 시와 6-8주 후 관상 동맥류의 유무를 반드시 확인해야 한다.

7) **치료**

① 정맥용 면역 글로불린 (2 g/kg)

a. 85-90% 환아에서 해열과 함께 임상증상을 호전시킨다.

b. CRP, ESR 등을 감소시킨다.

c. 관상 동맥 합병증의 발생을 감소시킨다 (20-25%에서 2-4%로 감소).

d. MMR, 수두 등의 생백신의 접종을 11개월 후로 연기시켜야 한다.

② 아스피린

a. 급성 염증기에는 고용량 (80-100 mg/kg)을 경구 투여한다.

b. 염증을 감소시키고 혈소판 응집을 막는다.

c. 관상 동맥 합병증에 대한 효과는 확실치 않다.

d. 해열 48-72시간 후부터 저용량 (3-5 mg/kg)으로 6-8주 간 경구 투여한다.

③ 스테로이드

a. 아직 치료 효과에 대한 이견이 있다.

b. Methylprednisolone pulse 정주 (30 mg/kg, 3일간): 면역 글로불린 저항성을 보이는 환아에서 투여해볼 수 있다.

④ 면역 글로불린 저항성을 보이는 환아에 대한 치료

a. 면역 글로불린을 투여 받은 환아의 약 10-15%에서 저항성을 보인다.

b. 정맥용 면역 글로불린 (2 g/kg)을 다시 투여한다.

c. 반응을 보이지 않으면 methylprednisolone pulse 정주를 고려해볼 수 있다.

d. 그 밖에 infliximab (TNF-α monoclonal antibody), cyclophosphamide, methotrexate, plasmapheresis 등을 적용해볼 수 있으나 아직 그 효과가 정립되지 않았다.

⑤ 관상동맥류 및 혈전에 대한 치료

a. 아스피린: 3-5 mg/kg/d

b. Clopidogrel: 경구 1 mg/kg/d, 최대 75 mg/d

c. Warfarin: 경구 0.1 mg/kg/d (INR 2.0-2.5 목표로 0.05-0.34 mg/kg/d)

d. 저분자 헤파린: 피하주사, 1세 미만 3 mg/kg/d, 1세 이상 2 mg/kg/d

e. Urokinase: 정주, 시초량 4,400 U/kg (10분 이상), 유지량 4,400 U/kg/hr

f. 경피적 혈관성형술: 경혈관 회전절제술 (transluminal rotational ablation), 죽상종 절제술 (directional artherectomy), 스텐트 삽입 등

g. 수술적 치료: 관상동맥 우회술 (bypass graft), 심장이식술 등

8) **예후**

① 관상동맥 합병증이 없는 경우 완전히 회복된다.

② 재발율: 1-3%

③ 일시적 관상동맥 확장: 5%

④ 거대 동맥류 (>8 mm): 1%

⑤ 중등도 이상의 관상동맥 합병증이 있는 경우

a. 심초음파, 심전도, 운동 부하 검사, thallium 심근 스캔 또는 SPECT 검사로 심근 허혈 유무를 정기적으로 추적 검사한다.

b. 관상 동맥 조영술로 관상동맥 협착이나 혈전에 의한 폐쇄를 확인할 수 있다.

(2) 전신 홍반 루푸스 (Systemic lupus erythematosus, SLE)

1) **정의**: 원인불명의 자가면역질환으로, 여러 자가항체를 형성하여 관절, 신장, 혈구, 중추

신경 등의 여러 기관의 염증을 일으키는 질환이다.

2) **역학**

① 유병률은 4-250명/100,000명으로 지역과 인종에 따라 차이가 있다.

② 1세 이하에서도 발병하지만 대부분 8세 이상에서 발병한다.

③ 남녀비는 사춘기 이전에는 1:4, 사춘기 이후에는 1:8의 비율로 여아에서 더 흔하다.

3) **발병 기전:** B세포의 자가항원에 대한 면역관용 또는 억제 T세포의 기능의 소실로 인해 B세포의 다클론 활성화로 면역글로불린과 자가항체 생성이 증가하여 발병하는 것으로 추정된다.

4) **임상증상**

① 발열, 피로감, 혈액학적 이상, 관절통이나 관절염, 발진, 신 질환 등을 보인다.

② 피부 병변

a. 뺨의 발진: 주로 양측 뺨과 콧등에 생기며 광과민성을 보인다.

b. 점막의 변화: 구개나 비 점막에 혈관염성 홍반이나 무통성 궤양이 나타난다.

c. 원반형 발진: 두피나 사지에 나타나며 나중에 위축, 흉터나 색소침착을 남긴다.

d. 반구진성 발진, 그물울혈반 (livedo reticularis), 레이노 현상, 탈모 등이 나타난다.

③ 근골격계 증상

a. 관절통이나 관절염, 힘줄염, 근육염 등

b. 골괴사: 혈관병증이나 스테로이드 치료에서 기인한다.

④ 심혈관계: 판막 비후, 심내막염 (Libman-Sacks 병), 심 비후, 심근염, 전도 장애, 심부전, 관상동맥의 혈관염 및 혈전증 등

⑤ 폐 질환: 급성 폐출혈, 폐 침윤, 만성 섬유화 등

⑥ 신경계: 기억력 감퇴, 인지 장애, 정신병, 경련, 뇌혈관 혈전증 등

⑦ 위장관계: 간비종대, 복통, 설사, 혈변, 염증성 장질환 등

⑧ 신 질환: 고혈압, 사지 부종, 망막 혈관 변화, 전해질 불균형, 산증, 급성 신부전 등

⑨ 항인지질증후군: Cardiolipin과 같은 인지질에 대한 항체가 발견되는 질환으로 반복 유산, 그물울혈반, 혈소판 감소증, 레이노 현상 등이 나타난다.

5) **진단** (표 4-14): 미국류마티스학회 2004 기준으로 11가지 기준 중 4가지 이상 만족하면 진단이 가능하다.

표 4-14 전신 홍반 루푸스의 진단기준

기준	정의
뺨의 발진	양측 뺨에서 콧등에 걸쳐 나타나는 홍반성 발진
원반형 발진	두피나 사지에 경계가 명확한 원반모양의 구진성 발진
광과민성	햇빛 등에 노출된 부위에 나타난다.
구강 궤양	구개 및 비 점막에 나타나는 무통성 궤양
관절염	압통, 종창, 삼출 등을 동반한 비미란성 관절염
장막염	흉막염 또는 심막염
신 질환	지속적인 단백뇨 (>0.5 g/d 혹은 +++ 이상) 또는 세포성 원주
신경학적 이상	경련 또는 정신병 (알려진 약물이나 대사성 이상에 의한 경우는 제외)
혈액학적 이상	용혈빈혈, 백혈구 감소증 (<4,000/mm³), 림프구 감소증 (<1,500/mm³), 또는 혈소판 감소증 (<100,000/mm³)
면역학적 이상	항 dsDNA 항체, 항 Smith 항체, 또는 항인지질항체의 존재
항핵항체 (ANA)	관련된 약물에 의한 경우는 제외

6) **검사 소견**

① 항핵항체: 활동성 환자에서는 거의 모두 양성이어서 좋은 선별검사법이지만 다른 류마티스 질환들에서도 발견될 수 있다.

② 항 double-stranded DNA (dsDNA) 항체: 보다 특이적이며 병의 활동성을 반영한다.

③ 혈청 CH50, C3, C4치: 질환의 활동기에 감소하기 때문에 활동성을 알려준다.

④ 항 Smith 항체: 루푸스 환자에서 나타날 수 있지만 활동성을 반영하지는 않는다.

⑤ 항 Ro, 항 La 항체: 드물게 Sjögren 증후군과 관련하여 발견된다.

7) **치료**

① 비스테로이드 소염제 (non-steroidal anti-inflammatory drugs, NSAIDs)

a. 관절통이나 관절염 시 사용한다.

b. 루푸스 환자는 간독성의 감수성이 높으므로 주의하여 투여한다.

② Hydroxychloroquine

a. 주로 피부 병변, 피로감, 관절염, 관절통 등의 비교적 경한 증상의 조절을 위해 사용한다.

b. 혈전 색전증의 예방과 혈중 지질의 감소를 위해 사용할 수도 있다.

③ 스테로이드

a. 증상을 호전시키고 자가 항체를 감소시킨다.

b. 신질환을 호전시켜 생존률을 향상시킨다.

c. 전신 증상이 있는 환자에서 경구 prednisolone 1-2 mg/kg/일로 시작하여 혈청 보체치가 정상까지 증가하면 조심스럽게 서서히 감량하여 최소 효과량을 결정하여 사용한다.

d. 중증인 환자에서는 정주 pulse therapy (30mg/kg/회, 최대 1g/일, 60분 이상 투여, 3일 간)를 하기도 한다.

e. 부작용: 고혈압, 위염, 백내장, 골감소증, cushing 증후군양 변화

④ 면역억제제

a. Cyclophophamide: 정주 pulse therapy로 신염 (특히 class IV)의 진행을 막는다. 혈관염, 폐출혈, 중추 신경계 침범 시 등에 사용한다.

b. Azathioprine: 신 질환의 진행을 막기 위해 사용된다.

c. 그 밖에 methotrexate, cyclosporine, mycophenolate mofetil 등이 사용되고 있다.

⑤ 생물학적 제제: 항 CD20/22 단일클론 항체 등이 연구 중에 있다.

⑥ 자가 조혈모세포나 동종 골수이식

8) **예후**

① 급속히 악화되는 경우에서 수년 간 천천히 진행되는 경우까지 매우 다양하다.

② 조기 진단과 치료의 발전으로 최근 5년 생존율이 90% 이상이다.

③ 주요 사인으로는 감염, 신염, 중추 신경 질환, 폐출혈, 심근 경색증 등이 있다.

9) **신생아 루푸스** (neonatal lupus)

① 루푸스에 이환된 산모의 IgG 자가항체 (주로 항 Ro 항체 또는 항 La 항체)가 재태 12-16주에 태반을 통해 태아로 넘어가서 발생한다.

② 증상: 선천성 심장차단, 피부 병변, 간질환, 혈소판 감소증, 백혈구 감소증, 폐 질환, 신경 질환 등

③ 치료

a. 대개 대증요법으로 증상이 소실된다.

b. 지속적인 선천성 심장차단의 경우 심박 조율기가 필요하다.

(3) 소아기 피부근염 (Juvenile dermatomyositis)

1) **정의**: 특징적인 피부병변과 진행성 근위부 근육 약화를 동반하는 전신성 혈관 병변으로서 소아에서 가장 흔한 염증성 근육질환이다.

2) **역학**

① 대부분의 연령은 5-14세로 평균 발병 연령은 6세이며, 그 이전에 발병하는 경우는 병의 경과가 일반적으로 경하다.

② 남아보다 여아에서 2배 정도로 더 호발한다.

3) **면역학적 특성**

① HLA-B8/DR3 보유 개체에서 자주 발병되고, HLA 항원 DQA1*0501은 질환의 만성경과와 관련이 있어 미국 환아의 80%에서 이 항원이 발견된다.

② 침범된 근육 내 혈관 내피 세포가 항원이나 면역 복합체 활성에 의하여 손상 받으면 모세혈관이 폐쇄되고 국소적인 조직 경색이 초래되어 위축된다.

③ 혈관 주위에 침윤되는 단핵 세포는 주로 CD19+ B세포이며, 또 새로 발병되거나 치료받지 않은 환아의 근육에서의 CD56+ NK세포 수가 말초 혈액과 비교 시 4배 정도 증가되어 있어 이 세포들이 병태 생리에 중요한 역할을 한다고 생각된다.

④ 혈청의 neopterin이 근육 조직의 면역 세포의 활성을 반영하며 만성 염증 시는 근육의 섬유화와 칼슘의 침착을 관찰할 수 있다.

4) **임상증상**

① 전신 증상: 피로감, 미열, 체중 감소와 보챔이 흔히 나타난다.

② 특징적인 피부 소견

a. 햇빛에 노출된 부위를 중심으로 나타나기 때문에 주로 하절기에 많이 관찰된다.

b. 안검 주위에 자색 착색이 나타나고 (heliotrope eyelid) 안면과 안검 주위로 부종이 함께 발생할 수 있다 (그림 4-12 a).

c. 발진: 상체, 팔과 다리의 신전 부위, 발목의 내측, 둔부에도 생길 수 있다.

③ 자색 구진 (Gottron papules): 병의 활동기에는 중수골과 지관절 주위 피부가 비대해지면서 나타나며 진단적 가치가 있다 (그림 4-12 b).

④ 근위부의 근육 약화

a. 증상이 나타나기 시작한 2개월 후 근위부 근육 약화가 나타날 수 있다.

b. Gower sign: 서서히 진행하며 처음에는 인지하기가 힘드나 계단을 오르거나 머리를 빗을 때 힘들어 하거나, 앉았다 일어서는데 자신의 몸을 이용한다.

⑤ 연하 곤란: 예후에 영향을 끼치는 가장 심각한 증상으로 즉각적인 치료가 필요하다.

⑥ 장 평활근의 기능 저하로 변비가 나타날 수 있고, 복통이나 설사가 있을 경우는 위장관 출혈을 주의해야 한다.

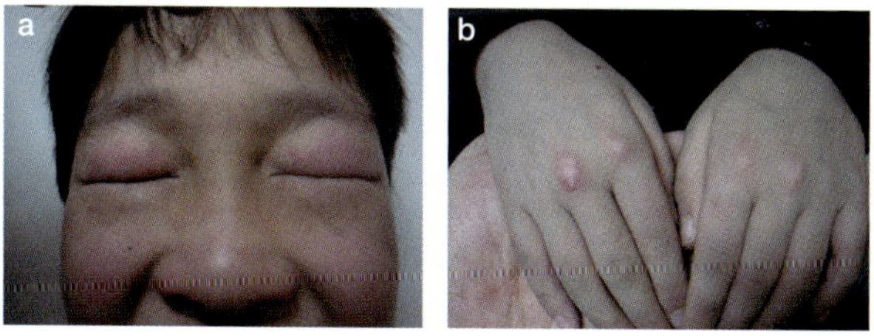

그림 4-12 소아기 피부근염의 임상증상: (a) Heliotrope eyelid, (b) Gottron papules

5) **감별 진단**

① 전신 홍반 루푸스, 경피증과 같은 다른 결체 조직 질환

② 근 약화가 첫 증상으로 나타나는 경우: 급성 바이러스성 근염, 근이영양증, 근무력증, Guillain-Barré 증후군

6) **검사 소견**

① 근육 관련 효소의 증가: creatine kinase (CK), AST, LDH의 상승

② ANA: 60% 이상에서 양성

③ 항 Ro/La, Sm, RNP, DNA 항체 음성

④ 류마토이드 인자 음성

⑤ 근염 특이 항체: 심한 경과를 보이는 소아에서 드물게 나타난다.

⑥ Pm/Scl에 대한 항체: 가장 흔하게 양성 소견

⑦ ESR: 정상이거나 증가한다.

⑧ 면역학적 활성화의 지표

a. 말초 혈액에서 CD56+ NK세포의 감소

b. 손상된 내피 세포에서 분비되는 von Willebrand factor 항원 (vWf:Ag)

c. 활동성 대식세포에서 분비되는 neopterin의 증가

⑨ MRI: 근육의 변화을 알 수 있을 뿐만 아니라 진단적 근생검과 근전도를 시행해야 되는 부위를 선택할 수 있다.

⑩ 근생검: 질환의 활동성과 만성화 경향을 아는데 도움을 준다.

⑪ CO를 이용한 폐의 확산능: 기도 근력의 저하와 폐포 섬유화의 정도를 아는데 도움을 준다.

⑫ 활동기에는 골밀도가 감소하며 혈청 내 osteocalcin과 비타민 D의 농도가 감소

⑬ 석회 침착: 방사선 사진에서 쉽게 관찰된다.

7) **합병증**

① 흡인폐렴: 가장 흔하면서 중요한 합병증이다.

② 진행성 장경색: 장천공과 사망을 초래한다.

③ 우울증과 감정 변화: 신경계의 침범으로 나타난다.

④ 석회 침착: 진단 시 3-20%에서 관찰되며, 병이 만성 경과를 취하거나 치료가 불충분할 때 근육, 결체 조직과 근막에서 볼 수 있다.

⑤ 지방이상증: 10%의 환아에서 올 수 있고, 당과 지질 대사의 이상을 보인다.

⑥ 불임증: 사춘기 전에 발병 시

8) **치료**

① 자외선 차단제: 모든 환아에서 사용한다.

② 비타민 D: 골감소증과 골절을 예방하기 위해 칼슘이 풍부한 식사와 함께 섭취한다.

③ 피부 증상만 있는 경우: Hydroxychloroquinine (최대 5 mg/kg/d)을 투여하며, 필요하면 저용량의 prednisolone을 추가한다.

④ 경한 근육 침범이 있는 경우: Prednisolone (1-2 mg/kg/d)을 경구 투여

⑤ 중한 근육 침범이 있는 경우: Methylprednisolone pulse 정주 (30 mg/kg/d, 3일간, 최대 1 g/d)

⑥ 호전을 보이지 않으면 methotrexate (15-20 mg/m^2), cyclosporine (3 mg/kg/d), IVIG, TNF-α 길항제 등도 고려해볼 수 있다.

⑦ 연하 곤란: 연식 또는 비위관 삽입

⑧ 호흡곤란: 기관 절개 및 인공 환기

⑨ 크레아티닌, 미오글로빈 등의 대량 배설에 의한 신 손상: 적절한 수액 정주
⑩ 운동 및 작업치료: 근력과 운동 범위를 개선시킨다.

(4) 소아기 특발성 관절염 (Juvenile idiopathic arthritis, JIA)

1) 소아기 특발성 관절염의 정의 및 분류 (표 4-15)

16세 미만의 소아에서 최소한 6주 이상 지속되는 관절염이 1개 이상의 관절에서 나타나고 다른 원인에 의한 소아기 관절염이 배제될 때 진단할 수 있으며, 첫 6개월간의 발병 양상에 따라 소수관절형 (4개 이하의 관절침범), 다수관절형 (5개 이상의 관절침범), 전신형 (특징적인 간헐적 발열 동반)으로 나눈다.

표 4-15 소아특발성 관절염 발병시 형태에 따른 임상특징 및 예후

초기발병시 형태	검사 소견	임상 특징	예후
다수관절형	RF 양성	여자 (80%) 소아 후기 손, 손목 침범 미란 (erosion), 결절, unremitting	나쁨
	ANA양성	여성, 어린 나이	좋음
	혈청학적 음성	다양	좋음
소수관절형	ANA 양성	여성 어린 나이 만성 포도막염 (uveitis, iridocyclitis)	아주 좋음 (안과적 합병증은 예외)
	RF 양성	다수관절형 미란 (erosion) Unremiting	나쁨
	HLA-B27 양성	남성 소아 후기	좋음
	혈청학적 음성	다양함	아주 좋음
전신형	소수관절형	다양	좋음
	다수괄절형	미란 (erosion)	나쁨

RF, rheumatoid factor; ANA, antinuclear antibody

2) **진단**

① CBC, CRP, ESR, RF (rheumatoid factor), 관절액 천자 (화농성 관절염이 의심되는 경우에만 실시), synovial biopsy (결핵성 관절염이 의심되는 경우)
② 방사선학 검사: 단순 X선, 뼈 스캔, MRI (가장 예민)
③ 혈청학적 검사
  a. 자가면역항체: 임상적으로 의심되는 경우에만 유용함. ANA가 양성일 때 약 60-70%만이 자가면역질환이며 정상인에서도 약 15-35%까지 양성일 수 있다.
  b. RF: 양성일 경우 면역복합체가 형성되고 있음을 시사할 뿐, 절대적인 진단가치를 가진 것은 아니다.
  c. 보체: C3, C4, CH50, 급성염증기에는 증가하거나 면역 복합체가 형성될 때는 감소하는 소견을 보인다.
④ 소변검사: 모든 결체조직 질환에서 신장 침범 여부를 알기 위해 매우 중요

⑤ 골수검사: 전신형 소아기 류마티스 관절염에서 불명열과 간비종대를 동반한 경우 백혈병을 진단에서 제외하기 위해 시행한다.

3) **치료**: 관절의 손상을 최소화하고 기능의 유지가 목적

① NSAIDs: 기본 약물로서 단독 혹은 다른 약물과 병합하여 계속 사용한다.

a. Naproxen: 15-20 mg/kg/d 하루 2번 분복

b. Ibuprofen: 35 mg/kg/d 하루 3-4회 분복

② Corticosteroid: 전신성 질환이나 과도한 염증 조절을 위해 사용하고, Cushing 증후군, 성장지연, 골다공증의 부작용이 있을 수 있다 (prednisolone 저용량: 0.1-0.2 mg/kg/d, 고용량: 0.25- 1.0 mg/kg/d, 최대 40mg).

③ Disease modifying anti-rheumatic drugs (DMARDs): Methotrexate, sulfasalazine, cyclosporine

a. Methotrexate (10-20 mg/m^2): NSAID와 병용할 수 있는 2차 약제로 가장 안전하고, 효과적인 약제로 1주에 1회 경구 또는 피하주사

b. Sulfasalazine (50 mg/kg/d, 최대 2,000 mg/d): 관절염 및 검사수치 호전

④ 생물학적 조절제 (biologic modifier): NSAID와 methotrexate에 반응하지 않는 확장성 소수관절형 (extended oligoarticular type)이나 다수관절형의 경우 고려한다.

a. Etanercept (0.4 mg/kg, 1주에 2번 피하주사, 최대 25 mg): TNF-α 차단제로 불응성 다수관절형에 사용

b. IL-1 또는 IL-6에 대한 단일클론 항체 (monoclonal antibody)

4) **예후**

① 소아기 류마티스 관절염이 70-90%에서는 완전히 회복

② 나쁜 예후인자를 미리 조사하고 설명하여 적극적으로 치료하는 것이 환자 의사간의 관계를 좋게 유지할 수 있다.

소아기 특발성 관절염의 나쁜 예후 인자들

- 전신성 류마티스 관절염
- 6개월까지 활동성일 경우
- 다수 관절형을 가진 여아
- 지속적인 morning stiffness가 있는 경우
- 건활막염이 있는 경우
- 피하결절이 있는 경우
- 항핵항체를 가지고 있는 경우
- 초기에 손 발 관절 등 소관절들을 침범한 경우
- 미란 (erosion)이 초기에 관찰되는 경우
- 소수 관절형에서 침범 관절수가 증가하는 '확장형' 경과를 보일 때

5장

호흡기질환

I. 호흡기 발달 (Development of the respiratory system)

1. 출생 전 폐의 발달 (Fetal lung development)

(1) 배아기 (Embryonic period, 임신 4-6주): 2개의 분지로 나뉘어 진행하는 시기

(2) 거짓샘시기 (Pseudoglandular period, 임신 6-16주)

1) 기관지의 분지, 주로 가스 교환과 관련되지 않은 부위의 형성시기
2) 선천가로막탈장 발생 가능 시기

(3) 세관시기 (Canalicular period, 임신 16-26주): 종말세기관지 (terminal bronchiole)를 포함하여 상피세포의 분화가 이루어진다.

(4) 주머니모양시기 (Saccular period, 임신 26-32주): 이론적으로 이때부터 폐기능이 가능하나 폐계면활성제 (surfactant) 생성이 적다.

(5) 꽈리시기 (Alveolar period, 임신 32주-출생)

1) 폐포 발달은 29-32주에 시작되어 출생 후 2세경 완성된다.
2) 폐형성저하증 발생 가능 시기

2. 출생 후 폐의 발달

(1) 구조 발달 (생후 18개월 이전)

1) 모세혈관의 양이 상대적으로 빠르게 성장하여 효율적인 가스교환이 이루어진다.
2) 세기관지, 폐포관, 폐포의 기능적 성숙이 완성된다.

(2) 수와 크기의 성장 (생후 18개월 이후): 호흡기의 전반적인 크기가 증가한다.

(3) 흉벽 발달: 생후 6개월 이후 흉곽의 모양과 흉벽의 유순도가 변화하여 부적절한 흉곽 운동은 감소한다.

II. 방어체계 (Defense system)

1. 방어체계 발달

(1) 점막: 성인에 비해 두께가 얇고 안정성이 떨어져 감염 및 알레르겐 유입이 쉽다.

(2) 식세포, T 세포, B 세포: 수는 성인과 같으나 기능은 미숙하다.

2. 물리적 방어 기전

(1) 온전한 호흡기 상피의 유지와 정상적인 섬모 운동이 중요: 가온과 가습

(2) 이물질의 제거 (그림 5-1)

1) 10 μm 이상의 입자: 코털과 상기도에서 걸러진다.
2) 10 μm 이하의 입자
   ① 비강 상피세포에 침착되거나 기관 점액막층 (mucous blanket)에 부착되거나 폐포 깊은곳까지 들어가기도 하며 호기 중에 나오기도 한다.
   ② 점액막층에 침착한 입자들은 섬모 운동에 의해서 배출된다.
3) 섬모 운동에 의해 침착된 입자가 기관지 6분지까지 올라오면 기침에 의해 배출이 가능: 분비물을 상부 기도까지 올라가게 하기 위하여 huffing (숨을 힘껏 들이마셨다가 빨리 내쉬는 호흡 물리요법)을 시행한다.

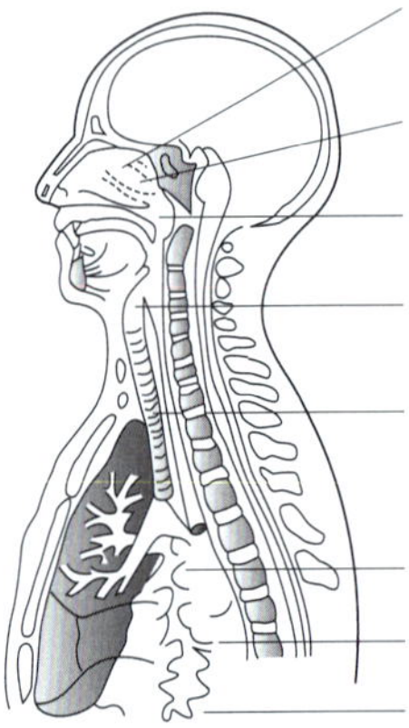

그림 5-1 이물질 입자크기에 따른 침착 위치

3. 면역 방어기전

(1) 분비형 면역글로불린 A (Secretory IgA)

1) 바이러스 및 독소 중화, 세균의 용해, 알레르겐 침입 방지 기능
2) 출생 직후부터 존재하며, 면역학적 방어기전의 중추적 역할을 한다.

(2) 기타 방어 관련 인자: 리소자임, 락토페린, 인터페론, IgG, IgM

4. 방어기전을 저해하는 요소들

(1) 대기 오염 물질: 담배연기(가장 중요), 유기 분진, 아황산가스, 산화질소, 오존, 염소, 암모니아

(2) 질환: 바이러스 감염, 세균 감염, 갑상샘저하증, 기관지확장증, 무기폐

(3) 약물: 항히스타민제, 코데인, 모르핀, 스테로이드, 살리실산, 아트로핀, 면역억제제

(4) 기타: 저산소증, 기아, 인공기도 삽관, 기관절개

Ⅲ. 호흡기 특성 (Characteristics of the respiratory system)

1. 소아 호흡기의 약점

(1) 기도

1) 상기도 안지름이 좁고 후두개가 상대적으로 크다.
2) 신생아기에는 비강호흡을 하므로 코막힘 만으로 호흡곤란이 유발될 수 있다.
3) 상기도 수용체가 민감하게 반응하므로 상기도 자극으로 기관지 경련, 무호흡이 유발될 수 있다.
4) 기도 안지름이 좁아 지름이 조금만 감소해도 심각한 기도 저항이 발생한다.
5) 말초 기도 저항이 증가되어 있다.
6) 5세 이전에는 남아가 여아보다 기관지 안지름이 좁다.
7) 점액선의 밀도가 높고, 기관지 평활근은 양이 적고 미숙하다.

(2) 흉벽

1) 단단하지 않고 늑골의 대부분이 연골로 구성되어 있다.
2) 가로막이 늑골에 수평으로 부착되어 있고 원통형 흉곽: 흉곽운동이 호흡에 불리하다.
3) 호흡근이 제2형 속성 연축 섬유 (fast-twitch fiber)로 구성: 피로에 견디지 못하고 호흡곤란을 견디기 어렵다.

(3) 환기

1) 기도가 좁고 폐포 표면적이 좁다: 환기 장애 및 확산 장애 초래
2) $PaCO_2$ 증가에 따른 중추 화학 수용체의 반응이 적다.
3) 저산소증에 대하여 초기의 환기 증가에 이어 지속적 환기 저하 (diphasic depression)가 나타날 수 있다.

(4) 수면과 호흡조절

1) 호흡에 불리한 rapid eye movement (REM) 수면이 많다.
2) 수면 시에는 평상 호흡량, 호흡수, 환기량과 기능적 잔기용량 (functional residual capacity, FRC)의 감소, 상기도 저항의 증가: REM 수면 시 더욱 심해진다.

2. 호흡기질환의 생리적 형태

(1) 호흡기 생리 (Physiology of the respiratory tract)

1) **탄성도** (elastance): 폐 변형을 일으키는 외부 힘에 저항하는 성질 ($\Delta P/\Delta V$)
2) **순응도** (compliance): 탄성도의 반대 개념 ($\Delta V/\Delta P$)
3) **저항** (resistance)
   ① 기도 내 공기를 흐르게 할 수 있는 압력의 합
   ② Poiseuille's law: 관을 흐르는 유체의 속도는 유체의 압력과 관 반지름의 4제곱에 정비례하고, 유체의 점도와 모세관의 길이에 반비례한다는 법칙
   ③ 기도 반경이 1/2로 줄어들면 저항은 2^4인 16배 증가

(2) 폐쇄성 질환: 기도 내 분비물, 점막의 부종, 염증, 기관지 평활근의 비대와 수축, 종양

(3) 제한성 질환: 기흉 (pneumothorax), 종양 등에 의해 폐가 눌리는 경우, 무기폐, 흉벽 질환

3. 환기 이상에 의한 호흡기 증상

(1) 저산소증 (Hypoxia)

1) 환기 관류 (ventilation-perfusion)의 이상
2) 원인: 심장 내 또는 폐 내 단락의 형성, 확산 문제, 환기 저하

(2) 이산화탄소 과잉증 (Hypercapnia)

1) 이산화탄소가 혈액 내 과다하게 존재
2) 원인: 상기도폐쇄, 신경 근육 질환, 뇌기능 저하증, 진행된 하기도폐쇄, 환기 관류의 불일치 단락, 환기 저하

Ⅳ. 기도폐쇄 (Airway obstruction)

1. 기도폐쇄가 호흡기 기능에 미치는 영향

(1) 기도 저항은 기관지 반경 4제곱에 반비례: 기도 반지름이 조금 감소해도 저항은 크게 증가 (그림 5-2)

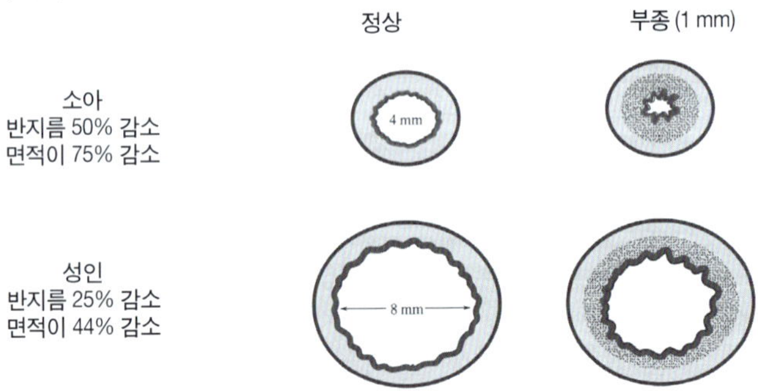

그림 5-2 부종이 1 mm 있을 경우 지름 8 mm와 4 mm 기도에서 일어나는 변화 비교

2. 기도폐쇄의 형태

(1) 폐쇄 위치에 따른 분류

1) **기도의 해부학적 구분** (그림 5-3, 표 5-1)

① 외흉부 (extrathoracic): 코부터 흉곽 입구까지

② 내흉부-폐외부 (intrathoracic-extrapulmonary): 흉곽 입구부터 주기관지

③ 내흉부-폐내부 (intrathoracic-intrapulmonary): 폐실질

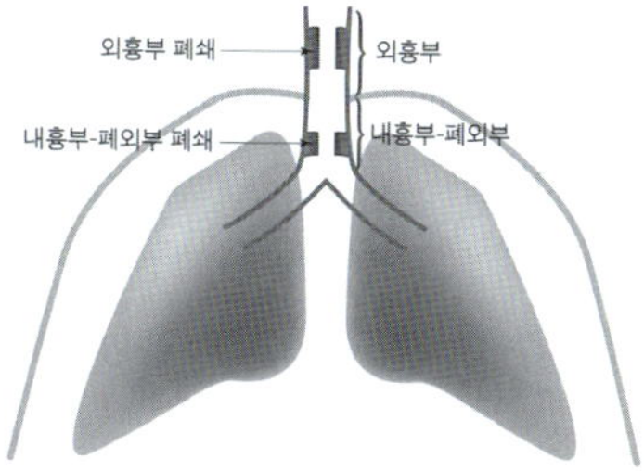

그림 5-3 **폐쇄의 위치**

2) **외흉부 폐쇄**

① 흡입 시에 흉막 내 음압이 폐쇄 아래 부위에 영향을 주어 폐쇄를 더 악화시키며 호기 시 폐쇄 아래 부위는 양압이 걸려 팽창하게 되어 증상은 악화된다.

② 원인: 후비공폐쇄, 인두후농양, 후두기관기관지염

③ 임상 양상: 호기 시 폐쇄가 악화되면 흉막 내 압력이 증가하여 흉벽이 부풀고 흡기 시 흉벽 함몰이 악화되면서 특징적인 역행호흡 (paradoxical respiration)이 나타난다. 영유아 시기에는 흉벽의 순응도 (compliance)가 높아 이러한 호흡 양상이 더욱 특징적이다.

3) **내흉부 폐쇄**

흡기 시에 흉막 내압의 증가가 기도 내경의 증가로 이어지나 호기 시에는 흉막 내 압력이 폐쇄 윗부분에 압력을 가해 폐쇄가 더욱 악화되어 천명 (wheezing)이 나타난다.

① 폐외부 폐쇄

a. 원인: 혈관륜, 종격동 종양

b. 임상 양상: 흉벽, 늑간 (intercostal), 흉골위 (suprasternal) 함몰, 흡기 시 천음 (stridor)

② 폐내부 폐쇄

a. 원인: 세기관지염, 천식

b. 임상 양상: 빠르고 얕은 호흡 (tachypnea), 천명

표 5-1 **폐쇄 위치에 따른 임상적 양상의 차이**

	외흉부 폐쇄	내흉부-폐외 폐쇄	폐내 폐쇄	폐실질 병변
빠른호흡 (tachypnea)	+	+	++	++++
흉곽함몰 (retraction)	++++	++	++	+++
천음 (stridor)	++++	++	-	-
천명 (wheezing)	±	+++	++++	±
그렁거림 (grunting)	±	±	++	++++

(2) 폐쇄 형태에 따른 분류 (그림 5-4)

1) **부분 폐쇄** (by-pass **형**): 부분적 기도폐쇄가 있으나 흡기와 호기 공기 흐름은 충분히 일어나는 상태
2) **일방 폐쇄** (check valve **형**): 부분 폐쇄가 진행하여 공기의 유입은 되나 호기 시 공기 배출이 차단되는 상태. 폐기종이 발생되고, 진행하면 기흉과 피하기종이 동반된다.
3) **완전 폐쇄** (stop valve **형**): 기도폐쇄가 진행하여 기도를 완전히 막아 공기의 유입이 완전히 차단된 상태. 무기폐 형태로 나타난다.

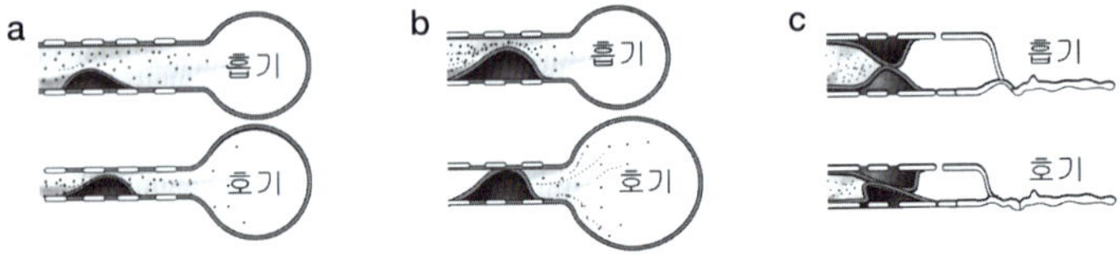

그림 5-4 폐쇄형태에 따른 분류: (a) 부분 폐쇄, (b) 일방 폐쇄, (c) 완전 폐쇄

3. 기도폐쇄의 원인 (표 5-2)

표 5-2 기도폐쇄의 위치 및 연령에 따른 원인질환

원인분류	신생아 및 영아초기 질환	영,유아 및 연장아 질환
상기도		
기형	후비공폐쇄, floppy epiglottis, 후두막, 기관협착, 성대마비, 기관연화증, 혈관륜 (vascular ring), Pierre-Robin 증후군	기관협착, 성대마비, 혈관륜, 후두기관연화증
흡인	태변, 점액, 구토물	이물, 구토물
감염	매독	후두기관염, 디프테리아, 후두개염, 편도 주위 또는 인두후부 농양
종양	혈관종, 기형종, 낭종, 림프관종	유두종, 혈관종, 림프관종, 기형종, 편도 및 아데노이드 비대
알레르기 및 반사	성대문연축 (자극 또는 삽관), 테타니	후두연축 (흡인, 익수, 삽관), 알레르기, 테타니, 연기 흡입
하기도		
기형	기관지협착, 기관지연화증, 대엽폐기종, aberrant vessels	기관지협착, 대엽폐기종, aberrant vessels
흡인	양수, 기관식도루, pharyngeal incoordination, 위식도 역류	이물, 구토물, pharyngeal incoordination (Riley-Day 증후군), 익수, 위식도역류
감염	폐렴, 백일해	세기관지염, 폐렴, 결핵 (기관지내 또는 폐문 림프절 결핵), 낭성섬유증, 기관지확장증
종양		기관지기원 낭종, 기형종, 종격 종괴
알레르기 및 반사		천식, 중독성 기관지 연축

V. 호흡기질환의 진단
(Diagnosis of respiratory diseases)

1. 증상과 진찰

(1) 병력 청취

기침, 가래, 호흡곤란 등 증상의 종류와 발현 시기, 빈도, 지속 기간, 강도, 동반된 증상, 환경과의 연관성을 확인 (표 5-3)

1) **재발 또는 지속되는 기침의 감별진단**

① 재발성 기침: 알레르기 천식을 포함한 기도과민성, 후비루, 흡인 증후군, 잦은 상기도 감염, 특발성 폐혈철증 (pulmonary hemosiderosis)

② 지속성 기침: 감염 후 기침 수용체의 과민성, 천식, 만성부비동염, 만성기관지염, 기관지확장증, 기도 이물, 반복적인 흡인, 위식도역류, 백일해, 기관기관지의 외부압박 (혈관륜, 종양, 임파선, 기관지낭), 연골연화증, 기관지 내 종양, 폐결핵, 습관성 기침, 과민성 폐렴, 진균감염, 담배연기와 같은 자극성 물질 흡인, 외이도의 자극

표 5-3 **기침양상에 따른 감별진단**

기침양상	감별진단
짧게 끊어지는 발작적인 기침	백일해, 낭성섬유증, 기도내 이물, 클라미디아 감염, 마이코플라스마 감염
발작적인 기침 끝에 "whoop" 소리를 내는 경우	백일해
종일 기침, 그러나 수면 중 기침 없음	습관성 기침
개 짖는 소리, 쇳소리	Croup, 습관성, 기관연화증, 기관염, 후두염
쉰 목소리	후두 병변 (croup, 재발성 후두 신경 병변)
갑작스런 기침	기도 이물, 폐색전증
운동 후 기침	과민성 기도 질환
음식 섭취와 동반된 기침	흡인, 위식도역류, 기관식도루
헛기침	후비루
가래 기침	감염
야간 기침	부비동염, 과민성 기도 질환
계절성 기침	알레르기 비염, 과민성 기도 질환
면역저하자의 기침	세균성 폐렴, 폐포자충 폐렴, 결핵, 마이코박테리아 감염, CMV 감염 등
호흡곤란을 동반한 기침	저산소증, 고이산화탄소증
동물 노출 후 기침	*Chlamydia psittach* (조류), *Yersinia pestis* (설치류), *Francisella tularensis* (토끼), Q fever (양, 소), Hantavirus (설치류), Histoplasmosis (비둘기)

2) **만성기침** (chronic cough)

① 4주 이상 기침이 지속되는 경우

② 연령별 원인질환

a. 영아기: 기도 및 혈관 기형, 기관식도루, 감염 (바이러스, 클라미디아, 백일해), 위식도 역류, 영아천식
b. 유아기: 기도이물, 감염 (바이러스, 마이코플라스마), 천식, 후비루증후군, 위식도 역류, 간접흡연
c. 학동기 및 청소년기: 천식, 후비루증후군, 감염 (마이코플라스마), 흡연, 공해, 심인성

(2) 진찰

1) **시진**: 얼굴색, 표정, 의식상태, 코의 움직임, 입의 개폐정도, 자세, 운동 상태, 호흡횟수, 호흡형태, 흉벽함몰, 흉곽의 모양 (원형, 새가슴, 오목가슴, 좌우비대칭), 복부의 모양과 움직임, 곤봉지, 호흡곤란 상태 (alar nasal flaring), 안면창백, 땀, 가슴과 배의 움직임의 부조화 (paradoxical inward movement), head bobbing, 불안, 의식혼탁, 청색증
2) **폐청진 (auscultation of lungs)** (표 5-4)

표 5-4 **폐 청진음의 종류와 특징**

청진음	특징	발생 기전	원인
천명 (wheezing)	고음의 지속적인 음악성 잡음, 주로 호기 때에 들린다.	좁아진 기관지벽의 진동에 의해 발생	천식, 울혈 심부전증
천음 (stridor)	주로 흡기에 들리는 고음의 단음 음악성 잡음, 상기도폐쇄와 동반	외흉부 기도가 좁아질 때 발생	Croup, 기관내관 발관 후
통음 (rhonchi)	저음의 크고 거친 소리, 호기 때에 주로 들린다.	천명보다 조금 큰 기관지벽이 좁아졌을 때 발생	폐렴
고운수포음 (fine crackle)	머리카락 비빌 때 나는 소리	호기 후 닫혀진 폐포들이 흡기에 폭발적으로 다시 펴지는 소리	폐렴, 폐경색, 무기폐
거친수포음 (coarse crackle)	거품이 이는 소리, 흡기 초기 또는 호기에 들린다.	기관지 혹은 세기관지에서 얇은 폐액의 이동에 의해 발생	만성 폐쇄성 폐질환
흉막마찰음 (friction rub)	삐걱거리는 가죽소리, 흡기 시에 더 잘 들린다.	호흡 시 염증반응을 일으킨 흉막 표면이 마찰되어 발생	흉막염

3) **촉진과 타진**
① 어린 영아: 얻을 수 있는 정보가 제한적이다.
② 청소년기 이후
a. 북소리 (tympanic sound): 기흉, 천식 등
b. 탁음 (dull or flat sound): 폐경화, 늑막염, 제한성 폐질환

(3) 만성, 재발성 호흡기 증상의 접근

1) **만성, 재발성 호흡기 증상**: 기침, 천명, 천음, 통음, 폐 침윤이 반복 또는 지속되는 경우
2) **중대한 만성 하기도 질환이 의심되는 경우**: 아래와 같은 경우 추가 검사 필요
① 발열지속, 활동제한, 성장지연, 곤봉손가락, 빈호흡과 호흡곤란 (labored respiration) 지속, 만성 화농성 객담, 과환기 지속, 저산소증 지속, 치료에 호전을 보이지 않는 폐 침윤, 폐기능 저하 지속, 유전성 폐질환의 가족력, 청색증, 과이산화탄소증

2. 검사실 검사

(1) 동맥혈 가스 분석 (Arterial blood gas analysis, ABGA)

1) 단일 검사로 폐기능을 알 수 있는 가장 유용한 검사이다.
2) 조직호흡과 폐호흡 간의 균형을 확인할 수 있다.
3) 호흡 장애의 정도 평가를 위해 반드시 필요한 검사이다.
4) 검사 결과는 호흡 조절, 가스 교환, 호흡 작동과 혈액 순환의 영향을 받는다.
5) 해석 (소아, 대기 중 호흡 상태)
   ① $P_aO_2 \leq 85$ mmHg: 환기와 관류 사이의 불일치를 의미한다.
   ② $P_aCO_2 \geq 45$ mmHg
      a. 환기량 저하를 의미한다.
      b. 원인: 중추성 호흡 저하, 호흡근 마비, 일회 호흡량 감소 등

(2) 미생물학적 검사

1) **비인두 흡인물:** 바이러스 배양검사로 적합하나, 세균 배양검사로는 적합하지 않다.
2) **객담 검사**
   ① 화농성 (purulent)
      a. 원인: 세균감염, 폐농양
      b. 특징: 끈적끈적하다. 진한 노란색 (Staphylococcus), 진한 초록색 (Pseudomonas), 악취 (혐기성 세균) 등의 소견을 보일 수 있다.
   ② 점액성 (mucoid)
      a. 원인: 기도질환, 바이러스 감염, 마이코플라스마 감염
      b. 특징: 투명하거나 진하다.
   ③ 혈액성 (bloody streak): 결핵, 외상, 폐색전증, 코피 등이 원인이 된다.
3) **기타 방법:** 폐 생검 (lung biopsy), 기관지폐포세척 (bronchoalveolar lavage, BAL)

(3) 진단적 시술

1) **흉강천자** (thoracentesis)
   ① 시행 방법 (그림 5-5)
      a. 환자를 편안히 앉힌 후, 탁자 등을 이용하여 약간 앞쪽으로 기대게 한다.
      b. 흉강천자 시행부위: 등의 후외측 부위 (7th intercostal space and post. axillary line)
      c. 시행할 부위를 소독하고 소독 방포로 주위를 덮는다.
      d. 시행할 부위에 25-gauge 바늘을 이용하여 1% lidocaine을 주사한다. 22-gauge, 1.5인치 바늘을 사용하여 늑골의 바로 윗부분을 따라 직각으로 천천히 삽입한 후 조심스럽게 주사기로 흡입해 본다. 만일 흉막액이 나오면, 그 깊이를 hemostat로 표시한다.
      e. 14 또는 18-gauge 흉강천자 바늘을 이용하여 위와 같은 방법으로 그전에 표시해 두었던 깊이만큼 삽입하여 흉막액을 흡입한다.
      f. 바늘을 제거할 때에는 환자로 하여금 Valsalva maneuver를 시행하도록 한다.
      g. 흉강천자 후 흉막액의 남은 정도와 기흉 등의 합병증을 확인하기 위하여 흉부 X선 검사를 시행한다.

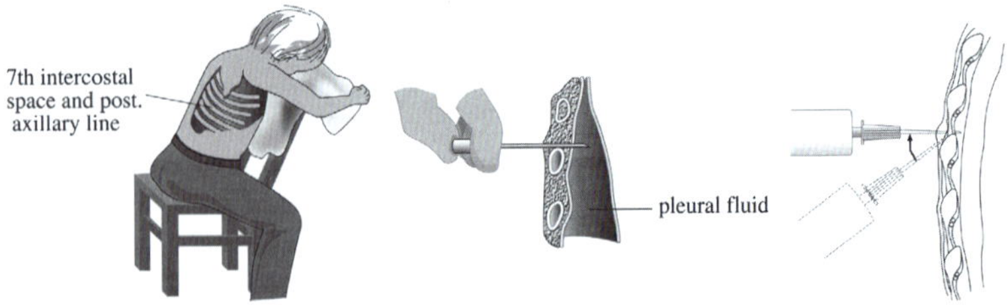

그림 5-5 흉강천자 시행 방법

② 흉강천자의 합병증: 기흉, 흉막-폐 반사 (pleuropulmonary reflex)나 공기색전 (air embolus)으로 인한 실신 (syncope), 많은 양의 흉막액을 한 번에 제거할 때 생기는 폐부종 (reexpansion pulmonary edema), 흉강천자 바늘에 의한 직접적인 간, 심장 및 큰 혈관의 손상 및 출혈, 오염된 기구 사용으로 인한 감염

③ 흉막액 (pleural effusion)의 감별 (표 5-5)

a. 누출액: 심부전, 신증후군, 급성 사구체 신염, 간경변, 점액 부종과 관련

b. 삼출액

i. 감염 (세균, 바이러스, 마이코플라스마, 결핵, 진균), 결체조직질환, 종양, 췌장염 등과 관련이 있다.

ii. 결핵성 흉막염 (TB pleurisy): ADA (adenosine deaminase) > 40 IU/L

c. 농흉: *S. aureus, S. pneumoniae, S. pyogenes* 등이 가장 흔한 원인

표 5-5 흉막액의 감별

구분	누출액 (transudate)	삼출액 (exudate)	농흉 (empyema)
혼탁도	깨끗	혼탁	화농성
세포수	< 2,000 / μL	> 2,000 / μL	> 5,000 / μL
세포종류	림프구, 단핵구	다형핵호중구	다형핵호중구
단백질농도	< 3 g/dL	> 3 g/dL	> 3 g/dL
단백질 P/S❶	< 0.5	> 0.5	> 0.5
젖산탈수소효소(LDH)	< 200 IU/L	> 200 IU/L	> 1,000 IU/L
젖산탈수소효소 P/S	< 0.6	> 0.6	> 0.6
당(glucose)	정상	낮음	매우 낮음 (< 40 mg/dL)
pH	정상 (7.40-7.60)	7.20-7.40	< 7.20
Gram 염색	음성	음성 또는 양성	1/3이하에서 양성

유의사항: 결핵성 흉막염이 의심되는 경우에는 adenosine deaminase (ADA) 증가 (> 40 IU/L) 여부를 확인해야 한다. 당과 pH는 악성 흉막액, 결핵, 식도파열, 췌장염, 전신 홍반 루푸스 등의 질환에서 낮을 수 있다.

❶ 흉막액 농도/혈청 농도 (pleural fluid concentration/serum concentration)

④ 흉막액이 있을 때 흉강삽관술의 적응증

a. 흉막 내에 농이 있는 경우 (농흉)

b. 심한 호흡곤란이 있는 경우

c. 흉막액이 빠르게 증가할 때

d. 흉막액을 그람 염색하거나 배양했을 때 세균이 발견된 경우
e. 흉막액의 pH가 < 7.2 인 경우
f. 흉막액의 당 농도가 < 40 mg/dL 인 경우

2) **기관지폐포세척 검사**: 기관지경을 이용한다.
3) **폐생검**: 개흉 폐생검은 주로 영아나 어린 소아에서 시행하며, 흉강경 (thoracoscopy), 기관지경을 이용하기도 한다.

3. 영상의학 검사

(1) 방사선 검사

1) **단순 방사선 검사**: 흉부 (그림 5-6), 경부 및 부비동 X선
2) **투시 검사** (fluoroscopy): 천음의 원인이나 기도 이물 진단, 가로막과 종격동의 비정상적 운동 확인, 침생검이나 흡인술 시행 때 활용된다.
3) **조영술 검사**: 바륨 연하 검사, 기관지 조영술, 혈관 조영술
4) **흉부 고해상도 CT** (high resolution CT, HRCT): 종격동이나 흉막의 병변, 폐실질의 종괴 또는 낭성병변, 기관지확장증 등의 진단에 이용된다.

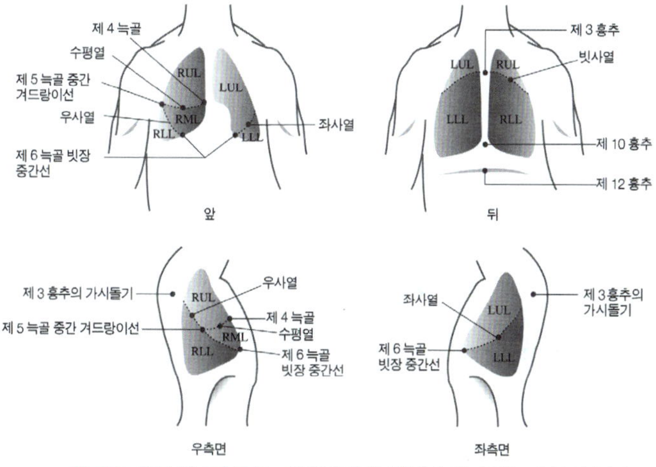

그림 5-6 흉부 X선의 판독: 폐의 각엽 및 분절에 해당하는 흉부의 구역

(2) MRI: 폐문이나 혈관의 구조 감별, 염증과 종양 구별에 더 유리

(3) 핵의학 검사 (Lung Scan)

1) **관류 스캔** (perfusion scan): 폐색전증, 심폐혈관계의 선천 기형 진단
2) **환기 스캔** (ventilation scan): 선천대엽폐기종, 낭성섬유증 등 환기 장애 진단

(4) 초음파 검사 (Ultrasonography): 종괴 진단, 선천 호흡기질환의 산전 검사

4. 폐기능 검사 (Pulmonary function test)

(1) 검사 목적

1) 폐질환의 감별진단: 폐쇄성 질환 (만성 기관지염, 천식), 제한성 질환 (신경근질환, 폐실질 질환)
2) 질환의 중등도 평가
3) 증상의 촉진요인 평가
4) 치료 반응 평가
5) 마취 또는 수술의 위험성 평가 및 수술 후 치료 계획 수립

(2) 소아의 폐기능 검사 시 고려사항

1) 환자의 협조도를 고려해야 한다.
2) 폐의 성장과 발육
   ① 성장과 발달에 따라 폐기능의 정상 범위가 매우 넓다.
   ② 따라서 반복적인 검사로 보다 많은 정보를 얻을 수 있다.

(3) 폐용적 측정 (Measurement of lung volumes) (그림 5-7)

1) **일회 호흡량** (tidal volume, TV 또는 VT): 일회 호흡 시 출입하는 공기의 양
2) **흡기 예비 용적** (inspiratory reserve volume, IRV): 일회 호흡량을 들이마신 후에 더 들이마실 수 있는 흡기 예비 용적
3) **호기 예비 용적** (expiratory reserve volume, ERV): 일회 호흡량을 내뱉은 후에 더 내뱉을 수 있는 호기 예비 용적

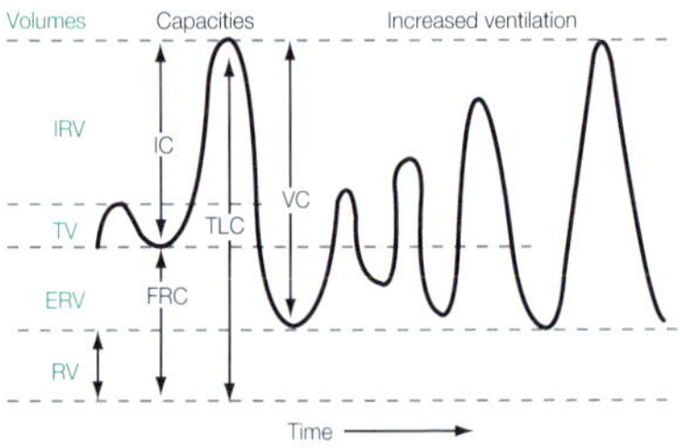

그림 5-7 폐용적의 구분

4) **잔기 용적** (residual volume, RV): 최대 호기 후에도 배출되지 않고 폐에 남아 있는 잔기 용적
5) **총폐용량** (total lung capacity, TLC): RV + ERV + TV + IRV, 최대 흡기 후 폐에 있는 공기의 총량
6) **흡기 용량** (inspiratory capacity, IC): TV + IRV, 일회 호흡량과 흡기 예비 용적의 합
7) **기능적잔기용량** (functional residual capacity, FRC): RV + ERV, 호기 말에 폐에 남아 있는 공기의 양
8) **폐활량** (vital capacity, VC): ERV + TV + IRV, 최대 흡기 후 최대 호기까지 내쉰 공기의 용적

(4) 강제호기 측정 (Measurement of forced expiration) (그림 5-8, 9)

1) **강제호기 폐활량** (forced vital capacity, FVC): 폐기능 검사 시 최대로 숨을 들이 마신 뒤 가능한 힘껏 빠르게 모두 내어 뱉은 가스 용량으로 정상적인 상태에서 폐활량에 해당된다.
2) **1초간 강제호기량** (forced expiratory volume in 1 second, FEV_1): 폐기능 측정에서 FVC와 더불어 임상적으로 가장 많이 사용되는 지표이다.
3) **강제호기 폐활량의 25%와 75% 사이에 있는 강제호기유량** (forced expiratory flow between 25% and 75% of the forced vital capacity, FEF_{25-75}): 말초 기도의 유량을 측정할 수 있어 소기도 질환의 좋은 지표로 사용된다.

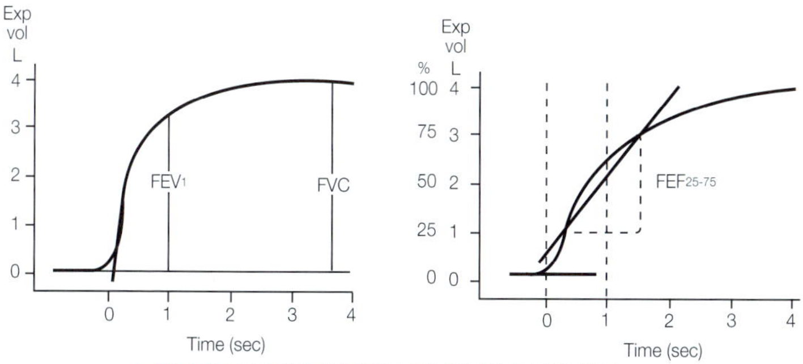

그림 5-8 강제호기 측정으로 얻어진 용적-시간 곡선

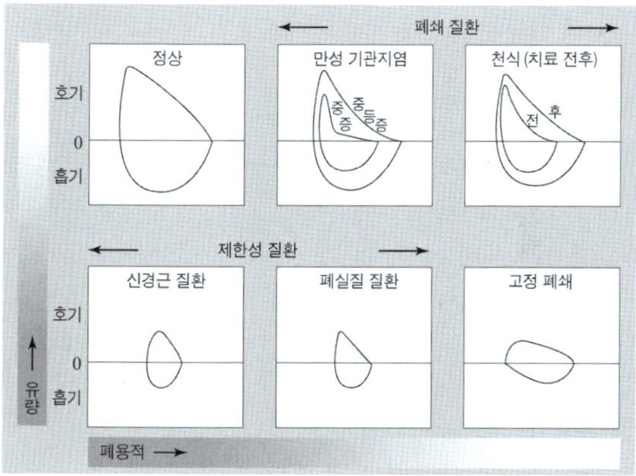

그림 5-9 강제호기 측정으로 얻어진 호흡기 질환에 따른 유량-용적 곡선의 형태

(5) 폐기능 검사법

1) **최대호기속도** (peak expiratory flow, PEF) **측정** (만 4세 이상 가능)

① 측정 방법 (그림 5-10)

a. 마우스피스를 최대호기속도 측정기에 장착한다 (a).

b. 표식자를 눈금 "0" 부위에 맞춘다 (b).

c. 똑바로 앉거나 서서 측정한다.

d. 숨을 깊게 들이마셔서 폐 속 가득히 공기를 채운다 (c).

e. 숨을 참고 입으로 마우스피스를 물고 입술을 오므린다. 이 때 혀로 마우스피스의 입구를 막지 않도록 주의한다.

f. 최대로 힘껏 분다 (d).

g. 이렇게 3회 측정하여 최대값을 선택한다.

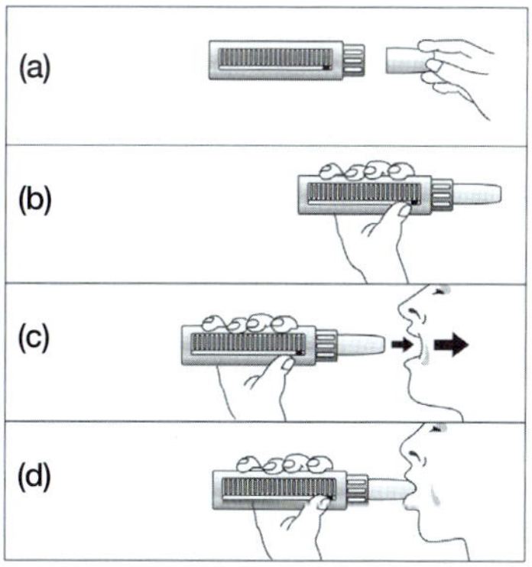

그림 5-10 최대호기속도 측정법

② 정상치 (표 5-6)

표 5-6 **최대호기속도 (PEF) 정상치**

연령 (년-월)	남자	여자	연령 (년-월)	남자	여자	연령 (년-월)	남자	여자
4 – 0	112	109	8 – 0	250	226	12 – 0	389	344
1	115	112	1	253	228	1	392	346
2	117	114	2	256	231	2	395	349
3	120	116	3	259	234	3	398	352
4	123	118	4	261	236	4	401	354
5	126	121	5	264	239	5	403	356
6	129	124	6	267	241	6	406	359
7	132	127	7	270	243	7	409	361
8	134	129	8	273	246	8	412	364
9	137	132	9	276	249	9	415	366
10	140	134	10	279	251	10	418	369
11	143	136	11	282	253	11	420	371
5 – 0	146	138	9 – 0	285	256	13 – 0	423	374
1	149	141	1	288	259	1	426	376
2	152	143	2	291	261	2	429	379
3	155	145	3	294	263	3	432	381
4	158	148	4	296	266	4	435	384
5	160	150	5	299	269	5	437	386
6	163	153	6	302	271	6	440	389
7	166	155	7	305	274	7	443	391
8	169	158	8	308	276	8	446	394
9	172	161	9	310	279	9	449	396
10	175	163	10	313	281	10	452	399
11	178	165	11	316	283	11	455	401
6 – 0	181	168	10 – 0	319	285	14 – 0	458	403
1	184	170	1	322	287	1	460	405
2	187	173	2	325	290	2	463	408
3	190	175	3	327	292	3	469	410
4	192	180	4	330	295	4	470	413
5	195	183	5	333	298	5	472	415
6	198	185	6	339	300	6	475	418
6 – 7	200	185	10 7	339	302	14 – 7	478	420
8	203	188	8	342	305	8	481	423
9	206	190	9	345	307	9	484	425
10	209	192	10	348	310	10	487	428
11	212	195	11	351	312	11	489	430
7 – 0	215	197	11 – 0	354	315	15 – 0	492	433
1	218	200	1	357	317			
2	221	202	2	360	320			
3	224	204	3	363	322			
4	227	206	4	366	325			
5	230	209	5	369	327			
6	222	212	6	371	330			
7	225	215	7	374	332			
8	228	217	8	377	335			
9	230	219	9	380	337			
10	233	221	10	383	340			
11	236	224	11	386	342			

③ 일중변동률 (variability): 기류제한의 변화와 동반되는 증상의 변화로 천식 진단 및 천식조절 평가에 중요 요소

$$\text{PEF 일중변동률 (\%)} = \frac{\text{PEF 최고 측정치} - \text{PEF 최저 측정치}}{1/2\ (\text{PEF 아침 측정치} + \text{PEF 저녁 측정치})} \times 100$$

2) **Spirometry** (만 5세 이상 가능): TV, IRV, ERV, IC, FVC, FEV_1, $FEF_{25\text{-}75}$

3) **체적 기록법** (body plethysmography), **헬륨 희석법** (helium dilution method), **질소 세척법** (nitrogen washout test): RV, FRC, TLC

(6) 폐기능 검사를 통한 감별진단 (표 5-7, 그림 5-9)

표 5-7 폐기능 검사를 통한 감별진단

	제한성 폐질환	폐쇄성 폐질환	혼합형 폐질환
폐용적			
TLC	↓	정상 혹은 ↑	↓
VC	↓	정상 혹은 ↓	↓
RV	정상 혹은 ↓	정상 혹은 ↑	정상 혹은 ↑
RV/TLC ratio	정상 혹은 ↑	↑	↑
강제호기 측정			
FEV_1	↓	↓	↓
FEV_1/FVC	정상	↓	↓
$FEF_{25\text{-}75}$	↓	↓	↓
PEF	↓	↓	↓
유량용적곡선	용적감소	유량감소	용적, 유량감소

TLC, total lung capacity; VC, vital capacity; RV, residual volume; FEV_1, forced expiratory volume in 1 second; FVC, forced vital capacity; $FEF_{25\text{–}75}$, forced expiratory flow between 25% and 75% of the forced vital capacity

(7) 기도과민성 측정 (6장 참조)

5. 내시경 검사

(1) 후두경 검사 (Laryngoscopy): 천음, 발성 이상, 상기도 기형

(2) 기관지경 검사 (Bronchoscopy)

1) **굴곡성** (flexible) **기관지경**: 주로 사용됨

2) **강직성** (rigid) **기관지경**: 이물이나 종물의 제거, 폐출혈 시에 사용됨

3) **적응증**

① 진단 목적: 재발 또는 지속되는 폐렴, 무기폐, 객혈, 난치성 천식과 국소 천명, 불분명한 원인의 지속되는 기침, 기도 이물, 선천 기도 기형, 종괴, 간질, 폐질환, 기도 손상의 부위와 상태 평가, 하기도의 세포 검사 및 균배양검사, 상기도폐쇄, 성문 마비, 천음

② 치료 목적: 이물 및 가래의 제거, 기도 내 종괴의 제거, 기도 세척

4) **합병증**: 저산소증, 후두경련, 기관지경련, 심부정맥, 출혈, 기흉, 감염

(3) 흉강경 검사 (Thoracoscopy): 폐 표면, 가로막과 종격동의 흉막 표면을 관찰, 폐 및 흉막 생검, 수포 제거, 흉막 박리, 혈관륜 결찰

6. 24시간 식도 pH 검사 (Esophageal 24h pH monitoring) (9장 참조)

만성 기침과 재발성 흡인폐렴의 원인 검사 시에 바륨 연하 검사와 함께 위식도 역류의 진단을 위하여 고려

Ⅵ. 호흡기 관리 (Management of the respiratory tract)

1. 산소 공급 방법 (표 5-8)

표 5-8 산소 공급 방법

장치	산소유량 (L/m)	FiO_2	특징
Nasal cannula 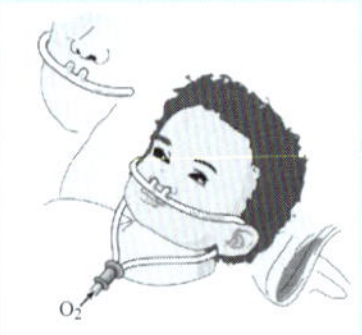	1-4 (소아) 1-2 (1세이하)	0.25−0.40	산소농도가 호흡수, 일회호흡량, 구강호흡의 영향을 많이 받는다. 자발호흡이 가능한 저농도의 산소가 필요한 환자에게 적용한다.
Simple face mask 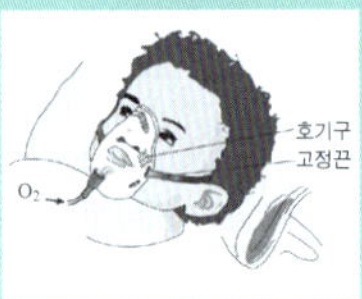	6-10	0.35−0.50	환자의 호흡수와 마스크의 고정 정도에 따라서 산소농도가 달라진다. Nasal cannula보다 고농도의 산소 공급이 가능하다. CO_2의 재호흡을 방지하기 위해 산소 유량을 5 L/m 이상 유지하는 것이 좋다.
Partial rebreathing mask 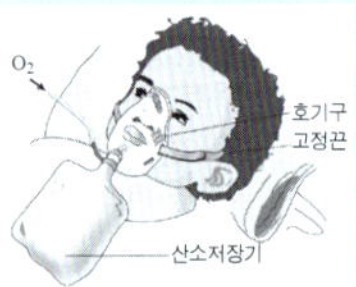	10-12	0.50−0.60	Simple face mask에 산소저장기 (reservoir)가 달려있어 보다 고농도의 산소 투여가 가능하다. 배출된 CO_2가 산소저장기로 유입되어 재호흡되는 것을 방지하기 위해서는 산소저장기가 팽만하게 유지될 수 있도록 산소유량을 충분히 유지해야 한다.
Nonrebreathing mask 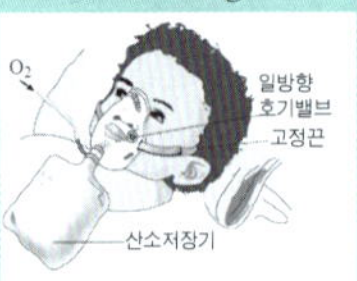	10-15	0.70−0.95	Partial rebreathing mask와 유사하나 마스크에 달려있는 호기배출구가 일방향으로 되어 있어 배출된 공기가 재유입되지 않는다.

표 5-8 계속

장치	산소유량 (L/m)	FiO_2	특징
Ventri mask 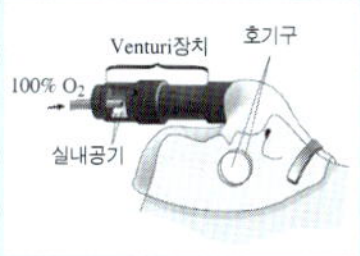	-	0.24-0.50	환자에게 공급되는 공기의 산소분압을 venturi장치로 조절할 수 있다. 산소농도를 일정하게 유지해야 하는 경우 사용할 수 있다.
Oxygen hood 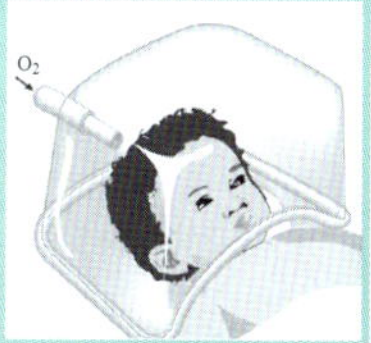	≥10-15	0.80-0.90	영아의 머리를 둘러쌀 수 있는 플라스틱 통 구조로 되어 있다. 산소농도를 일정하게 유지할 수 있다.

2. 분비물 제거 방법

(1) 진한 가래에 대한 치료

1) 경구나 정맥을 통한 수액 공급이 가장 효과적이다.
2) 습기 공급 방법: 가습기 (humidifier), 연무기 (large volume ultrasonic nebulizer)
   ① 30-40% 정도의 상대습도를 공급하기 위한 방법: 코삽입관 (nasal cannula), 단순산소 마스크 (simple oxygen mask), 부분 재호흡 마스크 (partial rebreathing mask), nonrebreathing mask, bubble-diffuser humidifier
   ② 중등도 이상의 상대습도 공급 방법: 산소텐트 (oxygen tent), aerosol mask, aerosol T-piece
3) 거담제: 뮤코미스트액 (acetylcysteine)

(2) 물리적 객담 배출법 (Chest physiotherapy)

1) **두들기기** (percussion)**와 진동** (vibration)
   ① 에어로졸 분무, 기관지 확장제 분무한 후 시행하는 것이 좋다.
   ② 거즈나 얇은 수건을 덮고 1-5분간 시행하고, 진동은 체위 배담과 두들기기를 시행한 뒤 실시하면 효과적이다.
   ③ 적응증
      a. 신생아: 태변 흡인, 폐렴, 무기폐, 기관지폐이형성증, 장기간의 기계적 환기, 복부와 흉부 수술 후의 호흡 관리, 호흡곤란증후군
      b. 소아: 기관지확장증, 천식, 폐렴, 무기폐, 세기관지염, 복부와 흉부 수술 후, 신경학적 질환으로 기침이 억제된 경우
   ④ 금기증: 치료가 되지 않은 긴장성 기흉이 있는 환자, 혈액 응고기전에 이상이 있는 경우 (혈소판이 30,000 /mm^3 이하인 경우), 천식 또는 간질 지속상태, 두개강 내 수술환자, 골다공증, 장기간 스테로이드 투여 환자, 늑골 송양 환자, 식도문합술 시행 환자, 최근의 늑골 골절

2) **체위 배담** (postural drainage)

① 자세 (그림 5-11)

② 30-60분씩 하루 3-4번 시행, 식전이나 식후 1시간 후, 두들기기와 병용 시에는 2-5분이 적당

③ 금기증: 두개내압 증가 증상, 폐색전증, 늑골골절, 폐기종, 두부나 목부의 손상, 골다공증, 기관지 수축, 응고장애, 폐출혈, 흡인 위험이 있는 경우, 심부전으로 인한 폐부종, 대량의 흉막삼출, 흉통, 기관지 늑막누공, 불안정 부정맥, 협심증, 조절되지 않는 고혈압, 미숙아에서 무호흡이 있는 경우

3) **호흡 운동과 기침**

① 강제 호기술 (forced expiratory technique): Huffing

② 주기적인 적극적 호흡 (active cycle of breathing)

③ 자생적 배담 (autogenic drainage)

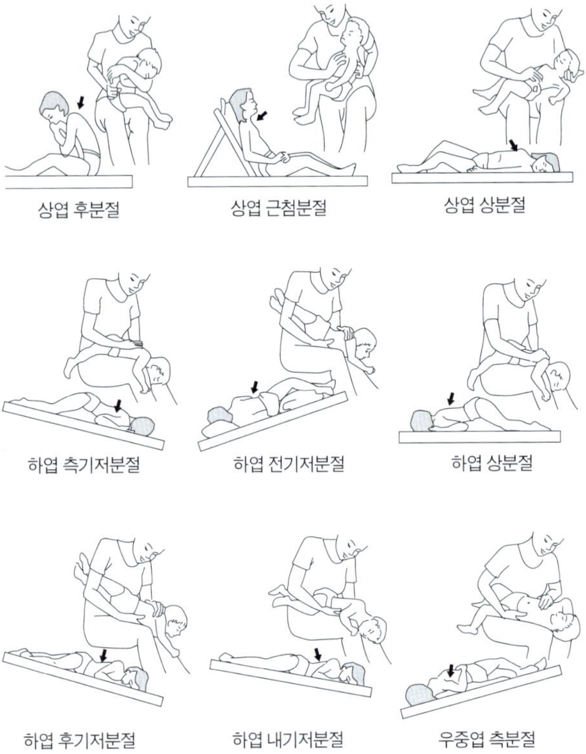

그림 5-11 객담의 누적 위치에 따른 체위 배담 자세

(3) 흡인 (Suction)

1) 카테터를 이용하여 음압으로 분비물을 체외로 배출시킨다.

2) **합병증**: 호흡기 저항의 증가, 물리적 손상, 저산소증, 심부정맥, 서맥, 혈압 상승, 저혈압, 호흡 정지, 심한 기침, 구역, 구토, 후두 경련, 기도경련, 동통, 감염, 두개내압 상승, 우발적 기관내관 발관, 기흉, 무기폐

3. 흡입 요법 (6장 참조)

Ⅶ. 선천 호흡기질환 (Congenital diseases of the respiratory tract)

선천 호흡기질환이 의심되는 경우

- 출생 후 호흡곤란, 천음, 구강 내 분비물이 많을 때
- 고무관이 비강 내에서 잘 안 들어갈 때
- 기도 유지가 안될 때
- 심부전, 청색증이나 숨쉬기 힘들어 하는 증세가 있을 때
- 같은 부위의 반복적인 폐렴, 객혈, 폐농양, 기흉이나 기관지확장증 등이 나타날 때
- 스테로이드에 반응하지 않는 천식

1. 후두기형 (Congenital anomalies of the larynx)

(1) 후두연화증 (Laryngomalacia)

1) 가장 흔한 선천 후두기형이며 후두천음이 발생하는 가장 중요한 원인
2) 증상: 천음 (흡기 시, 저음조, 울거나 보채거나 먹을 때, 누워있을 때, 감기 걸렸을 때 악화)이 전형적인 소견이다.
3) 진단
   ① 굴곡성 후두경 (flexible laryngoscopy)
   ② 호흡곤란이 심한 경우 경부 X선, 흉부 X선 검사를 시행한다.
   ③ 삼킴곤란 (dysphagia)이 있는 경우 식도조영술 (esophagogram)을 시행한다.
   ④ 15-60%에서 동반된 호흡기 기형이 있으므로 중등도 이상의 호흡곤란이 있는 경우 기관지경 검사를 시행한다.
4) 예후: 2세 전에 사라진다.

(2) 선천 성문하협착 (Congenital subglottic stenosis)

1) 두번째로 흔한 후두기형
2) 임상 양상
   ① 흡기 또는 호기-흡기 모두에서 천음이 일어난다.
   ② Croup이 반복되거나 치료에 잘 반응하지 않으면서 경과가 비전형적인 경우에 의심해야 한다.
3) 진단: 기관지경

(3) 성대마비 (Vocal cord paralysis)

1) 세번째로 흔한 후두기형
2) 임상 양상
   ① 고음조 (high pitch) 흡기성 천음
   ② 척수막류, Arnold-Chiari 기형, 수두증 등과 종종 연관되어 있다.
3) 진단: 굴곡성 후두경
4) 예후: 대부분 6-12개월에 좋아진다.

2. 기관 (Trachea) 및 기관지 (Bronchus) 기형

(1) 기관연화증 (Tracheomalacia)과 기관지연화증 (Bronchomalacia)

1) 정의: 기관과 주기관지의 연골연화증
2) 빈도
   ① 기관 기형의 가장 흔한 형태
   ② 영유아 시기에 지속적인 천명의 가장 흔한 원인
3) 이차성 기관연화증의 원인
   ① 이상무명동맥 (aberrant innominate artery)에 의한 압박: 가장 흔한 원인
   ② 혈관륜
   ③ 기관식도루
   ④ 종격동 종양의 압박
   ⑤ 결체조직이상에 의한 연골이상
   ⑥ 지속적인 기계환기요법
4) 임상 양상
   ① 천식과 비슷한 증상을 나타내지만 기관지확장제, 스테로이드에 반응 없다.
   ② 천식과 감별포인트
      a. 천명이 거칠고 저음조이며 단성적 (monophonic)이다.
      b. 특정 부위에서만 소리가 발생한다.
      c. 가슴사진에서 과팽창 소견이 보이지 않는다.
      d. 호기 시 보조근육을 사용하지 않으며 흉곽 함몰이 보이지 않는다.
5) 진단: 기관지경
6) 예후: 경과는 좋으며, 3세 전에 대부분 사라진다.

(2) 기관식도루 (Tracheoesophageal fistula) (15장 참조)

3. 폐기형

(1) 폐무발생증 (Pulmonary agenesis): 폐가 용골 (carina)을 포함하여 전혀 발생되지 않은 상태

(2) 폐무형성증 (Pulmonary aplasia): 용골이 존재하는 것이 폐무발생증과의 차이점

(3) 폐형성저하증 (Pulmonary hypoplasia)

1) 산모의 양수과소증을 유발할 수 있는 모든 상황이 원인 가능
2) 정상 폐발달의 이상으로 폐포수와 기도분지수 (airway generation)가 감소된 상태

(4) 낭성샘모양종양기형 (Cystic adenomatoid malformation)

1) 재태주령 6주 이전 시기의 기관지 발달 이상에 의한다.
2) 조직학적 분류
   ① I형 (50%): 한 개 또는 2 cm 이상의 여러 낭종, 예후는 좋다 (그림 5-12).
   ② II형 (40%): 작은 낭종으로 이루어진다. 다른 기형과 동반된 경우가 많고, 예후 불량
   ③ III형 (<10%): 조직 내 꽉찬 형태 (solid), 예후는 가장 불량하다.
3) 진단: 최근에는 산전 초음파 검사에서 진단
4) 치료: 증상이 있으면 바로 수술, 증상이 없어도 종양 발생 가능성이 있으므로 제거가 원칙

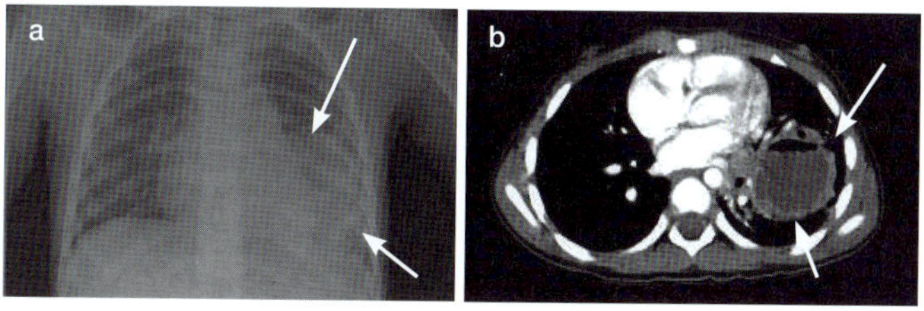

그림 5-12 낭성샘모양종양기형의 방사선 소견 (I형): (a) 흉부 X선 상 좌하엽에 종괴로 의심되는 둥근 모양의 경화소견이 관찰된다. (b) 흉부 HRCT 상 좌측폐 내에 거대한 낭성병변이 관찰된다.

(5) 폐분리증 (Pulmonary sequestration)

1) 기관지와 연결되지 않은 선천성 비기능성 폐조직
2) 내장쪽 흉막 안쪽 병변 (intrapulmonary type)과 내장쪽 흉막 바깥쪽 병변 (extrapulmonary type)으로 분류, 90%가 내장쪽 흉막 안쪽 병변이다.
3) 주로 대동맥을 통해 혈액을 공급받고, 내배엽성 (intralobar)은 폐정맥, 외배엽성 (extralobar)은 하대정맥으로 혈액을 내보낸다.
4) 증상
   ① 내장쪽 흉막 안쪽 병변: 잦은 감염이 나타나며, 연장아의 경우 객혈이 있을 수 있다.
   ② 내장쪽 흉막 바깥쪽 병변: 대개의 경우 무증상이거나 경미하다.
5)진단: 흉부 HRCT, MRI 및 도플러 초음파 검사 (그림5-13)
6) 치료: 수술

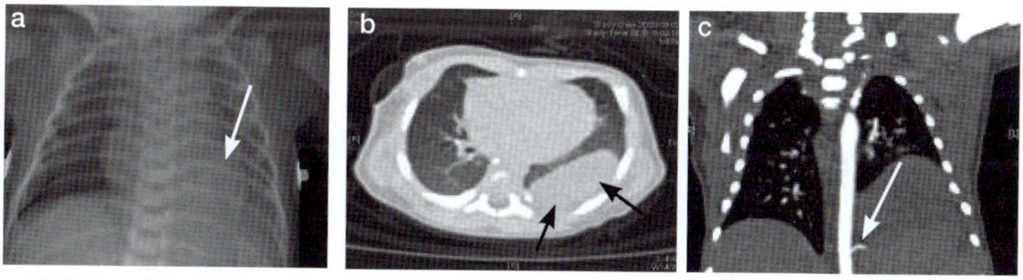

그림 5-13 폐분리증의 방사선 소견: (a) 흉부 X선 상 좌측 폐의 심장후방으로 폐혈관 음영이 소실되어 있고 음영 증가 소견을 보이고 있다. (b) 흉부 HRCT 상 좌하엽 부위에 종괴가 관찰되며, (c) 복부 대동맥에서 일어나 폐내종괴로 향하는 동맥이 관찰된다.

(6) 기관지낭 (Bronchogenic cyst)

1) 재태주령 16주 이전에 기관싹 (tracheal bud)의 발달 장애에 의해 발생한 낭종
2) 기관, 식도, 용골 근처 우측에 잘 발생한다.
3) 감염과 동반되어 잘 나타나고, 발열, 흉통과 가래 섞인 기침이 주요 증상이다.
4) 위치에 따라 기도압박, 식도압박 등이 나타날 수 있다.
5) 진단: 흉부 CT (낭포의 성격, 위치 등 병변을 관찰하는 가장 좋은 방법, 그림 5-14)
5) 치료: 수술적 제거

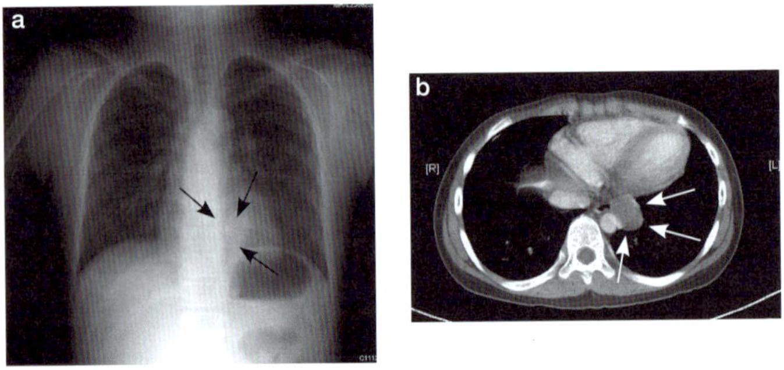

그림 5-14 기관지낭의 방사선 소견: (a) 흉부 X선 상 좌하엽부위에 종괴가 관찰된다. (b) 흉부 CT 상 후종격동 부위에 식도와 접하여 조영 증강되지 않는 종괴가 관찰된다.

(7) 선천대엽폐기종 (Congenital lobar emphysema)

1) 부분적인 폐쇄에 의해 발생하며, 영아기 초기에 심한 호흡곤란을 일으킬 수 있다.
2) 원인: 기관지 연골의 부족, 이상 혈관의 압박, 기관지 협착, 기관지 점액질 또는 기관지 꼬임 (kinking)에 의한 기관지 폐쇄 등
3) 대부분 신생아 시기에 증상이 발현되고, 6개월 이후 증상 발현은 드물게 나타난다.
4) 좌상엽에 가장 잘 발생
5) 진단 (그림 5-15)
   ① 흉부 X선: 방사선투과성 (radiolucent)의 폐엽과 종격이동 (mediastinal shift) 등이 종종 관찰된다.
   ② 흉부 HRCT: 해부학적 이상소견을 확인할 수 있다.
   ③ 환기 스캔: 환기가 일어나지 않는다.
6) 치료: 증상이 심하지 않은 경우 관찰하고, 증상의 심한 정도에 따라 수술 고려

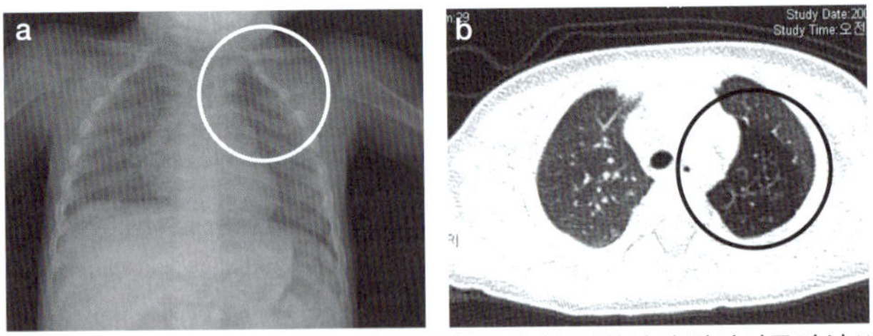

그림 5-15 선천대엽폐기종의 방사선 소견: (a) 흉부 X선 상 좌상엽에 방사선투과성 병변이 관찰된다. (b) 흉부 HRCT 상 좌상엽 후분절의 과팽창 소견이 관찰된다.

VIII. 호흡기 감염질환 (Infectious diseases of the respiratory tract)

1. 급성 비인두염 (Acute nasopharyngitis)

(1) 원인

Rhinovirus (가장 흔한 원인), respiratory syncytial virus (RSV), coronavirus 등

(2) 역학

1) 연중 발생할 수 있으나 원인 바이러스에 따라 호발 시기가 달라진다.
2) 유행시기
   ① Rhinovirus: 초가을 (8월-10월), 늦은 봄 (4월-5월)
   ② Parainfluenza virus: 늦가을
   ③ RSV와 influenza virus: 10월-4월

(3) 임상 증상

1) 잠복기: 1-3일
2) 대개 증상은 1주 정도 지속 (10% 정도에서는 2주까지 지속)
3) 콧물과 코막힘이 주증상이고 재채기가 동반되기도 한다.
4) 질병의 경과 중 콧물의 색이나 농도가 변할 수 있으며, 이것만으로 부비동염이나 세균 감염으로 판단할 수는 없다.
5) 합병증: 중이염, 부비동염, 인두후부 및 편도 주위 농양, 안와주위 연조직염, 알레르기 비염 또는 천식의 악화

(4) 감별 진단

1) 알레르기비염 (6장 참조)
2) 이물: 일측성, 부패한 냄새, 혈성 비분비물
3) 부비동염: 발열, 두통 혹은 안면부 통증, 안구주위 부종, 지속적인 비분비물이나 기침이 14일 이상 지속
4) 사슬알균증 (streptococcosis): 코의 피부가 벗겨질 정도의 비 분비물
5) 백일해 (pertussis): 지속적이고 심한 기침의 시작
6) 선천 매독: 생후 3개월경에 시작되는 지속적인 콧물

(5) 치료

1) **대증 요법**
   ① 안정과 충분한 영양 및 수분 공급
   ② 영아에게는 생리식염수를 비강 점적하여 분비물을 묽게 하거나 재채기를 유발시킨다.
2) **약물 치료**
   ① 발열과 통증
      a. Acetaminophen, ibuprofen, 또는 미지근한 물찜질
      b. Aspirin은 독감 또는 수두에 이환되었을 때 라이증후군의 위험이 있어 피한다.

② 코막힘: topical 혹은 oral adrenergic agents (decongestants)는 장기간 사용할 때 약물 비염 (rhinitis medicamentosa)이 발생할 수 있으므로 4-5일 이상 사용하지 않는다.
③ 콧물: 항히스타민제, topical anticholinergic agents
④ 기침
a. 기침 억제는 초기 감기 치료에서는 필요하지 않다.
b. 후비루로 인한 상기도 자극: 항히스타민제가 도움이 될 수 있다.
⑤ 항히스타민제는 점막 건조 및 섬모 운동 장애를 초래하여 오히려 2차 세균 감염의 위험성과 부비동염과 중이염의 발생 빈도를 높게 하기 때문에 급성 증상의 치료에 국한하여 사용

2. 인두염 (Pharyngitis)

편도염 (tonsillitis)과 인두편도염 (pharyngotonsillitis)을 포함한 인두의 감염질환

(1) 원인 (표 5-9)

1) 바이러스: adenovirus, coxsackievirus, echovirus, parainfluenza, influenza virus, EBV
2) 사슬알균: A군 β-용혈성 사슬알균 (group A β-hemolytic streptococcus)

표 5-9 나이에 따른 인두염의 임상양상

원인	나이		임상양상
	< 5세	≥ 5세	
Enterovirus	+++	++	인두의 수포성 또는 궤양성 병변, 손바닥과 발바닥의 수포성 병변; 여름에 가장 흔하다.
Adenovirus	+++	+++	결막염과 잘 동반한다.
HSV	++	+	구강의 앞쪽과 입술을 침범하는 병변, 고열
EBV	+	+++	삼출성 인두염, 간비비대, 경부림프절염
S. pyogenes	+	+++	가장 중요한 원인; 입천장의 점상출혈, 편도삼출, 압통을 동반한 경부림프절염, 성홍열 발진

HSV, Herpes simplex virus; EBV, Epstein-Barr virus

(2) 임상 증상

1) 바이러스 감염과 세균 인두염의 증상은 많은 부분에서 중복된다.
2) **사슬알균 인두염** (streptococcal pharyngitis)
① 경과가 빠르고, 뚜렷한 인후통, 발열이 있으며 보통 기침은 동반되지 않는다.
② 두통과 위장관 증상 (복통, 구토)을 동반하는 경우가 많다.
③ 인두는 노란색의 점상 출혈이 있는 삼출물 (exudate)로 덮여 있으며 전부 경부 림프절 비대와 압통을 호소하기도 한다.
④ 선행 감기 증상이 없이도 일어날 수 있는 점이 바이러스 감염과 차별된다.
3) **바이러스 인두염** (viral pharyngitis)
① 증상이 서서히 나타나며, 콧물, 기침, 설사가 주 증상이다.
② 바이러스 인두염을 시사하는 증상: 결막염, 코감기, 쉰 목소리, 기침

(3) 진단

1) 인두 배양검사
2) 사슬알균 항원 검출법
   ① 특이도가 높으므로 양성인 경우 배양검사는 불필요하며 치료를 시작한다.
   ② 배양검사보다 민감도가 떨어지므로, 음성인 경우 배양검사를 통해 확진한다.

(4) 치료

1) **바이러스 인두염**: 특별한 치료는 없으며, 대증 치료를 한다.
2) **사슬알균 인두염**
   ① 증상 발현 후 첫 9일 이내 치료하면 류마티스 열을 효과적으로 예방할 수 있다.
   ② Penicillin V: 소아의 경우 250 mg/dose, 청소년의 경우 500 mg/dose 하루 2회 또는 3회 10일간 경구 투여
   ③ Amoxicillin 750 mg/dose 하루 1회 10일간 복용하거나, 단기 코스로 amoxicillin 25 mg/kg/dose, 성인의 경우 500 mg/dose 하루 2회 6일간 복용
   ④ Benzathine penicillin을 60만 단위 ($\leq$27 kg), 또는 120만 단위 (>27 kg) 1회 근주하는 방법도 고려된다.
   ⑤ Penicillin 내성의 경우 erythromycin 사용 가능 (하루 40mg/kg을 2-4회로 나누어 10일간 경구 투여)
   ⑥ Azithromycin의 경우 하루 1회 복용하고 짧은 기간 복용하는 장점이 있으나, 비싸고 내성균에 대한 염려가 있다.
   ⑦ 인두배양 검사 결과와 상관없이 항생제 투여의 적응증
      a. 사슬알균 항원 검출 검사 결과 양성인 경우
      b. 임상적으로 성홍열로 진단된 경우
      c. 사슬알균 인두염으로 규명된 환자와의 가까운 접촉
      d. 급성 류마티스열의 과거력이 있는 경우
      e. 가족 내에 최근 급성 류마티스열 환자가 있었던 경우

(5) 합병증

1) 바이러스 인두염: 세균성 중이염
2) 사슬알균 인두염: 편도 주위 농양, 류마티스열, 급성 사구체신염

3. 편도와 아데노이드 (Tonsils and adenoids)

(1) 병리 및 임상 증상

1) 급성 감염: 가장 흔한 원인은 A군 β-용혈성 사슬알균이며, 연하 곤란, 구강 건조, 발열, 두통 등의 증상이 나타난다.
2) 만성 감염: β-lactamase-producing organism이 많으며, 구취, 만성 인후통, 이물감 등의 증상이 나타난다.
3) 기도폐쇄: 편도나 아데노이드의 비후로 폐쇄 수면 무호흡증 또는 상기도 저항증을 일으킨다.
4) 편도 종양: 일측성 편도의 급격한 크기 증가 시 의심

(2) 치료

1) 만성 감염일 경우 β-lactamase-producing organism이 흔한 원인이며 cephalosporin 또는 clindamycin을 투여한다.
2) 편도절제술: 종양 감별이 필요하거나 심한 수면 무호흡증 또는 폐쇄로 호흡 장애와 연하 장애가 동반된 경우
3) 아데노이드절제술: 만성 아데노이드 인두염, 내과적 치료에 반응하지 않는 만성부비동 감염, 반복되는 중이염, 기도폐쇄 증상

(3) 합병증

1) 급성 사구체신염, 류마티스 열: A군 β-용혈성 사슬알균 감염인 경우
2) 주위 조직의 감염: 편도 주위염, 후부인두 또는 인두 주위 농양
3) 아데노이드 얼굴: 장기간 지속된 기도폐쇄로 얼굴이 길어지고 턱이 뒤로 빠지는 모양
4) 절제술과 관련된 합병증: 출혈, 혀와 연구개의 부종, 탈수, 비인두와 구강인두의 협착

4. 중이염 (Otitis media)

(1) 분류

1) **임상적으로 중요한 중이염**
   ① 급성중이염 (acute otitis media, AOM): 화농성 (suppurative)
   ② 삼출성중이염 (otitis media with effusion, OME)
      a. 비화농성, 분비성중이염 (secretory otitis media)
      b. 삼출 분비물이 중이에 고이는 질환
2) **기간에 따른 분류**: 급성 (3주 이하), 아급성 (4주-3개월), 만성 (3개월 이상)

(2) 급성중이염의 원인

1) *S. pneumoniae* (40%), *H. influenzae* (25-30%), *M. catarrhalis* (10-15%), 기타 (5%): group A streptococcus, *S. aureus*, gram-negative organisms
2) 입원한 신생아와 어린 영아: *S. aureus*와 gram-negative organisms 감염이 가장 흔하다.

(3) 임상 증상

1) 이통, 이루, 보챔, 발열 (30-50%), 어지러움, 설사, 구토 등
2) 삼출성중이염: 종종 급성 증상 (이통, 발열)이 없어 진단이 늦어질 수 있다. 청력 감소로 인한 행동 장애, 어지러움, 이명 등이 나타날 수 있다.

(4) 진단 (그림 5-16)

1) 임상 증상과 특징적인 고막 소견으로 진단
2) 50%에서 증상이 없을 수 있기 때문에, 감기 증상과 열이 동반된 아이들에게 고막을 들여다보는 것이 중요하다.
3) **이경검사** (그림 5-17)
   ① 급성중이염: 초기 소견은 발적, 진행되면서 운동성은 감소하며, 밖으로 부풀어 오르고 불투명해지면서 고막의 윤곽을 잘 알 수 없게 된다.
   ② 삼출성중이염: 고막은 함몰되어 있고 운동성이 저하되어 있으며, 윤곽이 불분명하고 공기-액체층 (air-fluid level)이나 기포가 보이기도 한다 (삼출액 색깔: 흰색, 황색, 파란색, 간혹 혈성).

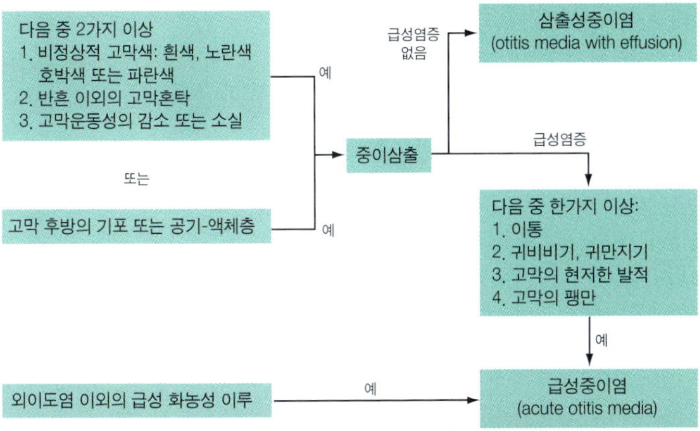

그림 5-16 급성중이염과 삼출성중이염의 감별 진단

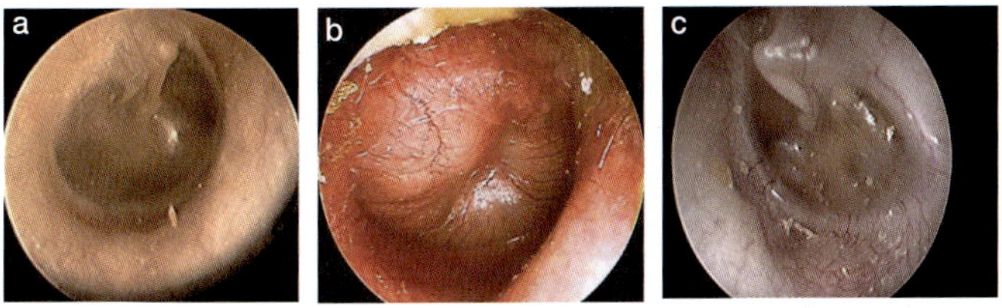

그림 5-17 중이염의 고막소견: (a) 정상, (b) 급성중이염으로 고막의 현저한 팽만과 발적이 관찰된다. (c) 삼출성중이염으로 고막 후방의 삼출 소견이 관찰된다.

(5) 치료

1) 급성중이염

① 급성중이염 환자의 항생제 치료 및 관찰의 기준 (표 5-10)

표 5-10 급성 중이염 환자의 항생제 치료 및 관찰의 기준 (AAP guideline, 2013)

나이	이루를 동반한 중이염❶	심한 증상❷을 동반한 중이염❶ (한쪽 또는 양쪽)	이루를 동반하지 않은 중이염❶	
			양쪽	한쪽
6개월-2세	항생제 치료	항생제 치료	항생제 치료	항생제 치료 또는 추가 관찰
2세 이상	항생제 치료	항생제 치료	항생제 치료 또는 추가 관찰	항생제 치료 또는 추가 관찰❸

❶ 다음 3가지를 모두 보이는 확실한 진단: (1) 48시간 이내의 급성 증상 발현, (2) 중이 삼출의 증거 (3) 다음 소견 중 하나 - a. 중등도 이상의 고막 팽만, b. 이통을 동반한 경도의 고막 팽만, c. 고막의 현저한 발적

❷ Toxic appearance를 보이는 환아, 48시간 이상 이통 지속, 48시간 이내 39도 이상의 고열, 또는 다음 방문이 불확실한 경우

❸ 48–72시간 이내 추적관찰 후 호전을 보이지 않으면 항생제 치료를 시작한다

② 항생제의 선택 (표 5-11)

표 5-11 진단 시, 추가 관찰 후, 또는 치료에 반응이 없는 경우의 항생제 선택 (AAP guideline, 2013)

진단 시 항생제 선택		48-72시간 관찰 후 호전이 없는 경우	
진단 시 또는 추가 관찰 후 항생제 선택	Penicillin allergy	1차 선택 약제	Penicillin allergy
Amoxicillin or Amoxicillin-clavulanate❶	Cefdinir, Cefuroxime, Cefpodoxime, Ceftriaxone (1 or 3 days)	Amoxicillin-clavulanate❶ 또는 Ceftriaxone (3 days)	Ceftriaxone (3 days), Clindamycin 두번째 치료에 반응이 없는 경우: Clindamycin + 3세대 cephalosporin, Tympanocentesis, Consult specialist

❶ 30일 이내에 amoxicillin 투여 받은 적이 있거나 otitis-conjunctivitis syndrome인 경우

❷ Cefdinir, cefuroxime, cefpodoxime, 그리고 ceftriaxone은 penicillin allergy 환자에서 cross-reactivity를 보일 가능성이 매우 낮다.

③ 항생제 용량: Amoxicillin (80-90 mg/kg/d), Amoxicillin-clavulanate (90 mg/kg/d of amoxicillin, with 6.4 mg/kg/d of clavulanate) Cefdinir (14 mg/kg/d) Cefuroxime (30 mg/kg/d), Cefpodoxime (10 mg/kg/d), Ceftriaxone (50 mg/kg/d), Clindamycin (30-40 mg/kg/d)

④ 치료 기간은 통상 10일 정도로 개별적 차이가 있다 (만 6세 이하는 10일 이상 추천).

⑤ 조절되지 않는 통증, 고열, 안면마비, 유양돌기염, 미로염, 중추신경계 감염 등이 발생하거나 면역저하 환자, 또는 원인균을 알기 위해 고막천자 또는 고막절개가 필요

⑥ 재발성 중이염은 6개월 이내 3회 혹은 1년 내에 4회 이상 발생한 경우로 위험인자의 존재나 면역결핍을 찾아보아야 한다.

2) **삼출성중이염**

① 대부분 3개월 이내 소실

② 3개월 이상 존재하면 청력검사를 시행하고 주변의 위험 인자를 제거한다.

③ 선택적으로 경구용 항생제를 투여하고 4-6주 간격으로 다시 관찰한다.

④ 세균성 상기도 감염, 청력 장애 등이 있으면 2-4주 항생제를 투여한다.

⑤ 6개월 이상 지속되면 고막절개를 하고 환기관을 삽입한다.

⑥ 환기관 삽입: 양측성 삼출액은 6-12개월, 일측성은 9-18개월 지속 시 시행

5. 부비동염 (Sinusitis)

(1) 분류와 원인

1) **급성 부비동염**: *S. pneumoniae* (30%), *H. influenzae* (20%), *M. catarrhalis* (20%)

2) **아급성 부비동염**

① 부비동염이 4-12주 정도 지속되는 경우

② 원인균주는 급성 부비동염과 동일하다.

3) **만성 부비동염**

① 부비동염이 12주 이상 지속되는 경우

② *H. influenzae*, α-hemolytic streptococci 및 혐기 세균

4) **재발성 부비동염**

(2) 진단

1) 병력청취, 진찰, 방사선 검사 및 검사실 소견을 근거하여 진단

2) 병력 및 진찰 소견

① 10일 이상 지속되는 화농성 비분비물과 기침 등의 상기도 감염 증상, 혹은 39℃ 이상의 고열과 3-4일 이상 화농성 콧물이 지속되는 경우 의심

② 부비동 압통, 비점막 발적, 화농성 콧물, 후비루와 안와부종 등

③ 투조 (transillumination): 액체저류 확인 가능하나, 소아에서는 시행하기 힘들다.

3) 방사선 검사

① 부비동 X선 (그림 5-18)

a. 점막비후, 완전혼탁, 공기-액체층 등의 소견

b. 증상이 모호하거나 진찰 소견이 확실치 않을 때 제한적으로 도움을 줄 수 있다.

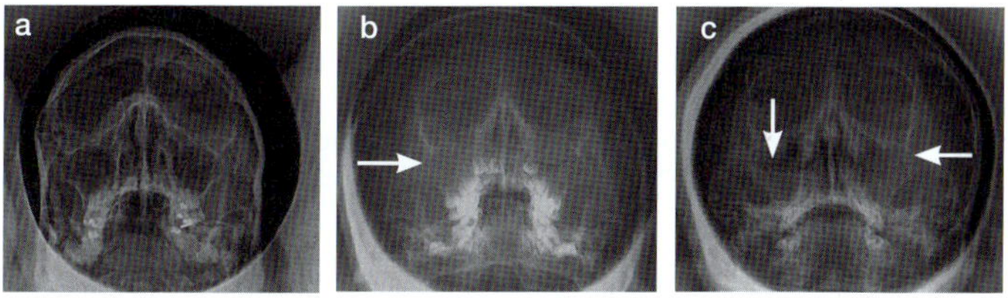

그림 5-18 **부비동염의 부비동 X선 소견: (a) 정상, (b) 부비동의 완전혼탁, (c) 우측 부비동은 공기-액체층, 좌측 부비동은 점막비후가 관찰된다.**

② 부비동 관상면 (coronal) CT: 치료에 반응없는 급성 부비동염, 재발성 만성 부비동염, 합병증이 의심되거나 수술이 고려 될 때 수술전 검사로 유용

4) 검사실 소견

① 비즙도말검사 (nasal cytology)

a. 특이도 40-90%, 민감도 67-80%로 제한적 도움을 준다.

b. 호중구가 없는 경우: 감염의 가능성이 떨어진다.

c. 호산구 5-10% 이상: 알레르기비염 또는 호산구성 비알레르기비염의 가능성을 시사한다.

② 비강내 배양검사: 원인균과 정상집락균의 판정이 어렵다.

③ 기타검사: 비강-부비동 조직검사, 부비동 천자, ESR, CRP

(3) 치료

1) 초기 항생제: amoxicillin (45 mg/kg/d 또는 90 mg/kg/d)

2) 항생제 내성균주의 보유 가능성이 많은 경우: amoxicillin-clavulanate (90 mg/kg/d of amoxicillin and 6.4 mg/kg/d of clavulanate)

① 최근 1-3개월 내에 항생제 치료를 받은 환자

② 집단 생활을 하는 경우

③ 2세 이하인 경우

④ 3일간의 1차약제 치료에 반응하지 않는 경우

3) Penicillin에 알레르기가 있는 경우: cefuroxime (30 mg/kg/d), cefpodoxime (10 mg/kg/d), cefdinir (14 mg/kg/d)을 경구 복용, 또는 ceftriaxone (50 mg/kg/d) 근주
4) 항생제 치료 기간: 증상이 소실되고 7일 더 치료한다.

6. 감염성 croup (Infectious croup)

(1) 정의: 다음 증상들이 나타나는 증후군

1) 목이 쉬는 등의 목소리 변화
2) 흡기 때의 거친 숨소리 (천음)
3) 개짖는 소리 같은 기침 (barking cough)
4) 호흡곤란 (흡기성), 흉벽의 함몰 (retraction)

(2) 원인

1) 바이러스: parainfluenza virus (75%), adenovirus, RSV, influenza virus
2) 세균: *H. influenzae, S. pyogenes, S. aureus, S. pneumoniae, M. catarhalis*

(3) 분류

1) **급성 후두기관기관지염** (acute laryngotracheobronchitis)
① Croup의 대표적인 형태이고 바이러스가 가장 흔한 원인
② 상기도폐쇄 증상이 뚜렷해지기 전 1-3일 동안 콧물, 인두염, 경한 기침, 미열 등의 상기도 감염증상이 선행하고 이후 barking cough, 쉰 목소리, 흡기성 천명이 특징적으로 나타난다.
③ 경부 X선 소견 상 성문하부 협착 (subglottic narrowing) 소견이 보인다 (그림 5-19).

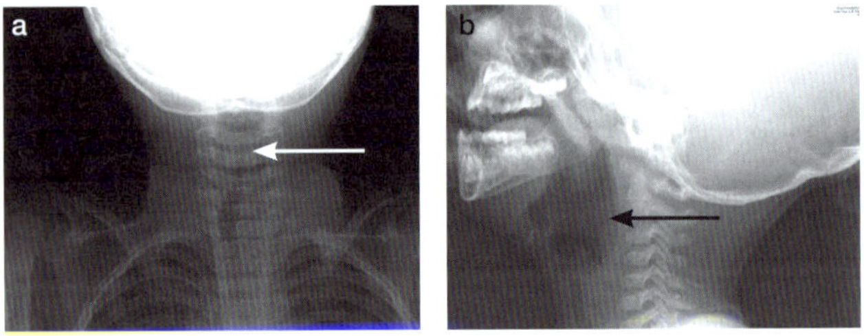

그림 5-19 Croup의 경부 X선 소견: (a) 연필의 끝부분처럼 좁아진 성문하부협착 (subglottic narrowing, steeple sign, 화살표) 소견이 관찰된다. (b) 팽창된 하인두 (distended hypopharynx, 화살표) 소견이 관찰된다.

2) **급성 감염성 후두염** (acute infectious laryngitis)
① 바이러스가 흔한 원인
② 인두통, 기침, 쉰 목소리를 동반한 상기도 감염 증상이 경하게 나타난다.
③ 영아를 제외하고는 호흡곤란증은 드물다.
3) **급성 연축성** croup (acute spasmodic croup)
① 대개 1-3세의 소아에 나타난다.
② 환자나 가족에서 바이러스 감염 혹은 발열의 병력이 없는 것을 제외하고는 croup과 임상 증상이 비슷하고 흔히 야간에 나타난다.

4) **급성 후두개염** (acute epiglottitis, supraglottitis)

① Croup의 가장 중한 형태

② 갑작스런 고열, 인후통, 호흡곤란으로 시작하여 빠르게 기도폐쇄로 진행한다.

③ Croup의 특징적인 barking cough는 잘 나타나지 않으며, 후두경에서 크게 부푼 붉은색의 후두개를 볼 수 있다.

④ 경부 측면 X선 소견: 'Thumb sign'(크게 부푼 후두개가 엄지손가락 모양으로 관찰됨)을 보인다.

⑤ 후두경이나 인두를 자극하는 진찰로 응급 상황이 발생할 수 있으므로, 기관 삽관이나 기관 절개의 준비가 되어 있는 장소에서 시행해야 한다.

(4) 치료

1) **기도 확보**

2) **진정제 사용 금지:** 불안해하는 행동과 표정이 기도폐쇄 정도를 판단할 때 중요하다.

3) **급성 연축성 croup과 증상이 경미한 바이러스 감염성 croup**

① 가정에서 차가운 증기를 쐬어준다.

② 항생제를 투여할 필요는 없으나 호흡곤란이 있으면 즉시 병원으로 간다.

4) **Nebulized L-epinephrine:** Epinephrine의 L-isomer로 중등도 이상 croup에 효과적

5) **스테로이드**

① 바이러스 croup에서는 입증된 치료방법이나, 세균성 급성 후두개염에서의 효과는 입증되어 있지 않다.

② Budesonide (Pulmicort®) 흡입치료

③ Dexamethasone (0.15-0.6 mg/kg) 투여 (IM 또는 IV), 또는 경구 스테로이드

6) **급성 후두개염의 치료**

① 내과적 응급이므로 빠른 기도 확보 (기관 내 삽관, 기도 절개)와 산소 공급 후

② 균배양검사 (혈액, 후두개)를 시행하고

③ Ceftriaxone, cefotaxime, 혹은 ampicillin-sulbactam을 즉시 IV 투여

④ 이후 균 배양검사 결과에 따른 항생제를 7-10일간 투여

7. 급성 기관지염 (Acute bronchitis)

(1) 임상 증상

1) 흔히 상기도 감염 뒤에 병발, 원인균으로 인한 상피세포의 손상, 혹은 과민반응으로 1-3주간 지속되는 심한 기침이 나타난다.

2) 초기에는 건성 기침이나 수일 후 객담이 생기고 객담은 점차 진하고 농성으로 변한다.

3) 질병의 경과는 2주 정도이며 3주 이상 지속되는 경우는 드물다.

4) 3주 이상 지속 시에는 2차 세균감염 또는 만성 질환이 잠복되어 있는지를 확인해야한다.

5) 흉부 X선 소견: 정상이거나 기관지 음영이 증가되어 있다.

(2) 치료

1) 항생제는 질병의 호전에 도움을 주지 못하며, 대증 요법으로 치료한다.

2) 가습이 증상 경감에 도움이 된다.

3) 기침 억제제는 증상은 경감시킬 수 있으나 분비물의 배출을 어렵게 만들 수 있다.

4) 항히스타민제는 분비물을 건조하게 만들어 배출을 어렵게 만들므로 주의를 요한다.

8. 급성 세기관지염 (Acute bronchiolitis)

(1) 원인균

1) RSV가 가장 흔한 원인: >50%
2) 기타: parainfluenza, adenovirus, mycoplasma

(2) 임상 증상

1) 재채기와 맑은 콧물과 같은 경한 상기도 감염 증상을 시작으로, 빠른 속도로 진행하여 호흡부전 증상을 보일 수 있다 (발작적인 천명성 기침, 호흡곤란, 불안정, 빈호흡).
2) 2개월 미만의 어린 영아나 미숙아로 태어난 경우 천명보다는 무호흡이 더 뚜렷하게 나타날 수 있다.
3) 심한 증상을 보이는 위험 요인: 기관지폐이형성증과 같은 폐질환, 면역결핍증, 선천성 심장병

(3) 위험요인

1) 남자아이
2) 모유수유를 하지 않은 경우
3) 사람이 많은 환경에서 사는 경우
4) 엄마의 연령이 젊은 경우
5) 엄마가 임신중 흡연한 경우

(4) 흉부 X선 소견

1) 폐의 과팽창과 측면 사진에서 흉곽 전후경의 증가
2) 폐쇄로 인한 2차적인 무기폐
3) 폐포의 염증에 의한 산재된 폐경화 (consolidation)

(5) 천식을 의심하게 하는 소견

1) 천식의 가족력
2) 반복되는 천명
3) 선행 감염이 없는 급작스런 발병
4) 말초혈액 호산구 수 증가
5) β_2 항진제에 대한 호전 반응

(6) 치료

1) **보존치료**
   ① 시원하고 습도를 높인 산소 공급
   ② 진정제는 호흡을 억제할 수 있으므로 사용하지 않는다.
   ③ 상체를 올리고 (30-40도) 목은 뒤로 젖힌 자세를 유지하는 것이 도움이 된다.
   ④ 경구 또는 정맥 내로 수액을 보충함으로써 빠른 호흡으로 인한 탈수를 막을 수 있다.
   ⑤ 빠른 호흡으로 인해 수유 시 기도 흡인의 위험이 있는 경우 금식한다.
2) **약물치료**
   ① 기관지확장제 (albuterol, salbutamol, epinephrine) 흡입
      a. 하기도폐쇄, 호흡곤란을 보이는 환자의 50% 정도가 효과적이다.
      b. 흡입치료 후 1시간까지 환자를 관찰한 후, 효과가 없는 경우 사용을 중단한다.

② 스테로이드

a. 흡입치료, 경구투여, 정맥주사로 사용되고 있으나 그 효과는 논란의 여지가 있다.

b. 스테로이드의 항염효과가 세기관지의 부종을 감소키기는 것으로 생각된다.

c. 만성폐질환이 있거나 반복성 천명이 있는 경우 효과적이다.

d. Prednisolone 1-2 mg/kg/d, PO 또는 dexamethasone 0.3 mg/kg/d, IV 또는 IM

③ Ribavirin (Virazole®) 흡입 치료: 면역저하자, RSV에 의한 중증의 세기관지염에서 도움이 될 수 있으나 치료 효과는 명확하지 않다.

④ 항생제: 세균감염이 동반된 경우 도움이 될 수 있다.

(7) 예방

1) 철저한 손씻기, 담배연기 노출 최소화, 호흡기 감염환자와의 접촉을 피하는 것이 중요

2) Palivizumab (Synagis®)

① RSV F단백에 대한 근육 주사용 단클론항체

② 기관지폐이형성증이 있는 24개월 이하의 미숙아, 중증의 선천성 심장병을 갖고 있는 24개월 이하의 영유아

③ 용량: 15 mg/kg/dose, 월 1회, 5회, 유행 시기 (9월-이듬해 3월)

9. 폐쇄성 세기관지염 (Bronchiolitis obliterans)

(1) 병태 생리

하부 기도상피의 손상 후 세기관지와 말초 기관지가 섬유조직으로 부분적 혹은 완전히 막히는 질환으로 소아에서는 감염 후 (postinfectious) 폐쇄성 세기관지염이 가장 흔하다.

(2) 증상

1) 초기에는 기침, 호흡곤란, 청색증을 보이며 뒤이어 짧은 회복기간을 보인다.

2) 점차 진행되어 호흡곤란, 기침, 객담과 천명이 심해진다.

(3) 진단

1) 흉부 X선: 비특이적, 미만성 간질성 침윤과 무기폐, 반점성 세망결절 (reticulonodular) 음영 등이 나타난다.

2) 흉부 HRCT: 기관지 벽의 비후, 공기 영역의 혼재, 소결절 등을 볼 수 있다.

3) 폐조직 검사: 말초 기관지 및 세기관지의 동심성 섬유화 및 폐쇄유발 육아조직으로 확진

(4) 치료

1) 흡입 또는 전신 스테로이드: 그 효과에 대하여는 아직 논란이 있다.

2) 병변이 국소적인 경우 침범된 폐분절을 절제할 수 있다.

10. 폐렴 (Pneumonia)

(1) 원인

1) **감염 폐렴** (표 5-12)

① 바이러스: RSV, influenza virus, parainfluenza virus, adenovirus, rhinovirus 등

② 세균: *S. pneumoniae, S. aureus, H. influenzae, K. pneumoniae, P. aeruginosa, M. catarrhalis, N. meningitidis* 등

③ 비정형균: *M. pneumoniae, C. pneumoniae, L. pneumophilia* 등

④ 기타: 진균, rickettsia, 원충 등

2) **비감염 폐렴:** 흡인, 알레르기, 약품, 방사선 손상, 제초제, 위식도역류

표 5-12 **급성 하기도 감염의 연령별 원인**

	<2주	2주-3개월	4개월-5세	6-18세
세균	++++	++	++	+
바이러스	++	++++	++++	++
마이코플라스마	−	−	+	++++
클라미디아	−	+++	−	−
주폐포자충 (pneumocystis)	−	++	−	−
결핵	−	−	+	+
진균	+	−	−	−

(2) 역학, 임상 및 검사 소견 (표 5-13)

표 5-13 **원인에 따른 역학, 임상 및 검사 소견**

	세균	바이러스	마이코플라스마
나이	모든 연령, 특히 영아	모든 연령	학동기 연령, 청소년기
체온	대부분 ≥39℃	대부분 <39℃	대부분 <39℃
발병 양상	급진적, 상기도 감염 후	점진적, 상기도 감염의 악화	점진적, 기침의 악화
가족내 전파	흔하지 않음	흔함, 동시에 나타남	흔함, 몇 주 후에 나타남
동반 증상	흔하지 않음: 뇌수막염, 중이염 관절염	흔함: 근육통, 결막염, 발진, 인후염, 방광염, 구강내 궤양, 설사	흔함: 두통, 인후통, 발진, 근육통, 결막염, 고막염
기침	가래 기침	마른 기침	심하고 오래가는 기침
흉막 통증	흔함	흔하지 않음	흔하지 않음
청진 소견	국한된 수포음, 타진상 탁음, 호흡음의 감소, 기관지 호흡음	양쪽 폐에서의 미만성의 수포음, 어린 영아에서 천명	한쪽 폐에서의 수포음
병색	진찰 소견 > 임상 증세	진찰 소견 ≤ 임상 증세	진찰 소견 < 임상 증세
초기 흉부 X선 소견	Hyperaeration±alveolar infiltrate in patchy or consolidated distribution of lobe or subsegment	Hyperaeration±interstitial infiltrate in diffuse or perihilar distribution	Alveolar-interstitial patchy infiltrate in single or contiguous lobes
병의 악화	대개 급진적	흔하지 않음	있을 수 있음
흉막액	흔함: 많고, 빠르게 심해짐	흔하지 않음: 대개는 적고, 심하지 않음	흔하지 않음: 대개는 적고, 심하지 않음
말초혈액 내 WBC/mm^3	대부분 >15,000 과립구 우세	대부분 < 15,000 림프구 우세	대부분 정상이거나 15,000 이하
CRP 증가	대부분	흔하지 않음	흔하지 않음
ESR 증가	대부분	대부분	대부분

1) **임상증상**

① 폐의 하엽 침범 시 복통, 상엽 침범 시 뇌수막염 없이 경부경직 (nuchal rigidity)이 나타날 수 있다.

② 폐의 과팽창으로 가로막이 아래쪽으로 치우치거나 심부전으로 간이 커질 수 있다.

③ 세균성 폐렴이 있는 어린 영아에서는 구토, 설사, 마비성 장폐색으로 인한 복부 팽만이 나타날 수 있다.

2) **진단**

① 흉부 X선

a. 간질성 (interstitial), 폐경화 (consolidation) 소견으로 나뉜다.

b. 폐경화 소견은 폐포성 (alveolar)과 기관지 (bronchogenic) 폐렴으로 나뉜다.

c. 세균성 폐렴: 주로 폐포성 폐렴으로 나타난다.

d. 바이러스성 폐렴: 대개 양측의 간질성 침윤과 기관지 주위의 미만성 침윤 등을 보인다.

② 말초 혈액 내 백혈구 수 (표 5-13)

③ 바이러스 하기도 감염의 검사실 검사

a. 기도 분비물에서 바이러스 유전체나 항원 검출

b. 기도 분비물 바이러스 배양

c. 기도 분비물 PCR

④ 세균성 폐렴의 확진

a. 혈액, 흉막액, 폐조직에서 세균 검출 (객담 배양검사는 어린 소아에서는 진단적 가치가 떨어진다.)

b. Antistreptolysin O (ASO) titer는 A군 사슬알균 폐렴을 진단하는데 유용하다.

(3) 치료

1) **세균성 폐렴**

① 입원을 요하지 않는 경한 환자

a. Amoxicillin (40-45 mg/kg/d) 사용

b. Penicillin-resistant pneumococci의 빈도가 높은 지역에서는 고용량의 amoxicillin (80-90 mg/kg/d) 사용

c. Cefuroxime axetil 또는 amoxicillin/clavulanate를 투여할 수 있다.

② 입원 환자: cefuroxime (150 mg/kg/d), cefotaxime, ceftriaxone, IV

③ 학동기 소아에서의 *M. pneumoniae* 혹은 *C. pneumoniae* 감염: macrolide 항생제

④ MRSA의 경우: vancomycin 또는 clindamycin

⑤ 폐렴 치료에 대한 반응

a. 합병증이 동반되지 않은 지역사회 획득 폐렴의 경우 항생제 치료 시작 후 48-96시간 이내에 임상적 증상의 호전을 보인다.

b. 흉부 X선 소견의 호전은 임상적 증상의 호전보다 늦게 나타난다.

c. 치료반응이 지연되는 경우 원인 규명을 위해 우선적으로 흉부 X선 검사를 재검한다.

2) **바이러스 폐렴**

① 항생제를 보류하고, 안정, 수액요법, 산소요법 등의 대증 요법을 실시

② 세균이 중복 감염된 경우가 있으므로 증상 악화 시 항생제를 바로 시작

3) **입원치료가 필요한 경우**

① 나이가 6개월 미만인 경우

② 폐렴이 여러 엽에 걸쳐 있는 경우

③ 면역저하자

④ 위독해 보이는 경우

⑤ 호흡곤란이 있는 경우

⑥ 산소 공급이 필요한 경우

⑦ 탈수 및 구토 증상이 있는 경우

⑧ 적절한 경구항생제 치료에 호전이 없는 경우

⑨ 부모가 의사의 지시를 잘 따르지 못하는 경우

(4) 합병증

1) 흉강 내 직접적인 감염의 전파 (흉막 삼출액, 농흉, 심막염), 균혈증

2) 부폐렴 삼출액 (parapneumonic effusion)과 농흉의 흔한 원인: *S. aureus, S. pneumoniae, S. pyogenes*

(5) 재발성 폐렴 (Recurrent pneumonia)

1) 정의: 3회 이상 또는 1년 동안 2회 이상 폐렴이 재발하는 경우 (발병 사이 흉부 X선 소견은 정상)를 말한다.

2) 기저 질환의 가능성을 고려해야 한다 (표 5-14).

표 5-14 **재발성 폐렴의 감별진단**

구분	감별질환
유전 질환	낭성섬유증, 낫적혈구빈혈
면역 질환	AIDS, Bruton's disease, 선택적 IgA 결핍증, 분류 불능형 면역부전증, 중증 복합 면역 결핍증, 만성육아종질환, 고IgE증후군, 백혈구 접합 물질 결핍증
섬모 질환	섬모운동장애
해부학적 질환	폐분리증, 선천대엽폐기종, 위식도역류, 기도이물, 기관식도루, 기관지확장증, 흡인

(6) 잘 호전되지 않는 폐렴 (Slow resolving pneumonia)

1) 예상보다 오랫동안 증상 또는 방사선학적 이상소견이 지속되는 경우

2) 고려해야할 사항

① 농흉과 같은 합병증

② 내성 균주

③ 바이러스 감염 또는 이물 또는 음식의 흡인과 같은 비세균성 원인

④ 기도 이물 또는 점액전 (mucus plug)과 같은 기도 내 병변으로 인한 기도폐쇄

⑤ 면역저하와 같은 기저질환

⑥ 기타 비감염성 원인 (폐쇄성 세기관지염, 과민성 폐렴, 호산구성 폐렴, 흡인, Wegener 육아종 등)

(7) 마이코플라스마 폐렴 (*M. pneumoniae* pneumonia)

1) Mycoplasma: 세균, 진균, 리케차와 달리 세포벽이 없고, 다형성이며, 바이러스와 달리 인공 배지에서도 자랄 수 있는 가장 작은 미생물체

2) 학동기 소아에서 가장 높은 발생 빈도를 보인다.

3) **증상 및 임상 특징** (그림 5-20)

① 심하고 오래 계속되는 기침과 38℃ 이상의 발열이 주증상이다.

② 감염 초기에 두통, 권태감, 발열, 콧물, 인후통이 발생하여 점차 목이 쉬고 기침을 하게 된다.

③ 대개 증상이 진찰 소견보다 심하다.

④ 방사선 소견은 비특이적이나 대개 간질 폐렴이나 기관지 폐렴으로 나타난다.

⑤ 주로 하엽에 많이 침범한다.

4) **폐 외 증상**

① 피부 병변: 홍반 구진상 발진, 다형홍반

② 신경계 병변: 뇌수막염, 뇌염, 소뇌 조화운동 불능, Bell 마비, Guillain-Barré 증후군

③ 혈액계 병변: 용혈빈혈

④ 기타 간염, 췌장염, 심근염, 심낭염, 관절염 등이 올 수 있다.

5) **진단**

① 혈청학적 검사

a. 냉응집소 검사와 *M. pneumoniae* 특이 항체 검사법이 있다.

b. 냉응집소 검사는 비특이적이므로 1:64 이상이거나 추적관찰시 4배 이상 증가를 보일 때 감염을 추정할 수 있다.

c. *M. pneumoniae* 특이 항체 검사법: 항체가가 1:160 이상이거나 추적관찰시 4배 이상 증가가 있을 때 진단할 수 있다.

② 배양검사: 특수 배지를 사용하고 1-3주의 소요시간이 걸려 임상적용은 어렵다.

6) **치료:** erythromycin, clarithromycin, azithromycin, roxithromycin

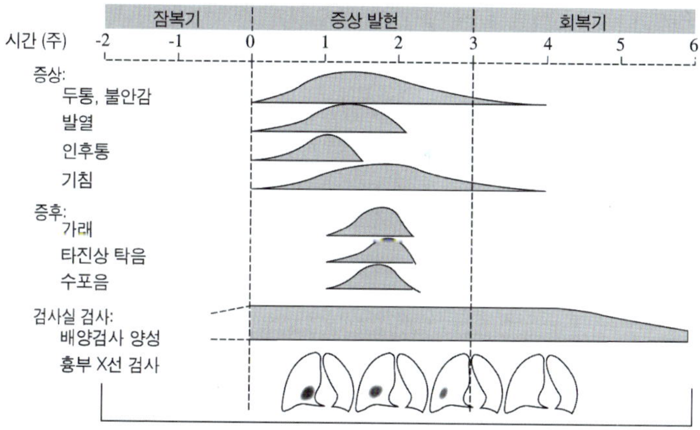

그림 5-20 마이코플라스마 폐렴의 임상 경과

IX. 호흡기 비감염질환 (Noninfectious diseases of the respiratory tract)

1. 코피 (Epistaxis)

(1) 원인

1) 코후빔, 이물질에 의한 손상이 가장 흔하다.
2) 건조한 공기, 염증 (상기도감염, 부비동염, 알레르기비염), 선천혈관이상, 혈소판 감소증, 혈액응고인자 결핍, 고혈압, 신부전, 코폴립 (nasal polyp), 연소형 비강 혈관 섬유종 (juvenile nasal angiofibroma)

(2) 출혈 부위: 주로 Kiesselbach plexus 또는 비갑개 (turbinate) 전방의 점막

(3) 치료

1) 대부분의 코피는 수분 내 저절로 멈춘다.
2) 코양측을 누르고 안정, 앉은 자세로 머리를 앞으로 숙임, 냉습포가 도움이 된다.
3) 혈관 수축제인 oxymetazolin을 국소적으로 사용한다.
4) 출혈 지속시에는 코메우기 (nasal packing) 혹은 소작 (cauterization)을 시도한다.
5) 원인질환의 치료

2. 흡인폐렴 (Aspiration pneumonia)

(1) 원인

1) 위산은 화학적 폐손상을 일으키는 중요한 물질
2) 위험인자: 기관식도루, 십이지장 폐쇄, 쇠약한 아이, 의식장애아, 신생아, 미숙아

(2) 증상

1) 흡인 후 1-2시간 사이에 대부분 증상 발현
2) 발열, 기침, 빈호흡, 무호흡, 청색증

(3) 진단: 흉부 X선, 식도 조영술, 방사선 핵종 우유 주사법 (radionuclide milk scanning)

(4) 치료

1) 기관 내 삽관 후 내용물 흡인, 산소투여, 흡인 재발을 방지
2) 예방적 항생제, 부신 피질 호르몬제

(5) 예방

1) 튜브 영양을 하는 경우 위가 과팽창되지 않도록 주의한다.
2) 수유 후 우측으로 눕힌다.
3) 수유 후 상체를 올려준다.

3. 기도이물 (Foreign body in the respiratory tract) (1장 참조)

4. 무기폐 (Atelectasis)

(1) 원인

1) 외부압박 (종양, 기흉 등)
2) 기관지 내 폐쇄 (폐, 기관지 염증 등의 점액, 삼출액으로 기도폐쇄, 이물)
3) 호흡기계 마비와 호흡 운동 장애 (뇌성 마비, 회색질 척수염, 가로막 신경마비 등)

(2) 증상

1) 범위가 좁을 때는 무증상
2) 갑자기 넓은 부위에서 발생 시 호흡곤란, 얕고 빠른 호흡, 빈맥, 기침, 청색증 등

(3) 치료

1) 원인 질환 치료
2) 호흡 물리 요법 (두들기기, 기침, 깊은 호흡, 빈번한 체위변동)
3) 기관지경: 이물이나 점액전 (mucus plug) 제거, 양측성 무기폐 수주 이상 지속 시

5. 폐기종 (Emphysema)

(1) 원인

1) **국소성**: 기도 이물, 천식, 만성기관지염, 기관지 결핵 또는 종양 등
2) **일측성 과투명 폐 (unilateral hyperlucent lung)**: 폐쇄성 세기관지염, adenovirus 감염 후의 간질 폐렴, ARDS, 선천성 심장병
3) **선천대엽폐기종** (congenital lobar emphysema) (p228 참조): 기관지 연골의 선천적 결여, 비정상 혈관에 의한 외부압박, 기관지 협착, 과다한 기관지 내 점액에 의한 기관지 폐쇄 등

(2) 증상 및 진단

1) 호기성 호흡곤란, 빈호흡, 호흡운동의 감소, 호흡 보조 근육 사용
2) 흡기성 천음은 없으며, 심한 경우 청색증이 나타난다.
3) 타진상 공명 과다, 호흡음은 약하고 호기가 길어진다.
4) 흉부 X선: 흉부의 전후 지름 증가, 늑간 확대, 일측성인 경우 종격의 이동 (정상 폐쪽으로 밀림), 폐혈관 음영이 감소하고 가로막은 낮아지고 편평화된다.

(3) 치료

1) 원인 치료
2) 증상이 있는 경우: 호흡 물리 요법 및 분무식 기관지 확장제 투여

6. 기관지확장증 (Bronchiectasis)

(1) 원인

낭성섬유증 (cystic fibrosis), 기도 이물, 기관지폐 림프절 비대, 반복적이고 만성적인 폐렴이나 기관지염, 백일해, 홍역, 종양, 폐농양, 낭종, 천식, 면역결핍증, HIV 감염, 섬모운동장애 (immotile cilia syndrome), 위식도 역류로 만성적 흡인, 선천성 심장병

(2) 흔히 침범되는 부위

우중엽, 우하엽의 basal segment, 좌상엽의 lingular segment

(3) 임상 증상

기침, 점액성 농성 가래, 객혈, 반복되는 하기도 감염. 식욕부진, 체중증가 불량

(4) 진단

1) 흉부 X선: 비특이적, 현저한 선상 선조 (marked linear streaking), 무기폐
2) 흉부 HRCT (그림 5-21)
  ① 원주형(cylindrical): 기찻길 모양(tram lines), 반지모양(signet ring sign)
  ② 정맥류(varicose): 염주모양(beaded contour)
  ③ 낭성(cystic): 선상(strings), 균형(cluster)

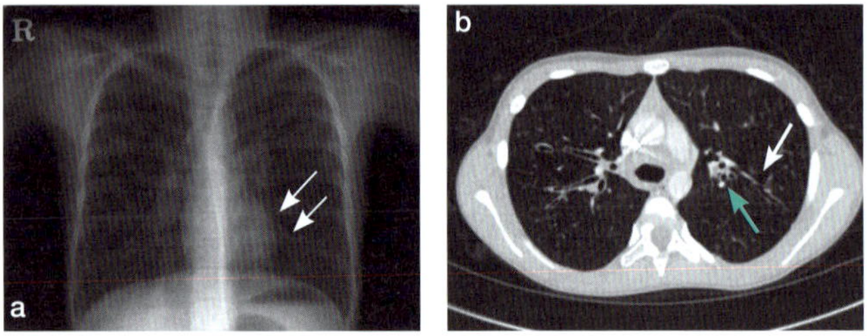

그림 5-21 기관지확장증의 방사선 소견: (a) 흉부 X선 상 현저한 선상 선조 (marked linear streaking)가 관찰된다. (b) 흉부 HRCT 상 기찻길 모양 (tram lines, 흰색 화살표)와 반지모양 (signet ring sign, 파란 화살표)이 관찰된다.

(5) 치료

1) 호흡기 감염 원인 제거: 체위 배담
2) 항생제: 급성 악화기에 사용, 지속적인 사용은 지양
3) 폐분절 또는 대엽 절제술: 충분한 내과적 치료에도 국소적 병변이 심한 경우

7. 호흡부전 (1장 참조)

8. 급성호흡곤란증후군 (1장 참조)

9. 호흡기 방어 기전의 이상으로 발생하는 질환

(1) 섬모운동장애 (Immotile cilia syndrome, primary ciliary dyskinesia)

1) **발생 빈도:** 2만 명 중 1명
2) **증상:** 기관지확장증, 재발성 부비동염, 내장자리바뀜증 (situs inversus, 50%에서 동반), 정자 운동 장애
3) **진단:** 비강 또는 기관지 점막의 전자 현미경 조직검사로 섬모 내 9+2 구조 이상을 확진한다 (조직의 채취는 감염 후 적어도 2주 후에 시행할 것).

4) **치료**: 누적된 가래 배출, 간헐적 또는 장기적 항생제 투여, 내과적 치료에 반응하지 않는 부비동염, 중이염, 폐렴은 수술 고려

(2) 낭성섬유증 (Cystic fibrosis)

1) **원인**: 염색체 7번의 장완에 존재하는 낭성섬유증 막내외의 전도 조절 유전자 (cystic fibrosis transmembrane conductance regulator gene, *CFTR*)의 변이에 의해 점막 상피를 통한 염소이온과 수분 이동의 장애로 발생한다.
2) **발생 빈도**: 백인은 1,600명 중 1명, 우리나라에서는 최근에 증례가 보고된 바 있다.
3) **증상**: 기관지 재발성 감염, 기관지확장증, 폐섬유화, 지방변, 비타민 결핍증, 저조한 체중증가, 성장장애, 출생 24시간 이내에 태변창자막힘증 (meconium ileus)
4) **진단**: 발한검사, 유전자 검사
5) **치료**: 감염의 예방 및 치료, 호흡물리요법, 거담제, 동물췌장 추출물, 영양공급, 폐이식, 유전자 치료 (시도)
6) **예후**: 평균수명 29세, 사망원인은 반복 호흡기 감염에 의한 호흡부전

10. 호흡조절과 연관된 질환

(1) 무호흡 (Apnea)

1) **정의**
   ① 해당 연령 정상인에서의 호흡 시간의 3표준편차 이상 호흡 휴지기 (respiratory pause)가 있는 경우
   ② 임상적으로는 20초 이상 호흡 휴지기가 있는 경우 또는 심혈관계 및 신경 생리학적 이상을 동반하는 경우
2) **발생**: 신생아기에 흔함. 빈도와 심한 정도는 재태 기간과 반비례
3) **종류**
   ① 중추 무호흡: 중추신경계 관련, 기류가 멈추고 호흡 동작 소실
   ② 폐쇄 무호흡: 기도폐쇄 관련, 기류는 멈추고 호흡 동작 지속
   ③ 혼합형
4) **치료**: 기저질환 치료

(2) 폐쇄성 수면 무호흡 증후군 (Obstructive sleep apnea syndrome, OSAS)

1) 수면 중 지속적-부분적인 (prolonged partial) 또는 간헐적-완전한 (intermittent complete) 상기도폐쇄에 의한 호흡장애
2) 빈도 및 호발 연령
   ① 코골이는 소아의 8-10%, OSAS는 약 1%
   ② 2-5세에 호발하며 가족력이 흔하다.
3) 증상: 코골이, 수면 중 호흡곤란, 호흡정지, 아데노이드 편도 비대, 잦은 상기도 감염이나 중이염 병력, 발음 장애, 구강 호흡, 코맹맹이 소리
4) 진단: 특징적인 수면 증상, 수면다원검사 (polysomnography)
5) 치료: 아데노이드 또는 편도 절제술, CPAP, bilevel positive airway pressure (BiPAP), 기관절개술

X. 흉막질환 (Diseases of the pleura)

1. 흉막염 (Pleurisy)

(1) 건성 흉막염 (Dry or plastic pleurisy)

1) **원인**: 급성 세균성 폐렴, 급성 상기도염, 결핵, 결체 조직 질환 (류마티스 열 등)

2) **증상**
   ① 병변은 흔히 내장쪽 흉막 (visceral pleura)에 국한되고 소량의 노란 장액과 흉막유착을 보인다.
   ② 보통 원발질환의 증상만 나타나는 경우가 많다.
   ③ 통증: 심호흡이나 기침으로 악화되고, 어깨나 등으로 번지는 방사통

3) **진단**
   ① 청진 시 마찰음 (friction rub)으로 의심할 수 있고, 흉부 X선 소견으로 진단한다.
   ② 감별진단: 유행흉막통 (epidemic pleurodynia), 외상 (늑골 골절), 대상포진, 말초 신경 질환, 담낭 질환 등과 감별

4) **치료**: 원인 질환 치료, 통증 조절 (진통제)

(2) 혈장섬유성 흉막염 (Serofibrinous pleurisy)

1) **원인**: 폐감염 (결핵 등), 복부와 종격의 염증질환, 결체조직질환 (전신 홍반 루푸스, 류마티스 열 등), 폐 혹은 흉막 및 종격동의 종양

2) **증상**
   ① 초기는 건성 흉막염과 유사하다
   ② 흉막액이 많아지면 통증은 소실된다.
   ③ 대량의 흉막액이 차면, 기침, 호흡곤란, 빠른호흡, 기좌호흡 (orthopnea) 등의 증상이 나타난다.

3) **진단**
   ① 흉부 X선: 늑골 가로막각 (costophrenic angle), 심장 가로막각 (cardiophrenic angle)의 둔화, 체위변동으로 흉막액의 변위 (shift) (그림 5-22)

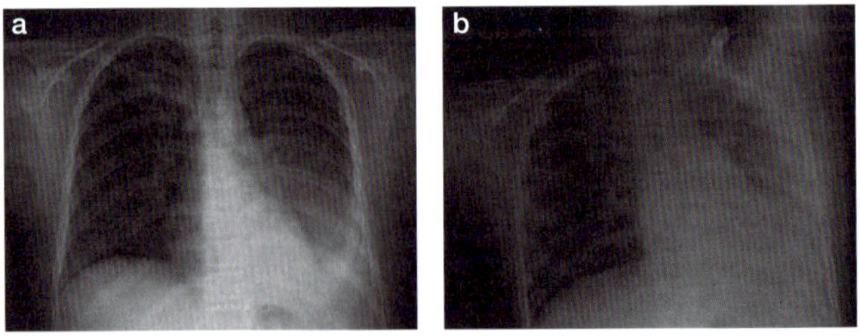

그림 5-22 흉막액의 흉부 X선 소견: (a) 후전면 흉부 X선 상 좌하엽의 혼탁 및 늑골 가로막각의 둔화가 관찰된다. (b) 측와위 흉부 X선 상 체위변동으로 인한 흉막액의 변위가 일어난 것을 볼 수 있다.

② 흉부 초음파 검사: 흉강 삼출액과 흉막 유착의 정도, 천자 및 배액 부위 결정
③ 흉강천자 (p220 참조): 흉막액의 감별 (표 5-5)

4) **치료**

① 원인질환 치료
② 다량의 흉막액은 흉강천자로 약 1 L 정도까지 배출 가능: 너무 빠른 배출은 폐가 재확장되면서 폐부종 가능하므로 주의
③ 적응증이 되는 경우 흉강삽관술

(3) 농흉 (Empyema)

1) **원인**

폐렴 (가장 흔함), 폐농양 파열, 외상, 흉부 수술, 종격동염 (mediastinitis), 복부 농양, 종양

2) **증상**

폐렴 증상, 발열, 호흡곤란, 통증

3) **진단**

① 흉부 X선: 액의 변위가 없으면 소방을 형성한 (loculated) 농흉을 의미
② 흉강천자: 배양, 그램염색, 흉막액의 감별 (표 5-5)
③ 혈액배양, 백혈구 증가, ESR 상승

4) **치료**

① 폐쇄 흉강 삽관술 (thoracostomy): 소량의 분비물이 나와도 1주일 정도 유지한다.
② 항생제: 의심균과 감수성에 따라 결정한다.

2. 기흉 (Pneumothorax)

(1) 원인

1) 원발성 기흉: 신생아, 마르고 키가 큰 청소년 남자에서 잘 발생한다.
2) 이차성 기흉: 폐렴, 폐농양, 괴저, 경색, 낭 (cyst)의 파열, 천식, 기도 이물, 기관절개술, 쇄골하 정맥 유치, 흉강천자, 기관지경 생검, 침술

(2) 증상

1) 흉통, 빈호흡, 빈맥, 불안감, 호흡곤란, 청색증
2) 진찰상 호흡음과 음성전달 그리고 흉곽운동의 감소, 타진상 공명음 소견을 보인다.
3) 피하기종 (subcutaneous emphysema)이 경부, 복벽, 회음부 등에 발생할 수 있다.

(3) 진단

① 흉부 X선: 수축된 폐와 폐 외 공기 확인 (그림 5-23)
② 감별진단: 폐기종, 광범위한 기종성 수포 (emphysematous bleb), 큰 폐공동 및 낭종형성 질환, 반대쪽 무기폐로 인한 보상적인 폐팽창, 가로막 탈장, 위장의 가스 팽만 등

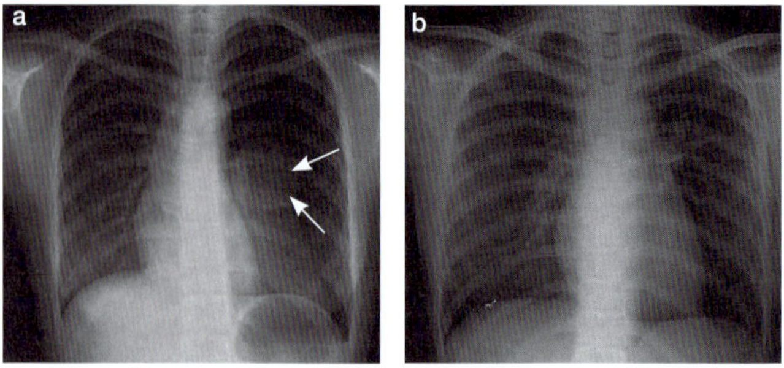

그림 5-23 기흉의 흉부 X선 소견: (a) 좌측폐가 허탈 (collapse)되어 있다. (b) 흉관 삽관 후 좌측폐가 회복되어 있다.

(4) 치료

1) 기흉의 크기, 동반된 증상, 호흡기와 관련된 기저질환 유무에 따라 치료방법을 결정한다.
2) 소량 (< 20%): 자연 흡수, 흡수 속도는 흉막강 공기의 1.25%/d, 산소 투여 시 흡수속도가 증가한다.
3) 100% 산소 투여 (nonrebreathing mask, 15 L/m), 진통제
4) **바늘흡인 (needle aspiration)의 적응증**
   ① 기흉의 크기가 한쪽폐의 25% 이상일 때
   ② 심한 호흡곤란
   ③ 저산소증
   ④ 심한 통증
5) **바늘 흡인 방법**
   ① 바늘 삽입 위치를 결정한다 (그림 5-24 a).
      a. 2번째 갈비사이공간, 3번째 갈비뼈의 바로 위부분
      b. 쇄골의 정중앙과 2번째 갈비사이 공간의 연결부위
      c. 가슴뼈와 최소 2 cm의 거리가 있는 곳
   ② 알코올 솜으로 피부를 소독한다.
   ③ 시간적 여유가 있는 경우 관이 지나가는 피부와 피부밑조직을 1% lidocaine과 같은 약물로 마취한다.
   ④ 14G 또는 18G 카테터를 미리 정한 위치에 갈비뼈의 바로 윗부분을 지나도록 직각으로 찔러 넣는다 (그림 5-24 b).
   ⑤ 올바른 위치로 바늘삽입 여부 확인은 바늘 구멍을 통한 바람 소리 또는 느낌으로 확인할 수 있다.
   ⑥ 카테터를 위치시키고 바늘을 제거한다.
   ⑦ 위치한 카테터가 빠지지 않도록 반창고를 붙여둔다 (그림 5-24 c).
   ⑧ 3-way 콕마개를 연결하고 큰 주사기를 이용하여 공기를 흡인한다.
   ⑨ 공기 흡인이 4 L 이상 지속되는 경우는 공기누출이 지속되는 경우이므로 폐쇄 흉강 삽관술을 고려한다.

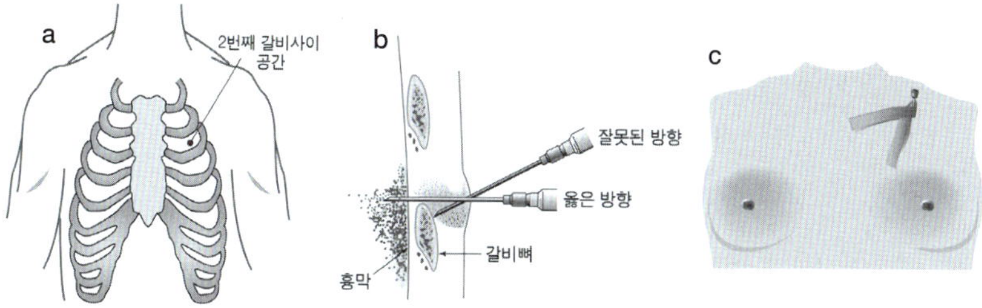

그림 5-24 기흉 시 바늘흡인 방법: (a) 바늘삽입위치는 2번째 갈비사이 공간과 쇄골의 정중앙 부분을 연결한 선이 만나는 곳이며, (b) 바늘은 갈비뼈의 바로 윗부분을 지나도록 직각으로 찔러 넣는다. (c) 그림과 같이 카테터가 빠지지 않도록 반창고로 고정한다.

6) **폐쇄 흉강 삽관술** (thoracostomy)
   ① 적응증: 기흉, 혈흉, 혈기흉, 재발성 흉막액, 농흉, 유미흉
   ② 합병증: 피하 지방에 흉관이 삽입되는 경우, 갈비사이 혈관 손상으로 인한 출혈, 갈비사이 신경손상, 감염, 폐열상, 가로막 손상, 간손상 등

3. 유미흉 (Chylothorax)

(1) 원인

1) 수술 합병증 (50%), 흉부 외상, 흉곽 내 종양 등이 흔한 원인이다.
2) 신생아 시기: 분만 시 급격한 정맥압 상승으로 인한 가슴관 손상이 원인이 될 수 있다.

(2) 임상 양상

1) 흉막액의 물리적 효과에 의한 증상 (호흡곤란, 저혈압, 저산소증)이 있을 수 있다.
2) 신생아 시기: 생 후 첫날 호흡곤란 증상이 나타난다 (50%).

(3) 진단

1) 흉강천자 (p220 참조, 표 5-5)
   ① 우유빛 체액 (지방, 단백, 림프구 등을 포함)
   ② 흉막액 성분
      a. 중성지방 > 110 mg/dL
      b. 중성지방비율 (흉막액/혈청): > 1.0
      c. 콜레스테롤비율 (흉막액/혈청): < 1.0
2) 흉부 X선: 흉막 삼출 소견을 보인다.

(4) 치료: 신생아 유미흉의 50%는 자연치유된다.

1) 내과적치료: 저지방 또는 medium-chain triglyceride (MCT) 식이, 고단백 식이, 총정맥영양
2) 외과적치료: 흉관결찰 또는 가슴배지름술 (pleuroperitoneal shunt)
3) 기타: 기계환기 (PCV + PEEP), talc pleurodesis, OK-432 (Picibanil®) pleurodesis, subcutaneous octreotide

6장

알레르기질환

I. 알레르기질환의 기전
(Mechanism of allergic diseases)

1. 과민반응 (Hypersensitivity reaction)

(1) 분류

1) 감염에 대한 면역반응이 아닌, 본래 해가 되지 않는 항원에 대한 해로운 면역반응으로 4가지로 분류한다 (표 6-1).
2) 천식, 알레르기비염, 알레르기결막염, 아토피피부염, 식품알레르기 등과 같은 알레르기 질환들은 대부분 제 I 형 과민반응에 속한다.

표 6-1 과민반응의 분류

	제 I 형	제 II 형		제III형	제IV형		
형태	즉시형	항체 매개형		면역 복합체형	지연형, 세포 매개형		
면역 반응체	IgE	IgG		IgG	Th1 세포	Th2 세포	독성 T세포
항원	수용성 항원	세포 또는 조직 관련 항원	세포 표면 수용체	수용성 항원	수용성 항원	수용성 항원	세포 관련 항원
작동기전	비만 세포 활성화	보체, FcR+ 세포 (식세포, NK 세포	항체	보체, 식세포	대식세포 활성화	IgE 생산, 호산구활성화, 비만세포증	세포 독성
	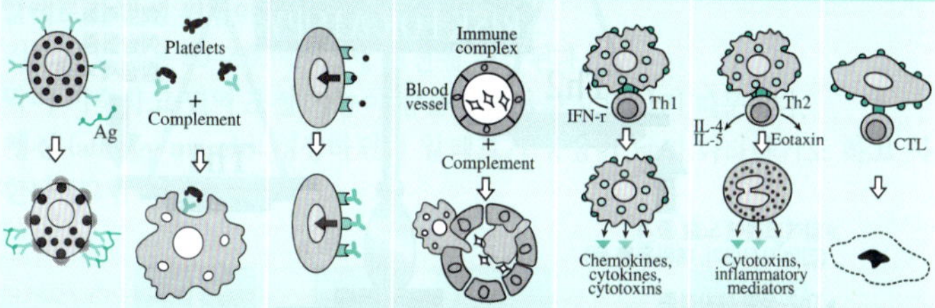						
대표적인 질환	천식, 알레르기 비염, 아토피 피부염, 두드러기, 아나필락시스	일부 약물 알레르기 (페니실린)	만성 두드러기 (FCεR1α에 대한 항체)	혈청병, 사구체신염, 혈관염, 과민성 폐렴, 전신홍반루푸스	접촉성 피부염, 결핵반응	만성 천식, 만성 알레르기비염	이식거부

3. 천식 진단의 고려사항 및 감별진단

(1) 5세 미만의 소아

1) **소아 천명의 분류**

① 일과성 조기천명 (transient early wheezing): 영유아기에 천명을 보이다가 3세 이전에 호전되는 경우로 호흡기의 해부학적 문제, 미숙아 또는 부모의 흡연과 관련이 있을 수 있다.

② 지속성 조기발병 천명 (persistent early-onset wheezing) 또는 비아토피 천명 (non-atopic wheezing): 3세 이전에 천명이 발생하여 3세 이후까지 지속되는 경우로 아토피 없이 바이러스 호흡기 감염과 연관되어 발생한다.

③ 지발형 천명/천식 (late-onset wheezing/asthma) 또는 아토피 천명/천식 (atopic wheezing/asthma): 3세 이후에 천명이 발생하는 경우로 성인기까지 지속되기도 하며, 아토피 성향과 천식의 특징적인 기도 병리를 가진다.

2) **영유아 천식의 진단**: 천식예측지수 (asthma predictive index, API)를 이용 (표 6-9)

표 6-9 **천식예측지수**

지난 12개월 동안 하루 이상 지속되거나 수면에 방해되는 천명이 4회 이상인 경우, 주증상 중 한가지 또는 부증상 중 두가지 이상에 해당되면 천식으로 진단	
주증상	1. 부모의 천식 진단 병력 2. 본인의 아토피피부염 진단 병력 3. 흡입 알레르겐에 대한 감작
부증상	1. 본인의 알레르기비염 진단 병력 2. 식품 알레르겐에 대한 감작 3. 말초혈액 호산구수≥4% 4. 감기와 무관한 천명

3) **감별진단**: 성장장애 (failure to thrive), 구토와 연관된 증상, 심장혈관계 징후가 나타나는 경우에는 다른 질병을 감별해야 한다 (표 6-10).

표 6-10 **반복되는 천명의 다른 원인들**

구분	원인 질환
5세 미만	만성 비부비동염, 위식도역류, 재발성 바이러스 하기도 감염, 결핵, 낭성섬유증 (cystic fibrosis), 기관지폐이형성증, 기도 협착을 동반하는 선천성 기형, 기도이물, 섬모운동장애 (immotile cilia syndrome), 면역결핍, 선천성 심장병
5세 이상	과호흡증후군, 기도이물, 성대이상 (vocal cord dysfunction), 만성 폐쇄성 폐질환 등의 만성 폐질환, 심부전

(2) 5세 이상의 소아

진단적 검사를 시행할 수 있으며 연령에 따라 다른 질환을 감별해야 한다 (표 6-10).

4. 분류

(1) 천식의 중증도 분류 (표 6-11)

치료를 시작하기 전에 천식의 치료 단계를 결정하고, 치료 중 목표로 하는 천식 조절

상태를 유지하기 위하여 주기적으로 파악하고 조정해야 한다.

표 6-11 **천식의 중증도 분류 (치료전) (GINA guideline, 2007)**

분류	증상	FEV1 또는 PEF (예측치)	FEV1 또는 PEF 일중변동률
간헐성 (intermittent)	주 1회 이하의 증상 잠시 동안의 악화 월 2회 미만의 야간 증상	≥ 80%	< 20%
경증 지속성 (mild persistent)	주 2-6회의 증상 악화가 있을때 활동과 수면에 영향을 줌 월 2회 이상의 야간 증상	≥ 80%	< 20-30%
중등도 지속성 (moderate persistent)	매일 증상 악화가 있을때 활동과 수면에 영향을 줌 주 2회 이상의 야간 증상 속효성 β_2 항진제 매일 사용	60-80%	> 30%
중증 지속성 (severe persistent)	매일 증상 잦은 악화 잦은 야간 증상 신체 활동 장애	≤ 60%	> 30%

FEV1, forced expiratory volume in 1 second; PEF, peak expiratory flow

(2) 천식의 조절 정도에 따른 분류 (표 6-12)

표 6-12 **천식 조절 상태 (GINA guideline, 2007)**

항목	조절됨 (아래 내용 모두 만족)	부분 조절됨 (아래 내용 중 하나라도 있음)	조절 안됨
주간증상	≤주 2회	≥주 3회	일주일 사이에 부분 조절 내용 중 셋 이상 있음
활동제한	없음	있음	
야간증상/수면방해	없음	있음	
증상완화제 사용	≤주 2회	≥주 3회	
PEF 혹은 FEV_1 (예측치)	정상	<80%	
악화빈도	없음	≥년 1회❶	주 1회❷

❶ 천식이 악화되면 현재 유지치료 내용이 적절한지 바로 검토해야 한다.
❷ 천식이 악화된 경우 그 주는 천식 조절이 안 된 주로 정의한다.
PEF, peak expiratory flow; FEV_1, forced expiratory volume in 1 second

5. 치료

(1) 치료목표 (National Asthma Education and Prevention Program, NAEPP guideline, 2007)

1) **손상 (impairment) 감소**

① 증상의 해소
② 속효성 흡입 β_2 항진제 주2회 이하 사용
③ 정상 폐기능 유지
④ 정상 활동 유지

2) **위험 (risk) 감소**

① 급성 발작 예방, 응급실 내원 또는 입원 최소화

② 폐기능 손실 예방, 폐성장 저하 예방
③ 약제 부작용의 최소화

(2) 천식 치료 약물의 분류

1) **질병 조절제** (controller)
① 항염증 및 지속성 기관지확장 효과 등을 통하여 증상이 조절되도록 하는 약제
② 흡입 스테로이드 (inhaled glucocorticosteroids, ICS), 경구 스테로이드, 류코트리엔 조절제, ICS와 지속성 β_2 항진제 (long-acting β_2-agonists, LABA) 복합제, 서방형 테오필린, cromolyn, 항 IgE 등

2) **증상 완화제** (reliever)
① 신속히 기도 수축을 회복시켜 증상을 개선시키는 약제
② 속효성 흡입 β_2 항진제, 흡입 항콜린제, 속효성 테오필린, 속효성 경구 β_2 항진제 등

(3) 약물

1) **흡입 스테로이드 (inhaled glucocorticosteroids, ICS)**: 가장 효과적인 천식 조절제
① 효과: 천식 증상, 삶의 질, 폐기능, 기도과민성, 기도 염증의 호전 및 천식 악화 감소
② 부작용 (표 6-13): 보조기구 (spacer 혹은 holding chamber)를 사용하거나 흡입 후 구강 내 세척 또는 양치질로 국소적 부작용을 줄일 수 있다.

표 6-13 흡입 스테로이드의 부작용

국소적 부작용	전신적 부작용 (가능성)
구인두 내 candidiasis 발성 장애 쉰 목소리 반동성 기침과 기도경련	성장장애 골대사장애/골다공증 파종성 수두 피부가 얇아지고, 쉽게 멍 듦 HPA 기능 억제 백내장 당 대사 장애

2) **류코트리엔 조절제 (leukotriene modifiers)**
① 종류: Cysteinyl 류코트리엔 수용체 길항제 (montelukast, pranlukast, zafirlukast)와 5-lipoxygenase 억제제 (zileuton)
② 효과: 천식 증상, 삶의 질, 폐기능, 기도과민성, 기도 염증의 호전 및 천식 악화 감소

3) **지속성 β_2항진제 (long-acting β_2-agonists, LABA)**: 흡입 스테로이드에 의해 천식증상이 잘 조절되지 않는 경우에 병용요법으로 사용 가능

4) **테오필린 (theophylline)**: 천식 증상을 조절하고 항염증 효과가 있으나 단독요법의 효과는 저용량 흡입 스테로이드보다 적다. 천식 증상 완화제로 분류되기도 한다.

5) **경구 스테로이드**: 급성 중증 발작치료에서만 단기간 제한적으로 사용한다.

6) **항 IgE (anti-IgE)**: 혈중 IgE 수치가 증가된 환자 중 잘 조절되지 않는 천식환자에서 제한적 사용 가능

7) **속효성 β_2 항진제 (rapid-onset β_2-agonist)**
① 급성 천식 증상의 완화제로 1차 선택 약물
② 운동유발성 기관지 수축 (excercise induced bronchoconstriction, EIB)에 대한 예방에 사용하며, 운동 시작후 10-15분 전에 흡입하면 30분-2시간까지 효과가 지속된다.

8) **항콜린제 (anticholinergics)**: 급성 천식 발작에서 보조약물로 사용 가능

(4) 흡입제 사용법

흡입요법의 장점

- 약물을 표적기관에 직접 뿌려준다.
- 약의 용량을 줄일 수 있다.
- 부작용이 적다.
- 기관지확장제는 효과가 빠르다.

1) **가압식 정량분무기** (pressurized metered dose inhaler, pMDI) (그림 6-9)

① 흡입기의 뚜껑을 열고, 그림과 같이 흡입구가 아래쪽으로 가도록 잡고 3-4회 흔든다 (a).

② 천천히 숨을 끝까지 내쉰 다음 (b) 목을 약간 뒤로 젖힌 뒤, 약물이 입 밖으로 새어 나가지 않도록 흡입구를 양 입술로 물고 흡입기의 윗부분을 누르면서 천천히 깊게 숨을 들이마신다 (c).

③ 흡입기를 입에서 떼고, 입을 다물고 약 10초 동안 숨을 멈추었다가 (d)

④ 천천히 코로 숨을 내쉰다 (e).

⑤ 한 번 더 흡입을 해야 할 때는 약 1분간 간격을 두고 위 동작을 반복한다.

⑥ 사용 후 입을 헹구도록 한다.

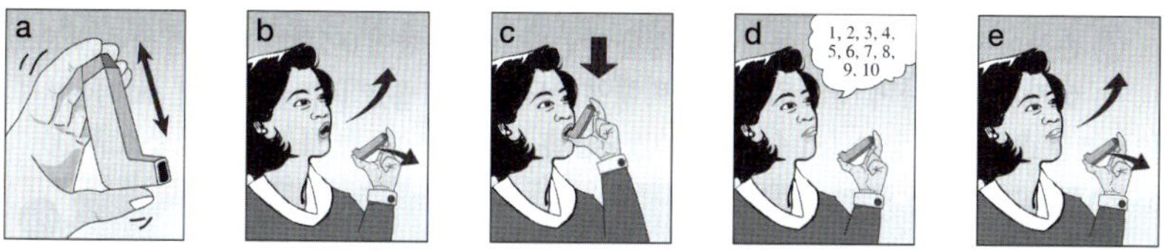

그림 6-9 **가압식 정량분무기 사용법**

2) **보조 흡입기구** (spacer 혹은 chamber) **이용한 pMDI 사용법**: pMDI를 정확히 사용하기 힘든 경우 (그림 6-10)

① pMDI를 3-4회 흔든 후 보조 흡입기구 흡입구 반대편 구멍에 끼워 고정시킨다.

② 한 손은 보조 흡입기구를 잡고, 다른 한 손은 흡입제를 잡는다.

③ 수평으로 들고 보조 흡입기구의 흡입구를 물고 pMDI를 한번 분무한다.

④ 환자의 협조 정도에 따라 두가지 방법이 있다.

a. 방법1: 4-6회 정도 일반 호흡을 한다. 흡입제를 2회 분무해야 하는 경우에는 지금까지의 과정을 한 번 더 반복한다.

b. 방법2: 숨을 천천히 깊게 최대한 들여 마신 후 10초 동안 숨을 참는다. 흡입구를 물고 있는 상태에서 숨을 내쉰 후 흡입제를 다시 누르지 않은 상태에서 다시 한 번 깊게 숨을 들여 마신다. 이후 흡입구를 입에서 떼고 숨을 내쉰다.

⑤ 사용 후 입을 헹구도록 한다.

(3) 5세 이상 소아의 유지 치료 단계 (표 6-16)

1) 증상이 있으면 20분 간격으로 3회까지 속효성 β_2 항진제를 사용할 수 있다. 단기간의 경구 스테로이드 치료도 고려할 수 있다.
2) 1주일에 2일 이상 속효성 β_2 항진제 치료가 필요할 때에는 천식 조절이 잘 안되고 있음을 의미하며, 치료 단계 올리는 것을 고려해야 한다.

표 6-16 천식 조절 상태에 따른 치료 방법 (5세 이상 소아) (NAEPP guideline, 2007)

	1단계	2단계	3단계	4단계	5단계
	간헐성 천식	지속성 천식: 조절제 사용			
	천식 교육 및 환경 조절				
	필요시 속효성 β_2 항진제				
1차 약물		저용량 ICS	중간용량 ICS	고용량 ICS	
		류코트리엔 조절제	저용량 ICS + LABA 또는 류코트리엔 조절제 또는 서방형 테오필린	중간용량 ICS + LABA 또는 류코트리엔 조절제 또는 서방형 테오필린	고용량 ICS + 경구 스테로이드 또는 항 IgE❶
대체 약물		서방형 테오필린			

❶ 12세 이상
ICS, inhaled glucocorticosteroids; LABA, long-acting β_2-agonists

(4) 천식 조절 단계에 따른 치료 (표 6-17)

표 6-17 천식 조절 단계에 따른 치료 계획

천식 조절 상태		치료 방법
조절됨	낮춤 ⇩	조절된 상태를 유지하면서 최소 치료 단계를 찾는다.
부분 조절됨		조절되도록 치료 단계를 높일지 고려한다.
조절 안됨	⇧	조절되도록 치료 단계를 높인다.
악화	올림	악화 치료를 한다.

GINA guideline, 2007

(5) 최대호기속도 측정치에 따른 대처방안 (표 6-18)

표 6-18 최대호기속도 측정치에 따른 대처방안

최대호기속도 (개인최대측정치에 대한 비율)	신호체계	대처방법
>80%	녹색구역	잘 조절되고 있음 천식증상이 없음을 의미하며, 현재 사용중인 약제를 계속 사용한다.
60-80%	황색구역	천식이 나빠지고 있음 속효성 β_2 항진제를 흡입하고, 외래진료를 받는다.
<60%	적색구역	응급상황임 속효성 β_2 항진제를 흡입하면서 응급실로 가야 한다.

7. 소아 천식 급성 발작 (acute attack)의 치료

(1) 산소: 비강 캐뉼라 또는 마스크를 이용하여 95%이상의 동맥혈 산소포화도를 유지한다.

(2) 약물치료

1) **속효성 흡입 β_2 항진제:** 초기에는 20분 간격으로 흡입한다.
2) **Ipratropium bromide:** 속효성 흡입 β_2 항진제에 병용 투여가 가능하다.
3) **테오필린:** 급성 천식 악화시의 치료 효과는 속효성 흡입 β_2 항진제의 효과와 안정성을 비교하면 상대적으로 적다.
4) **전신 스테로이드:** 증상이 경미한 경우를 제외하고 대부분 사용한다. 투여 후 4시간이 지나야 임상적인 호전을 보인다.
5) **흡입 스테로이드 (ICS):** 천식 악화 치료에 효과적이며, 천식 악화의 재발을 감소시킨다.
6) **Magnesium:** 통상적인 사용은 권장하지 않으나 초기치료에 실패한 경우 도움이 될 수 있다.

(3) 그 외 약물

1) **Epinephrine:** 피하 또는 근육 내 주사는 아나필락시스나 혈관부종의 급성기 치료에 사용할 수 있으나 천식 악화 시에 통상적으로 사용하지 않는다.
2) **류코트리엔 조절제:** 급성 천식 치료에서의 효과에 대한 연구는 거의 없다.
3) **진정제 사용금지:** 호흡 억제 효과가 있는 진정제는 절대로 사용해서는 안된다.

Ⅵ. 알레르기비염 (Allergic rhinitis)

1. 분류

(1) 시기에 따른 분류

1) **계절성 알레르기비염** (seasonal allergic rhinitis): 주로 꽃가루에 의한다.
2) **통년성 알레르기비염** (perennial allergic rhinitis): 주로 실내 알레르겐에 의한다.
3) **혼합형 알레르기비염**

(2) 중증도에 의한 분류 (그림 6-12)

1) 간헐성 (intermittent): 경증 (Mild), 중등도-중증 (moderate-severe)
2) 지속성 (persistent): 경증, 중등도-중증

간헐성	지속성
증상지속 기간: < 주 4일 또는 < 4주	증상지속 기간: ≥주 4일 그리고≥ 4주
경증	**중등도-중증**
정상수면 정상 일상생활, 운동 정상적 학교, 직장 생활 불편한 증상 없음	**다음 중 하나 이상의 증상** 수면장애 일상생활이나 운동의 장애 학교나 단체생활의 장애 불편한 증상 있음

그림 6-12 비염의 분류
Allergic Rhinitis and its Impact on Asthma (ARIA) guideline, 2001

2. 임상 증상 및 진찰 소견

(1) 임상 증상

1) 재채기, 가려움, 콧물, 코막힘 등의 증상이 하나 이상 나타난다.
2) 눈, 귀, 인두의 증상이 같이 나타나기도 한다.

(2) 진찰 소견

1) **Allergic salute와 rabbit nose (nasal twitching)**
   ① 코가 가렵거나 기도를 확보하려는 노력에 의해 발생함
   ② 코를 움찔거리거나 (rabbit nose) 위쪽 방향으로 코를 비빈다 (allergic salute).
2) **Transverse nasal crease:** 코를 위쪽 방향으로 비비면 코끝 경계부위와 단단한 콧마루 사이에 횡선이 생긴다.
3) **Allergic shiner:** 코 점막의 부종으로 혈류장애에 의한 정맥울혈로 눈 밑에 생기는 어두운 색소 침착
4) **Dennie-Morgan folds:** 눈을 비벼서 생기는 눈 밑에 여러 겹의 주름
5) **Adenoid face:** 얼굴이 길어지고 턱이 뒤로 빠지는 모양

3. 감별진단

바이러스 비염 (감기) (표 6-19), 부비동염, 호산구 비염 (nonallergic inflammatory rhinitis with eosinophils, NARES), 혈관 운동성 비염, 약물 비염, 섬모운동장애, 아데노이드 비대에 의한 비폐쇄, 비강 내 이물

표 6-19 감기와 꽃가루 알레르기비염의 차이점

	감기	꽃가루 알레르기비염
원인	바이러스	꽃가루
발병 시기	환자와 접촉 1-3일 후	갑자기 (환자 접촉과 무관)
주증상	콧물, 코막힘, 재채기	코막힘, 콧물, 재채기
콧물 양상	누렇게 변함 (노란코)	물같은 맑은 콧물
발열	열나고 몸살증세	없음
목 통증	대개 있음	없음
결막염	대개 없음	대개 동반
경과	대개 1주일 내 호전	노출 기간, 계절성이 강함 (봄, 가을)

4. 치료

(1) 약물치료 (표 6-20)

표 6-20 비염 약물의 효과 비교

	재채기	콧물	코막힘	코 가려움	안증상
H_1 항히스타민제					
경구	+++	+++	-/+	+++	++
비강	++	+++	+	++	–
점안	–	–	–	–	+++
스테로이드 (비강)	+++	+++	++	++	+
Cromolyn sodium					
비강	+	+	+	+	–
점안	–	–	–	–	++
혈관 수축제					
비강	–	–	++	–	–
경구	–	–	+	–	–
항콜린제	–	+++	–	–	–
Leukotriene modifiers	+	++	++	?	++

(2) 중증도에 따른 치료 (그림 6-13)

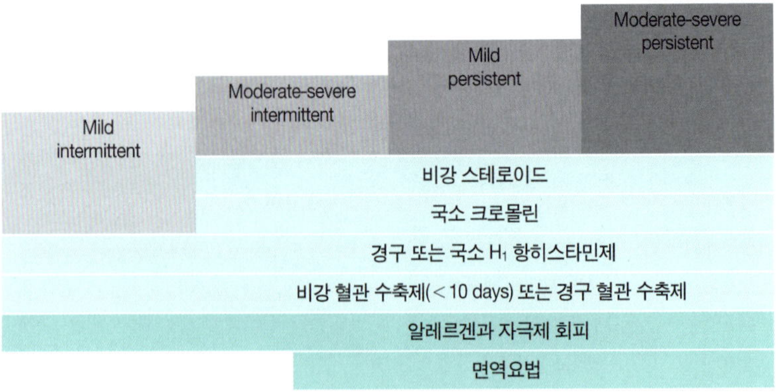

그림 6-13 비염의 단계적 치료

VII. 아토피피부염 (Atopic dermatitis)

1. 아토피피부염의 진단기준 (Diagnostic Criteria) (표 6-21)

표 6-21 아토피피부염의 임상적 진단 기준 (Hanifin & Rajka's diagnostic criteria)

주 증상	부 증상
가려움증 특징적 발진 모양과 분포 만성, 재발성 임상경과 아토피질환의 가족력	피부건조증 피부감염 어린선 (icthyosis) 모공각화증 (keratosis pilaris) 백색비강진 (pityriasis alba) 유두습진 (nipple eczema) 손, 발의 습진과 두드러진 손금 결막염, 눈 주위 색소침착 구순염 백색피부묘기증 (white dermographism) 혈청 IgE 증가 또는 피부시험 양성 환경이나 감정 요인에 의한 악화

2. 연령별 아토피피부염의 특징적인 분포 (그림 6-14)

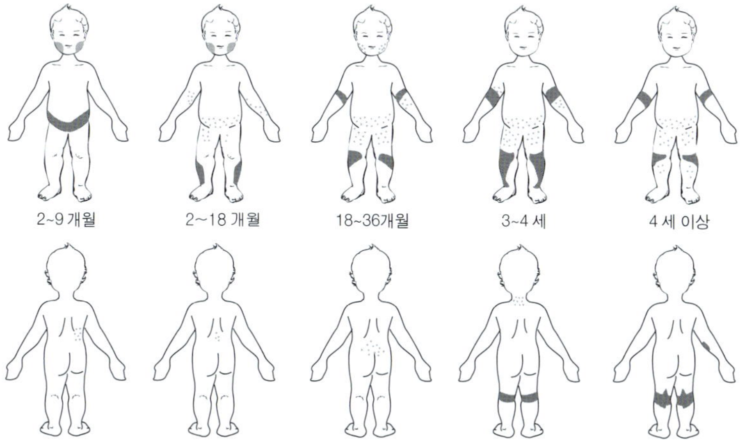

그림 6-14 연령에 따른 아토피피부염 분포

3. 예후

일반적으로 어린나이에 증상이 심하고 연령이 증가함에 따라 호전되는 경향이 있다.

나쁜 예후인자

- 심한 아토피피부염
- 아토피피부염의 가족력 (부모, 형제)이 있는 경우
- 천식, 알레르기비염을 동반하는 경우
- 1세 이전의 발병
- 외동아이
- 높은 혈청 IgE 수치

4. 치료

치료원칙

- "가려움 → 긁음 → 가려움" 악순환 주기 (cycle)를 차단한다.

(1) 피부 보습 유지 및 악화요인의 제거

1) 높은 온도와 습도를 피한다.
2) 자극물질, 땀, 스트레스, 비누, 깃털, 감기, 모제품을 피한다.
3) 알레르기 환자에서는 특정 식품이나 집먼지진드기 등의 알레르겐을 피한다.
4) 미지근한 물로 통 목욕과 목욕 후 3분 이내에 피부 보습제 사용
5) 의복은 부드러운 면제품이어야 한다.

(2) 가려움 억제 약물치료: 항히스타민제

1) 피부관리 만으로 호전되지 않는 가려움증 치료를 위해 사용한다.
2) 급성기에는 안정제의 효과가 있는 1세대 항히스타민제가, 장기간 사용할 때는 2세대 항히스타민제가 좋다.

(3) 염증 감소 약물치료: 스테로이드

1) 국소 스테로이드 및 항생제연고
2) 넓고 심한 경우에는 전신 스테로이드
3) **강도에 따른 국소 스테로이드 (topical steroid) 분류** (표 6-22)

표 6-22 **시판되고 있는 국소 스테로이드제의 강도에 따른 분류**

분류❶	성분명	국내 시판 제품
Group 1	Clobetasol propionate 0.05%	더모베이트 (Dermovate®) 연고, 용액 도모호론 (Domo-horn®) 크림 베타베이트 (Betabate®)연고, 용액 스테이벤 (Staven®) 용액 크로베손 (Clobeson®) 크림
	Diflucortolone valerate 0.3%	네리소나 (Nerisona®) 0.3% 연고
	Halcinonide 0.1%	할로그 (Halog®) 크림
	Halobestasol 0.05%	
Group 2	Amcinonide 0.1%	암시노나이드 (Amcinonide®) 연고 비스덤 (Visderm®) 크림
	Betamethasone dipropionate 0.05%	디프로린 (Diprolene®) 크림 스테로신지 (Sterocin-G®) 크림
	Betamethasone valerate 0.1%	쎄레스톤지 (Celostone-G®) 크림
	Desoxymethasone 0.25%	에스파손 (Esperson®) 연고, 로션
	Fluocinolone acetonide 0.025%	후루모트 (Flumort®) 크림
	Fluocinonide 0.05%	라이덱스 (Lidex®) 크림 부루나 (Buruna®) 크림 엑스엘-완 (XL-1®) 겔 아디다스 (Adidas®) 크림
	Fluclorilone acetonide 0.025%	토필라 (Topilar®) 크림
	Fluocortolone 0.25%	울트라란 (Ultralan®) 연고
Group 3	Budesonide 0.025%	나리코트 (Naricort®) 크림
	Desoxymethasone 0.05%	에스파손 (Esperson®) 겔
	Triamcinolone acetonide 0.1%	제미코트 (Gemicort®) 연고
	Triamcinolone acetonide 0.025%	트리코트 (Tricort®) 크림

표 6-22 계속

분류	성분명	국내 시판 제품
Group 3	Fluticasone propionate 0.05%	큐티베이트 (Cutivate®) 크림
	Mometasone furoate 0.1%	에로콤 (Elocyn®)
	Methylprednisolone aceponate 0.1%	아드반탄 (Advantan®) 크림
Group 4	Clobetasone butyrate 0.05%	아미솔 (Amisol®) 크림 유모베이트 (Eumovate®) 연고, 크림
	Flumethasone pivalate 0.02%	로카살렌 (Locasalen®) 연고
	Prednicarbate 0.25%	더마톱 (Dermatop®) 연고 락티케어-제마지스 (Lacticare-Zemagis®) 로션
Group 5	Flucortin butylester 0.75%	바스피드 (Vaspit®) 연고, 크림
	Hydrocortisone butyrate 0.1%	푸란콜 (Plancol®) 크림, 로션 하이드 (Hyde®)로션
	Hydrocortisone valerate 0.2%	웨스트코트 (Westcort®) 크림 하이드코트 (Hydcort®) 크림
	Hydrocortisone 1%	락티케어 HC (Lacticare-HC®) 로션 제이알 히드로코르티손 (Hydrocortisone JR®) 연고 사르나엠씨/사르나 에취씨 (Sarna MC/ Sarna HC®) 로션
	Hydrocortisone butyrate propionate 0.1%	반델 (Bandel®) 연고, 크림
	Prednisolone valerate acetate 0.15%, 0.3%	리도멕스 (Lidomex®) 크림, 로션

❶ 혈관 수축도에 의해 분류하며, Group 1이 가장 강한 강도이고 Group 5가 가장 약한 강도의 국소 스테로이드 연고이다.

4) **국소 스테로이드 바르는 올바른 방법과 용량**

① 병변에 따라 해당 피부 증상을 조절할 수 있는 가장 약한 스테로이드를 선택하도록 하며, 소아의 경우는 대개 3-5단계의 강도를 선택한다.

② 일단 병변이 호전되면 점점 약한 스테로이드로 바꾸고 더 호전되면 보습제로 바꾼다.

③ 병변부위에만 바른다. 단순히 가렵거나 건조한 부분에는 바르지 않는다.

④ 용량의 결정은 1 finger tip unit (FTU) 방법을 적용하면 편리하다. (그림 6-15, 표 6-23) 또한 충분히 문질러 병변에 효과적으로 스며들 수 있도록 한다.

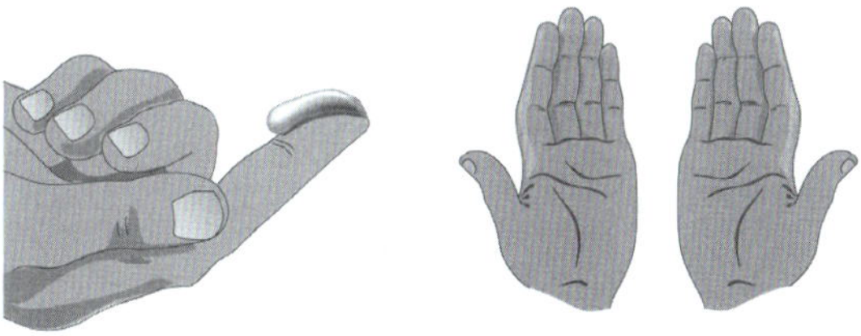

그림 6-15 1 finger tip unit (FTU)의 예시:
좌측 손가락 위의 연고의 양이 어른 손바닥 (손가락 포함) 2번 정도의 넓이에 바르는 양이다.

표 6-23 FTU를 이용한 연령별 부위별 적정 용량 (Long CC, et al., 1998)

	3-6개월	1-2세	3-5세	6-12세
얼굴과 목	1 FTU	1.5 FTU	1.5 FTU	2 FTU
팔과 손 전체	1 FTU	1.5 FTU	2 FTU	2.5 FTU
다리와 발전체	1.5 FTU	2 FTU	3 FTU	4.5 FTU
가슴과 배의 앞부분 전체	1 FTU	2 FTU	3 FTU	3.5 FTU
엉덩이를 포함한 등 전체	1.5 FTU	3 FTU	3.5 FTU	5 FTU

FTU, finger tip unit

5) **국소 스테로이드의 부작용**

① 피부위축, 피부혈관 확장, 2차 감염, 여드름, 모낭염, 반동현상 (rebound phenomenon)

② 예방: 스테로이드 연고의 강도와 신체 부위별 스테로이드 흡수 정도를 고려하여 바른다.

(4) 비스테로이드 국소용 면역조절제: Tacrolimus (프로토픽®), Pimecrolimus (엘리델®)

1) Calcineurin 억제제로 T 세포의 활성화를 억제함으로써 피부 염증 감소

2) 국소 스테로이드에 반응하지 않는 경우, 얼굴 등 피부가 민감한 부위, 스테로이드 의존성이 높은 경우 2세 이상에서 사용 가능

(5) 전신적 항생제 혹은 항바이러스제: *S. aureus*, 바이러스에 의한 2차 감염 시에 사용

(6) 그 외 치료방법: Cyclosporine, IFN-r, 광선치료, 면역요법 등

아토피피부염 환자의 관리 수칙

- 피부는 늘 깨끗하고 촉촉하게 유지하도록 관리하여 주시기 바랍니다.
- 적절한 온도와 습도를 유지하는 환경을 만들어 주시기 바랍니다.
- 면소재의 옷을 입히고 손톱은 짧게 깎아 주시기 바랍니다.
- 정확한 진단을 통해 원인 물질을 찾아 피해주시기 바랍니다.
- 모유를 수유하시고, 이유식은 6개월 이후에 시작하는 것이 좋습니다.
- 집안에서 애완동물을 기르지 않는 것이 좋습니다.
- 전문의의 진료에 따른 약물 요법은 환자에게 도움이 됩니다.
- 심한 스트레스나 급격한 온도 변화는 아토피피부염을 악화시킬 수 있으므로 주의해야 합니다.
- 과학적으로 검증되지 않은 치료법은 전문의와 먼저 상담한 뒤에 결정하여야 합니다.
- 아토피피부염의 올바른 치료와 예방으로 소아 천식과 알레르기 비염을 예방할 수 있습니다.

대한 소아알레르기 호흡기학회 아토피피부염연구회

VIII. 두드러기와 혈관부종 (Urticaria and angioedema)

1. 두드러기 (Urticaria)

(1) 정의: 모세혈관의 확장과 투과도의 증가로 인한 상부진피의 부종

(2) 증상: 심한 가려움증을 동반한 붉게 부어오른 피부 병변

2. 혈관부종 (Angioedema)

(1) 정의: 심층부의 피부, 피하, 점막 하 조직의 부종

(2) 증상

1) 대개 두드러기와 동반, 독립적인 질환도 가능
2) 임상적 특징: 비대칭적인 조직의 부종
3) 가려움증은 흔하지 않다.

3. 원인

(1) 식품과 약물 두드러기: 급성 두드러기의 가장 대표적인 원인

(2) 흡입 또는 접촉 알레르겐: 꽃가루 알레르기 환자에서 종종 나타난다.

(3) 감염: 기생충, 바이러스 (EBV, 간염 바이러스, adenovirus, enterovirus 등), 세균 (streptococci 등)

(4) 물리 두드러기 등

4. 검사

알레르기 피부시험: 특별한 약물이나 음식 알레르겐이 의심되는 경우를 제외하고는 일반적으로 도움이 되지 않는다.

5. 치료

(1) 회피요법: 원인이 확인된 경우에만 시행하며, 단서가 없다면 제한식이는 유용하지 않다.

(2) 약물요법

1) 아드레날린 약물: Epinephrine (1:1,000, 0.01 mL/kg/dose, 최대량 0.3 mL/dose), ephedrine sulfate (3 mg/kg/d)
2) 항히스타민제
3) 경구 스테로이드

IX. 만성 두드러기 (Chronic urticaria)

1. 특징

(1) 정의: 6주 이상 지속적 또는 간헐적인 두드러기

(2) 원인: 원인규명은 10%에서만 가능하다.

(3) 예후: 대개 12주 이상 지속되며, 수년간 지속 가능

2. 검사

(1) 만성 두드러기 환자에서 기저질환을 감별하기 위한 검사

흉부 X선 검사, CBC, eosinophil count, thyroid function test, thyroid autoantibodies, ANA, C3, C4, CH50, ESR, stool ova exam, urinalysis, IgG, IgA, IgM, HBs Ag, anti-HBs Ab, SGOT/SGPT

3. 감별진단

(1) 만성 특발성 두드러기 (Chronic idiopathic urticaria)

1) 일반적인 검사에 정상 소견을 보이고 전신 질환의 증거가 없음
2) 식품이나 약물이 원인이 되는 경우는 매우 드물다.

(2) 자가면역 두드러기 (Autoimmune urticaria)

만성 특발성 두드러기 환자의 약 40%에서 IgE 혹은 FcεR에 특이성을 가지고 있는 자가항체를 가지고 있으며, 이는 비만 세포의 탈과립에 기여한다.

(3) 물리 두드러기 (Physical urticaria) (표 6-24)

피부묘기증, 콜린성 두드러기, 한랭 두드러기, 압박 두드러기, 일광 두드러기, 진동 두드러기

(4) 갑상선 질환

1) 하시모토 갑상샘염
2) 갑상샘항진증 or 갑상샘저하증

(5) 교원혈관병 (Collagen vascular disease)

전신 홍반 루푸스, Sjögren 증후군, 류마티스 관절염, hepatitis

(6) 증명되지 않은 감염 (Undetected infection): 특히 기생충

표 6-24 주요 물리 두드러기의 특징, 진단 및 치료

	피부묘기증	콜린성 두드러기	후천성 한랭 두드러기
유발요인	피부가 긁힐 때	난방, 온수목욕, 운동, 스트레스, 불안	한랭노출
출현시간	2-5분	2-30분	2-5분
지속시간	30분-3시간	30분-3시간	1-2시간
국소증상	긁힌 부위에 팽진	홍반을 동반한 구진	소양성 팽진
전신적 증상	없음	아나필락시스	아나필락시스
진단방법	피부소파	운동, 온수, 메타콜린피내시험	얼음주머니, 찬물
예방과 치료	항히스타민제	더운 환경 회피, 항히스타민제	추운 환경 회피

	지발형 압박 두드러기	일광 두드러기	진동 두드러기
유발요인	오랫동안 걷거나 오랫동안 앉을 때	일광노출	자전거 타기, 진동자극
출현시간	3-12시간	1-30분	1-5분
지속시간	8-12시간	15분-3시간	1-8시간
국소증상	동통성 부종	홍반, 소양성 팽진	홍반성 부종
전신적 증상	권태감, 발열	없음	전신홍반, 두통
진단방법	모래주머니를 어깨에 걸친다.	특수 형광등 조사	안마기로 진동자극
예방과 치료	자극 회피, 항히스타민제	광선노출 회피	자극회피, 항히스타민제

4. 치료 (그림 6-16)

(1) 회피 요법: 원인이 확인된 경우

(2) 약물 요법

1) **아드레날린계 약물**: Epinephrine (1:1,000, 0.01 mL/kg/dose, 최대량 0.3 mL/dose), ephedrine sulfate (3 mg/kg/d), β_2 항진제 (운동 유발성 두드러기)

2) **항히스타민제 (antihistamine)**: 가장 중요하고 기본적인 두드러기 치료제

① 1세대 H_1 항히스타민제

a. 졸음, 진정 등의 부작용 있다.

b. 종류: Hydroxyzine (Ucerax® 등), Chlorpheniramine (Peniramin® 등), promethazine, diphenhydramine

② 2세대 H_1 항히스타민제

a. 졸음, 진정 등의 부작용이 없어 장기 치료제로 적당하다.

b. 종류: Loratadine (Clarityne® 등), fexofenadine (Allegra® 등), cetirizine (Zyrtec® 등), levocetrizine (Xyzal® 등), desloratadine

③ H_2 항히스타민제: H_1 항히스타민제와 함께 사용해야 효과적이다.

3) 경구 스테로이드

4) Cyclosporine, 면역글로불린, 혈장분리반출술 (plasmapheresis) 등

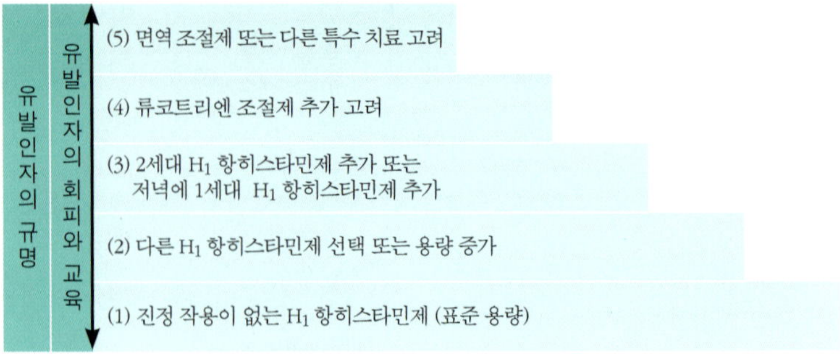

그림 6-16 만성 두드러기의 단계적 치료

X. 아나필락시스 (Anaphylaxis)

1. 정의 (표 6-25)

표 6-25 아나필락시스의 정의 (Sampson HA, et al., 2006)

	항목
옆의 3개 항목 중 하나에 해당되는 경우 아나필락시스로 정의한다.	전신 두드러기, 발적, 소양증, 입술 부종 등의 피부 또는 점막에 수분에서 수시간 내에 발생하는 급성 병증이 있으면서 아래 항목 중 하나에 해당되는 경우
	호흡기 증상: 호흡곤란, 기관지경련, 천음, 저산소증 심혈관 증상: 저혈압, 허탈
	특정 환자에 대하여 가능성 있는 알레르겐 노출 수분에서 수시간 후 갑자기 발생하는 증상 (아래 항목 중 두가지 이상에 해당되는 경우)
	피부 또는 점막 증상: 전신 두드러기, 발적, 소양증, 부종 호흡기 증상: 호흡곤란, 기관지경련, 천음, 저산소증 심혈관 증상: 저혈압, 허탈 지속되는 위장관 증상: 경련성 복부통증, 구토
	특정 환자에 대하여 알고 있는 알레르겐 노출 수분에서 수 시간 후 갑자기 발생하는 저혈압❶

❶ 소아에서의 저혈압 (수축기 혈압 기준)
1개월–1세: <70 mmHg
1–10세: <70 mmHg + (2x나이)
11–17세: <90 mmHg

2. 원인

(1) 아나필락시스 (Anaphylaxis)

1) IgE 매개 반응
2) 식품, 약물, 곤충, 운동 (드물다)

(2) 아나필락시스양 반응 (Anaphylactoid reaction)

1) 비만세포와 호염구로부터 매체를 직접 유리: 약물, 운동, 물리적 요인 (추위, 햇볕), 특발성
2) Arachidonic acid 대사 장애: Aspirin, NSAID
3) 면역 응결체 (immune aggregates): 감마글로불린, dextran, 알부민
4) 세포독성: 세포성분 수혈반응
5) 기타
   ① 비항원-항체 매개 보체 활성화: 조영제, protamine 반응, 투석막
   ② 접촉계 (kinin formation)의 활성화: 투석막, 조영제

3. 치료

(1) 응급치료 및 처치: 병원이나 구조대에 도움을 요청하는 동시에 응급처치를 진행한다.

1) Epinephrine (1:1,000, 0.01 mL/kg/dose, 최대량 0.3 mL/dose)를 근주하고 필요한 경우 15분 후 반복 주사한다.
2) 물리적 처치
   ① 원인, 의심되는 약물등을 제거한다.
   ② 주사약물이나 곤충독이 팔이나 다리로 노출되었을 경우에는 그 부위보다 상부에 압박대를 감고 3분 간격으로 풀고 조임을 반복한다.
   ③ 원인 물질의 흡수를 최소화하기 위해 주사 용량의 1/2의 epinephrine을 2 mL의 생리식염수로 희석하여 원인 물질 노출 부위 주변에 피하주사 할 수 있다.
3) 기도 유지
   ① 100% 산소를 4-6 L/m으로 투여하고, 필요한 경우 기관 내 삽관이나 기관 절개술을 고려한다.
   ② 하기도 폐쇄가 의심되면 기관지확장제를 흡입하거나 aminophylline을 정주한다.
4) 혈압 유지: 수축기 혈압을 80 mmHg 이상을 유지한다.
   ① 다리를 높이고 생리식염수를 급속 주입한다.
   ② Dopamine 또는 norepinephrine을 정주한다.

(2) 2차 치료 약제

1) H1 항히스타민제: 두드러기 및 가려움증을 줄이나 저혈압 치료에는 효과가 없다.
2) β2 항진제: 천명 및 호흡곤란의 호전에 효과가 있으나 저혈압 치료에는 효과가 없다.
3) 전신 스테로이드: 투여 수시간 후 효과가 나타나므로 급성기 1차 약제로 사용할 수 없다.

(3) 치료 시 유의사항

1) 증상이 단순히 두드러기나 혈관부종인 경우도 epinephrine을 투여하면 효과적이다.
2) 저혈압이 증상이 있었던 환자는 적어도 12시간 이상 집중 관찰이 필요하다.

3) **자가용 epinephrine 소지하고 있는 사람:** 증상 발생 시 즉각적으로 자가 주사 하도록 한다.
  ① 10-20 kg: EpiPen Jr.® (0.15 mg epinephrine)
  ② 20-28 kg: EpiPen Jr.® or EpiPen®
  ③ > 28 kg: EpiPen® (0.3 mg epinephrine)

XI. 혈청병 (Serum sickness)

1. 원인

동물유래 항독소 주사, 페니실린 주사

2. 증상

(1) 노출 후 증상 발생 기간: 이종 항원을 주사한 후 7-12일, 혹은 3주 이후에 증상이 발생한다. 이전에 주사 경험이 있는 경우 1-3일 내에 아나필락시스 증상이 나타날 수 있다.
(2) 흔한 증상은 발열, 불쾌감, 피부발진, 전신적인 두드러기이다. 그 외 얼굴과 목주위 부종, 얼굴 발적, 근육통, 림프절 비대, 관절통, 다관절 침범 관절염, 위장관 증상, 두드러기 등이다.

3. 진단

(1) 백혈구, 호산구 증가 혹은 감소, 혈소판 감소, 말초혈액 형질세포 출현
(2) 경도의 단백뇨, hemoglobinuria, 현미경 혈뇨
(3) 적혈구 응집반응과 sheep RBC agglutinin 증가
(4) 혈청 내 보체 (C_3/C_4) 감소: 10일째 가장 낮고, C_{3a}와 anaphylatoxin은 증가할 수도 있다.
(5) 이종단백 특이 IgG, IgA, IgM, IgE가 검출되거나 피부조직에서 IgM, IgA, IgE 또는 C_3의 침착을 확인할 수 있다.

4. 치료

(1) 항히스타민제, 아스피린
(2) 증상이 심한 경우 스테로이드: 초기에는 고용량, 이후 증상 호전시 감량한다.
(3) 중증의 경우 혈장분리반출술

5. 예후

(1) 일반적으로 임상증상은 일과성이며, 7-10일 이내에 호전된다.

(2) 후유증: 심장염과 사구체신염이 드물게 나타날 수 있고, Guillain-Barré 증후군과 상완 신경총 (C5-6) 침범 말초 신경염이 나타날 수 있다.

XII. 식품알레르기 (Food allergy)

1. 빈도

(1) 일반인의 체감빈도: 20-25%
(2) 경구유발시험으로 확인되는 빈도: 성인에서 1-2%, 소아에서 6-8%
(3) 영유아에서 많이 발생하며, 부모가 알레르기 질환을 가진 경우 빈도가 높다.

2. 식품알레르기의 흔한 원인 (p263 참조)

3. 식품알레르기의 분류 (표 6-26)

표 6-26 식품알레르기의 분류

IgE 매개	혼합형	IgE 비매개
구강 알레르기 증후군 아나필락시스 두드러기	호산구성 식도염 호산구성 위염 호산구성 위장염 아토피피부염	단백 유발성 소장결장염 단백 유발성 장증 호산구성 직장염 포진상 피부염

4. 임상 증상

(1) 아나필락시스, 두드러기, 설사, 구토, 비염, 천식, 아토피피부염
(2) 특수 질환: 구강 알레르기 증후군, 운동 유발성 밀가루 알레르기
(3) 식용색소나 향료와 과민반응과의 직접적인 연관관계는 증명된 바 없다.

5. 진단

(1) 원인 식품을 추정하기 위한 1차 진단법

1) 문진 및 진찰
2) 식품 일지
3) 특이 IgE 항체 검사
4) 알레르기 피부시험

(2) 원인 확인을 위한 2차 진단법: 식품제거 및 유발검사

1) 7-10일 동안 식이에서 제거
2) 개방형 유발검사, 단일 맹검 유발검사, 이중 맹검 식품 유발검사 (double blind placebo controlled food challenge test, DBPCFC)

Goldman's Criteria of Cow's Milk Allergy (revised)

- 우유나 유제품의 식이 제거 후에 명백한 증상의 소실
- 한 번의 유발시험에 동일한 증상의 재현
- 락토오스 불내성이나 동시적인 감염의 배제

(3) 임상반응을 예측할 수 있는 특이 IgE 농도 (표 6-27)

표 6-27 이중 맹검 식품 유발검사 없이 진단할 수 있는 식품 알레르겐 특이 IgE 농도

식품	판정기준 (kUA/L)	재시도 기준 (kUA/L)
난백 ≤ 2세	≥ 2	≤ 1.5
> 2세	≥ 7	
우유 ≤ 2세	≥ 5	≤ 7
> 2세	≥ 15	
땅콩	≥ 14	≤ 5
생선	≥ 20	
견과류	≥ 15	
콩류	≥ 30	
밀가루	≥ 26	
메밀	≥ 1.26	

6. 치료 및 예후

(1) 치료

1) **의심이 가는 식품이나 식품 속에 숨겨져 있는 알레르기 성분의 제거:** 제거식이 영양문제의 고려와 대체식품이 요구된다.
2) **제거했던 식품의 첨가**
   ① 12-24개월 단위로 재시도해 볼 수 있다.
   ② 아나필락시스 반응을 보였던 식품은 재시도하지 않는다.
3) **우유 알레르기**
   ① 우유 알레르기 영아들은 많은 수에서 콩 단백질에도 민감한 반응을 보이므로, 콩단백으로 조제된 분유는 안전한 대체식이로 추천할 수 없다.
   ② 우유 알레르기가 확인된 환자에게 권할 수 있는 특수분유: Casein protein completely hydrolysate milk (Babywell HA®), amino acid-derived formula (Neocate®)

4) **계란 알레르기:** 독감 예방접종은 분할 접종을 고려한다.

(2) 예후

1) 성장하면서 "내성화" 된다. 그러나 그 기전은 밝혀져 있지 않다.
2) 우유, 계란, 콩 알레르기: 많은 경우에 3-5세경에 소실된다.
3) 땅콩, 견과류, 생선, 메밀 알레르기: 오랫동안 지속되는 경향이 있다.

(3) 알레르기반응을 일으키는 식품에 대한 표시제

1) 현재 우리나라에서는 2004년 (2007년 12월 개정)부터 알레르기 반응을 흔히 일으키는 식품에 대한 표시제를 시행하고 있다.
2) 대상 식품은 난류 (가금류에 한함), 우유, 메밀, 땅콩, 대두, 밀, 고등어, 게, 돼지고기, 복숭아, 토마토, 새우이다.
3) 이들 12종의 식품 유래 식품첨가물에 대하여도 원재료를 표시하도록 하였고, 공정 과정에서 섞일 수 있는 미량에 대한 경고를 하도록 하고 있다.

7. 구강 알레르기 증후군 (Oral allergy syndrome) (p263 참조)

XIII. 약물알레르기 (Drug allergy)

1. 원인 및 위험인자

(1) 원인

1) **약물의 종류:** 페니실린, 세팔로스포린, 아스피린, 설파제 (이들이 약 80% 차지)
2) **약물의 접촉방법**
   ① 국소투여 (가장 위험) > 정주 > 경구투여 (가장 안전)
   ② 약물의 투여량, 투여 기간, 투여 횟수가 증가 또는 약물의 혼합투여 시 발생 빈도 증가

(2) 위험인자

1) 약물알레르기 과거력이나 가족력이 있는 경우
2) 소아와 노인
3) 질병: 결핵, 백일해, 전염성단핵구증, 알레르기질환, 심장질환, HIV 감염 등

2. 증상

(1) 미량의 약물에 의해서도 증상이 유발되고, 반복투여에 의하여 증상이 심해진다. 약물에 따라 증상이 다르며, 약물 투여를 중단하면 3-4일 이내에 증상이 소실된다.

(2) 유발증상

1) 피부발진: 가장 흔한 증상. 반점구진상, 홍역양, 박탈성, 수포성, 점성출혈성, 다형홍반 등
2) 아나필락시스
3) 약물열: 약물투여를 중지하면 48시간 내에 호전된다.
4) 혈청병
5) 기타: 신세뇨관 간질 신염, 전신 홍반 루푸스, 전신혈관염, 용혈빈혈, 혈소판감소증, 무과립구증 등

3. 치료

(1) 원인제거
(2) 대증 요법: 증상에 따라서 epinephrine, 항히스타민제, 스테로이드 등을 사용한다.
(3) 탈감작 요법: 약물 알레르기가 발생함에도 불구하고 해당 약물을 꼭 사용하여야 할 경우 시행한다.

4. 페니실린 알레르기 (Penicillin allergy)

(1) 빈도: 페니실린 투여 환자의 약 0.7-1%에서 발생하고 아나필락시스는 100,000명당 15명에서 발생하며, 이 중 사망률은 10%이다.

(2) 반응의 종류

1) 즉각반응: 30분 이내에 나타나며 두드러기, 아나필락시스 및 사망에 이를 수 있다.
2) 지발반응: 투약 후 2-72시간 후 나타나며 두드러기, 혈관부종, 소양증, 천명, 후두부종 등을 야기한다.
3) 지연반응: 가장 흔한 것으로는 투약 72시간 경에 나타나는 피부발진이며, 혈청병, 신염, 용혈 빈혈, 혈소판 감소증, 신경염 등도 드물게 나타난다.

(3) 진단

1) 알레르기 병력의 청취
2) 알레르기 피부시험: 주항원 결정인자 (PPL), 페니실린 G 희석액 (10,000 U/mL), 부항원 혼합물 (MDM)

(4) 치료 및 예방

1) 대체약물: Erythromycin, azithromycin, clarithromycin, vancomycin, chloramphenicol, clindamycin 등
2) 반합성 페니실린이나 cephalosporin에 의하여도 반응이 나타날 수 있으므로 이들 항생제의 사용도 피한다.

XIV. 눈알레르기 (Allergic eye diseases)

1. 임상형태

(1) 알레르기 결막염 (Allergic conjunctivitis)

1) 빈도: 약 25%, 알레르기질환을 가지고 있는 환자의 30%에서 동반된다.
2) 종류
   ① 계절성 알레르기 결막염: 가장 흔한 형태로, 꽃가루 등에 의한 알레르기를 가진 사람에서 비염 증상과 동반되어 나타난다.
   ② 통년성 알레르기 결막염: 집먼지진드기, 동물 털, 곰팡이 등에 의해 발생한다.
3) 증상: 가렵고 결막은 붓고 충혈되며 눈물이 많이 난다. 눈을 비비면 더 심해지고 눈부심 증상도 나타날 수 있다.
4) 진단: 도말검사 상 호산구가 많이 발견되며 이는 감염 결막염과의 감별점이다.

(2) 봄철 각결막염 (Vernal keratoconjunctivitis)

1) 빈도: 봄철에 집중적으로 발생하며, 계절성 알레르기비염, 천식, 아토피피부염 환자에서 흔히 동반된다.
2) 증상: 심하게 가려우며 눈부심을 호소한다. 이는 햇빛, 발한과 자극에 의해 악화된다.

(3) 알레르기 각결막염 (Allergic keratoconjunctivitis)

1) 빈도: 사춘기 이전에는 드물게 나타나며, 아토피피부염, 천식, 알레르기비염과 동반하는 경우가 많다.
2) 증상: 심한 가려움, 충혈, 작열감, 안검의 부종, 눈부심

(4) 거대 유두 결막염 (Giant papillary conjunctivitis)

1) 콘택트렌즈 등의 이물질에 장기간 노출되어 생기는 결막염
2) 증상: 가려움증, 안구 불쾌감

2. 치료 (표 6-28)

(1) 1단계: 회피요법, 냉찜질 (안구 가려움증 감소 효과), 윤활제 (인공눈물)

(2) 2단계

1) **항히스타민제:** 경구용 약제보다 점안용 약제가 좋고, 차게 보관하여 사용하면 더 좋다.
2) **충혈 제거제**
   ① 항히스타민제와 함께 사용하면 더욱 효과적
   ② 발적, 충혈과 부종에 효과가 있으나 알레르기 반응을 감소시키지 않는다.
   ③ 오랜 기간 사용하면 작열감 등 부작용이 나타나고 중단 시 증상이 심해지는 약물 결막염 (conjunctivitis medicamentosa)이 발생한다.
3) **비만세포 안정제:** 장기 투여 시 효과적
4) **비스테로이드 항염증제**

(3) 3단계

1) **국소 스테로이드:** 치료 효과가 크지만, 안압 상승, 바이러스 감염 기회 증가, 백내장 등의 부작용을 유의해야 한다.

2) **면역요법**

표 6-28 국내 시판중인 알레르기 결막염의 국소 치료제

분류	성분명	국내 시판 제품
비만세포 안정제	Sodium cromoglycate	크로마박® 점안액, 크로모럭스® 점안액, 클레신® 점안액
	Lodoxamide tromethamine	알로마이드® 점안액
	Pemirolast potassium	알레기살® 점안액
	Sodium N-acetylaspartyl glutamate	나박® 점안액
항히스타민제	Levocabastine hydrochloride	리보스틴® 점안액
	Emedastine fumarate	에마딘® 점안액
항히스타민제 + 비만세포 안정제	Olopatadine hydrochloride	파타놀® 점안액
	Ketotifen fumarate	자디텐® 점안액, 알러콘®, 알러펜® 점안액
비스테로이드 항염증제	Ketorolac tromethamine	아큐라® 점안액
스테로이드	Dexamethasone	맥시덱스® 안연고, 점안액, 포러스® 안연고, 점안액
	Prednisolone acetate	오큐프레드® 점안액, 옵티론® 점안액
	Fluorometholone	플루오론® 점안액, 오큐메트토론® 점안액

XV. 곤충알레르기 (Insect allergy)

1. 빈도

외국의 경우 1-3%, 우리나라는 아직 통계가 없다.

2. 원인별 증상

(1) 곤충유래 항원: 흡입이나 노출에 의하여 천식, 비염, 결막염 등의 증상이 나타난다. 하루살이, 날 도래 (caddis fly), 나방, 깔따구 등

(2) 무는 곤충: 국소 피부반응이 나타난다. 모기, 파리, 빈대 등

(3) 쏘는 곤충: 전신반응 혹은 아나필락시스가 나타난다. 벌 (꿀벌, 말벌), 불개미 등

3. 진단

병력과 임상 증상, 알레르기 피부시험, 혈청 IgE

4. 치료

(1) 증상에 대한 처치는 일반적인 알레르기 반응과 동일하다.
(2) 벌침에 의한 아나필락시스를 경험한 경우는 EpiPen®, 혹은 EpiPen Jr.®를 소장하고 즉시 치료가 가능하도록 하여야 한다.
(3) 벌독알레르기의 경우 알레르기 면역요법이 개발되어 있어 필요한 경우 시행할 수 있다.

7장

심혈관질환

I. 심혈관질환의 진단 (Diagnosis of cardiovascular diseases)

1. 병력 청취

(1) 심부전증이나 청색증과 관련된 병력을 확인한다.

1) 영유아: 수유 (수유량, 수유시간, 횟수, 수유 중 호흡곤란 유무 등), 호흡곤란 (빈호흡, 비익 확장, 흉부함몰 등), 체중증가 정도, 소변량, 청색증 발생 시기

2) 연장아: 현훈, 실신, 운동과 관련한 증상 유무

(2) 그 이외에 잦은 호흡기 감염, 성장 및 발달 지연, 심한 보챔, 과도한 발한, 심계항진, 부정맥 등을 확인한다.

2. 진찰

(1) **청색증 (Cyanosis):** 손톱바닥, 입술, 혀, 점막에서 가장 잘 관찰되나 빈혈이 동반된 경우 쉽게 발견 하지 못하는 경우도 있다. 오래 지속되면 손가락 끝이 뭉툭해지는 곤봉지를 관찰할 수 있다 (표 7-1).

표 7-1 청색증의 분류

분류	정의	원인
중심성	전신의 피부와 점막에서 보이는 청색증	심장질환, 호흡기질환, 신경질환 등의 심한 전신 질환 시 나타남
말초성	말초 혈관이 심하게 수축했을 경우 입술이나 손끝에 보이는 청색증	추위, 고열 등에 의한 말초 순환 부전
분리성	상지 또는 하지에만 국한 되어 청색증이 있는 경우	동맥관개존을 통해 폐동맥에서 하행 대동맥으로 역단락이 일어나는 경우 발생한다. 하지 청색증 - 대동맥축착이나 대동맥궁단절 시 상지 청색증 - 동맥관개존과 폐동맥고혈압을 동반한 대혈관전위 시

(2) **청진:** 심잡음 청진시 강도, 심주기와의 관계, 가장 크게 들리는 부위, 전도 방향, 호흡, 자세 등에 의한 변화에 유의해야 한다.

1) **무해성 심잡음** (innocent murmur, functional murmur)(표 7-2, 그림 7-1)

심장의 구조적인 이상과 관계없이 정상 심장에서 들리는 심잡음을 무해성 심잡음 혹은 기능성 심잡음이라 한다.

2) **무해성 심잡음과 감별해야 하는 선천성 심장병**

① 심실중격결손
② 심방중격결손
③ 작은 동맥관개존
④ 경한 폐동맥판막협착
⑤ 승모판협착

표7-2 **무해성 심잡음의 종류**

종류	위치	특징
Still's 심잡음 (Still's murmur)	좌흉골 하연이나 심첨부위에서 수축기 중간에 들리는 강도 2-3의 낮은 주파수의 심잡음	가장 흔한 무해성 심잡음 2-6세에 흔히 들림 누웠을 때 잘 들리며 서있을 때는 약하거나 잘 들리지 않는다.
박출 잡음 (ejection murmur)	제2늑간에서 좌흉골연 (폐동맥 판막위치) 또는 제2늑간에서 우흉골연 (대동맥 판막위치)	혈류 속도가 빨라져서 들림 열, 빈혈, 갑상샘기능항진 등의 이유로 심박출량이 증가하면 들릴 수 있다.
정맥 잡음 (venous hum)	목에서 경정맥을 따라 들리는 지속성 심잡음	경동맥의 와류로 인해 들림 3-6세에 흔히 들림 서있는 상태에서 잘 들리며 누우면 사라짐 잡음이 들리는 부위를 누르면 잡음이 사라짐
생리적 폐동맥 분지 협착 잡음	심장 앞에서 보다 양쪽 말초의 폐에서 잘 들리고 겨드랑이나 등 뒤로 소리가 퍼진다.	출생 후 양쪽 폐동맥이 확장이 덜 된 상태에서 일시적으로 들림 생후 3-6개월 후 대부분 소실
Carotid bruit	쇄골 상부 경동맥부위에서 들리는 강도 2-3의 수축기 잡음	경동맥 부위의 와류에 의해 들림 소아 전 연령에서 들릴 수 있음

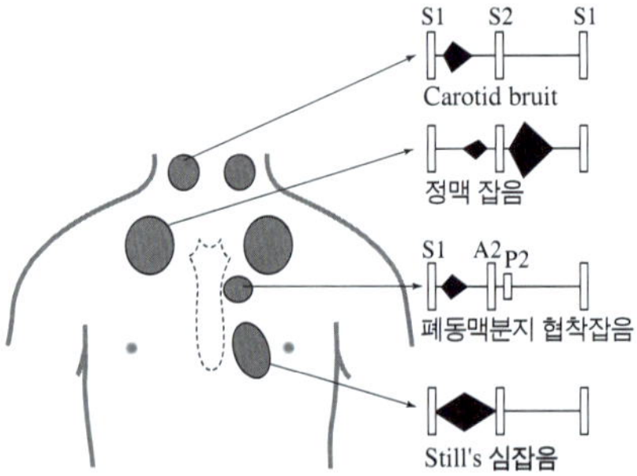

그림 7-1 **무해성 심잡음이 가장 잘 들리는 위치와 특징**

(3) **맥박:** 심혈관 질환이 의심되는 환자에서 상지, 하지 및 경동맥의 맥박 촉진을 통해 진단에 도움이 되는 정보를 얻을 수 있다.

1) 도약맥 (bounding pulse): 맥압이 증가하는 경우로 동맥관개존, 대동맥판부전, 동정맥루 등의 심박출량이 증가하는 경우에 촉지된다.
2) 심부전증, 심장압전, 좌심실유출로 폐쇄, 심근증 등에서는 맥박이 약해진다.
3) 요골동맥과 대퇴동맥을 동시에 촉진해 대퇴동맥 맥박이 요골동맥 맥박 직전에 촉진되면 정상이나 대동맥축착 시 대퇴동맥이 늦게 촉지된다 (pulsus paradoxus).

(4) 혈압 측정

1) 혈압대의 너비는 상완 중간 둘레의 약 40% 정도 되는 것 또는 연장아에서는 상완 또는 하지 상부의 2/3를 덮는 것을 사용한다. 공기주머니의 길이는 상완둘레의 80-100%를 덮어야 한다 (그림 7-2).

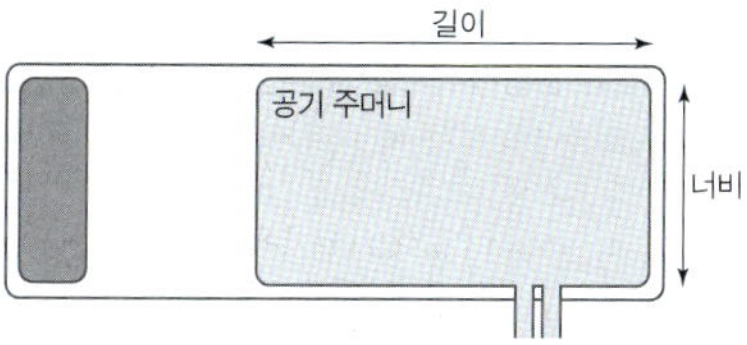

그림 7-2 혈압대의 길이와 너비

2) 정상 혈압은 연령, 신장 및 체중과 밀접한 관계가 있으며 고혈압이 있는 경우는 반드시 연속해서 측정해야 한다.

3) 혈압이 높게 나오는 경우는 운동, 흥분, 기침, 긴장할 때, 좁은 혈압대를 쓴 경우인지 확인한다.

4) 상지혈압이 하지 혈압보다 높은 경우에는 대동맥축착이나 Takayasu동맥염을 의심해 볼 수 있다.

3. 흉부 X선 검사 (그림 7-3, 4)

(1) 심장의 위치 및 크기와 모양, 심장 및 대혈관 각 부위의 확장, 폐혈류량의 정도, 폐부종 등을 보는데 가장 쉽고 필수적인 검사이다.

(2) 1세 이하의 영아에서는 심장가슴비 (cardiothoracic ratio)가 50% 이상일 수 있고 흉선이 심장과 중첩되어 심장의 실제 음영을 가리는 경우가 많기 때문에 정확한 지표가 되지 못할 수도 있다.

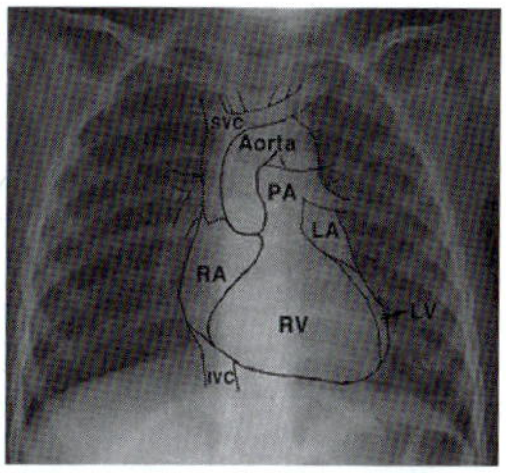

그림 7-3 정상 흉부 X선 사진에서 심장의 윤곽을 구성하는 구조물
SVC, superior vena cava; PA, pulmonary artery; RA, right atrium; RV, right ventricle; LA, left atrium; LV, left ventricle

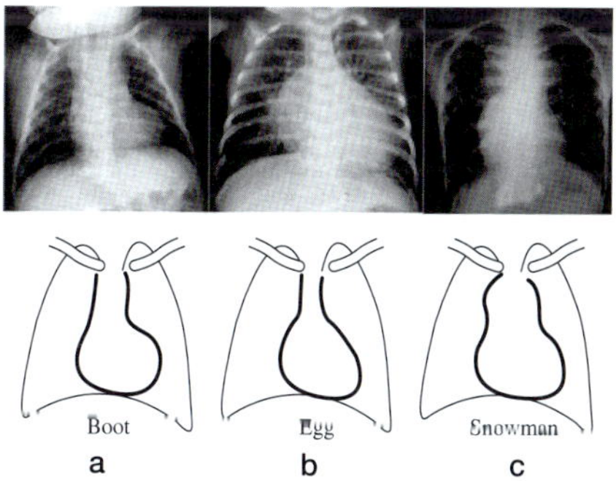

그림 7-4 대표적 청색증형 선천심장병의 흉부 X선 소견: (a) 활로4징은 부츠 모양의 심장 윤곽을 보인다. (b) 대혈관전위는 달걀 모양의 심장윤곽을 보인다. (c) 전폐정맥 환류이상 (상심성)은 눈사람 모양의 심장윤곽을 보인다.

4. 심전도 (Electrocardiography, ECG)

(1) 심질환의 진단과 특히 심박동의 리듬에 이상이 있는 심장 부정맥의 진단에 필수적인 검사이다.
(2) 소아기 동안 우심실 우세에서 좌심실 우세로의 생리적 변환에 따라 특징적 소견을 보이게 되는데 출생 직후에는 우측 편위, 우측 흉부 lead에서의 높은 R파와 상향 T파가 정상 소견이나 생후 수일 동안 폐혈관 저항이 감소함에 따라 우측 흉부 lead의 T파는 하향으로 바뀌어 학령기 전후까지 유지된다.

5. 심장 초음파 (Echocardiography)

심장의 내부 구조, 움직임 및 혈류를 눈으로 직접 볼 수 있는 검사 방법으로 심장의 세밀한 구조의 이상 뿐 아니라 혈역학적, 기능적인 이상까지 확인할 수 있는 중요한 검사이며, 단일검사로는 가장 효과적인 검사방법이다.

6. 운동부하 검사 (Cardiopulmonary exercise test, CPX)

(1) 가능 운동량 (exercise capacity)을 측정함으로써 심장기능을 정량화할 수 있는 지표를 제공하는 검사이다.
(2) 운동은 혈역학적 변화뿐만 아니라 자율신경계에도 영향을 주어서 교감신경 자극이 증가되고, 부교감신경이 억제됨으로써 스트레스 상태에서의 동결절 기능, 심실 내 전도, 부정맥의 분석을 가능하게 한다.

7. 24시간 심전도 검사 (Holter)

(1) 심전도를 24시간 또는 48시간 연속적으로 기록하여 일상적인 생활을 하면서 심전도의 변화를 관찰하는 검사이다.
(2) 활동 중 심전도 분석은 보통 시간별 평균, 최소, 최대 심박수를 제시하고, 발견된 부정맥의 종류 (상실성 및 심실성), 지속 시간, 빈도를 알려주고 그 부정맥과 환자의 활동 상황과의 상관관계를 알려 준다.
(3) 부정맥이나 원인 불명의 실신 등의 증상을 호소하는 환자에게 시행한다.

8. 심도자 및 심혈관 조영술 (Cardiac catheterization and angiography)

(1) 선천심장병을 정확하게 진단하여 수술의 필요성 및 수술 시기와 수술 방법의 구체적인 계획을 세울 수 있게 하는 검사이다.
(2) 최근 진단 방법의 발달로 단순 심장 기형에서는 심도자 검사 없이 개심 수술을 하기도 하나 아직도 많은 선천심장병, 특히 청색증이 동반된 심기형이나, 복잡 심기형인 경우에는 수술 전에 심도자 검사 및 심혈관 조영술을 반드시 시행하여야 한다.

9. 심장 CT

(1) 컴퓨터 단층촬영은 흉부 X선 검사와 같이 방사선을 사용하는 영상방법으로 심장과 혈관을 보기 위한 검사이다.
(2) 수초 이내에 검사가 가능하고, 얇은 단면으로 영상을 얻기 때문에 삼차원적인 해부학적 정보를 얻을 수 있게 되어 동맥궁의 이상이나 초음파로는 확인이 힘든 측부 동맥, 폐정맥 등의 혈관과 폐동맥 분지의 협착 등을 삼차원 합성 영상으로 표현하여 진단할 수 있다.
(3) 심도자술처럼 카테터를 삽입하지 않아도 되며, 복잡 심장기형 환자의 경우 혈관의 구조 이상이나 기도와 폐의 기형, 다른 장기의 이상이 같이 동반될 수 있으므로 심장, 혈관뿐 아니라 기도와 폐, 다른 장기의 이상도 함께 볼 수 있다 (그림 7-5).

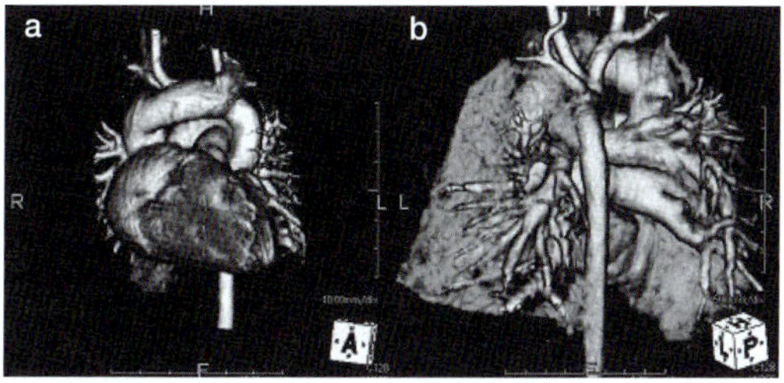

그림 7-5 컴퓨터 단층촬영을 통한 심장의 3차원 영상 합성: (a) 앞에서 본 3차원 영상, (b) 뒤에서 본 3차원 영상

10. 심장 MRI

(1) 자기 공명 영상은 방사선을 사용하지 않는 영상 기법으로 몸속의 수소원자를 영상화하는 방법이다.
(2) 시간 해상도가 높아 움직이는 심장을 동영상처럼 볼 수 있어 수술 전, 후 환자에서 심실의 용적이나 수축 능력, 폐 혈류량 등을 정량화 할 수 있고 혈관의 형태도 확인 할 수 있어 최근 진단뿐 아니라 정확한 심장기능의 평가를 위해 이용이 증가하고 있다.
(3) 심도자술처럼 카테터나 조영제를 사용하지 않고도 심장 및 혈관을 영상화 할 수 있다.

Ⅱ. 심혈관질환의 흔한 증상
(Common symptoms in cardiovascular diseases)

1. 흉통 (Chest pain)

(1) 원인 및 감별 진단 (표 7-3)

표 7-3 흉통의 원인

원인	빈도	원인질환
특발성	12-85%	
근골격계	15-31%	외상 (사고, 학대), 운동, 과도한 움직임 (과로, 윤활낭염), 늑연골염, herpes zoster 감염 (피부), 흉막통증 등
호흡계	12-21%	폐렴, 흉막염, 천식, 기흉, 허혈, 이물질, 색전증, 폐 고혈압, 종양 등
심리적 원인	5-17%	12세 이상의 소아에는 정신적인 긴장에 의한 경우가 더 많음
소화기계	4-7%	식도염 (위식도 역류), 식도 내 이물질, 식도 연축, 담낭염, 횡격막하 농양, 간 주위 염증, 소화성 궤양 등
심혈관계	4-6%	심낭염, 심낭 절개후 증후군, 심내막염, 승모판 탈출증, 대동맥 또는 대동맥 밑 협착증, 부정맥, Marfan 증후군 (내림 대동맥류), 관상동맥 기형, 가와사키 질환, 코카인, 교감신경 작용 약물, 협심증 등
기타	4-12%	척추신경 또는 신경원 압박, 유방과 연관된 병적인 상태, 임파선 종양 등

흉통의 가장 흔한 원인

- 늑연골염
- 흉벽의 외상 또는 근육의 피로
- 호흡기질환 (기침과 연관된 질환)

(2) 진단: 면밀한 병력청취 및 신체검사를 통해 성급하게 결론을 내리거나 너무 많은 불필요한 검사를 시행하지 않도록 하는 것이 필요하다.

1) **병력청취**

① 시작, 기간, 빈도, 양상, 강도, 위치, 방사통, 선행 증상, 증상 완화 요인
② 식사 및 신체 자세와의 관계, 약물 복용 여부, 음주/흡연력
③ 과거력 (특히 심장질환, 심장 수술), 가족력 (급사, 심혈관질환)

2) **신체검사**

① 활력 징후, 전신 외양과 상태 (청색증, 불편감, 불안, 허탈), 심잡음
② 호흡수와 깊이, 부호흡근의 사용, 수포음, 천명, 감소된 호흡음
③ 복부 장기 비대, 압통 부위, 서혜부 맥박, 사지 말단체온, 청색증, 곤봉지, 부종
④ 심리적 상태

(3) 치료: 특별한 기질적인 원인을 찾지 못한 경우 대부분에서 심장의 구조적인 이상이 없고 심장 때문에 통증이 오는 것이 아니므로 환자를 안심시키는 것이 중요하다. 각각의 원인에 따라 치료를 시행한다 (표 7-4).

표 7-4 흉통의 원인에 따른 치료

원인	치료
늑연골염	필요시 약간의 진통제를 사용 (acetaminophen)
근골격계 및 비기질적 원인	안심시키고 휴식을 취한다.
호흡기계 원인	원인질환의 치료
심한 심장 기형, 부정맥, 운동 유발성 천식	심장, 호흡기 전문의에게로 이송하여 심초음파, 운동 부하 검사, 24시간 심전도 검사, 심도자술 등을 시행한다.
심인성 장애	정신과 전문의에게 의뢰
급성 코카인 중독	칼슘 통로 차단제, β-blocker, nitrates, 혈전 용해제

2. 실신 (Syncope)

(1) 정의: 갑작스럽고 일시적인 의식 소실과 체위 긴장도의 소실을 보이는 상태로 일시적인 뇌혈류의 감소에 의해 발생한다.

(2) 병태생리

1) 정상 성인에서 뇌 무게는 몸무게의 2%에 해당하지만, 뇌활동에 필요한 혈류의 양은 뇌조직 100 g 당 50-60 mL/m 정도로 심박출량의 15%에 이른다. 이는 뇌의 산소 대사율 (cerebral metabolic rate for oxygen, $CMRO_2$)이 높기 때문이며, 이것이 현저히 감소할 경우 의식을 잃을 수 있다.
2) 뇌혈류량은 심장기능이 정상인 경우 뇌혈관의 자동조절기전에 의해 적절하게 유지되고 혈중 PaO_2가 감소하거나 $PaCO_2$가 증가하면 뇌혈관은 능동적으로 혈관 확장을 일으켜 필요한 혈류량을 유지시킨다.
3) 기립시 심박동 증가와 심혈관 수축을 일으키는 반사가 감소하거나 뇌혈관계의 이상이 있는 경우에는 뇌혈류량이 유지되지 않으면서 산소공급이 감소한다.
4) 일반적으로 뇌혈류가 6초 이상 중단되거나 성인의 경우 수축기 혈압이 60 mmHg 이하로 떨어질 경우 실신이 일어날 수 있다.

(3) 실신의 원인 (표 7-5)

표 7-5 실신의 원인

원인	질환
신경반사 매개성 실신	혈관미주신경실신, 경동맥동실신, 혀인두신경통 및 삼차신경통
부정맥	동결절 기능부전, 방실결절의 전도 장애, 상실성 빈맥, 유전적 증후군 (QT 연장 증후군등), implanted pacemaker 기능부전, 약물에 의한 부정맥
심장의 구조적 이상	심장판막 질환, 급성 심근경색, 폐쇄비대심장근육병증, 심방점액종, 급성 대동맥 박리, 심장눌림증 (cardiac tamponade), 폐동맥고혈압
뇌혈관 원인	Vascular steal syndrome
기립성 저혈압	기저질환 없음

1) **신경반사 매개성 실신** (neurally mediated reflex syncope)

① 정의: 부적절한 자율신경반사의 항진에 의해 혈관확장 및 심박동수 감소가 생기고 이로 인해 저혈압 및 실신이 발생한다.

② 유발요인: 기립, 기침, 배뇨, 통증, 운동 직후 상태, 스트레스 등

③ 동반증상: 신경반사 기전의 과작동에 의한 것으로 실신이 일어나기 전에 심계항진, 발한 등의 자율신경계 항진에 따른 전구 증상이 일어난다 (기립성 저혈압과 구별되는 점).

④ 치료: 유발요인을 이해하고 회피하며 전구증상이 나타날 경우 자리에 눕도록 환자를 교육한다.

혈관미주신경실신 (vasovagal syncope, common faint)

- 소아에서 가장 흔한 신경반사 매개성 실신으로 전체 실신 중 2/3를 차지한다.
- 말초 혈관 저항이 갑자기 떨어져서 일어나며 실신 발작 중에 눈동자를 위로 향하는 수가 있어서 간질과 혼동되기도 한다.
- 치료
  질환의 예후가 양호함을 이해시킨다.
  유발요인을 피한다 (갑자기 일어서지 않기, 더운 곳을 피하기, 천천히 일어나기 등).
  현기, 심계항진, 발한, 오심 등의 전구증상이 나타나면 즉시 눕는다.
  염분 및 수분 섭취를 많이한다.
  β-blocker등의 약물치료를 고려해 볼 수 있다.

2) **부정맥에 의한 실신**

① 다양한 종류의 부정맥이 실신을 일으킬 수 있으며 특히 심실 부정맥에 의한 실신은 돌연사와 관련이 높으므로 주의를 요한다.

② 심장의 구조적 혹은 기능적 이상을 동반한 경우 예후가 더욱 나쁜 것으로 알려져 있다.

③ 서맥에 의한 실신

a. 주로 선천심장병 수술 후 동반하는 동기능부전증후군 (sick sinus syndrome)이나 완전 방실전도장애에서 나타난다.

b. 박동기의 삽입으로 실신이 현저히 줄어들었지만, 박동기 자체에 의한 심박조율기 증후군 (pacemaker syndrome)에 의해 현기증이나 실신이 발생할 수 있다.

④ 빈맥에 의한 실신: 심실빈맥에 의한 실신은 상실성 빈맥에 비해 반복적으로 발생하고 운동이나 흥분과 관련이 많으며 갑자기 발생하고 많은 경우에서 경련이 동반된다.

⑤ 치료: 원인질환에 따라 치료한다.

a. 동기능 부전, 완전 방실차단등은 인공 심박동기 삽입을 한다.

b. 상실성 빈맥의 경우 실신이 있는 환자에서 약물치료는 바람직하지 않고 고주파전류를 이용한 전극도자절제술이 1차 치료이다.

3) **심장의 구조적 이상에 의한 실신**

① 전체 실신의 원인 중 급사의 위험이 가장 높고 예후가 나쁘다. 심기형에 의해 심박출량이 장애를 받아서 발생하고 특히 운동과 관련되어 갑자기 나타난다.

② 원인 질환: 활로4징, 대동맥판막협착, 폐동맥판막협착, 비후성심근증 등

③ 폐동맥 고혈압 위기 (pulmonary hypertensive crisis)

a. 운동 등에 의해 조직의 산소 소모가 증가되면 저산소증에 의한 폐혈관 수축이 발생 하고 폐혈류가 급격히 감소되어 저산소증이 심해진다.

b. 우-좌 단락을 형성하는 심방이나 심실의 결손이 없는 경우에는 폐동맥 고혈압 위기가 발생하면 즉시 쇼크에 빠지게 된다.
c. 울거나, 수유중에 과호흡이 시작되면서 일시적인 폐혈류량 감소에 의해 저산소증이 유발되고 산혈증이 발생된다.
d. 저산소증과 산혈증은 다시 과호흡을 유발하여 악순환이 지속되고, 심한 경우에는 의식을 잃고 경련이 발생한다.

④ 치료: 수술 또는 경피적 시술을 통하여 구조적 이상을 교정한다.

4) **기립성 저혈압 (orthostatic hypotension)에 의한 실신**

① 정의: 소아에서는 드문 실신의 원인으로 기립 상태에서 혈관 수축반사 기전의 소실에 의하여 실신이 발생한다.

② 원인: 혈관 수축반사 기전의 소실 이외에도 탈수, 혈관 이완제 등도 기립성 저혈압의 원인이 된다.

③ 동반증상: 신경반사 매개성 실신과는 달리 자율 신경계 항진에 따른 증상은 거의 없다.

④ 치료

a. 약물에 의한 기립성 저혈압이 가장 흔하므로 유발되는 약물을 복용하고 있는지 살펴본다 (이뇨제, 혈관이완제 등)
b. 알코올 섭취를 제한한다.
c. 오래 서 있는 것을 피하고 갑자기 일어나지 않는다.
d. 사우나, 뜨거운 샤워, 심한 운동, 과식 등을 피한다.
e. 복대나 탄력 붕대를 착용한다.
f. 수분 및 염분 섭취를 많이 한다.

3. 심부전 (Congestive heart failure)

(1) 정의

1) 심장이 신체의 대사성 요구를 충족시키는데 필요한 적절한 혈액량을 박출할 수 없거나 정상적인 심박출량을 유지하기 위해서 심실 충만압의 비정상적인 상승 (보상 기전)을 필요로 하게 되는 상태
2) 산소 운반 (Hb × SaO_2)과 심박출량 (heart rate × stroke volume), 심장의 작업부하 (preload, afterload, contractility)를 모두 고려해야 한다.

(2) 원인 (표 7-6)

표 7-6 심부전의 원인

기전	관련 질환
용적 과부하	심실중격결손, 동맥관개존, 방실중격결손, 심판막 부전증 등
압력 과부하	심한 대동맥협착이나 대동맥축착 등
심근 수축력 장애	심근염, 심근증, 심내막 섬유 탄성증, 심근 경색 등
심박수 이상	완전방실차단, 빈맥성 부정맥
기타	빈혈, 갑상샘기능항진증 등

(3) 임상 양상 (표 7-7, 8)

표 7-7 심부전의 연령별 임상 양상

연령	증상
영유아	젖을 먹을 때 빈호흡이 심해짐, 젖을 잘 먹지 못함
소아	체중 증가 잘 안됨, 식은땀을 많이 흘림
청소년	호흡곤란, 발목 부종, 피로감

표 7-8 심부전의 기전에 따른 임상 소견

기전	증상 및 진찰 소견
심기능 장애에 대한 대상성 반응	빈맥, 분마율 (gallop rhythm), 약한 맥박, 심비대, 성장장애, 발한, 차고 습한 피부
폐정맥 울혈 (좌심부전)	빈호흡, 운동시 호흡곤란 (영아에서는 수유 곤란), 기좌호흡 (orthopnea), 천명 및 폐수포음
체정맥 울혈 (우심부전)	간종대, 안검 부종, 경정맥 확대, 발목 부종

(4) 진단

1) **흉부 X선 검사**: 심비대
2) **심전도**: 부정맥에 의한 심부전의 여부를 평가한다.
3) **심초음파**: 심방 및 심실의 확장, 좌심실 기능의 평가, 원인이 되는 심질환의 진단, 치료 효과의 평가에 중요한 검사이다.

(5) 치료

심부전의 치료 원칙

- 원인 질환들의 제거
- 심부전 악화 요인들의 제거
- 심부전 상태의 조절

1) **일반적인 치료**: 파울러 체위 (Fowler's position), 산소 투여, 적절한 영양, 수분 공급, 호흡곤란 시 인공호흡기 사용 고려, 큰 소아의 경우 염분 제한 (< 0.5 g/d), 매일 몸무게 측정, 안정

2) **약물 치료** (표7-9)

표 7-9 심부전 치료에 쓰이는 약물

분류	기전	약물
수축 촉진 약물	Digitalis glycosides	Digoxin
	Catecholamines	Epinephrine, isoproterenol, dobutamine, dopamine
	Phosphodiesterase 3 inhibitor	Amrinone, milrinone, enoximone
전부하 감소 약물 (이뇨제)	Thiazide diuretics	Chlorothiazide, hydrochlorothiazide
	Loop diuretics	Furosemide
	Aldosterone antagonist	Spironolactone
후부하 감소 약물	Arteriolar vasodilator	Hydralazine
	Venodilators	Nitroglycerin, isosorbide dinitrate
	Mixed vasodilator	ACE inhibitors (captopril, enalapril), nitroprusside, prazosin

(6) 심부전의 치료 약물

1) **Digoxin**

① 작용 기전

a. 심근 수축력 상승: Na^+/K^+ ATPase를 억제하여 심근 세포 내 Na^+의 농도를 높여 안정막 전위를 높이고 심근세포에서 수축에 이용될 수 있는 K^+의 농도를 높인다.

b. 자율 신경계에 대한 영향: 동맥압수용체의 감수성을 증가시켜 미주신경의 긴장도를 증가시키고 교감신경계의 원심 활동도를 감소시키며 혈장 내 norepinephrine 농도를 낮추는 것이 보고되어 최근 심부전의 초기 투여가 권장된다.

② 투여 방법

a. 가능하면 경구로 투여 (정맥투여시에는 대개 경구의 75%만 투여)

b. 경구 투여 용량 (표 7-10)

표 7-10 Digoxin의 경구 투여 용량

나이	부하 용량 (μg/kg)	유지 용량 (μg/kg/d)
미숙아	20-30	5-7.5
신생아	25-35	6-10
1개월-2세	35-60	10-15
2-5세	30-40	7.5-10
5-10세	20-35	5-10
10세 이상	10-15	2.5-5
성인	0.75-1.5 ㎎	0.125-0.5 ㎎

c. 심부전이 심한 경우: 처음 투여시 총부하량의 1/2을 투여하고 12시간과 18시간 후 나머지 1/2을 절반씩, 즉 1/4을 각각 투여하고 이후 12시간 후 부터 유지요법으로 총부하량의 1/4을 하루 용량으로 하여 2회에 나누어 두어야한다.

d. 심부전이 심하지 않은 경우: 처음부터 유지 용량으로 시작하며 약 5일이 지나면 혈중 농도가 최고치에 도달한다.

③ 투여 시 주의사항

a. 정맥 투여 후 15분에서 30분 내에 최고 혈중 농도에 도달한다.

b. 혈중 digoxin의 치료 농도는 0.8-2.0 ng/mL로 투약 후 6시간 이후에 약물농도 검사를 시행한다.

c. 오심, 구토, 설사 등이 있거나 환자가 잘 먹지 않을 경우, 고칼륨혈증이 있는 경우, 부정맥이 나타나는 경우에는 digoxin에 의한 독성을 의심해야 한다 (표 7-11).

d. 영유아에서 투약 후 토하는 경우도 있는데 투여 후 10분이 지났을 경우에는 약이 흡수된 것으로 생각하고 다시 투여하지 않는다.

표 7-11 Digoxin 독성 유발인자

혈청 digoxin 수치 상승	갑상샘기능저하증, amiodarone, 신장 기능 저하 시, 미숙아
심근의 감수성 증가	저칼륨혈증, 저마그네슘혈증, 고칼슘혈증, 저나트륨혈증 등의 전해질 이상, 심근허혈, 심근염 등

2) **이뇨제 (diuretics)**

① 효과: 신장에서 염분과 수분의 배설을 촉진 (또는 재흡수를 억제)함으로써 혈관 내 용적을 감소시켜 심장의 충만압을 낮추어 폐울혈을 호전시킨다.

② 분류 및 작용 기전 (표 7-12)

③ 부작용

a. 체순환계의 혈류량이 지나치게 감소하면 오히려 renin angiotensin aldosterone system과 교감신경계를 더욱 활성화시켜 심부전을 악화시킬 수 있다.

b. 이상염분의 지나친 배설로 저칼륨혈증, 저나트륨혈증, 대사성 알칼리혈증이 생길 수 있다.

c. Furosemide 및 ethacrynic acid는 이독성을 보일 수 있다.

④ 주의사항

a. 장기간 사용 시 소량으로 감량하여 다른 약제와 병용 투여하여야 한다.

b. 이뇨제를 안지오텐신 전환효소 억제제와 병용하여 사용하면 이뇨제의 neurohormonal 혹은 대사적 부작용이 거의 나타나지 않는다.

c. 심부전 증상의 악화는 digitalis 혹은 안지오텐신 전환효소 억제제를 병용하여 줄일 수 있다.

d. 안지오텐신 전환효소 억제제를 사용하는 심부전 환자에서는 이뇨 효과는 미약하고 고칼륨혈증을 유발할 수 있어 potassium-sparing diuretics를 병용하여 사용하지 않는다.

표 7-12 이뇨제의 분류 및 작용 기전

분류	약품	작용 기전
고리이뇨제 (Loop diuretics)	Furosemide, ethacrynic acid, bumetanide	Loop of Henle에서 작용하여 능동적인 염화나트륨 수송 (active sodium chloride transport)을 억제하여 강력한 이뇨 작용을 일으키며 이들 약제는 사구체여과율이 낮은 경우에도 효과가 있다.
Thiazide	Chlorthalidone, metolazone	신장의 원위세뇨관에 작용하여 고리이뇨제 보다는 덜 강력하나 더 오래 작용하며 그 효과가 사구체 투과율에 영향을 받는다.
Potassium-sparing diuretics	Spironolactone, amiloride, triamterene	Aldosterone에 대한 경쟁적 길항제로써 말초세뇨관과 집합관에 작용하며 작용의 정도는 aldosterone 농도에 비례한다.

3) **안지오텐신 전환효소 억제제** (angiotensin converting enzyme inhibitor, ACEi) : **captopril, enalapril, lisinopril**

① 작용 기전: angiotensin 1이 angiotensin 2로의 전환에 관여하고 그 이외에 직접적인 혈관 확장 작용을 지니는 bradykinin을 불활성화 시키며, 신장 내의 vasoactive prostaglandin의 합성과 유리를 자극한다.

② 효과

a. 안지오텐신 전환효소 억제제의 장기 투약은 혈중 내 aldosterone과 catecholamine 농도를 감소시켜 심부전 환자의 예후를 좋게 한다.

b. Angiotensin이 hypothalamus thirst 중추의 자극을 억제하여 갈증과 수분 섭취를 감소시키고, 항이뇨호르몬의 유리를 억제함으로써 저나트륨혈증을 교정한다.

c. Captopril은 angiotensin II의 감소로 인하여 nitroprusside보다 폐동맥 쐐기압력 감소를 더 많이 나타내며 혈역학적 내성을 발현시키지 않는다.

4) **Phosphodiesterase 3 inhibitor: Amrinone, milrinone, enoximone**

① 작용 기전: Phosphodiesterase 3 (PDE_3)의 억제에 의해 세포 내 ATP의 농도를 증가시켜 심장 수축 기능을 향상시킴과 동시에 혈관확장 작용을 한다 (수축 촉진 및 후부하 감소).

② 효과: Digitalis, dopamine, dobutamine의 작용에 상승 작용을 일으키고, 혈관 확장 작용과 심장 수축 기능의 향상 작용을 동시에 갖고 있어 심근의 산소 소모율은 증가시키지 않고, 심박동 수나 혈압을 변화시키지 않기 때문에 장기적으로 강심제를 투여해야 하는 심질환의 심부전 치료제로서 연구되고 있다.

③ Amrinone: 용량에 비례하여 심박출량을 증가시키고 좌, 우심장의 충만 압력과 혈관 저항을 감소시키는데, 저용량에서는 강심제로서의 작용이 강하고 고용량에서는 직접적인 혈관확장 작용이 강하다.

④ Milrinone: Amrinone과 구조와 약리학적 효과가 유사하나, amrinone보다 20배 강한 효과를 보여 표준 치료에 반응하지 않는 경우 dopamine 또는 dobutamine의 보조제로 사용할 수 있다.

5) **베타차단제 (β-blocker)**

① 급성기 치료에는 적당하지 않고, 만성 심부전에 사용할 수 있다.

② 작용 기전

a. 교감 신경계의 활성을 감소시키며 심근 내의 수용체 수를 정상화 시켜 수축력을 향상 시킨다.

b. 심박수를 감소시켜 심실 충만이 호전되게 하고, 심실기외수축과 심장 급사를 감소시켜 만성 심부전에서는 사망률을 낮출 수 있다.

6) **Carnitine**

① 산화를 위해 긴 사슬 지방산을 사립체 내로 운송하는 필수 요소로 심근기능 호전 및 심비대 감소의 효과가 있다.

② 용량: 50-100 mg/kg/d (b.i.d. 또는 t.i.d. 최대 투여량 3 g/d)

Ⅲ. 선천심장병 (Congenital heart diseases)

1. 심실중격결손 (Ventricular septal defect, VSD)

(1) 분류 (그림 7-6)

1) 막양부 결손 (perimembraneous VSD): 가장 흔한 형태 (70%), 막성 중격에 접하여 발생한다. (그림 7-7)
2) 근성부 결손 (muscular VSD): 근성 중격에 발생한다.
3) 동맥하 결손 (subarterial VSD)
   ① 동양인에 많은 형태 (25-30%), 폐동맥 및 대동맥 판륜으로 후상방 경계가 이루어진다.
   ② 자연 폐쇄는 드물고 위치상 대동맥 판막 탈출로 인한 대동맥 판막 역류가 발생하기 쉬워 수술을 요하는 경우가 많다.

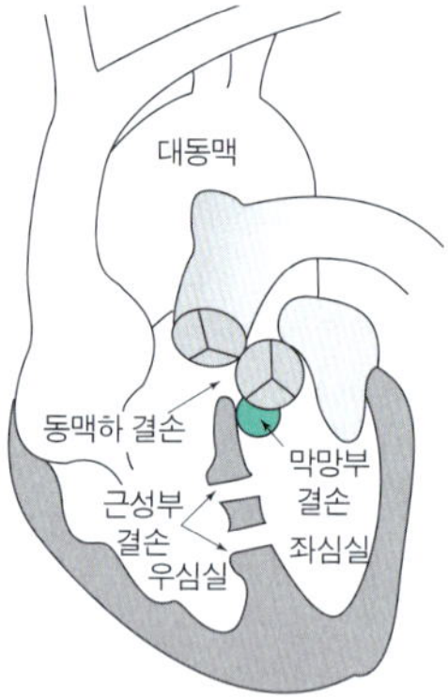

그림 7-6 심실중격결손의 위치에 따른 분류

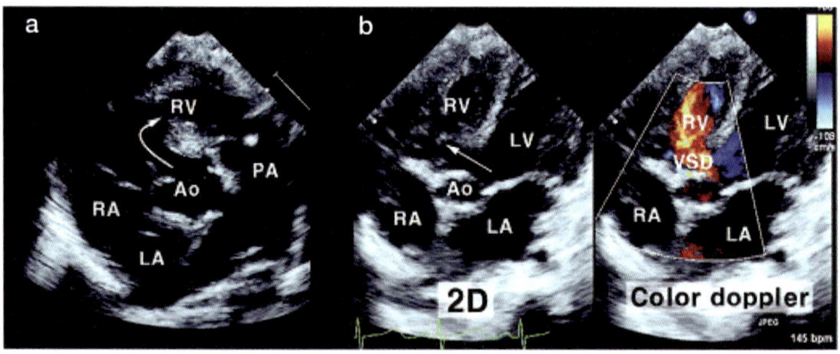

그림 7-7 막양부 심실중격결손의 심초음파 소견: (a) Parasternal short axis view로 막양부 심실중격결손을 관찰할 수 있다. (b) Apical 5 chamber view의 live dual image로 2D 및 color doppler 상에서 심실중격결손이 관찰된다.

(2) 임상 소견

1) **단락 결정요인**

① 좌-우 단락의 정도는 결손의 크기와 체순환계에 대한 폐순환계의 상대적인 혈관 저항에 의해 결정된다.

② 결손의 정도가 중등도 이하인 경우는 결손의 크기가 중요하며, 결손이 클 경우에는 혈관 저항의 비율이 결정적 역할을 한다.

2) **작은 심실중격결손** (small sized VSD)

① 증상: 무증상, 정상적 성장발육

② 청진 소견: 고음의 범수축기 잡음 (high pitched pansystolic murmur), 정상 P2 심음, 가장 잘 들리는 위치는 결손의 위치에 따라 다르다.

③ 심전도, 흉부 X선 검사: 정상

3) **중등도 또는 큰 크기의 심실중격결손** (moderate to large sized VSD)

① 증상: 성장발육 지연, 잦은 호흡기 감염, 심부전 증상 (호흡곤란, 수유곤란, 과도한 발한 등)

② 청진 소견

a. 저음의 범수축기 잡음 (low pitched pansystolic murmur)

b. 단락양이 많은 경우 (Qp/Qs > 2:1) - 승모판을 지나는 혈류의 증가로 심첨부에서 이완중기 윤전성 잡음 (mid-diastolic rumbling murmur) 청진

c. 폐동맥 압력 증가 - 제 2 늑간에서 항진된 P2 심음 청진

③ 흉부 X선 검사: 좌심실 및 좌심방 확장으로 인한 심확장, 폐혈관 음영 증가 (그림 7-8)

④ 심전도: 좌심실 비대 또는 양심실 비대, 좌심방 비대 (그림 7-9)

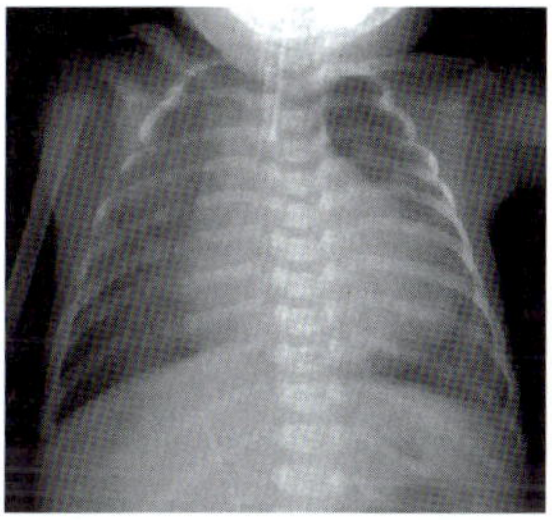

그림 7-8 큰 심실중격결손의 흉부 X선 소견: 심한 심확장, 폐울혈 소견이 관찰된다.

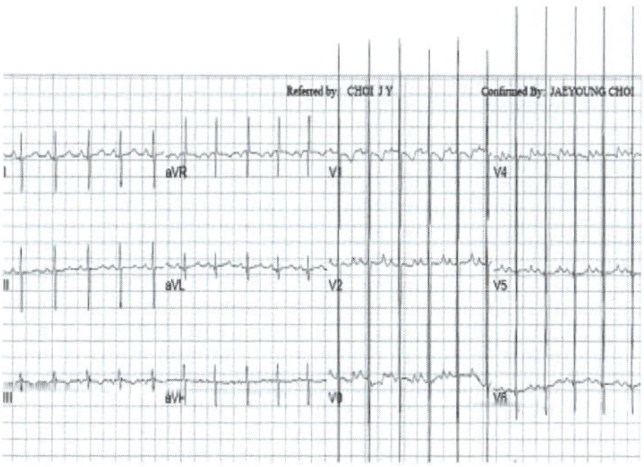

그림 7-9 큰 심실중격결손의 심전도 소견: 좌측편위와 양심실 비대소견이 관찰된다.

4) Eisenmenger 증후군

① 병태 생리

a. 크기가 큰 좌-우 단락을 유발하는 결손을 치료하지 않으면 폐동맥 고혈압에 의해 폐소동맥의 비가역적 폐쇄성 변화가 생겨 폐혈관 저항 (pulmonary vascular resistance)이 증가되고, 좌-우 단락의 양이 감소하여 심부전 증상은 일시적으로 호전되나, 계속 진행하여 폐혈관 저항이 체혈관 저항과 비슷해지면 우-좌 단락이 발생하여 청색증이 발생하게 된다.

b. 심실중격결손 외에도 방실중격결손, 심실중격결손이 동반된 완전 대혈관전위, 대동맥폐동맥 개창, 총동맥간증 등 심한 좌우 단락을 가진 심장병을 적절한 시기에 교정하지 않으면 조기에 Eisenmenger 증후군으로 진행할 수 있다.

c. 좌-우 단락양이 비슷한 경우에 다운 증후군 환자가 더 빨리 Eisenmenger 증후군으로 진행된다.

② 진단

a. 청진: 심잡음 감소, single, loud S2

b. 흉부 X선 검사: 심장비대 소견의 소실, 주폐동맥 및 폐문부 폐동맥의 음영 확장 및 폐혈관 말초부의 음영이 감소되는 양상이 관찰된다 (그림 7-10 a).

c. 심전도: 우심실 비대 소견만 보인다 (그림 7-10 b).

d. 심도자: 폐혈관 저항≥12 Wood unit/m^2또는 폐혈관 저항/체혈관 저항의 비 (Rp/Rs)≥1.0 의 소견을 보이고 폐혈관을 확장시키는 산소, PGE-1, NO 등을 투여하여 Qp/Qs 증가 및 산소 포화도 증가 여부를 확인하여 반응이 뚜렷치 않으면 확진할 수 있다.

③ 치료

a. 대증 요법: 심부전, 저산소증, 적혈구 과다증을 교정한다.

b. 심폐 이식, 혹은 양측 폐 이식 고려한다.

c. 수술 및 마취, 심조영술은 금기이다.

d. 임신, 고지대 여행, 다량의 부신피질 호르몬 (특히 estrogen), 출혈, 탈수를 피한다.

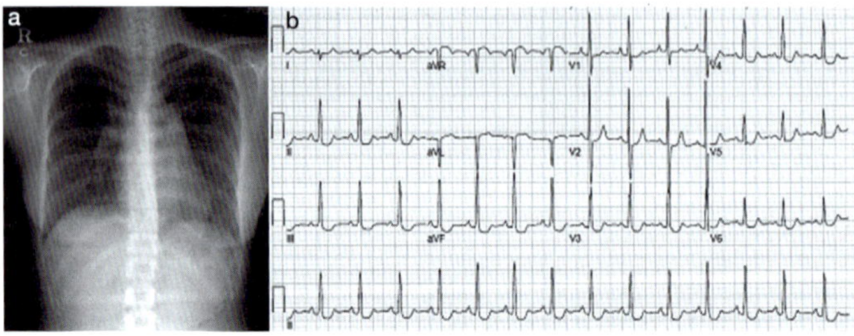

그림 7-10 Eisenmenger 증후군의 흉부 X선 및 심전도 소견: (a) 심확장은 소실되어 정상 심장크기를 보이며 폐음영은 감소되어 있고, (b) 심전도 소견에서 우심실 비대를 보인다.

(3) 경과

1) 작은 막양부 결손, 근성부 결손: 30-40%가 생후 2년 이내에 자연 폐쇄된다.
2) 중등도 및 큰 결손: 크기가 줄어들 수 있고, 드물게 완전 폐쇄되는 경우도 있다.
3) 큰 심실중격결손 중 심한 경우에서는 영아기에 심부전이나 반복되는 호흡기 감염으로 사망할 수 있고 (5%), 적절한 시기에 결손을 막아주지 않으면 Eisenmenger 증후군으로 진행한다.
4) 심부전: 생후 6-8주 후 나타나기 시작하나 매우 큰 결손의 경우 생후 3-4주부터 발생한다.

5) 폐동맥 누두부 협착, 우심실 양분증 (double chamber of RV): 소수의 환자에서는 후천적으로 발생하여 단락의 양이 줄어들고, 심해지면 우-좌 단락이 되기도 한다.
6) 대혈관 판하 결손: 작더라도 자연폐쇄 되지 않고 연령이 증가함에 따라 대동맥판 탈출로 대동맥 폐쇄부전이 합병될 수 있는데, 10세 이후에 많이 관찰된다.
7) 감염성 심내막염: 2% 미만에서 결손의 크기와 관계가 없이 발생. 사춘기에 더욱 흔하고 2세 미만에 발생하는 경우는 드물다.

(4) 치료

1) **내과적 치료**

① 심부전: 이뇨제 및 digoxin을 2-4개월 투여, 큰 결손에서 증상이 뚜렷하면 조기수술

② 산소 투여

a. 폐혈관 저항의 감소로 좌-우 단락과 폐울혈을 증가시키므로 가능하면 투여하지 않는다.

b. 폐동맥 고혈압이 일시적으로 심하게 증가 (pulmonary hypertensive crisis)하면 좌심실 내 혈류가 급격히 감소하여 쇼크가 발생할 수 있으므로, 산소를 투여하여 폐혈관 저항을 감소시킬 수 있다.

③ 진정제

a. Morphin sulphate, chloral hydrate (Pocral®), phenobarbital

b. 기전: 심부전의 적응 기전으로 교감 신경계가 항진되면, 혈관 수축, 심근 수축력 증가, 심박동수 증가 등을 초래하여 오히려 좌-우 단락 및 폐울혈을 악화시키므로 진정제를 투여한다.

④ 빈혈 교정: 혈액의 산소 운반량이 감소되어 심장이 과도한 일을 하게 되므로 Hb≤10 g/dL 이면 교정한다.

⑤ 체온조절: 고열이 있을 경우 조직의 산소 요구량이 증가하여 심장의 노동량의 증가로 심부전 악화를 초래한다.

⑥ 운동 제한: 폐동맥 고혈압 없으면 필요 없다.

⑦ 심내막염 예방: Amoxacillin 50 mg/kg (성인 2 g)을 치과치료 1시간 전에 투여한다.

2) **수술적 치료**

① 적응증

a. 6개월 이전: 내과적 치료에 심부전 증상이 호전되지 않는 큰 결손이 있는 경우 수술을 고려한다.

b. 6-12개월: 폐동맥 고혈압 (폐동맥압≥체순환 혈압의 50%)을 동반한 결손의 경우 수술을 시행한다.

c. 5세 이후: Qp/Qs > 1.5-2.0 의 큰 결손이 있는 경우 수술을 시행한다.

d. 폐동맥 누두부 협착, 대동맥 판막탈출 (특히 대동맥 역류 합병 시): 즉시 결손을 막아 진행을 막는다.

② 좌우 단락이 적고 (Qp/Qs < 1.5) 심부전이 없으며 대동맥 판막탈출, 폐동맥 누두부 협착 등이 없는 경우는 수술이 필요하지 않다.

③ 추적 관찰: 수술 후 6개월간 감염성 심내막염 예방을 시행한다.

2. 심방중격결손 (Atrial septal defect, ASD)

(1) 분류 (그림 7-11)

1) **이차공 결손** (ostium secundum defect, 50-70%): 난원와 (fossa ovalis) 부위의 결손
2) **일차공 결손** (ostium primum defect, 15-30%): 심내막상결손에서 발생
3) **정맥동 결손** (sinus venosus defect, 10%): 상대 및 하대 정맥과 우심방의 연결 부위에 위치

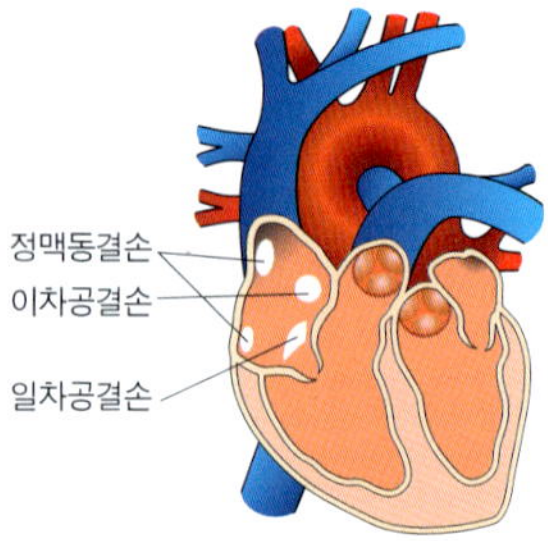

그림 7-11 심방중격결손의 위치에 따른 분류

(2) 경과

1) **좌-우 단락의 결정 요인**: 좌-우 단락의 정도는 결손의 크기뿐만 아니라 우심실, 좌심실의 상대적인 탄성과 체-폐순환의 상대적인 혈관 저항에 따라 결정된다.
2) **나이에 따른 증상**
   ① 신생아기 및 영아기: 이 시기에는 우심실의 근육 벽이 두껍고 탄성이 낮아서 좌-우 단락이 제한되기 때문에 증상이 나타나지 않으나, 소수에서는 심부전을 보이기도 한다.
   ② 유아기: 영아기를 지나면서 우심실벽이 얇아지고 좌-우 단락이 증가되어 결손이 클 경우 폐혈류량은 체혈류량의 2-4배로 증가하나 체순환과 폐순환 사이에 높은 압력의 교통이 없기 때문에 폐동맥압은 대부분 정상이다.
   ③ 학동기 및 청소년기: 다양한 정도의 운동능력 감소를 보일 수 있으나 수술 전까지 잘 발견되지 않다가 수술로 결손을 막은 후에 운동 능력이 눈에 띄게 향상되는 것을 보고서야 알게 되는 경우도 있다.
   ④ 성인기: 성인 선천심장병의 30%를 차지하며 심방 부정맥에 의한 심계항진, 운동시 호흡곤란 또는 피로감, 잦은 기침과 반복적인 흉부 감염, 우심실 기능 저하와 이에 관련된 하지의 부종, 색전성 합병증이 나타날 수 있다.
3) **감염성 심내막염의 예방**: 심방중격결손만 단독으로 있는 경우에는 감염성 심내막염의 위험성이 증가하지 않기 때문에 심내막염의 예방은 필요하지 않다.

(3) 진단

1) **청진** (그림 7-12)
   ① 제 2심음의 넓은 고정성 분열 (wide split & fixed S2): 심방중격결손에 의해 체정맥 환류가 호흡에 영향을 받지 않게 되기 때문에 발생한다. 일부에서는 우각차단 (RBBB) 때문에 들린다.
   ② 박출성 수축기 심잡음 (grade 2-3/6 systolic ejection murmur): 심방중격결손을 통한 단락에 의해 폐동맥을 지나는 혈류의 증가로 발생한다. 양 심방간 압력 차가 매우 적어 결손 자체에서는 잡음이 발생하지 않는다.

③ 이완중기 윤전성 잡음 (middiastolic rumble on left lower sternal border): 우심방으로 유입되는 혈류량 증가로 삼첨판의 상대적 협착 현상으로 발생하며 매우 큰 결손 (Qp/Qs > 2-3)임을 암시한다.

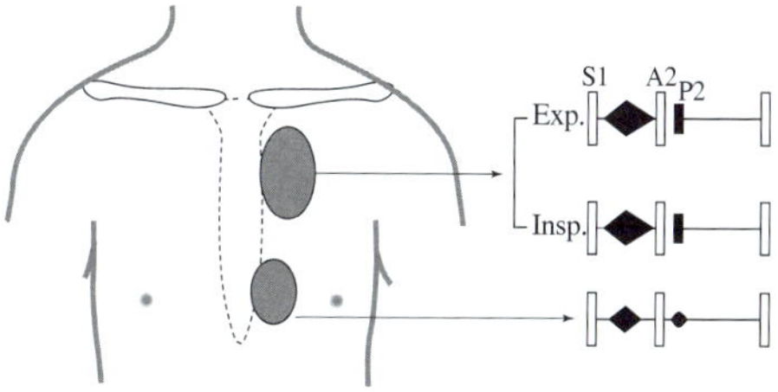

그림 7-12 심방중격결손의 청진 소견: 수축기 심잡음 및 제 2심음의 넓은 고정성 분열이 청진된다.

2) **심전도**

① 보통은 정상 동성 리듬 (sinus rhythm)이나 연령이 증가할수록 상실성 빈맥이나 심방조동의 빈도가 증가한다.

② 대부분 우측 편위 (90-180도)이며 좌측 편위이면 일차공 결손 (심내막상 결손)을 의심할 수 있다.

③ 우심실의 용적 과부하 소견과 우심실 비대 소견 (RBBB with rsR pattern)을 보인다.

3) **흉부 X선 검사** (그림 7-13)

① 우심방과 우심실 확대로 인한 심비대 소견이 주로 보인다.

② 좌심방 확대가 없다 (VSD와의 감별점).

③ 주폐동맥의 돌출, 폐혈관 음영의 증가 소견이 관찰된다.

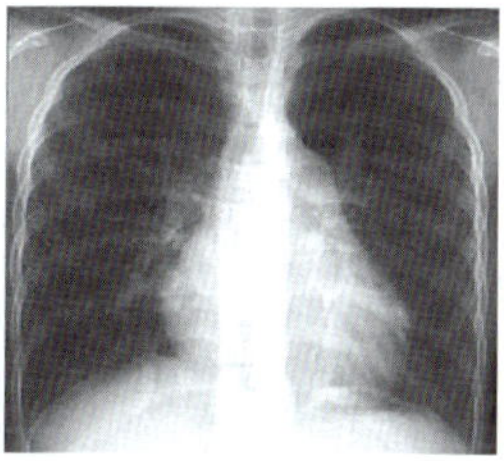

그림 7-13 심방중격결손의 흉부 X선 소견: 주폐동맥 돌출이 동반된 심비대 및 폐혈관 음영의 증가 소견을 보인다.

4) **심초음파**: 진단에 가장 중요하다. 결손을 통한 단락 외에도 이완기 우심실 용적의 증가로 인한 심실중격의 기이성 운동 (paradoxical septal motion)과 우심방 및 우심실 확장 소견을 볼 수 있다 (그림 7-14).

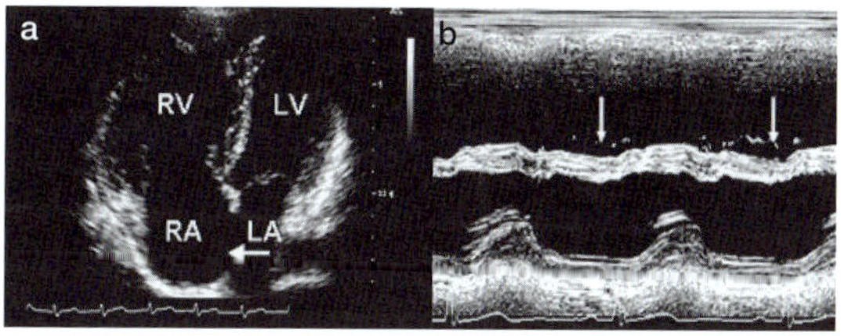

그림 7-14 심방중격결손의 심초음파 소견: (a) 양심방 사이의 결손을 관찰할 수 있으며 우심방 및 우심실의 확장이 동반되어 있다. (b) 심실중격이 이완기에 좌심실 쪽으로 밀리는 기이성 운동을 보인다.

5) **심도자**: 우심방에서 산소 농도가 갑자기 증가하며 좌-우 단락양 (Qp/Qs)과 폐동맥 고혈압의 유무를 알 수 있다.

(4) 치료

1) 운동 제한이나 심내막염 예방투약은 필요없다.

2) 비수술적 방법 (그림 7-15)

① 방법: 심도자술을 통해 여러 가지 기구를 사용해서 결손을 막을 수 있는데 최근 개발된 Amplatzer septal occluder®가 널리 이용되고 있다.

② 적응증: 경험의 축적으로 적응이 확대되어 다발성결손, 40 mm까지의 큰 결손 및 한쪽 지지 조직이 짧은 경우에도 대부분 치료가 가능한 것으로 알려져 있다. 대부분의 최근 보고에서 치료 효과는 수술과 대등하거나 우수하며 합병증은 적다.

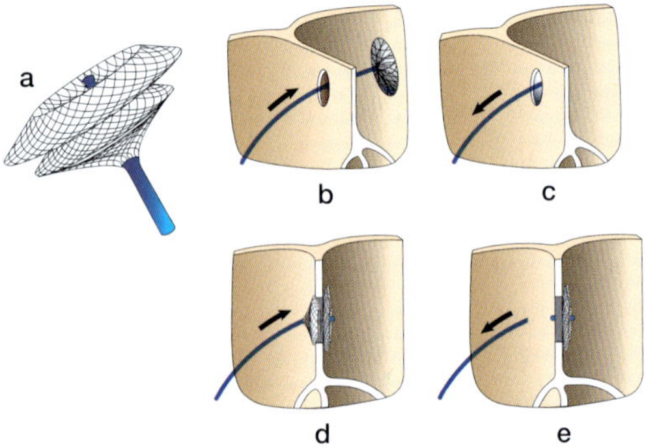

그림 7-15 심방중격결손의 기구 폐쇄술: (a) Amplatzer septal occluder®를 사용하여, (b, c, d, e) 심방중격결손을 비수술적으로 폐쇄할 수 있다.

3) 수술

① 수술 시기

a. 혈역학적으로 의미있는 심방중격결손의 자연 폐쇄는 대개 생후 1년 이내에 일어나고 전반적인 자연폐쇄 확률이 87%에 달해 심부전이 심하지 않다면 3-4세 전에는 수술하지 않다.

b. 수술에 이상적인 시기 : 심부전이 있는 경우, 2세에서 5세 사이에 신체 운동량의 큰 변화가 따르기 전에 해주는 것이 좋다.

② 적응증: 좌우 단락양 (Qp/Qs) > 1.5-2.0

③ 목적: 성인 시기에 폐혈관 질환의 발생이나 우심실 기능의 저하, 역행성 색전증 (retrograde thromboembolism)과 같은 합병증을 예방하기 위해 청소년기 이전에 시행한다.

④ 금기

a. 폐동맥 고혈압이 있는 경우는 수술 전 심도자 검사시 산소, nitric oxide (NO) 등 폐혈관 이완제를 투여해 폐혈관 저항의 가역성 여부를 확인한다.

b. 비가역적인 폐동맥 고혈압, 즉 폐혈관 저항이 안정시 8-12 unit/m² 이상이며 폐혈관 이완제를 사용하더라도 7 unit/㎡ 이하로 떨어지지 않는 경우 금기이다.

c. 폐혈관 저항이 어느 정도 증가되었더라도 좌우 단락이 있고, Qp/Qs가 최소한 1.3 이상이면 수술의 금기가 되지 않는다.

d. 심부전 혹은 연령 자체가 수술의 금기 사항은 아니다.

⑤ 방법: 일차 봉합술이나 첩포봉합술 (patch repair)

(5) 예후

1) 치료하지 않을 시는 20-30대에 심부전이 발생한다.
2) 부정맥이 7-20%에서 있을 수 있으며 40대 이후에는 50%까지 동반된다.
3) 수술시 사망률은 1% 미만이다.
4) 수술 후 심비대나 심잡음이 1-2년간 계속될 수 있다.

3. 동맥관개존 (Patent ductus arteriosus, PDA)

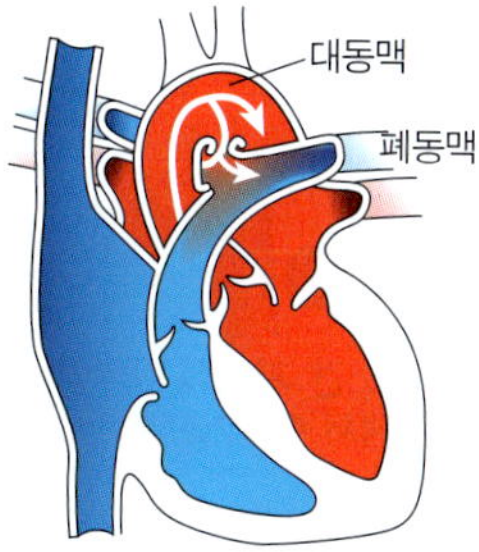

그림 7-16 동맥관개존의 모식도

(1) 병태 생리 (그림 7-16)

1) 정상 신생아: 출생 후 호흡이 시작되면 불필요한 동맥관은 평활근의 수축으로 생후 10-15시간 내에 기능적 폐쇄가 일어나며, 해부학적으로는 생후 2-3주에 닫힌다.
2) 동맥관이 개존되어 있는 경우 폐혈관 저항성이 감소함에 따라 대동맥 혈류가 폐동맥으로 유입되는 좌-우 단락이 형성되어 심부전을 초래한다.
3) 동맥관 폐쇄의 결정 요소
   ① 산소: 동맥혈 내 산소 분압의 상승은 강력하게 동맥관 평활근을 수축시킨다.
   ② Prostaglandin: 동맥관 평활근을 이완시키는 작용으로 동맥관의 폐쇄를 지연시킨다.

(2) 임상 소견

1) **경과 및 증상**
   ① 미숙아의 동맥관 개존은 저산소혈증과 미성숙 등이 원인이므로 동맥관이 내과적 치료에 자연적으로 폐쇄되는 것이 가능하나 만삭아에서는 거의 드물다.
   ② 동맥관이 작을 경우 뚜렷한 증상이 없을 수 있으나 심내막염이 발생할 가능성이 있어 심내막염의 예방이 필요하며 따라서 크기에 관계없이 치료해 주어야 한다.
   ③ 동맥관이 큰 경우 심부전 증상과 함께 잦은 호흡기 감염, 발육부진 등을 보이며 폐동맥고혈압이 발생해 Eisenmenger 증후군으로 진행할 수 있다.
2) **미숙아의 동맥관개존**
   ① 저산소증, 산증, 혈관 수축에 따른 폐동맥 압력의 증가, 저혈압, 폐미숙, 유리질막병, prostaglandin 분비 등의 원인으로 동맥관 폐쇄가 지연된다 (단락의 방향이 양방향성 또는 우-좌일 수 있음).
   ② 폐동맥 압력이 감소하면서 좌-우 단락이 형성되어 좌심실 과부하와 폐울혈이 생기면서 심부전이 발생하며 유리질막병을 더 악화시킬 수 있다.

③ 유리질막병이 호전되어도 지속적인 무호흡, 심첨부의 박동증가 (heaving), 넓은 맥압, 도약맥 (bounding pulse), 수축기잡음 또는 마찰음, CO_2 저류, 산소 의존도 등이 높아지며, 흉부 X선 소견 상 심비대, 폐혈관 음영증가, 간비대 등이 있으면 동맥관 개존을 의심할 수 있다.

(3) 진단

1) **이학적 소견:** 넓은 맥압 (pulse pressure), 맥박의 bounding 소견이 보인다.

2) **청진** (그림 7-17)

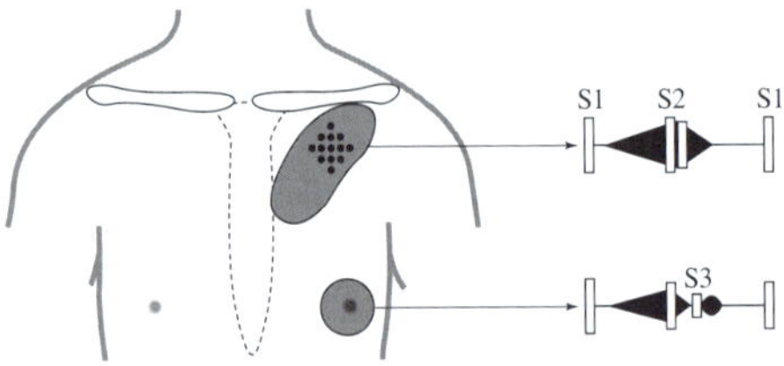

그림 7-17 동맥관개존의 청진소견: 지속적 기계양 심잡음이 좌흉골연 상방에서 청진되며 점으로 표현된 부분에서 수축기에 진전이 만져질 수 있다.

① 지속적 기계양 심장음이 좌흉골연 상방에서 청진된다.

② 진전 (thrill): 제2늑간극에서 가장 크게 청진. 쇄골, 좌흉골연 상방으로 방사된다.

③ 신생아나 폐동맥고혈압이 동반된 경우: 전형적인 연속성 심잡음이 들리지 않고, 수축기 잡음만 들리는 경우가 있다.

④ 단락의 양이 많으면 심첨부에서 이완기 잡음이 청진된다.

⑤ 동맥관개존이 지속되면 대동맥 폐쇄부전이 동반될 수 있어 새로운 이완기 잡음이 생긴다.

3) **심전도:** 정상이거나 좌심실 비대 소견이 관찰된다.

4) **흉부 X선 검사**

① 동맥관의 단락양에 따라 심장의 크기는 달라진다.

② 커지는 경우 좌심방, 좌심실 비대가 보인다.

5) **심초음파:** Parasternal long axis view 등에서 동맥관을 통한 대동맥에서 폐동맥으로의 와류 (turbulent flow)가 관찰되며 와류의 속도를 측정하여 폐동맥 압력을 추정할 수 있다 (그림 7-18).

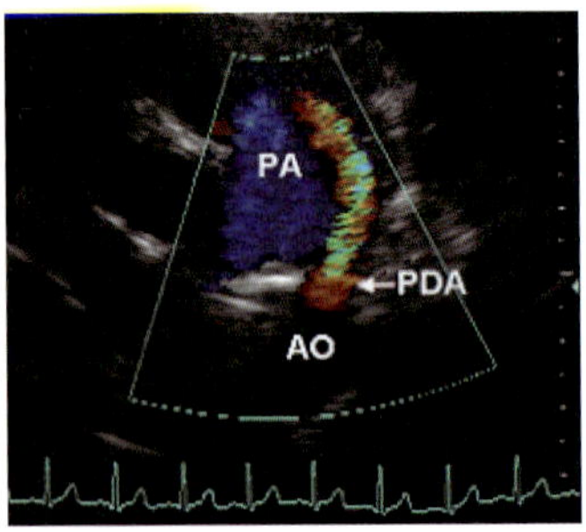

그림 7-18 동맥관개존의 심초음파 소견: 동맥관개존을 통해 하행대동맥에서 폐동맥으로의 연결이 관찰된다 (parasternal short axis view).

(4) 치료

1) **미숙아 동맥관개존의 치료**

① 일반적 치료

a. 충분한 혈색소 유지, 수분 제한, 적절한 전해질 및 영양 보충, 심부전에 대한 치료를 시행한다.

b. 이뇨제: 간헐적인 투여시는 furosemide (0.5-1.0 mg/kg/dose)가 추천되나 furosemide가 신장의 prostaglandin E2의 생산을 촉진시켜 동맥관을 열어 놓는 효과가 임상적으로 확인되어 지속적 투여시는 chlorothiazide (10-20 mg/kg/dose, bid)를 사용할 것이 추천되고 있다.

② 내과적 치료

a. Indomethacin

i. 투여 방법: 0.2 mg/kg/dose을 8-12시간 간격으로 3회 투여, 필요 시 반복 투여한다.

ii. 금기: 혈소판 감소, 출혈성 질환, 괴사성 장염, 혈청 creatinine 상승, 핍뇨

b. 산전 스테로이드 투여 시 동맥관개존의 폐쇄율이 높다.

c. NSAIDs: Ibuprofen, mefenamic acid

③ 수술: 내과적 치료로 80% 가량 호전되지만 그래도 개선이 안되면 수술을 시행한다.

2) **수술**

① 증상이 있는 환자는 연령에 관계없이 수술을 시행한다.

② 수술 위험성은 1% 미만이며 증상이 없는 환자라도 심내막염 합병증의 위험성이 있으므로 1세 전에 치료하도록 한다.

3) **비수술적 치료** (기구를 이용한 동맥관 폐쇄술) (그림 7-19, 20)

① 방법

a. 심도자술을 통하여 intravascular coil (Duct occlud®), Amplatzer ductal occluder® 등의 기구를 동맥관에 삽입하여 막는다.

b. 재시도: 잔류 단락시 coil 폐쇄술의 재시도는 적어도 첫 시술 후 3개월이 지나야 하며 실제적으로는 coil 색전의 방지와 자연폐쇄를 기대하기 위해 6개월-1년 후 재시도를 하는 것이 바람직하다.

c. Amplatzer ductal occluder®의 도입으로 소아에서 큰 크기의 동맥관이나 성인의 동맥관도 비수술적 방법으로 폐쇄가 가능하다.

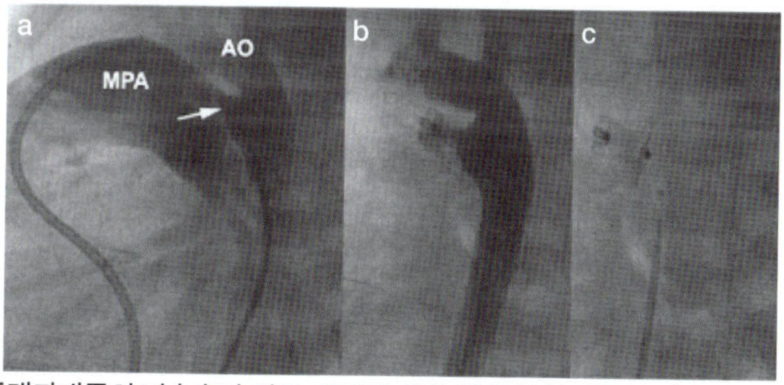

그림 7-19 동맥관개존의 비수술적 치료: 동맥관개존 (화살표)을 기구를 이용하여 비수술적 방법으로 치료할 수 있다. (a) 시술 전 혈관조영술 소견, (b) 시술 후 혈관조형술 소견, (c) 시술 후 기구의 위치

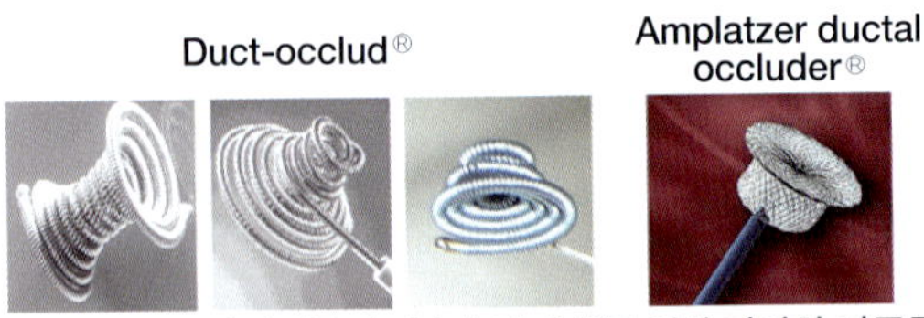

그림 7-20 동맥관개존의 비수술적 폐쇄를 위한 다양한 기구들

4. 심내막상결손 (Endocardial cushion defect, ECD, 방실중격결손)

(1) 원인 및 분류 (그림 7-21)

1) 태생기에 심내막상 (endocardial cushion)과 방실 중격이 융합하는 과정의 장애로 발생하는 질환으로 일차공 심방중격결손과 승모판 전엽의 기형이 항상 동반된다.

2) 분류

① 부분심내막상결손: 일차공형 심방중격결손과 함께 승모판 전엽의 열극이 동반된다.

② 완전심내막상결손: 심방 및 심실중격결손과 함께 심방과 심실을 연결하는 공통 방실 판막을 갖게 된다.

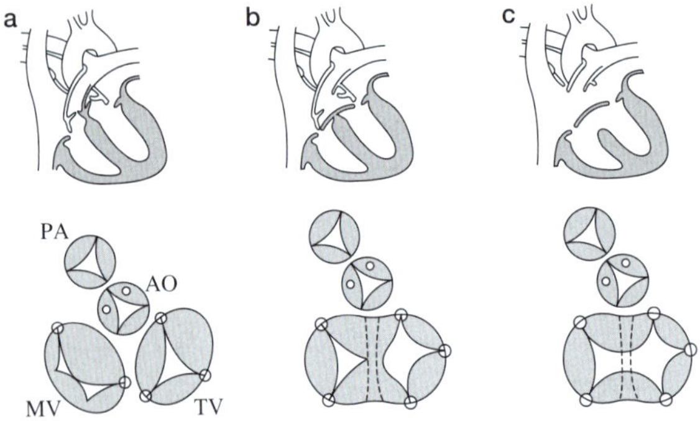

그림 7-21 심내막상결손의 분류: (a) 정상, (b) 부분심내막상결손, (c) 완전심내막상결손

(2) 부분심내막상결손

1) **혈역학적 소견**

① 심방결손을 통하여 생기는 좌우 단락의 양은 많으나, 승모판 폐쇄부전의 정도는 심하지 않다.

② 폐동맥 압력은 정상이거나 약간 증가되어 있다.

2) **임상 소견**

① 대부분 무증상이다.

② 중등도의 단락과 경도의 승모판 폐쇄 부전이 있는 경우, 이차공 심방중격결손과 유사하다.

③ 단락양이 많고 승모판 폐쇄 부전이 심할 때는 어려서부터 움직이면 숨이 차고 호흡기 감염이 자주 걸리게 된다.

3) **진단**

① 청진 소견: 이차공 심방중격결손과 비슷하다.

a. 흉골 좌상연에서 구출성 수축기 잡음이 들린다.
b. 심첨이나 흉골 좌하연에서 윤전양 확장 중기 잡음이 들릴 수 있다.
c. 승모판 폐쇄 부전으로 인해 심첨부에서 좌측 액와로 전달되는 범수축기 잡음이 들릴 수 있다.

② 흉부 X선 검사: 우심방 및 양심실 비대로 인한 심확대, 주폐동맥과 폐혈관 음영의 증가
③ 심전도: QRS축이 좌측편위, 우심실 비대, P-R 간격 연장 등의 소견을 보인다.
④ 심초음파: 심방중격 하부의 결손, 우심실 확대 소견과 함께 승모판의 잠식(encroachment)으로 인하여 좁고 긴 좌심실 유출로가 보이고, 방실 판막은 양쪽 모두 동일한 높이에 위치한다.
⑤ 심도자: 승모판 폐쇄 부전과 좌심실 유출로의 goose-neck deformity를 보인다 (그림 7-22).

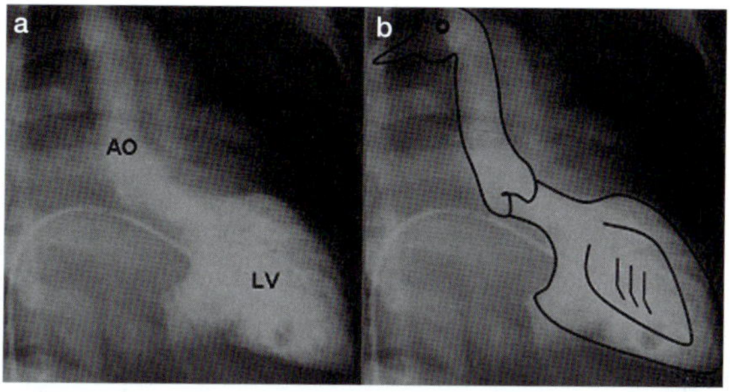

그림 7-22 심내막상결손 환자의 좌심실 유출로의 혈관조영술 (angiogram): (a) 좌심실 유출로가 길고 좁아져, (b) 거위의 목과 같은 모양을 하고 있다 (goose-neck deformity)

4) **예후 및 합병증:** 일반적으로 이차공 심방중격결손과 동일하지만 좀 더 심한 증상을 조기에 보일 수 있으며, 영아기에 심부전을 자주 일으킨다.

5) **치료**

① 우심실로부터 심내막상결손을 통하여 승모판 열극을 직접 봉합하여 교정하고 심방중격결손을 막아준다.
② 승모판 폐쇄 부전은 좌심실에 부담을 주므로 이차공 결손에 비해 예후가 좋지 않으나 수술 사망률은 낮다.
③ 승모판 폐쇄 부전으로 인한 심부전이 치료되지 않을 때에는 영아기에 수술을 시행해야 한다.

(3) 완전심내막상결손

1) **혈역학적 소견**

① 좌-우 단락은 심방 및 심실중격결손 부위에서 모두 일어난다.
② 방실판막의 폐쇄부전으로 심실에서 양쪽 심방으로 혈액이 역류하여 흔히 폐고혈압증을 일으킨다.
③ 폐혈관 질환이 진행되면 우좌 단락량이 증가되어 청색증이 나타날 수 있다(Eisenmenger physiology).
④ 방실결절은 후방으로 치우치게 되어 His 속은 중격결손의 하연을 따라 주행하게 된다.

2) **임상 소견**

① 영아기에 심부전과 폐렴이 반복되어 나타나고 경한 청색증을 보일 수 있으나, 발육부전이 있을 수 있다.

② Down 증후군에서 흔하며 폐동맥협착을 동반하기도 한다.

3) **진단**

① 진찰 소견

a. 흉골 좌하연에서 수축기 진전이 촉진된다.

b. 폐동맥의 구출성 수축기 잡음과 함께 제 2 심음이 넓게 분열되는 소견이 보인다.

c. 폐혈류량이 현저하게 많아지면 흉골 좌하연에서 경도의 윤전양 확장 중기 잡음이 들린다.

d. 승모판 폐쇄부전에 의한 범수축기 잡음이 심첨부에서 들릴 수 있다.

② 흉부 X선 검사

a. 우심방 및 양심실 비대로 인한 심확대 소견이 관찰된다.

b. 좌심방 심이 (auricle)의 확대로 심장의 좌연이 일직선으로 보인다.

c. 주폐동맥과 폐혈관 음영이 증가된다.

③ 심전도: QRS의 좌측 편위 (superior axis), 우심실 비대나 양심실 비대, V3R, V1에서 rsR형, P-R 간격 연장 등의 소견이 보인다.

④ 심초음파: 우심실 확대 소견, 방실 판막의 이상 구조를 보인다 (그림 7-23).

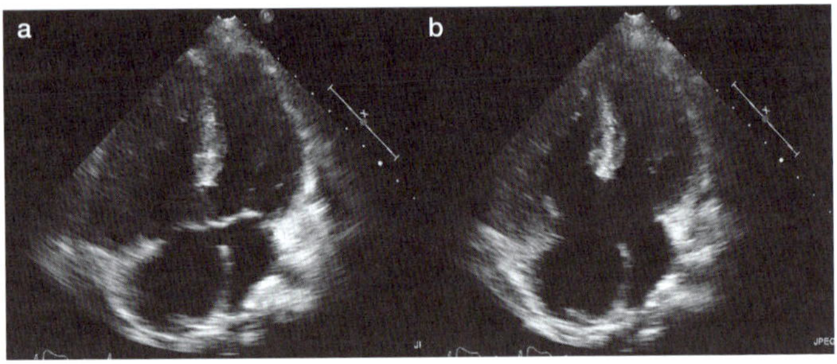

그림 7-23 **완전심내막상결손의 심초음파 소견: (a) Apical four chamber view소견으로 심내막상의 큰 결손과 양측 AV valve가 같은 위치선상에 자리하며, (b) 심실중격에 chordae를 통해 붙어있는 소견을 볼 수 있다.**

⑤ 심도자

a. 좌-우 단락의 정도가 심하며, 심방과 심실에서 높은 산소 포화도를 보인다.

b. 우심실과 폐동맥의 압력은 매우 높으며, 폐동맥의 수축기압은 체순환압과 비슷하다.

c. 선택적 좌심실 조영으로 좌심실 유출로의 goose-neck 모양을 볼 수 있다.

4) **예후 및 합병증**

① 예후는 좌-우 단락과 폐혈관 저항의 상승, 방실 판막의 폐쇄 부전 정도에 따라 좌우된다.

② 조기에 교정 수술을 하지 않으면 영아기에 심부전으로 사망한다.

5) **수술적 치료**

① 방법: 심방, 심실 결손 부위를 막아주며, 방실 판막 재건술을 시행한다.

② 결과: 외과적 교정술은 부분형보다 힘들며, 특히 심부전이나 폐고혈압증을 동반하는 영아에서는 어렵다.

③ 합병증: 부정맥이 있을 수 있으며, 좌심실 유출로를 많이 절제할 경우 승모판 폐쇄부전을 일으킨다.

5. 폐동맥협착 (Pulmonary stenosis, PS)

(1) 정의 및 분류:
우심실 유출로의 누두부, 폐동맥 판막, 폐동맥 분지의 기시부가 좁아져 있는 심장병으로 단순 폐동맥 협착은 모든 심질환의 8-12%를 차지하며 다른 여러 심장 기형과 동반하여 나타나기도 한다. 협착이 발생한 위치에 따라 3가지로 나뉜다 (그림 7-24).

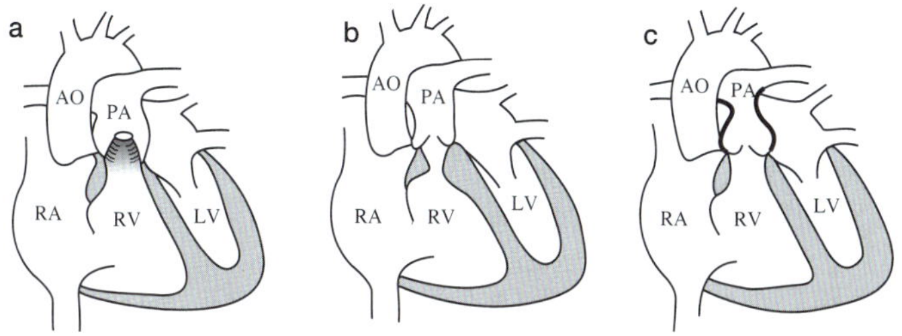

그림 7-24 폐동맥협착의 모식도: (a) 판막형, (b) 판막하형, (c) 판막상부형

1) **판막형** (valvular type): 80% 정도를 차지하며, 판막의 유착에 의해 dome 모양의 막을 이룬다.
2) **판막하형 혹은 누두부형** (infundibular type): 단독으로 발생하는 경우는 드물며, 심실중격결손을 동반하여 활로4징이 된다.
3) **판막상부형** (supravalvular type): 선천성 풍진 증후군이나 Williams 증후군에서 잘 동반된다.

(2) 임상 증상

1) **경증 또는 중등도의 폐동맥 협착증**: 특별한 증상을 나타내지 않는 경우가 많다.
2) **협착이 심한 경우**: 대부분 소아기에는 우심실 비대에 의해 심박출량을 유지하지만 간혹 소아기에도 우심실 수축력이 저하되어 우심실이 확장되고 심부전이 발생하여 간비대, 말초부종, 운동시 호흡곤란이 나타나고, 경우에 따라 심부 동통, 실신 등이 발생한다.
3) **임계 폐동맥 협착** (critical PS)**이 동반된 신생아와 어린 영아**: 우심실 심부전 증상이 더 심하고 열린 난원공을 통한 우-좌 단락에 의한 청색증이 나타날 수 있다.

(3) 진단

1) **청진**
   ① 흉골 좌연 제 2 늑간에서 협착성 수축기 잡음, 진전이 만져진다.
   ② Early ejection click (두꺼운 판막이 열릴 때)이 상부 흉골 좌연에서 들린다.
   ③ P2 심음은 정상 혹은 약화되고 넓게 분열된다.
2) **흉부 X선 검사**
   ① 경한 예에서는 정상 소견을 보인다.
   ② 우심실 비대 또는 폐동맥의 협착 후 확장 (poststenotic dilatation) 소견이 보인다.
3) **심전도**
   ① 협착의 정도를 추측하는데 도움이 된다.
   ② 중등도 이상이 협착증시 우심실 비대 (V1R파의 높이는 우심실 압력과 비례) 소견이 보인다.
   ③ P파는 심한 경우에는 높고, 뾰족한 경우가 많다.
4) **심초음파**: 판막형 협착에서는 두꺼워진 판막, 협착 후 확장, 우심실 비대 소견을 볼 수 있다.

5) **Doppler 검사**: 삼첨판 폐쇄부전, 폐동맥협착 전후의 압력 차이를 알 수 있다.

6) **심도자**

① 우심실 압력 측정과 풍선 판막 성형술을 위해 실시한다.

② 폐혈류의 선택적 흐름에 의한 양쪽 혈관의 차이: 단순 판막형 폐동맥 협착에서는 좌측 폐동맥으로, 활로4징에서 동반된 원뿔형 협착에서는 우측 폐동맥으로 선택적 흐름이 일어난다.

(4) 치료

1) **심도자**: 심장초음파 doppler 검사상 압력차이가 36 mmHg 이상일 경우 심도자술을 시행할 것이 권장되고 있다.

2) **풍선판막성형술** (balloon valvuloplastay)

① 적응증

a. 흉통, 실신, 운동시 호흡곤란 등의 증상이 있는 경우, 심도자술에서 압력 차이가 30 mmHg이상일 때 시행한다.

b. 증상이 없는 경우 심도자술에서 압력차이가 40 mmHg 이상일 때 시행한다.

② 예후

a. 대략 85% 가량의 환자에서 좋은 결과를 보이고 경한 폐동맥 역류가 15% 정도의 환자에서 발생한다.

b. 폐동맥판막에 이형성증이 동반된 경우 풍선판막성형술의 성공률은 65% 이하로 낮아진다.

3) **수술**

① 적응증

a. 폐동맥 판막에 이형성증이 심한 경우, 풍선판막성형술이 성공적이지 않은 경우에 수술을 시행한다.

b. 폐동맥 판막협착 이외의 판막 상부 및 하부의 우심실유출로 협착이 있는 경우 수술이 필요하다.

c. 심한 폐동맥 판막 협착이 있는 신생아에서 풍선판막성형술이 성공적이지 못했거나 시행 자체가 불가능한 경우 심부전이 동반되면 응급 수술이 시행되어야 한다.

6. 대동맥축착 (Coarctation of the aorta, CoA)

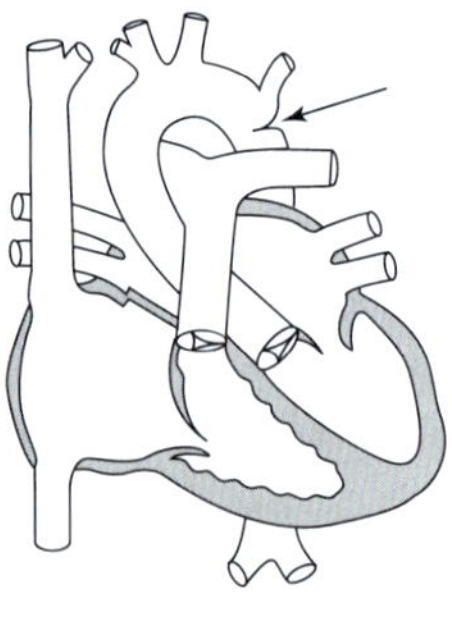

그림 7-25 대동맥축착의 모식도

(1) 분류

1) **단순 대동맥축착**
   ① 해부학적 소견 (그림 7-25)
      a. 동맥관이 유입되는 부위와 맞은편의 대동맥의 후벽이 좁아진다.
      b. 다른 동반 기형이 없는 대동맥축착. 대동맥 판막은 이엽성인 경우가 많다.
      c. 상행 대동맥 분지에서 하체로 나가는 측부 순환 (collateral circulation)이 잘 생기며, 심장 내 기형이 합병되는 빈도가 낮아서 예후는 비교적 좋다.
   ② 혈역학적 소견
      a. 좌심실의 압력 부하로 좌심실 비대가 생기며 압력 부하가 오래 지속되면 좌심실의 기능이 떨어진다.
      b. 하체로 가는 혈류의 감소로 인하여 신장 동맥의 압력이 떨어지므로 renin-angiotensin system의 영향으로 혈압이 높아지며 치료하지 않은 상태가 오래 지속되면 고혈압으로 인한 합병증이 생긴다.
      c. 좌우 단락은 없으므로 심부전이 오래 지속되지 않는 한 우심실과 폐동맥 압력은 정상이다.

2) **복잡 대동맥축착**
   ① 해부학적 소견: 좌심실 유출로의 여러 부위의 협착 또는 다른 심기형을 동반 (PDA, VSD, DORV, ECD 등)하며 많은 경우에 대동맥 협부가 좁다.
   ② 혈역학적 소견
      a. 좌우 단락을 일으키는 여러 기형이 동반되므로 폐 혈류량이 증가하여 폐동맥고혈압과 심부전을 일으킬 수 있다.
      b. 좌심실 유출로 협착이 있으면 좌우 단락이 더 많아지며 수술 후에도 계속 좌심실 유출로 협착이 남을 가능성이 있다.
      c. 대동맥 축착이 매우 심한 경우 하반신 혈류는 동맥관개존에 의존하므로 출생 후 동맥관이 막히면 신부전, 위장관 허혈 등의 합병증이 생긴다.

(2) 빈도 및 임상 소견

1) **빈도:** 선천성 심질환의 8-10% (남녀비= 2:1)를 차지하며 Turner 증후군 환자의 30%에서 발생된다.

2) **단순 대동맥축착**
   ① 소아기에는 심한 경우를 제외하고는 대부분 증상없이 잘 지내며 영유아기가 지난 후에 우연히 발견되는 경우가 많다.
   ② 나이가 많아지면 운동 시 호흡곤란, 오래 걸으면 다리에 쥐가 나는 듯한 통증 (claudication)이나, 두통 등 고혈압에 의한 증상과 심부전 증상이 나타난다.
   ③ 하반신 혈류가 적으므로 하체 발육이 상체에 비해 떨어진다.

3) **복잡 대동맥축착**
   ① 대부분 심부전이 심하다.
   ② 대동맥축착이 심한 경우 동맥관이 완전히 막히는 생후 1-2주경에 심부전, 심박출량 저하, 대사성 산증, 급성 신부전으로 인한 핍뇨 등의 심한 증상을 나타내며 쇼크 상태에 빠지게 되므로 즉시 치료해 주지 않으면 사망한다.

(3) 진단

1) **맥박**

① 단순 대동맥축착: 대퇴부 맥박은 약하거나, 만져지지 않으며, 팔의 맥박은 강하다.

② 복잡 대동맥축착: 동맥관이 막혀 있으면 다리의 맥박이 만져지지 않으나, 동맥관이 크게 열려 있으면 다리의 맥박이 정상적으로 촉진된다.

2) **혈압**

① 단순 대동맥축착

a. 상지의 혈압이 하지의 혈압보다 높다.

b. 대동맥 축착의 위치에 따라 좌상지의 혈압도 낮을 수 있으므로 우상지 혈압을 재는 것이 가장 정확하다.

② 복잡 대동맥축착: 동맥관이 크게 열려 있으면 상하지 혈압이 같을 수 있다.

3) **청진**

① 단순 대동맥축착: 흉골 위의 목 부위나 쇄골 아래 좌측 늑골 사이에서 구축기 심잡음

② 복잡 대동맥축착

a. 심실중격결손 등이 동반된 영유아에서는 대동맥 축착으로 인한 심잡음이 들리지 않는 경우가 많다.

b. 폐동맥고혈압이 동반되면 S2 심음은 단음으로 크게 들린다.

4) **흉부 X선 검사**

① 단순 대동맥축착

a. 좌심실 비대

b. 대동맥축착 부위의 전후로 대동맥이 늘어나므로, 축착 부위의 좌연에서 대동맥이 3자형의 그림자 (sign of 3)를 만들고 있는 것이 보인다.

c. 식도 조영에서 E자 소견 (sign of E)을 보인다.

d. 6세 이후에는 측부 혈관 (collateral vessel)에 의한 늑골의 절흔 (notching)이 보이기도 한다.

② 복잡 대동맥축착: 심장이 커지고 폐울혈이 심하며 폐부종이 보이기도 한다.

5) **심전도**

① 단순 대동맥축착: 정상 또는 좌심실 비대소견을 보인다.

② 복잡 대동맥축착: 우심실 비대 또는 양심실 비대가 주된 소견이다.

6) **심초음파, 심장 CT:** 좁아진 부위의 정도와 범위를 확인할 수 있으며, 심초음파 검사에선 doppler 검사를 이용하여 좁아진 부위 전후의 압력차를 측정할 수 있다 (그림 7-26).

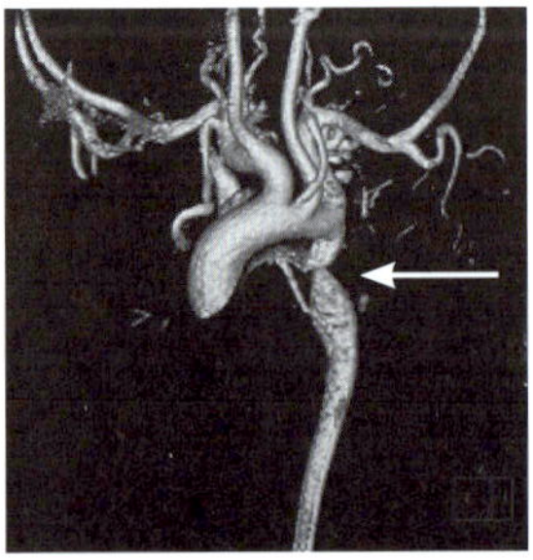

그림 7-26 대동맥축착의 심장 CT 소견: 심장 CT의 3차원 영상 재구성을 통하여 대동맥축착의 부위를 관찰할 수 있다.

7) **심도자:** 대동맥축착 부위의 확인 및 압력차를 측정할 수 있으며 풍선을 이용한 혈관 성형술이나 stent 삽입술을 이용하여 축착 부위를 확장시킬 수 있다 (그림 7-27).

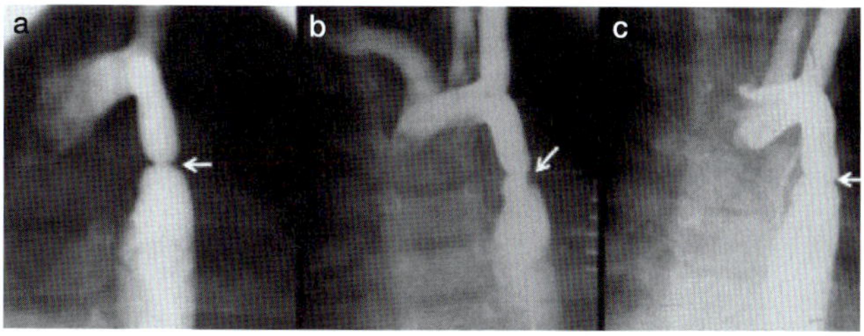

그림 7-27 **대동맥축착의 혈관성형술: 대동맥축착 부위에 풍선을 이용한 혈관 성형술을 시행한 전후의 사진으로 축착 부위의 직경이 증가한 소견을 보인다. (a) 혈관 성형술 이전의 대동맥축착 부위, (b) 혈관 성형술 이후 소견, (c) 혈관 성형술 이후 장기 추적 관찰 소견**

(4) 치료

1) **단순 대동맥축착**

① 나이나 체중에 관계없이 진단 즉시 카테터를 이용한 치료나 수술을 시행한다.

② 풍선 혈관 성형술 (balloon angioplasty): 생후 18개월 이후의 소아의 대동맥축착이나 수술 후 재협착 발생시 시행한다.

③ 수술

a. 방법: 대동맥 절제와 단측 문합술 (resection and end-to-end anastomosis)이 성장하면서 수술 부위가 같이 성장할 수 있어 많이 시행되나, 첩포를 이용한 대동맥 확장술과 우회로 이식술 (bypass graft)이 필요한 경우도 있다.

b. 수술 시기: 증상이 없는 소아는 3-4세경에 수술한다.

2) **복잡 대동맥축착**

① 축착이 극심하여 하반신으로 가는 혈류량이 적을 경우 PGE-1을 투여하여 동맥관을 통한 우-좌 단락에 의해 혈류가 공급되도록 상태를 안정화시킨 후 수술한다.

② 동반 기형은 가능하면 대동맥축착과 함께 교정한다.

③ 동반 기형이 복잡할 때 영유아기에 완전 교정 수술이 위험하면 일단 대동맥축착 교정과 폐동맥 교약술 (banding)을 먼저 해 주고, 나중에 완전 교정술 시행하는 경우도 있다.

7. 대동맥협착 (Aortic stenosis, AS)

(1) 분류: 좌심실 유출로나 상행 대동맥 부위가 좁아져 있는 심장병으로 협착위치에 따라 3가지로 분류한다.

1) 대동맥 판막 협착 (valvular AS)

2) 대동맥 판막 하부 협착 (subvalvular AS)

3) 대동맥 판막 상부 협착 (supravalvular AS)

(2) 빈도

1) 서양인에서는 전체 선천성 심질환의 5%를 차지한다 (동양인에서는 빈도가 낮음).

2) 대동맥 판막협착은 남아에서 여아보다 4배나 더 흔하나 판막 하부 협착은 차이가 없다.

(3) 임상 소견

1) 심한 경우가 아니면 대개 증상이 없고 발육도 정상이다.
2) 협착이 심하면 운동 시 호흡곤란, 흉통, 실신이 생길 수 있고, 드물게 급사를 초래한다.
3) 협착이 극심하면 신생아, 영유아에서 좌심실의 기능이 떨어지면서 호흡곤란 등의 심부전 증세와 심박출량 감소, 심근 허혈 등의 증상을 보일 수 있다.

(4) 진단

1) **청진**
   ① 흉골 우측연 상부에서 구출형 수축기 심잡음 (협착이 심할수록 잡음은 커짐)
   ② 심한 경우 제 2 심음이 분열
   ③ 두꺼워진 대동맥 판막이 열리는 구출성 클릭 소리
   ④ 협착이 심한 신생아에서는 심부전 소견과 함께 심잡음이 잘 들리지 않고, 말초 동맥의 맥박이 약하거나 만져지지 않을 수도 있다.
2) **흉부 X선 검사**
   ① 심부전이 없는 한 심장의 크기는 대개 정상, 판막 협착의 경우에는 상행 대동맥이 늘어나 보일 수 있다.
   ② 심부전이 있으면 심장이 커지고 폐울혈, 폐부종의 소견이 보인다.
3) **심전도:** 경증일 때는 정상, 협착이 심하면 좌심실 비대 (압력 부하) 소견 등이 관찰된다.
4) **심초음파**
   ① 두꺼워진 대동맥 판막: 대동맥 판막의 세엽 (tricuspid) 혹은 이엽 (bicuspid)여부를 관찰한다. (판막 협착이 있으면 대부분 이엽)
   ② 상행 대동맥이 늘어나고, doppler 혈류 속도를 측정하여 판막의 협착 정도를 알 수 있다.
   ③ 대동맥협착의 정도 (좌심실과 대동맥간의 압력차이에 따라 나눔)
      a. 경증: 압력차이가 50 mmHg 미만
      b. 중등도: 압력차이가 50-75 mmHg
      c. 중증: 압력차이가 75 mmHg 이상

(5) 치료

1) **심도자술의 적응증**
   ① 증상이 없는 환자의 경우 중등도의 대동맥판막협착 (심초음파에서 평균압력차 30 mmHg이상 혹은 최대압력차 50 mmHg 이상)을 보이면서 심전도상에서 T파의 역전이 좌측 흉부유도에서 관찰될 경우 심도자술을 시행한다.
   ② 흉통, 실신, 운동시 호흡곤란 등의 증상이 있는 경우 심초음파에서 평균압력차 30 mm Hg 이상 혹은 최대압력차 50 mmHg 이상일 경우 시행한다.
   ③ 증상이 없는 중등도의 대동맥판막협착이 있는 환자에서 환자가 체육을 전공할 예정이거나 임신을 계획하고 있는 경우 시행한다.
   ④ 중증의 대동맥판막협착 (심초음파에서 평균 압력차가 40 mmHg 이상)의 경우 증상과 상관없이 심도자술을 시행한다.
2) **풍선판막성형술 (Balloon valvuloplasty)의 적응증**
   ① 흉통, 실신, 운동시 호흡곤란 등의 증상이 있는 경우 심도자술을 통한 압력차이가 50 mmHg 이상일 경우 시행한다.
   ② 증상이 없는 환자에게서는 심도자술을 통한 압력차가 60 mmHg 이상일 경우 시행한다.
   ③ 증상이 없는 환자에게서도 심전도상 ST 및 T 분절의 변화가 나타난 경우 심도자에서 압

력차가 50 mmHg 이상이면 시행한다.

④ 증상이 없는 환자에서 경쟁적인 운동을 즐겨 할 경우 심도자에서 압력차가 50 mmHg 이상이면 시행한다.

3) **수술**

① 적응증: 압력차가 50 mmHg 이상, 운동부하검사상 양성 소견, 흉통 등의 증상 동반 시 수술을 고려한다.

② 관상동맥 기시부가 협착 부위에 너무 가까운 판막 상부 협착은 수술이 어렵기 때문에 수술전에 확인한다.

8. 활로4징 (Tetralogy of Fallot, TOF)

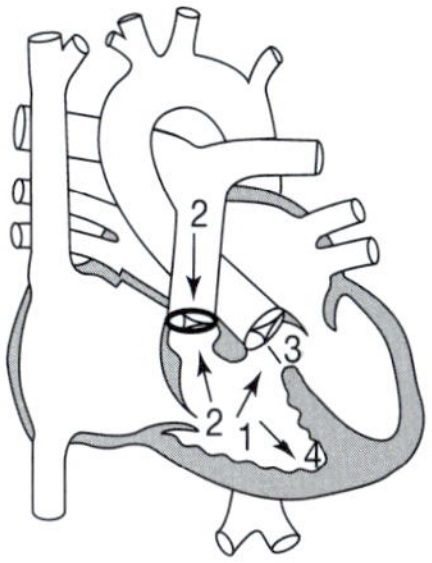

그림 7-28 **활로4징의 모식도: 1. 큰 심실중격결손, 2. 우심실 유출로 협착, 3. 대동맥 기승, 4. 우심실 비대의 소견을 보인다.**

(1) 정의 및 빈도:
전체 선천심장병의 5-10%로 청색증형 선천심장병 중 제일 흔하며 다음 4가지의 특징을 보인다 (그림 7-28).

1) **우심실 유출로 폐쇄:** 가장 중요한 소견으로 누두부 형성이 저하되어 (infundibular hypoplasia) 누두부 협착이 발생되고, 폐동맥 판막이나 판막 상부의 협착을 흔히 동반하며 누두부 협착 (45%), 누두부 협착과 판막협착 (30%), 폐동맥판막 협착 (10%), 폐동맥판막 폐쇄 (15%)의 빈도를 보인다.

2) **심실중격결손:** 누두부 중격 (infundibular septum)이 앞쪽으로 치우치게 되면서 전방 편위형 (anterior malalignment)의 큰 심실중격결손이 발생하여 양쪽 심실의 압력이 같아지게 된다.

3) **대동맥의 기승** (overriding of aorta): 누두부 중격의 전방 편위에 따라 대동맥이 심실중격 위로 걸치게 된다.

4) **우심실 비대:** 우심실 유출로 폐쇄에 의한 2차적인 변화로 우심실 비대를 보인다.

(2) 임상 소견

1) **청색증** (cyanosis)

① 대개 생후 2-3개월경에 나타나는 경우가 많다.

② 우심실 유출로의 협착 정도와 동반되는 동맥관개존 및 측부 혈행의 정도에 따라 청색증의 정도가 결정된다.

③ 폐동맥협착이 심하거나 폐쇄되어 있을 때에는 청색증이 출생 후 빨리 나타날 수 있고, 경할 때에는 청색증이 나타나지 않을 수 있다 (pink TOF).

④ 운동과 같이 활동이 증가하는 경우에는 교감신경 활성으로 인해 우심실 유출로 협착은 심해지고, 체혈관 저항은 감소하여 우-좌 단락양이 증가하여 청색증이 심해진다.

⑤ 지속적인 청색증으로 손가락이나 발가락 끝이 뭉툭하게 (곤봉지, clubbing) 된다.

2) **무산소 발작** (hypoxic spell)

① 명백한 원인없이 발생하며, 호흡수와 깊이가 점차 증가하다가 발작적인 과호흡, 심한 청색증, 뇌의 산소 부족으로 인한 실신, 때로는 경련 혹은 사망까지 발생할 수 있다.

② 발작하는 동안 폐혈류량이 극도로 감소되므로 수축기 심잡음의 세기가 평소보다 감소하며 때로는 전혀 들리지 않는 경우도 있다.

③ 발생시기는 생후 2-4개월 사이에 흔하고, 아침에 깨어나서 울거나, 수유를 하거나, 배변을 하는 등 갑자기 활동량이 증가할 때 발생한다.

④ 치료 (표 7-13)

표 7-13 **무산소 발작의 치료**

치료	방법 및 용량	기전
무릎 가슴 자세 (knee chest position)	무릎을 가슴으로 당겨 올린다.	Venous return 감소, systemic resistance 증가
산소공급		Hypoxemia 해결
Sodium bicarbonate	1-2 mL/kg, IV	산성화에 따른 호흡중추의 자극 감소
Morphine sulfate	0.1-0.2 mg/kg, SC or IM	정맥환류를 감소시키고 호흡중추를 억제하며 누두부 수축을 완화
Propranolol	0.1 mg/kg, IV, 1-4 mg/kg/d, PO	누두부 수축을 완화
Phenylephrine	0.02 mg/kg, IV	체순환 저항을 증가
Ketamine	1-3 mg/kg, IV over 60 s	진정 작용 및 체순환 저항 증가

3) **무릎 가슴 자세** (knee chest position)

무릎 가슴 자세는 체저항을 증가시키고 심장으로 돌아오는 정맥환류량을 변동시킴으로써 우-좌 단락양을 감소시키고 폐혈류량을 증가시키는 효과가 있어 운동 후 웅크리는 자세를 취한다.

4) **혈액학적 이상**

① 상대적 철결핍빈혈을 초래하고 이로 인해 운동 불내성, 대사성 산증, 무산소 발작 및 뇌혈관 발작의 빈도가 증가한다.

② 적혈구 증다증

a. 혈액의 점도가 높아져 심한 두통과 뇌혈관 발작의 빈도가 증가된다.

b. 경도의 혈관 내 용혈 소견 (PT, PTT 연장, factor V, VIII, fibrinogen 및 혈소판 감소, FDP 증가)을 보인다.

5) **심부전**

① 큰 심실중격결손이 있으나 동반된 폐동맥 협착이 심하여 혈류는 심실중격결손을 통해 우-좌 단락을 일으키므로 소아기에 심부전이 발생하는 일은 거의 없다.

② 폐혈류량이 적어 운동능력에 제한을 받으나 이는 심부전에 의한 증상이 아니다.

③ 폐동맥 협착이 심하지 않거나, 선천적으로 폐동맥판이 결여되어 폐동맥폐쇄부전이 있거나, 큰 대동맥-폐동맥 측부혈행이 동반되어 좌-우 단락량이 많거나, 또는 심실중격결손이 삼첨판 혹은 승모판 조직에 의해 폐쇄되는 경우 심부전이 나타날 수 있다.

(3) 진단

1) **청진**

① 폐동맥 협착에 의한 수축기 잡음이 출생 시부터 흉골 좌상연 늑간에서 들리는데, 협착이 너무 심하면 짧고 부드러운 잡음으로 감소한다.

② 제 2 심음은 분열되지 않으며 단일음으로 들리는데 폐동맥 판막이 닫히는 소리가 너무 작고 부드러워 거의 들리지 않기 때문이다.

2) **심전도**: 우측 편위, 우심실 비대 등의 소견이 보인다.

3) **흉부 X선 검사**: 심장 크기는 정상, 폐음영 감소, 장화모양 심장 (boots-shaped heart, 그림 7-4)이 관찰된다.

4) **심초음파**: 심실중격결손, 누두부 중격의 전방 편위로 인한 누두부 협착, 폐동맥협착, 대동맥 기승 소견을 확인할 수 있다 (그림 7-29).

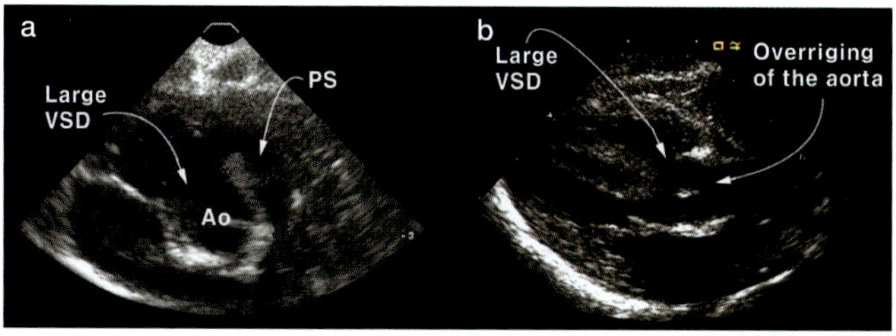

그림 7-29 **활로4징의 초음파 소견: (a) Parasternal short axis view에서 심실중격결손 및 폐동맥 협착을 관찰할 수 있다. (b) Parasternal long axis view에서 심실중격결손과 대동맥 기승의 위치 관계를 관찰 할 수 있다.**

5) **심도자**

① 우심실의 수축기 압력은 좌심실과 대동맥의 수축기 압력과 같고, 폐동맥의 압력은 폐동맥 협착의 정도에 따라 정상이거나 감소되어 있다.

② 교정 수술이 가능한지 여부는 폐동맥의 크기로 판단하는데 대개 좌폐동맥의 직경과 우폐동맥의 직경을 합하여 그 합이 대동맥의 직경과 같거나 크면 교정수술이 가능하다고 판단할 수 있다 (Nakada index).

③ 3%정도에서 관상동맥의 이상을 동반하며 관상동맥의 주행이 우심실 유출로를 가로지르는 경우 수술시 우심실 유출로의 충분한 확장이 어려울 수 있다.

(4) 합병증

1) **뇌혈전**: 2세 미만에서 주로 보이며. 적혈구 증가증이나 철결핍빈혈이 동반된 경우 잘 발생한다.

2) **뇌농양**: 2세 이후에 주로 보이며, 두통, 구토, 열, 기면 등의 증상이 보인다.

3) **세균성 심내막염**: 특히 체동맥-폐동맥 단락술을 시행한 환자에서 발생율이 높고, 예방을 위해 철저한 치아 위생 관리가 중요하다.

4) **심부전**: Pink TOF 또는 큰 대동맥-폐동맥 측부혈행 동반시 생길 수 있다.

(5) 치료

1) **내과적 치료**

① 상대적 철결핍빈혈: Hematocrit를 55-60% 정도로 유지한다.

② 적혈구 증다증: Hematocrit이 65% 이상시 교환수혈을 시행해 준다.

③ 감염성 심내막염 예방: 철저한 치아 위생 관리가 중요하다.

2) **수술적 치료**

① 시기

a. 생후 1-2개월 정도에 진단되어 심한 청색증이 있다면 1차로 고식적 단락술을 시행하고 6-12개월 이내에 완전교정술을 계획한다.

b. 생후 3-4개월이 지난 경우에는 언제든지 완전교정술이 가능하다.

② 단락 수술

a. 심한 우심실 유출로의 협착으로 심한 청색증이나 반복되는 무산소 발작을 보이는 경우 완전교정술 전에 고식적으로 (palliative) 체폐동맥 사이의 단락술을 시행하여 증상을 완화시키고 폐동맥의 성장을 도모한다.

b. Modified Blalock-Taussig 수술법 (쇄골하동맥-폐동맥 문합술, Gore-Tex shunt가 이용됨)이 가장 많이 사용된다 (그림 7-30).

③ 완전교정술: 우심실 유출로 및 누두부 중격을 일부 절제하여 우심실 유출로 확장 후 심실중격결손을 폐쇄한다 (그림 7-31).

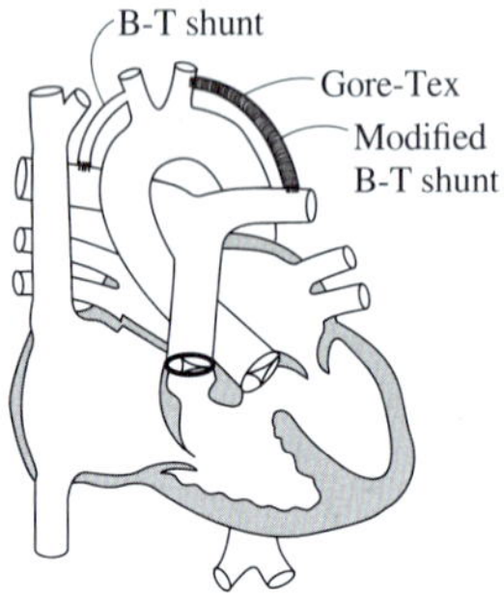

그림 7-30 활로4징의 고식적 단락술의 모식도: 쇄골하동맥을 직접 폐동맥으로 문합하는 B-T shunt와 Gore-Tex shunt를 이용하는 modified B-T shunt의 방법이 있다.

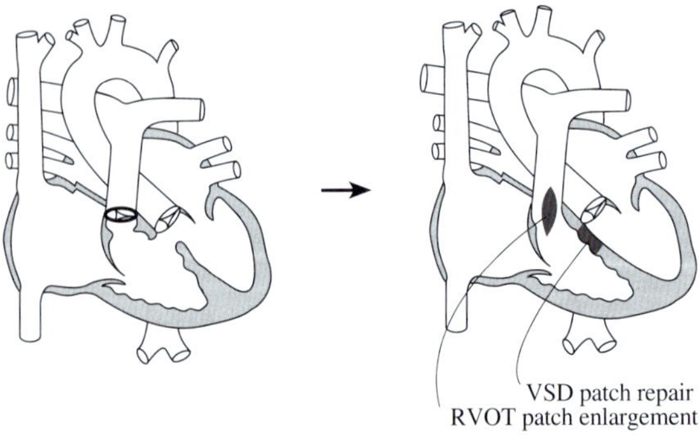

그림 7-31 활로4징의 수술 모식도: VSD patch repair 및 RVOT patch enlargement를 시행하므로 수술 후 다양한 정도의 폐동맥 역류가 생긴다.

④ 수술 후 관리

a. 수술 후 어느 정도의 우심실 유출로의 협착은 남을 수 있으며, 폐동맥 역류는 대부분에서 (60-90%) 관찰된다.

b. 폐동맥 역류가 심한 경우 우심실 용적 부하 및 기능 저하, 운동능력 저하, 심실 부정맥 발생의 중요한 원인이 되므로 심도자 검사, 심장 MRI 등을 시행하여 그 정도를 파악한 뒤 폐동맥 판막 (homograft mechanical valve 등)을 삽입한다.

9. 대혈관전위 (Transposition of the great arteries, TGA)

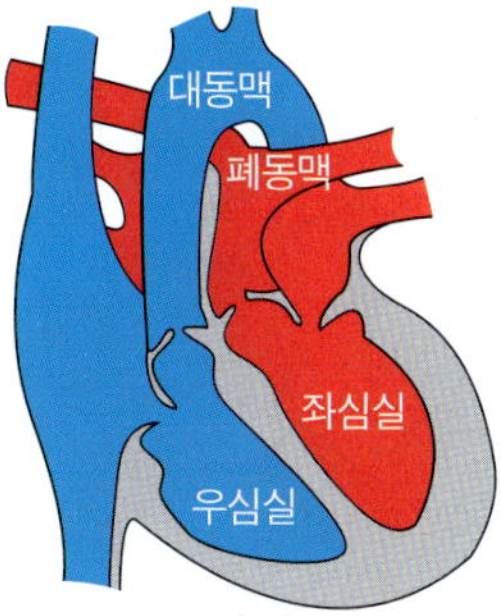

그림 7-32 대혈관전위의 모식도

(1) 정의 및 빈도

1) 두 개의 대혈관이 심실 중격을 기준으로 하였을 때 정상과는 반대로 우심실에서 대동맥이 기시하고, 좌심실에서 폐동맥이 기시하는 모든 질환을 의미한다 (그림 7-32).
2) 전체 선천심장병의 5-7%를 차지한다.

(2) 동반기형

1) 심실중격결손, 폐동맥폐쇄가 흔하며 심방중격결손, 동맥관개존, 대동맥축착도 잘 동반한다.
2) 동반기형에 따른 빈도
   ① 심실중격결손이 없거나 작은 경우 (60%)
   ② 큰 심실중격결손이 있는 경우 (약 20-25%)
   ③ 심실중격결손과 폐동맥협착이 함께 있는 경우 (약 10%)

(3) 임상 소견

1) 신생아기나 영아기에 사망하는 청색증형 심질환 중 가장 흔하다.
2) 남아에서 흔하고, 남녀의 비는 2-3:1 정도이다.
3) 임신 중 사망이 적으며, 출생 시는 대개 정상 체중이다.
4) 혈역학적으로 체순환과 폐순환이 서로 분리되어 있어 양측 순환 사이의 교통이 생존에 필수적이다.
5) 심실중격결손이 없거나 작은 경우: 청색증이 주된 소견으로 출생 직후에는 호흡곤란이나 산혈증 등의 증상이 없을 수 있으나 동맥관이 막히면서 청색증이 심해지고, 저산소증, 산증 등으로 비교적 빨리 악화되면서 사망할 수 있다.
6) 큰 심실중격결손이 있는 경우: 심부전 증상이 보일 수 있다.

(4) 진단

1) **청진**: 폐동맥 협착이 없으면 뚜렷한 잡음이 들리지 않으며, 심실중격결손이나 폐동맥협착이 있는 경우 주로 수축기 심잡음이 들릴 수 있다.
2) **흉부 X선 검사**: 종격동이 좁고, 달걀을 옆으로 놓은 모양 (laying egg)의 특징적 심장모양 (그림 7-4)을 보인다.
3) **심전도**: 우심실 비대, 우측 편위 소견을 보인다.
4) **심초음파**: 대동맥이 폐동맥보다 우측 전방에 있으며, 대동맥이 우심실에서 나오는 것을 볼 수 있고 관상동맥의 이상 유무를 관찰하는 것이 중요하다 (그림 7-33).

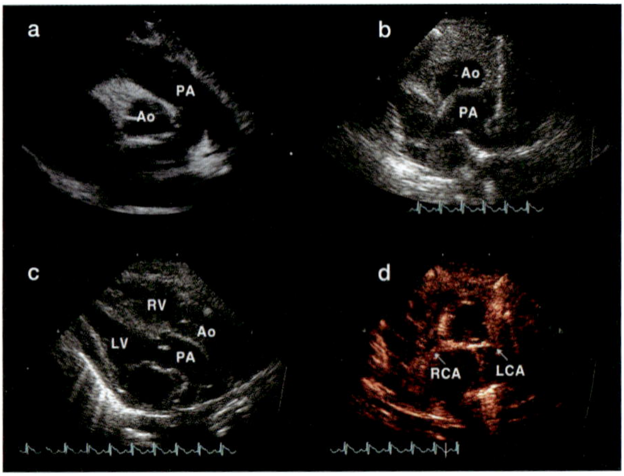

그림 7-33 대혈관전위의 심초음파 소견: (a) 정상 대혈관의 short axis view로 폐동맥이 대동맥의 전방에 위치한다. (b) 대혈관전위의 short axis view로 정상과 반대로 대혈관의 위치가 바뀌어 있다. (c) 대혈관전위의 long axis view로 각각의 대혈관이 위치가 바뀐 상태로 평행하게 기시하는 것을 볼 수 있다. (d) 대혈관전위의 short axis view로 대동맥에서 정상적으로 관상동맥이 기시함을 확인할 수 있다.

5) **심도자**
   ① 동반된 심기형의 진단과 좌심실의 압력 측정 등 정확한 혈역학적 소견이 필요할 때 시행한다.
   ② 풍선 심방중격 절제술 (balloon atrial septostomy)을 시행할 때 필요하다 (그림 7-34).
   ③ 관상 동맥 주행을 확인하는데 도움이 된다 (그림 7-35).

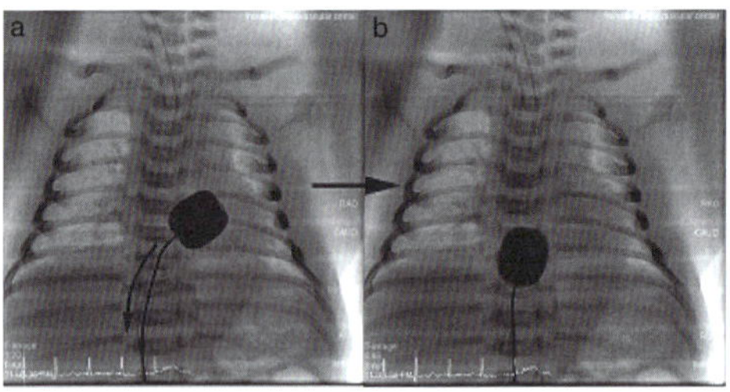

그림 7-34 대혈관전위 환자에서의 풍선 심방중격 절제술: (a) 주로 제대 정맥을 통해 좌심방까지 들어가 풍선을 확장한 후, (b) 우심방 쪽으로 당겨 심방중격 절제술을 시행한다.

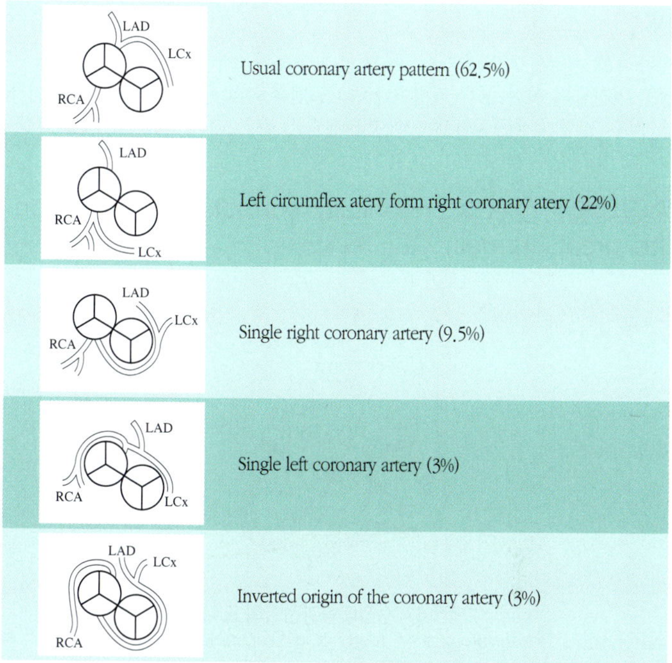

그림 7-35 대혈관전위 환자의 관상동맥 모식도
LAD, left anterior descending artery; LCx, left circumflex coronary artery; RCA, right coronary artery

(5) 치료

1) **수술 전 내과적 관리**

① 청색증이 심한 경우 양측 순환 간 교환을 증가시키는 방법으로 PGE-1 투여 및 풍선 심방중격 절제술을 시행한다 (그림 7-34).

② 심부전에 대한 치료를 한다.

2) **교정 수술**

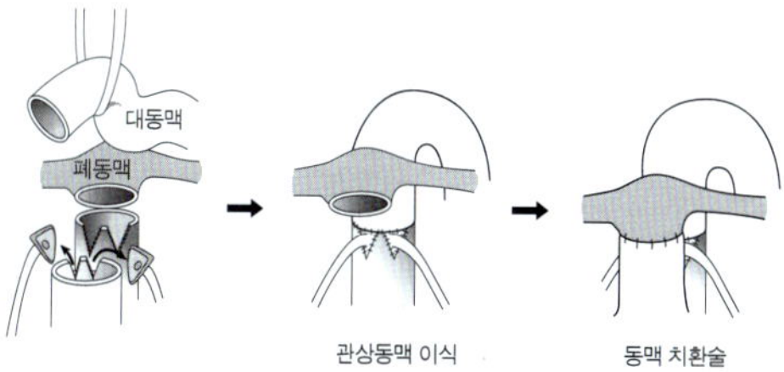

그림 7-36 동맥 치환술의 모식도

① 심방 치환술 (Senning or Mustard operation): 심방에서 baffle이나 심방벽을 이용하여 상대정맥과 하대정맥의 혈류를 승모판으로 향하게 하고, 폐정맥 혈류를 삼첨판으로 가게 하는 수술로 수술 후 생리적으로 교정되었으나, 우심실이 체순환을 담당하는 역할을 계속해야 하며, 부정맥의 빈도가 높다.

③ 동맥 치환술 (Jatene operation): 대동맥과 폐동맥을 서로 바꾸고(arterial switch operation), 관상동맥을 새로운 대동맥에 이식한다(그림 7-36).

(6) 예후

1) 수술하지 않는 경우 약 반수에서 1개월 이내, 90%가 1년 이내에 사망한다.
2) 대동맥 치환술의 성적: 동반 기형이나 관상동맥의 이상 유무에 따라 다소 차이가 나지만 수술 직후 및 장기 생존율이 90-95%에 달한다.

10. 수정대혈관전위 (Congenitally corrected transposition of the great arteries, CC-TGA)

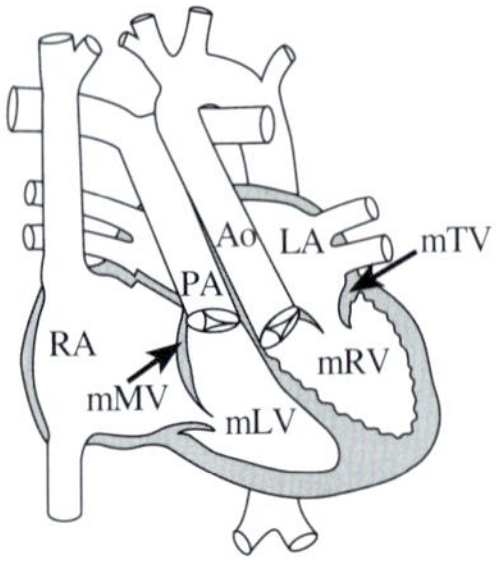

그림7-37 수정대혈관전이의 모식도

mMV, morphologic mitral valve; mTV, morphologic tricuspid valve; mLV, morphologic left ventricle; mRV, morphologic right ventricle

(1) 정의

1) 심방 위치는 정상이면서 심방과 심실의 연결은 적합하지 않고, 심실과 대혈관 연결 역시 적합하지 않은 해부학적 구조를 가진 질환을 말한다 (그림 7-37).
2) 즉, 우심방에서 형태학적 좌심실을 거쳐 폐동맥으로 나오며 폐정맥에서 좌심방으로 순환한 혈액은 형태학적 우심실을 거쳐 대동맥으로 나온다 (double discordance).

(2) 흉부 X선 검사

상행 대동맥에 의해 심장의 좌상부 음영이 직선이거나 약간 불룩하고 형태학적 우심실이 심장의 왼쪽 윤곽을 튀어나와 보이게 한다 (그림 7-38).

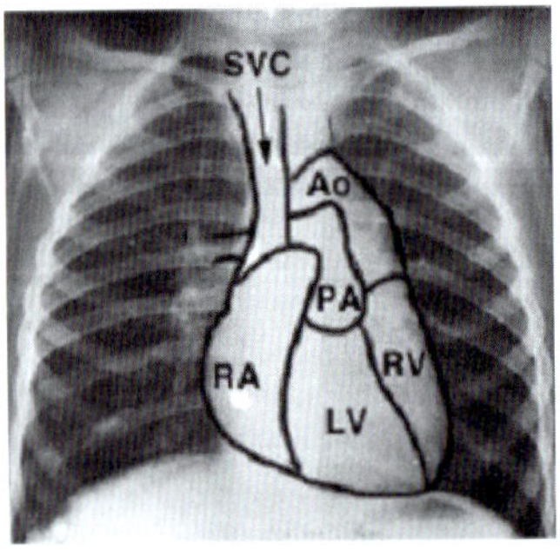

그림 7-38 수정대혈관전위의 흉부 X선 소견

SVC, superior vena cava; Ao, aorta; PA, pulmonary artery; RA, right atrium; RV, right ventricle; LV, left ventricle

(3) 동반기형 및 임상양상

1) 동반된 기형으로 심실중격결손 (80%), 폐동맥협착 (50%), 좌심 방실판막 (삼첨판)의 엡슈타인 기형이나 이형성증, 대동맥협착 등이 있다.
2) 삼첨판 부전은 진행성인 경우가 많고, 병변이 악화되면 전도 장애가 심해지는 등의 증상이 나타난다.
3) 구조적으로 폐순환 유지에 적합한 우심실이 체순환을 평생 동안 유지할 수 있는지에 대한 의문이 남아 있다.

(4) 치료

1) **약물 요법**
   ① 심부전에 대한 강심제, 이뇨제 등의 약물 치료
   ② 부정맥에 대한 항부정맥제 사용
   ③ 아급성 세균성 심내막염 (subacute bacterial endocarditis)에 대한 예방 요법
2) **수술적 치료**
   ① 고식적 치료
      a. Modified B-T shunt: 심한 폐동맥협착을 동반한 경우 시행한다.
      b. 폐동맥 교약술 (banding): 약물 요법으로 조절되지 않는 심부전이 있을 경우 시행한다.
   ② 수술 치료의 개요 (그림 7-39)

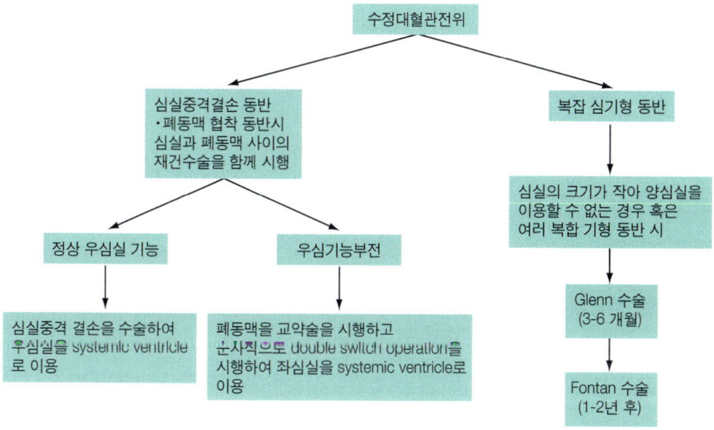

그림 7-39 수정대혈관전위의 수술 치료의 개요: 수정대혈관전위는 동반 기형과 심실 기능에 따라 여러 가지 다양한 수술 치료의 방법이 있을 수 있다.

11. 폐동맥폐쇄 (Pulmonary atresia, PA)

(1) 심실중격결손을 동반한 폐동맥폐쇄 (Pulmonary atresia with VSD)

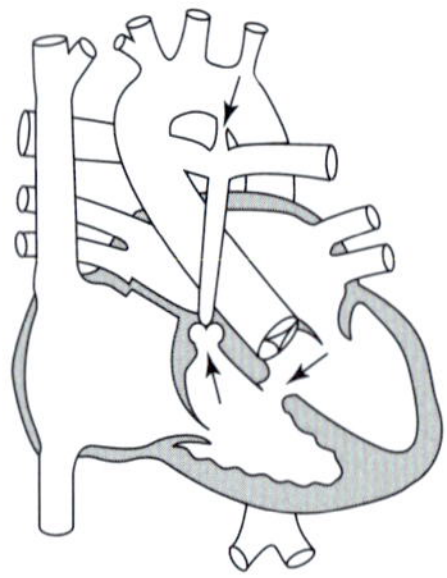

그림 7-40 심실중격결손을 동반한 폐동맥폐쇄의 모식도

1) **특징** (그림 7-40)

① 심장 내 구조가 활로4징과 유사하다.

② 청색증은 생후 수 시간 또는 수 일 이내에 발견 될 수 있으며 청색증의 정도는 동맥관 또는 대동맥-폐동맥 측부혈행들을 통하여 공급되는 혈액양에 따라 다르다.

③ 예후는 좌우 폐동맥의 발육 및 연결 양상 및 폐혈류 공급 형태에 의해 결정된다.

④ 폐혈류의 공급은 동맥관 또는 대동맥-폐동맥 측부혈행에 의해 이루어진다.

2) **진단**

① 청진: 대동맥기시부 확장으로 인한 수축기 클릭, 제2심음은 단일음으로 강하게 들리고 동맥관개존 또는 대동맥-폐동맥 측부혈행들에 의한 지속성 잡음이 들린다.

② 흉부 X선 검사: 심장 모양은 장화모양 (그림7-4)을 보인다.

③ 심전도: 우측 편위 및 우심실 비대 등이 관찰된다.

④ 심초음파: 활로4징과 유사하며 우심실 유출로가 완전히 막혀 있다.

⑤ 심도자: 폐혈류의 공급 통로, 폐동맥 및 그 분지 등의 해부학적 구조(중심 폐동맥의 유무, 발육 상태, 융합 여부), 대동맥-폐동맥 측부혈행의 공급양상을 확인할 수 있다.

3) **치료**

① 동맥관 의존형: 신생아기에 PGE-1을 정맥 주입한다.

② 좌우 폐동맥이 하나의 중심 폐동맥으로 연결된 (confluent pulmonary artery) 경우 이를 우심실과 연결하여 키운 다음 나중에 Rastelli 술식 등을 이용하여 완전 교정술을 시행한다.

③ 여러 개의 대동맥-폐동맥 측부혈행들에 의하여 각각 다른 부위의 폐에 혈류가 공급되고 있는 경우 여러 개로 나눠어진 폐동맥을 단일화시킨 (unifocalization) 후 나중에 완전 교정술을 시행한다.

④ 수술 전후 불필요한 측부 혈관들은 심도자술을 통하여 coil로 막아주며, 폐동맥 분지의 협착은 풍선 확장술이나 stent를 이용하여 교정하기도 한다.

(2) 심실중격결손이 없는 폐동맥폐쇄 (Pulmonary atresia with intact ventricular septum, PA with IVC)

1) **정의**

폐동맥 판막엽들이 서로 붙어서 혈류가 완전히 막혀있고 심실중격결손이 없다.

2) **특징**

① 다양한 정도의 우심실 및 삼첨판의 발육 부전을 보인다 (드물게 태생기 동안의 심한 삼첨판 역류로 인하여 우심실과 삼첨판윤이 크게 늘어나는 경우에 예후가 더욱 불량).

② 우심실의 크기가 작으면서 우심실 내 압력이 증가하여 체동맥압보다 높아지면 우심

실과 관상 동맥 사이에 혈관 연결 (sinusoid)이 생길 수 있고, 약 30% 정도에서 관상동맥의 혈류가 우심실 혈류에 의존하게 된다.

③ 청색증은 출생시부터 나타나며 동맥관이 막혀감에 따라 더욱 심해지고 조속히 치료하지 않으면 사망한다.

3) **빈도:** 전체 선천성 심장병의 1-3%를 차지한다.

4) **진단**

① 청진: 삼첨판 폐쇄부전으로 인한 수축기 잡음, 동맥관개존으로 인한 지속성 잡음이 미약하게 들리기도 하지만 전혀 심잡음이 없는 경우가 대부분이다.

② 심도자

a. 우심실의 조영으로 예후 결정 및 치료 지침에 가장 중요한 우심실 의존성 관상동맥 순환 양상을 보고 우심실 및 누두부의 발달 정도를 확인한다.

b. 폐동맥 판막 폐쇄이거나 누두부 발달이 좋은 경우에는 풍선판막 성형술을 시행한다.

5) **치료**

① 진단 즉시 PGE-1을 정주하여 동맥관이 열려 있도록 한다.

② 우심실이 작은 경우: 우심실 유출로를 열어준다.

③ 우심실이 너무 작거나 심각한 우심실 의존성 관상동맥 순환이 있는 경우: 단락 수술 후 Fontan 수술을 시행한다.

④ 우심실이 비교적 발달되어 있고 우심실 의존성 관상동맥 순환이 없는 경우: 우심실 유출로 확장술이나 풍선 판막 성형술을 시행하여 우심실압을 낮추고 우심실에서 폐동맥으로 혈류가 통하도록 시도한 후 나중에 우심실의 성장을 보아 양심실을 이용한 완전 교정술이나 one and half ventricle술 (상대정맥을 우폐동맥에 직접 연결하고 하대정맥 환류는 우심방, 우심실, 폐동맥으로 순환되게 하는 수술법)을 시행한다.

12. 엡슈타인기형 (Ebsteins anomaly)

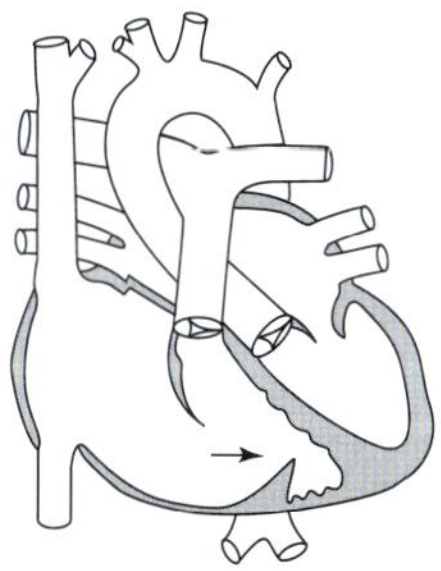

그림 7-41 엡슈타인기형의 모식도: 삼첨판엽이 우심실 첨부 쪽으로 내려가 있다.

(1) **정의:** 삼첨판엽이 아래쪽 우심실 첨부 쪽으로 내려가 붙는 심장 기형으로 대부분 posterior & septal leaflet 은 내려가 붙고 anterior leaflet은 정상적으로 삼첨판륜에 붙는다 (그림 7-41).

(2) **분류** (표7-14)

표 7-14 Carpentier에 의한 엡슈타인기형의 분류

Type	Posterior & septal leaflet	Anterior leaflet	삼첨판과 우심실 유출로를 통한 혈류	"atrialized" RV (aRV)	"functioning true" RV (fRV)
a 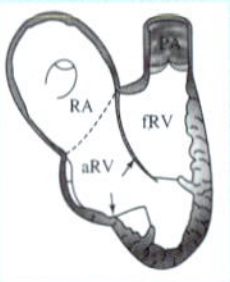	약간 아래쪽으로 위치한다.	크고 많이 움직인다.	전혀 지장이 없다.	작고 수축력이 정상이다.	거의 정상
b 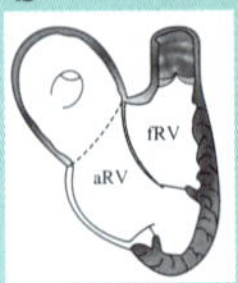	중간정도로 아래쪽으로 위치한다.	크고 많이 움직인다.	지장이 없다.	크고 수축을 잘하지 못한다.	작다.
c 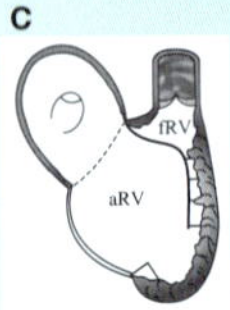	심하게 아래쪽으로 위치한다.	판막 끝이 우심실벽에 붙으므로 잘 움직이지 못한다.	우심실 유출로로 가는 혈류가 막힌다.	크고 벽이 매우 얇으며 수축하지 못한다.	매우 작다.
d 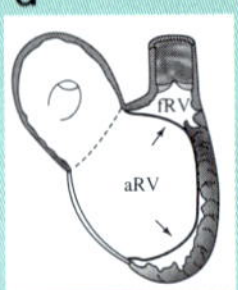	매우 심하게 아래쪽으로 위치하며 벽에 붙는다.	벽에 완전히 들러붙어서 post & septal leaflet과 함께 tricuspid sac을 만든다.	우심실 유출로로 가는 혈류가 완전히 막힌다. "functional pulmonary atresia"	매우 크고 벽이 매우 얇으며 수축을 전혀 하지 못한다.	거의 없다.

(3) 임상 증상

1) 삼첨판의 편위 정도에 따라 증상도 다양하다.
2) 청색증: 난원공이나 심방중격결손을 통한 우-좌 단락으로 인해 청색증이 나타난다.
3) 빈맥 발작: 20-30%에서 발견 된다.

(4) 진단

1) **청진**
   ① 심음이 3박자 또는 4박자로 들리기도 한다.
   ② 삼첨판 역류에 의하여 수축기 잡음이 흉골 좌연에서 들리는 경우가 많다.
2) **흉부 X선 검사**
   ① 심한 경우 심장이 크고 둥글게 된다.
   ② 특히 우심방이 커져서 오른쪽 심장 경계가 오른쪽으로 커진다.
   ③ 기능적 우심실 (functional RV)의 용적이 적어서 폐로 가는 혈류가 감소하여 폐혈관 음영이 감소한다.
3) **심전도:** 높고 넓은 P파, P-R 간격의 연장, 우측 흉부 lead의 낮은 voltage, 완전 또는 불완전 우각 블록, Wolff-Parkinson-White 증후군 (조기 흥분 증후군), 발작성 빈맥증, 심방조동, 심방세동 등의 소견이 보인다.

4) **심초음파**

① 삼첨판이 심첨부 쪽으로 부착되어 있으며 승모판보다 늦게 닫힌다.

② 늘어난 우심방과 심방화된 우심실을 관찰 할 수 있다.

(5) 치료

1) **수술 적응증**: 심부전 증세, 심한 부정맥, 청색증이 동반되면 수술을 고려한다.

2) **저산소증이 심한 신생아**

① PGE-1을 정맥 주입한다.

② 우선 체-폐단락술 시행 후 Fontan 수술을 고려한다.

3) 발작성 빈맥이 자주 재발하는 경우에는 수술시 부전도로를 차단하는 고주파 절제술을 동시에 시행 한다.

13. 단심실 (Single ventricle)

(1) 정의: 심방과 심실의 연결에서 하나의 방실 판막이 심한 협착 혹은 폐쇄가 있거나 하나의 심실의 크기가 극도로 작거나 없어서 기능을 기대하기 어려운 모든 기형을 포함한다 (넓은 의미로는 Fontan식의 수술법이 불가피한 모든 기형).

(2) 기능적 단심실의 종류: 삼첨판폐쇄, 양방단실연결, 좌심형성부전증후군, Taussig-Bing 기형, heterotaxy, 심실중격결손이 없는 폐동맥폐쇄

(3) 초기 치료

1) **폐혈류량이 현저히 감소된 경우**

① 동맥관 개존이 있다면 PGE-1을 사용하여 동맥관을 유지시킨다.

② 혈관 조영술로 폐동맥의 모양을 관찰 후 체-폐동맥 단락술을 시행한다.

2) **폐혈류량이 증가된 경우**

① 출생 후 폐혈관 저항이 저하되면서 폐혈류가 늘어 극심한 심부전증이 생기므로 진단 즉시 폐동맥 교약술 (banding)을 시행한다.

단심실의 혈역학적 분류

- 폐혈류 감소 (functional single ventricle with decreased pulmonary flow)
- 폐혈류 증가와 대동맥 판막 아래의 협착이 동반되지 않은 경우
(functional single ventricle with increased pulmonary flow, no subaortic stenosis)
- 폐혈류 증가와 대동맥 판막 아래의 협착이 동반된 경우
(functional single ventricle with increased pulmonary flow, with subaortic stenosis, no PS)
: 폐 혈류량이 많으면 청색증은 없으나 심실 용적 부하가 크고 심부전증이 심함

② 수술 전 심실에서 대동맥으로 나가는 유출로의 협착 (subaortic 또는 systemic outflow obstruction)이나 대동맥 축착 혹은 대동맥 단절의 유무를 확인한다 (이런 경우 폐동맥 교약술을 하지 않음).

③ 수술의 목표는 심실의 용적 과부하를 줄이고 폐혈류와 압력을 줄여 폐쇄성 폐혈관 질환을 방지하여 Fontan 수술을 가능하게 하는 것이다.

3) **폐혈류가 균형을 이룬 경우**

① 폐동맥의 협착이 판막 혹은 판막 전후에 적당히 있는 상태로 양방향성 Glenn 수술을 거쳐 Fontan 수술을 시행한다.

② 전체 단심실 환아들 중에서 자연경과가 가장 양호하다.

(4) 양방향성 Glenn 수술 (그림 7-42)

1) **방법**

① 양방향성 술식 (bidirectional Glenn): 좌우 폐동맥을 분리하지 않고 두는 것

② 수술시 폐동맥의 평균 압력이 15 mmHg를 넘지 않으면 폐동맥 판막을 완전히 폐쇄하지 않고 남겨 두어 폐동맥의 성장에 도움이 되기를 기대할 수 있다.

2) **장점**: 폐혈류가 현저히 줄어 있는 경우 체폐동맥 단락술에 비해 폐혈류의 총량이나 폐동맥 압력은 변화시키지 않으면서 유효 폐혈류량을 증가시켜 산소 포화도를 개선하며 심실의 용적 과부하를 줄일 수 있다.

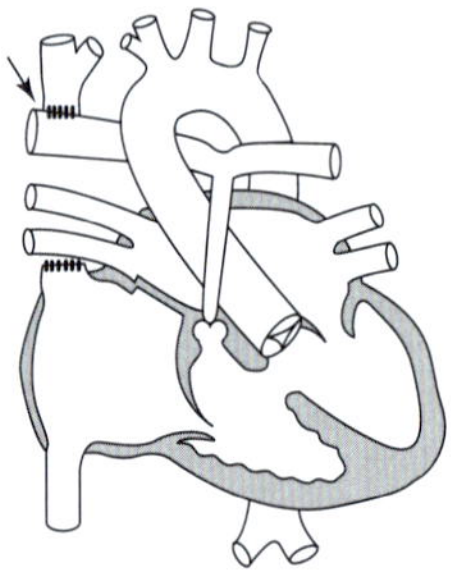

그림 7-42 Glenn 수술의 모식도: 상대정맥과 폐동맥을 연결해 주는 수술법

3) **제한**

① 출생 후 6개월 이후에 시행한다.

② 폐동맥의 크기가 충분치 못한 환자들에게 있어서는 체-폐동맥 단락이나 협착이 있는 폐동맥 판막을 통한 추가적인 폐혈류를 갖도록 하는 것이 바람직하다.

(5) Fontan 수술 (Fontan operation)

1) **고식적 방법**: 완전 심방-폐동맥 연결로 우심방을 Fontan 순환의 일부로 사용한다.

2) **합병증**: 우심방 비대로 후기 합병증인 상심실성 부정맥, 운동 부하 감소, 흉막 삼출, 단백 소실성 장병증 등

3) Total cavopulmonary connection (TCPC)

① 방법

a. 우심방을 우회하여 하대 정맥을 우폐동맥에 바로 연결해 준다.

b. 심장내 외측 통로를 이용 (외측 통로 술식): 심방 내 조직이 전신적 정맥의 높은 압력에 노출되면 봉합선 내 부담이 커지므로 심방 조동의 가능성이 오히려 증가한다.

c. 심방외 우회로를 통한 하대 정맥과 폐동맥 연결 (extracardiac Fontan operation): 최근 가장 선호되는 방법이다. (그림 7-43)

② 장점: 디자인을 단순화하여 폐로 가는 혈류의 흐름에 와류를 적게 하고 에너지 손실을 줄이고 혈전 및 부정맥의 위험을 줄인다 (수술 후 정상보다 높은 정맥압에 노출될 수 밖에 없는 우심방 조직을 최소화함).

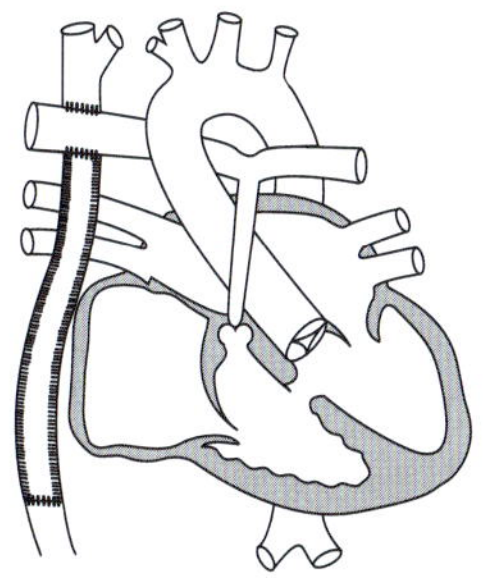

그림 7-43 Fontan 수술의 모식도: Glenn 수술을 한 후 하대정맥과 폐동맥 사이에 인공구조물을 넣어 연결해 준다.

4) **Fontan 수술의 성공 조건**

① 폐동맥 혈관의 저항: 폐동맥의 압력과 저항이 낮아야 함. 폐동맥의 크기와 모양에 무리가 없어야 하고 폐정맥의 연결에도 이상이 없어야 한다.

② 심실 기능: 용적 과부하 (체폐동맥 단락에 의하거나 방실 판막 폐쇄 부전)나 압력 과부하 (폐동맥 banding 후 혹은 대동맥 유출로의 협착)에 의한 심실의 비후가 없고 심내막 하의 허혈성 손상이 없어서 심실의 수축기 및 이완기 기능이 보전되어야 한다.

③ 우심실 형태의 단심실일 때의 어려움:

a. 우심실은 체혈류를 지탱하기에는 어려운 구조이다.

b. 수축기 펌프 기능보다는 이완기 충만 기능이 더 쉽고 우심실에 장기간에 걸쳐서 높은 체저항을 받게 되면 수축 기능의 부전이 쉽게 발생한다.

c. 심실의 질량/용적의 비율이 감소하게 되어 역시 심실 기능 부전을 초래한다.

5) **Fontan 술식의 고위험군**

① Fontan 술식의 고위험군에 대해서는 양방향성 Glenn 수술을 중간 단계로 시행한다.

② 외측 통로 형태의 Fontan 수술시 fenestration

a. 효과: 초기 Fontan 순환에서 체정맥압 상승, 체정맥 확장, 심박출량 감소 등의 부작용을 줄여 혈역학적으로 최적화된 상태를 유지할 수 있다.

b. 적응증: 전신적으로 산소화 농도 감소, 전신적 혈전증 발생 가능성, fenestration을 막아야 하는 추가 시술의 필요성 등의 문제가 있으므로 수술 후 혈역학적 상태가 나쁠 것이 예상되는 환자에서만 선별적으로 시행한다.

(6) 단심실의 치료 원칙과 수술 시기

1) **치료 원칙**

① 심실 기능을 보전한다.

② 폐동맥 압력과 폐혈관 저항이 높아지지 않도록 한다.

③ 폐동맥 형태를 보전한다.

2) **수술 시기**: 생후 3개월 내에 높은 압력으로 인한 말초 폐혈관의 손상 방지, 양방향성 Glenn 수술은 4-5개월이후, Fontan 수술은 적어도 2세 이후에 시행한다.

IV. 후천심장병 (Acquired heart diseases)

1. 류마티스 열 (Rheumatic fever)

(1) 병인

1) **원인**: Group A β-hemolytic streptococcus의 감염 후 조직의 과민반응에 의해 발생한다.
2) **역학**: 5-15세에 호발하며 주로 A군 연쇄구균 (Group A streptococcus)으로 인한 인두 편도염 후 1-3주간의 잠복기가 지나면서 발병한다.

(2) 진단: 다양한 증상을 보이므로 Jones criteria에 따라 진단한다(표 7-15).

표 7-15 Jones criteria

주증상 (major manifestation)	심염 (carditis) 다발 관절염 (migratory polyarthritis) 무도증 (chorea) 피하결절 (subcutaneous nodule) 유연홍반 (erythema marginatum)
부증상 (minor manifestation)	임상증상 (발열, 관절통) 검사소견 (ESR 항진, CRP 양성, PR 간격 연장)
선행된 A군 연쇄구균 감염의 증거	인후배양 검사 양성 또는 연쇄구균항원 신속검사에 양성 높은 항연쇄구균항체가 혹은 연속적으로 검사하여 증가

2) **진단 기준**

① High-probability: 선행된 A군 연쇄구균 감염의 증거와 2개 이상의 주증상 또는 1개의 주증상과 2개 이상의 부증상을 만족할 때

② Doubtful: 선행된 A군 연쇄구균 감염의 증거는 없이 주증상, 부증상을 만족할 때

③ 진단 기준을 충족시키지 않더라도 진단내릴 수 있는 경우

a. 다른 원인을 제외할 수 있는 무도증

b. 류마티스 열 발병 후 수개월이 지난 후 다른 원인이 없는 심염이 발생한 경우

c. 과거 병력상 류마티스 열이나 류마티스 심질환이 있었던 환자가 A군 연쇄구균 감염의 증거를 보이며 재발할 때

(3) 증상

1) **심염** (carditis)

① 류마티스 열의 주증상중 가장 중요한 임상증상으로 40-80%에서 나타난다.

② 과거에 들리지 않았던 기질적 심잡음 또는 심낭 마찰음이 들리거나 심장 삼출액에 의해 심음이 작아지면 의심할 수 있다.

③ 심막염, 심근염, 심내막염이 함께 오는 전층심염 (pancarditis)으로 나타난다.

④ 영구적으로 심장 판막 손상을 남기거나 심한 경우 5-10%에서 심부전으로 인해 사망하기도 한다.

2) **다발 관절염** (polyarthritis)

① 가장 흔한 증상으로 주로 큰 관절을 여기저기 이동 (migration)하는 양상으로 나타난다.

② 대개 1개월 정도 후에 소실되며 후유증을 남기지 않는다.

3) **무도증** (chorea)

① 몸통과 사지의 불수의적 운동장애를 보인다.

② 주증상중 가장 잠복기가 길어 수개월 후 나타날 수 있으며 무도증 단독으로도 류마티스 열의 진단이 가능하다.

4) **피하결절** (subcutaneous nodule)

① 드물지만 심한 심염 시 자주 동반된다.

② 무통의 작은 결절이 관절의 신근면 (extensor surface)에 호발한다.

5) **유연 홍반** (erythema marginatum)

① 주로 몸통에 생기며 이동하는 양상의 발진양상을 보인다.

② 드물지만 특징적이며 소양감이나 경화 (induration)없이 압력을 가하면 소실된다.

(4) 치료

1) **항생제**

① Crystalline penicillin (100,000 U/kg/dose, q.i.d.) 및 gentamicin (2 mg/kg/dose, b.i.d.)을 10일간 정맥주사

② Benzathine penicillin을 600,000 U (30 kg 이하) 또는 1,200,000 U (30 kg 이상) 용량으로 1회 근육주사

③ Penicillin 과민 반응 환자는 erythromycin (10 mg/kg/dose, b.i.d.), clindamycin (20 mg/kg)을 사용

2) **항염증제**

① 관절통: Acetaminophen (100 mg/kg/d)을 2주간 투여 후 4-6주간 75 mg/kg/d 투여

② 심염 (carditis)

a. Prednisolone (2 mg/kg/d)을 경구로 2주 투여 후 2주간 감량

b. Acetaminophen (75 mg/kg/d)을 prednisolone 감량 시부터 시작하여 중단 후 3-4주까지 사용

3) **무도병**: Phenobarbital, diazepam, haloperidol 투여

(5) 경과 및 예후

1) 최종 예후 결정 요인은 심장 손상 정도이다.

2) 만성 경과를 취하며 결국에는 완화되는 것이 보통이다.

3) 예방요법 시행시 류마티스 심질환 환자의 70-80%에서 판막 질환의 임상 증상이 소실된다.

(6) 예방 (표 7-16)

표 7-16 류마티스 열의 예방

	1차 예방	2차 예방
목적	A군 연쇄구균의 초기감염 후 류마티스 열의 병발을 막는 것	류마티스 열의 기왕력이 있는 경우에 재발을 막는 것
적응증	임상 소견, 인후 배양 검사, ASO치 등을 고려. A군 용혈성 연쇄상 구균의 감염이 의심될 때 시행	일단 류마티스 열로 진단받은 후에 장시간의 예방요법이 필요
방법	Penicillin을 10일간 경구투여하거나 benzathine penicillin G를 1회 근주	① 류마티스 심염이 동반되었던 경우: 장시간의 예방적 화학요법이 필요 (경우에 따라서는 평생 실시) ② 류마티스 심염을 동반하지 않았던 경우: 20대 초반까지 예방요법을 실시, 10대 후반 이후에는 최소 5년 이상 실시하도록 추천

(7) 류마티스 심질환 (Rheumatic heart disease)

1) **병인**: 류마티스 열로 인한 심염이 심장 판막을 침범하여 급성기에 판막 경계를 따라 섬유소와 혈구로 이루어진 verruca가 형성되었다가 염증이 호전되면서 반흔 (scar)을 남기게 되어 만성적인 판막 질환이 발생된다. 주로 승모판과 대동맥판이 제일 흔히 침범되며 다른 판막들도 발생할 수 있다.
2) 급성기에는 주로 판막 역류가 발생하고 만성기에는 반흔에 의한 판막협착과 역류가 동시에 나타날 수 있다 (그림 7-44).
3) 심내막염의 예방: 류마티스 심질환이 발생한 경우 심내막염의 항생제 예방요법이 필요하며 류마티스 열의 2차 예방으로 penicillin을 투여받고 있는 환자는 ampicillin, amoxicillin 외에 다른 항생제를 투여하는 것이 좋다.

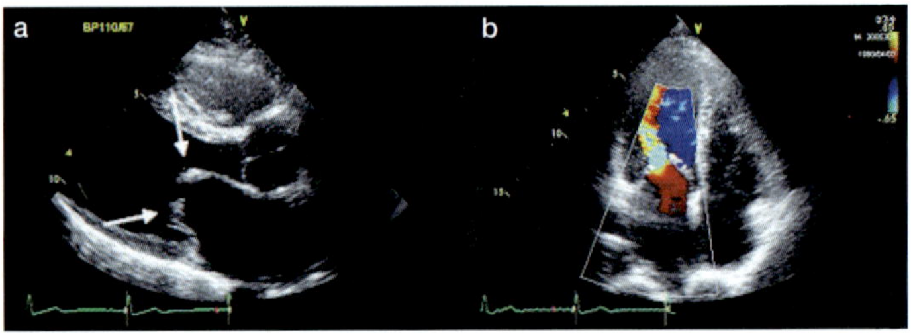

그림 7-44 **류마티스 심질환에 의한 승모판막 역류 및 협착: (a) 승모판막이 반흔에 의해 두꺼우며 잘 열리지 않는 소견을 보이면서, (b) 판막 협착 및 역류가 동반되어 있다.**

2. 감염성 심내막염 (Infective endocarditis)

(1) 병태생리

1) 심내막의 국지적 손상 (regional injury)과 판막염증 (valvulitis): 선천 또는 후천심장병에서 생기는 와류나 단락혈류의 분출, 심장 내 카테터 등에 의해 심내막이 손상되면 세균이 부착하기 용이하게 된다.
2) 전신적 균혈증 (bacteremia): 여러 가지 선행 유발요인 (치과 처치, 감염, 감염된 점막의 조작 등)에 의해 균혈증이 발생하여 세균이 심내막에 부착된다.
3) 면역복합체 반응 (immune complex reaction): 염증부위에서 생성된 항원-항체 복합체가 순환하여 혈관염을 일으켜 신사구체염, Osler nodes, Roth spots 등이 나타난다.
4) 색전 현상: 혈소판, 섬유소, 세균, 백혈구, 적혈구 등으로 형성된 증식조직 (vegetation)이 부스러져 색전이 발생하면 폐색전증, 뇌출혈, 피부나 점막 출혈반 등이 발생. 특히 1 cm이상의 큰 증식조직, 승모판막의 심내막염시 발생하기 쉽다.

(2) 심내막염 위험 질환 (표 7-17)

1) **선천심장병**

① 감염성 심내막염 발생의 75-80%를 차지한다.

② 경도의 폐동맥협착, 이차공 심방중격결손, 폐쇄술 후 동맥관개존증을 제외한 모든 심질환에서 발생할 수 있다.

③ 주요 원인 심질환: 심실중격결손 (2.5%), 대동맥협착 (13%, 특히 인공판막 삽입 후),

활로4징 (1.3%), 심실중격결손을 동반한 폐동맥폐쇄 (6.4%), 대혈관전위, 승모판 폐쇄 부전, 인공판막 삽입 후, 체-폐동맥 단락술 등

④ 심장수술 후 2개월 이내에 발생하는 경우가 50%를 차지하며, 특히 인조물 (prosthetic valve, conduit, patch 등)이 사용된 경우 발생 빈도가 높다.

2) **후천심장병**: 류마티스 심질환이 있는 경우 감염성 심내막염의 예방요법도 필요하다.

3) **미숙아, 중증 질환의 영아**: 정상심장을 가진 경우 심내막염의 발생은 드물지만 미숙아나 집중치료를 요하는 중증 질환의 영아에서 심내막염이 발생할 수 있으며 (8-10%정도), 특히 중심혈관의 카테터에 의한 진균성 심내막염이 발생하기 쉽고 질환의 경과도 아급성 (subacute)보다는 급성 (acute)경과를 보인다.

표 7-17 **감염성 심내막염 발생의 위험군**

고위험군 환자
인공판막 또는 동종이식판막
청색증형 심장병에서 체폐단락 수술 후
활로4징, 단심실, 대혈관전위 등 복잡심기형
이전에 심내막염을 앓은 경우
면역력이 떨어지는 미숙아, DiGeorge 증후군 등 면역결핍환자
중등도 위험군 환자
교정되지 않은 동맥관개존
교정되지 않은 심실중격결손
교정되지 않은 이차공형 이외의 심방중격결손
이엽성 대동맥 판막
승모판 판막 역류를 동반한 승모판 탈출증
류마티스형 판막질환, 비후성 심근증, 기타 후천성 판막질환
심내막염 예방 요법이 필요없는 환자군
단순 이차공 심방중격결손
인공 심박동기
심방중격결손, 심실중격결손, 동맥관개존 수술 후 6개월 이상 경과하고 특별한 후유증이 없는 경우
관상동맥 수술 후
승모판 판막 역류를 동반하지 않는 승모판 탈출증
류마티스성 열을 앓았으나 판막의 병변은 없는 경우

(3) 원인균

1) **사슬알균** (대개 *S. viridans*)

① 과거 감염성 심내막염의 80%를 차지했으나 최근 포도알균 심내막염의 증가로 감소 (50%정도)하는 경향이다.

② 치과치료 후 호발한다.

2) **포도알균** (*S. aureus, S. epidermidis*)

① *S. aureus*가 40%정도로 가장 많고 심장수술 (특히 인공판막삽입) 후 호발한다.

② 급성경과를 보이며 후유증 및 사망률이 높다.

3) **HACECK (*Haemophilus* spp., *Actinobacillus actinomycetemcomitans, Cardiobacterium hominis, Eikenella corridens*, and *Kingella* spp.), 그람 음성 세균 및 진균 감염**

① 중심 정맥관, 신생아, 면역 결핍 등에서 발생할 수 있으며 그 외에는 드물다.

② 하부 위장관과 비뇨기 처치 후 D군 enterococcus, 장기간 항생제나 스테로이드 치료 후 진균 감염이 호발한다.

4) 약 10%의 환자에서는 세균배양 음성으로 원인균을 알 수 없다.

(4) 임상 소견

1) **선행 유발 요인**: 감염 (특히 상기도염)이나 구강 내 수술 (치과 처치, 편도선 절제) 등의 선행 요인이 약 30%에서 있다.
2) **비특이적 전신 증상**
   ① 발열, 관절통, 근육통, 두통, 구토, 보채고 허약해진다.
   ② 환자의 약 40%에서 이러한 증상만 나타나므로 심내막염의 위험 환자군에서 불명열이 4-5일 이상 계속될 때에는 혈액배양을 시행하여 확인한다.
3) **심잡음**: 새로운 심잡음, 기존 심잡음의 성질이 변하고, 강도가 증가한다.
4) **심부전**: 판막 폐쇄 부전에 의해 급성으로 심부전이 발생할 수 있다.
5) **비장 비대**: 만성 세망내피계 증식에 의하여 비장이 커져 있는 수가 많으며, 압통이 있다.
6) **혈뇨**: 순환 면역 복합체에 의한 사구체신염 동반 시 나타날 수 있다.
7) **피부병변**
   ① 색전에 의한 2차적 병변으로 심내막염 후기에 나타날 수 있으나 소아에서는 드물다.
   ② 심내막염에 특징적인 피부병변
      a. Osler node: 손가락과 발가락에 통증이 있는 홍반성 결절. 진피에 미세농양 (microabscess)을 보인다.
      b. Janeway lesion: 손바닥과 발바닥의 작은 무통성 출혈 (그림 7-45)
      c. Splinter hemorrhage: 손톱, 발톱의 선상 출혈
      d. Roth spot: 출혈병변으로 둘러싸인 망막의 흰색반점

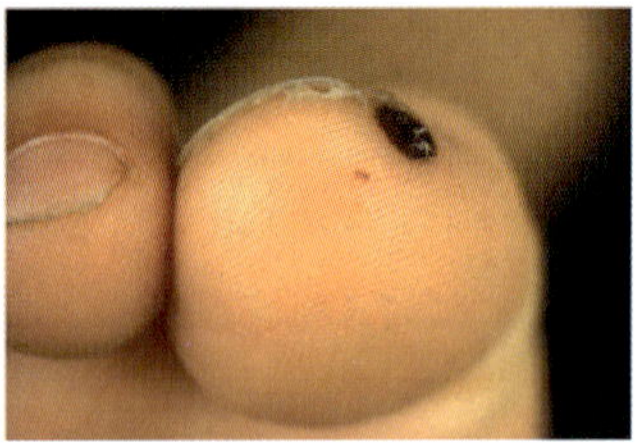

그림 7-45 **감염성 심내막염 환자의 피부병변 (Janeway lesion): 색전으로 인한 발가락의 무통성 출혈병변을 보인다.**

(5) 진단 (표 7-18)

1) **검사 소견**
   ① 백혈구 증가, ESR 증가, 빈혈, 단백뇨, 혈뇨
   ② 혈액 세균 배양 검사
      a. 확진에 가장 중요한 검사로 항생제 투여 시 양성율이 50-60%로 감소하므로 항생제 투여 전에 빨리 검사하는 것이 중요하다.
      b. 전형적인 심내막염 호발 균주가 2번의 배양검사상 양성이거나, 12시간이상 간격으로 2회 이상 또는 최소 1시간 동안 시행한 3-4회 이상의 배양검사상 다수에서 같은 균이 양성을 보이면 진단할 수 있다.
2) **심초음파** (그림 7-46): 증식 조직이 확인되면 세균 배양 검사가 음성이라도 진단할 수 있으나 초기에는 증식 조직이 보이지 않을 수 있고 치료 후에도 증식 조직은 수개월간 지속될 수 있어 증식 조직의 유무로 진단을 단정할 수는 없다.

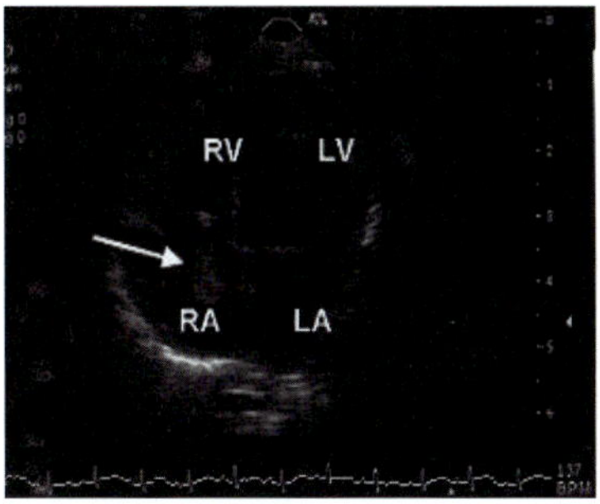

그림 7-46 감염성 심내막염의 심초음파 소견: 삼첨판막에 1 cm크기의 큰 증식조직 (vegetation)이 붙어 흔들리는 소견을 보인다.

표 7-18 Modified Duke criteria

주기준 (major criteria)
1. 혈액배양검사 전형적 원인균이 두 번의 혈액배양검사에서 양성 (*S. viridans*, *S. bovis*, HACEK group, *S. aureus*, 또는 원발병소 (primary focus)가 없는 community-acquired enterococci 감염) 지속적 혈액배양검사 양성 12시간이상 간격으로 시행한 2회 검사가 모두 양성, 또는 처음과 마지막 검사를 최소 한 시간이상 간격으로 시행한 3회 또는 4회 검사 중 2회 이상 양성 단일배양 검사 상 *C. burnetti* 양성, 또는 phase I 항체가가 1/800이상
2. 심내막 침범 (endocardial involvement) 심초음파 검사 양성소견 (인공판막삽입 환자, 진단기준 상 의증환자, 또는 판막주위 농양등이 합병된 환자는 경식도 초음파가 권장됨) ; 그 외의 환자에서는 경흉부 초음파가 우선 고려됨 (i) 판막, 판막지지구조, 혈류의 역류 경로 (path of regurgitant jets), 또는 삽입된 인조물에 존재하는, 해부학적으로 달리 설명할 수 없는 흔들리는 심장내 종괴, 또는 (ii) 농양, 또는 (iii) 인공판막에 새로 생긴 부분적 피열 (partial dehiscence) 새로운 판막 역류소견 (기존 심잡음의 악화나 변화 소견만으론 충분하지 않음)
부기준 (minor criteria)
1. 기저 심장질환 또는 정맥 약물 남용자 2. 발열 (체온 38°C 이상) 3. 혈관성 병변: 큰 동맥의 색전, 패혈성 폐경색 (septic pulmonary infarct), 진균성 동맥류, 뇌내출혈, 결막출혈, Janeway lesion 4. 면역학적 병변: 사구체신염 (glomerulonephritis), Osler nodes, Roth spots, rheumatoid factor 5. 미생물적 증거: 혈액배양검사 양성이나 주기준을 만족하지 못하는 경우, 심내막염을 일으킬 수 있는 균주의 활동성 감염 (active infection)에 대한 혈청학적 증거 6. 심내막염에 합당하나 주기준을 만족하지 못하는 심초음파 소견

표 7-18 계속

진단 기준
Definite
증식조직, 색전부위, 또는 심장 내 농양 검체의 병리학적 또는 세균학적 증거, 또는
2개의 주기준, 또는
1개의 주기준과 3개의 부기준, 또는
5개의 부기준
Possible
1개의 주기준과 1개의 부기준, 또는
3개의 부기준
Rejected
명백하게 다른 질환인 경우, 또는
항생제 투여 4일 이내에 증상이 소실된 경우, 또는
항생제 투여 4일 이내에 수술이나 부검에서 병리학적 증거가 없는 경우
위의 진단 기준에 맞지 않는 경우

(6) 치료

1) 환자가 급성경과를 보이지 않는다면 항생제 투여는 혈액배양결과 확인을 위해 48시간까지 기다릴 수 있다.
2) 급성경과를 보이거나, 중심혈관 카테터를 가진 신생아, 패혈증, 혈역학적으로 불안정한 경우에는 즉시 광범위 항생제를 투여한다.
   ① 심장수술 2개월 이내, penicillin 과민성: Vancomycin과 gentamicin 병용투여
   ② 심장수술 2개월 이후, community-acquired: Nafcillin, oxacillin, methicillin과 gentamicin 병용 투여
   ③ 인공 판막 삽입 시: Nafcillin이나 vancomycin과 gentamicin, 혹은 rifampin을 사용
3) 혈액배양결과에 따라 장기간에 걸친 살균성 (bactericidal) 항생제 투여
   ① 기간: 원인균이 fibrin platelet matrix에 싸여있고 세포분열 속도가 낮으므로 장기 투여가 필요. 대개 4-6주, 길게는 6-8주까지 사용
   ② 항생제 선택: 정균성보다는 살균성 항생제를 사용. 원인균에 따른 선택이 필요
4) **항진균제 사용**: 진균이 원인일 때 amphotericin B, flucytosine 투여
5) **수술적 치료** (표 7-19)

표 7-19 감염성 심내막염에서 수술적 치료의 적응증

응급 수술 (24시간이내)을 요하는 경우
심한 심부전을 보이는 대동맥 판막부전
Valsalva 동의 파열
다른 심장구조 또는 심낭으로의 fistula 형성
조기 수술 (2-10일이내)이 필요한 경우
판막기능부전으로 인한 심한 심부전
판막주위 농양 (abscess)형성
인공판막 폐쇄 또는 유착 (dehiscence)
반복적 세균성 색전 (septic emboli)
10 mm이상의 크고 유동적인 증식조직 (특히 승모판막에 발생한 경우)
치명적이거나 항생제 저항성이 큰 원인균 (진균, brucellae, pseudomonas, 항생제 저항성 enterococci, 치료반응이 나쁜 *S. aureus*)

(7) 예방

1) 기저 심질환을 교정
2) 구강 위생 및 예방적 항생제 요법의 필요성 교육
3) 예방적 항생제 요법이 필요한 경우 (표 7-20)

표 7-20 **심내막염의 예방이 필요한 시술**

심내막염 예방이 필요한 시술
치과/구강외과 시술 (발치, 스케일링을 포함한 치아주위의 시술, implant 시술, 기타 출혈이 예상되는 치아/구강 시술)
편도선/아데노이드 제거수술
호흡기 점막에 관한 시술 및 딱딱한 관을 사용하는 기관지 내시경
식도확장술 담도수술 위장관점막에 관한 수술
비뇨기과 시술 (방광경, 요도확장술)
심내막염 예방이 필요없는 시술
치과/구강외과 시술 중 국소마취, 불소도포, 수술 후 실밥 뽑을 때, 유치가 자연히 빠질 때, 치아교정술
기도삽관, 유연한 관을 사용하는 기관지 내시경, 이관삽입
위장관 내시경 및 조직검사
자연 분만, 제왕절개수술, 인공임신중절, 자궁 내 피임기구 삽입
비뇨기과 시술 중 요도삽관, 포경수술
진단적 심도자 검사와 심혈관 조영술
중재적 심도자술 (풍선 확장술, coil 삽입, 관상동맥내 stent 삽입)
영구 인공 심박동기 삽입, 피부조직 검사

4) 예방적 항생제의 투여 (표 7-21)

표 7-21 **심내막염 예방을 위한 항생제 선택**

심내막염 예방이 필요한 시술		
일반적인 경우	Amoxicillin 50 mg/kg (성인 2 g)	처치 1시간 전 구강 투여
구강섭취 불가	Ampicillin 50 mg/kg (성인 2 g)	처치 30분 전 근육/정맥 주사
Penicillin 알레르기		
구강섭취 가능	Clindamycin 20 mg/kg (성인 600 mg) Azithromycin 또는 clarithromycin 15 mg/kg (성인 500 mg) Cephalexin 또는 cefadroxil 50 mg/kg (성인 2 g)	처치 1시간 전 구강 투여
구강섭취 불가	Clindamycin 20 mg/kg (성인 600mg) 또는 cefazolin 25 mg/kg (성인 1g)	처치 30분 전 정맥주사 처치 30분 전 근육/정맥주사
위장관이나 비뇨 생식기의 수술 및 조작		
고위험 환자	Ampicillin 50 mg/kg (성인 2 g) 및 gentamicin 1.5 mg/kg (최대 120mg) + Ampicillin (근육/정맥주사) 또는 amoxicillin (경구) 25 mg/kg (성인 1 g)	처치 30분 전 근육/ 정맥 주사 처치 6시간 후 추가투여
고위험 환자 Penicillin 알레르기	Vancomycin 20 mg/kg (성인 1 g) 및 gentamicin 1.5 mg/kg (최대 120mg)	1-2시간 정맥주사 근육 또는 정맥주사 → 처치 30분 전 종료되도록 투여

표 7-21 계속

중등도 위험 환자	Amoxicillin 50 mg/kg (성인 2 g) 또는 ampicillin 50 mg/kg (성인 2 g)	처치 1시간 전 구강 투여 처치 30분 전 근육/정맥 주사
중등도 위험 환자 Penicillin 알레르기	Vancomycin 20 mg/kg (성인 1 g)	1-2시간 정맥주사 → 처치 30분 전 종료되도록 투여

3. 심근염 (Myocarditis)

(1) 원인 (표 7-22)

표 7-22 심근염의 원인

분류	원인
바이러스 감염	Enterovirus, coxsackievirus, echovirus
세균 감염	Diphtheria, 장티푸스
전신성 질환	가와사끼병, Takayasu 동맥염, 류마티스 열, 전신홍반루푸스, 리케챠 병
비감염성 원인	약물 (코카인, adriamycin), 화학물질 (이산화탄소), 과민반응

(2) 병태생리

1) **심근 손상:** 세포독성 T 림프구, 대식세포, NK 세포 등 염증성 침윤이 심근의 괴사와 주위 근육세포의 손상을 일으키며 활성화된 T-림프구로부터 분비된 cytokine이 심근 수축력을 방해한다.
2) **혈관 손상:** 혈관내피에 림프구가 부착되어 혈관 투과성이 증가하여 간질성 부종을 유발하며 미세혈관 연축이 심근의 관류저하와 손상을 유발한다.
3) **심부전**
   ① 심근 손상으로 인한 심실 수축력의 감소가 주원인으로 심부전을 발생시키며 이를 보상하기 위해 심박동수 증가, 심박출량 증가가 초래된다.
   ② 심박동수가 증가(특히, 신생아)하여 심실 충만 (ventricular filling)이 충분하지 못하게 되며, 심근 부전과 확장기 기능 장애가 발생하여 심실 비대를 유발한다.
   ③ 일회 박출량의 증가: 신혈류 감소로 나트륨과 수액의 저류, 항이뇨호르몬 (ADH)의 분비가 항진되어 혈관내 용적이 증가함에 따라 좌심실 확장기말 용적 (end diastolic dimension)과 압력, 좌심방 압력이 증가하여 폐정맥 고혈압이 유발됨으로써 폐부종과 심근 비대가 발생한다.
   ④ 만성적인 교감신경의 자극으로 순환하는 노르에피네프린 (norepinephrine)의 농도가 증가한다.

(3) 임상 소견

1) **신생아기**
   ① 발열, 빈호흡, 빈맥, 보챔, 심한 심부전으로 인한 대사성 산증 및 쇼크를 보이며, BUN/Cr 및 AST/ALT가 상승할 수 있다.
   ② 전격적 심근염이 진행되면 급성 심부전으로 발병 1-7일 내에 사망할 수도 있다.
2) **소아기와 청소년기**
   ① 빈호흡과 빈맥, 쉽게 느끼는 피로감, 권태감, 만성 기침, 운동불내성 (exercise

intolerance), 흉통, 경정맥 확장, 간비대 등을 보인다.

② 급성 심부전 증상을 보일 수도 있으나 주로 서서히 진행하는 심부전이나 부정맥이 나타난다.

(4) 진단

1) **흉부 X선 검사**: 심확대, 폐부종의 소견 (그림 7-47)

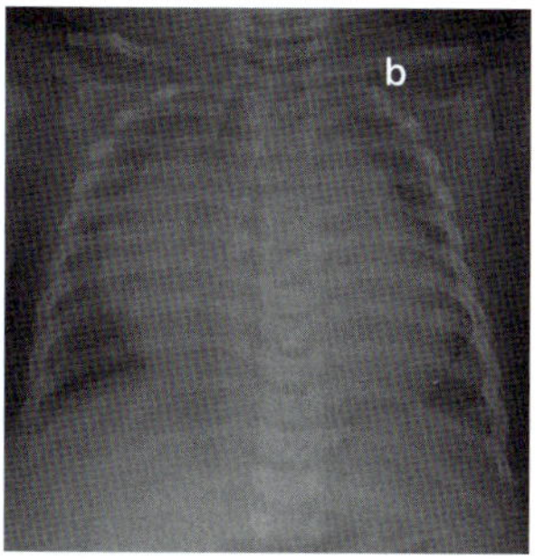

그림 7-47 급성 심근염의 흉부 X선 검사: 심한 심확대, 폐부종 소견을 보인다.

2) **심전도**: 빈맥, 저전압 QRS파, ST 하강, 편평하거나 역전된 T, QT 연장

3) **검사 소견**

① 심근 손상에 의해 CK, CK-MB, LDH, Troponin T 수치 상승

② 염증 반응에 의해 ESR, CRP 상승

③ 원인질환의 감별을 위해 혈액 배양 검사, ASO (anti-streptolysion O), ANA, anti-DNA, RF (rheumatoid factor)등을 확인한다.

④ 원인 바이러스 (coxsackievirus B, echovirus, enterovirus, adenovirus)에 대한 항체 검사가 양성으로 나오면 진단에 도움이 된다.

4) **심초음파**: 심확대, 심장 수축력 감소, 방실 판막 역류, 심낭 삼출 (그림 7-48)

5) **심도자술을 통한 심근 생검**: 손상된 심근주위로 염증성 침윤이 관찰되나 심근 염증과 괴사가 광범위하기보다는 반점형이어서 표본 오차가 잘 발생한다.

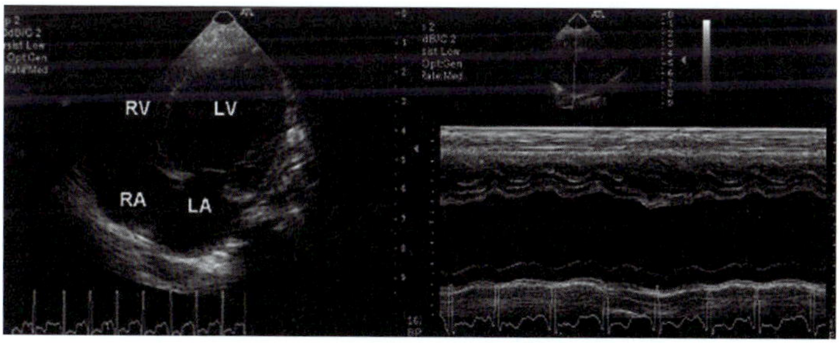

그림 7-48 심근염의 심초음파 소견: (a) 심한 양심실의 확장소견과, (b) M-mode 검사 상 심실 수축력의 심한 감소 소견을 보인다.

(5) 치료

1) **일반 치료**

① 절대 안정

② 산소 공급
③ 적절한 영양 공급
④ 빈혈 교정, 열이 있으면 해열제를 투여하여 심장의 부담이 증가하지 않게 한다.

2) **심부전의 치료:** 가장 기본이 되는 치료제인 수축 촉진제 (inotropics)는 부정맥을 유발할 수 있어 주의해서 사용해야 하며, digoxin은 일반 투여량의 1/2 용량으로 투여한다.
3) **정맥용 면역 글로불린:** 고용량 (2 g/kg, 1일간) 정맥투여가 좌심실 기능 및 생존율을 증가시킨다고 알려져 있다.
4) **스테로이드:** 급성기에 질병의 경과를 호전시키나 생존율에는 영향을 미치지 않는다는 보고가 있어 심근염의 치료로서 논란의 여지가 있다.
5) 면역억제제 (cyclosporine, azathioprine)나 항체를 이용한 면역조절 치료는 아직 그 효과가 불확실하다.

4. 심근병증 (Cardiomyopathy)

(1) 정의 및 분류: 구조적인 이상이나 기형없이 심근의 이상으로 심장의 수축이나 이완기능에 장애를 초래하는 질환으로 기능 및 병리적 특징에 따라 비후성 (hypertrophic), 확장성 (dilated), 제한성 (restrictive)으로 분류한다.

(2) 비후성 심근증 (Hypertrophic cardiomyopathy)

1) **병태 생리**
① 이차적 심비대를 초래하는 고혈압 등의 다른 원인 없이 심실이 비후되며 심확장은 동반되지 않아 심실 내강이 좁아진다.
② 심실의 수축 기능은 유지되나, 비후된 심근의 난잡한 배열 (disarray) 및 섬유화로 인해 이완 기능에 장애가 발생하여 이완기 심실 충만이 저하된다.
③ 이완기능 저하로 인한 좌심방의 확장 및 폐울혈로 인해 심부전이 발생한다.
④ 흔히 심실중격을 침범하나 좌심실 전체를 침범하거나 우심실만 침범하는 경우도 있으며 심실 유출로의 협착, 특히 좌심실 유출로의 협착 (idiopathic hypertrophic subaortic stenosis, IHSS)이 있는 경우 급작스러운 심박출량 감소로 인해 실신이나 급사가 발생할 수 있다.

2) **원인 및 유전 양상**
① 30-60%에서는 가족력이 있으며 상염색체 우성 유전되고 나머지는 돌발적으로 발생된다.
② 유전되는 경우 30-40%에서 14번 염색체에 존재하는 β-myosin heavy chain 유전자의 돌연변이와 관련이 있다.
③ 분자 유전학 검사 (molecular genetic analysis)에서 몇몇 가족에서 비정상적인 미오신 중쇄 (myosin heavy chain) 유전자가 발현된다.
④ 당뇨병 산모의 신생아나, 만성 폐질환이 있는 미숙아에서 부신 피질 호르몬을 사용하였을 때는 일시적인 비후성 심근증이 생길 수 있다.

3) **임상 소견**
① 호흡곤란, 잦은 피로, 두근거림, 흉통, 실신
② 급사
a. 10-35세 사이에 흔하며 소아 및 청소년기에 연간 4-6%에서 발생한다.
b. 특히 운동시 발생하고 경한 심실유출로 협착이 있는 환자에서도 가능하다.

c. 심실 빈맥이 있거나 myocardial bridging이 있는 경우 위험성이 높다.

③ 심부전: 질환의 말기에 심확장을 동반하여 발생할 수 있다.

4) **진단**

① 청진: 심실유출로의 협착으로 인해 좌흉골연 중간에서 수축기 잡음이 청진될 수 있고 승모판 역류로 인한 범수축기 잡음이 심첨부에서 들릴 수 있다.

② 흉부 X선 검사
경한 우심실 확장소견, 폐혈류는 정상

③ 심전도
a. 좌심실 비대소견, 심실중격의 비후로 인한 비정상적인 깊은 Q파, ST-T파의 변화
b. 심실빈맥, 심방세동 등의 부정맥을 보일 수 있다.

④ 심초음파 (그림 7-49)
a. 심실 중격이 좌심실 후벽보다 1.4배 이상 비대칭적으로 비후
b. 심실유출로의 높은 유속과 Venturi 효과에 의한 승모판 전엽의 수축기 전방운동 (systolic anterior motion, SAM)
c. 대동맥 판막의 부분적인 조기 폐쇄

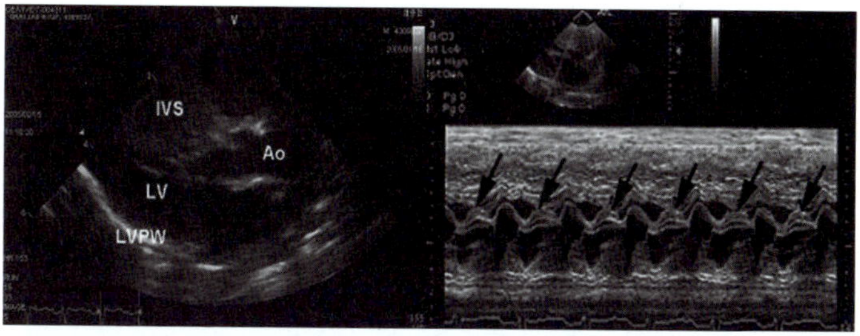

그림 7-49 **비후성 심근증의 심초음파 소견: (a) 심실중격의 심한 비후 소견과, (b) M-mode 검사상 승모판 전엽의 수축기 전방 운동 (SAM, 화살표)이 관찰된다.**
LVPW, left ventricular posterior wall

5) **치료**

① 중등도의 신체 활동 제한이 필요하다.

② 심실 유출로 협착을 심하게 하므로 digoxin 및 이뇨제는 금기이다.

③ 베타 차단제 (propranolol, atenolol, metoprolol), 칼슘통로차단제 (verapamil)는 심실 유출로의 협착을 완화시키고, 이완기 심실 충만에 도움을 주나, 심실 유출로 협착이 없는 환자에서 예방적 투여가 질병의 진행을 지연시키는 지에 대해서는 논란이 있다.

④ 증상이 좋아지지 않고 평상시에도 좌심실 유출로의 압력차가 50 mmHg 이상일 때는 심실중격 절제 약물을 사용 (관상동맥 내 alcohol 주입 등)해 볼 수 있다.

⑤ 감염성 심내막염의 예방요법이 필요하다.

(3) 확장성 심근증 (Dilated cardiomyopathy)

1) **병태 생리**

① 좌심실 또는 양심실의 심한 확장으로 심실의 수축력이 저하되며, 늘어난 심장 내부 (특히 심첨부 또는 심방귀)에 혈전이 형성되어 폐색전 또는 전신적 색전이 발생할 수 있다.

② 좌심실의 수축 기능 저하로 수축기 후부하 및 스트레스 (stress)가 증가, 이완 기능 이상을 동반할 수 있다.

③ 심근이 얇아지나 약간의 비후를 동반하는 경우도 많으며 비후를 동반하는 경우가 더 예후가 좋다는 보고도 있다.

④ 심근증 중에서 가장 빈도가 높고 생후 2세 이전에 약 50% 이상이 발병한다.

2) **원인**

① 특발성 (idiopathic): 60%이상으로 가장 많다.

② 바이러스성 심근염의 후유증

③ Creatine 부족이나 사립체 (mitochondria) 병변 같은 대사성 질환

④ 가족성: 상염색체 우성 유전이 가장 많고, X 염색체상 dystrophin 유전자의 돌연변이에 의한 X-linked 유전도 있다.

⑤ Anthracyclin 계통의 항화학 요법 (비가역성으로 발생)

⑥ 그 외 알코올, 임신, 결핵 등 (가역성으로 발생)

3) **임상 소견**

① 무기력, 호흡곤란, 기침 등의 심부전 증상을 보인다.

② 심부전 증상 발현 후 4년 내에 2/3의 환자가 사망한다.

③ 심방 또는 심실 부정맥이 50%의 환자에서 발견되나 임상경과를 예측하지는 않는다.

④ 심장내 혈전형성으로 인한 전신성 또는 폐색전이 질환 후기에 발생할 수 있다.

4) **진단**

① 흉부 X선 검사: 심장비대, 폐울혈 소견이 보인다.

② 심전도: 동성 빈맥, 좌심실 비대, ST-T 분절의 변화 등이 관찰된다.

③ 심초음파: 심실 내경의 증가, 박출 계수 (ejection fraction) 감소, 심낭 삼출, 기능 저하가 심하면 심장 내 혈전이 보일 수 있다 (그림 7-50).

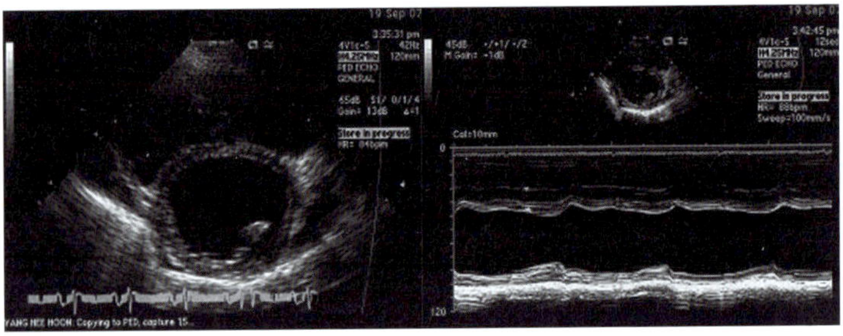

그림 7-50 **확장성 심근증의 심초음파 소견: (a) 심실 내경의 심한 증가와 심근이 얇아져 있는 소견이 보이며, (b) M-mode 검사에서 좌심실의 심한 수축기능저하가 관찰된다.**

5) **치료**

① 심부전 치료: Digoxin, 이뇨제, 혈관 확장제 (hydralazine, captopril, enalapril)

② 부정맥 동반시 항부정맥제를 투여한다.

③ 베타 차단제: 심박동수를 감소시키고 심근의 산소요구량, catecholamine의 독성을 감소시켜 장기적으로 유용하다고 보고되고 있다.

④ 재조합 성장호르몬: 성장호르몬이 좌심실 벽의 비후를 초래하고 심실 크기를 감소시키며 심박출량을 향상시킨다는 보고가 있으나 투여를 중단하면 효과가 소실된다.

⑤ 심장 이식이 궁극적 치료이다.

(4) 제한성 심근증 (Restrictive cardiomyopathy)

1) **병태 생리:** 소아에서 극히 드문 질환으로, 심하게 경직된 심실벽에 의해 심실 수축력은 정상이나 이완기능이 손상되어 심실 내경은 정상이나 심방이 심하게 확장되고 이완기 심실 충만에 장애가 발생한다.

2) **원인**

① 특발성

② 공피증, 아밀로이드증, 사르코이드증 (sarcoidosis), 혈색소침착증 (hemochromatosis), 당원 (glycogen) 축적 질환 등의 전신성 질환에서 동반된다.

③ 암 또는 방사선 치료의 합병증으로 나타나기도 한다.

3) **진단**

① 흉부 X선 검사: 심확장, 폐울혈, 늑막삼출 등의 소견이 보인다.

② 심전도: 심방세동, 발작성 상심실성 빈맥 등이 관찰된다.

③ 심초음파 (그림 7-51)

a. 심실의 크기는 정상. 심방의 크기가 증가되어 있으며, 심실의 수축력은 정상이다.

b. Doppler 소견: 승모판 유입 혈류의 E/A 비율 증가 및 감속 시간 (deceleration time) 감소. 좌심방의 수축시 폐정맥으로 역류하는 혈류인 A peak의 속도가 증가한다.

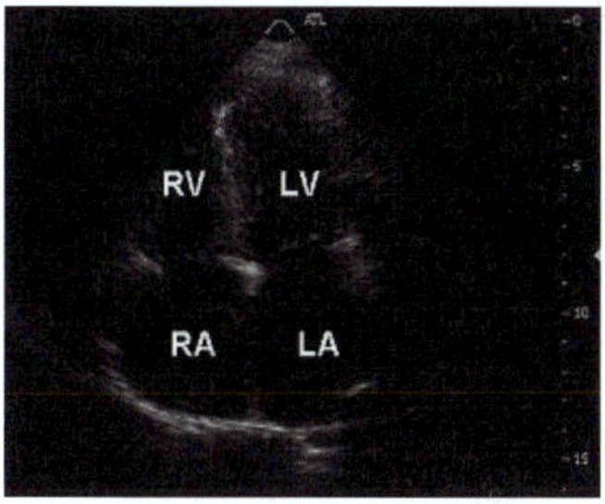

그림 7-51 **제한성 심근증의 심초음파 소견: 양심실의 직경은 정상이나 양심방이 심하게 확장되어 있다.**

4) **치료**

① 예후가 불량하여 심장 이식을 고려한다.

② 심방 내 혈전 생성을 막기 위해 항응고제, 항혈소판 제제를 사용한다.

③ 이뇨제는 울혈 증상을 호전시키나, digoxin은 심실 수축력이 정상이므로 도움이 되지 않는다.

④ 완전 방실 차단시 심박동기를 삽입한다.

5. 심막염 (Pericarditis)

(1) 정의 및 병태 생리

1) **정의:** 여러 가지 원인에 의해 심막에 염증이 발생하여 심막낭에 장액성, 섬유소성, 화농성 또는 혈성 삼출액이 고이게 되는 질환으로 심한 경우 심막낭 내의 압력 증가로 심장이 압박되는 심장 압전 (cardiac tamponade)이 발생할 수 있으며 만성적으로 진행하여 심막이 비후되면 긴축성 (constrictive) 심막염을 초래할 수도 있다.

2) **증상 결정 요인:** 심막낭 내에 액체가 축적되는 속도와 이에 대한 심근의 보상 능력
   ① 많은 양의 액체가 빨리 축적되면 증상이 심하게 나타난다.
   ② 적은 양의 액체가 느리게 축적되더라도 심근염이 심하면 심장 압전이 발생할 수 있다.
   ③ 많은 양의 액체라도 느리게 축적되고, 심근이 완전하면 증상이 없을 수 있다.

3) **심장 압전 (cardiac tamponade)에 대한 보상 기전**
   ① 확장기 충만을 호전시키기 위해 전신성 정맥과 폐정맥을 수축시킨다.
   ② 떨어진 혈압을 올리기 위해서 전신적으로 혈관성 저항을 증가시킨다.
   ③ 심박출량을 증가시키기 위해 빈맥이 발생한다.

(2) 원인 (표7-23)

표 7-23 **심막질환의 원인**

선천성 이상	심막 결여 (부분, 완전), 심막낭 (cysts) 선천성 심막 비후와 수축을 동반한 Mulibrey nanism
감염	바이러스: Coxsackievirus B, Epstein-Barr virus, influenza, adenovirus 세균: Streptococcus, pneumococcus, staphylococcus, meningococcus, mycoplasma, tularemia, 결핵균 면역 복합체: Meningococcus, *H. influenzae* 진균: Histoplasmosis, actinomycosis 기생충: Toxoplasmosis, echinococcosis
결합조직병	소아기 류마티스 관절염, 류마티스 열, 전신 홍반 루푸스 전신성 경화증, 사르코이드증 (sarcoidosis)
대사내분비성 질환	요독증, 갑상샘기능저하증, 유미심막증
혈액종양질환	출혈성 소질, 암 (일차성, 전이성), 방사선 치료 후
기타	외상 (관통상이나 둔기 손상), 의인성 (catheter-related) 심막절개술 후 증후군: 개심술 1-2주 후 흔하며 약 15-20%에서 발생 대동맥 박리, familial Mediterranean fever, 가와사끼 병, 특발성

(3) 임상 소견

1) 최근 상기도 감염의 과거력이 있는 경우가 많다.
2) 흉통: 앞가슴에 (precordial pain) 둔하면서 쑤시고, 관통하는 듯한 양상의 통증이 있어 목이나 어깨로 전이되기도 하며, 몸을 앞으로 숙이면 완화, 눕거나 깊이 숨을 들이마시면 악화된다.
3) 전신 증상: 기침, 호흡곤란, 복통, 구토, 열감 동반
4) 화농성 심막염: 패혈열, 빈맥, 흉통, 호흡곤란 동반

(4) 진단

1) **이학적 소견**
   ① 삼출물의 양이 적을 때 심낭 마찰음 (pericardial friction rub)이 청진된다.
   ② 삼출물의 양이 많을 때 심음이 감소된다 (muffled heart sound).
   ③ 심장 압전 (cardiac tamponade)시 좁은 맥압 (narrow pulse pressure), 빈맥, 경정맥 확장, 현저한 기이맥 (pulsus paradoxus, 흡기시 동맥압이 10 mmHg 이상 감소)이 보인다.
   ④ 급성 류마티스 열을 제외하고는 심잡음이 잘 들리지 않는다.

2) **흉부 X선 검사**

① 심확대 (서양배 모양이나 물주머니 모양)

② 심장 압전 (cardiac tamponade)시 폐혈관 음영의 증가

3) **심전도**

① 사지 심전도 lead에서 QRS 전압이 5 mm 미만으로 저하된 QRS complex 전압이 특징적인 소견이다.

② 심내막하 심근 손상이 의심될 경우 연속적인 검사가 중요하다.

a. 좌심실을 나타내는 모든 lead에서 ST 분절의 상승

b. 2-3일 지나면 ST 분절이 정상으로 돌아옴

c. 등전압의 ST segment를 동반하는 T파 역전: 심근염 발병 후 2-4주에 나타난다.

4) **심초음파** (그림 7-52)

① 가장 민감한 검사이다.

② 깨끗한 에코 없는 (echo free) 공간이 심외막과 심막 사이에서 보인다.

③ 많은 양의 액체가 고여 있으면, 심장의 앞쪽과 뒤쪽 모두에서 에코 없는 공간이 보인다.

④ 심장 압전 (cardiac tamponade): 중격 운동이 편평하며, 확장기 동안에 우심실 유출로의 허탈이 보인다.

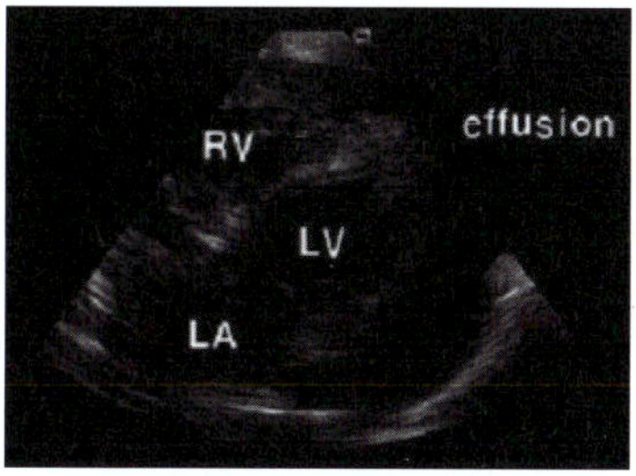

그림 7-52 **심막염의 심초음파 소견: 에코 없는 (echo free) 공간이 심외막과 심막 사이에서 보인다.**

(5) 치료

1) 원인 질환의 치료가 우선 진행 되어야 한다.

2) 통증 완화를 위해서 salicylates나 NSAIDs를 투여한다.

3) 스테로이드: 심한 류마티스 심염이나 심낭막절개술 후 증후군에서 투여할 수 있다.

4) 수술적 배액이나 심막천자 (pericardiocentesis)

① 진단 목적: 화농성이나 결핵성 심막염이 의심될 때

② 치료 목적: 심장 압전 (cardiac tamponade)시

5) 화농성 심막역이 의심이 되면 정맥용 항생제를 4-6주간 투여한다.

6) 심장 압전에 대한 보상 기전으로 나타나는 빈맥을 차단시키므로 digitalis의 사용은 금기이다.

V. 부정맥 (Arrhythmia)

1. 소아 부정맥의 특징

(1) 소아에서 부정맥은 비교적 흔히 볼 수 있는 소견이지만 치료를 필요로 하는 부정맥이 많지는 않다.(그림 7-53)

(2) 부정맥은 불규칙한 심박동, 서맥 및 빈맥으로 나누어 볼 수 있으며 각각의 박동이 발생하는 위치에 따라 분류 할 수 있다 (표 7-24, 25, 26, 27, 28).

(3) 소아의 불규칙한 박동은 심방조기수축, 심실조기수축, 동성부정맥 등에 의해 나타날 수 있으나 일반적으로 실신, 흉통 등의 심한 증상을 나타내지는 않는다.

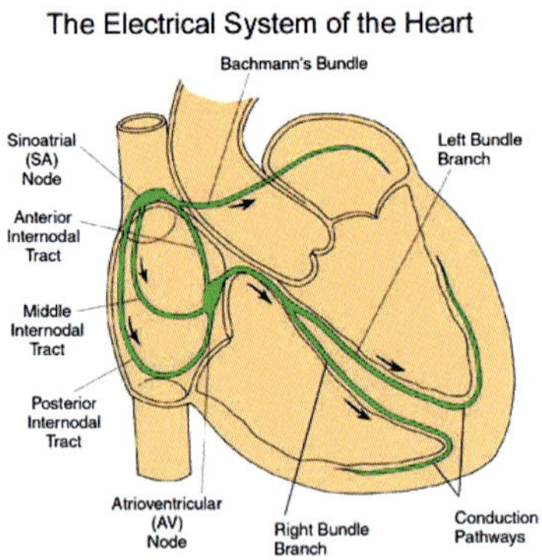

그림 7-53 심장의 전기전달 시스템

표 7-24 동결절에서 나타나는 부정맥

종류	특징
동빈맥 (sinus tachycardia)	불안, 발열, 쇼크, 빈혈, 울혈성심부전 등에 보인다.
동서맥 (sinus bradycardia)	정상인에서도 보이며 두개압 상승, 갑상선기능저하, 저체온, 고칼륨혈증 등에서 보인다.
동부정맥 (sinus arrhythmia)	정상 소아에서 보이는 소견으로 치료하지 않는다.
동휴지 (sinus pause)	동기능 부전증후군인 경우 외에는 치료하지 않는다.
동기능 부전증후군 (sick sinus syndrome)	과도한 서맥으로 인하여 실신이나 사망할수 있다.

표 7-25 심방에서 나타나는 부정맥

종류	특징
심방조기수축 (premature atrial contraction)	Digitalis 독성이 아닌 이상 치료하지 않는다.
유주심박조율 (wandering atrial pacemaker)	양성 부정맥으로 치료를 필요로 하지 않는다.
이소성심방빈맥 (ectopic atrial tachycardia)	장기간 지속시 심부전을 일으킨다.
다소성심방빈맥 (chaotic atrial tachycardia)	Propranolol, digoxin, IA, IC 약물이 효과적이다.

표 7-25 **계속**

심방조동 (atrial flutter)	혈전을 생성할 위험이 있으며 지속시 심부전을 일으키고 실신 및 흉통을 유발한다.
심방세동 (atrial fibrillation)	심방과 심실이 조화를 이루며 수축하지 못하므로 심박동이 빨라도 심박출량이 적다.
상실성빈맥 (supraventricular tachycardia)	본문내용 참조 (p368 참조)

표 7-26 **방실결절에서 나타나는 부정맥**

종류	특징
방실결절조기수축 (nodal premature beat)	Digitalis 독성이 아닌 이상 치료하지 않는다.
방실결절이소성수축 (nodal escape beat)	일반적으로 치료를 필요로 하지 않는다.
접합부율동 (junctional rhythm)	증상이 없으면 치료를 필요로 하지 않는다.
가속화 접합부율동 (accelerated nodal rhythm)	Digitalis 독성이 아닌 이상 치료하지 않는다.
방실접합부 이소성빈맥 (nodal tachycardia)	개심술 이후 주로 생기며 amiodarone이 효과적

표 7-27 **심실에서 나타나는 부정맥**

종류	특징
심실조기수축 (premature ventricular contraction)	증상이 없으면 치료를 필요로 하지 않는다.
심실빈맥 (ventricular tachycardia)	본문내용 참조 (p 370 참조)
심실세동 (ventricular fibrillation)	효율적인 순환을 하지 못하는 상태로 즉각적인 심폐소생술을 필요로 함
QT간격 연장증후군 (long QT syndrome)	치료받지 않은 환자에서는 예후가 매우 나쁘며 10년 생존율이 50%정도이다. β-blocker 및 implantable cardiac defibrillator가 도움이 된다.

표 7-28 **전도계에서 나타나는 부정맥**

종류	특징
제1도 방실차단 (first-degree AV block)	Digitalis 독성이 아닌 이상 치료하지 않는다
제2도 방실차단 (second-degree AV block)	Mobitz type II 이상에서 치료를 요한다.
제3도 방실차단 (third-degree AV block)	심비대 및 심부전, 실신 및 사망을 초래한다.
방실해리 (AV dissociation)	동결절의 자극 빈도가 방실결절보다 느린 경우
우각블록 (right bundle branch block)	주로 개심술 이후에 나타나고 비교적 예후가 좋다.
좌각블록 (left bundle branch block)	대부분 치료를 요하지 않고 예후가 좋다.

2. 심방조동 (Atrial flutter)

(1) **진단:** 심전도 상에 특징적인 톱니파가 lead II, III, aVF에서 보이며 심박동수는 분당 240-360회 가량 보인다 (그림 7-54).

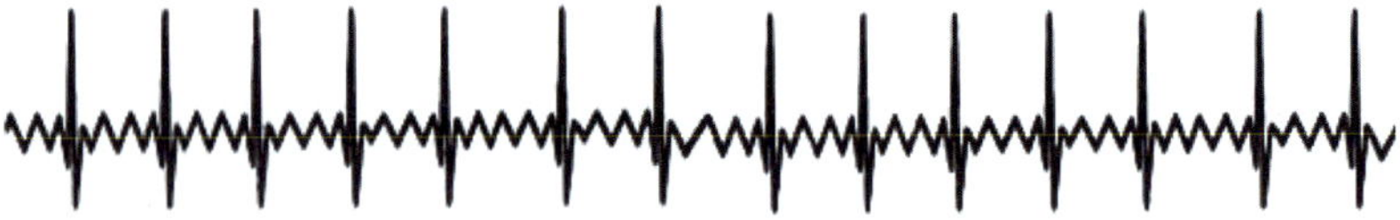

그림 7-54 **심방조동의 심전도 소견**

(2) 원인

1) 정상 심장을 가진 신생아를 제외하면 소아에서는 주로 Senning이나 Mustard 수술, Fontan 수술 등 심방에 조작을 많이 가하는 수술, 방실 판막 폐쇄부전으로 인해 심방이 만성적으로 압력이나 용적 부담을 받을 때 잘 발생한다.
2) Digitalis나 갑상샘중독증에 의해서도 심방조동이 유발될 수 있다.

(3) 치료

1) **급성기 치료**
   ① 심장율동전환 (cardioversion)을 시행해 볼 수 있다.
   ② 소아에서 amiodarone, procainamide 등의 약물도 효과적이다.
2) **만성기 치료:** 심방조동이 24시간 이상 지속되는 경우 혈전이 형성될 위험이 크며 이는 뇌경색을 초래할 수 있다. 특히 부정맥이 사라지는 순간에 혈전색전증이 발생하기 쉬우므로 주의를 요한다.
   ① 흉부 심초음파 혹은 경식도 초음파를 통해 심방에 혈전 생성 유무를 확인한다.
   ② 항응고 치료를 시작하고 심장율동전환은 2-3주 후에 시행한다.
   ③ 심장율동전환 이후 정상심박동이 돌아온 후에도 3-4주의 항응고 치료를 지속한다.
3) **유지치료**
   ① 심박동수의 조절을 위해 calcium channel blocker를 사용한다.
   ② 재발을 방지하기 위해 digoxin, β-blocker, diltiazem 등을 사용한다.
4) 치료에 반응하지 않는 경우 고주파전류를 이용한 전극도자절제술 (radiofrequency ablation)을 시행해 볼 수 있다.

3. 심방세동 (Atrial fibrillation)

(1) 진단: P파가 보이지 않으며 단지 등전압선이 떠는 듯한 불규칙한 파장이 보이며 심실 또한 불규칙하게 반응한다 ("irregularly irregular"). 심박동수는 분당 350-600회에 이른다 (그림 7-55).

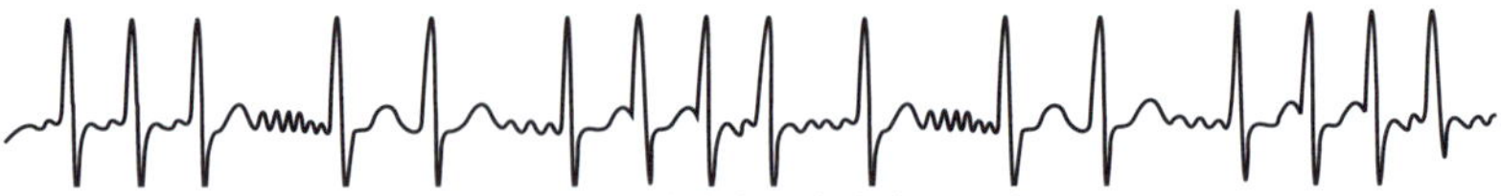

그림 7-55 **심방세동의 심전도 소견**

(2) 원인

1) 소아에서 심방세동은 심방조동에 비하여 매우 드물게 나타나는 부정맥이나 그 발생기전은 심방조동과 같다.
2) 심방이 만성적으로 압력이나 용적 과중을 받아 심방의 용적이 커질 때 주로 발생한다.
3) 갑상샘중독증, 심내막염, 폐색전증 등도 심장세동의 원인이 될 수 있다.

(3) 치료: 심방세동의 치료는 앞서 언급된 심방조동의 치료와 유사하다.

1) 심박동수의 조절을 위해 propranolol, verapamil, digoxin을 사용한다.
2) 만성적인 경우 혈전생성을 막기 위한 항응고 치료가 필수적이며 정상 심박동으로 전환보다는 심박동수 조절을 목표로 치료한다.

4. 상실성빈맥 (Supraventricular tachycardia, SVT)

(1) 진단: His-속이나 His-속 상부에서 근원되는 빈맥으로 심전도상 일정한 간격의 좁은 QRS파가 빠른 속도로 발생한다 (그림 7-56).

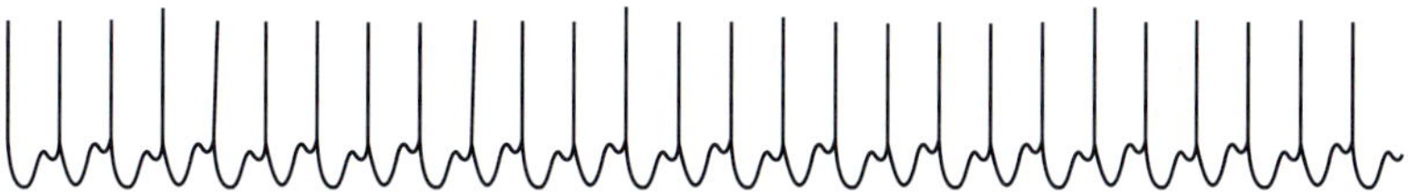

그림 7-56 상실성빈맥의 심전도 소견

2) 상실성빈맥은 조기흥분 증후군, 방실결절 회귀빈맥, 심방빈맥으로 분류된다.

조기흥분 증후군의 분류

- Wolff-Parkinson-White 증후군
- Long-Ganong-Levine 증후군
- Mahaim fibers반에 의한 빈맥
- 영구형 방실접합부 회귀빈맥

(2) 원인: 발열, 저혈당, 선천성 심장병, 심장수술, 심근염, 갑상샘기능항진증, 약물(sympathomimetics, theophylline, caffeine 등) 등의 원인이 있으나 원인을 모르는 경우가 더 많다.

(3) 발생기전

1) **재입기전** (reentry): 서로 전도 속도와 불응기가 각기 다른 두 전도로 a와 b가 있는 경우 하나의 전도로 a로 전도가 일어날 동안 다른 하나 b는 불응기를 가져 전도차단이 일어나고 전도 a가 끝난 후 전도 b의 불응기가 끝나 b를 통한 역행전도가 일어나고 이는 전도로 a를 통해 전도를 일으켜 회귀빈맥을 형성한다.
2) **자동성의 증가** (increased automaticity): 비정상적인 자동성의 증가로 인하여 자발적 탈분극이 일어나 빈맥을 초래한다.
3) **유발성 활동** (triggered activity): 매우 드믄 경우로 후탈분극이 홍분형성을 위한 전위치(threshold)를 초과할 때 유발성 활동전압이 형성되고 이것이 연속적으로 반복될 때 빈맥이 나타난다.

(4) 치료

1) **빈맥의 치료 전 확인할 사항**

① 저산소증
② 감염
③ 갑상샘 기능이상

④ 전해질 불균형
⑤ 교감신경 항진 약물 사용 여부

2) **급성발작의 정지를 위한 치료**

① 심장율동전환

a. 혈역학적으로 불안정할 경우 심장율동전환을 우선적으로 시행한다.
b. 방법: 0.5 J/kg부터 시작하여 단계적으로 증량하여 2 J/kg까지 올릴 수 있다.

② Adenosine

a. 작용 시간이 아주 짧아 부작용의 위험이 적고 방실결절을 차단한다.
b. 투여방법: 0.05-0.1 mg/kg를 신속하게 심장에서 가까운 정맥에 투여한다. 2분 이내에 반응이 없으면 0.05-0.1 mg/kg씩 증량하여 2분 간격으로 투약한다 (최대 1회용량: 0.3 mg/kg).

③ 미주신경 자극

a. Diving reflex: 특히 영유아기에 효과적인 방법으로 얼음물에 적신 수건을 얼굴에 덮어서 부교감 신경을 항진시킨다.
b. 경동맥 마사지
c. 구역반사
d. 안구 마사지 (큰 소아에서만 시행)
e. Valsalva 법

④ 고주파전류를 이용한 전극도자절제술 (급성 발작의 정지뿐만 아니라 재발도 방지)

3) **재발 방지를 위한 치료**: 빈맥의 자연경과, 증상 및 재발 빈도에 따라 결정하는 것이 원칙이나 영유아의 경우 증상을 표현하기 힘들기 때문에 상실성빈맥이 진단되면 6개월에서 1년 정도 항부정맥제를 투약한다.

5. Wolff-Parkinson-White 증후군 (WPW syndrome)

(1) 정의: 조기흥분 증후군중 가장 흔한 양상으로 방실간의 정상적인 전도로 이외에 방실결절을 우회하는 전도 속도가 보다 빠른 Kent-속이라는 부전도로가 심방과 심실 사이에 존재하며 이로 인해 심방의 자극이 심실의 일부에 빨리 전도되는 현상을 말한다.

(2) 진단: 심전도에서 정상보다 짧은 PR 간격, 델타파 (Δ-wave), 연장된 QRS 시간, ST 하강, QRS-complex와 반대 방향의 ST-T파를 보인다 (그림 7-57).

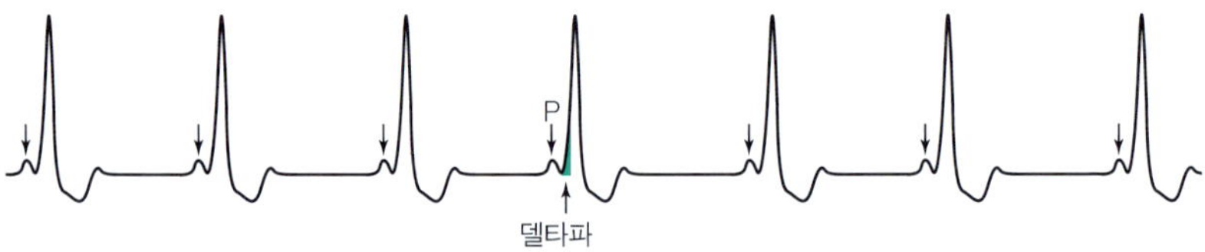

그림 7-57 WPW 증후군의 심전도 소견

(3) 원인: 20%에서 선천성 심장병을 갖는 것으로 알려져 있다 (엡슈타인 기형, 수정대혈관전이 등).

(4) 치료: 고주파전류를 이용한 전극도자절제술이 성인뿐만 아니라 영아기 및 유아기를 지난 소아들에 있어서도 증상을 보이는 WPW 증후군의 근치를 위한 효과적인 치료방

법으로 인정받고 있는 추세이나 이러한 시술이 다소의 위험성을 가지고 있기 때문에 증상이 없는 경우에는 일반적으로 적용되지 않는다.

6. 심실빈맥 (Ventricular tachycardia)

(1) 정의: 비정상적으로 심실박동이 빠른 것으로 분당 120회 이상이거나 그 연령의 정상 심박동수 보다 25% 이상 빠른 경우를 말한다.

Accelerated ventricular rhythm

- 심실박동이 항진되어 있지만 심실빈맥의 기준에 못 미치는 경우로 대부분 증상이 없으며 저절로 소실되므로 치료를 필요로 하지는 않는다.

(2) 진단: 심전도에서 정상 동성박동일 때와 모양이 다른 넓은 QRS 모양을 보이는 것을 보고 진단할 수 있다. 또한 간혹 동성박동이 심실로 전달되는 포획박동이나 동성박동이 심실박동과 합쳐지는 융합박동을 보이는 경우 심실에서 기인하는 박동임을 진단할 수 있다.

(3) 치료

1) 증상이 있는 경우: 동조형 심장율동전환을 시행한다 (0.5-1 J/kg).
2) 의식이 있는 경우: Lidocaine 1 mg/kg (최대 100 mg/dose)를 1-2분에 걸쳐 투약한다 (loading). 이후 20-50 ㎍/kg/m으로 유지한다. 유지용량의 적용이 늦어져 부하요량이 투여된 후 15분 이상 경과될 경우 0.5-1 mg/kg로 한번 더 투약한 후 유지 요법을 시행할 수 있다.
3) 치료를 시작함과 동시에 전해질 이상, 저산소증 등의 치료가 가능한 가역적인 원인이 있는지 찾아봐야 한다.
4) Amiodarone은 약물에 반응이 없는 경우에 사용해 볼 수 있다. Amiodarone의 용량은 5 mg/kg (rapid IV bolus)를 사용하고 효과에 따라 증량하여 15 mg/kg까지 사용할 수 있으며 최대 용량은 300 mg이다.
5) 성인에서 Torsades de pointes인 경우 magnesium sulfate (2 g)의 정맥 투여가 효과적일 수 있다.
6) 반복적으로 재발할 경우 propranolol, atenolol, phenytoin, quinidine 등을 사용할 수 있다.

7. 방실차단 (Atrioventricular block)

(1) 제1도 방실차단 (First degree atrioventricular block): P-R 간격이 그 연령의 정상 값 보다 길어져 있다. 모든 심방의 흥분이 심실에 전도 되므로 모든 P파 뒤에는 QRS complex가 나타난다 (그림 7-58).

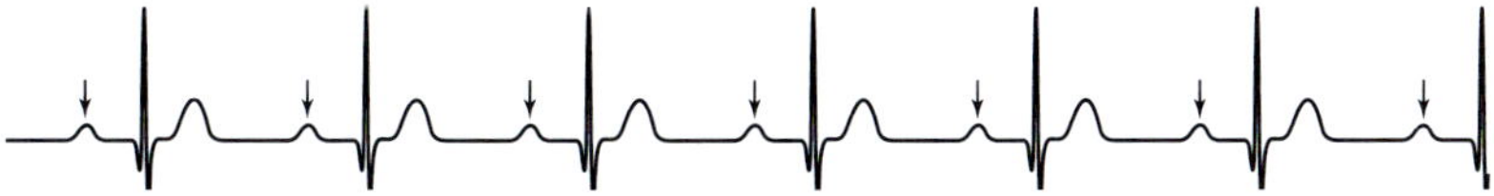

그림 7-58 제1도 방실차단의 심전도 소견

(2) 제2도 방실차단 (Second degree atrioventricular block): 심방의 홍분이 간혹 심실에 전달되지 않는다.

1) **Mobitz type I (Wenckebach형)**: 전도차단 전까지 PR간격이 점점 연장되다가 심실에 홍분이 전도되지 않는 것을 말한다 (그림 7-59).

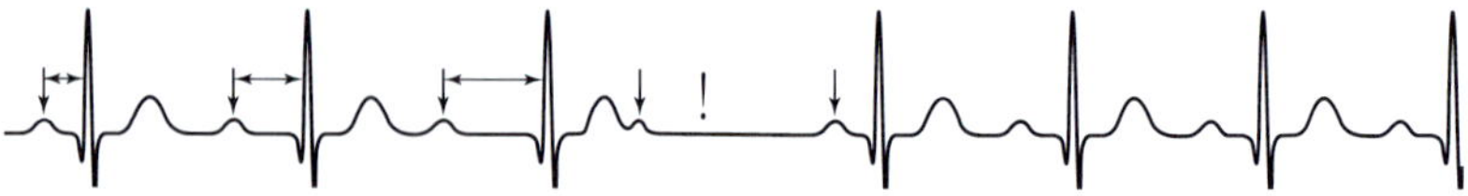

그림 7-59 제2도 방실차단 Mobitz type I의 심전도 소견

2) **Mobitz type II (Mobitz형)**: PR 간격이 일정하게 연장되어 있다가 갑작스럽게 심실로의 자극 전달이 차단되는 경우로 대부분 전도장애부위가 His-속 하부에서 일어나며 완전방실차단으로 진행될 수 있기 때문에 예후가 좋지 않다 (그림 7-60).

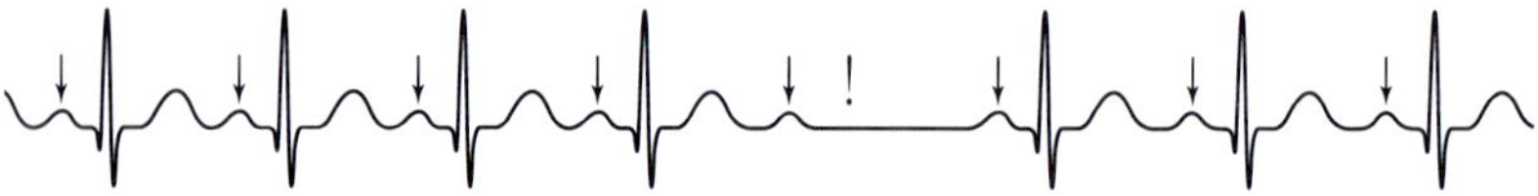

그림 7-60 제2도 방실차단 Mobitz type II의 심전도 소견

(3) 제3도 방실차단 (Third degree atrioventricular block) 혹은 완전 차단 (Complete atrioventricular block)

1) 심방에서 심실로 홍분이 전도되지 못하여 심방과 심실이 제각기 따로 수축할 때를 의미한다 (그림 7-61).

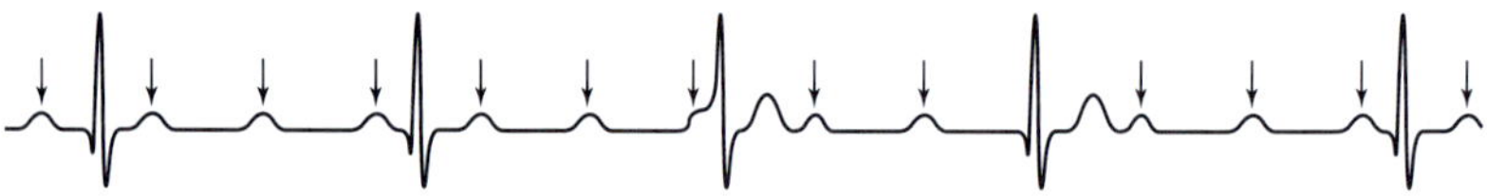

그림 7-61 제3도 방실차단의 심전도 소견

2) 원인

① 선천성: 어머니의 전신 홍반 루푸스, 단심실, 방실관 결손 등

② 후천성: 심장 수술 후, 심방중격 절개술, 고주파 전극도자절제술, 류마티스 열, 디프테리아 등

8장

혈액종양질환

I. 빈혈 (Anemia)

1. 빈혈의 접근 및 분류

(1) 빈혈의 정의: 해당 연령과 성별의 정상 인구에 비해 적혈구용적 또는 혈색소가 감소된 상태 (표 8-1)

표 8-1 소아 빈혈의 진단 기준 (정상 하한치)

나이	혈색소 (g/dL)	헤마토크리트 (%)
제대혈	13.5	42
1-3일	14.5	45
1-2주	13.5	40
1개월	10.0	31
3-6개월	9.5	29
6개월-2세	10.5	33
2-6세	11.5	34
6-12세	11.5	35
12-18세		
남	13.0	37
여	12.0	36

(2) 증상 및 징후

1) 빈혈이 서서히 나타나는 경우에는 산소-헤모글로빈 해리 곡선의 변화를 통해 산소 공급 보상이 이루어지므로 혈색소 7-8 g/dL 이하의 심한 빈혈이 나타날 때까지 증상이 뚜렷하지 않다가 이 수치 이하가 되면 피부, 점막이 창백하게 된다.
2) 빈혈이 심해지면 기운이 없고 호흡이 빨라지며, 운동 시에 숨이 차고 빈맥이 심해지며 심확장에 이어 심부전이 초래된다.
3) 전체 혈액량의 10-15%에 해당되는 급성 실혈이 있을 경우 혈관 불안정성이 나타나며 30% 이상의 실혈이 있을 경우 정상적인 혈관 수축 기전 및 중요 기관의 혈류 전환만으로는 혈역학적 보상이 불가능하다.

(3) 진단 (그림 8-1, 8-2, 8-3)

1) **문진 및 이학적 검사**
   ① 철분이나 비타민 복용 등의 영양 상태, 약물이나 알콜의 복용력, 빈혈의 가족력, 거주 지역, 인종, 출혈, 피로, 발열, 체중 감소, 야간 발한 및 기타 전신 증상 문진
   ② 결막 창백, 점막 색깔, 감염의 증거, 대변 출혈, 림프절이나 간, 비장 비대, 복부 종괴, 출혈 반점 등 확인
2) **검사**
   ① 적혈구 지표 (red cell indices)
      a. 혈색소 (hemoglobin, Hb), 헤마토크리트 (hematocrit, Hct)
      b. 평균세포용적 (mean cell volume, MCV)

3. 거대적혈모구빈혈 (Megaloblastic anemia)

(1) 특징

1) 핵산 합성의 장애로 인한 적혈구 형태와 성숙의 이상이 나타난다. (그림 8-5)
   ① 적혈구가 모든 성숙 단계에서 정상 적혈구계 보다 크며 (MCV 증가) 핵과 세포질 간 성숙의 부조화를 보인다.
   ② 4-5개 이상의 엽으로 과분엽된 중성구 및 거대 혈소판이 나타난다.
   ③ 골수에서 거대 metamyelocyte와 band neutrophil이 관찰된다.

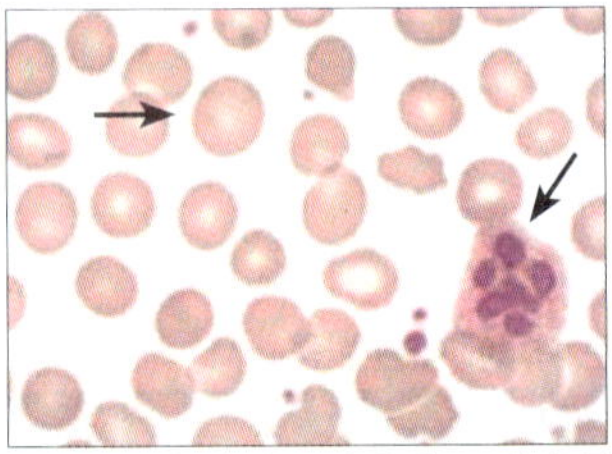

그림 8-5 거대적혈모구빈혈의 말초혈액 도말사진: 크기가 증가된 대구성 난형적혈구 (macroovalocyte)와 과분엽된 중성구 (hypersegmented neutrophil) 소견이 보인다.

(2) 원인 (표 8-7)

표 8-7 거대적혈모구빈혈의 원인

거대적혈모구빈혈의 원인
엽산 결핍 (소아에서 대부분의 원인)
불충분한 섭취: 임신, 영아기, 만성 용혈 등 필요량 증가시, 결핍된 식이(산양 젖)
흡수 감소: 만성 설사, 만성 감염 장염, 항경련제 (phenytoin, primidone, phenobarbital)
엽산 대사의 선천 이상: 선천 dihydrofolate reductase 결핍
약물에 의한 엽산 대사 이상: Methotrexate, pyrimethamine, trimethoprim
비타민 B_{12} 결핍 (소아에서는 드물다)
불충분한 섭취: 채식주의자, 채식주의자나 거대적혈모구빈혈 엄마로부터의 수유
내인자 결핍: 선천 내인자 결핍 (상염색체 열성), 소아 악성빈혈 (내인자에 대한 자가 항체)
흡수 장애: 염증성 장질환, 소장의 게실 혹은 중복 (세균 증식으로 소모 증가)
비타민 B_{12} 운반 단백질의 결핍: Transcobalamin II 결핍

(3) 엽산 결핍 (Folic acid deficiency)

1) **원인** (표 8-7)
2) **영아의 거대적혈모구빈혈**
   ① 소아에서 가장 흔히 볼 수 있는 엽산 결핍으로 인한 빈혈
   ② 주로 미숙아에서 발생하며 대개 생후 2-18개월 (4-7개월에 가장 빈발)에 발생
   ③ 원인: 대부분 엽산 부족 (산양 젖, 감염, 빈번한 설사)
   ④ 증상: 심한 창백, 간비비대, 보챔, 불충분한 체중증가, 식욕부진, 호흡기 감염, 만성 설사, 혈소판 감소로 인한 출혈
   ⑤ 검사 소견
      a. 대적혈구 빈혈, RDW 증가, 변형적혈구 증가, 유핵 적혈구 (거대적혈모구 형태)
      b. 크고 분엽 많은 중성구, 심한 경우에는 중성구와 혈소판 감소
      c. 엽산 농도 감소

d. LDH 증가
e. 골수 검사 상 적혈구계 증식 및 거대적혈모구
f. 소변 FIGLU (formiminoglutamic acid) test: Histidine 0.25 g/kg loading 후 1일 소변내 FIGLU 35 mg 이상 배설됨

⑥ 치료
a. 엽산 0.5-1 mg/d를 약 3-4주 투여
b. 확진되지 않은 경우: 0.1 mg/d 투여, 72 시간 내에 혈액학적 반응 있으면 증량
c. 유지 치료: 엽산 0.2 mg 이상 함유된 종합 비타민

(4) 비타민 B_{12} 결핍 (Vitamin B_{12} deficiency)

1) **발병 시기**
① Transcobalamin II 결핍: 출생 1주
② 비타민 B_{12} 저장량 적은 엄마의 아기: 4-5개월
③ Imerslund-Grasbeck 증후군: 7-29개월

2) **증상**
① 비특이적 증상: 허약, 피로, 성장부진, 보챔
② 혈액학적 증상: 창백
③ 소화기 증상: 설염, 구토, 설사, 황달
④ 신경학적 증상: 감각 이상, 근육 긴장 저하, 발작, 발달 장애, 신경 정신적 변화

3) **검사 소견**
① 대적혈구 빈혈, 크고 분엽 많은 중성구, 중성구와 혈소판 감소 (심한 경우)
② 혈청 비타민 B_{12} 감소 (100 pg/mL 미만), 혈청 철과 엽산 정상, LDH 증가
③ 소변 내 methylmalonic acid 증가, 혈청 빌리루빈 약간 증가 (2-3 mg/dL),

4) **진단**
① 과거력: 위나 회장의 수술
② 수유 중인 아기: 엄마의 빈혈 및 비타민 B_{12}
③ Schilling test: 방사선 동위원소 (^{57}Co)가 합체된 소량의 비타민 B_{12} 를 투여한 후 방사능이 없는 다량의 비타민 B_{12} (1 mg)를 비경구적으로 투여하면 이전 복용하였던 방사능 원소가 소변에 배출되는 것이 정상이나 악성 빈혈 (pernicious anemia) 존재시 소변에 2% 이하만 배설된다.
④ 비타민 B_{12} 1-5 μg 투여 후 혈액학적 변화 관찰

5) **치료**
① 비타민 B_{12} 1 mg 비경구적 투여: 2-4일 후 망상적혈구 증가
② 신경학적 증상이 있는 경우 1 mg/d를 2주간 근육 주사
③ 유지 요법으로 매월 1 mg씩 일생 동안 투여한다.

4. 용혈빈혈 (Hemolytic anemia)

(1) 일반적 사항

1) **용혈의 정의:** 적혈구가 정상적인 수명 이전에 파괴되는 것

2) **용혈시 혈액학적 반응**
① 골수 기능 증가, 망상적혈구의 증가
② 망상적혈구지수 증가

③ 만성에서는 조혈기능이 수질까지 팽창하여 두개골에서 hair-on-end 현상이 나타난다.

3) **용혈시 혈장과 소변의 변화**

① 혈청: Haptoglobin과 hemopexin의 감소, methemalbumin 증가, bilirubin 증가

② 소변: Hemosiderin, 혈색소, urobilinogen 증가

4) **골수무형성발증 (aplastic crisis)**

① 용혈빈혈에서 일시적인 골수기능 감소로 생명을 위협하는 심한 빈혈이 발생하는 현상

② 주로 parvovirus B_{19} 감염에 의하며 보통 10-14일간 지속된다.

5) **원인** (표 8-8)

① 적혈구자체의 이상

a. 적혈구막, 효소, 혈색소의 이상

b. 발작야간혈색뇨증 (paroxysmal nocturnal hemoglobinuria, PNH) 이외에는 모두 유전성

② 적혈구외 요인 이상

a. 항체, 물리적 요인, 혈장 요인에 의한 이상

b. 무베타지단백혈증 이외에는 모두 후천성

표 8-8 **용혈빈혈의 원인**

세포 자체의 결함	세포외 요인
적혈구막이상	자가면역
유전 구상적혈구증	자가면역 용혈빈혈
유전 타원적혈구증	온항체
유전 열성변형적혈구증가증	냉항체
유전 입모양적혈구증	분절성 용혈
발작야간혈색뇨증 (PNH)	DIC, TTP, HUS
효소 결함	Extracorporeal membrane oxygenation (ECMO)
Pyruvate kinase 결핍증	인공 심장 판막
G6PD 결핍증	화상
혈색소 이상	비장비대
Hemoglobin SS, SC	혈장 요인
S-β thalassemia	간질환
	무베타지단백혈증
	감염
	윌슨병

(2) 적혈구막 이상

1) **유전 구상적혈구증 (hereditary spherocytosis)**

① 세포막 이상에 의한 유전 용혈빈혈의 가장 흔한 원인

② 유전 양식: 상염색체 우성 유전

③ 발생 기전: 세포막의 구성성분인 spectrin, ankyrin, band 3, 4.1단백의 결함으로 막의 지방 구조 결함이 발생하며, 이로 인한 막 손실에 의해 양이온에 대한 투과력이 증가하고 ATP 이용 및 당 대사가 증가되면서 비장 통과시 모양 변화 능력이 떨어져 쉽게 파괴된다.

④ 증상

a. 용혈의 정도, 골수 기능, 간대사 능력에 따라 다르게 나타난다.

b. 심한 경우 신생아기부터 용혈 현상이 나타날 수 있으나 증상이 없는 경우도 있다.

c. 심한 용혈시 창백, 황달, 피로, 무기력감, 골수질 팽창이 나타날 수 있으며 영아기 이후에는 비비대도 나타날 수 있다.

d. 담석증은 주로 10세 이후에 나타나며, 비적출을 시행하지 않으면 50% 이상에서 발생한다.

e. 골수 무형성발증으로 인해 심한 조혈 이상이 초래될 경우 고박출성 심부전, 저산소증으로 인해 사망에 이를 수 있다.

⑤ 검사소견

a. 망상적혈구증가 (6-20%), 고빌리루빈혈증이 나타나고, 혈색소는 보통 감소 (6-10 g/dL)하지만 정상일 수도 있다.

b. MCV는 대개 정상이나, MCHC는 증가한다 (36~38g/dL).

c. 말초혈액 도말검사 및 골수 소견: 작고 진하며 central pallor가 없는 구상적혈구 및 다염성 망상적혈구가 증가하며, 골수에서 적혈구 조혈의 증가 소견이 보인다. (그림 8-6)

d. 용혈의 증거: 간접빌리루빈 증가, haptoglobin 감소, 담석

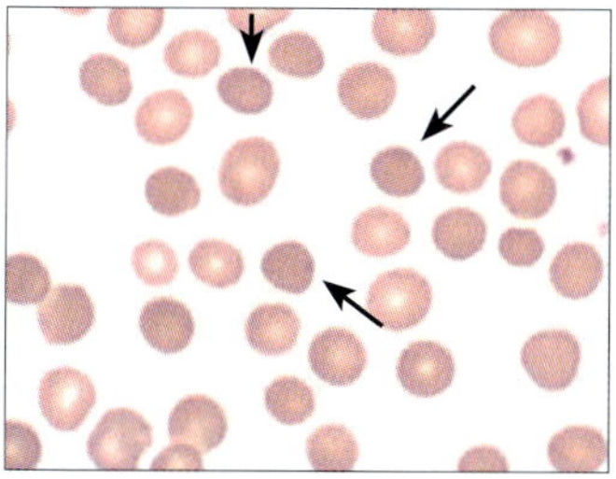

그림 8-6 **유전 구상적혈구증의 말초혈액 도말사진: 작고 진하며 central pallor가 없는 구상적혈구가 증가된 소견이 보인다.**

⑥ 진단

a. 가족력, 비장 비대

b. 구상적혈구, 망상적혈구의 증가

c. 삼투취약성 검사: 낮은 식염수 농도에서 구상 적혈구가 정상적혈구보다 쉽게 파괴된다. 민감도와 특이도 문제로 정상과 이상을 명확히 구분하지는 못한다.

d. Eosin-5-maleimide 검사 : 민감도가 더 높다.

e. 전기영동과 농도계측 분석으로 적혈구막의 특정 단백질 이상을 80%에서 파악할 수 있다.

⑦ 감별진단: 면역용혈빈혈 (신생아 동종면역용혈), 화상, clostridium 패혈증, 윌슨병

⑧ 치료

a. 관찰 : 증상과 징후가 심하지 않은 경우

b. 비장절제술

i. 구상적혈구 파괴되는 장소인 비장을 적출하여 용혈을 예방.

ii. 혈색소 10 g/dL 미만, 망상적혈구 10% 이상, 골수 저형성 또는 무형성발증 (hypoplastic or aplastic crisis), 성장 장애, 심비대에서 5세 이후 10세 이전에 시행한다.

iii. 비장 절제술 전 S. *pneumoniae*, H. *influenzae*, N. *meningitidis*에 대한 예방접종 시행 (2세 이전에는 이 균들에 대한 예방접종의 효과가 적다.)

iv. 예방적 항생제 투여 : 수술 후 최소 2년 이상, 기관에 따라 성인기까지 연장.

v. 내시경적 비장절제술이 권유되며 5세 이전에는 부분 절제술도 시행된다.

c. 만성 용혈시 엽산 보충 (1 mg/d): 엽산 결핍 및 적혈구 조혈 감소를 예방할 수 있다.

2) **유전 타원형적혈구증 (congenital elliptocytosis)**

① 주로 α-, β-spectrin의 결함으로 발생하여 상염색체우성으로 유전되고 유전자의 동형접합시 증상이 심하다.

② 신생아기에는 황달 이외에 특징적인 타원형적혈구증의 증상이 없을 수 있으나 만성으로 지속될 경우 빈혈, 황달, 비장비대, 뼈 변화, 소아 후기의 담석증, 골수무형성발증이 나타날 수 있다.

③ Hereditary pyropoikilocytosis가 가장 심한 형태로서 극심한 소혈구, 다양한 크기와 모양, 소구상적혈구가 특징적이며, 열에 대한 불안정성으로 정상보다 낮은 온도에서 (45-46°C)에서 spectrin 변성 및 적혈구 용혈이 일어난다.

④ 말초혈액 도말검사상 적혈구가 늘어져서 타원 모양, 소적혈구, 구상적혈구, 변형적혈구 소견을 보이며 다염성 망상구가 증가하고, 혈청 간접 빌리루빈 증가, haptoglobin 감소 소견이 보인다.

⑤ 혈색소 10 g/dL 미만, 망상적혈구 10% 이상인 경우 비장적출술을 고려할 수 있으며, 만성 용혈시에는 엽산 (1 mg/d)을 투여한다.

3) **발작야간혈색소뇨증 (paroxysmal nocturnal hemoglobinuria, PNH)**

① 골수모세포의 결함으로 기인된 적혈구막의 이상으로 혈청 보체에 의해 쉽게 손상받는 적혈구막의 decay-accelerating factor C8 결합 단백 등의 단백질 결함으로 인해 발생한다.

② 후천적 질환으로 소아에서는 드물다.

(3) 혈색소 이상

1) **낫적혈구빈혈 (sickle cell anemia)**

① 원인: 혈색소의 β-polypeptide 사슬의 여섯 번 째 아미노산인 glutamic acid 대신 valine으로 대체된 것으로 적혈구가 낫 모양으로 보인다.

② 유전 양식 및 역학: 상염색체 열성 유전으로 적도부근, 지중해 연안, 인도, 미국 흑인에서 호발한다.

③ 분류

a. 낫적혈구 형성 소질 (Hb AS형): 유전인자가 이형접합체이며 낫적혈구는 35-45%, 심한 저산소증에서 혈관 폐쇄가 나타난다.

b. 낫적혈구빈혈 (Hb SS형): 유전 인자가 동형접합체이어서 중증 만성 용혈빈혈이 나타난다.

④ 진단: 빈혈 (5-9 g/dL), 망상적혈구증, 유핵적혈구, 소체, 백혈구와 혈소판증가, 말초도말검사에서 낫적혈구, 표적적혈구, poikilocytosis를 볼 수 있다.

⑤ 치료: 대증 요법 (진통제, 항생제, 수혈), 예방접종, 탈수 및 산증의 예방 및 교정을 시행하며, 조혈모세포 이식으로 완치를 기대할 수 있다.

2) **탈라세미아 (thalassemia)**

① 발생 기전: Messenger RNA의 이상으로 혈색소 polypeptide chain (α, β, δ)형성 이상으로 발생한다.

② 역학: β 탈라세미아가 가장 흔한 형으로 지중해연안, 아프리카, 중동, 인도, 동남아시아인에 호발한다.

③ Homozygous β-thalassemia (Cooley anemia, thalassemia major)

a. 6개월 이후의 영아기에서 중증 용혈빈혈 증상이 발생할 수 있다.

b. 임상 양상: 수질과 골수외 조혈의 증가로 인한 병적 골절, 뼈의 모양 변화, 창백, 철분 침착과 황달로 인한 녹황색 얼굴, 간비대, 비장 비대가 나타난다.

c. 성장 지연, 당뇨병, 심질환이 합병된다.

d. 검사 소견: 기묘한 적혈구, 변형적혈구, 표적적혈구, 유핵적혈구, 간접빌리루빈혈증, 철분 증가

e. 치료: 정기적 수혈, 혈철 침착증 치료를 시행하며, 조혈모세포 이식으로 완치를 기대할 수 있다.

④ Thalassemia intermedia (β-thalassemia trait)

a. 혈색소가 정상보다 2-3 g/dL 저하되어 있으며, 소구성, 저색소성 빈혈로 변형적혈구, 난형적혈구, 호염기성 반점, 표적적혈구 소견이 보인다.

b. 90% 이상에서 HbA2가 3.4-7% 증가되어 진단적 의미를 가지며, 50%는 HbF가 2-6%로 경미하게 증가되어 있다.

c. 혈청 철이 정상이거나 증가되어 있으나, 자주 철결핍빈혈로 오진하여 치료하므로 주의해야 한다.

⑤ α-thalassemia

a. α-chain의 결함으로 오며 아프리카, 지중해, 아시아에서 발병한다.

b. 변이된 α-chain 유전자의 수와 형태에 따라 무증상 보인자, 태아 수종, α-thalassemia trait, Hb H 병의 네 가지 형태로 나타나며 이에 따라 다양한 정도의 증상이 나타날 수 있다.

⑥ 국내의 이상 혈색소증

a. 근래에 보고가 늘어나고 있다.

b. 철결핍빈혈 치료에 반응이 없거나 원인 불명의 용혈빈혈, 가족내 빈혈에서 의심한다.

(4) 효소 이상

1) **Glucose-6-phosphate dehydrogenase (G6PD) 결핍 (G6PD deficiency)**

① 전세계에서 가장 흔한 효소 결핍으로 성염색체열성으로 유전되며 X 염색체에 있어 남자에 호발한다.

② NADPH 형성이 저하되어 체내 산화제에 대한 방어 능력 감소에 따른 용혈이 일어난다.

③ 약제 (아스피린, 설파제, 항말라리아, Fava콩)나 감염에 의해 유발 될 수 있으나, 유발 요인 없이도 만성적으로 나타날 수 있다.

④ 검사 소견: Heinz body (초기), 빈혈, 혈색소혈증, 혈색소뇨증

⑤ 진단: 적혈구내 G6PD 효소 활성도를 측정하여 10% 미만일 때 진단한다.

⑥ 선별검사: Methylene blue 변색, methemoglobin 환원, NADPH 형광법

⑦ 치료: 예방 및 원인 제거가 중요하며, 용혈시에는 수혈 등의 보존 요법을 시행한다.

2) **Pyruvate kinase (PK) 결핍증 (PK deficiency)**

① 상염색체 열성 유전

② PK 부족에 따른 ATP, pyruvate, NAD^+ 감소로 세포내 수분과 K^+를 유지하지 못해 적혈구 수명이 단축된다.

③ 빈혈, 황달, 비비대가 나타나며 망상적혈구 증가, 자가용혈 검사 증가

④ 진단: PK 효소 활성도 감소, phosphoenolpyruvate치 증가

⑤ 치료

a. 신생아 고빌리루빈혈증: 교환 수혈

b. 중증 빈혈이나 골수무형성발증: 적혈구 수혈
c. 비장 적출: 5-6세 이후

(5) 자가면역 용혈빈혈 (Autoimmune hemolytic anemia)

1) **분류** (표 8-9)

표 8-9 **자가면역 용혈빈혈의 분류**

온항체에 의한 자가면역 용혈빈혈
원발성 (특발)
이차성: 림프세포증식질환, 백혈병, 결합조직병 (특히 전신 홍반 루푸스)
냉항체에 의한 자가면역 용혈빈혈
원발 냉항체 질환
2차 냉항체 질환: 림프세포증식질환, 감염 (*Mycoplasma pneumoniae*, EBV)
발작한랭혈색뇨증: 바이러스 감염증후군 (가장 흔함), 특발성, 선천성 혹은 삼차 매독
약물 유도 면역 용혈
합텐/약물 흡수: Penicillin, ampicillin, methicilin, cephalothin, cephaloridine
복합체: Quinine, quinidine, rifampin, isoniazid, insulin, acetaminophen, streptomycin
자가항체유도: Methyldopa, cephalosporin

2) **온항체**

① 대부분 원인 불명으로 발생하며, 질환과 관련하여 발생하는 2차성도 있고, 약물에 의해서도 20% 발생

a. 급성형: 2-12세에서 호흡기 질환이 선행한 후 발생하며 전신질환과의 관련은 드물다. 식은 땀, 창백, 황달, 발열, 혈색뇨증, 비비대가 나타나며 스테로이드에 반응하여 대부분 3-6개월내 호전된다.

b. 만성형: 영아와 12세 이상의 소아에서 전신질환과 관련하여 발생하며 수개월 또는 수년간 지속된다. 스테로이드에 대한 반응이 일정하지 않으며 사망률 10%에 이른다.

② 검사실 소견: 빈혈, 망상적혈구증가, 구상적혈구증, Coombs 검사는 강양성

③ 치료

a. 원인 제거 및 심한 빈혈시 수혈 (적합한 혈액이 없으면 가장 반응이 적은 혈액형으로 수혈)

b. 약물 치료: 스테로이드, 면역 글로불린을 투여할 수 있으며 만성이거나 일반적인 치료에 반응이 없는 경우 rituximab을 고려할 수 있다.

c. 비장 적출술: 약물에 반응이 없을 때 감염에 대한 예방 요법 후 시행

④ 예후: 급성은 자가 호전되며 사망은 극히 드물다. 만성은 원발성 질환에 의한다.

3) **냉항체**

① Cold agglutinin disease

a. 추위에 노출되면 발생된다.

b. 경과: 혈관내 용혈로서 대부분 급성이며, 자가 회복된다.

c. 치료: 추위를 피하고 원인 질환을 치료한다. 스테로이드는 별로 효과 없으며 심하면 면역억제제와 혈장분리술을 사용한다.

② 발작한랭혈색뇨증

a. 원인: 한랭항체인 Donath-Landsteiner 용혈소에 의해 발생한다.

b. 경과: 소아 면역용혈의 30%를 차지, 대부분 자연 회복된다.

c.치료: 추위를 피하고 필요시 수혈 가능

5. 재생불량빈혈 (Aplastic anemia)

(1) 분류 (표 8-10)

표 8-10 재생불량빈혈의 분류 및 원인

후천적 원인	선천 (유전)적 요인
특발성: 70% 이상 이차성 약물 예측가능: 항암화학제 (6-mercaptopurine, methotrexate, cyclophosphamide, busulfan) 예측불가능 (특이체질성): 클로람페니콜, 항염제, 항경련제, 항말라리아제 화학 물질: 살충제, 벤젠, 톨루엔 방사선 조사 감염 바이러스 간염 간염 바이러스 (A, B, C 형 간염, non-A, B, C) HIV 감염 EBV 감염 (전염성 단핵구증) 기타 바이러스 감염 CMV, HSV, measles, rubella, influenza, mumps, 만성 parvovirus 감염 등 면역질환: 호산구 근막염, 저감마글로불린혈증 골수이형성증후군 발작 야간혈색소뇨증, 흉선암 임신 영양 결핍 (Kwashiorkor, marasmus)	Fanconi 빈혈 선천 이상각화증 Scwachman-Diamond 증후군 망상계 이상발생 (reticular dysgenesis) 무거핵모세포성 혈소판 감소증 가족 재생불량빈혈 비혈액증후군 (Down, Dubowitz 및 Seckel 증후군)

(2) 선천 재생불량빈혈 (Constitutional aplastic anemia)

1) **발병 기전**

① 자연 발생적 또는 2차적인 염색체 파손에 의한 경우가 90%를 차지한다.

② 조혈계 세포 또는 섬유 모세포의 다양한 세포 유전학적 이상으로 DNA 교정 능력 결함, 산화제 자극에 대한 조혈계 세포의 예민성 증가에 따른 세포 수명 감소로 인해 발생한다.

③ GM-CSF, SCF, IL-6치의 저하가 관찰되어 cytokine의 이상이 발병 기전에 연관되어 있음을 시사한다.

④ 유전자 이상: 12개의 FA 보체군 (Fanconi 빈혈), *DKC1* (X 연관 선천 이상각화증), *TERC* (상염색체 우성 선천 이상각화증)

2) 증상

① 다양한 이학적 이상 또는 기형 (특히 뼈, 신장과 심장)

② Fanconi 빈혈: 과다 색소 침착증, Cafe-au-lait spot 등의 피부소견, 저신장, 엄지손가락의 결여 또는 형성 부전 등의 골격 이상, 광범위한 조합의 외피 및 장기 기형

③ 선천 이상각화증: 과다색소침착증, 손, 발톱 위축증, 백판증, 유루증, 안검염, 백내장
④ 다양한 피부, 골격, 성장, 장기이상

3) **검사 소견**

① 혈소판 감소, 백혈구 감소, 림프구 감소 또는 빈혈
② 염색체 파열: Fanconi 빈혈의 모든 환자, 선천 이상각화증 환자의 10%에서 관찰된다.
③ 적혈구 HbF: 후천 재생불량빈혈 보다 높다.
④ 말초혈액 검사에서 범혈구감소가 분명해진 후 골수소견은 후천 재생불량빈혈과 같이 저형성, 무형성 소견을 보인다. (그림 8-7)
⑤ 뼈 X선 검사와 비뇨기계 검사를 필수적으로 실시한다.

4) **진단**

① 특징적인 골격 및 피부이상의 존재와 저신장이 병행될 때는 혈액 소견이 없어도 선천 범혈구감소증을 의심한다.
② 소아에서 골수 조혈 장애를 보일 때는 선천 또는 가족성 질환을 고려하고, 세포유전학적 검사로 염색체 파열 등의 유무를 확인한다.
③ 30%에서는 신체적 이상을 동반하지 않는다.

5) **합병증**

① 감염과 출혈: 호중구 감소와 혈소판 감소에 의한 치명적 합병증으로 진행될 수 있는 대표적 증상
② 백혈병 및 기타 암의 발생률이 높다.
③ 1차적 결함에 의한 특수적인 장기 장애: 간질환 (Fanconi 빈혈), 흡수 장애

6) **치료**

① 스테로이드와 안드로젠 (특히 oxymetholone이나 nandrolone)의 단독, 병합요법: 50-75%의 환아에서 반응하나 재발이 흔하며, 간종양이나 폐쇄 간질환 등의 합병증이 발생할 수 있다.
② 조혈모세포 이식: 유일한 완치요법

(3) 후천 재생불량빈혈 (Acquired aplastic anemia)

1) **원인** (표 8-10)

2) **임상 증상**

① 혈소판 감소에 따른 출혈이 첫 번째 임상 증상인 경우가 많다.
② 빈혈이나 중성구감소의 증상은 늦게 나타난다.
③ 비장, 림프절 비대는 없다.

3) **검사 소견**

① 말초 범혈구 감소증
② 정상 색소, 정상 적혈구 빈혈
③ 망상적혈구의 현저히 감소
④ 골수에서 세포 감소 소견이 보이며, 주로 지방으로 대체되어 있다 (그림 8-7).
⑤ 혈장 철, TIBC는 정상
⑥ 질환의 중증도는 골수억제 정도에 따름

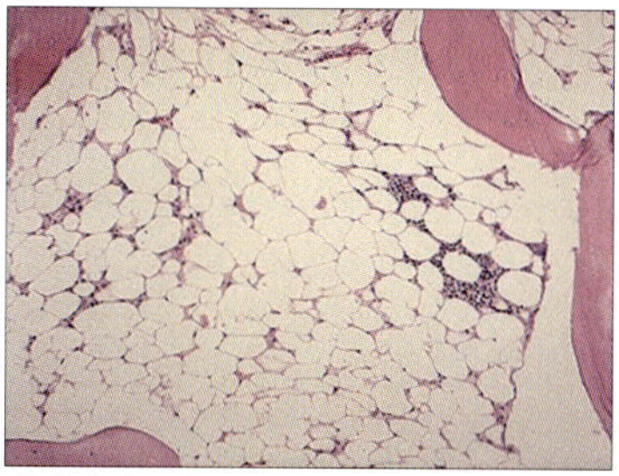

그림 8-7 재생불량빈혈의 골수 생검 사진: 전반적인 세포 감소 소견이 보이며 대부분이 지방으로 대체되어 있다.

4) **진단**

① 중증 재생불량빈혈의 정의: 골수 조직 검사상 저세포성 (정상의 25% 미만의 세포도)을 보이는 환자 중 다음의 2가지 이상 계열의 세포군이 심하게 저하된 상태

a. 절대 호중구 (ANC) 500/μL 미만

b. 혈소판 수 20,000/μL 미만

c. Hct로 교정된 망상적혈구 1% 미만

5) **치료**

① 보조 요법

a. 가능성 있는 독소 약물이나 잠재적 원인 요소와의 접촉 중단

b. 심한 출혈이나 중증 감염이 있을 경우: 혈소판 수혈, 항생제 투여

② 골수 장애의 치료

a. 조혈모세포 이식: HLA 일치 형제 공여자가 있는 경우 우선적으로 조혈모세포 이식을 고려하며, 45-70%의 장기 생존율을 보인다.

b. 면역 억제요법: Antithymocyte globulin (ATG) 및 cyclosporine A의 단독 또는 병합 면역억제요법을 시행할 수 있다.

c. 병합 면역억제요법에 반응하지 않거나 재발시에는 HLA 일치 비혈연 공여자로부터의 동종 조혈모세포 이식을 고려한다.

II. 출혈질환 (Bleeding disorders)

1. 지혈 기전 (Hemostasis)

(1) 1차 지혈 (Primary hemostasis): 혈소판 마개 (platelet plug) 형성 과정

1) **Reflex contraction**: 세동맥 크기의 혈관이 손상을 받으면 신속히 수축한다.

2) **혈소판 마개 형성**:

① 혈소판부착 (Adhesion): 혈관 손상 수초 이내에 혈소판이 당단백을 통해 혈관 내피밑층의 조직인자 (tissue factor) 등 아교질섬유와 결합

② 혈소판활성화 (Activation, Granule release): 활성화된 혈소판에서 thromboxane A2, 칼슘, 세로토닌, ADP, vWF, fibronectin, platelet derived growth factor 등이 유리되어 더 많은 혈소판을 활성화

③ 응집 (Aggregation): 분비된 세로토닌은 혈관수축을, thromboxane A2는 혈소판 활성화와 분비를 촉진하고, ADP는 GpIIb/IIIa의 형태를 변형시켜 섬유소를 통해 혈소판이 서로 연결되게 함

(2) 2차 지혈 (Secondary hemostasis): 섬유소 (fibrin) 형성 과정 (그림 8-8)

1) **2차 지혈의 시작 단계 (coagulation phase I)**: X 인자 활성화 반응

① 외인성 경로: 손상된 내피세포에서 조직인자가 유리되면 VII 인자 활성화를 통하여 X 인자가 활성화된다.

② 내인성 경로: 손상된 내피하내막조직에 XII인자가 접촉하여 활성화되면 내인성 경로에 관여하는 인자들 (XI, IX, VIII 인자)이 cascade reaction에 따라 X 인자가 활성화된다.

2) **트롬빈 형성반응 (coagulation phase II)**: Common pathway로 prothrombin이 thrombin으로 전환된다.

3) **섬유소 형성반응 (coagulation phse III)**: 가용성 섬유소원 (soluble fibrinogen)을 불용성 섬유소 (insoluble fibrin)로 변화시켜 더욱 견고하고 조직적인 섬유소 구조를 형성한다.

(3) 섬유소용해체계 (Fibrinolysis system)

1) 혈전용해와 손상 혈관 치유는 지혈마개가 형성되자마자 시작된다.

2) Plasmin은 단백분해효소작용에 의해 섬유소 뿐 아니라 섬유소원도 파괴하며 이 과정 중에 여러 종류의 작은 가용성 분획물질인 FDP (fibrin 또는 fibrinogen degradation products) 및 D-dimer가 발생한다.

(4) 지혈억제자 (Hemostasis inhibitors): 안티트롬빈, C단백, S단백, TFPI (tissue factor pathway inhibitor) 등

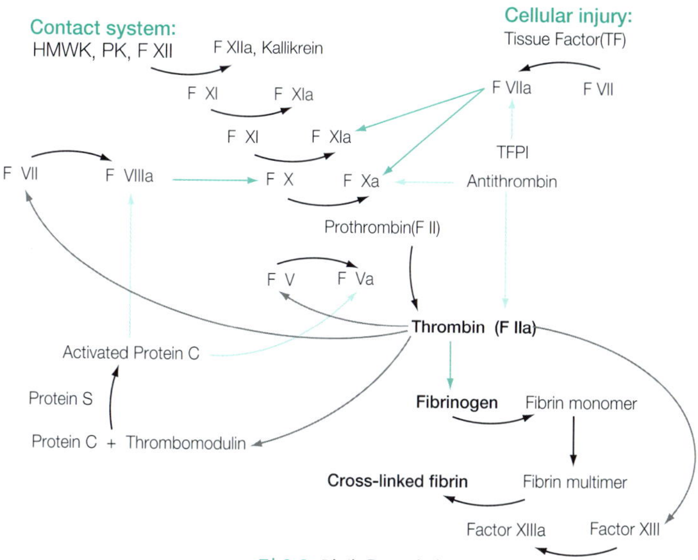

그림 8-8 혈액 응고 기전

HMWK; high-molecular-weight kininogen, PK; prekallikrein

2. 출혈질환의 분류 (표 8-11)

표 8-11 출혈질환의 분류

혈관 질환

- 선천성
  - Hereditary hemorrhagic telangietasia, Osler-Rendu-Weber disease, Congenital cutis hyperplastica, Ehlers-Danlos syndrome, idiopathic pulmonary hemosiderosis
- 후천성
  - 비타민 C 결핍증, 패혈성 또는 독성 혈관염, Henoch-Schőnlein purpura

혈소판 질환

- 혈소판 감소증
  - 혈소판 파괴의 증가 혹은 소모
    - 특발성 혈소판감소성 자반증, 신생아 혈소판감소증, 약물유발성 면역자반증, 비기능항진증, 파종혈관내응고장애, Wiskott-Aldrich 증후군
  - 혈소판 생산의 감소
    - 재생불량성빈혈, 백혈병, 암전이, 약물 또는 방사선 유발성 골수 억제, 선천성 무거대핵세포성 혈소판감소증 (congenital amegakaryocytic thrombocytopenia)
- 혈소판의 기능 이상
  - 선천성: 폰 빌레브란트병, storage pool 병, Glanzmann 혈소판무력증, Bernard-Soulier 증후군
  - 후천성: 약물, 용혈요독증후군

혈장 질환

- 선천 혈액응고인자 결핍증
  - 혈우병A, 혈우병 B, 혈우병 C
  - 기타: 무섬유소원혈증, 섬유소원 감소증, 저프로트롬빈혈증, V, VII, X, XI, XII 인자 결핍증
- 후천 혈액응고인자 결핍증
  - 간질환: II, VII, IX, X 인자 결핍: VIII 인자를 제외한 응고인자가 간에서 의존적으로 생성
  - 비타민 K 결핍: II, VII, IX, X 인자 결핍
  - 쿠마딘사용, II, VII, IX, X 인자 결핍
  - 선천심질환, 신증후군: IX, XI, XII 인자 결핍
  - 항 응고 물질
  - Fibrinolysis: 1차성 (악성 종양), 2차성 (DIC)

3. 지혈 관련 질환의 감별 진단

(1) 병력 및 진찰

1) **출혈 및 지혈 관련 병력**: 출혈 부위 및 중증도 (특히 수혈 요구 여부 등), 출혈의 경과시간, 출혈이 처음 발생한 연령, 출혈을 일으킨 원인 (발치, 외상, 임신, 편도절제술 등의 크고 작은 수술, 미세한 손상 등) 등
   ① 혈소판 질환의 출혈: 수술, 손상에 바로 나타나는 점막이나 피부 등의 표재 출혈이 흔하다.
   ② 응고 인자 결핍 출혈: 손상 수 시간 또는 수일 후에 나타나는 심재 피하 조직, 근육, 관절, 체강 내 출혈이 흔하다.
   ③ 피부의 출혈은, 크기에 따라 점상 출혈 (petechiae), 자색반 (purpura), 출혈반 (ecchymosis), 혈종 (hematoma) 등으로 구분한다.
   ④ 만져지는 자색반은 혈관염에 의한 출혈일 경우가 많다.
2) **의학적 병력**: 간 질환, 흡수장애, 비타민 부족, 감염력 등
3) **약물 복용력**: 아스피린을 비롯한 NSAID, 항생제, 항응고제, 피임약 등
4) **월경력**: 사춘기 이후의 여자에서는 월경력
5) **가족력**: 응고 장애, 혈소판 이상 등

(2) 검사실 검사: 출혈환자에서 최초 선별검사로는 혈소판수, PT, aPTT로 한다. (그림 8-9)

1) **혈소판 수 검사**
   ① 혈소판수 50,000/μL 이하에서는 작은 외상이나 점막 수술 후에 출혈이 일어날 수 있다.
   ② 혈소판수 20,000/μL 이하에서는 자연 출혈의 위험도가 증가한다.
2) **PT 및 aPTT 검사**
   ① PT (prothrombin time): 외인성 경로 및 공통 경로 응고 인자 이상을 평가한다.
   ② aPTT (activated partial thromboplastin time): 내인성 경로 및 공통 경로 응고 인자 이상을 평가한다.
3) **BT (bleeding time)**: Contact system 이상을 평가한다.
4) **TT (thrombin time)**: 공통 경로 응고 인자 이상을 평가한다.
5) **혼합검사 (mixing test)**: 응고 검사가 지연되어 있을 경우 최초로 시행할 검사로 환자의 혈장과 정상 혈장을 1:1로 혼합할 때 응고방해인자가 존재하면 응고 시간이 교정되지 않으며 응고인자 결핍 시에는 교정된다.
6) **응고인자 검사**: 혼합검사에서 교정되는 경우 응고 인자 결핍을 확인하기 위해 시행
7) **각종 응고방해인자 (inhibitor) 검사**: 특정 응고인자 (VIII인자, IX인자 등)의 항체들을 혈우병 환자, 분만후 여성, 루푸스 등 자가면역 질환, 정상인 등에서 볼 수 있다.
8) **폰 빌레브란트병 선별 검사 (von Willebrand disease screening test)**
   ① 혈소판수가 정상이고, 출혈병력이 있으며, 출혈시간이 증가되어 있을 때 적절한 검사이다.
   ② 표현형이 다양하고, 수치가 변화하며, 선별검사가 비교적 민감하지 않기 때문에 의심되는 경우에는 반복하여 검사한다.
9) **응고항진상태 검사**: C단백, S단백, AT-III 등 항응고 기능의 저하나, Leiden V인자, 섬유소원 (fibrinogen), homocysteine 등의 수치나 기능을 검사한다.

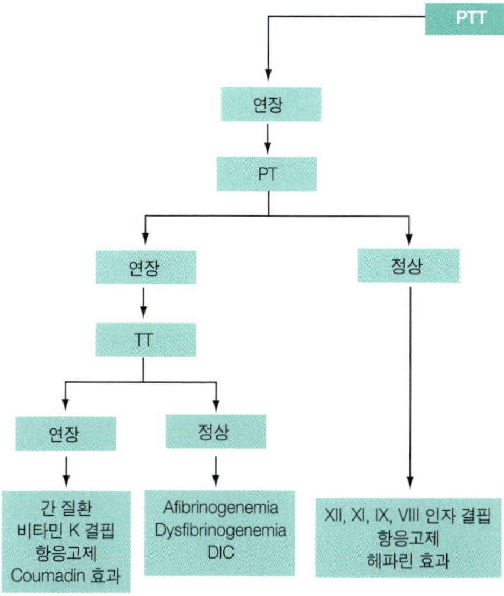

그림 8-9 응고 검사의 해석

4. 특발혈소판감소 자반증 (Idiopathic thrombocytopenic purpura, ITP)

(1) 정의

1) 후천적인 혈액 응고 장애 질환으로 건강해 보이는 아이가 쉽게 출혈을 일으키거나 자반을 보이는 경우 의심할 수 있다.
2) 혈소판수가 $150\times10^3/\mu L$ 미만이면서 점상 출혈이나 자반이 나타나고, 골수에 이상 소견이 없으며, 다른 혈소판 감소증을 일으킬 만한 증거가 없을 때 진단을 내린다.

(2) 역학

1) 10 만명 당 3-8명의 비율로 발생한다.
2) 3-8세에 흔하며 80-90%가 급성이다.
3) 급성 ITP: 진단 후 6개월 이내에 혈소판수가 정상 ($150\times10^3/\mu L$)으로 회복되고 재발되지 않는 경우로 10세 미만에 흔하고, 남녀 차이가 없으며 늦가을이나 봄에 빈발하는 역학적 특징이 있다.
4) 만성 ITP: 임상 경과가 6개월 이상인 경우로 사춘기 이후에 흔하고 특히 여아에 많으며 계절적 차이를 보이지 않는다.

(3) 병태 생리

1) 항혈소판 항체
   ① 바이러스 감염에 의해 혈소판 표면 항원 (GP IIb/IIIa, GP Ib/IX, GP Ia/IIa, GP V, GP IV)에 대한 자가 항체가 생기고 이렇게 형성된 면역 복합체가 비장의 대식세포의 Fc receptor에 결합하여 파괴된다.
   ② 20%의 ITP 환자에서는 항체가 발견되지 않으므로 혈소판 항체만으로 확진할 수는 없다.
2) 혈소판 생존 시간이 수 분에서 1-4시간으로 매우 감소되어 있다.

(4) 임상 증상

1) 바이러스 감염이 1-3주 전에 선행한다.
2) 점상출혈, 자반, 출혈반 및 점막출혈이 나타나며 50%에서는 증상이 심하지 않고 혈소판 감소에 의한 출혈 경향 이외에는 다른 증상이 없다. (그림 8-10)
3) 환자의 80-90%는 치료 없이도 수주 이내에 회복된다.
4) 비출혈, 잇몸 출혈, 위장관 출혈 및 신장 출혈은 흔하지 않으나 월경 과다는 매우 심할 수 있다.
5) 두개 내 출혈이 드물지만 (< 1%) 발생할 수 있으며 이를 예방하기 위해 혈소판 수를 $20 \times 10^3/\mu L$ 이상으로 올리기 위해 신속한 치료를 한다.
6) 10% 미만에서 비장 끝이 촉지될 수 있지만, 간, 비장, 림프절이 커져 있을 때에는 백혈병, SLE, 전염성 단핵구증 등의 다른 혈액 질환을 생각해 보아야 한다.

(5) 검사 소견

1) 혈소판 감소: $150 \times 10^3/\mu L$ 미만이며, $20 \times 10^3/\mu L$ 미만인 경우가 흔하다.
2) 총혈구수치 검사에서 다른 소견은 모두 정상이다.
3) 출혈 시간의 연장이 있으며 이외의 응고 검사 (PT, aPTT)는 정상이다.
4) 골수 검사: 거대핵 세포 (megakaryocyte)가 정상 또는 증가되어 있으며, 적혈구계 및 골수구계 세포들은 모두 정상이다. (그림 8-10)

ITP환자에서 골수 검사가 필요한 경우

- 발열, 체중 감소, 피로감, 뼈의 통증 같은 병력이나 림프선 비대 또는 간비종대가 있는 경우
- CBC상 백혈구나 적혈구계에 이상 소견을 보이는 경우
- 일차 치료제로 스테로이드를 사용해야 하는 경우 고려
- 정주용 면역글로블린 등의 치료에 반응이 없는 경우
- 만성 ITP인 경우

5) 혈소판 관련 항체 (platelet associated antibody)가 90%에서 검출되지만 비특이적이다.
6) 만성 ITP 검사에서 필요한 검사
   ① 자가 면역 질환 검사: ANA, anti-DNA, antiphospholipid 항체, Coombs 검사, 갑상선 기능 검사
   ② 감염성 질환에 대한 검사: HIV, CMV, EBV
   ③ 면역결핍 질환에 대한 검사: 면역글로블린 정량 측정, T/B 림프구 정량 측정

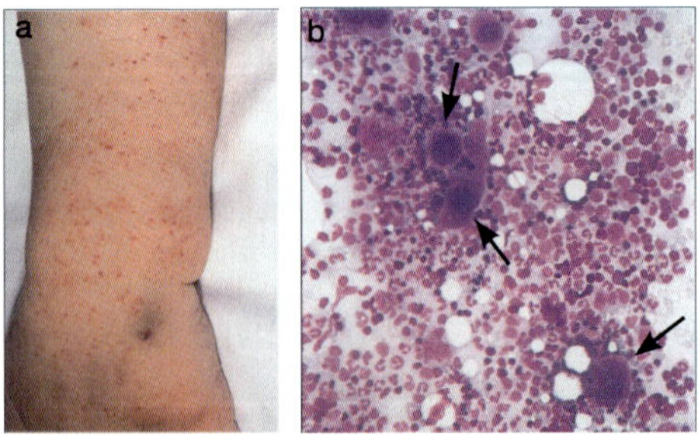

그림 8-10 (a) ITP 환자의 피부에 나타난 점상출혈, (b) ITP 환자의 골수 흡인 검사상 거대핵세포(화살표)가 증가되어 있음

(6) 치료

1) **경과 관찰**

① 소아에서 보는 급성 ITP는 예후가 좋은 병으로 특별한 치료 없이 대부분(70-80%)이 6개월 이내(대개는 4-6주 이내)에 치유된다.

② 혈소판수가 $20\times10^3/\mu L$ 이상이면서 증상이 없거나 경미한 멍이 있어도 점막출혈이 없으면 특별한 치료를 하지 않고 관찰한다.

③ 혈소판수가 $20\times10^3/\mu L$ 미만이면서 심각한 점막 출혈이 있는 경우와 경미한 자반증이라도 혈소판수가 $10\times10^3/\mu L$ 미만인 경우에는 스테로이드, 면역글로불린, anti-D 등의 치료를 시행한다.

2) **보조적 관리**

① 활동을 제한하고 머리나 무릎에 보호대를 댄다.

② 아스피린과 같은 혈소판의 기능을 떨어뜨리는 약제의 사용을 금한다.

③ 근육 주사를 피한다.

3) **정주용 고용량 면역글로블린 (IVIG)**

① 심한 예에서 빨리 혈소판을 증가시킬 필요가 있을 때에는 정맥 내 면역글로불린 요법을 시행한다.

② 작용 기전: 세망내피계통 (reticuloendothelial system, RES)의 Fc-receptor 차단, 자가항체 생성 감소, 억제 기전 (inhibitory pathway)의 활성화를 통해 효과를 나타낸다.

③ 용량

a. 급성 ITP: 총 2 g/kg/d의 IVIG를 0.4 g/kg/d로 5일간 투여하거나, 1 g/kg/d로 2일간 투여할 수 있다. 이 보다 적은 용량 (0.8 g/kg/d 1회 투여나 250 mg/kg/d로 2일간 투여하는 방법도 효과적으로 보고됨)

b. 만성 ITP: 첫 투여는 1 g/kg/d로 2일간 주사한 후 반응에 따라 혈소판이 2만 이상을 유지하도록 필요시 0.4-1 g/kg/d의 용량으로 1회씩 투여한다.

c. 출혈 경향이 심하거나 두 개내 출혈이 의심될 때에는 prednisolone 대량 요법과 IVIG 요법을 병용할 수 있다.

④ 반응: 스테로이드 치료에 비해 반응이 빨라 급성 ITP의 경우 35%의 환자에서 48시간 내에 혈소판 $20\times10^3/\mu L$이상에 노날한나.

⑤ 단점: 가격이 비싸고 투여 시간이 오래 걸리며 부작용으로 무균성 뇌수막염, 감염 물질 전파가 나타날 수 있어 최근에는 고전적인 IVIG 치료 대신 부작용을 최소화한 스테로이드 치료를 초기 치료법으로 사용하는 연구가 증가하고 있다.

4) **스테로이드**

① 작용 기전

a. 비장에서 일어나는 항체 결합 (antigen-coated) 혈소판에 대한 탐식 작용을 억제하여 혈소판 생존 기간을 증가시킨다.

b. 모세혈관의 저항을 개선시켜 혈소판 소모를 감소시키고 혈소판에 대한 항체 생성을 억제한다.

② 용량 및 투여 기간

a. Prednisolone을 2 mg/kg/d (최대 60 mg/d)를 나누어 투여하고 5-7일 간격으로 감량 투여하여 21-28일째에는 반응에 관계 없이 투여를 중단한다. 4 mg/kg/d를 4일간 투여하는 단기 요법도 효과가 있다.

b. 심한 경우에는 methylprednisolone 30 mg/kg/d (최대 1 g/d)을 3일간 정주하는 pulse 요법을 시행하기도 하며 보다 빠른 반응을 기대할 수 있다.

c. 여러 가지 부작용들을 고려해 볼 때 장기간의 스테로이드 사용은 바람직하지 않다.

5) **Anti-D**

① 작용 기전: Anti-D는 적혈구 Rh 항원에 대한 높은 역가의 항체를 포함하는 혈장 유래 감마 면역 글로불린으로 Fc receptor가 항체 결합 (antibody coated) 적혈구에 의해 차단되므로 혈소판에 존재하는 항체에는 결합하지 못하게 된다.

② 용량: Anti-D 20-75 μg/kg을 3-5분 동안 정맥 주입한다. 약 1주일 후 혈색소 수치를 검사하여 1g/dL 이하로 감소하였을 경우에는 용량을 70-80 μg/kg까지 올릴 수 있다. 혈소판수치를 $20 \times 10^3/\mu L$ 이상 유지하도록 3-8주 간격으로 anti-D 투여를 반복한다.

③ 장점: 정주용 면역글로브린보다 값이 저렴하면서 정주용 면역글로블린과 유사한 효과를 낸다는 보고가 있다.

④ 단점: Rh 양성자이어야 하고, 용혈빈혈이 부작용으로 있을 수 있다.

6) **비장 적출**

① 적응증

a. 약물 치료에 반응하지 않는 생명을 위협하는 출혈이 있는 경우

b. 출혈 증상이 있는 만성 자반증이 있거나 혈소판이 지속적으로 $30 \times 10^3/\mu L$ 미만인 경우

c. 환자가 여아로서 월경을 시작할 연령이 가까웠을 때 또는 월경 과다증이 있는 경우

② 합병증

a. 수술 후 출혈

b. 패혈증: 수술 2주 전 폐구균 및 수막구균에 대한 예방접종을 시행하여야 하며 수술 후 지속적인 예방적 항생제 투여가 필요하다.

③ 예후: 70% 환자에서 완해를 기대할 수 있으며 특히 정주용 면역글로불린 치료에 반응이 있었던 환자는 비장 적출시 효과가 더 좋다 (80-90% 완치율 기대).

7) **기타:** Cyclophosphamide, azathioprine, vinca alkaloids 같은 면역 억제제나 interferon-α-2b 등을 병합하여 사용해 볼 수 있다.

8) **생명을 위협하는 출혈을 동반한 ITP 환자의 치료**

① 혈소판 수혈

② Methylprednisolone 30 mg/kg/d 정주(3일간)

③ IVIG 2 g/kg

④ 응급 비장적출

(7) 예후

1) 50%에서 한 달 이내 회복되며 70-80%가 6개월 이내에 회복된다.

2) 1년 이후에 자연 회복되는 경우는 매우 드물다.

3) ITP의 발생의 기저 질환이 있다면 예후는 그 원인 질환에 따라 달라진다.

4) 10세 이상, insidious onset, 여자에서 만성 ITP 발생 가능성이 높아진다.

5. 혈액응고인자 결핍증 (Coagulation factor deficiency)

(1) 혈우병 (Hemophilia) A 및 B: 가장 흔한 중증의 출혈질환

1) **결핍 인자**

① 혈우병 A: VIII 인자 결핍증

② 혈우병 B: IX 인자 결핍증

2) **유전**

① 남아 약 5,000명당 1명으로 발생

② VIII 인자 결핍이 85%, IX 인자 결핍이 10-15%

③ 인종적 차이는 없다.

④ VIII과 IX 인자의 유전자는 X 염색체 장완의 끝에 위치, 성염색체 열성 유전

3) **증상**

① 출생 시 혹은 태내 출혈이 일어날 수 있다.

② 2% 정도에서 신생아기 뇌출혈을 경험한다.

③ 포경 수술시 30% 정도에서 출혈이 발생할 수 있다.

④ 아이가 기어 다니면서부터 쉽게 멍이 들거나 근육내혈종, 관절내출혈 (hemarthrosis) 등이 나타난다.

⑤ 가장 특징적인 증상: 관절내출혈 (가벼운 외상 혹은 자연 출혈로도 발생 가능)

⑥ 가장 흔한 초기 출혈 부위: 발목 관절 (자라면서 무릎과 팔목 관절의 출혈이 흔하다)

⑦ 엉덩허리근 (iliopsoas muscle)내 출혈: 대량 출혈로 인한 혈액량 감소로 쇼크가 유발될 수 있다.

⑧ 중추 신경계나 상기도의 출혈, 생명을 위협하는 대량 출혈이 발생할 수 있다.

4) **검사 소견**

① 활성화 부분 트롬빈 시간 (aPTT) 연장

② 혈소판수, 출혈 시간, 프로트롬빈 시간, 트롬빈 시간은 정상

③ 혈우병의 확진: VIII 인자와 IX 인자의 정량 검사

④ 관절내출혈의 경우: 출혈 의심 부위의 초음파 검사나 CT로 확인

⑤ 억제제 (inhibitor): VIII 또는 IX 인자에 대한 인자특이항체 (factor-specific antibody) 보충을 받은 환자의 25-35%에서 발생

5) **분류**: 정상 혈장을 100%로 했을 때의 백분율에 따라 활성도를 %로 표시

① 1% 미만은 중증

② 1-5%는 중등도

③ 5% 이상은 경증

④ VIII 인자 30-40% 이상, IX인자 25-30% 이상이면 지혈이 가능하다

6) **치료** (표 8-12)

① 응고 인자 보충

a. 경증 도는 중등도의 출혈: VIII 인자와 IX 인자를 35-50%까지 올려준다

b. 생명을 위협하는 주요 출혈: 100% 활성도를 목표로 한다.

c. 재조합 VIII 인자와 IX 인자의 치료 용량

Dose of FVIII (IU)= % desired (rise in FVIII) × 체중 (kg) × 0.5
Dose of FIX (IU)= % desired (rise in plasma FIX) × 체중 (kg) × 1.4

표 8-12 **혈우병의 치료**

출혈의 형태	혈우병 A	혈우병 B
관절강 내 출혈❶	VIII인자 40 IU/kg 투여❷; 이후 2, 3, 5일에 20 IU/kg 투여, 관절 기능이 정상화될 때까지 지속, 7-10일간 격일로 추가 치료. 예방 치료 고려	IX 인자 60-80 IU/kg 투여; 이후 2,4 일에 40 IU/kg 투여, 7-10일간 추가 치료. 예방 치료 고려
근육 내 또는 상당량의 피하 혈종	VIII 인자 20 IU/kg 투여; 증상 완화 시까지 격일로 치료	IX 인자 40 IU/kg 투여❸;증상 완화 시까지 2-3일 간격으로 치료
구강 내, 유치 또는 치아발치	VIII 인자 20 IU/kg 투여; 항섬유소 용해 인자 치료; 흔들리는 유치 제거	IX 인자 40 IU/kg 투여❸, 항섬유소 용해 인자 치료❹; 흔들리는 유치 제거
비출혈	15-20 분간 압박; petrolatum 거즈로 막음;항섬유소 용해 인자 치료; 상기 치료 실패시 VIII 인자 20 IU/kg 투여	15-20 분간 압박; petrolatum 거즈로 막음;항섬유소 용해 인자 치료; 상기 치료 실패시 IX 인자 30 IU/kg 투여❸
주요 수술, 치명적인 출혈	VIII 인자 50-75 IU/kg 투여, 24시간 동안 VIII 인자 100 IU/dL 이상 유지 위해 2-4 IU/kg/hr로 연속 주입. 다음 5-7일간 VIII 인자 50 IU/dL 이상 유지 위해 2-3 IU/kg/hr로 연속 주입. 다음 5-7일간 VIII인자 30 IU/dL 이상 유지.	IX 인자 120 IU/kg 투여❸, 5-7일간 IX 인자 40 IU/dL 이상 유지 위해 12-24시간 마다 50-60 IU/kg 투여, 다음 7일간 IX 인자 30 IU/dL 이상 유지
엉덩허리근 내 출혈	VIII 인자 50 IU/kg 투여 후 증상 소실될 때까지 12시간 마다 25 IU/kg 투여, 총 10-14일간 격일로 20 IU/kg 투여❺	X 인자 120 IU/kg 투여❸ 후 증상 소실될 때까지 IX 인자 40 IU/dL 이상 유지 위해 12-24시간 마다 50-60 IU/kg 투여, 총 10-14일간 격일로 40-50 IU/kg 투여❺❻
혈뇨	침상 안정; 수액 치료를 유지량의 150%; 1-2일 이내에 완화되지 않으면 VIII 인자 20 IU/kg 투여; 이후에도 증상 지속시 prednisolone투여 (HIV 비감염인 경우)	침상 안정; 수액 치료를 유지량의 150%; 1-2일 이내에 완화되지 않으면 IX 인자 400 IU/kg 투여❸; 이후에도 증상 지속시 prednisolone투여 (HIV 비감염인 경우)
예방적 치료	최저치를 1% 이상 유지하기 위해 VIII인자 20-40 IU/kg을 격일로 투여	최저치를 1%이상 유지하기 위해 IX 인자 30-50 IU/kg을 2-3일 간격으로 투여❸

❶ 고관절 내 출혈인 경우, 장두골의 무혈성 괴사를 방지하기 위해 흡인술 여부에 대한 정형외과 진료 고려
❷ 경증 및 중등도 혈우병 환자의 경우, 환자의 VIII 인자에 대한 지혈 반응 정도를 알고 있는 경우 VIII 인자 대신 desmopressin, 0.3 μg/kg 사용; 반복 용량 사용시 빠른 내성에 대한 VIII 인자치 측정 필요
❸ 합성 IX 인자 사용시 정량대로 투여; 혈장 추출 IX 인자 사용시 정량의 70%만 투여
❹ 프로트롬빈 합성 인자 주입시 4–6 시간 이후까지 항섬유소 용해 인자 투여 금지
❺ 치료 중단 전에 방사선과적 검사의 반복 시행 필요
❻ IX 인자의 반복 투여가 필요한 경우 고도로 정제된 IX인자 사용 필요

② Desmopressin acetate (DDAVP) 투여
  a. 경증의 혈우병 A에서 VIII 인자 상승
  b. 중등도 또는 중증에서는 저장치가 충분하지 않으므로 DDAVP는 효과가 없고 혈우병 B 에서도 효과가 없다.
③ 예방적 치료

a. 대개 첫 관절 출혈시에 예방적 치료를 시작
b. 2-3일마다 혈장에서 측정 가능한 정도의 응고 인자 (1-2%)를 유지
c. 관절을 정상으로 유지

④ 보조적 치료
a. 외상을 막는 것이 중요: 어릴 때부터 적절한 교육과 보호를 시행
b. 아스피린과 비스테로이드계 소염제는 금기 (혈소판 기능 저하)
c. 혈장 제제를 투여받는 환자들은 주기적으로 B형, C형 간염 및 HIV, 간기능 검사 시행

⑤ 만성 합병증
a. 만성 관절병증: 혈우병의 주된 장기 후유증
b. 억제제 생성: 혈우병 A의 약 25%에서 발생되나 B형은 비교적 낮다.
i. 고용량 인자 보충으로 탈감작 (desensitization) 치료
ii. 활성화 프로트롬빈 복합농축물 (active prothrombin complex concentrate, APCC) 또는 VIIa 인자로 치료
c. 수혈에 의한 전염성 질환: 재조합 제제의 생산으로 혈장을 통해 전염되는 B형, C형 간염과 HIV 감염 등은 현격히 감소하였지만, 혈액 제제를 투여받는 환자들은 B형, C형 간염과 HIV 감염에 대한 주기적인 검사가 필요하다.

(2) 폰 빌레브란트병 (von Willebrand disease, vWD)

1) **유전**
① 유전 출혈 질환 중에서 가장 흔하다.
② 발생률: 1-2%
③ 상염색체우성 유전 (제3형 vWD 제외)
④ 남자보다 여자에서 진단이 용이하다 (월경 과다가 주된 증상).

2) **분류**
① 제1형: 단백질의 양적인 부족 (가장 흔함)
② 제2형: 단백질의 질적 이상
③ 제3형: 단백질의 결핍

3) **증상**: 주로 심한 멍, 코피, 월경 과다와 같은 점막 피부 출혈, 편도 절제술 등의 수술 후 출혈로 나타난다. 제3형은 증상이 심하여 어린 나이에 진단되고, 심각한 출혈이 나타날 수 있다.

4) **검사 소견**
① 출혈 증상의 병력과 가족력이 있으면 의심할 수 있다.
② 출혈 시간과 aPTT 연장 (1형에서는 정상인 경우가 많다.)
③ vWF: Ag (양적분석), vWF활성도 (ristocetin cofactor 활성도, vWF:RCo), VIII 인자 활성도(VIII:C), vWF 분자 구조 검사 (multimer), 혈소판수에 따라 여러 가지 유형으로 분류된다.

5) **치료**
① 치료의 목표: 혈중 vWF와 VIII 인자의 농도 증가
② VIII 인자 농축액
③ Desmopressin acetate (DDAVP) 투여
a. 제1형: 혈관 내피 세포로부터 vWF를 방출하도록 유도하여 효과
b. 제2형: 일부에서만 DDAVP에 효과

c. 제3형: 효과 없다.

④ 농축 vWF 보충 요법

a. 비정상적인 vWF 분자 방출 (제2형)

b. 방출될 vWF가 전혀 없는 제3형

c. 방출된 vWF의 제거율이 증가한 경우

6. 파종혈관내응고장애 (Disseminated intravascular coagulopathy, DIC)

(1) 정의: 여러 가지 원인 질환에서 유래되는 생체내의 병적 기전에 의해 혈액 응고능력이 비정상적으로 항진되어 전신 말초혈액내에 미소혈전이 생겨 장기의 순환장애와 기능 장애가 초래되며, 이차적으로 섬유소 용해계가 활성화되어 각종 혈액응고인자가 과도하게 소모되어 출혈이 야기되는 소모성 응고장애 질환

(2) 원인

1) **패혈증**: 그람 음성균 패혈증, 신생아 괴사성 장염
2) **손상**: 심한 조직 손상, 두부 손상, 지방색전증
3) **악성 종양**: 골수증식질환, 고형 종양
4) **산과적 합병증**: 양수색전증, 태반조기박리
5) **혈관 질환**: 거대 혈관종, 대동맥류
6) **독성 물질**: 약물, 뱀독
7) **면역 질환**: 심한 알레르기 반응, 수혈 후 용혈반응

(3) 병태 생리 (그림 8-11)

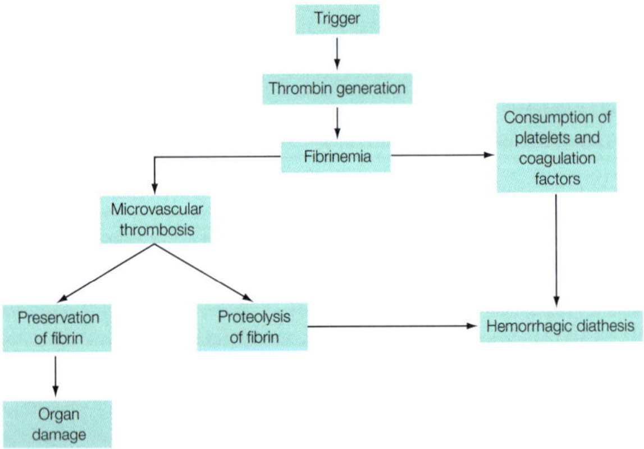

그림 8-11 파종혈관내응고장애의 발생기전

1) **Thrombin에 의한 미세혈관의 혈전으로 각 장기의 기능 장애**

① 내인성 응고 과정: 혈관 내 내피세포의 손상으로 XII인자 (Hageman factor)가 활성화되어 생긴다.

② 외인성 응고 과정: 조직 손상으로 인해 tissue thromboplastin이 유리되어 VII인자와

복합체를 형성하는 과정이다.

③ 내인성, 외인성 응고과정의 활성화적혈구 혹은 혈소판의 손상으로 인지질이 방출되어 유발한다.

④ 위 3가지 과정에 의해 순환 혈액내에 thrombin이 형성되어 혈전이 생긴다.

2) **FDP (fibrin/fibrinogen degradation product)에 의한 출혈 현상**

① FDP의 생성: 혈전을 용해하기 위해 활성화되는 plasmin의 작용에 의해 생성된다.

② FDP의 작용: Fibrin의 형성을 방해하고 혈소판의 기능을 억제하며 혈액 응고인자를 분해시켜 출혈증상이 나타난다.

3) **Kinin계의 활성화**: 혈관 확장, 저혈압, 쇼크 증상

4) **그람 음성균 endotoxin의 역할**: Factor XII를 활성화시키고, 혈소판 유리를 유도하며, 혈관 내피 세포에 상처를 일으키고 과립세포를 유리시켜서 응고과정을 활성화 시킨다.

5) **패혈증**: Tumor necrosis factor, plasminogen activator inhibitor type I 의 증가로 DIC가 악화된다.

6) **신생아에서 DIC가 흔한 이유**: 신생아 특히 미숙아에서는 응고인자가 감소되어 있고, 각 장기의 기능이 미숙한 상태여서 DIC가 발생하기 쉬우며 주로 패혈증, 호흡곤란 증후군, 괴사 장염 등과 같은 원인 질환이 선행되어 높은 사망률을 나타낸다.

(4) 진단

1) **임상 소견**

① 출혈반, 자색반증 또는 채혈한 장소에서의 지속적인 출혈 등의 출혈 경향이 나타난다.

② 장기 기능 장애: 호흡곤란, 핍뇨, 간기능 저하, 저혈압

③ 쇼크 증상

2) **검사 소견**

① 빈혈: 말초혈액 도말검사상 미세혈관병증 (microangiopathy; burr, fragmented shaped RBC)

② 혈소판 수치 감소: < 100×10³/μL 또는 혈소판 수의 급격한 감소

③ PT/aPTT 연장

④ 응고 인자 감소, 특히 factor I (fibrinogen), II (prothrombin), V, VII인자 감소

⑤ 트롬빈 시간 (TT) 연장

⑥ 혈중 AT III 농도 감소

⑦ FDP 증가

⑧ D-dimer 증가

3) **진단 기준**

기초 질환: 있음 (1점), 없음 (0점)

임상 증상:

출혈 증상: 있음 (1점), 없음 (0점)

장기 증상: 있음 (1점), 없음 (0점)

검사 성적

1) 혈청 FDP (μg/mL): 40 (3점), 20-40 (2점), 10-20 (1점), <10 (0점)

2) 혈소판수 (×10⁴/μL): 5 (3점), 5-8 (2점), 8-12 (1점), >12 (0점)

3) Fibrinogen (mg/μL): 100 (2점), 100-150 (1점), >150 (0점)

4) Prothrombin time: 1.67 (2점), 1.25-1.67 (1점), <1.25 (0점)

*7점 이상: DIC, 6점: DIC 의심, 5점 이하: DIC 가능성

(5) 치료

1) 원인 질환 치료 및 보존적 요법: 쇼크나 빈혈의 교정, 체온 유지

2) Heparin에 의한 항응혈 요법

① 작용 기전: AT III를 이성체로 변화시켜 반응도를 높이는 것으로 생각되고, AT III와 결합하여 응고 억제작용을 나타낸다.

② 용량: 50-100 U/kg를 IV 혹은 15-20 U/kg/h

③ 주의 사항

a. AT III가 낮은 상태에서는 효과가 적으며, 오히려 출혈을 야기할 수 있어 그 사용이 제한된다.

b. AT III가 40% 이하에서는 효과가 없고, 60% 이상일 때 반응을 보인다는 보고가 있다.

3) 혈소판 투여로 응고 인자 보충

4) 신생아의 경우 상태가 중할 때는 교환 수혈을 하면 도움이 된다.

5) Gabexate mesilate (Foy®)

① 작용 기전: Synthetic serine protease inhibitor로 다양한 혈장 분해 효소인 trypsin, plasmin, plasma kallikrein 및 보체계의 C1 esterase, thrombin, Factor Xa를 억제한다.

② 용량: 20-30 mg/kg/d mix to daily fluid 혹은 2 mg/kg/h로 투여한다.

③ 장점: AT III가 없어도 작용을 하고, 혈장 단백효소 억제에 있어서 AT III와 경쟁 작용을 하기 때문에 AT III를 추가로 투여할 필요는 없다.

④ 단점: 혈중 반감기가 약 70-80초로 짧아서 효과를 보기가 어렵다는 보고도 있다.

6) Antithrombin III

① 작용 기전: 트롬빈과 결합하여 복합체를 형성하고, VII, IX, X, XI, XII 인자, plasmin, kallikrein과 1:1로 결합하여 그 활성을 억제한다.

② 용량

a. 성인 (8세 이상)

i. After skin test (직경 9 mm 이상시 양성으로 함)

ii. 초회 용량: 1000 IU IV infusion in 1

iii. 유지 용량: 매 6시간마다 500 IU씩 IV infusion or bolus 투여

b. 유소아(>7세): 매 8시간마다 500 IU IV infusion or bolus 투여

c. 신생아: 매 8시간마다 250 IU IV infusion or bolus 투여

d. Dose = (120 − 환자의 AT III) × weight

e. 보험 기준

보험 기준

a + b + (c, d, e, f 중 2개 이상) 만족시 보험 인정

a. Bleeding tendency or septic shock
b. AT-III level이 70% 이하
c. FDP or D-dimer (+)
d. Platelet이 10만 이하
e. PT/aPTT가 (3초/5초) 이상 지연
f. Fibrinogen이 150 이하

7. 수혈의 원칙 (Blood transfusion)

(1) 적혈구 수혈의 지침

1) **생후 4개월 미만의 영아**

① 중증 폐질환 또는 심질환이 있는 경우에서 혈색소 13.0 g/dL 미만인 경우

② 중등도의 폐질환이 있거나 큰 수술시 혈색소 10.0 g/dL 미만인 경우
③ 증상이 있는 빈혈인 경우에서 혈색소 8.0 g/dL 미만인 경우

2) **소아 및 청소년기**
① 총 순환 혈액량 25% 이상의 급성 출혈의 경우
② 수술 전후 혈색소 8.0 g/dL 미만인 경우
③ 골수기능 부전 또는 증상이 있는 만성 빈혈에서 혈색소 8.0 g/dL 미만일 때
④ 중증 심폐 질환시 혈색소 13.0 g/dL 미만일 때

3) **수혈량:** 농축적혈구 10-15 mL/kg (환자의 출혈, 용혈 진행정도에 맞춰 투여)

4) **백혈구 제거 적혈구**
① 목적: 발열성 수혈 부작용, 수혈 관련 바이러스 감염, 혈소판 수혈 불능증의 방지
② 백혈구 제거 방법에는 원심침전법, 여과법, 세척법 등이 있으며 최근 병실에서 직접 필터를 통해 혈액을 주입하도록 고안된 백혈구 제거 필터의 백혈구 제거율은 99.9% 이상이다.

5) **감마선 조사 적혈구**
① 대상자: 미숙아, 선천 면역기능 저하 환자, 항암치료나 방사선치료 후 면역기능이 떨어진 환자, 장기 이식 후 면역억제제를 투여 받는 환자
② 목적: 이식편 대 숙주 반응의 예방

(2) 혈소판 수혈의 지침

1) **생후 4개월 미만의 영아**
① 출혈이 있거나 임상적으로 불안정 상태인 경우에서 혈소판 $100\times10^3/\mu L$ 미만일 때
② 혈소판 $50\times10^3/\mu L$ 미만에서 침습적 처치 시
③ 임상적으로 안정된 상태인 경우 혈소판 $20\times10^3/\mu L$ 미만일 때
④ 혈소판 수는 정상이나 질적 혈소판 결손에서 출혈시 또는 침습적 처치 시

2) **소아 및 청소년기**
① 혈소판 $50\times10^3/\mu L$ 미만에서 출혈이 있거나 침습적 처치 시
② 혈소판 $20\times10^3/\mu L$ 미만에서 출혈성 위험인자를 가진 골수 부전 시
③ 혈소판 $10\times10^3/\mu L$ 미만에서 출혈성 위험인자가 없는 골수 부전 시
④ 혈소판 수는 정상이나 질적 혈소판 결손에서 출혈시 또는 침습적 처치 시

3) **수혈량**
① 30 kg 미만: 표준 혈소판 농축액 10 mL/kg
② 30 kg 이상: 혼주 농축액 4-6단위, 혹은 혈소판 채집술 1단위

(3) 과립백혈구 수혈의 지침

1) **생후 4개월 미만의 영아**
① 전격 세균 감염시, 생후 첫 1주 과립구 3,000/μL 미만, 또는 그 이후 1,000/μL 미만

2) **소아 및 청소년기**
① 적절한 항균요법에 반응하지 않는 세균 감염에서 과립구 500/μL 미만 시
② 질적 호중구 결손 환자에서 항균 요법에 반응하지 않는 감염 (세균 또는 진균) 시

3) **과립구 투여량**
① 체중 10 kg 미만시: $1\text{-}2\times10^9$/kg
② 체중 10 kg 이상 및 소아: 10×10^9/kg
③ 청소년: $50\text{-}80\times10^9$/kg

6) 호르몬: Prednisone - 림프계통 세포 용해

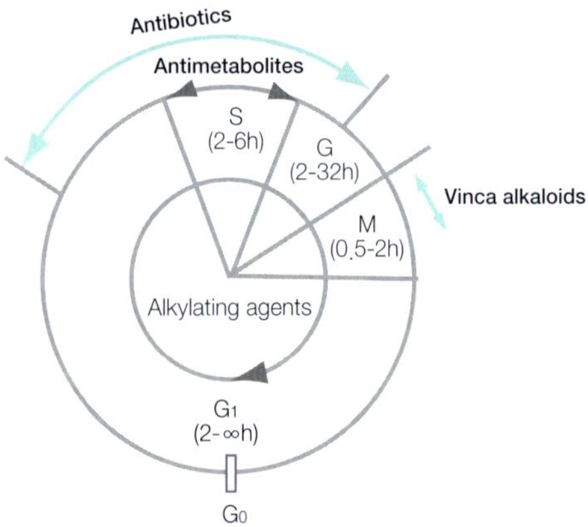

그림 8-12 세포주기에 따른 항암제 작용 기전

표 8-13 대표적 항암 화학 약제의 독성

약물	독성
알킬화제 (alkylating agents)	
Cyclophosphamide	골수억제, 출혈 방광염, 폐섬유화, 항이뇨 호르몬 과다분비 증후군, 방광암, 아나필락시스
Ifosfamide	골수억제, 출혈 방광염, 폐섬유화, 항이뇨 호르몬 과다분비 증후군, 방광암, 아나필락시스, 중추신경기능부전, 심독성
Melphalan	골수억제, 점막염, 설사
Cisplatin	골수억제, 신독성, 이독성, 신경독성, 아나필락시스
Carboplatin	골수억제, 간독성
Busulfan	골수억제, 폐섬유화, 점막염, 신경독성
항대사제 (antimetabolites)	
Methotrexate	골수억제, 점막염, 구내염, 피부염, 간독성, 신경독성
6-Mercaptopurine	골수억제, 간독성, 점막염
Cytarabine	골수억제, 점막염, 간독성, 중추신경독성, 결막염
항생제 (antibiotics)	
Adriamycin, daunomycin	심근병증, 붉은 소변, 혈관외 유출시 조직괴사, 골수 억제, 결막염, 방사선 감수성, 부정맥
Bleomycin	폐렴, 구내염, 폐섬유화, 피부염, Raynaud 현상
Dactinomycin	혈관외 유출시 조직 괴사, 골수 억제, 방사선 감수성, 점막염
식물 알칼로이드 (plant alkaloids)	
Vincristine	국소 연조직염, 말초 신경병증, 변비, 장마비, 경련, 하악통, 항이뇨 호르몬 과다분비 증후군, 안검하수, 경한 골수 억제
Vinblastine	국소 연조직염, 백혈구 감소
Etoposide	골수 억제, 2차 백혈병
기타	
Prednisolone	골다공증, 감염, 소화 궤양, 쿠싱 증후군, 백내장, 당뇨병, 고혈압
L-asparaginase	알레르기 반응, 췌장염, 고혈당, 혈소판 기능 이상, 응고 장애, 뇌증

(3) 급성 합병증과 지지요법

1) **감염**

① 종양침습, 화학요법으로 인한 혈구감소증, 내재정맥관, 방사선 치료 등으로 면역력 저하 상태이므로 감염에 주의해야 한다.

② 중성구 감소증이 동반된 발열인 경우, 전신적인 검진을 새롭게 하고 그람음성균을 포함한 광범위 항생제를 투여한다.

③ 글리코펩티드 (Glycopeptide) 계열 약제를 투여할 적응증이 있는지 평가하여 해당 항생제를 투여한다. 적응증에는 심한 점막염, 퀴놀론 예방요법 사용 환자, MRSA등이 정착되어 있는 환자, 카테터관련 감염, 저혈압/쇽 등이 있다.

④ 원인이 불분명하면서 7일 이상 발열과 중성구 감소증이 지속될 경우 진균감염도 의심해야 한다.

⑤ 발열시 중성구 감소증이 없어도 내재정맥관이 있을 경우에는 관을 통한 감염을 의심해야 하며 말초혈관과 내재정맥관 모두에서 배양검사를 시행하고 감염이 의심되면 즉시 그람 양성 균주에 대한 항생제를 투여한다.

⑥ *Pneumocystis jiroveci (이전 Pneumocystis carinii)* 폐렴이 동반되어 치명적 결과를 초래할 수 있기 때문에 trimethoprim/sulfamethoxazole을 5 mg/kg/d 주3회로 예방 투여해야 한다.

2) **오심 및 구토**

① 항암제에 대한 예측 구토 (anticipatory vomiting)도 있기 때문에 첫 번 항암제 투여부터 치료가 매우 중요하다.

② 급성인 경우 24시간 이내 그치나 cisplatin처럼 지연성 구토가 반복적으로 있는 경우도 있다.

③ Ondansetron 0.15 mg/kg IV 혹은 PO, granisetron 10 μg/kg IV, metoclopramide 1-2 mg/kg IV 혹은 PO, dexamethasone 10-20 mg, lorazepam 0.025 mg/kg IV 혹은 PO 등을 투여할 수 있다.

3) **통증 조절**

① 치료를 받는 소아암 환아의 삶의 질을 개선하기 위해 통증 조절은 필수적이다.

② 통증 평가: 0-10점으로 평가한다.

a. FLACC (face legs activity cry consolability) 등급: 3세 미만의 소아나 스스로 통증을 보고할 수 없는 환자에게 사용한다.

b. Wong-Baker 얼굴 통증 등급: 3세 이상 소아에서 사용 (그림 8-13)한다.

c. 숫자 통증 등급: 수 개념을 이해하는 12세 이상 환아에게 사용 (0점: 통증 없음-10점: 상상할 수 있는 최악의 통증)한다.

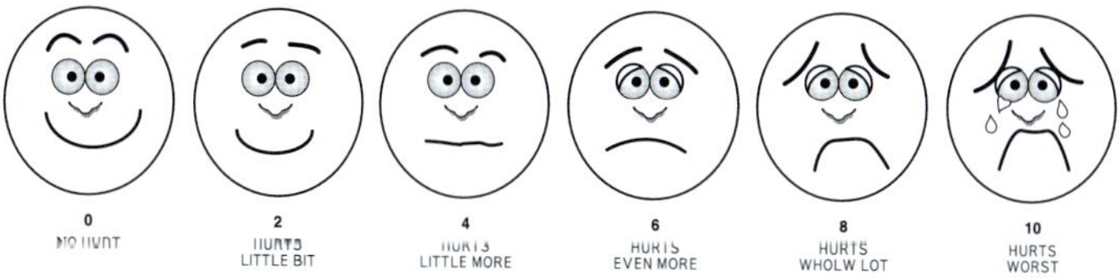

그림 8-13 Wong-Baker 얼굴 통증 등급

③ 통증 치료 원칙

a. 가능하면 먹는 약을 우선 시작한다.

b. 단계적 (비마약성 진통제→약한 마약성 진통제→강한 마약성 진통제)으로 진통제를 선택하거나 추가한다.

c. 적정량은 지나친 독성 없이 적절한 간격으로 투여하여 충분히 통증을 완화할 수 있는 양이다.

d. 통증의 적절성 여부를 자주 평가하여 조절이 잘 되지 않으면 진통제의 종류를 바꾸거나 용량을 증가시킨다.

④ 진통제의 종류

a. 비마약성 진통제

i. Acetaminophen: 15 mg/kg/dose로 4-6시간마다 투여, 12세 이하 최대 용량은 75 mg/kg/d

ii. Nonsteroidal anti-inflammatory drugs (NSAIDs): Naproxen, ibuprofen, ketorolac

b. 약한 마약성 진통제

i. Codeine: 0.5-1 mg/kg/dose로 4시간마다 경구 투여

ii. Oxycodone: 0.05-0.15 mg/kg/dose로 4-6시간마다 경구 투여

c. 강한 마약성 진통제

i. Morphine: 0.08-0.1 mg/kg/dose로 2-3시간마다 경정맥 투여 또는 0.03-0.05 mg/kg/h 로 지속 주입

ii. Fentanyl: 0.001-0.002 mg/kg/dose로 1-2시간마다 경정맥 투여 또는 0.002-0.004 mg/kg/h로 지속 주입

d. 진통 보조제: Amytriptyline, gabapentin, methylphenidate, dextroamphetamine 등

(4) 종양학적 응급 (Oncologic emergency)

1) **백혈구증가증** (hyperleukocytosis)

① 혈액 점성의 증가와 혈전 형성을 초래하여 혈관 폐색, 두개강내 출혈 및 폐출혈이 나타날 수 있다.

② 골수모세포가 더 크고 혈액의 점성을 높이며 미세혈관을 잘 막기 때문에 급성 림프모구백혈병보다 급성 골수모구백혈병에서 사망률이 더 높게 보고된다.

③ 치료 (표 8-14)

a. 종양 용해 증후군의 치료와 같다.

b. 백혈구수 $100 \times 10^3/\mu L$ 이상시 백혈구분반술 (leukapheresis)을 고려한다.

2) **종양용해증후군** (tumor lysis syndrome)

① 정의: 종양 진행 과정, 치료 연관성, 종양 괴사, 또는 전격성 세포사멸 현상으로 인해 급격하게 과다한 종양 세포가 용해됨으로써 초래되는 급성 대사 이상 현상

② 병태 생리

a. 암세포 내에 있는 칼륨, 인, 핵산 등이 세포 밖으로 나와 고요산혈증, 고칼륨혈증, 고인산혈증 (±저칼슘혈증) 등이 나타난다.

b. 급성림프모구백혈병, 악성 림프종과 같이 화학요법에 반응이 좋은 경우에 잘 발생한다.

③ 적절하게 치료되지 않으면 부정맥, 신부전증, 발작, 파종혈관내응고장애 등으로 사망할 수 있다.

④ 치료 (표 8-14)

표 8-14 백혈구증가증 및 종양용해증후군의 치료

치료	지침
수액 요법 및 알칼리화	5% 1:4 DS: 3 L/m^2/d (유지량의 2-4배) + $NaHCO_3$ (120 mEq/m^2/d) → 목표: urine S.G <1.010, urine output >100 mL/m^2/h, urine pH 6.5-7.5
요산 감소 치료	Allopurinol 100 mg/m^2/dose 8 시간마다 경구 투여 Rasburicase 0.15-0.2 mg/kg 1회/d 경정맥 투여
이뇨	Furosemide 0.5-1 mg/kg/dose 경정맥 투여 Mannitol: 수액 요법과 furosemide에 반응하지 않는 핍뇨시 0.5 g/kg/dose 경정맥 투여
백혈구분반술	백혈구수 100×10^3/μL 이상인 경우 고려
수혈	두개강내 출혈위험을 줄이기 위해 혈소판수 20×10^3/μL 유지 농축 적혈구 수혈은 혈액 점성을 증가시키므로 가급적 피하고 혈색소는 10 g/dL 이하로 유지
항암화학요법	환자가 안정화되고 적절한 소변양이 유지되면 시작
투석	신부전이 진행되어 혈중 칼륨 >6 mEq/L, 인 >10 mg/dL, 핍뇨, 무뇨, 조절되지 않는 수액 과부하가 있는 경우 시행
감시 항목	전해질, 칼슘, 인, 요산, BUN, creatinine: 6시간마다 CBC: 6시간마다 Urine output, pH, specific gravity 고칼륨혈증 또는 저칼슘혈증이 있는 경우 심장, 호흡기 및 중추신경계 monitoring

3) **상대정맥증후군** (superior vena cava, SVC), **상종격동증후군** (superior mediastinal, SM)

① 악성 림프종이나 기형종에 의해 주로 발생

② 증상

a. SVC: 부종, 청색증, 경정맥 울혈

b. SM: 기침, 쉰소리, 호흡곤란, 기좌호흡, 천명

③ 치료: 가능하면 조직검사 등을 통해 확진한 후에 바로 치료를 시작

a. Prednisolone 투여

b. 방사선 치료로 종괴의 크기 축소

4) **급성 복증**

① 중증 중성구 감소증이 있을 때 맥창자에 괴사대장염 (typhlitis) 발생할 수 있음

② 우하복부 통증을 동반한 종괴가 있으며 복부초음파 검사를 통해 장점막이 두꺼워진 것을 볼 수 있고 *Clostridium septicum, Pseudomonas aeruginosa*가 흔한 원인균

③ 치료: 금식, 광범위 항생제 투여, 코위관 감압, 수액요법 등을 하며 중성구 증가 이후에도 지속적인 장출혈이 있을 경우 수술을 고려

5) **척수 압박** (spinal cord compression)

① 소아암의 약 4%에서 발생하며 요통을 동반한 요실금, 감각소실이 있는 경우 반드시 의심하여 MRI를 시행

② 즉시 dexamethasone 1-2 mg/kg/d 투여 후 방사선 치료와 화학요법을 시작하고 필요하면 수술을 고려

2. 백혈병 (Leukemia)

(1) 기원

정상 골수계 혹은 림프계 조혈 과정 중 특정 단계의 미성숙 세포

(2) 종류

1) **급성 백혈병**: 소아기에 발병하는 백혈병의 97%
   ① 급성림프모구백혈병 (acute lymphoblastic leukemia, ALL): 75%
   ② 급성골수모구백혈병 (acute myeloid leukemia, AML): 20%
   ③ 급성미분화성백혈병 (acute undifferentiated leukemia, AUL): <0.5%
   ④ 급성혼합형백혈병 (acute mixed-lineage leukemia, AMLL)
2) **만성골수구성백혈병**: 소아기에 발병하는 백혈병의 4%
   ① 필라델피아 염색체 양성 골수구성 백혈병 (philadelphia chromosome positive myeloid leukemia)
   ② 연소성 골수단핵구성 백혈병 (juvenile myelomonocytic leukemia, JMML)

(3) 급성림프모구백혈병 (Acute lymphoblastic leukemia, ALL)

1) **발생**
   ① 소아에서 발생하는 종양성질환의 가장 흔한 원인 (전체 소아암의 25-30%)
   ② 100,000명당 14명 발생
   ③ 호발 연령: 2세-5세
2) **임상 증상**
   ① 전신 증상: 고열 (60%), 전신쇠약감 (50%), 창백 (40%)
   ② 골수 침범에 의한 혈액학적 증상
      a. 적혈구 감소: 창백, 무기력, 빈백, 호흡곤란, 심부전 증상
      b. 중성구 감소: 고열, 점막 궤양, 감염, 패혈증
      c. 혈소판 감소: 피부자반, 멍, 점막 출혈, 장출혈, 뇌출혈
   ③ 장기 침범 증상
      a. 림프계: 림프절 비대, 간 비대, 비장 비대
      b. 중추 신경계: 두개강내압 항진 증상 (아침에 심한 두통, 구토, 시력장애), 뇌실질 침범 증상 (국소 신경학적 증상), 뇌하수체 증상, 요붕증, 척수 녹색종, 뇌출혈 증상
      c. 비뇨생식계: 고환 침범 증상 (무통성 종창)
      d. 소화기계: 장출혈, typhlitis (막창자염)
      e. 신장: 혈뇨, 고혈압
      f. 골격계: 뼈 및 관절 통증
3) **진단**
   ① 일반혈액검사
      a. 혈색소 저하: 정구성 (normocytic) 빈혈, reticulocyte 감소
      b. 백혈구: 저하 또는 정상 또는 증가, 아세포 (blast) 증가
      c. 혈소판 감소
   ② 골수 검사
      a. 아세포 (blast): AML은 WHO 기준으로 20%, FAB 기준으로 30% 이상의 아세포가 관찰될 때 진단된다. ALL은 20%-25% 이상의 아세포가 관찰될 때 진단된다.

③ 흉부 X선 사진: 종격동 종양 (T-cell leukemia) 유무를 확인한다.

④ 뇌척수액 검사: 중추신경계 침범 확인을 위하여 시행, 5 WBC/μL 이상이면 cyto-centrifuge 검사를 통하여 아세포를 확인하고 의심되는 세포에 TdT 염색을 시행하여 진단한다.

⑤ 기타: 필요시 혈액 화학검사, 혈액 응고 검사, 바이러스 표지자 검사를 시행한다.

4) **분류**

① 형태학적 (morphology) 분류 (그림 8-14)

그림 8-14 **급성림프모구백혈병의 FAB 분류**

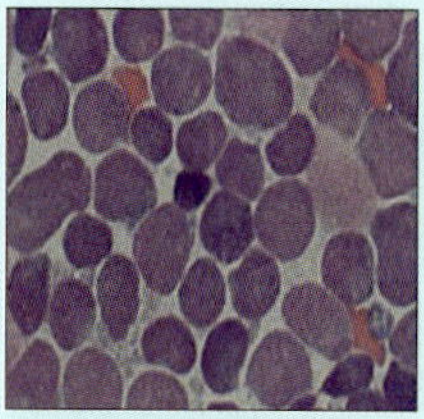	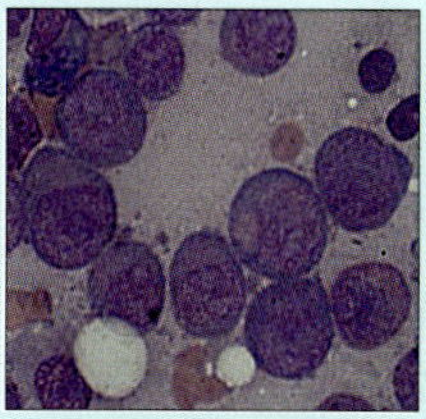	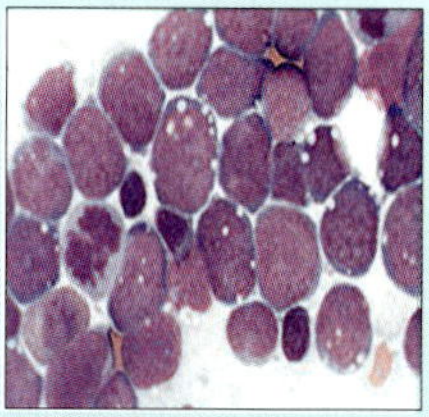
L1	L2	L3
소림프구 크기의 2배 이하로 핵은 규칙적이고 원형이며 크기가 균일한 림프아구양 세포	소림프구 크기의 2배 이상으로 세포의 크기가 일정하지 않고 핵이 불규칙	대형세포로 세포 모양은 균일하고 핵은 원형이며, 세포질이 풍부하고 호염기성으로 공포를 형성

② 세포화학적 (cytochemical) 분류 (표 8-15)

표 8-15 **백혈병의 세포화학적 분류**

Cell type	염색방법				
	PAS	Sudan black B	Peroxidase	ANE	NSE
Leukemic, lymphoblastic	+	-	-	-	-
Lymphocyte, normal	-	±	-	-	-
Myeloblastic	-	+	±	+	+
Monoblastic	-	+	±	++	++
More mature myeloid cell	+-++	+-++	++	+	+
Monocyte	+	+-++	+	+	+

PAS: periodic acid-schiff, ANE; α-naphtylbutyrate esterase, NSE: non-specific esterase

③ 면역표현형 (immunophenotype)에 의한 분류 (표 8-16)

a. Early pre-B cell에서 ALL이 대부분 발생된다.

b. Early pre-B cell 혹은 pre-B ALL 환아의 90% 이상에서 common ALL antigen (CALLA, CD10)을 나타낸다. (90% 이상에서 L1 형태를 가진다.)

c. T cell은 ALL 환아의 약 15%에서 보인다.

표 8-16 백혈병의 면역표현형에 의한 분류

분류		CD marker
ALL	B-cell type	μ, κ, λ rearrangement, cIg, sIg, HLA-DR, CD19, CD24, CD10, CD20, CD21, CD22, CD23
	T-cell type	TCR, CD7, CD5, CD2, CD1, CD4, CD8, CD3
AML	M1/M2	HLA-DR, CD15, CD33, CD34
	M3/M3V	CD11b, CD13, CD15, CD33, CD34
	M4/M5	HLA-DR, CD11b, CD13, CD14, CD15, CD33, CD34
	M6	HLA-DR, CD13, CD33, CD34, glycophorin
	M7	HLA-DR, CD13, CD33, CD34, CD41, CD42, CD61
	M0	CD13, CD33, CD34

④ 유전자 표식자에 의한 분류 (표 8-17)

표 8-17 소아 급성림프모구백혈병에서 흔한 염색체 전좌와 임상 양상

염색체 전좌	유전자 변이	임상 양상
t(1;19)(q23;p13.3)	*E2A-PBX1* fusion	Pre B-cell phenotype, hyperleukocytosis, 중추신경계 침범, 불량한 예후
t(9;22)(q34;q11)	*BCR-ABL* fusion	Predominant B-lineage phenotype, older age, hyperleukocytosis, 불량한 예후
t(4;11)(q21;q23)	*MLL-AF4* fusion	CD10(-), B-lineage phenotype, infancy, hyperleukocytosis, 불량한 예후
t(12;21)(q34;q22)	*TEL-AML*	3-6세, CD10(+) pre-B cell phenotype, 좋은 예후

5) 예후 인자 및 위험군 분류

① 예후 인자

a. 진단 당시 연령: 1세 미만이거나 10세 이상인 경우 불량한 예후 (1세 미만이 가장 불량)

b. 진단 당시 백혈구 수치 $>50\times10^3/\mu L$인 경우 불량한 예후

c. 면역표현형: T 세포 유형인 경우 불량한 예후 (불량한 정도: T cell >mature B cell >early pre-B cell)

d. DNA index <1.16, hypodiploidy인 경우 불량한 예후

e. Cytogenetics: *MLL* 전좌, philadelphia chromosome 존재 시 불량한 예후

f. 진단 당시 중추신경계 침범 시 불량한 예후

g. 치료에 대한 반응: 관해 유도 치료 후 관해 도달에 실패한 경우 불량한 예후

② 위험군 분류

a. 표준위험군: 1세 이상, 10세 미만의 환자 중에서 진단 당시 WBC $<50\times10^3/\mu L$ 이면서 *BCR-ABL*이나 *MLL* 유전자 전좌 및 hypodiploidy가 없는 경우

b. 중간위험군: 10세 이상 혹은 진단 당시 WBC $>50\times10^3/\mu L$ 인 환자 중에서 *BCR-ABL*이나 *MLL* 유전자 전좌 및 hypodiploidy가 없는 경우

c. 고위험군: 초기 위험군과 상관없이 지연된 조기 반응 (slow early response, SER), *BCR-ABL*, hypodiploidy, *MLL* 유전자 전좌를 보이는 경우

6) **치료**

급성림프모구백혈병의 치료 원칙

- 위험군에 따른 맞춤 치료
- 초기 치료 반응에 따른 치료 방향 설정
- 항암제의 합병증에 따른 투여 용법의 변경

① 관해 유도 (remission induction): 4주 시행, 백혈병 세포를 10^{12}개에서 10^{9}개로 감소시킨다.
  a. Vincristine, prednisolone, L-asparaginase로 90-95%에서 관해 도달
  b. 고위험군에서는 daunomycin 추가

완전 관해 기준

- 질병 관련 증상 (발열, 뼈의 통증 등)이 없음
- 간비비대, 림프절비대 또는 남아있는 조직 침투 소견이 없으며 정상 CSF 소견
- 정상 말초 혈액 수치 (granulocyte >500/μL, 혈소판 >75,000/μL, 혈색소 >12 g/dL)를 보이면서 혈액도말검사상 아세포가 없음
- 골수 검사상 정상 세포 충실도, 과립구 및 적혈구의 정상적 분화를 보이면서 아세포가 5% 미만

② 중추 신경계 예방 및 공고 요법 (consolidation)
  a. 중추신경계 예방
    i. 삼중 척수강내 항암치료 (Triple intrathecal therapy: Methotrexate, ara-C, hydrocortisone)
    ii. 진단 당시 중추 신경계 침범이 있는 경우: 두개강 방사선 조사(1,800 Gy) 추가
  b. 공고 요법: 백혈병 세포를 10^{6}으로 감소시킨다.

③ 공고 및 강화요법(consolidation and intensification): 약제 내성을 지녀 다시 자라는 클론 제거를 위해 시행하는 14~28주간의 항암요법

④ 유지요법(maintenance therapy): 잔존하는 미세한 백혈병 세포의 완전한 제거를 위해 2-3년간 매일 6-MP와 매주 1회 methotrexate를 투여하며, 1달에 1회 vincristine 과 prednisolone을 투여.

⑤ 조혈모세포 이식(hematopoietic stem cell transplantation): 재발한 환자에서 시행하며, t(9;22) 전위 등 특히 예후가 불량한 초고위험군 환자에게 1차 관해시 이식을 시행.

(4) 급성골수모구백혈병 (Acute myeloid leukemia, AML)

1) 분류 (표 8-18) : 분자유전학적 분류를 중시한 WHO 분류와, 형태학에 따른 FAB 분류가 있다.

표 8-18 FAB (French-American-British) 분류

M0	Myeloblastic, undifferentiated
M1	Myeloblastic, minimally differentiated
M2	Myeloblastic, differentiated
M3	Hypergranular promyelocytic (APL) (그림 8-15)
M4	Myelomonocytic (AMMoL)
M5	Monocytic (AMoL)
M6	Erythroleukemia
M7	Megakaryocytic

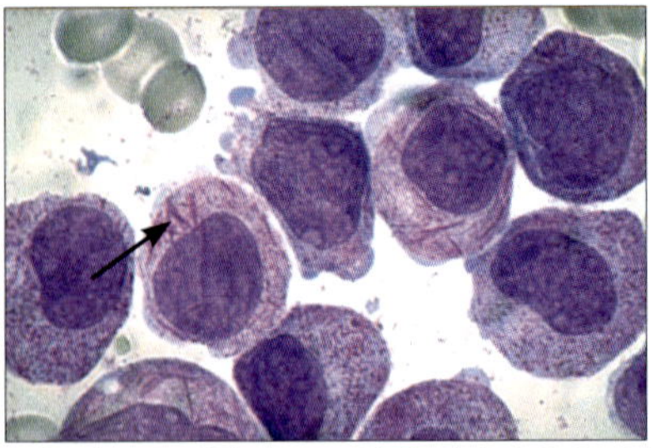

그림 8-15 급성골수모구백혈병 M3 골수흡인검사사진: 다수의 auer rod (화살표)를 동반한 hypergranular promyelocyte들을 관찰할 수 있다.

2) 급성골수모구백혈병에서 흔한 염색체 전좌 (표 8-19)

표 8-19 소아 급성골수모구백혈병에서 흔한 염색체 전좌

염색체 이상	형태학적 연관성
Trisomy 8	Variable
Monosomy 7	M2, M4, M5
Monosomy 5, del (5q)	M1, M2
t(8;21)(q22;q22)	M2, M4
t(15;17)(q22;q11-12)	M3
t(9;11)(q22;q23)	M5, M4, M2
del(11)(q22-23)	M5, M4, M2
inv(16)(p13;q22), del(16q)	M4E, M2, M4
t(6;9)(p23;q34)	M1, M2, M4: marrow basophilia
t(9;22)(q34;q11)	M1

3) **예후 인자**

① 불량한 예후 인자

a. WBC $>100\times10^3/\mu L$

b. Monosomy 7

c. Secondary AML

d. FLT3-ITD (FMS-like tyrosine kinase 3- internal tandem duplication)

e. 관해유도 후에 미세 잔존 백혈병이 남아 있는 경우

② 분자유전학적 특성에 따른 위험군 분류 (Medical Research Council [MRC] protocol)

a. Favorable : t(8;21), t(15;17), inv(16) : 5년 생존률 75%

b. Unfavorable : Monosomy 5, 7, del(5q) and (3q) : 5년 생존률 41%

c. 중간위험군 : 정상 핵형 또는 다른 항에 포함되지 않는 karyotype : 5년 생존률 62%

4) **치료**

① 관해 유도

a. Regimen: Anthracycline (daunomycin or idarubicine) + cytarabine 으로 70-80% 관해된다.

b. Retinoic acid: APL (AML M3) 에서 분화유도제제로 사용.

② 중추신경계 예방

a. M4, M5 환자에서 주로 중추 신경계 재발이 흔히 일어나므로 이들 아형에서는

intrathecal cytarabine therapy를 시행한다.

③ 관해 후 치료

a. 공고 또는 강화 요법 (Consolidation or Intensification): 관해 달성 후 단기간에 걸쳐 고용량 cytarabine 과 다른 약제를 병용하여 투여하는 것으로 2-6회 시도한다.

b. 유지요법 (Maintenance): 관해 유도 및 강화 요법 후 저용량의 항암제를 매달 수일간에 걸쳐 1-3년간 투여한다. APL을 제외하고, 유지치료의 효용성이 아직 증명되지 않았다.

④ 조혈모세포 이식

a. 조직적합항원이 일치하는 공여자가 있는 경우 첫 관해시에 동종 조혈모세포 이식을 시행한다.(APL과 Down syndrome은 제외)

b. 공여자가 없는 경우 강화된 항암 화학요법을 시행한다.

3. 뇌종양 (Brain tumor)

(1) 발생

1) 소아기 악성 종양 중 두 번째로 흔한 질환

2) 발생 부위

① Supratentorial region (40%)

a. Cerebral hemisphere: Astrocytoma (16%), ependymoma (3%), glioblastoma (5%), PNET (3%), others (2%)

b. Sella/chiasm: Craniopharyngioma (6%), optic glioma (5%)

② Infratentorial region (60%)

a. Cerebellum: Medulloblastoma (20%), astrocytoma (18%), ependymoma (6%)

b. Brain stem: Glioma (14%), others (2%)

(2) 임상 증상

1) **두개내압 상승**

① 특징적인 증상: 아침에 심한 두통, 구토, 기면

② 2세 이하: 대천문의 팽윤, 두위 증가, 두피 정맥 두드러짐

③ 소아: 보챔, 식욕 부진, 오심, 구토, 성장 장애

④ 학령기: 성적 저하, 피로, 성격 변화

⑤ 대개 진행이 완만하며 비특이적이나, 급속히 진행되는 경우에는 뇌의 중심선에 생기는 종양이거나 후두부에 생기는 종양일 가능성이 많다.

2) **종양 위치에 따른 증상** (표 8-20)

표 8-20 **종양 위치에 따른 증상**

종양 발생 위치	증상
천막 하부	
소뇌 침범	신체 균형 유지 곤란
안구 운동 신경 마비	사시, 안구 운동 장애
뇌척수액 경로 폐쇄	두개내압 상승 증상

표 8-20 계속

종양 발생 위치	증상
천막 상부	두통과 경련 (가장 흔함)
대뇌 반구	
전엽	실어증, 근력저하, 경련, Broca's aphasia
두정엽	경련, 입체감의 상실, 안구진탕
후두엽	시야 이상, 환상 동반 경련
관자엽	경련 (시각, 청각 및 기억의 환각을 동반), 상동증 (stereotype movement), Todds paralysis
심층부	반신마비, 추체외로이상 (athetosis, 경직, 편무도병)
시상하부, 뇌하수체	성조숙, 무월경, 경련
시신경 교차부	시야 이상, 시신경 위축
송과체	Caudal body를 눌러서 두개강내압 항진이 조기에 출현 Parinaud 증후군, 안구진탕, anisocoria, paralysis of convergence, 현기증, 청각장애, 성조숙증, 성기능부전

3) **진단**

① 자세한 병력 청취와 신경학적 검사

② 영상의학 검사

a. CT: 뼈의 병변이나 종양의 석회화에 MRI에 비해 장점이 있다. 불안정한 상태의 환자 (짧은 검사 시간) 시행할 수 있다.

b. MRI : 뇌종양 진단의 기본 검사이며, 종양 발생 부위의 뇌혈관장벽의 파괴 확인, 주변 부종 조직과 종양 조직의 정확한 감별, 고형 종양 성분과 낭성 성분을 구분, scarring 과 잔여 종양을 감별하는데 유용하다.

c. MR angiography (MRA): 뇌의 정상적인 혈관 구조 확인 및 종양 vascularity 확인

d. PET: 종양의 악성 정도, 뇌종양 환자의 예후, 다발성의 병변을 보이는 경우 적절한 생검 부위 제시, 방사선 및 항암 치료 받은 환자에서 괴사, 부종과 종양 재발의 감별, 수술 후 변화와 종양 재발의 감별에 유용한다.

③ 뇌척수액 검사

a. 전이 단계 판정 위해 뇌척수액 세포검사를 확인

b. 수모세포종에서 수술 후 M 병기 판정을 위해 수술직후 또는 수술 후 3주째에 요추천자를 시행하여 검사하도록 추천한다.

c. 뇌실질의 탈출 (herniation) 가능성이 있는 경우에는 금기이다.

④ 병리학적 진단: WHO 분류에 따라 진단하고, 등급 (I~IV 등급)을 결정한다.

⑤ 유전자 표지자: p53 암억제유전자 돌연변이 (악성 및 양성 아교종), INI-1유전자 결실 (atypical teratoid rhabdoid tumor) 등

4) **치료**

① 치료 방향: 일차적으로 수술 또는 수술과 방사선 치료가 주이나 최근 들어 항암요법과 면역요법 등이 보존적으로 사용되면서 생존율을 늘리고 후유증을 줄이는데 주력한다.

② 수술

a. 수술 치료의 목적

i. 조직학적 및 세포학적 진단을 위한 조직 생검

ii. 최소한의 신경학적 후유증으로 최대의 종양 제거

iii. 뇌척수액 폐쇄로 인한 두개내압 항진의 완화

b. 미세수술의 발달로 악성도가 낮은 종양의 일차적 치료에 많은 진전을 보였으나, 악성도가 높은 종양의 경우 그 중요성은 아직 회의적이다.

③ 방사선 치료

a. 대부분의 고등급 (high grade) 뇌종양의 경우 국소 병변 조절 및 잔존 종양 제거를 위해 방사선 치료가 필요하다.

b. 방사선 치료의 확대로 생존율의 향상은 보였으나 상당한 후기 후유증이 보고되고 있어 종양의 종류, 환자의 나이, 치료 병변의 부피를 고려하여 방사선 조사량을 결정한다.

c. 화학항암요법 추가와 다양한 방사선 요법의 개발로 방사선 조사 후유증을 줄이려는 추세이다.

④ 항암화학요법

a. 진행성 저등급 교종 (low grade glioma), 고등급 교종, 수모세포종, PNET, 생식세포종 환자에서 복합 화학요법을 시행한다.

b. 수모세포종은 치료 성적 향상을 위해 반드시 수술, 방사선 치료와 함께 항암화학요법을 시행한다.

c. 악성도가 높은 아교모세포종, 재발 전이된 역형성 별세포종 및 고위험군 수모세포종을 대상으로 고용량의 항암제 투여 후 조혈모세포 이식을 시행하기도 한다.

5) **소아 뇌종양 치료의 후기 부작용**

① 운동 및 지각신경 장애, 간질

② 수두증

③ 인지기능 장애 및 기억력, 주의력 장애

④ 내분비 장애: 성장 호르몬 결핍 (13-40%), 갑상선 기능장애, 범뇌하수체장애

⑤ 2차성 뇌종양 (3-5%)

(3) 별세포종 (Astrocytoma)

1) **조직학적 분류**

① 저등급 (low grade)

a. Pilocytic astrocytoma: WHO grade I

b. Diffuse astrocytoma (Fibrillary, Gemistocytic, Protoplasmic), Pilomyxoid astrocytoma : WHO grade II

② 고등급(high grade)

a. Anaplastic astrocytoma: WHO grade III

b. Glioblastoma multiforme: WHO grade IV

2) **치료**

① 저등급 종양

a. 수술: 완전한 수술적 제거가 중요, 잔존 종양이 있을 경우에는 추가 치료를 고려한다. 재발시에도 수술을 우선 고려한다.

b. 방사선 치료: 수술이 불가능하거나 잔존 종양이 있으며, 증상을 동반한 종양에서 고려한다. 항암화학요법 치료에 실패했을 경우에도 고려한다.

c. 항암화학요법: 수술이 불가능하거나 잔존 종양이 있으며, 증상을 동반한 종양에서 고려한다. 연령이 낮아 방사선요법의 부작용이 우려되는 경우, 방사선 치료보다 우선 고려하며, 방사선 치료를 피하거나, 최대한 연기할 수 있는 이점이 보고되고 있다.

② 고등급 종양

a. 수술: 침습적인 특성으로 인해 완전 제거가 불가능한 경우가 많으며 종양 부담 감소가 수술의 목적이 되는 경우가 많다. 신경학적 후유증을 고려하여 가능한 최대의 수술적 제거가 권장된다.

b. 방사선치료: 수술 후 방사선 치료가 생존율이 증가한다.

c. 항암화학요법: 수술 후 방사선 치료와 함께 temozolomide 나 CCNU (lomustine) 기반의 항암화학요법을 시행한 경우 생존율이 증가한다.

3) **예후**

① 저등급 종양: 수술적 제거만으로 후두와에 위치한 경우에는 100%, 천막상부에 위치한 경우에는 76-100% 의 5년 생존율을 보인다.

② 고등급 종양: 수술, 방사선치료 및 항암화학요법의 복합치료에도 5년 생존율은 33% 정도이다.

(4) 수모세포종 (Medulloblastoma) (그림 8-16)

1) **발생**

① 가장 흔한 소아기 악성 뇌종양으로 후두와 발생 종양의 30-40%를 차지한다.

② 소뇌의 미분화 원시세포에서 기원하여 신경세포 및 아교세포로 다양한 분화를 보인다.

③ 침윤성이 높고 뇌척수액을 통한 중추신경계 전이가 흔하며, 뼈나 골수 등의 중추 신경계 밖으로의 혈행성 전이를 보일 수 있다.

2) **병기:** 종양의 크기 (T stage) 및 전이 단계 (M stage)를 평가 (표 8-21)

표 8-21 **수모세포종의 병기 (Chang staging system)**

분류	설명
T1	종양의 직경이 3 cm 미만이고 종양의 위치가 소뇌 충부 (vermis), 4뇌실 천장 (roof), 그리고 드물게 소뇌반구에 제한되어 있음
T2	종양의 직경이 3cm 이상이고 종양이 한 가지 이상의 주변 구조물에 침범하였거나 4뇌실의 일부를 채우고 있음.
T3	T3a와 T3b로 분류
T3a	종양이 두 개 이상의 주변 구조물을 침범하였거나 4뇌실을 완전히 채우면서 중간뇌수도관 (aqueduct of Sylvius), 루시카공 (foramen of Lushka)까지 펴져 뚜렷한 수두증을 초래함
T3b	종양이 4뇌실 바닥 (floor) 또는 뇌간에서 발생하고 4뇌실을 채움
T4	종양이 중간뇌수도관을 통해 펴져 3뇌실이나 중뇌 또는 상부 경추까지 침범함
M0	육안적인 지주막하 전이 또는 혈행성 전이의 증거가 없음
M1	뇌척수액에 현미경적 종양 세포가 포함됨
M2	소뇌, 대뇌지주막하 공간, 또는 3뇌실이나 측뇌실에 육안적인 결절성 파종이 있음
M3	척추 지주막하 공간에 육안적 결절상 파종이 있음
M4	뇌척수축 (cerebrospinal axis) 외의 전이가 있음

3) **치료**

① 방사선 및 항암제에 대한 반응이 매우 민감한 종양이므로 수술적 제거와 함께 항암화학요법, 방사선 치료를 병행하여 치료한다.

② 3세 이하의 소아에서는 방사선 치료에 대한 후유증이 크므로 수술 후 항암화학요법을 우선 시행하여 방사선 치료를 지연 또는 생략한다.

③ 고위험군: 36 Gy의 두개척추 방사선 요법과 항암화학요법을 시행한다. 고용량 항암화학요법 및 말초혈액 조혈모세포이식을 추가하기도 한다.

④ 저위험군: 감량된 두개척추 방사선 요법과 항암화학요법을 시행한다.

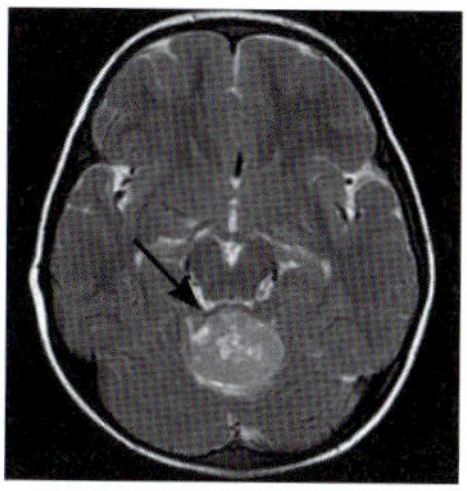

그림 8-16 수모세포종 환자의 MRI: 소뇌 충수 부위에 비균질 조영 증가를 보이는 종괴가 관찰된다.

4) **예후 인자 및 위험군 분류**

① 예후 인자: 연령, 전이 단계, 종양 제거 정도

② 위험군 분류

a. 고위험군: 3세 미만, 잔류 종양 크기 1.5 cm^2 이상, M1-M4의 전이

b. 저위험군: 3세 이상, 잔류 종양 크기 1.5 cm^2 이하, 전이 단계 M0

(5) 생식세포종 (Germ cell tumor)

1) **역학**: 서구에서는 소아 원발성 뇌종양의 1-3% 정도로 발생빈도가 낮지만 한국, 일본, 대만 등 동아시아에서는 5-15%로 발생빈도가 높다.

2) **분류**

① 종자세포종 (germinoma): -55%

② 기형종 (teratoma) 및 혼합성 생식세포종 (mixed germ cell tumor): -33%

③ 기타: 내배엽동종양 (endodermal sinus tumor), 배아성암종 (embryonal cell carcinoma), choriocarcinoma (융모막암종): 10%

3) **진단**

① CT, MRI등 영상 진단

② 종양 표지 인자: 융모막암종 (β-HCG), 내배엽종양 (α-fetoprotein), 배아성암종 (β-HCG 와 α-fetoprotein 모두 분비), 기형종 (모두 분비하지 않음)

4) **치료 및 예후** (5년 생존율)

①종자세포종: 방사선 치료만으로 90% 이상의 5년 생존율을 보인다. 항암화학요법과 감량된 방사선 치료를 병용하여 비슷한 성적을 보인다.

② 비종자세포성 악성 생식세포종: 방사선 치료와 항암화학요법 병행으로 40%의 5년 생존율을 보인다.

③ 성숙기형종: 수술적 완전 제거로 완치되며 90-100%의 5년 생존율을 보인다.

4. 악성 림프종 (Malignant lymphoma)

(1) 호지킨병 (Hodgkin disease)

1) **발생**

① 100,000명 중 1-10명

② 남:여 = 3:1
③ 호발 연령: 15-35세, 50세 이상
④ 호지킨병과 관련 있는 질환: 전신성홍반성 낭창, 류마티스관절염, 모세혈관 확장성 운동실조증, Swiss-type 무감마글로불린혈증, Epstein-Barr 바이러스 감염 등이 있다.

2) **조직학적 분류** (표 8-22)

표 8-22 호지킨병의 조직학적 분류

WHO/REAL classification	Rye classification
Lymphocyte predominant, nodular (with or without diffuse) Classic Hodgkin disease Lymphocyte-rich classic Nodular sclerosis(NS) Mixed cellularity(MC) Lymphocyte depletion(LD)	Lymphocyte predominance (10~20%) Nodular sclerosis (40-60%) Mixed cellularity (15-30%) Lymphocyte depletion (〈5%)

3) **진단**
① 임상 증상: 림프절 비대 (90%이상), 비장 비대, 전신 증상 (발열, 체중 감소), 종격동 침범에 따른 호흡기계 증상, 신경계 이상, 골격계, 골수 침범 등
② 종양 부위의 CT 및 MRI (그림 8-17)
③ 전이 소견 확인 위한 PET (혹은 PET-CT), 골주사 핵의학 검사, 골수 흡인 및 생검

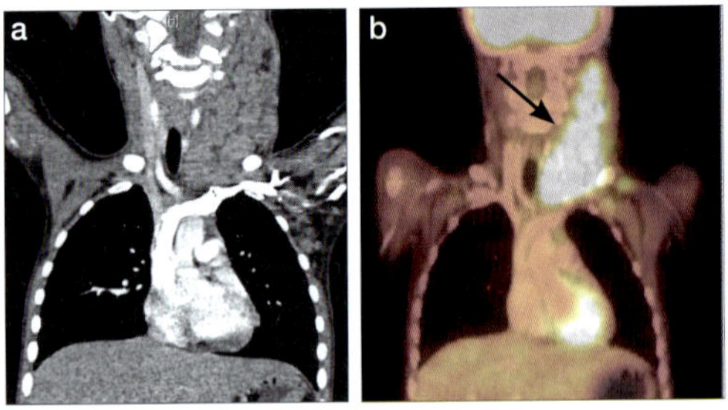

그림 8-17 경부에 발생한 호지킨병: (a) 경부 CT 소견상 왼쪽 경부에 광범위한 림프절 비대가 관찰된다. (b) PET-CT 상 경부 CT와 동일 부위에 경부 림프절의 대사가 증강되어 있는 소견이 관찰된다.

4) **병기** (**modified Ann Arbor Classification**) (표 8-23)

표 8-23 호지킨병의 병기

Stage I	하나의 림프절 부위만 침윤 (I) 혹은 하나의 비림프 조직이나 부위로의 직접 전파 (IE)
Stage II	횡격막의 한쪽 부위에서만 둘 혹은 그 이상의 림프절 부위 침윤 (II), 혹은 횡격막의 한쪽 부위에 국한되어서 국소적인 비림프 조직이나 부위의 침범과 하나 혹은 이상의 림프절 부위 침윤 (IIE)
Stage III-1	횡격막 양쪽 부위에서의 림프절 부위의 침윤 (III) 국소적인 비림프 조직의 침윤이 있을 수도 있고 없을 수도 있다. (IIISE) 상복부에 침윤이 제한되어 있는 복부 상병: Spleen, splenic hilar node, celiac node, porta hepatis node

표 8-23 계속

Stage III-1	횡격막 양쪽 부위에서의 림프절 부위의 침윤 (III) 국소적인 비림프 조직의 침윤이 있을 수도 있고 없을 수도 있다. (IIISE) 상복부에 침윤이 제한되어 있는 복부 상병: Spleen, splenic hilar node, celiac node, porta hepatis node
Stage III-2	횡격막 양쪽 부위에서의 림프절 부위의 침윤 상복부 상병에 상관없이 복부 상병이 para-aortic, mesenteric, iliac, inguinal lymph nodes를 포함하는 경우
Stage III-3	타 복부 상병의 유무에 관계없이 pelvic node의 침윤이 있는 경우
Stage IV	림프절 비대에 상관없이 하나 혹은 그 이상의 비림프 기관 혹은 조직의 전반적인 혹은 전신적인 침윤이 있는 경우: 비림프 기관은 림프절, 비장, 흉선, Waldeyer 고리, 충수돌기, Peyer's patch 이외로 정의한다. 생검으로 증명된 제4기의 부위는 다음 문자들로 표시한다. 골수 (M+), 폐 (L+), 간 (L+), 흉막 (P+), 뼈 (O+), 피부와 피부하조직 (D+)
Subclassification A B	 전신 증상이 없는 경우 다음과 같은 전신 증상이 있는 경우 1. 6개월 이상 10% 이상 이유 없는 체중 감소 2. 이유 없는 38℃ 이상의 반복적인 발열 3. 야간의 발한

5) **치료**

① 치료의 근간은 복합 항암 요법 및 저용량 방사선치료 병용이다.

② 항암치료

a. COPP (cyclophosphamide, vincristine(oncovine), procarbazine, prednisone)

b. ABVD (doxorubicin(adriamycin), bleomycin, vinblastine, dacarbazine)

c. BEACOPP (bleomycin, etoposide, doxorubicin, cyclophosphamide, vincristine(oncovine), procarbazine, prednisone)

6) **예후**: 항암치료와 방사선치료의 병합요법으로 90%이상의 완치율을 보인다.

① 좋은 예후 인자

a. 나이가 어릴수록, 여자〉남자, 전신 증상이 없는 경우,

b. 조직 유형: lymphocyte-predominant (LP) 〉 nodular sclerosis (NS) 〉 mixed cellularity (MC)

② 나쁜 예후 인자:

a. 진행 병기 (IIB, IIIB, IV)

b. 전신적인 B 증상이 있을 때

c. Bulky mediastinal disease가 있을 때

d. 림프외 조직의 침윤이 있을 때

(2) 비호지킨 림프종 (Non-Hodgkin lymphoma)

1) **발생**

① 소아의 악성 질환의 6-7% (유럽, 미국), 20세 미만의 소아에서 발생하는 림프종의 45% 정도를 차지한다.

② 남:여 = 2.5:1

③ 발생 연령: 5-19세

④ 위험 요인: 유전적인 면역 결핍증, 이식 후 면역 억제 상태, diphenylhydantoin, 방사선, EBV, HIV

2) **조직학적 분류** (표 8-24)

표 8-24 비호지킨 림프종의 조직학적 분류 및 특성

조직형	주요 침범 장소	빈도
Lymphoblastic (LBL) Convoluted Nonconvoluted Precursor T (80% of LBL) Precursor B (10% of LBL)	앞종격동 (50-70%), 흉수, 때로는 경부, 액와, 서혜부 림프절병증, 가끔 복부 침범	30-35%
Small noncleaved cell (diffuse undifferentiated) Burkitt lymphoma Burkitt like	복부 (90%)에서 호발하며 6세 이상 소아에서 발생하는 장중첩증의 가장 흔한 원인	40-50%
Large cell Diffuse large cell: B, T Anaplastic large cell: usually T, NPM/ALK sometimes B-lineage	보통 복부에 발생하지만 두물게 종격동 등 다른 드문 부위에서도 발생하며 때때로 피부, 중추신경계, 림프절, 폐, 고환, 근육, 위장관, 뼈 등에서 발생	15-20%

3) **진단** (그림 8-18)

① 단순 흉부 X선 검사, 흉부 CT (필요한 경우에만)

② 복부 초음파, 복부에 대해 조영제를 사용한 CT

③ 임상적 판단으로 필요하다고 생각되는 부위에 대한 단순 X선 및 CT 촬영

④ 골주사 핵의학 검사, PET (골주사 핵의학 검사, PET상 이상소견이 보이는 부위에 대해 단순 X선 촬영, CT나 MRI를 시행한다.)

⑤ Burkitt 림프종 환아에 대해서는 치과적인 평가가 필요

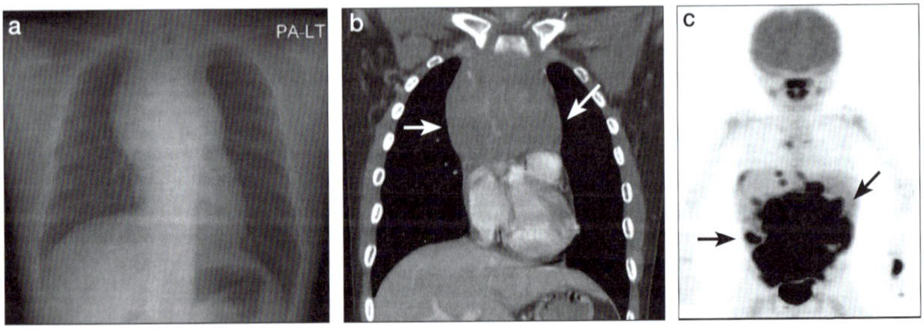

그림 8-18 비호지킨 림프종의 영상 소견: (a) 흉부 X선 사진상 종격동 확장을 보이는 종괴 음영이 보인다. (b) 폐 CT 소견상 동일한 환자에서 앞 종격동의 종괴가 관찰된다. (c) 다른 환자의 PET 검사상 복부 전체에 광범위하게 대사 증가된 병변 관찰되며, 종격동에 국소적으로 조영 증강된 부분 관찰되어 골병변 혹은 종격동 병변이 의심된다.

4) **병기** (Murphy classification) (표 8-25)

표 8-25 비호지킨 림프종의 병기 (Murphy classification)

Stage I	종격동과 복부를 제외한 한 부위의 한 개의 종괴 혹은 한 개의 국소 림프절 침범
Stage II	림프절 이외의 한 개의 종괴와 그 국소 림프절 침범 횡격막을 중심으로 동측에 두 개 혹은 그 이상의 림프절 침범 횡격막을 중심으로 동측에 국소 림프절 침범과 무관하게 두 개의 종괴 절제 가능한 원발 위장관 종괴 (장간막 림프절 침범과 무관)
Stage III	횡격막 양측에 두 개의 종괴 횡격막 양측에 두 개 혹은 그 이상의 림프절 침범 모든 원발 흉곽내 종괴 (종격동, 흉막, 흉선) 복강 내에 절제 불가능한 광범위한 원발 종괴 다른 종괴 부위와 상관 없이 모든 척수 주변 혹은 경막외 종양
Stage IV	상기 장소와 더불어 중추신경계 혹은 골수 혹은 둘 다의 전파가 있는 경우

5) **치료**

① 복합 화학 요법

a. 전신질환이며 혈행성으로 급속히 퍼져나가기 때문에 전신적인 항암화학치료가 필요

b. 골수 침범이 처음부터 흔하며, 근본적인 치료를 받지 않거나 국소적인 방법(방사선 치료 등)으로만 치료를 하면 후에 급성 백혈병으로 전환되는 비율이 50% 이상이 되며 일단 백혈병으로 되면 완치가 어려움

c. BL/DLBCL : FAB-LMB 또는 BFM-NHL 프로토콜을 사용 (cyclophosphamide, vincristine, prednisolone, doxorubicin, methotrexate, 6-mercaptopurine 등)

d. LL (LBL) : BFM-NHL 프로토콜 요법이 가장 높은 생존률을 보고하고 있으며, 소아 림프구성 백혈병의 치료를 준용한 프로토콜이다.

e. ALCL : BFM-NHL 이나 COG 프로토콜을 사용.

f. 척수강 내 예방요법 : 진행성 소아-청소년 비호지킨림프종에서 대부분 시행한다.

② 합병증

a. 상대정맥 증후군 (특히 lymphoblastic lymphoma에서 흔함)

b. 종양용해 증후군 (특히 Burkitt 림프종에서 흔함)

5. 신경모세포종 (Neuroblastoma)

(1) 기원: 정상적으로 부신수질 및 교감신경절로 분화하는 신경릉 (neural crest) 세포

(2) 발생

1) 영아기 발생하는 두개의 고형종양 중에서 가장 흔함

2) 매년 출생 7,000명 중 1명

3) 신경모세포종과 관련 있는 질환

신경섬유종 결장에 신경절이 없는 거대결장 가족성 크롬친화세포종 (pheochromocytoma) 태아 hydantoin 증후군 태아 알코올 증후군 랑게르한스섬모세포병 (nesidioblastosis)

(3) 진단 (그림 8-19)

1) 종양부위에 대한 CT 또는 MRI
2) 전이병소 확인: 골수 흡인 및 생검, 골 주사 핵의학 검사
3) 핵의학 검사 : 전이병소 확인을 위해 MIBG나 PET을 시행할 수 있다.

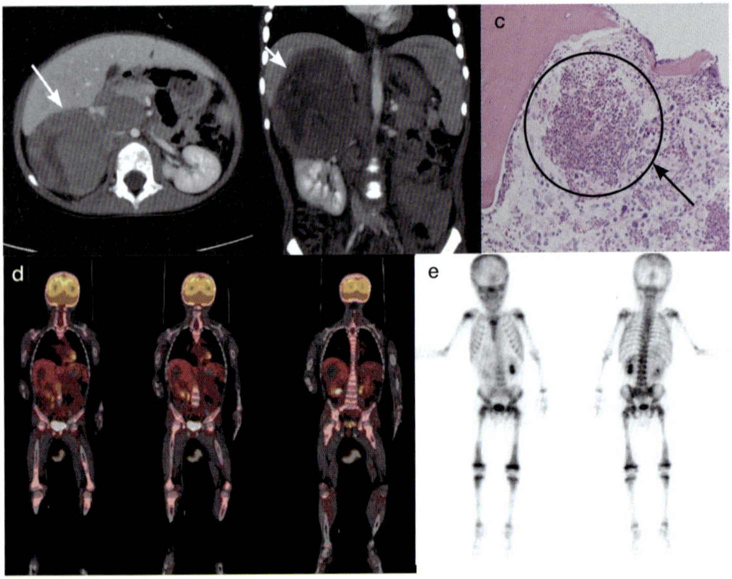

그림 8-19 신경모세포종 환자의 영상검사 및 골수조직검사 사진: (a, b) 복부 CT상 우측 신장을 누르고 있는 거대한 종괴가 관찰된다. (c) 골수조직절편검사 상 화살표 부위에서 신경섬유질을 동반한 종양조직의 침윤이 관찰된다. (d) 전신 PET-CT 촬영 상 우측 종괴와 대퇴골, 복부의 림프절에 대사가 증가되어 있는 것이 관찰된다. 뇌, 심장, 신장 및 방광의 경우 정상적으로 증가되어 있다. (e) 전신 골주사 핵의학 영상에서 양측 대퇴골 및 요추에서 99mTc의 흡수가 증가되어 있는 것이 관찰된다.

(4) 병기 (INSS, International Neuroblastoma Staging System)

표 8-26 신경모세포종의 병기 (INSS)

Stage 1	완전한 외과적 적출이 가능한 국소적 종양이면서 림프절 전이가 없는 경우
Stage 2	
Stage 2A	국소적이나 외과적 완전 적출이 불가능한 종양이면서 림프절 전이가 없는 경우
Stage 2B	외과적 완전 적출과 무관하게 동측 림프절 전이가 있으면서 반대쪽 림프절 전이는 없는 경우
Stage 3	림프절 전이와 무관하게 중앙선을 넘는 적출 불가능한 종양, 국소적인 일측성 종괴지만 반대측 림프절 전이가 있는 종양, 양측으로 침범한 절제 불가능한 중앙선의 종양
Stage 4	원격 림프절 전이, 뼈, 골수, 간, 피부 및 이외의 다른 기관에 전이가 있는 경우
Stage 4S	stage 1, 2A 또는 2B에 해당하는 국소 종괴이면서 전이가 피부, 간, 골수에 국한된 1세 미만에서 발생한 종양

(5) 치료: 위험군 (표 8-27)에 따라 치료가 달라진다.

표 8-27 신경모세포종 환자의 위험군 분류 (Children's Oncology Group)

NSS stage	연령	MYCN	INPC병리분류	DNAPloidy	위험군분류
1	0-21 y	Any	Any	Any	저위험군
2A/2B	<365 d	Any	Any	Any	저위험군
	≥365 d-21 y	증폭 없음	Any	-	저위험군
	≥365 d-21 y	증폭	양호	-	저위험군
	≥365 d-21 y	증폭	불량	-	고위험군
3	<365 d	증폭 없음	Any	Any	중간위험군
	<365 d	증폭	Any	Any	고위험군
	≥365 d-21 y	증폭 없음	양호	-	중간위험군
	≥365 d-21 y	증폭 없음	불량	-	고위험군
	≥365 d-21 y	증폭	Any	-	고위험군
4	<548 d	증폭 없음	Any	Any	중간위험군
	<365 d	증폭	Any	Any	고위험군
	≥548 d-21 y	Any	Any	-	고위험군
4S	<365 d	증폭 없음	양호	>1	저위험군
	<365 d	증폭 없음	Any	1	중간위험군
	<365 d	증폭 없음	불량	Any	중간위험군
	<365 d	증폭	Any	Any	고위험군

1) 저위험군 : 1, 2기 종양에서 수술 단독, 4S 종양에서 관찰만으로 생존률은 90~100% 이다.
2) 중간위험군 : 수술 및 보조 항암화학요법을 시행하며, 환자에 따라 방사선 요법을 추가한다. 생존률은 50~80% 이다.
3) 고위험군 : 과거에는 30% 미만의 생존률을 보여 예후가 매우 좋지 않은 종양이었다. 항암화학요법과 추가적인 방사선 요법을 시행하며, 고용량화학요법 및 자가조혈모세포 이식이 생존률을 증가시킴이 입증되었다. 이식 후 cis-retinoic acid를 추가한다. 최근에 보고되는 생존률은 30~60% 이다.

(6) 예후

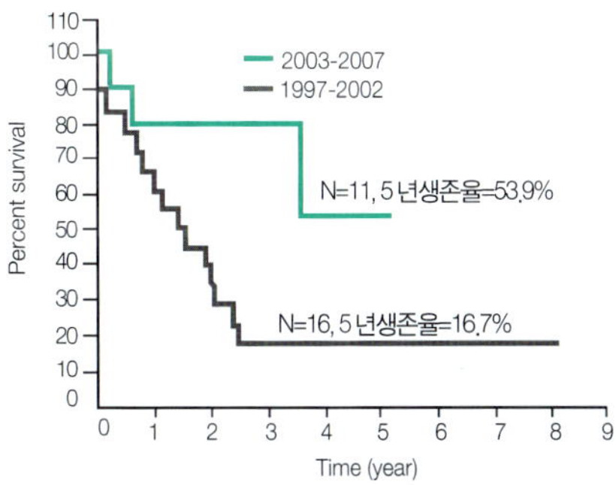

그림 8-20 4기 신경모세포종의 생존곡선 (세브란스 어린이 병원, 2008)

2) 소아 악성 고형암의 10-20% (뇌종양 > 신경모세포종 > 횡문근육종)

(3) 조직학적 분류 (표 8-29)

표 8-29 횡문근육종의 조직학적 분류 및 특성

병리학적 분류	주요 원발 부위	연령(세)
배아성 (embryonal) (57%)	두경부, 안구, 비뇨생식기	3-12
폐포성 (alveolar) (24%)	사지, 몸통, 회음부 (청소년 호발)	6-21
포도상 (botryoid) (6%)	방광, 질, 비인두, 담관	0-8
방추세포성 (spindle cell) (3%)	고환주위	2-12
미분화성 (3.5%)	사지, 몸통	< 1
기타 (6.5%)	사지, 몸통	6-21

(4) 진단 (그림 8-22)

1) 종양의 원발 부위에 대한 CT 또는 MRI 촬영
2) 골주사 핵의학 검사 및 PET
3) 양측 골수 흡인 및 생검
4) 의심되는 림프절의 조직 생검

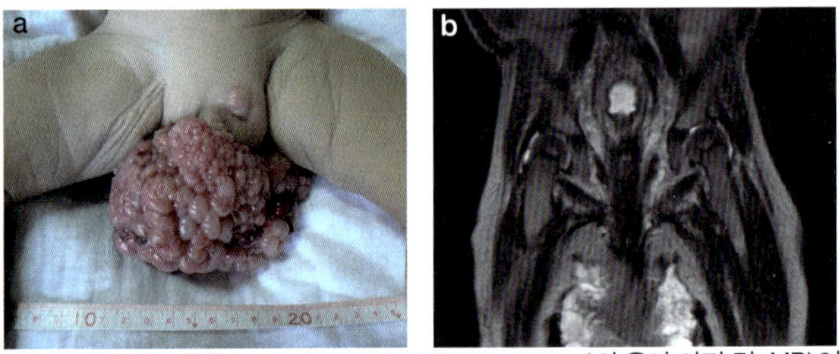

그림 8-22 포도횡문근육종 (botryoid type rhabdomyosarcoma)의 육안 사진 및 MRI 영상: (a) 질을 통해 밖으로 돌출된 포도송이 모양의 종괴가 관찰된다. (b) 골반 MRI 사진상 요도부와 인접한 질 1/3 아래쪽에서 기원하여 밖으로 돌출된 종괴가 관찰된다.

(5) 임상 분류 단계 및 병기, 위험군 분류 (표 8-30, 31, 32)

표 8-30 횡문근육종의 치료 전 병기

T (Tumor)	N (Reginoal node)	M (Metastasis)
T1=해부학적 원발부위에 국한 T2=주위 장기에 침윤 a=5cm 이상 b=5cm 초과	N0=임상적으로 침범이 없음 N1=임상적으로 침범 Nx=임상 상황을 알 수 없음	M0=원격 전이가 없음 M1=원격 전이가 있음

Group	부위	침윤도	크기	림프절	전이
I	예후양호부위 안구 또는 두경부 (수막주변 제외) 비뇨 생식기 (방광, 전립선 제외)	T1 또는 T2	a 또는 b	N0, N1, Nx	M0
II	예후불량부위 방광, 전립선 두경부 (수막 주변) 기타 (사지, 몸통, 후복강, 척수주위)	T1 또는 T2	a		
III	예후불량부위 방광, 전립선 두경부 (수막 주변) 기타 (사지, 몸통, 후복강, 척수주위)	T1 또는 T2	a b	N1 N0, N1, Nx	M0
IV	모든 부위	T1 또는 T2	a 또는 b	N0, N1, Nx	M1

표 8-31 횡문근육종의 IRS (Intergroup Rhabdomyosarcoma Study) 수술후 임상 그룹 체계

Group	정의
I	A. 국소 병변이며 완전 절제가 가능하고 원발 부위에 국한됨 B. 국소 병변이며 완전 절제가 가능하나 원발 부위 주변 침범이 있음
II	A. 국소 병변이며 육안적 절제가 가능하나 현미경적 종양세포가 남아 있음 B. 국소 질환이며 림프절 전이가 있으나 완전 절제가 가능함 C. 국소 질환이며 림프절 전이가 있으며 육안적 절제가 가능하나 현미경적 종양 세포가 남아 있음
III	A. 국소질환이며 조직검사만 가능함 B. 원발 종양의 50% 이상 절제 후 육안적 병변이 남아 있음
IV	진단시 원격 전이가 존재함

표 8-32 Children's Oncology Group의 위험군 분류

위험군 (Risk Group)	조직형	수술 전 병기 (Stage)	수술 후 임상 그룹 (Group)
저위험군 (Subset A)	배아형	I (모든 예후양호부위) I (안와) II (예후불량부위, 5cm 이하)	I 또는 II III I 또는 II
저위험군 (Subset B)	배아형	I (비안와부위) III (예후불량부위이자 5cm 초과 또는 예후불량부위이자 구역 림프절 침범 양성)	III I 또는 II
중간위험군	배아형	II, III	III
중간위험군	포상형	I, II, III	I, II, III
고위험군	배아형	IV	IV
고위험군	포상형	IV	IV

(6) 치료

1) 수술: 충분한 margin을 가지고 제거할 수 있는 경우에 가장 효과적이다.
2) 완전 절제가 불가능한 경우, 진단 시 생검만 시행하고 약물치료와 방사선치료 후 잔존 종양에 대해 이차 수술을 시행하거나, 수술을 생략할 수 있다.
3) 그룹 별 치료
   ① 항암화학요법 dactinomycin, cyclophosphamide, vincristine, doxorubicin 등을 투여한다.
   ② 그룹 I : 수술 및 항암화학요법
   ③ 그룹 II : 수술 및 수술 부위 방사선요법, 항암화학요법
   ④ 그룹 III : 항암화학요법 후 방사선요법. 추후 평가하여 가능한 경우 수술요법
   ⑤ 그룹 IV 또는 불응성 질환 : 항암화학요법 및 방사선 요법. 현재까지는 효용성에 대해 입증되지 않았으나, 고용량항암요법 및 자가 말초혈액 조혈모세포이식을 고려할 수 있다.

8. 망막모세포종 (Retinoblastoma)

(1) 기원: 배아기 신경망막조직의 선천성 악성 종양

(2) 발생

1) 소아에서 가장 흔히 발생하는 안구내 악성 종양 (1/20,000)
2) 평균 진단 나이: 18개월
3) 40%는 유전성으로 15%에서 가족력이 있으며 이런 경우 대부분 양측성으로 생후 1년 이내에 발생한다.
4) 60%는 비유전성으로 대부분 일측성이며 2-3세경에 발생한다.
5) 골육종 (가장 흔함), 연부조직육종, 흑색종 등의 이차적인 악성종양 발생 위험성이 증가한다.

(3) 유전적 요인

1) *RB1* 유전자: 염색체 13q14에 위치하는 종양 억제 유전자로 기능적으로 양쪽 allele을 모두 잃는 경우에 종양 생성을 일으킨다.
2) Two-Hit 가설: 종양이 발생하기 위해서는 적어도 두 번의 확률적인 event가 일어나야 한다. 첫 번째 event는 germline이나 somatic recombination이 일어나고 두 번째 event는 각각의 망막모세포에 somatic recombination이 일어난다. 선천적인 경우에는 heterozygous를 가진다.

(4) 진단 (그림 8-23)

1) 임상 증상: 백색동공증 (leukocoria), 사시, 안구내 염증, 포도막염 혹은 유리체 출혈
2) 안과 검사, 영상 검사(안구초음파, CT, MRI) 로 진단하며 조직검사는 시행할 수 없다.

Intraocular extent of disease
- Indirect ophthalmoscopy
- Ultrasonography of globe

Orbital extent of disease
- Plain radiograph of optic foramen, orbit, and skull
- CT of orbit

3) 전이 여부 확인
   ① 뇌척수액 검사
   ② 뇌 CT 또는 MRI 촬영
   ③ 양측 골수 흡인 및 생검
   ④ 골주사 핵의학 검사 (필요시)

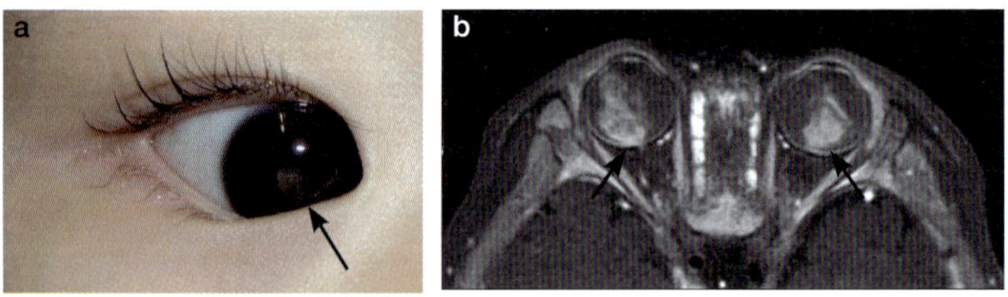

그림 8-23 망막모세포종 환자의 안구 진찰 및 MRI 사진: (a) 안구 사진상 백색동공증이 관찰된다. (b) 안구 MRI 사진상 양안의 망막에 조영 증가된 종괴가 관찰된다.

(5) 치료

1) **전신 항암 약물치료**
   ① 종양의 크기와 부피를 줄이기 위해 국소치료와 병행하여 시행하거나, 양측성인 경우에는 한쪽 안구의 적출 후 남아있는 안구의 종양을 치료하기 위해 병행한다.
   ② Vincristine, carboplatin, etoposide 등을 투여한다.
2) **외부 방사선조사:** 40-45 Gy를 투여하여 왔으나 후기 부작용 및 이차적인 악성종양의 위험도가 증가하여 최근에는 안구 외의 구조물에는 방사선 조사를 최소화하는 여러 방법들이 시도되고 있으며 조사량도 23-36 Gy로 투여할 것을 권장하고 있다.
3) **국소치료:** 안구내 항암 약물 주입, 냉응고치료, 레이저 치료
4) 반응이 없거나 진행되어 안구를 보존할 수 없는 경우 안구적출
5) **동맥 내 항암화학요법** : 재발성, 진행성 망막모세포종에서 처음 사용되기 시작하여, 현재는 일차 치료로서의 가능성을 보여주고 있다.

9. 조직구증식 증후군 (Histiocytosis syndrome)

(1) 정의: 골수 유래의 단구-대식 세포계 (monocyte-macrophage system)에 속하는 조직구가 체내 여러 장기에서 증식하여 침착하는 원인 불명의 질환군

(2) 분류 (표 8-33)

표 8-33 소아 조직구증식 증후군의 분류 (Med Pediatr Oncol 1997)

분류	증후군
Class I	Langerhans cell histiocytosis
Class II	Histiocytosis of mononuclear phagocytes other than Langerhans cells Hemophagocytic lymphohistiocytosis (familial and reactive) Sinus histiocytosis with massive lymphadenopathy (Rosai-Dorfman disease) Juvenile xanthogranuloma Reticulohistiocytoma
Class III	Malignant histiocytic disorders Acute monocytic leukemia (FAB M5) Malignant histiocytosis True histiocytic lymphoma

(3) 조직구증식증 (Langerhans cell histiocytosis, LCH)

1) **발생:** 남녀 비 2:1, 어느 연령에서나 발생할 수 있으나 1-3세에 호발
2) **증상:** 장기 침범에 의한 다양한 증상이 나타날 수 있다.
   ① 전신 증상: 열, 설사, 보챔
   ② 뼈 침범 증상: 통증을 동반한 골파괴성 병변이 가장 흔하며 두개골을 가장 많이 침범, 두개골 X선 사진상 punched out 모양 혹은 지도 모양의 병변, 척추 침범시 편평 척추 (vertebra plana)가 될 수 있으며 신뼈를 침범한 경우 골절 발생 (그림 8-24)
   ③ 피부 침범 증상: 약 50%에서 나타나며 지루성 습진과 유사한 인설을 동반한 구진이 가장 흔함. 출혈반이나 자반, 육아종성 궤양 등이 나타날 수 있다. (그림 8-24)
   ④ 폐 침범 증상: 빈호흡, 호흡곤란, 청색증, 기침, 폐기종이나 늑막 삼출 등으로 인한 폐기능 부전, 흉부 X선 검사상 미만성 낭성 변화 또는 결절성 침윤 및 광범위한 섬유화가 나타날 수 있다.

⑤ 간 침범 증상: 간비대, 저단백혈증, 부종, 복수, 고빌리루빈혈증 등

⑥ 조혈계 침범 증상: 빈혈, 백혈구 감소, 혈소판 감소, 골수에서 조직구 증가 소견

⑦ 림프절 종대: 대부분 증상이 없으나 매우 큰 경우에는 주위 기관을 누르거나 손상시킬 수 있음. 심한 경부 림프절 종대 또는 다른 림프절 종대가 다른 기관의 조직구증식 없이 나타나기도 한다.

⑧ 중추신경계 침범 증상: 뇌하수체 침윤시 요붕증, 시상하부 병변인 경우 성장 호르몬 결핍으로 인한 저신장, 소뇌 침범시 운동 실조 증상 등 병변 위치에 따른 다양한 신경학적 증상이 나타날 수 있다.

⑨ 위장관 침범 증상: 위장관 출혈이 발생할 수 있으며 생검으로 확진할 수 있다.

3) **진단**: 임상 증상과 피부, 림프절, 뼈 등에서 얻은 생검에서 특징적인 조직구 증식의 확인으로 확진한다. (표 8-34)

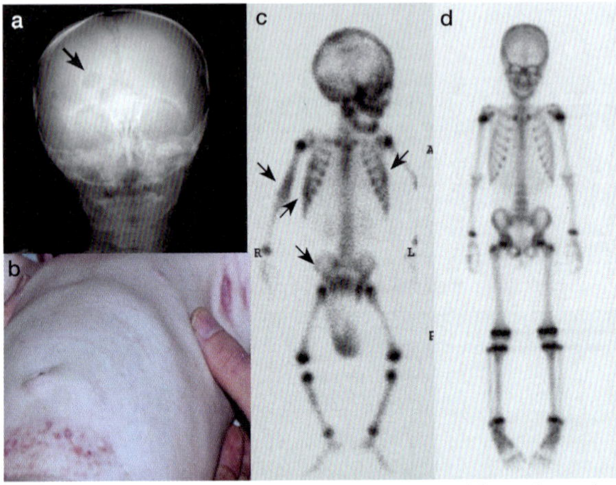

그림 8-24 **전신적 조직구증식증의 영상 및 피부 소견: (a) 단순 두개골 X선 사진상 punched out 양상의 골파괴 병변이 관찰된다. (b) 사진상 피부의 습진 양상의 구진 및 발진이 보인다. (c) 전신 뼈 스캔 검사상 우측 팔, 양측 갈비뼈, 우측 골반 부위의 99mTc의 흡수가 증가되어 있는 것이 관찰된다. (d) 화학항암요법으로 치료 후 이전에 보이던 병변이 모두 소실되었다.**

표 8-34 **조직구증식증의 조직학적, 조직화학적, 전자현미경적 진단 기준**

추정진단 (presumptive diagnosis): 광학 현미경상 형태학적 특징

명시진단 (designated diagonosis):

광학 현미경상 형태학적 특징 +
다음 염색 중 2가지 이상에서 양성 소견

Adenosine triphosphatase
S-100 protein
α-D-Mannosidase
Peanut lectin

확정진단 (definitive diagnosis):

광학 현미경상 형태학적 특징 +
전자 현미경상 Birbeck granules 및/또는 CD1a antigen 양성

4) **치료**

① 일반적 원칙: 독성 치료를 최소화하는 범주 내에서 나이, 병변의 위치, 정도, 합병증 여부 등에 따라 치료 계획을 세운다.

② 단일 골 병변: 외과적 절제나 단순 소파술을 시행한다. 통증이 있는 경우 병변내 스테로이드 주입을 시행하기도 한다.

③ 국소 피부 병변: 국소 스테로이드를 사용하고 전신증상과 동반된 피부 병변인 경우 전신 스테로이드 요법을 시행한다.

④ 중증 혹은 불응성 피부 병변: 20% nitrogen mustard의 국소 도포, psoralen plus ultraviolet (PUVA) 치료가 좋은 효과를 보인다.

⑤ 림프절 병변: 단일 병변인 경우에는 단순 절제를 시행하며 단기간 전신적 스테로이드를 사용할 수 있다. 피부로 sinus tract 이 형성된 경우에는 전신적인 화학요법이 필요하다.

⑥ 방사선 치료: 골 병변이 위의 치료에 반응을 하지 않거나 국소 치료적 접근이 어려운 부위에 위치한 병변인 경우, 시신경이나 척수 등의 중요한 구조물 손상으로 인한 중증의 합병증을 초래할 위험이 있는 경우에 시행한다.

⑦ 화학항암요법: Steroid, vinblastine, vincristine, methotrexate, 6-mercaptopurine, cyclophosphamide, etoposide 등에 대한 반응이 알려져 있으며 단독 또는 병합하여 투여한다. 화학항암요법이 필요한 경우는 다음과 같다.

a. 세 가지 이상의 장기를 침범한 경우

b. 장기 기능 부전이 나타난 경우

c. 초기 치료에 반응하지 않거나 재발한 경우

⑧ 면역 요법: Cyclosporine, IFN-γ, ALG, ATG, 2-chlorodeoxyadenosine (2-CdA)등이 사용되며 2-CdA와 고용량 cytarabine 병합 요법도 사용된다.

⑨ 골수 이식: 여러 치료에 효과가 없는 불응성 환자 및 고위험 환자의 경우 고려해 볼 수 있다.

5) **예후**

① 관해와 재발을 반복할 수 있으며 단순 장기 (뼈, 림프절, 피부)를 침범한 단일 병변인 경우에는 자연 소실되기도 한다.

② 나이, 병변의 위치 및 정도에 따라 다르며 2세 미만, 여러 장기의 침범, 여러 장기의 기능 부전, 조직학적으로 섬유화나 괴사가 많은 경우 나쁜 예후를 보인다.

(4) 혈구탐식림프조직구증 (Hemophagocytic lymphohistiocytosis, HLH)

1) **병태 생리**: 면역 세포의 부적절한 세포사멸과 활성화된 대식세포에 의한 부적절한 면역 반응으로 인해 조직구와 대식세포가 과도하게 증식하여 적혈구, 백혈구, 혈소판 등의 혈구세포를 탐식하여 나타나는 치명적인 질환으로 알려져 있다.

2) **분류**

① Familial HLH: 상염색체 열성으로 유전되며 면역 조절기능에 이상을 초래하며 감염에 의해 촉발될 수 있다. 70% 이상이 1세 이전에 발병하며, 발열, 비장비대, 간비대가 가장 흔한 초기 증상이다. 림프절, 피부 및 신경학적 증상이 나타날 수 있으며 폐, 골수 등의 다기관 침범이 있을 수 있다.

② Nonfamilial HLH: 감염연관 혈구탐식질환 (infection-associated HLH)는 EBV, CMV 등의 전신성 바이러스 감염이나 기타 세균, 진균 및 원충 감염 중 부적절한 면역학적 활성에 의해 림프조직구의 증식이 일어나 발생한다. 이 밖에도 악성질환, 장기간의 lipid 투여, 류마티스 관절염 및 면역 결핍질환들과도 관련 있을 수 있다.

3) **진단 기준** (표 8-35)

표 8-35 **혈구탐식성 림프조직구증의 진단 기준**

혈구탐식성 림프조직구증 (HLH)의 진단은 아래의 1 또는 2 중 하나를 만족하면 성립될 수 있다
(1) HLH에 합당한 분자유전학적 진단
(2) 아래 8개 중 5개 이상의 임상 기준을 만족
발열
비장비대
말초혈액에서 두 계열 이상의 세포수 저하
(혈색소 〈 9.0 g/dL (신생아는 〈10.0 g/dL), 혈소판 〈100,000 / μL, 중성구 〈 1,000 / μL)
저혈중섬유소원증 또는 고트리글리세라이드혈증
(fibrinogen ≤ 150 mg/dL, 공복시 triglyceride ≥ 265 mg/dL)
혈구탐식의 조직학적 증거
(골수, 비장, 림프절에서 악성 종양의 증거 없이 혈구세포 탐식 확인)
NK 세포 활동도의 저하 또는 소실
페리틴
Soluble CD25 (IL2 수용체) ≥ 2400 U/mL

4) **골수천자 슬라이드 소견** (그림 8-25)

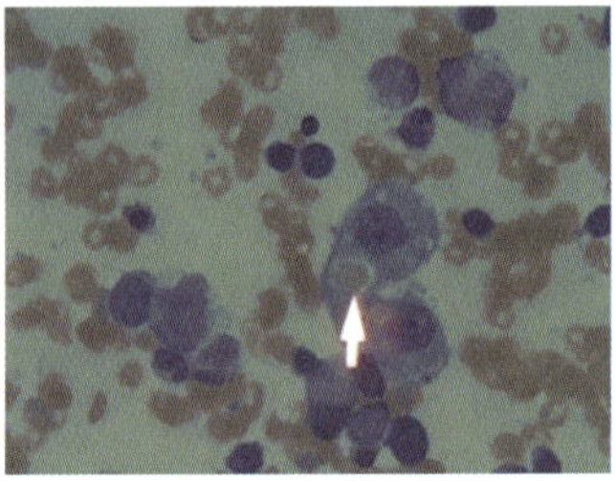

그림 8-25 **혈구탐식림프조직구증 환자의 골수 천자 슬라이드 소견: 적혈구를 탐식하고 있는 대식세포 (화살표)를 관찰할 수 있다.**

5) **치료**

① 가족형 HLH(FHLH)와 이차성 HLH를 서로 감별해야 한다.

② 매우 치명적인 경과를 보이므로 의심되면 지체없이 혈액종양 전문가에게 보내야한다.

③ 이차성 HLH인 경우, 원인 질환을 해결해야하며, 원인 질환이 불명확하거나, 해결되지 않는 HLH일 경우, FHLH에서 사용하는 항암화학요법과 면역억제요법을 시행할 수 있다.

④ Familial HLH와 persistant nonfamilial HLH의 경우 : 동종 조혈모세포이식을 시행한다.

⑤ 항암화학요법: 스테로이드를 포함하는 초기치료를 신속히 시행하며 etoposide, steroid, cyclosporine 병합요법으로 치료한다 (HLH 2004 프로토콜).

(5) 악성 조직구증식증 (Malignant histiocytosis)

1) 조혈 기관내에 조직구의 증식이 급속히 진행하여 사망하는 드문 질환

2) 임상 증상: 발열, 식은땀, 허약감, 체중감소 및 발진이 가장 흔한 증상이며 림프절 종대 및 간비종대가 거의 모든 환자에서 나타난다. 폐침윤이나 심낭염, 뼈, 피부, 연부조직, 중추신경계 등의 병변을 보일 수 있다.

3) 검사 소견: 빈혈 및 혈소판 감소, ESR, 혈청 빌리루빈, LDH의 상승, 조직 생검상 acid phosphatase 염색 양성 소견 및 비특이적 적혈구탐식소견이 보일 수 있다.
4) 치료: 다약제 병용 화학항암요법을 시행한다.

10. 악성 골종양 (Malignant bone tumor)

(1) 발생

1) 전체 소아암의 약 2%
2) 발생 빈도: 골육종 > Ewing 육종 ≫ 연골육종, 섬유육종, 악성 섬유성 조직구종

(2) 골육종 (Osteosarcoma)

1) **발생**
① 소아와 청소년기에 발생하는 가장 흔한 원발성 뼈종양
② 골 형성 조직에서 발생하여 종양 내에 골조직을 형성

2) **발생 관련 인자**
① 골 성장: 뼈의 길이 성장과 관련
a. 호발 연령: 성장 급증기인 15-19세
b. 호발 부위: 급성장하는 뼈의 골간단 (metaphysis)
② 유전학적 요인: Rb, p53 등의 종양 억제 유전자의 변이와 관련
③ 환경 요인: 방사선 조사, 알킬화제, anthracyclin 계통의 항암제 치료

3) **임상 증상**
① 종양 발생 부위 통증 (90%) 및 부종 (50%), 국소 운동 제한 (45%), 병적 골절 (8%)
② 호발 부위: 50% 이상이 무릎관절 주위에서 발생
a. 대퇴골 말단부 (distal femur, 49%)
b. 경골 상단부 (proximal tibia, 26%)
c. 상완골 상단부 (proximal humerus)
③ 전이: 진단시 15-20%에서 전이 발견, 가장 흔한 곳은 폐

4) **진단**
① 영상의학 검사
a. 단순 X 선 사진: 긴 뼈 골간단에서 발생
i. Codman's triangle: 골막 파괴 없이 골막하의 종양과 연부조직 커진 소견
ii. Sun burst appearance: 골종양 조직내 새로운 골 형성으로 인한 햇살 모양
b. MRI: 종양의 침범 범위 확인과 주변 근육, 관절, 피하 지방 및 신경혈관 구조물에 대한 정보 제공으로 사지 구제술의 적용 가능성 판정과 절단 시 절단 범위 결정에 유용
c. 전신 뼈 스캔: 원발 종양의 범위 확인 및 전이 여부 확인
d. 폐 CT: 폐전이 여부 확인
② 조직 검사: 검사의 정확도를 위해 절개 개방 생검 (open biopsy)이 선호되지만, 생검 시술 부위의 종양 오염 가능성이 있으므로, 추후 시행할 수술을 고려, 치밀한 계획 하에 실시되어야 한다.

5) **치료**
① 치료 원칙
a. 방사선 치료에 반응하지 않는다.

9장

소화기질환

I. 소화기 주요 증상 (Major symptoms of gastrointestinal tract)

1. 설사 (Diarrhea)

(1) 정의

1) 대변으로 다량의 수분과 전해질이 소실되는 것
2) 총 대변량이 200 g/d 이상 또는 10 g/kg/d 이상 (3세 이상), 5-10 g/kg/d 이상 (영아, 3세 이하)일 경우 정의

(2) 기전

분비, 삼투, 염증 또는 장관 운동 이상으로 발생, 원인 중복 가능

1) **분비성 설사** (**secretory diarrhea**) (표 9-1)
   ① 분비를 일으키는 물질에 의해 유발되며 물 같고 양이 많으며 금식해도 설사 지속
   ② 원인: Cholera, enterotoxigenic *E. coli*, carcinoid, vasoactive intestinal peptide (VIP), neuroblastoma, congenital chloride diarrhea, *C. difficile*, cryptosporidiosis (AIDS) 등
2) **삼투성 설사** (**osmotic diarrhea**) (표 9-1)
   ① Magnesium, phosphate와 같은 흡수가 잘 되지 않는 용질이나 당류, 알코올류, sorbitol과 같은 흡수 되지 않는 물질에 의해 발생
   ② 상대적으로 양이 적고 금식 시 감소
   ③ 원인
      a. Glucose-galactose 흡수장애
      b. Disaccharidase 결핍 (lactase, sucrose-isomaltase)
      c. 과도한 탄산음료의 섭취
      d. 비흡수성 물질의 과다한 섭취: Sorbitol, lactulose, magnesium hydroxide

표 9-1 **삼투성 설사와 분비성 설사의 감별진단**

대변	삼투성 설사	분비성 설사
양	적다 (<200 mL/d)	많다 (>200 mL/d)
Na	감소 (<70 mEq/L)	증가 (> 70 mEq/L)
환원당	양성	음성
pH	< 5	> 6 (보통 6.5)
삼투압 차이 {대변삼투압−2×(Na+K)}	높다 (100−160 mOsm)	낮다 (50 mOsm 이하)
금식에 대한 반응	설사가 멈춤	계속됨

3) **소화흡수 면적 감소**
   ① 수양성 설사
   ② 원인: 단장증후군, celiac 질환, rotavirus 장염 등
4) **점막 침범**
   ① 대변 내 백혈구 및 적혈구가 검출되는 것이 특징
   ② 원인: 살모넬라증, 이질, amebiasis, yersinia, campylobacter 등

5) **소화관 운동 이상** (표 9-2)

표 9-2 **장운동 형태에 따른 대변 특징과 원인 및 대표적 질환**

장운동 형태	대변 형태	원인	질환
항진	묽거나 정상	Gastrocolic reflex의 자극	Irritable bowel syndrome, Thyrotoxicosis, Postvagotomy dumping syndrome
감소	묽거나 정상	신경조직의 결손 장내세균의 과성장	가성장폐쇄, blind loop

(3) 진단

1) 급성과 만성 여부, 성장과 발육, 섭취하고 있는 음식 종류 확인
2) 배변 횟수와 먹는 음식 기록, 대변의 무게 측정
3) 모유 수유 영아는 묽은 변이 흔하여 하루 12번에서 1주 한 번의 배변도 정상
4) 대변 검사 및 소견 (표 9-3)

표 9-3 **대변검사 및 소견**

대변검사	소 견
육안 검사	양이나 수분의 함유 정도 확인 (다량의 점액이 섞인 경우 일반적으로 대장의 염증을 의미)
화학적 검사	대변의 전해질과 삼투압을 측정
현미경적 검사	백혈구나 기생충 여부 검사
배양 검사	특정 세균 존재 유무 확인

(4) 치료

1) **경구 수액요법**
   ① 안전하고 효과적
   ② 중등도 이하의 탈수를 동반한 설사에서 4시간 내에 경구 수액으로 탈수를 교정하고 이후 일상식 추천
   ③ 경구수액제 (oral rehydration solution, ORS) 사용
      a. 설사 계속할 때는 설사 한번에 ORS 10 mL/kg 공급
      b. 경한 탈수 (3-5% 체중 소실): 50 mL/kg 정도의 경구수액을 4시간 동안 공급
      c. 중등도 탈수 (6-9% 체중 소실): 100 mL/kg 정도의 경구수액을 4시간 동안 공급
      d. 심한 탈수 (10% 이상 체중 소실): 맥박, 혈압, 의식 등이 정상화 될 때까지 20-40 mL/kg/h 정도의 속도로 정맥수액을 공급, 이후 경구수액요법 치료
2) **영양공급**
   ① 조기 경구 영양방법
      a. 감염에 의한 장관 투과성의 변화를 감소시키며, 음식을 먹음으로 장 세포에 적당한 자극을 주어 장세포가 재생이 잘 되어 이당분해효소 활성을 유지
      b. 심한 탈수증을 보이거나 체중감소가 심한 경우 저유당 식이 권장
   ② 영양 공급 방법
      a. 탈수 상태가 교정되면 가급적 빨리 전에 먹던 영양을 지속
      b. 모유 영양아의 경우 설사 시에도 모유수유 계속 진행

3) **약물 요법**

① 장운동 억제시키는 약제, 지사제를 쓰기도 하나, 영유아 설사에서 이러한 지사제의 사용은 바람직하지 않음

② 항생제 요법: 급성 설사에서 항생제 치료는 한정된 경우에 시행 (표 9-4)

표 9-4 **소아 세균 장염의 항생제 치료**

세균	항생제	항생제 적응증
Aeromonas	Trimethoprim/sulfamethoxazole (TMP/SMZ)	이질형 증상과 장기 설사시
Campylobacter	Erythromycin, azithromycin	질병 초기
C. difficile	Metronidazole, vancomycin	중등도 이상 심한 경우
E. coli		
enterotoxigenic	TMP/SMZ	증세 심하거나 오래가는 경우
enteropathogenic	TMP/SMZ	신생아실 유행시, 위중시
enteroinvasive	TMP/SMZ	균 감수성 있으면 모든 증례
Salmonella	Cefotaxime, ceftriaxone, ampicillin, chloramphenicol, TMP/SMZ	3개월미만 영아, 장티푸스, 균혈증, 국소 농양의 전신 전파
Shigella	Ampicillin, ciprofloxacin, ofloxacin, ceftriaxone	균 감수성이 있는 모든 증례
V. cholerae	TMP/SMZ(< 9세),Doxycycline/tetracycline(≥9세)	모든 증례에서 치료

③ 경구 아연 (Zinc) 보충: 아연 경구 보충 요법은 설사를 호전시키고 항생제 사용을 감소시키는 효과가 있음

④ 설사의 약물 치료 (표 9-5)

표 9-5 **소아에서 주로 쓰는 설사 치료 약물**

작용기전	약물	유의사항
장운동 억제 (antimotility drug)	Loperamide (Loperin®)	안정성 문제로 WHO/AAP에서 소아 대상으로 사용금지
장분비 억제 (antisecretory drug)	Bismuth subsalicylate (Bismuth®, 100 mg/kg/d)	설사 기간, 양 빈도 감소 효과
흡착제 (adsorbent)	Dioctahedral smectite (Smecta®, 200 mg/kg/d)	수양성 및 급성 설사에서 효과적

2. 만성 설사 (Chronic diarrhea)

(1) 정의

설사의 양이 10 g/kg/d 이상 (< 3세) 또는 200 g/d (≥3세) 이상으로 2주 이상 지속될 때

(2) 병태 생리

1) 소화과정에 작용하는 장내 인자, 영양소 수송에 관여하는 점막 인자가 복합적 작용

2) 간, 췌장 이상에 의한 소화 효소 장애, 젖당 분해 효소 결핍 등 장관내 인자 (intraluminal factor)의 이상에 의해 단백질이나 지방, 탄수화물 흡수 장애로 유발

3) 세균, 바이러스, 기생충, 진균 등에 의한 점막 인자 (mucosal factor)의 이상이 발생하여 결과적으로 점막 손상에 의해 발생
4) 점막 인자에 영향을 주는 것: 장염, 면역결핍, 자가 면역 질환, abetalipoproteinemia, acrodermatitis enteropathica, Wolman 병, 호산구 위장염, 우유나 대두 단백 알레르기에서 융모의 부분적인 위축이나 알레르기 대장염 등

(3) 나이에 따른 만성설사의 원인 (표 9-6)

표 9-6 나이에 따른 만성설사의 원인

나이	원인
영아 초기	우유나 대두 단백 알레르기, 지연 감염 설사 (protracted infectious enteritis), 유전 장 질환, 인위적 설사 (factitious diarrhea), 수송 단백 이상, 거대 결장증 등
영유아기	만성 비특이 설사, 지연 감염 설사, disaccharidase 결핍증, 분비종양, Celiac 질환 등
학동기	염증장병, 충수 농양, 원발 후천성 젖당 불내증, 변비 관련 유분증 등

(4) 진단

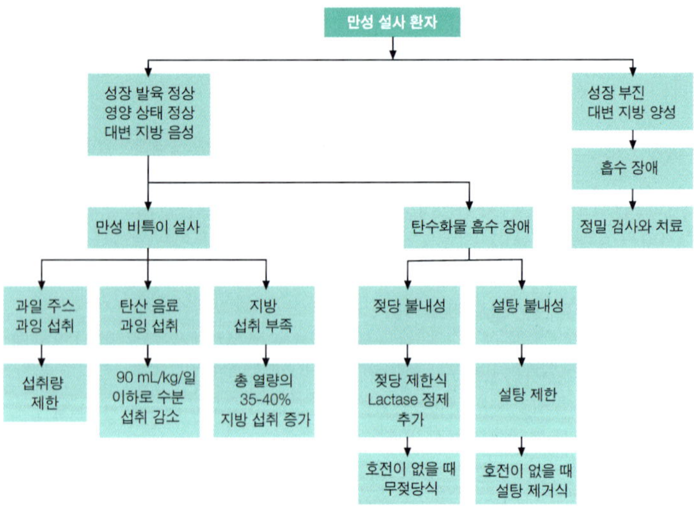

그림 9-1 만성설사의 진단과 치료 알고리즘

1) **대변검사**

① pH 검사: 5 이하시 탄수화물 흡수 장애, 당분 과다 섭취
② 환원당 검사: 2+ 이상시 흡수 장애 의심. 포도당, 과당, 젖당, 맥아당, 갈락토오스에서 양성 반응
③ 기생충 검사
④ 도말검사: 백혈구 확인하여 대장염증 여부 확인. 알레르기 장염시 호산구, 백혈구 관찰
⑤ Sudan (sudan red) 염색: 중성 지방이 큰 방울로 염색. 흡수 장애의 선별검사로 유용
⑥ 대변 삼투압 측정: 대변 osmolarity로 삼투성 설사와 분비성 설사 감별진단
⑦ 72시간 수집 변 지방 검사: 지방 흡수율을 측정하여 지방변 확진 검사
⑧ α_1-antitrypsin 농도 측정: 단백소실창자병증 (protein losing enteropathy) 진단

2) **호기 내 수소 검사** (hydrogen breath test)
   ① 젖당 불내성 진단에 가장 좋은 방법
   ② 호기 수소 농도가 20 ppm이상 상승하고 기본보다 10 ppm 이상 증가하면 양성이나, 대장 세균총을 없애는 항생제 등을 사용한 경우 위음성
3) **내시경 검사와 생검:** 다른 방법으로 진단이 어려울 때 진행

(5) 치료 (그림 9-1)

1) 적절한 영양 공급
2) 알부민이 감소되었을 경우 대량 투여를 통해 삼투압을 재조정하여 점막 부종을 줄이고 점막 기능 호전 유도
3) 분비성 설사의 경우 금식 및 정맥 영양을 실시하고 키와 비교한 체중이 50 백분위수에 도달하면 경구영양을 시작하고 정맥영양을 서서히 감량

3. 변비 (Constipation)

(1) 정의

대변보는 횟수가 적고 변이 딱딱하여 대변보기 힘든 상태

(2) 배변 기전

1) 대변을 배출하기 위한 3가지 요소
   ① 적당한 저장 용기 (대장: 수분 흡수 및 대변농축, 직장: 변의 조절), 대변의 단단한 정도, 기능적인 괄약기구 (항문의 내외 괄약근과 항문 직장각)
   ② 위 요소 중 하나에라도 이상이 있으면 배변 장애 발생
2) 배변 과정에서 가장 중요한 요소: 항문의 내외 괄약근, 항문과 직장이 이루는 각도 (항문 직장각)

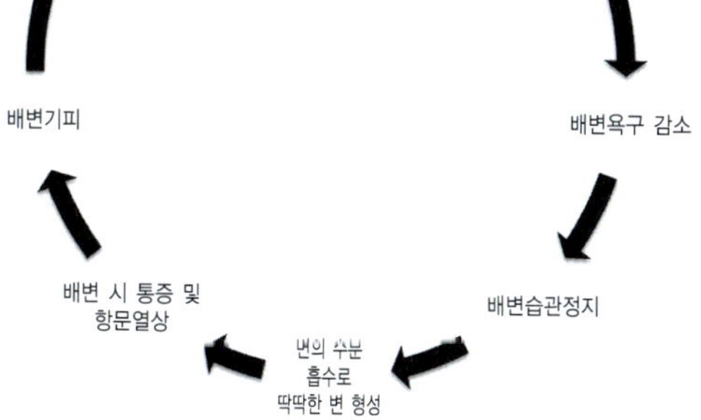

그림 9-2 만성변비로 이행하는 악순환 고리

(3) 원인

1) 특발성 변비 또는 기능적 변비가 소아 변비의 대부분 (90-95%)
2) 기질적 원인이 있는 경우 (선천거대결장, 갑상샘기능저하, 척수기형 등)
3) 병력 청취, 진찰, 대장조영술, 항문직장 압력계측, 직장 조직검사로 기질적 원인 배제

(4) 증상

1) 복통, 식욕 감퇴, 구토, 복부 팽만, 과도한 방귀, 피 묻은 대변, 변실금, 드물게 성장장애
2) 과민방광, 야뇨증 등의 배뇨이상과 요로감염 등과 관련
3) 배변시의 통증: 환아가 배변 자체를 기피하게 만들어 만성변비로 이행 (그림 9-2)

(5) 진단

1) 자세한 병력 청취와 신체검사
   ① 열, 구토, 복부 팽만, 체중 증가 불량, 체중 감소 등은 구조적인 원인 시사
   ② 직장수지 검사상 직장이 비어 있으면서 손가락 뺄 때 무른 변과 가스가 분출되면 선천거대결장 의심
   ③ 선천거대결장과 감별진단 (표 9-7)

표 9-7 **기능성 변비와 선천거대결장과의 감별**

	기능성 변비	선천성 거대 결장
병력		
시작 시기	2세 이후	출생시부터
유분증 (encopresis)	흔하다	드물다
성장 부진	드물다	가능하다
장염	없다	가능하다
강요된 변기 훈련	있다	없다
진찰 소견		
복부 팽만	드물다	흔하다
체중 미달	드물다	흔하다
직장 검사	대변이 축지 된다	직장이 비어 있다
영양 불량	없다	가능하다
검사소견		
항문 직장 압력 검사	직장 팽창 시 내괄약근 이완	직장 팽창 시 오히려 압력 상승
직장 생검 소견	정상	신경절 세포 없음 Acetylcholinesterase 염색 양성
대장 조영술	대변 많고 이행부 없음	이행부 있고 24시간 배출지연

2) 복부 X선 사진: 정체된 대변의 유무와 양을 파악 (그림 9-3)
3) 바륨 대장조영술: 선천거대결장 감별
4) 항문 직장 내압 검사법 (anorectal manometry)
   심한 변비나 선천거대결장 혹은 변실금 환아에서 항문압과 직장 인지력 측정
5) 항문 근전도 (electromyography)
   외부 항문괄약근과 회음부의 근육의 역할을 평가하기 위해 시행
6) 배변조영술
   항문 직장의 형태 역동학적 변화를 검사
7) 직장 조직 검사 (rectal biopsy)의 적응증

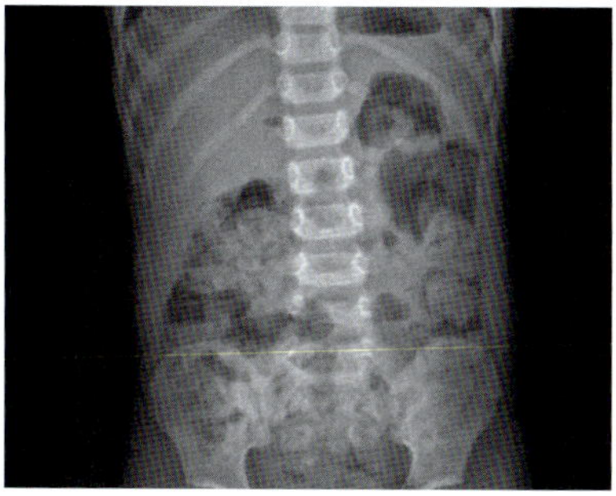

그림 9-3 변비의 복부 X선 사진

① 바륨 대장조영술에 이상이 있거나 압력검사에서 내부 항문 괄약근 이완이 없는 경우
② 선천거대결장의 감별진단 (표 9-7)

(6) 치료

1) 배변 교육
2) 정체 대변 제거
3) 식이요법: 수분과 과일, 채소 같은 섬유질이 풍부한 음식 섭취
4) 약물 요법 (표 9-8)

표 9-8 소아에서 주로 쓰는 변비 약물 치료

작용기전	약물 및 용량	유의사항
삼투성 제제	Lactulose (Duphalac®, 1-3 mL/kg/d, PO) Magnesium hydroxide (MgO®, 10-25 mg/kg/d, PO) Polyethylene glycol (Mylax®, 1 g/kg/d, PO and Forlax®, 1 g/kg/d, PO)	Polyethylene glycol의 disimpaction 용량: 1-1.5 g/kg/d, 6일간 투여
윤활제	Mineral oil (1-3 mL/kg/d) Castor oil (5-15 mL/d)	Mineral oil disimpaction 용량: 3 mL/kg
운동자극제	Bisacodyl (Dulcolax®, 5-10 mg/d, R) Senna (Alaxyl®, 100 mg/kg/d, PO)	2세 이하에서는 추천되지 않음
섬유소 제제	Psyllium (Mutacil®, 최대 30 g/d, PO)	차전자씨 제제 IgE 매개 알레르기반응 유발 가능

5) Biofeedback 적응증
① 항문직장 압력검사를 실시한 결과 직장신경의 인지능력이 감소된 경우
② 외부 항문괄약근과 회음부 근육의 모순적인 수축이 발견될 때
③ 항문직장 압력검사에서 이상이 발견되는 만성 특발성 변비와 대변실금이 있는 경우
④ 방법: 정상적인 배변 과정을 보여주고 또 환자 자신의 배변 과정을 보여준 후 잘못된 부분을 지적하여 고치도록 하며 풍선을 이용하여 직장을 점진적으로 확장시켜 감각을 느끼도록 재훈련
6) 심리 치료: 행동 및 정신장애가 동반된 경우

4. 구토 (Vomiting)

(1) 정의

1) **구토** (vomiting)

오심이 선행되어 하부 식도 괄약근이 이완되고 흉막과 복근이 경련성 수축을 일으켜 복압이 상승하고 흉곽 내압이 상승하며, 위 내용물이 강한 힘에 의하여 입 밖으로 튀어 나오는 현상.

2) **역류** (regurgitation)

식도나 위 내용물이 힘없이 입 밖으로 나오는 현상으로 오심, 구토, 가로막이나 복근의 수축이 동반되지 않음

(2) 원인 (표 9-9, 9-10, 9-11)

표 9-9 구토를 유발하는 자극의 위치에 따른 원인

자극 위치	원인
대뇌 겉질 자극	정신 원인 구토, 두개강 내압 상승, 혈관성, 경련, 전정 기관 질환, 멀미
화학 수용체 방아쇠역 자극	약물 (opiate, ipecac, 항경련제, digoxin), 독소, 대사 산물 (산, 케톤, 아미노산, 유기산, 암모니아), 칼슘, 비타민 A 등의 농도 증가 시
위장관이나 말초 기관의 자극	인두 (부비동염, 반추증), 식도 (위식도 역류, 분문 이완 불능증), 위 (위궤양, 위염, 유문 협착), 장 (장염, 장 운동 장애, 장관 알레르기, 장관 폐쇄), 간염, 담도염, 췌장염, 신장 (수신증, 신결석, 사구체 신염), 호흡기 (폐렴, 인두염, 중이염, 감기, 부비동염), 복막염, 패혈증, 임신, 수유 미숙 등

표 9-10 나이에 따른 원인

나 이	원인
신생아 및 영아	위장염, 위식도 역류, 과식, 장관 폐쇄, 전신 감염
소 아	위장염, 전신 감염, 독물 섭취, 심한 기침
청소년	위장염, 전신 감염, 독물 섭취, 충수염, 염증장병, 편두통, 임신, 약물 과용

표 9-11 동반 증상에 따른 원인

동반증상	원인
토물의 형태	소화 안된 음식 (분문 이완불능증), 혈액이나 커피 색깔 (위염, 위십이지장 궤양, 식도염, 정맥류), 담즙이 섞인 경우 (십이지장 이하부위 폐쇄), 다량의 수양성 (Zollinger-Ellison 증후군), 나중에 피가 섞임 (Mallory-Weiss 증후군), 지독한 냄새 (장관폐쇄)
분출구토	위장관 폐쇄, 대사 이상질환
이른 아침 구토	두개내압상승, 임신, 부비동염
식사 시 구토	위궤양, 신경성
특정 음식에 대한 구토	알레르기나 분해 효소 결핍증
주기적 발작적 구토	암, 갈색세포종 (pheochromocytoma), 포르피린증 (porphyria), 간뇌 증후군, 간질, 가족성 자율 신경 부조증

기타증상 및 관련원인	흉통, 연하곤란 (식도 질환), 설사 (장염, 독소, 장관 폐쇄), 변비나 복부 팽만 (장관 폐쇄, 고칼슘혈증), 장음이나 장 운동 항진 (장관 폐쇄), 복통이나 종괴 (장중첩증, 유문 협착), 황달 (간염, 유문 협착), 두통, 시야 변화, 경련, 유두 부종, 숫구멍 팽만 (중추 신경계질환이나 독물 섭취, 대사 질환)
기타 구토 유발 질환	고혈압, 저혈압, 비뇨기계 질환 (수신증, 요로 결석, 신우신염)

(3) 치료

1) 원인치료: 구토의 원인 조사. 외과적 치료를 요하는 질환은 신속히 진단
2) 대증요법: 금식, 구토가 심할 때는 정맥 내 주사로 탈수가 되지 않도록 수액 공급
3) 구토치료약물 (표 9-12)
4) 구토 진정 후 경구용 수액을 1-2 숟가락씩 주기 시작
5) 토하지 않으면 원래 먹던 식사를 조금씩 증량

표 9-12 **소아에서 주로 사용하는 구토 치료 약물**

작용기전	약물	유의사항
D_2 receptor blocker	Domperidone (Dompil®, 1-2 mg/kg/d) Metoclopramide (Macperan®, 0.1-0.5 mg/kg/d)	장운동 이상, 위식도역류 등에 사용
5-HT_3 receptor antagonist	Ondansetron (Onseran®, 12-24 mg/d)	항암치료, 수술 후 사용
Prokinetics	Erythormycin (Erythromycin®, 3-5 mg/kg/dose tid)	위배출 증진 효과
Anticholinesterase	Bethanechol (Mytonin®, 0.1-0.3 mg/kg/dose tid) Trimebutine (Polybutine syrup®, 1cc/kg/d)	장운동 증가, 장마비 개선

(4) 주기 구토증 (Cyclic vomiting syndrome)

1) 잘 지내던 아이가 심하게 토하는 전형적인 에피소드가 여러차례 반복되며, 각각의 에피소드 사이에는 아무런 증상없이 잘 지내는 것이 특징
2) 소화관 운동의 변화나 mitochondria DNA변이에 의해 발생 가능
3) 주로 2-5세 호발
4) 2-3일간 지속되고 1시간에 4회 이상 정도 구토
5) 진단: 내시경, 위장관조영술, 뇌 MRI, 대사이상검사 (젖산, 유기산, 암모니아) 등을 통해 기질적인 원인 배제
6) 치료: 수액 보충, 필요시 ondansetron 등
7) 예방: Amitriptyllin 또는 cyproheptadine 등

5. 복통 (Abdominal pain)

(1) 급성 복통 (Acute abdominal pain)

1) **기전:** 위장관의 긴장이나 신장 (stretching), 염증, 또는 허혈에 의해 통증 신호가 구심 신경을 타고 후근 신경절을 통하여 척수를 가로질러 연수, 중뇌, 시상하부를 통과하여 중추인 대뇌 겉질의 중심 후방 뇌회에 이르면 감지되어 나타남

2) **영아 산통** (infantile colic)

① 주로 3개월 미만에서 발생

② 발작적 복통으로 몹시 울고 보채며 목소리가 크고 지속적

③ 안면은 홍조를 띠고 입 주위는 창백

④ 복부는 팽만 되어 있고 하지를 구부리고 손은 꽉 쥐고 있음

⑤ 아기가 허탈해지거나 가스를 배출하면 소실

(2) 나이에 따른 복통의 기질적 원인 (표 9-13)

표 9-13 나이에 따른 복통의 기질적 원인

나이	원인
생후 3개월 이후의 영아기	급성 위장염, 장중첩증, 감돈 탈장, 장축염전증 (midgut volvulus)
학령 전기 및 학령기	급성 충수염, 요로 감염, 급성 위장염
사춘기	급성 위장염, 만성 염증 질환, 소화 궤양, 부인과적 질환

(3) 기능성 위장관 질환 (Functional gastrointestinal disorder, FGID)

1) **정의 (표 9-14)**

① 구조적 또는 생화학적 이상으로 설명할 수 없는 만성 또는 반복적 위장관 증상의 다양한 조합을 포함하는 위장관 질환군

② 과거 만성반복성 복통이라 표현되었던 질환이 포함된 질환군

표 9-14 소아에서 만성반복성 복통을 유발하는 기능성 질환과 정의

질환	정의
기능성 소화불량	상복부 중앙의 지속적인 또는 반복적인 통증이나 불편감. 배변으로 완화되지 않거나 배변양상이나 변의 형태변화와 증상의 발생이 관련되지 않는다.(즉, 과민성 대장 증후군에 합당하지 않음)
과민성 대장 증후군	복부 불편감 또는 다음 항목과 관련이 있다. 배변 이후 증세호전, 증상발생이 배변빈도나 변의 형태변화와 관련이 있다.
복부편두통	1시간이상 지속되는 발작적인 강력한 배꼽주위의 통증, 중간에 수 주에서 수 개월 동안 건강한 상태가 유지된다. 통증이 일상생활에 지장을 준다. 통증은 식욕부진, 오심, 구토, 두통, 눈부심, 창백 등과 관련이 있다.
소아기 기능성 복통	다른 기능성 소화기질환의 진단기준을 충족시키지 못하는 간헐적 또는 지속적 복통
소아기 기능성 복통 증후군	기능성 소화불량, 과민성 대장증후군, 복성편두통의 특징을 가지지 않는 기능성 복통

2) **증상, 진단 및 감별 진단** (표 9-14)

① 통증은 잠이 들면 대개 없어지고 제산제나, 항히스타민제, 항콜린제 등으로 소실되지 않음

② 기질적 질환의 가능성이 높은 경우: 체중 감소, 혈변, 배꼽으로부터 먼 부위의 통증, 잦은 구토, 만성 설사 (특히 야간의), 통증으로 인한 수면 장애, 성장 저하, 발병 연령이 5세 이하 및 14세 이상일 때

3) **진단 및 감별진단** (표 9-15)

표 9-15 복통의 감별진단을 위한 검사

기질적 질환 감별	장운동 장애 감별
말초혈액검사, 혈침, 소변 및 대변 잠혈 검사, 혈액화학검사, 세균검사, 복부 X선 검사, 초음파 검사, voiding cystogram, 바륨 대장조영술, 상부위장관 조영술, 내시경 검사 등	위장관 압력 검사, 대장 통과 시간 측정 등

4) **치료 및 관리**

① 복통은 실제로 존재하는 것이고 스트레스로 인하여 장이 과민해져 발생하는 것
② 부모에게 증상의 모양과 병리 기전을 잘 설명하여 이해하도록 하는 것이 필요
③ 중대한 기질적 질환은 없음을 확신시키는 것이 중요
④ 부모가 증상을 강화시켜 2차적인 보상 심리를 유발해서는 안 됨
⑤ 통증을 일으키는 스트레스의 근원이 되는 주위 환경과 통증을 악화시키는 환경을 개선
⑥ 일상생활은 복통과 관계없이 유지
⑦ 젖당 불내성환자는 젖당을 식사에서 제거
⑧ 탄산음료, sorbitol 등은 복통의 유발 자극이 되므로 피함
⑨ 위식도 역류에서는 제산제를 투여
⑩ 과민성 대장염 환자는 식이섬유를 보충하며 항콜린제나 TCA 항우울제도 일부 환아에서 효과적
⑪ 정신과 전문의 협진 적응증: 전환장애, 불안증, 우울증이 극도로 내면화된 경우, 가족원의 복통을 모방하는 경우, 부모가 복통을 다룰 능력이 상실된 경우, 환경 개선 후 일상생활에 정상 복귀가 안 되는 경우 등

6. 위장관 출혈 (Gastrointestinal bleeding)

(1) 정의

1) **흑혈변** (melena)

① 암적색 또는 검은색의 혈액이 섞인 대변
② 식도나 위, 십이지장 부위의 출혈을 의심

2) **선혈변** (hematochezia)

① 선홍색의 혈액이 있는 대변
② 대개 대장 출혈 시 발생
③ 말단 회장 상부라도 올 수 있으나, 다량의 상부 위장관 출혈 시에도 발생
④ 대장 출혈이라도 상부 출혈 시에는 흑혈변 (tarry stool) 발생

3) **토혈** (hematemesis)

검은색 (커피 잔사색)의 토물이나 혈액이 입으로 나오는 경우

(2) 원인 (표 9-16)

표 9-16 **연령에 따른 위장관 출혈의 원인**

연령	원인
신생아	분만시 흡입된 모체혈 (대변 Apt test로 신생아 출혈과 감별) 난산, sepsis 또는 신생아 뇌수막염 스트레스성 위궤양 또는 출혈성 위염 궤사성 장염 또는 세균감염성 설사: 복부팽만, 구토 동반 우유 알레르기 등
영아	항문열상 (가장 흔함) 변비 Cryptitis Proctitis 감염성 설사 (설사가 심하고 수액성, 중한 상태일 때 의심) Cows milk protein 알레르기 (습진, 심한 복통, 복부 팽만, 구토, 가족력 있으면 의심)
학동전기	연소성 용종 Meckel 게실 (2세 이하의 대량출혈 시 의심) 장중첩증 감염성 장염(설사 동반한 혈변, 농변 시 의심) Hemangiomatosis 또는 Turner 증후군, Rendu-Osler-Weber 증후군과 동반한 모세혈관 확장증 (telangiectasia)으로 이학적 검사와 가족력 중요 십이지장궤양 장중복 (무통성의 검붉은 또는 선홍색의 직장출혈과 복부종괴가 특징) Henoch-Schönlein purpura (복통, 심한 직장 출혈의 경우 의심) 용혈성요독증후군 등
학동기	궤양 결장염, 크론병 문맥 고혈압에서의 식도정맥류 출혈 기도 이물, 가족성 용종증, Gardner 증후군 항문열상 또는 치핵

(3) 증상에 따른 진단 및 검사 (표 9-17)

표 9-17 **위장관 출혈 증상에 따른 진단 검사의 적응증**

증 상	검 사
토혈이나 흑혈변 시	식도 위 십이지장 내시경
신선혈이 대변에 나올 때	대장 내시경
연하 곤란, 연하 통증 동반 시	상부 위장관 방사선 조영술
장중첩 의심 시	대장 방사선 조영술
문맥압 항진증 의심 시	복부 초음파
Meckel 게실 의심 시	Meckel 스캔
원인 불명의 장출혈	RBC 스캔 coloid 스캔 혈관 조영술

(4) 처치

1) **수액 공급**: 생리 식염수, Ringer's lactate solution, 수혈 (전혈, 신선 냉동 혈장, packed RBC)

2) **약물 치료:** 점막 보호약물 (sucralfate), H_2 receptor blocker (cimetidine, ranitidine, famotidine), PPI (omeprazole, lansoprazole), somatostatin analogue(Octreotide)
3) **내시경 치료:** 혈관 응고법 (cautery, heater probe, laser), 정맥류 경화 또는 결찰법, 위장관 용종 절제 등

(5) 알레르기 직결장염 (Allergic proctocolitis)

1) 건강한 2-8주 내 영아에서 발견
2) 주로 설사와 함께 피가 나오거나 점액 분비
3) 대변 내 백혈구와 말초혈액의 호산구 증가
4) 우유 내의 단백질에 대한 알레르기 반응이 원인
5) 약 60%는 모유 수유아이며 수유모는 항원 제한 식사를 하면서 모유 수유 지속
6) 분유수유아는 완전단백가수분해분유 수유

II. 식도질환 (Diseases of esophagus)

1. 위식도 역류 (Gastroesophageal reflux, GER)

(1) 정의, 증상 및 예후

1) 위 내용물이 식도로 역류하는 현상
2) 소아기의 주 증상은 구토, 역류
3) 임상적으로 중요한 것은 빈도나 합병증의 유무
4) 건강한 1개월 된 아이의 약 반수에서 나타나는 역류는 대부분 1세 전후 자연 소실
5) 2세 이상의 소아에서 보이는 경우: 자연 소실은 적고 치료를 필요로 하는 경우가 많음
6) 위식도 역류증 (gastroesophageal reflux disease, GERD): 합병증이나 증상을 수반한 경우를 말하여 치료의 대상
7) 합병증
   ① 식도염: 역류한 위산이나 pepsin에 의해 식도 점막이 손상되어 발생
   ② 흡인폐렴, 천식, 신생아 무호흡 발작: 역류한 위내용물의 기관 유입에 의해 발생
   ③ 영아 돌연사증후군과도 관련

(2) 원인 및 병태 생리: 하부식도 괄약근 (lower esophageal sphincter, LES)이 위내용물의 식도내로의 역류를 막는 억제 기전의 핵심 역할을 하며, 하부식도 괄약근의 압력이 자주 떨어지는 것이 역류의 주된 원인

(3) 증상

1) 역류의 빈도, 지속시간, 식도가 위산에 노출되는 정도, 역류물의 종류 등에 따라 식도 상피가 역류에 노출됨으로서 증상 발생
2) 영아기: 역류, 식도염 소견 (보챔, 몸 비틀기, 사래, 구토 등), 성장장애

3) 연장아: 복통, 흉통을 호소하며 Sandifer 증후군을 나타냄
4) Sandifer 증후군: 후궁반장과 함께 나타나는 현상. 이상한 머리 짓을 말하며 이는 기도를 보호하고 위산의 역류에 의한 통증을 감소시키려는 기전
5) 식도염 발생 시 출혈이 주증상이며 토혈이나 흑혈변은 드물고 심할 경우 철 결핍성 빈혈이 발생
6) 호흡기계 증상은 영아에서 폐쇄 무호흡이나 천명으로 나타나며, 연장아에서는 천식, 후두염, 부비동염 등이 가능
7) 대개 직립 자세를 취하고 고형식을 먹게 되는 2세경까지 증상이 대부분 소실

(4) 진단 (표 9-18)

표 9-18 위식도 역류 검사 및 소견

검사 항목	검사 소견
상부소화관 조영술	해부학적 이상과 형태이상 (위축염전증, hiatal hernia), 합병증 (식도궤양, 식도협착)을 진단 위식도 역류가 일어나는 순간을 잡지 못하면 정상
Gastric scintigraphy	방사선 물질을 식사에 섞어 투여하고 방사선 물질의 활성도 분포를 관찰 위 내용물이 폐로 흡인 되는 것과 위식도 역류를 증명
내시경 검사 및 생검	식도염의 진단 및 중증도 결정, 식도 협착, Barrett 식도 (식도염이 오래되어 식도 편평상피가 장의 원주상피로 변한 것)의 평가 Crohn 병과 같은 다른 질환의 감별 위식도 역류의 직접적인 증명은 불가능
식도 pH 검사 및 임피던스	하부 식도의 산도를 측정하여 역류의 빈도와 지속시간을 알 수 있는 가장 예민한 방법 pH 4.0 미만의 시간이 기록 시간의 4% 이상일 때 양성으로 판정 임피던스 검사를 동시에 시행하여 비산성 역류를 측정하여 위식도 역류의 원인 물질이 산성 혹은 비산성 역류인지 규명

(5) 치료

1) 질환의 개념, 치료법 및 예후를 가족에게 설명하여 불안감을 없애야 함
2) 유아: 수유 후에 트림을 유발시키고 변비가 있을 경우 치료를 병행
3) 앉은 자세에서 역류가 잘 일어나며, 바로 누운 자세나 옆으로 누운 자세는 엎드려 누운 자세보다 역류가 호발하므로 주의
4) 연장아: 자세의 유용성은 뚜렷하지 않으나 왼쪽 옆으로 머리를 높여 주는 것을 추천
5) 약물치료 (표 9-19)

표 9-19 위식도 역류의 약물 치료

약물	작용
제산제	위내용물의 산도를 낮추고 위의 정상적인 운동을 촉진
H_2 receptor blocker	위 벽세포 (parietal cell)에 있는 히스타민 수용체를 억제하여 산 분비를 억제 Cimetidine, famotidine, nizatidine, ranitidine
Proton pump inhibitor	위산 분비 단계의 hydrogen-potassium ATPase의 기능을 차단하는 가장 강력한 약제 Omeprazole, lansoprazole, pantoprazole, rabeprazole, esomeprazole

위장관 운동 촉진제	하부 식도 괄약근의 압력을 증가시키고 위 배출을 촉진시키며 식도의 청소능을 촉진 Metoclopramide (dopamine-2 & 5-HT_3 antagonist), bethanechol, erythromycin

6) 수술적 치료

① 위바닥주름술 (Nissen fundoplication)

a. 하부 식도 괄약근 둘레에 위의 기저부를 둘러싸서 꿰메어 주는 수술

b. 약물에 반응이 좋지 않은 경우 시행

c. 90% 정도에서 역류가 치료

(6) 합병증

식도염, 식도협착, Barrett 식도, 호흡기로의 역류에 의한 인두폐색, 기관지경련, 만성 기침, 인두염, 부비동염, 중이염, 천식 등

2. 분문 이완 불능증 (Achalasia, megaesophagus)

(1) 정의: 특발성으로 하부 식도 괄약근의 이완장애 및 식도 연동운동의 결여로 인해 식도 폐쇄 증상이 일어나며, 상부 식도가 확장되는 것

(2) 병태생리: 병변인 분문 부위의 식도근 Auerbach 신경총의 변성과 감소, 염증 세포의 침윤 등이 흔히 관찰

(3) 증상: 대개 젊은 나이 (20대-30대)에서 천천히 발생하며 고형식에 대한 연하곤란이 주 증상

(4) 진단

1) 흉부 X선 사진: 종격동 확장, 식도-공기 액체층 (air-fluid level)

2) 식도 조영술: 분문부의 협착과 확장된 식도를 볼 수 있음. 정상 연동운동이 없고 식도 하부 괄약근의 이완이 없다 (그림 9-4).

3) 식도내압검사

① 가장 진단적 가치가 높은 검사

② 식도 하부 괄약근의 기본 긴장압이 정상의 2배 이상 높고 이완되지 않으며 정상 연동운동이 없으면 확진

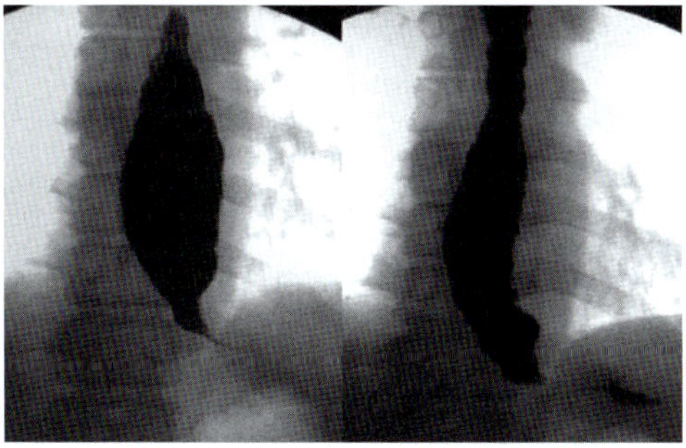

그림 9-4 분문 이완불능증의 상부소화관 조영사진: 분문부의 협착과 확장된 식도가 보인다.

(5) 치료

1) 칼슘 통로 억제제 (nifedipine), phosphodiesterase inhibitor (sildenafil) 등
2) Botulinum toxin: 식도 하부 괄약근 내로의 주입
3) 풍선 확장술 (pneumatic dilatation)
4) Heller 수술 (esophagomyotomy): 분문 식도부의 근육을 잘라주는 수술

(6) 예후

1) 특히 소아의 경우 수술적 치료의 예후가 양호
2) 확장술을 받은 경우 반년이나 일년에 한번 정도로 반복해서 행해야 하는 경우도 있으며 위식도 역류의 증상도 가능

3. 식도공 탈장 (Hiatal hernia)

(1) 정의: 위의 일부가 식도 열구를 통하여 탈장되는 것 (그림 9-5)

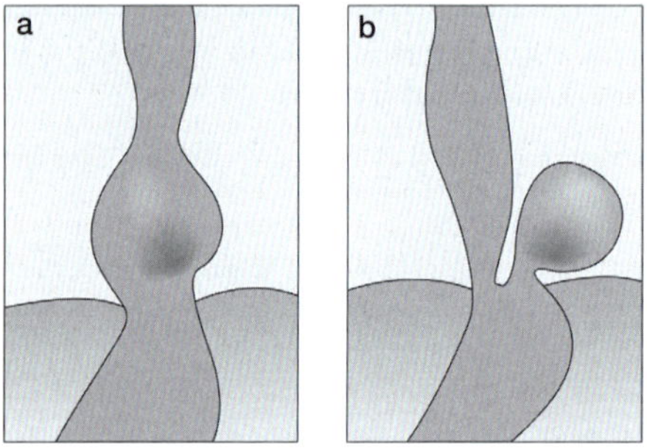

그림 9-5 **식도공 탈장의 두가지 형태: (a)는 미끄럼틈새 탈장 (sliding hernia)이고, (b)는 식도곁 탈장 (paraesophageal hernia)이다.**

(2) 증상: 식후 팽만감과 상복부 동통 등의 식도 폐쇄의 증상이 나타나며 특히 미끄럼틈새 탈장 (Sliding hernia)은 위식도 역류의 증상과 유사

(3) 치료

1) 내과적 치료: 머리를 30도 정도 높게 유지시키면 대부분 증상이 호전
2) 증상의 호전 후에도 3개월 정도 자세 유지
3) 위바닥주름술 (Nissen fundoplication): 약 15%에서 필요

4. 부식성 식도염 (Corrosive esophagitis)

(1) 원인

1) 강산: 빙초산, 염산, 황산 등
2) 강알칼리: 수산화나트륨, 배수구 청소제 등
3) 표백제, 단추형 수은전지 등
4) 합병증: 부식성 식도염으로 인해 동반된 식도협착

(2) 증상

1) 동통, 연하장애가 주 증상
2) 수주 후에 협착 발생: 예방 및 조기 치료가 필요

(3) 치료

1) 원인 물질을 물이나 우유 등을 먹여 희석시킴(인위적 구토 유발과 위 세척은 금기)
2) 48 시간 내 내시경을 통한 식도 화상 유무, 궤양 유무를 조사하고 금식 및 수액치료
3) 식도강 내에 스텐트 삽입: 식도 화상이 발생하면 ampicillin을 예방적으로 투여하고 협착을 예방하기 위해 시행
4) 대장 간치술 (colonic interposition): 심한 협착이나 아주 막혀 버린 경우에 시행

Ⅲ. 위십이지장질환 (Diseases of stomach and duodenum)

1. 비대 날문 협착증 (Hypertrophic pyloric stenosis)

(1) 정의: 출생시 유문근에 분포하는 신경지배의 이상으로 유문근 수축 억제가 불가능한 상태

(2) 빈도: 남아 특히 첫째 아이가 여아보다 4배 정도 흔하게 발병

(3) 병태생리: 수축 억제 불가능에 의해 이차적으로 유문근 비대가 발생하며 식도 기관루 같은 다른 선천성 기형이 흔하게 동반

(4) 증상

1) 생후 2-3주 경, 비담즙 사출성 구토로 시작
2) 체중 증가가 멈추거나 체중 감소
3) 토물에 소량의 혈액이 섞여 있는 경우도 있음
4) 통과 장애가 심해져도 공복감이 강하기 때문에 계속 먹으려고 함
5) 간혹 상복부가 팽만하고 복벽을 통해 위의 연동을 관찰할 수 있음
6) 저염소 대사성 알칼리증 (hypochloremic metabolic alkalosis): 계속된 구토로 수분과 위산 및 염소 소실이 일어나 발생

(5) 진단

1) 구토 직후에 우측 늑골하연부에서 지름이 2-3 cm 크기의 올리브 혹은 도토리 모양의 종괴를 촉진
2) 복부 초음파 검사를 통해 유문부 근육층의 두께가 4 mm 이상, 유문부의 총 길이가 14 mm 이상인 경우 진단 (그림 9-6)

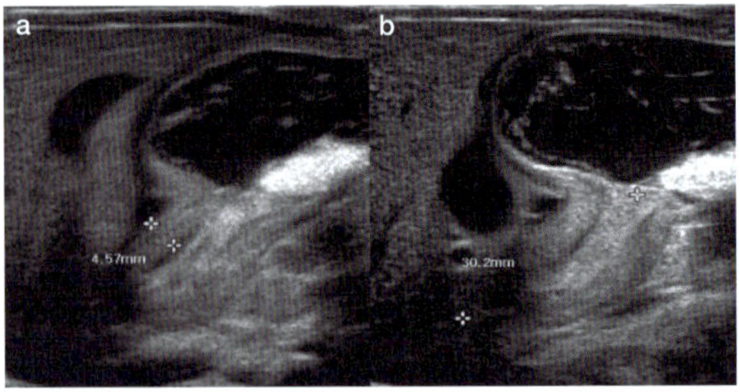

그림 9-6 비대 유문 협착증의 복부 초음파 소견: (a) 유문부 근육층의 두께가 4 mm 이상, (b) 유문부의 총 길이가 14 mm 이상임을 알 수 있다.

(6) 치료

1) 탈수와 저염소 대사성 알칼리증을 우선적으로 치료
2) 수액요법: 0.45-0.9% 식염수에 5-10% 포도당과 30-50 mEq/L의 염화칼륨을 포함한 용액으로 교정하며 탈수가 교정된 후 혈청 내 중탄산염 농도가 30 mEq/L 이하로 알칼리증이 교정될 때까지 시행
3) 마취 후 나타날 수 있는 무호흡을 예방하기 위하여 수술 전에 알칼리증을 교정
4) 위가 비면 구토가 일어나지 않으므로 비위강 흡인 (nasogastric suction)은 불필요
5) 내과적 치료
   ① 황산아트로핀 정주 요법이 가능하며 빈맥, 안면홍조, 동공확대 등의 부작용이 발생하면 감량하거나 중지
   ② 조금씩 자주 먹이는 고식적 치료법은 치료 기간이 길고 사망률이 높아 추천되지 않음
6) 외과적 치료: 점막외 유문근 절개술 (Ramstedt pyloromyotomy)

2. *Helicobacter pylori* 위염 (*Helicobacter pylori* gastritis)

(1) 병태 생리

1) *Helicobacter pylori* (*H. pylori*)는 위점막에서만 살면서 만성적인 위염을 일으키는 원인균으로 주로 위 전정부 (antrum)에 존재하며 중성구, 단핵구의 침윤을 유발
2) 요소분해효소 (urease)를 가지고 있어 요소를 암모니아와 이산화탄소로 분해하고 주변에 암모니아 구름을 형성하여 알칼리 환경을 만들기 때문에 강산성의 위 안에서도 생존
3) 십이지장 점막 상피가 위점막 상피로 변하게 되기 때문에 십이지장 궤양 환자에서도 *H. pylori*가 동정 가능
4) 감염은 대변, 침, 토물 등에 의해 주로 유소아기에 이루어지며 급성 위염의 경우에는 대개 증상이 없으나 감염자의 10-15%에서 십수년간 만성 감염의 경과를 거쳐 궤양, mucosa associated lymphoid tissue (MALT) 림프종, 위암 등 심각한 병변을 유발
5) 최근 병독성 인자로 *cagA*, *vacA*, *iceA* 등이 알려져 있는데 이들이 현재 궤양 및 위암 발생과 관련

(2) 증상: 대부분 증상이 없는 것이 특징이나 만성적인 경과를 거치게 될 경우 일부에서 궤양, MALT 림프종, 위암 등이 발생하여 증상이 나타날 수 있으며 특히 소아의 경우에는 증상이 드물다.

(3) 진단

침습적 진단, 비침습적 진단 (표 9-20, 그림 9-7)

표 9-20 *Helicobacter pylori* 감염의 진단

침습적 진단 (내시경 생검)	신속요소분해 효소 검사법 (rapid urease test: CLO test), *H. pylori* 특수 염색법 (Warthin-Starry 은염색, Giemsa 염색 등), 균 배양 검사법 (치료에 실패할 경우 내성 균주 검사 필요시 이용)
비침습적 진단	혈청 항체 검사법 (*H. pylori* specific IgG serology test), 요소호기 검사 (urea breath test: ^{13}C UBT 또는 ^{14}C UBT), *H. pylori* 대변 항원 검사 (HpSA: *H. pylori* stool antigen test), 소변 항체 검사법, 침 항체 검사법 요소호기 검사는 ^{13}C이나 ^{14}C 동위원소를 부착시킨 요소를 먹이는 검사로 균이 있는 환자에서는 위 안에서 이 균의 요소분해효소에 의해 요소가 분해되고 동위원소가 부착된 이산화탄소가 나오게 되는데 이를 측정함으로서 진단가능. 치료 후 박멸 확인 검사로 우선적으로 권장되며 치료 완료 후 최소 4주가 경과된 후 시행

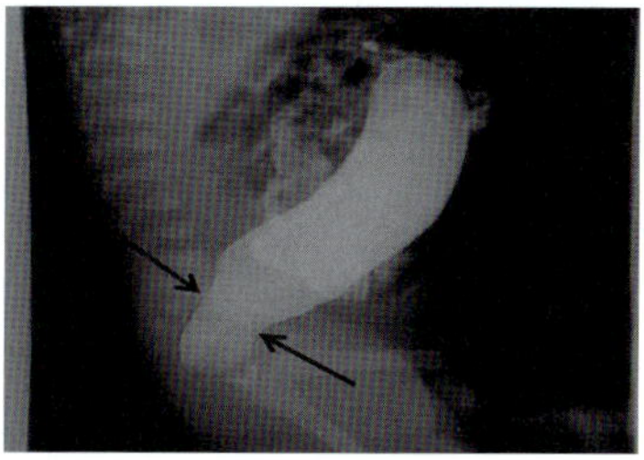

그림 9-7 *H. pylori*가 감염된 소아에서의 특징적인 결절성 위염 (nodular gastritis) 내시경 소견. 위 점막의 표면이 점막하 림프절로 인해 울퉁불퉁 솟은 모습이 관찰된다.

(4) 치료

1) 무증상 감염자는 균의 항생제에 대한 내성률만을 증가시키기 때문에 치료하지 않는 것이 원칙
2) 반드시 받아야 하는 경우는 *H. pylori*가 양성인 위 및 십이지장 궤양 환자 (표 9-21)

표 9-21 *Helicobacter pylori* 제균요법

삼제 요법	사제 요법
Bismuth 삼제 요법 bismuth (8 mg/kg/d) amoxicillin (50 mg/kg/d) clarithromycin (30 mg/kg/d) metronidazole (20 mg/kg/d) Proton pump inhibitor 요법 omeprazole, lansoprazole (1 mg/kg/d) amoxicillin (50 mg/kg/d) clarithromycin (30 mg/kg/d) metronidazole (20 mg/kg/d)	Bismuth 삼제 요법 + PPI
항생제는 세 약제 중에서 두 가지를 선택 1주 혹은 2주 1차 치료 시행	1차 치료 후 균 박멸 실패 시 시행

3. 위십이지장 궤양 (Gastroduodenal ulcer)

(1) 병태 생리

1) 점막 공격인자와 방어인자의 평형이 깨어지는 것에 의해 궤양이 형성 (표 9-22)

표 9-22 위 점막 공격인자 및 방어인자

공격인자	방어인자
위산, pepsin 분비, 스트레스, *H. pylori*, 산소유리기독소 (oxygen free radical)	상피 세포막, 세포간 폐쇄막 (tight junction), mucosal barrier, 점액층, 중탄산염, 점막혈류, 표피성장인자, prostaglandin E
위산과 pepsin은 중요한 공격인자 위 안에서 pepsin은 불활성형인 pepsinogen으로 분비되며 위산에 의해 활성형인 pepsin이 됨 미주신경과 함께 acetylcholine, histamine, gastrin 등의 물질은 위산 분비를 촉진하며 이들 물질에 의해 pepsinogen의 분비도 촉진되어 공격인자로서 작용	Prostaglandin E는 위점액 분비와 점막의 중탄산염 분비를 촉진하고 점막 내 혈류를 유지시키며 상피 세포의 재생을 촉진시켜 위점막 손상을 방지

2) 십이지장 궤양의 25-50%에서 가족력이 있고 일란성 쌍둥이의 50%에서 함께 발병
3) *H. pylori*는 원발 소화 궤양의 가장 중요한 원인으로 소아 십이지장 궤양의 80%, 위 궤양의 60%에서 감염 발견
4) *H. pylori*는 gastrin의 분비를 증가시키는데 그 결과 위산 분비가 증가되고 과잉 분비된 위산은 십이지장 점막을 변화시켜 조직학적으로 위 상피화생 (gastric metaplasia)을 일으키고 이 부위에 균의 집락이 형성되고 결국 십이지장 궤양 발생

5) Zollinger-Ellison 증후군 (Zollinger-Ellison syndrome)
   ① 췌장 islet cell의 종양 (gastrinoma)이나 비대로 gastrin 분비가 증가되어 위산 분비가 증가되어 궤양이 발생하는 질환
   ② 설사와 함께 십이지장과 공장에 다발적으로 재발성 궤양 (multiple recurrent duodenal and jejunal ulcers)을 일으킴
   ③ 치료: 종양 완전 절제
   ④ H_2 receptor blocker, PPI: 장기간 투여 시 증상 호전

(2) 증상

1) 복통, 구토, 출혈이 주 증상 (표 9-23)

표 9-23 나이에 따른 위십이지장 궤양의 증상

나이	증상
신생아기	출혈, 천공 등
2세 이하	반복적 구토, 성장 장애, 출혈 등
학동전기	구토, 식후 복통 등
학동기	심와부 복통, 야간 복통, 철결핍성 빈혈, 궤양 천공에 의한 복막염, 췌장염 등

2) 스트레스 궤양 (stress ulcer)
  ① Curling ulcer: 패혈증, 심폐부전, 탈수, 화상 등에 의해 발생
  ② Cushing ulcer: 두부 외상 및 두부 수술에 의해 발생

(3) 진단

1) 상부 위장관 내시경을 실시
2) 출혈하는 환자는 상부 위장관 조영술보다 위장관 내시경의 진단율이 월등히 높음

(4) 치료

1) *H. pylori* 감염에 의한 경우에는 박멸 요법을 실시
2) 속발성 궤양
  ① 위산을 중화하거나 분비를 억제하는 약제를 4-8주간 사용
  ② 약물: 제산제, H_2 receptor blocker (cimetidine, famotidine, nizatidine, ranitidine), PPI (omeprazole, lansoprazole, pantoprazole, rabeprazole, esomeprazole), 점막 방어 약제 (sucralfate) 등
3) Misoprostol: Prostaglandin E로서 NSAID를 장기간 복용하는 환자에서는 위궤양의 보호를 위해 투여
4) 수술적 치료
  ① 출혈, 천공, 위 배출구의 폐쇄 등 궤양의 합병증이 있거나 복통이 심할 경우 시행
  ② 미주신경절단술 (vagotomy), 유문성형술 (pyloroplasty), 위 전정부 절제술 (antrectomy) 등

Ⅳ. 소장 및 대장질환 (Diseases of small and large intestine)

1. 창자겹침증 (Intussusception)

(1) 병태 생리 및 빈도

1) 영유아 급성 복통의 대표적 질환
2) 돌막창자 (ileocecum)가 대장 안으로 말려들어가는 것이 가장 흔함
3) Adenovirus나 rotavirus 등의 장관감염, Peyer' s patch 림프 조직의 비후 등이 가능 원인
4) 대부분 24시간 내에는 감돈 (strangulation)이 발생하지 않지만 나중에는 장괴저 (intestinal gangrene) 및 쇼크가 발생 가능
5) 3개월에서 6세 사이에 잘 발생하고 80%가 2세 미만의 영유아
6) 5-11개월이 호발연령이고 남아에서 흔함
7) 2-8%에서 기계적인 요인, 즉 Meckel 게실, polyp, 신경섬유종, 장중복, 혈관종, 악성종양 (림프종) 등 중첩증의 선두 (leading point)가 발견됨
8) 2세 이후에 발생하였을 경우 선두가 있는지 확인
9) 드물게 Henoch-Schönlein 자반병과 연관

(2) 증상

1) 건강하던 아이가 갑자기 심한 복통 (colicky pain)으로 자지러지듯이 울며 다리를 배 위로 끌어당기는 것이 특징으로 구토 동반 가능
2) 발작과 무증상이 반복되며 증상 발현 초기에는 대변이 정상적으로 배출되나 그 이후에는 대변 및 방귀 배출이 없음
3) 혈성 점액 대변 (currant jelly stool)이 60%에서 관찰되고 70%에서는 우복부 또는 상복부에서 소시지 모양의 덩어리가 촉지됨
4) 대개 교액성 장폐쇄이므로 복부 팽만, 압통이 심해지고 장괴사로 복막염이 되면 심한 탈수, 패혈증, 쇼크로 진전

(3) 진단

1) 임상증상, 대변모양, 복부 종괴로 진단 가능
2) 바륨 대장조영술: 코일 (coil spring) 같은 모양이 나타나면 확진 (그림 9-8)

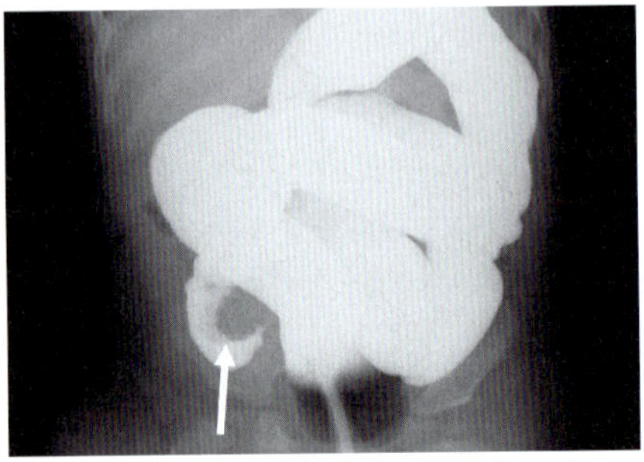

그림 9-8 장중첩증의 대장 조영술 사진: 코일 같은 모양(→)이 보인다.

3) 초음파 검사: 종단면에서 원통형 종괴 (tubular mass), 횡단면에서는 표적 (target) 또는 도넛 (doughnut) 모양이면 확진 (그림 9-9)
4) Dance 징후: 중첩장관이 우상복부로부터 췌장상부에 있어 회맹부가 공허한 느낌

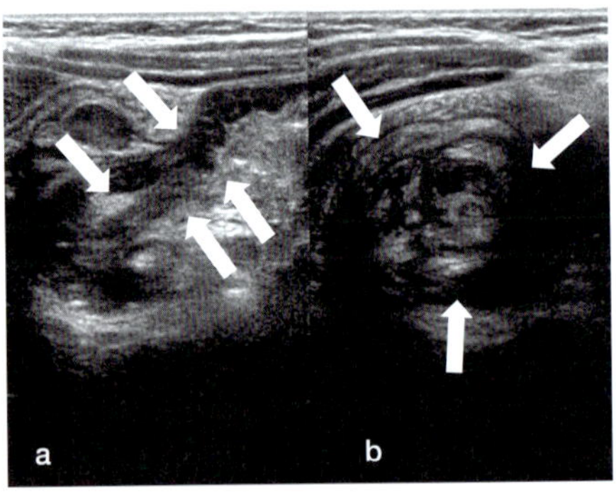

그림 9-9 장중첩증의 초음파 소견: 종단면 (a) 에서 원통형 종괴(→)와 횡단면 (b) 에서 표적 모양(→)이 관찰된다.

(4) 치료 (표 9-24)

1) 수술적 치료 가능성에 대비하여 금식 및 위관 삽입, 탈수증에 대한 수액 요법 등을 우선 시행

2) 5-8%에서 재발하고 수술적 도수 정복보다는 수압에 의한 정복 시 잘 재발

표 9-24 **장중첩증의 비침습적 및 침습적 치료**

비침습적 치료	침습적 치료
① 물이나 생리식염수를 이용한 초음파 검사 하 정복술, 공기나 바륨을 이용한 대장 조영술에 의한 정복술이 대표적 ② 대장 조영술 금기는 24-48시간 이상으로 장시간 경과되었으며 장천공, 장벽내 공기 음영 (pneumatosis intestinalis), 복막 자극 증상과 탈진 및 쇼크 등의 중독 증상이 동반된 경우 ③ 압력은 공기압 120 mmHg, 수압은 1 m를 넘기지 말아야 하며, 조영술 도중 복부조작은 복부 천공의 위험때문에 금기	① 수술에 의한 도수 정복 ② 도수 정복이 안 될 경우에는 장괴사가 발생한 것이므로 장 절제술을 실시 ③ 바륨 관장 정복 후 재발률은 10%, 수술적 도수 정복 후 재발률은 2-5%

2. 선천거대결장 (Congenital aganglionic megacolon, Hirschsprung disease)

(1) 정의, 빈도 및 병태 생리

1) 태생 초기 발현된 신경절 세포는 정상적으로 전장으로부터 장관벽 내로 들어와 신경세포로 분화하나 이 과정에서 이상이 발생하여 생기는 질환

2) 75%에서 직장, S상 결장에 병변이 국한

3) 남아에서 여아보다 4배 정도 흔하게 나타나며 특징적으로 미숙아에서는 흔하지 않음

4) 신경모세포가 대장의 원위부로 이동하지 못하여 초래된 신경절 세포의 결여가 특징

5) 무신경절 부위에서는 정상적인 장운동이 불가능하므로 이 부위에 장폐쇄가 일어나고 상부의 정상적인 장 부분은 팽창

6) 가족력이 있는 일부 환자에서는 *RET* 유전자와 *EDNRB* 유전자 이상을 흔히 발견

(2) 증상

1) 태변 배출이 없거나 지연, 수유 거부, 담즙 구토, 심한 복부 팽만

2) 대다수의 환자는 생후 3개월 이내에 증상발현

3) 무신경절 부위가 아주 짧을 경우 대변 배출은 정상이나 곧이어 변비, 복부 팽만, 구토 등이 영아기에 발생

4) 소아기까지 진행시 변비가 심하고 복부 팽만을 보이며 좌측 복부에서 대변 덩어리 촉지

5) 소아기에서는 Currarino triad 증후군(항문 직장 기형, 엉치뼈 결함, 엉치앞 덩어리)을 감별

(3) 진단

기능성 변비와 선천성 거대 결장 질환의 감별은 매우 중요 (표 9-7 참조)

1) **직장수지검사**

수지검사 시 대변과 가스가 갑자기 밀려나오는 소견을 보이면 의심

2) **복부 X선 사진**

골반 내 공기가 없고 대장 및 직장의 어느 부위까지 공기에 의해 확장된 소견

3) **대장 조영술** (그림 9-10)

좁아진 무신경절 부위와 확장된 정상적인 상부 장 사이에 이행부위 (transition zone)를 관찰. 이때 조영제가 24시간 후에도 남아 있으면 진단적으로 중요한 소견

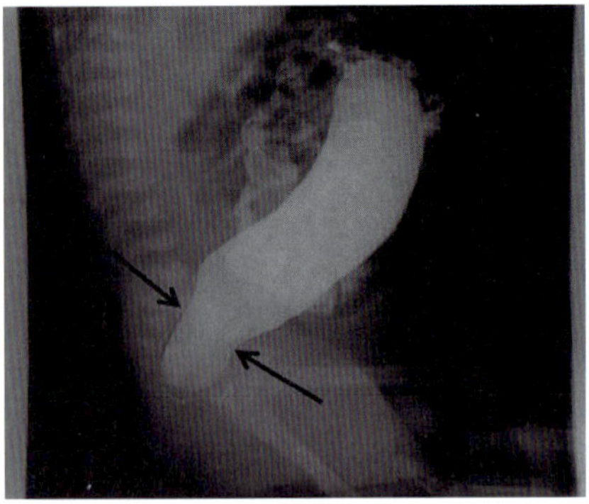

그림 9-10 선천성 거대 결장의 대장 조영술 소견: 좁아져 있는 직장 병변부위와 바로 위로 이행부위가 관찰된다.

4) **직장 압력 검사** (anorectal manometry)

직장을 풍선으로 확장시키면 정상적으로 내괄약근이 이완되는 직장-항문 억제 반사 (recto-anal inhibitory reflex)가 일어나는데 압력의 변화가 없거나 오히려 상승 (그림 9-11)

5) **직장 흡인 생검** (rectal suction biopsy)

① 직장 압력 검사와 함께 가장 믿을 수 있는 진단법

② 흡인생검을 항문 2 cm 상방에서 실시하여 Auerbach와 Meissner 신경총 세포가 없고 신경 섬유의 비후가 있는지 확인

③ Acetylcholinesterase 염색을 실시하여 양성이면 진단

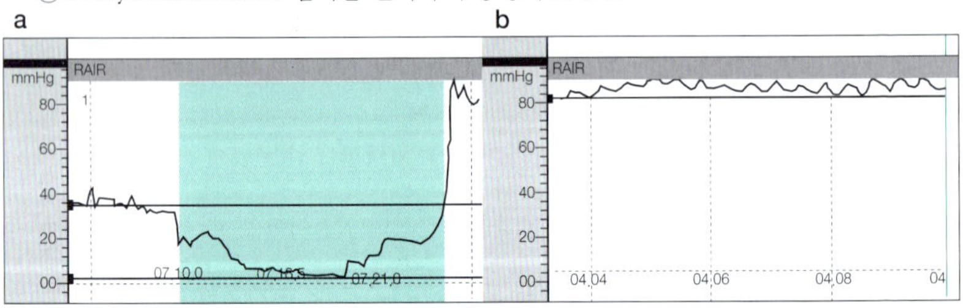

그림 9-11 직장 압력 검사: (a) 정상적인 직장-항문 억제 반사 (recto-anal inhibitory reflex), (b) 풍선으로 직장을 확장시킴에도 불구하고 억제반사가 소실되어 압력 변화가 없는 비정상적인 결과

(4) 치료

1) 고식적 감압술 (colostomy) 후 생후 6-12개월에 신경절이 있는 부위와 직장을 연결하는 근치술 (Swenson, Duhamel, Boley)

2) 최근에는 바로 근치술을 시행하는 경향

3. 만성 가성 장 폐쇄 (Chronic intestinal pseudoobstruction)

(1) 정의

1) 기능적인 장폐쇄 소견을 보여도 장관 신경계의 해부학적 원인이 없는 것
2) 원발 또는 속발 모두 발생 가능

(2) 증상 및 동반기형

1) 복부팽만, 담즙 구토, 변비
2) 신생아에서는 거대 방광이 흔히 동반
3) 대부분 미숙아이며 40%에서 장 회전 이상 (malrotation) 동반
4) 요로계 침범도 흔하며 반복적인 요로감염이나 요로계 폐쇄 소견 동반

(3) 원인 (표 9-25)

표 9-25 만성 가성 장 폐쇄의 원인

일차성	이차성
장 근병증 (intestinal myopathies: 평활근 이상) 장 신경병증 (intestinal neuropathies: 장 신경 이상)	Amyloidosis, SLE, scleroderma, 대사 장애, 저칼륨혈증, 약물 (지사제)에 의한 마비성 장 폐쇄, 방사선, 내분비 질환 (hypothyroidism, diabetic neuropathy), 혈관 부종 등

(4) 진단

1) 복부 X선 사진: 소장의 공기 액체층 (air-fluid level)
2) 조영술: 조영제 배출의 지연
3) 장 운동 검사: 식도, 소장 근위부, 대장에서 이상 소견
4) 항문 직장 압력 검사: 정상으로 선천성 거대 결장과의 감별점

(5) 치료

1) 대증 요법을 실시
2) 변비약: 대변 배출에 도움
3) 경구용 항생제: 세균의 과증식에 의한 지방변, 흡수 장애가 가능하므로 적절히 선택
4) Erythromycin: 위와 소장의 배출 호전시킴
5) 대장 절제술: 대장에 국한된 병변이나 대장에 심한 침범 소견을 보일 경우 시도
6) 소장이식: 근본적인 치료

4. 만성염증장질환 (Inflammatory bowel disease)

(1) 정의, 병태 생리 및 빈도

1) 장 염증의 재발, 관해가 반복하는 만성적인 질환
2) 궤양 결장염 (ulcerative colitis), 크론병 (Crohn disease)이 대표적
3) 가족과 일란성 쌍둥이에서 발생 빈도가 높고 최근 16번 염색체의 *NOD2* 유전자가 크론병에 관여한다는 보고
4) 유전적, 환경적, 면역학적 요인 등이 복합적으로 작용하여 발생하는 것으로 추측

(2) 증상

1) 설사, 복통, 혈변이 가장 중요한 증상
2) 점액이나 혈변이 섞인 설사는 궤양 결장염의 특징이나 크론병에서는 이런 증상이 없을 수도 있음
3) 크론병은 우하부 복통, 구토 및 종괴 촉지로 충수염으로 오인 가능
4) 장외 병변 (extraintestinal manifestation)
   ① 크론병에서 자주 관찰
   ② 구강궤양, 관절통 및 관절염 (무릎, 발목, 대퇴, 강직척추염), erythema nodosum이나 pyoderma gangrenosum과 같은 피부 병변, uveitis, iritis, episcleritis 등의 눈 병변, 간기능 이상, 만성 활동성 간염, sclerosing cholangitis 등의 간 병변, 사구체 신염, 과잉응고 장애 등

표 9-26 **궤양 결장염과 크론병의 감별**

구 분	궤양 결장염	크론병
1.임상증상		
설사	++++	+++
혈변	++++	++
복부압통	++	+++
복부종괴	없음	++
구강궤양	+	+++
독성거대결장	+	-
천공	+	+
누공형성		
Perianal, perineal	없음	++
Enteroenteric	없음	+
암발생	++++	++
2.내시경소견		
직장병변	++++	++
병변 연속성	++++	+
Friability, purulence	+++	+
Aphthous, linear ulcer	없음	+++
Cobble stone 양상	없음	++
거짓용종(pseudopolyp)	++	+
3.방사선소견		
병변연속성	++++	+/-
회장병변	없음	++
협착	+/-	++
누공형성	없음	++
병변비대칭성	없음	++
4.병리조직소견		
Granuloma	없음	+++
Transmural inflammation	+/-	+++
Crypt abscess	+++	+
Skip area	없음	+++
Linear aphthous ulcer	없음	+++

(3) 감별진단 (표 9-26)

1) 병리학적 차이: 가장 중요한 점으로 병변의 부위와 깊이가 중요
2) 궤양 결장염: 부위가 대장에만 국한되며 깊이는 점막에만 국한
3) 크론병: 구강과 항문 사이의 어느 부분도 침범 가능, 장벽 전체까지 침범, 대부분 회장과 대장 모두 병변
4) P-ANCA (perinuclear antineutrophil cytoplasmic antibody): 궤양 결장염의 70%, 크론병에서 20% 검출
5) ASCA (anti-Saccharomyces cerevisiae antibody): 크론병에서 50-70%, 궤양 결장염에서 6-14% 검출

(4) 치료

관해유도와 관해유지 단계로 나누어 치료

1) **Sulfasalazine**
   ① 경한 궤양 결장염과 대장 침범 크론병에서 사용
   ② 궤양 결장염의 재발 예방
   ③ 50-75 mg/kg/d, 최대 2-3 g/d로 시작하여 유지 요법 시는 용량을 반으로 감량
   ④ 대장균에 의해 sulfapyridine과 5-aminosalicylate (5-ASA)로 분해되며, 5-ASA가 항소염 작용
   ⑤ 피부발진, 구역, 두통, 복통, 혈청병, 용혈빈혈, 재생 불량성 빈혈, 췌장염 등의 부작용이 있어 5-ASA로만 만든 mesalamine (mesalazine, Pentasa®)을 40-60 mg/kg/d, 최대 3 g/d으로 점차 많이 투여
2) **Prednisolone**
   ① 심한 염증장병에서 사용
   ② 1-2 mg/kg/d, 최대 40-60 mg/d를 1-3개월간 경구 투여 후 감량하며 심한 경우에는 주사로 투여
3) **Metronidazole**
   ① 15-30 mg/kg/d를 사용
   ② 항문 누공이 있는 크론병에 효과적
   ③ 장기간 사용한 경우 말초 신경염이 합병증 발생 가능
4) **Azathioprine**
   ① 6-mercaptopurine (6-MP)의 전구체로 관해유지에 사용
   ② 1.5-2.5 mg/kg/d를 사용
5) **Cyclosporine, methotrexate (MTX):** 스테로이드 저항성 혹은 의존성에서 사용 가능
6) **Infliximab**
   ① Chimeric monoclonal anti-TNF antibody
   ② 5-10 mg/kg 정맥주사가 크론병의 새로운 치료제로 사용
   ③ 관해유도, 유지에 모두 효과적
7) **수술적 치료**
   ① 크론병: 약물에 반응하지 않거나 누공, 성장부진, 협착, 농양 등의 합병증 발생시
   ② 궤양결장염: 지혈 불가능 출혈, 독성거대결장, 심한 복통과 설사, 악성 종양 발생시
   ③ 약물치료에 반응하지 않는 난치성 전격 대장염

8) **총정맥영양과 경구 기본 영양식:** 크론병에서는 효과적이나 궤양 결장염에서는 도움이 되지 않음
9) **예방적 대장 절제술**
① 궤양 결장염은 질병 경과 10년 후부터 대장암 발생 빈도가 매년 약 1%씩 증가
② 정기적인 내시경 검사로 암 발생을 예방해야 하며 예방적 대장 절제술도 고려

5. Meckel 게실 (Meckel's diverticulum)

(1) 정의, 빈도 및 병태 생리

1) 회장 말단에서 50-75cm 범위의 장간막 반대편에 발생하는 omphalomesenteric duct 또는 vitelline duct라고 불리는 태생기 yolk sac의 잔유물
2) 주로 생후 2세까지 증상이 발생하며 평균 발생 연령은 2.5세이나 이후에도 발병 가능

(2) 증상

1) 대부분 무증상이나 소화관 출혈, 장중첩, 게실염, 장폐쇄의 원인이 되는 질환
2) 주 증상은 장출혈이며 게실 내에 위점막이 존재하여 위산이 분비되고 이에 의해 소화성 궤양이 발생하여 생기는 것
3) 대량의 무통성 직장 출혈이 특징적이며 다량의 검붉은 또는 흑색의 혈변 배출

(3) 진단

1) 이소성 위점막에 선택적으로 섭취되는 technetium-99m pertechnate 동위원소를 이용한 Meckel 스캔 시행 (그림 9-12)
2) Cimetidine, glucagon, gastrin 등을 투여하면 동위원소의 축적이 촉진되어 검사의 예민도를 85%, 특이도를 95%까지 끌어올릴 수 있음

(4) 치료

1) 게실의 절제를 시행하며 절제 표면에 위점막이 남아 있는지 반드시 확인
2) 그 여부가 확실치 않을 경우에는 회장의 부분절제를 실시
3) 드물게 충수염과 비슷한 게실염이 발생 가능하여 수술하기 전에 확진이 어려움

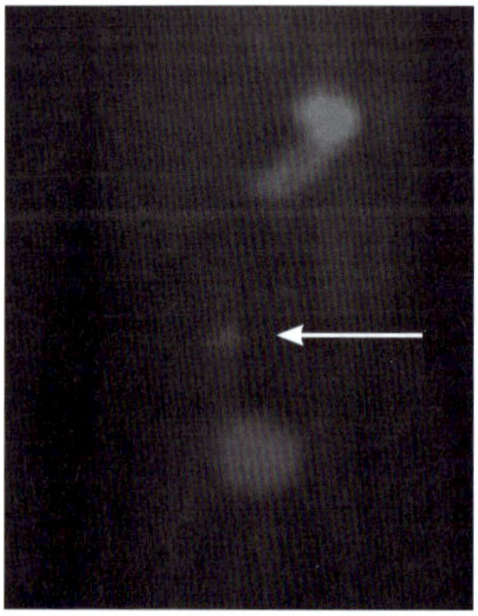

그림 9-12 Meckel 게실의 동위원소 소견: 이소성 위점막에 동위원소의 축적(→)이 보인다.

6. 항문직장 기형 (Anorectal malformation)

(1) 정의 및 분류

1) 항문이 폐쇄되어 있는 쇄항 (imperforate anus)을 포함하여 작은 누공으로 항문이 열려 있거나 항문의 위치 이상 등을 총칭
2) 직장의 맹관 위치에 따라 고위 기형, 중간 기형, 저위 기형으로 분류

(2) 진단

1) 육안적으로 항문이 폐쇄되어 있는지, 회음부에 누공이 존재하는지 또는 항문의 위치가 이상한지 확인
2) 소변검사, 흉부 X선 검사, 복부 및 골반 X선 검사, 복부 초음파 검사, 비위관 통과, 정맥신우 촬영술 등을 시행
3) 결장루 조영술은 해부학적 이상을 정확히 알기 위해 수술 전에 반드시 시행
4) CT나 MRI를 통해 해부학적 이상과 회음부 괄약근의 상태 파악

(3) 분류에 따른 치료

1) 남아의 저위 기형 형태: 출생 직후 cut-back anoplasty
2) 여아의 저위 기형 형태: 생후 2-3개월에 cut-back 또는 jump-back anoplasty
3) 중위 또는 고위 기형 형태: 3기의 수술 필요
   ① 1기: 예비적 결장루 생성
   ② 2기: 3-6개월경에 후방 중앙 절개식 항문 직장 성형술 (posterior sagittal anorectoplasty, Pena operation)을 시행
   ③ 3기: 성형술 2-3개월 후에 결장루를 닫음

7. 호산구성 위장관염 (Eosinophilic gastroenteritis)

(1) 정의, 분류 및 병태 생리

1) 호산구가 식도, 위, 장관에 침투함에 따라 구토, 복통, 혈변 등의 소화기 증상을 나타내는 질환
2) 호산구성 식도염, 호산구성 위염, 호산구성 장관염으로 분류
3) 약 반수에서 말초혈액에 호산구증다증 (eosinophilia)이 관찰되며 IgE와 세포성 면역이 관여
4) 호산구가 근육층까지 침투하게 되면 근육층의 비후, 경직 (rigidity) 때문에 장폐쇄가 일어나고 장막까지 도달하게 되면 호산구성 복수를 보이기도 함

(2) 증상 (표 9-27)

표 9-27 호산구성 위장관염의 발생 위치에 따른 주 증상

발생위치	주 증상
식도염	위식도 역류현상, 구토, 식사거부, 복통, 연하곤란 등
위염	구토, 복통, 식욕부진, 토혈, 체중감소 등
장관염	특징적으로 체중증가가 대단히 불량 단백 누출성 위장관염에 의한 저알부민혈증이 발생하여 전신적인 부종 발생 가능

(3) 진단

1) 말초혈액 내 호산구증다증: 소화관 알레르기로서 50%에서 관찰되며 혈청 IgE가 흔히 증가
2) 소화관 점막 생검: 내시경 검사를 통해 병변부위 소화관 점막의 호산구 침윤 및 고배율 시야에서 호산구가 10개 이상임을 확인
3) 내시경 검사: Nodularity, erythema, friability, erosion, ulcer 등 관찰

(4) 치료

1) **식이 요법**: 유발원인물질이 제거된 식이 공급
2) Cromolyn
   ① 2세 미만의 환자: 50 mg/dose의 용량을 하루 3-4회 복용
   ② 2세 이상의 환자: 100 mg/dose의 용량을 하루 3-4회 복용
   ③ 최대 40 mg/kg/d
3) **스테로이드**: Prednisolone 1-2 mg/kg/d 용량으로 수일간 경구 투여

8. 짧은 창자 증후군 (Short bowel syndrome)

(1) 정의 및 병태 생리

1) 소장의 수술적 절제로 인해 전체 소장의 50% 이상을 소실하여 흡수장애가 초래되는 질환
2) 대개 jejunum이 절제되어도 ileum이 남으면 탄수화물, 단백질, 수분, 전해질, 담즙산, 비타민 B_{12}, 지용성 비타민 (A, D, E, K)의 흡수는 보존되므로 증상이 경함

(2) 원인

괴사성 장염, volvulus, 태변 창자 막힘증, 크론병, 교액성 장폐쇄, 긴 분절이 침범된 Hirschsprung 병, gastroschisis 등

(3) 증상

1) 흡수 장애와 설사가 주요 증상
2) 절제된 부위에 따라 증상이 다양
3) 주로 탄수화물 흡수 장애, 지방변 설사, 저나트륨혈증, 저칼륨혈증, 산증 등이 유발

(4) 치료

1) **정맥 영양**
   ① 영양 부족분을 보충
   ② 소장이 자라서 적응을 하게 되면 차츰 경구 투여량을 증량
2) **경구 영양**
   ① 영양소의 장관 상피세포에 대한 직접작용
   ② 점막재생 촉진작용이 있는 호르몬 분비의 촉진
   ③ 췌액이나 담즙 등 소화액의 분비 촉진
3) **소장이식**: 예후가 불량할 경우 고려

(5) 합병증: 돌막창자판막 (ileocecal valve)이 절제된 경우

1) 만성적인 소장 내 세균의 과증식
2) 삼투압성 설사가 잘 일어나고 혈중 gastrin의 농도가 상승

9. 소화관 용종증 (Gastrointestinal polyps)

(1) 연소 용종 (Juvenile polyp, retention polyp, inflammatory polyp)

1) 소아에서 가장 흔한 용종
2) 40% 이상에서 하행 결장의 원위부에 발생
3) 샘종 변화가 없을 경우 악성으로 진행하지 않으며 배변과 함께 무통성의 선홍색 혈변 관찰
4) 대장 내시경을 이용하여 제거 (그림 9-13)

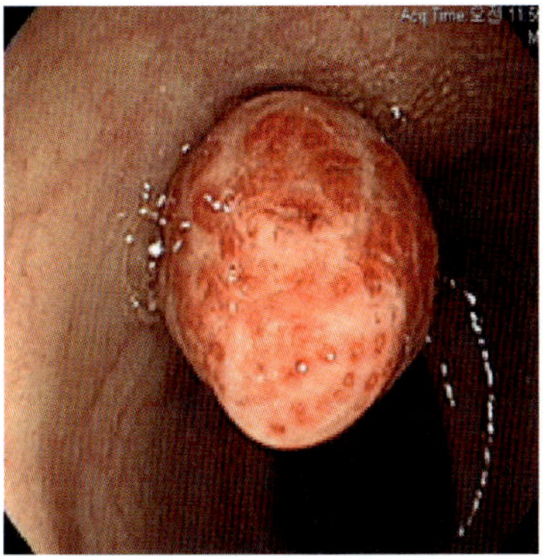

그림 9-13 **연소용종의 대장내시경 소견**

(2) 가족성 다발 용종 (Familial polyposis syndrome): 일부에서 암이전상태 (premalignant state)로 존재

1) **가족 대장 샘종 폴립증** (familial adenomatous polyposis coli)
   ① 대개 10세부터 발생
   ② 상염색체 우성 유전
   ③ 전체 대장에 100개 이상, 혹은 1000개 이상씩 다발
   ④ 대장암의 발생율이 매우 높고 hepatoblastoma, 갑상선암과 췌장암 발생의 위험이 증가한다.
   ⑤ 약 80%에서 *APC* 유전자 돌연변이가 관찰
   ⑥ 암 이전 상태이므로 예방적 대장 절제술을 시행
2) **Gardner 증후군** (Gardner syndrome)
   ① *APC* 유전자의 돌연변이에 의해 발생
   ② 대장의 다발 용종증과 함께 desmoid tumor, osteoma, chondroma 등을 동반하는 경우로 용종이 위나 십이지장에서도 쉽게 발견
   ③ 특징적인 장외증상으로 치아이상, ocular fundus의 색소침착, hepatoblastoma 등
   ④ 적극적으로 제거하고 샘종 용종이 있으면 대장 절제술을 실시
3) **Peutz-Jegher 증후군** (Peutz-Jegher syndrome)
   ① 위에서 대장까지 다발성 용종과 특징적인 색소 침착이 발생
   ② 상염색체 우성유전
   ③ 약 반수에서 장중첩증에 의해 발견이 되고 색소침착은 대개 입술이 특징적
   ④ Serine/threonine kinase (*STK11*)를 코딩하는 유전자 돌연변이에 의해 암에 대한 감수성이 증가

10. 소화관내 이물질 (Foreign body in alimentary tract)

(1) 임상양상

1) 대개 6개월에서 3세에 호발
2) 80-90%는 치료 없이 제거되고 동전이 가장 흔함

(2) 진단

1) 이물을 삼켰을 경우 가장 먼저 방사선 검사 시행
2) 길거나 날카로운 물체는 즉시 제거하는 것이 아니라 주기적으로 방사선 검사를 하며 대변을 계속 관찰하여 배출되는지 확인
3) 열, 구토, 혈변 등의 여부도 관찰하고 대개 4-6일 지나면 대변으로 배출
4) 3-4주 지나도 배출되지 않으면 천공이 일어날 수도 있고 선천성 기형 동반 가능
5) 천공의 호발부위
   ① 유문이나 회맹판과 같은 괄약근이 있는 곳
   ② 십이지장처럼 급하게 꺾어지는 곳
   ③ 격막이나 게실등 위장관 기형 있는 곳
   ④ 이전에 수술 받은 곳 등

(3) 치료

1) 식도를 통과한 경우 관찰하며 정상적인 식사를 계속하고 하제는 금지
2) 식도에 걸려있으면 종류에 관계없이 내시경을 이용하여 빼거나 밀어 넣음
3) 연장아: 위에서는 지름 > 5 cm 또는 두께 > 2 cm의 타원형, 십이지장에서는 길이 > 10 cm의 얇은 물체는 제거
4) 영아: 위에서는 지름 > 2 cm 또는 길이 > 3 cm일 경우 제거
5) 알칼리, 수은 전지
   ① 수은 자체의 문제는 거의 없으나 압력 괴사, 저전압 화상, 알칼리 용액의 누출로 인한 부식 손상이 가능하므로 식도에 있을 경우에는 되도록 신속하게 제거
   ② 위에 있을 때는 36-48시간 대기
6) 동전이 하부 식도에 있을 때는 24시간까지 대기 가능

V. 간질환 (Diseases of liver)

1. 급성 및 만성 간염 (Acute and chronic hepatitis)

간 친화성 바이러스는 A형, B형, C형, D형, E형 간염 바이러스의 5종 (표 9-28)

표 9-28 간 친화 바이러스의 특징

	A형	B형	C형	D형	E형
구조	RNA	DNA	RNA	RNA	RNA
잠복기간	15-30일	60-180일	4-8주	3-6주	3-9주
전파경로					
경피	드물다	흔하다	흔하다	흔하다	없다
대변경구	흔하다	없다	없다	없다	흔하다
성관계	드물다	있다	있다	있다	없다
출생전후기	없다	흔하다	드물다	있다	없다
만성간염	없다	있다	있다	있다	없다
전격간염	드물다	있다	드물다	있다	있다

(1) A형 간염 (Hepatitis A)

1) **병태 생리**

① Picornavirus에 속하여 핵산과 단백으로 구성되며 세포막유래의 피막은 없음

② 대변-경구 (fecal to oral) 전파

③ 담도에 손상을 주어 담즙 정체에 의한 황달과 혈청내 ALP (alkaline phosphatase), 5'-nucleotidase, γ-GTP (gamma glutamyl transpeptidase)와 urobilinogen 상승 유발

④ 간 손상이 심해지면 저혈당과 고암모니아혈증 유발

2) **증상**

① 영유아에서는 감기를 앓듯 가볍게 지나가지만, 연장아는 감염 후 4주간의 잠복기를 거치면 발열, 복통, 황달, 갈색뇨가 발생하고 수일이 지나면 회백색변, 무담즙 지방변 발생

② 전형적인 임상 증상: 전구기, 황달기, 회복기

③ 간비대 (hepatomegaly)와 압통을 볼 수 있고, 20-25%의 환자에서 비비대 (splenomegaly) 관찰

④ 드물게 심한 가려움증과 황달이 12주 이상 지속되는 비전형적인 담즙 정체 간염 (cholestatic hepatitis)으로 이행

3) **진단**

① 조기에는 총 빌리루빈, 간효소 치의 상승, 그 후에는 HAV IgM이 양성

② 회복기에는 HAV IgG가 양성화

③ 급성기 진단에는 HAV IgM이 효과적

④ 근래 RT-PCR법으로 혈청 HAV-RNA를 검출

⑤ HAV IgG만 양성이라면 과거감염을 의미하고 면역이 있음을 시사

4) **치료**: 대개 보존적 치료를 시행

5) **감염 예방**

① 대변으로 가장 많이 배출되는 시기는 증상 발현 전이며 발현 2주 전부터 발현 1주 후까지 바이러스 배출

② 황달 발생 후 1주일까지 접촉 회피

6) **백신 투여 적응증**

① 간염 유행 지역으로의 여행자 및 장기 체류자

② A형 간염이 주기적으로 발생하는 유행 지역의 2세 이상 어린이와 청소년

③ 만성 간질환 환자
④ 직업적으로 A형 간염에 노출될 위험이 있는 어린이집 근무자
⑤ 불법 약물 주사 남용자, 남성 동성연애자, 군인 등

7) **면역 글로불린 투여 적응증:** 0.02 mL/kg을 2주 내에 근육 주사
① 활동성 A형 간염 환자와 접촉한 경우 (성적 접촉 포함)
② 활동성 A형 간염 산모의 신생아
③ 환자가 집단 발생한 어린이집 직원과 어린이
④ 병원이나 집단 보호소 내 간염 유행 시

(2) B형 간염 (Hepatitis B)

1) **병태 생리, 역학 및 빈도**
① 외피: HBs 항원 (antigen, Ag)이라는 리포단백 (lipoprotein)으로 구성
② 내부: HBcAg의 활성을 갖는 코어입자가 존재
③ HBcAg에서 일부 peptide를 제거하면 HBeAg
④ 주로 비경구 (parenteral)로 전파
⑤ 신생아 감염
a. HBsAg 양성인 산모로부터 출생한 신생아에게 전파되는 수직감염은 가장 중요한 감염 형태
b. 산모가 HBeAg이 양성인 경우는 신생아에게로의 감염 위험률이 70-90%
c. 대부분 분만 시 태반을 통해 넘어오거나 HBsAg 양성인 양수나 혈액을 신생아가 흡인하여 발생
⑥ 간세포에 직접 영향을 주지 않고, T 세포 매개 면역 기전에 의해 간 손상 유발
⑦ 만성 B형 간염의 자연경과: 면역 관용기, 면역 제거기, 비증식기 (그림 9-14)
a. 면역 관용기: 바이러스가 증식하고 HBeAg이 양성이지만 감염된 간세포에 대해 T 세포가 면역 관용을 가져 간 손상이 거의 없고 ALT치도 정상
b. 면역 제거기: 간조직의 괴사가 동반되면서 ALT치가 상승
c. 비증식기: 감염된 간세포가 제거되면서 HBeAg이 음전되고 anti-HBe가 양전되는 혈청 전환 (seroconversion)이 생기고 바이러스의 증식이 사라짐

2) **증상**
① 황달이 있기 전에 발열, 쇠약감, 위장관 증세 등이 나타나며 A형이나 C형 간염보다 증상이 심함
② 혈청병양 전구증상 (serum sickness-like prodrome)이 잘 동반

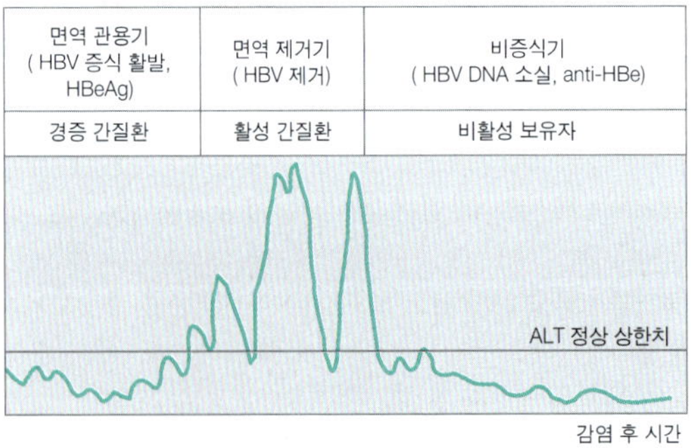

그림 9-14 **만성 B형 간염의 자연 경과**

③ 간외증상

a. 막 혹은 막증식성 사구체 신염, Gianotti-Crosti 증후군, mixed cryoglobulinemia, polyarteritis nodosa 등

b. HBsAg을 함유한 면역복합체의 순환으로 혈관염이 여러 장기에 발생하기 때문

④ 만성 보유자: 혈청 HBsAg이 6개월 이상 양성

⑤ D형 간염 바이러스 동반 감염: 급성 전격 간염이 잘 옴

3) **진단** (그림 9-15, 표 9-29)

① 감염 진단: HBsAg, anti-Hbc 양성

② 감염력과 경과: HBeAg, anti-HBe

a. 대개 HBV 감염으로부터 4-8주 후에 HBsAg이 양성화되어 2-4주 후에 간효소가 상승하고 HBsAg이 양성화할 시기에 HBV-DNA, HBeAg이 양성화

b. HBV 관련항체 중 IgM-HBc이 가장 조기에 출현하고 간염의 발병과 동시에 양성화하며, 3-4개월에 음성화

c. Anti-HBc는 간염 발병 후 약 1개월에 출현하여 3-4개월에 항체가가 최고가 되고 그 후 저항체가로 양성이 장기적으로 지속

d. Anti-HBe는 HBeAg이 음성화된 후에 양성화하며 장기간 지속

e. Anti-HBs는 anti-HBe 출현 후 양성화하고 장기간 지속

③ 급성과 보유자의 감별은 IgM-HBc와 Anti-HBc (IgG-HBc)의 측정, 항체가의 측정 이용

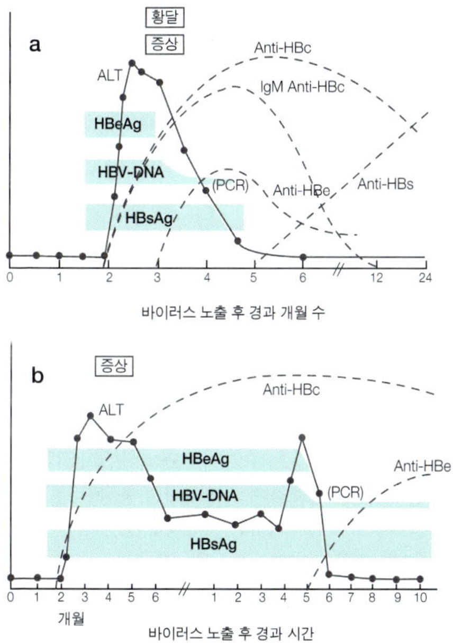

그림 9-15 급성 및 만성 B형 간염의 임상적 혈청학적 경과: (a) 급성 B형 간염, (b) 만성 B형 간염

표 9-29 B형 간염의 항원 항체 의의

	의 의
Dane particle	감염력을 가진 B형 간염 virion, DNA core와 표면항원으로 구성된 42nm particle
HBcAg	HBV의 core Ag, 간세포 내 핵에서만 발견됨
HBeAg	양성시 HBV가 계속 증식하고 있어 높은 감염력을 의미
HBsAg	간세포 세포질 내에서 만들어지는 HBV 표면 항원, 급성 감염 또는 만성 보유자에서 양성. 이것 자체는 감염력이 없으나 Dane particle과 함께 발견시는 감염력이 있음을 의미
Anti-HBc	Anti-HBs보다 먼저 나타나 수년간 지속, 중화항체가 아님. 출생 전후기 감염에서는 음성
Anti-HBs	완전하지는 않으나 감염이 예방됨. anti-HBc와 함께 발견시 감염 후 회복상태를 의미
Anti-HBe	회복기 또는 감염이 지속되는 상태를 의미.
HBV DNA	HBV 증식과 강한 감염력을 의미
Pre-S1, pre-S2 Ag	감염 초기 바이러스의 간세표 부착시 관여. 급성 또는 만성시 발견
Anti-pre-S1 Anti-pre-S2	중화항체로 면역을 의미, 급성 간염에서 HBV 소실 및 회복을 의미. anti-HBs보다 먼저 출현

4) **치료**

① Interferon-α

a. 활동성 간염 시 6개월간 피하로 주 3회씩 500만-1,000만 unit/m² 주사

b. 30-50%에서 치료효과 (HBeAg 소실, HBV-DNA 소실, 간수치 정상)

c. 치료 시작 전에 ALT가 높고 HBV-DNA가 낮을수록 효과가 좋음

② Lamivudine (Zeffix®)

a. 경구용 제제, nucleoside analogue

b. 3 mg/kg/d (최대 100 mg) 투여하며 장기간 (약 3년) 치료할수록 효과가 좋음

c. HBeAg이 음성화 된 후 적어도 6개월 정도 추가로 투여

d. 치료 중에 투약을 중단하면 HBV-DNA가 다시 증가하고 장기간 투여할수록 DNA polymerase에 YMDD 돌연변이가 발생하는 문제가 있으므로 오남용을 피하고 투약 교육에 주의

③ Adefovir (Hepsera®)

a. 새로운 nucleotide analogue

b. 아직 소아에서는 적응되지 않으나 라미부딘 내성형 HBV에 효과적

c. 16세 이상에서는 투여가 가능하며 10 mg/d의 용량으로 투여

④ 기타: entecavir, telbivudine, clevudine, emtricitabine, tenofovir 등

5) **수직감염 예방 및 노출 후 조치**

① 산모가 HBsAg 양성인 경우

a. 수직 감염의 예방으로 HBIG (0.5 mL)를 출생 12시간 이내에 1차 B형 간염 백신과 함께 접종 부위를 달리하여 투여

b. 2, 3차 백신 접종이 끝난 후 1-3개월 후에 혈청에서 항체 유무를 확인하고 음성일 경우 다시 예방접종을 실시

② 성적 접촉, 오염된 바늘에 찔리는 등 HBsAg 양성인 혈액이나 체액에 경피적 혹은 경

점막 노출이 된 경우
a. Anti-HBs가 없거나 불확실하다면 HBIG를 근육 주사
b. Anti-HBs가 충분히 없는 경우: 백신을 함께 접종
c. Anti-HBs가 충분한 경우: 치료 필요 없음

(3) C형 간염 (Hepatitis C)

1) **병태 생리**

① RNA 바이러스로 B형 간염과 달리 성인기에 첫 감염이 있어도 과반수가 만성감염으로 이행

② 감염이 되면 간세포에 직접적으로 손상을 주어 간염을 일으키고 장기간 감염이 지속되면 간경변 (25%)이나 간암 발생

③ 주로 혈액을 매개로 전파

④ HBV보다 혈중 바이러스 양이 작기 때문에 체액으로의 감염은 드물고 수직 감염과 성적 전파가 매우 낮음

⑤ 소아 및 성인 모두에서 만성화 (약 85%)되기 쉬우며 HCV가 쉽게 변이되어 면역에 의한 바이러스의 제거가 힘들기 때문

2) **증상**

① B형 간염보다 증상이 경하나 ALT, AST 상승과 하강이 심한 것이 특징

② HCV는 mixed cryoglobulinemia의 중요한 원인

3) **진단** (그림 9-16)

① HCV 항체검사, RT-PCR을 이용한 HCV-RNA 검사를 통해 진단

② HCV-RNA 양성일 경우 HCV-RNA 정량검사, genotype 등의 검사 진행

③ Anti-HCV는 중화항체가 아니며 HCV의 증식과 감염성을 반영하는 것이므로 혈액 내에서 검출될 경우에는 감염되어 있음을 의미

④ HCV는 1a, 1b, 2a, 2b, 3a, 3b로 6개의 유전자형으로 분류되며 interferon의 유용성과 관련되어 있음

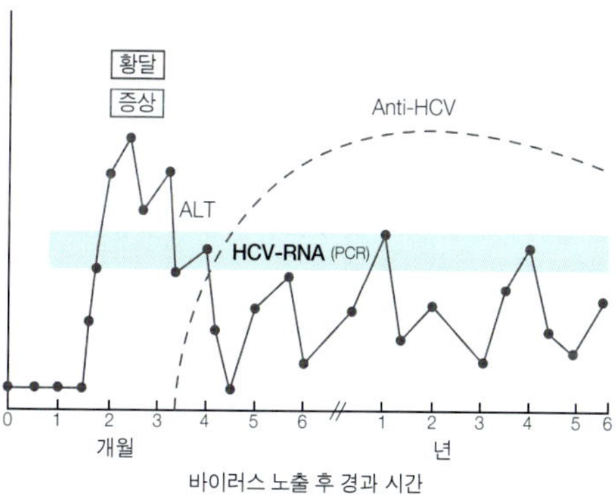

그림 9-16 만성 C형 간염의 임상적 혈청학적 경과

4) **치료**

① Interferon

a. 성인보다 소아에서 유용성이 높음

b. 초기 치료 용량은 연장아나 성인에서 주 3회 300-600만 unit/m²를 피하 주사
c. 3개월간 치료 후에도 호전이 없으면 치료를 중단
d. 대개 6-12개월 치료 후 50%에서 혈청 HCV-RNA가 소실되고 간수치가 정상
e. 50%에서 다시 재발하기 때문에 최종적으로는 25% 정도에서 치료효과
f. 치료효과가 높아지는 요인은 젊은 연령, 적은 HCV-RNA 양, HCV genotype 2형, 3형, 경한 조직소견 등
g. 최근에는 주 1회 투여하는 Peg-interferon이 개발되어 소아에서도 치료효과를 높일 수 있는 것으로 되어 있으나 경험이 적음

② Ribavirin
a. Interferon과 병용 투여 시는 최종적으로 약 50%에서 효과
b. 부작용: 최초 1-2주 동안 발열, 오한, 두통, 관절통 등의 인플루엔자와 같은 증상, 소화기 증상, 백혈구 감소, 혈소판 감소 등

③ HCV 예방 백신
a. HCV 예방 백신은 개발 중
b. C형 간염 환자는 A형과 B형 간염에 대한 백신을 시행

④ HCV 양성 산모로부터의 수직감염
a. 수직감염율은 약 5-6.2%
b. 산모가 HIV 감염이 동반되었을 경우 수직감염의 위험율이 2-3배 증가
c. 산모가 HCV 양성이며 동시에 RNA가 양성일 경우 신생아는 3개월과 12개월에 HCV-RNA 검사 혹은 18개월에 anti-HCV 검사
d. 산모가 HCV 양성이나 RNA가 음성일 경우 신생아는 18개월에 anti-HCV 검사
e. 수직감염 예방법은 없으며 신생아가 anti-HCV 양성이면서 간수치 상승을 동반한 활성형일 경우 hepatitis C에 준해서 약물 치료

(4) D형 간염 (Hepatitis D)

1) **병태생리**
① 외피에 B형 간염의 표면 항원을 필요로 하는 불완전 바이러스
② 독립적으로는 증식할 수 없기 때문에 HBV와 동시감염 (coinfection)이나 HBV 보유자에 중복감염 (superinfection) 되어 전파
③ 주로 혈액을 매개로 전염되고 성적 접촉, 마약, 각성제의 정주 등이 위험요인
④ 불현성 감염 형태도 존재하며 30-180일 정도의 잠복기를 갖고 급성 간염을 유발
⑤ HBV와 동시에 감염이 되면 HBV 감염에 의한 간수치 상승 후에 HDV 감염에 의한 간수치 상승의 두 차례 간기능 이상을 보임

2) **증상**
① 감기와 같은 전구 증상을 지나 황달, 전신적 권태감 등이 나타나며 회복기에는 증상이 소실
② HBV와 동시 감염이 되면 간염의 경과가 악화되어 만성 활동성 간염, 간경화, 급성 전격 간염으로 진행

3) **진단**
① IgM 형태의 anti-HDV (델타 항체)나 HDV-RNA (델타 항원) 검사를 실시
② HBV 감염에 대한 검사도 함께 진행하여야 하며 HDV는 HBV의 증식을 억제하는 작용을 하므로 D형 급성 간염이나 전격 간염에서 HBsAg이 검출되지 않을 수도 있음

4) **치료**

① Interferon-α가 효과적

② HBsAg이 음전되면 HDV 감염의 치료 기대

5) **HDV 감염 예방**: HBV 백신 접종에 의한 HDV 감염 예방

2. 신생아 담즙 정체증 (Neonatal cholestasis)

(1) 정의

1) 생후 14일 이후의 신생아기에 지속되는 포합성 고빌리루빈혈증 (conjugated hyperbilirubine mia)을 일으키는 질환군

2) 임상적으로 신생아 간염, 간내 담도 형성 저하증 및 간외 담도 폐쇄증으로 분류

(2) 증상

1) 황달, 무담즙변 (acholic stool), 담황색뇨

2) 콜레스테롤의 장관내의 배설이 장애를 받아 고지혈증, xanthomatosis 발생

3) 장관 내의 담즙산의 농도가 저하되기 때문에 지방 흡수 장애에 의한 체중 감소, 지방변, 지용성 비타민 (vitamin A, E, D, K) 결핍증 발생

① 비타민 A 결핍: 시각장애 (야맹증 등)

② 비타민 E 결핍: 신경학적 합병증 (심부건반사 소실, 소뇌반사 소실, 망막색소 변성 등)

③ 비타민 D 결핍: 대사성 뼈 질환 (구루병)

④ 비타민 K 결핍: 출혈 경향 (두개내 출혈) 등

4) 담즙이 간 내부에 장기간 정체시: 간조직에 손상을 일으켜 담즙 간경화 (biliary cirrhosis)가 발생하고 결국 문맥 고혈압 발생

(3) 진단

1) **γ-GTP**

① 정상 신생아에서 출생 직후에는 높고 생후 1개월까지 서서히 감소

② 담도 폐쇄증이 있는 경우 신생아 간염과 비교하여 높음

③ 생후 1개월까지 감소하고 그 후에 상승하는 경향이 있기 때문에 주의

2) **영상검사**: 복부 초음파 검사, CT, MRCP, hepatobiliary scintigraphy 등

3) **간생검**

① 담즙정체의 감별진단에 있어서 매우 신뢰성 있는 검사법

② 신생아 간염 또는 다른 간내 담즙 정체가 의심될 때 경피적 간생검을 적극 실시

4) **ERCP, 수술적 담도조영술 (operative cholangiography)**: 담도 폐쇄증의 진단이 확실하지만 침습적인 검사로 한정적 실시

(4) 감별진단 (표 9-30)

표 9-30 신생아 담즙 정체증의 감별진단

1. 간염
   1) 바이러스: Hepatitis B virus, cytomegalovirus, rubella virus, herpes virus, varicella virus, coxsackie virus, echovirus, reovirus type 3
   2) 전신 세균 패혈증
   3) 기타: Toxoplasmosis, 매독, 결핵
2. 독작용
   1) 총정맥영양
   2) Endotoxin증이 있는 패혈증
   3) 약물
3. 대사질환
   1) 아미노산 대사 장애
      Tyrosinemia
   2) 지방 대사 장애
      Wolman 병
      Niemann-Pick 병
      Gaucher 병
   3) 탄수화물 대사 장애
      Galactosemia
      Fructosemia
      Glycogenosis IV
   4) 기타 대사 장애
      α 1-antitrypsin 결핍증
      Cystic fibrosis
      갑상선저하증
      Zellweger 증후군
      Neonatal iron storage 병
4. 유전 또는 염색체 이상
   1) Edward 증후군
   2) Down 증후군
   3) Donahue 증후군
5. 원인 불명의 간내 질환
   1) 지속 간내 담즙 정체증
      Idiopathic neonatal hepatitis
      Alagille 증후군
      Intrahepatic biliary hypoplasia
      Byler 병
   2) 재발 간내 담즙 정체증
      Benign recurrent intrahepatic cholestasis (BRIC)
      Lymphedema
   3) 선천 간섬유증
   4) Caroli 병
6. 간외 질환
   1) 담도 폐쇄
   2) 담도 형성 저하증
   3) 담도 협착증
   4) Choledochal pancreatico-ductal junction anomaly
   5) 담도 자연 천공
   6) Choledochal cyst
   7) 종괴, 결석
   8) Bile/mucous plug
7. 기타
   1) Langerhans cell histiocytosis
   2) 쇼크
   3) 장염
   4) 장폐쇄

(5) 합병증의 치료 (표 9-31)

표 9-31 신생아 담즙 정체증에서 발생하는 합병증의 치료

합병증	치료
지방 흡수 장애	MCT (medium chain triglyceride) 투여
비타민 A 결핍	10,000-15,000 IU/d 보충
비타민 E 결핍	50-400 IU/d 보충
비타민 D 결핍	D_2 5,000-8,000 IU/d 또는 25-hydroxycholecalciferol 3-5 ㎍/kg/d 투여
비타민 K 결핍	2.5-5.0 mg 하루 걸러 투여
수용성 비타민 결핍	하루 허용량의 2배 투여
담즙산과 콜레스테롤 역류에 의한 소양증 및 xanthomata	phenobarbital 5-10 mg/kg/d 또는 rifampin 10㎎/kg/d
혈청 콜레스테롤 증가	UDCA (ursodeoxycholic acid) 15 mg/kg/d 투여

(6) 신생아 간염 (Neonatal hepatitis)

1) **빈도 및 병태 생리**

① 대부분 생후 2개월 이내에 발견

② 황달이 1개월 이상 지속되고 6개월 이내에 사라짐

③ 조직학적으로 거대세포성 간염의 모습

2) **분류**: 임상적으로 담즙변 신생아 간염과 무담즙변 신생아 간염으로 구분

3) **원인**

① 주요 원인: TORCH (toxoplasma, rubella, CMV, herpes virus), B형 간염 바이러스, 대사 및 유전성 간염 등

② Citrin 결손에 의한 신생아 간내 담즙 정체증: *SCL25A13* 유전자의 돌연변이에 의해 발생

4) **치료**

① 증상이 심하지 않을 경우에는 보존적 치료만으로도 회복

② 지용성 비타민의 보충으로 좋은 예후를 기대

(7) 간내 담도 형성 저하증 (Intrahepatic bile duct hypoplasia or paucity)

선천적으로 간내 담도가 없거나 부분적인 형성 저하에 의하거나 간내 담도의 분절 파괴로 그 일부가 위축되거나 소실되어 발생되는 질환

1) **Alagille 증후군 (Alagille syndrome)**

① 간내 담도 형성 저하증의 가장 흔한 형태

② 간내 담도의 진행성 파괴가 원인

③ *Human Jagged 1* 유전자 돌연변이에 의해 발생

④ 특이한 얼굴모양, 눈, 심혈관 (말초 폐동맥 협착, TOF), 척추 기형, 신질환 등이 동반

2) **Zellweger 증후군 (Zellweger syndrome, cerebrohepatorenal syndrome)**

① 상염색체 열성 유전 질환

② 간과 신장의 진행성 퇴화

③ 근력 저하, 정신 운동 지체, 특이한 머리 및 얼굴 모양, 간비대 등

④ 특징적으로 간세포에 peroxisome이 없음

3) **Byler 병 (Byler disease)**

① 치명적인 가족성 유전 질환

② 18q12 염색체 유전자 장애에 의해 발생

③ PFIC (progerssive familial intrahepatic cholestasis) 1, 2, 3형중 1형에 해당

④ 세담도막 (bile canalicular membrane)의 이상에 기인

⑤ 성장부진, 지방변 소양증, 구루병, 간경화 등이 특징

(8) 간외 담도 폐쇄증 (Extrahepatic biliary atresia)

1) **분류**

1형은 총담관의 폐쇄, 2형은 총간관의 폐쇄, 3형은 간문 담관의 폐쇄

2) **진단**

① 십이지장내의 담즙 성분 조사, 초음파검사, hepatobiliary scintigraphy, 경피적 간생검, 수술적 담도 조영술 (operative cholangiography), MRCP 등

② 무담즙변을 보이는 신생아 간염과의 감별진단이 중요

3) **치료, 예후, 합병증** (표 9-32)

① 신생아 간염 치료에 준하여 내과적 치료를 시도해 볼 수 있으나 결국 수술적 치료가 유일한 완치법

② Kasai operation (hepatic portoenterostomy): 교정 불가능한 3형의 경우 실시

표 9-32 간외 담도 폐쇄증에서 수술 후 좋은 예후 인자 및 합병증

좋은 예후 인자	생후 8주 이내 수술한 경우, 수술 1개월 후에 빌리루빈 배설이 하루 6 mg 이상인 경우, 수술 전 간 손상이 경미한 경우, 재발 담도염이 없는 경우, 수술시 간문 담도의 지름이 150 μm 이상인 경우
합병증	상행성 담도염, 성장지연, 지용성 비타민 결핍증, 문맥압 항진증, 만성 간부전증 등

3. 총정맥 영양에 의한 담즙 정체 (TPN induced cholestasis)

(1) 정의, 원인 및 병태 생리

1) 신생아, 특히 미숙아에서 총정맥 영양을 실시하게 될 경우 발생하는 담즙 정체 질환

2) 가장 흔한 간기능 장애 및 담즙 정체의 원인

3) 경구 영양을 실시하지 못하게 되면 cholecystokinin의 분비 억제에 의한 장관 및 담도의 연동운동 장애

4) 점막의 위축 및 면역 기능 저하로 인한 bacterial translocation 등의 요인이 복잡하게 작용하여 담즙 정체가 발생

(2) 진단

1) 총 빌리루빈, 직접 빌리루빈, γ-GTP 상승

2) 간효소치, alkaline phosphatase가 상승하나 간의 합성 능력은 정상

3) 다른 원인에 의한 담즙 정체가 있는지 감별진단 필요

(3) 치료

1) 총정맥 영양을 중지하는 것이 유일하고 확실한 치료법

2) 소량이라도 경구 영양을 시행하면 다소 개선되며 필요 에너지의 최소 10% 정도를 경구로 투여하는 것이 효과적

3) 에너지의 과잉 투여는 담즙 정체의 위험 인자이므로 장기간 총정맥 영양이 필요하다면 80-90 kcal/kg/d로 제한

4) 약물 요법

① UDCA, cholecystokinin, glutamine 투여

② 단기간 gentamicin 일시 경구 투여: 장내 세균의 증식억제 목적

③ 최근에는 fish oil (omega-3 fatty acid)을 이용한 치료가 효과적이라는 보고

4. 문맥 고혈압 (Portal hypertension)

(1) 정의, 분류 및 병태 생리

1) 문맥압이 정상보다 상승한 상태 (>10-20 mmHg, 정상=7 mmHg)

2) 간전 (prehepatic), 간내 (intrahepatic), 간후 (posthepatic) 문맥 고혈압으로 분류

3) 간전 문맥 고혈압
  ① 문맥의 폐쇄로 인해 발생되며 소아기의 가장 중요한 원인
  ② 신생아기에는 배꼽에 감염이 있거나 탯줄정맥으로 카테터를 삽입한 병력이 있을 때 발생
  ③ 소아기에서는 급성 충수염, 원발성 복막염 등의 복강 내 감염이 원인
  ① 문맥 혈전증은 염증장병, 담도 감염, 원발 경화 담도염 (primary sclerosing cholangitis) 등에 의해 발생
4) 간내 문맥 고혈압
  ① 급성 혹은 만성 간염, 선천성 간 섬유증 (congenital hepatic fibrosis), 암세포의 침윤 등이 원인
  ② 가장 주된 원인은 간경화증
5) 간후 문맥 고혈압
  ① Budd-Chiari 증후군, 정맥 폐쇄성 질환 (veno-occlusive disease), 세포 독성 약제, 방사선 조사 등이 원인
  ② 때로는 종양, 외상 등으로 혈전이 발생하여 간정맥이 폐쇄되어 발생

(2) 증상

1) 합병증으로 발생한 식도 정맥류에 의한 토혈과 혈변이 가장 흔한 증상(그림 9-17)

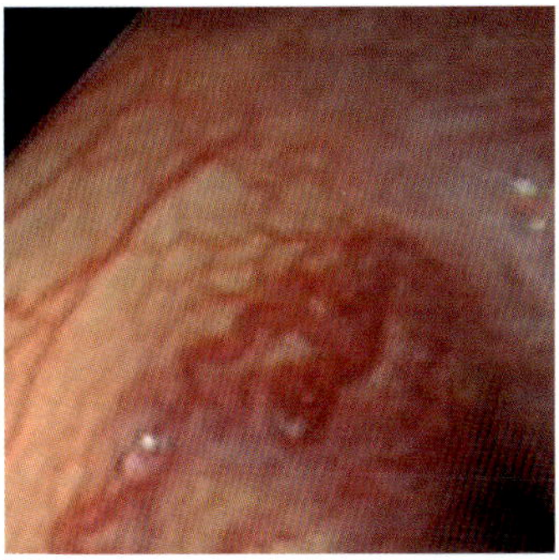

그림 9-17 **문맥고혈압의 합병증으로 발생한 식도정맥류의 내시경 소견**

2) 비비대와 비기능항진증은 두 번째로 흔한 증상
3) 빈혈, 백혈구 감소, 혈소판 감소
4) 간기능이 떨어지게 되면 간의 단백 합성 능력이 저하되어 혈액 응고 장애가 동반

(3) 진단

1) 복부 doppler 초음파: 문맥에서 혈류의 방향과 우회 혈관 관찰
2) 혈관 조영술 (selective arteriography of the celiac axis, SMA, SPV): 수술 전에 해부학적 연관성을 파악하기 위해 실시
3) 상부 위장관 내시경: 위와 식도 정맥류를 확인하고 정맥류 위에 붉은 점은 varix on varix, red-wale sign으로 표현하며 출혈의 가능성이 높음을 시사

(4) 치료

문맥 고혈압에 의한 정맥류의 급성 출혈 시에 수혈로 대부분 지혈되며 위미란 등에 의한

출혈을 예방하기 위해 H_2 receptor blocker인 ranitidine을 정맥 투여

1) **Vasopressin**
   ① 내장 혈관 수축제로 문맥정맥의 혈류를 감소시키는 작용
   ② 초기 0.33 U/kg를 20분에 걸쳐 주사하고 유지량으로 0.2 U/1.73 m^2/m을 연속으로 점적하거나 초기 부하량을 1시간마다 투여

2) **Nitroglycerin**
   ① 강력한 혈관 확장제
   ② Skin patch 형태로 vasopressin과 함께 사용하면 vasopressin의 부작용이 감소

3) **Octreotide**
   ① Somatostatin 합성제제
   ② 부작용이 적으며 내장 혈류를 감소시킴

4) **그 외 Sengstaken-Blakemore 삽관 고려**

(5) 정맥류 (Varix)의 재출혈 예방

1) 치료적 내시경을 통해 고무밴드 결찰 요법 (endoscopic elastic band ligation), histoacryl 등을 이용한 경화요법 (sclerotherapy) 등
2) 문맥 전신 순환 수술 (portosystemic shunting): 간외 문맥 고혈압이 있고 복수나 심한 출혈이 있는 환자에서만 국한하여 시행 (transjugular intrahepatic portosystemic shunt, TIPS)
3) Propranolol
   ① 비특이적 β-blocker
   ② 심박출량과 문맥 혈류량을 낮추어 정맥류 출혈을 감소시키고 장기 생존율을 높임
   ③ 휴식 시 심박수를 25% 감소, 수축기 혈압을 90 mmHg로 유지
4) 근본적인 치료법: 간 이식이 있으나 단락 수술 후에는 이식이 기술적으로 어려움

5. 전격 간염 (Fulminant hepatitis, fulminant hepatic failure)

(1) 정의, 분류 및 병태 생리

1) 선행 간질환이 없던 환자에서 발병 후 8주 이내에 심한 급성 간부전과 간성 혼수까지 진행된 간염으로 정의
2) 감염성, 약제성, 순환장애, 선천성 대사이상 등으로 분류
3) 간염 바이러스에 의한 경우가 가장 흔하고, 이 외 소아는 원인이 다양

(2) 증상

1) 간효소 이상, 황달, 응고이상, 복수, 영양장애, 의식장애 (간성뇌증), 신부전, 호흡 및 순환부전 등의 다양한 증상의 조합
2) Flapping tremor (asterixis), 기면, 착란, 각성 시 전투적 성향, 동통 자극에만 반응 등
3) 임상적인 호전 없이 간의 크기가 빠르게 감소하는 것은 매우 나쁜 징후
4) 빠른 속도로 진행하면 신근 반사, decerebrate rigidity 및 decorticate rigidity의 자세가 나타나는 깊은 혼수에 빠짐. 초기에는 빠른 호흡이 나타나고 4기 혼수가 되면 호흡부전 발생

(3) 진단

1) ALT (alanine aminotransferase)
   ① 간세포의 변성, 괴사의 정도를 반영

② 반드시 중증도와 일치하지는 않으며, 혈청 단백이나 알부민의 저하가 간 예비능의 저하와 관련

2) Bilirubin, BUN, uric acid

① Bilirubin, 요소의 대사는 간이 갖는 다양한 기능 중 최후까지 갖게 되는 대사경로

② Indirect bilirubin의 증가, BUN과 uric acid의 저하: 간 예비능의 현저한 저하를 의미

3) 응고인자

① 간세포가 급격히 파괴되면 응고인자도 격감

② PT가 연장되어 있는 경우 vitamin K를 투여

③ PT 연장이 개선되지 않는다면 간세포장애는 중독성

4) 그 외에 저혈당증, 저나트륨혈증, 저칼륨혈증, 대사성 산증과 호흡성 알칼리증 발생

5) 간 조직 검사: 광범위한 괴사가 특징적

(4) 치료

내과적 치료로도 70% 이상에서 사망하기 때문에 간이식에 의한 치료까지 함께 고려하여 보존적 치료 시행

1) 기계적 환기법과 산소공급

① 혼수가 진행되면 필요

② 기관 삽입은 흡인을 막고 과호흡 유도하여 두개내압을 떨어뜨리며 분비물 제거를 돕는 효과가 있음

2) 혈액 응고 장애

① Vitamin K 투여

② 교정되지 않으면 신선 혈장을 수혈

3) 지속적인 혈장 교환술: 용적 과부하와 급성 신부전 발생시 실시

4) 제산제와 H_2 receptor blocker: 위장관 출혈의 예방을 위해 사용

5) 감염 동반이 의심될 경우 항생제 치료

① 약 50%에서 감염이 동반

② 그람 양성균 (*S. aureus*, *S. epidermidis*) 감염이 가장 흔함

③ 그람 음성균과 Candida도 감염 가능

6) 뇌부종 치료

① 사망의 주 원인

② 만니톨을 투여할 수 있고 스테로이드는 효과가 없음

7) Lactulose

① 장에서 흡수되지 않는 2당류

② 대장균에 의해 유기산으로 전환되어 암모니아와 결합된 후 암모니아가 흡수되는 것을 감소시켜 혈중 암모니아의 농도를 낮추는 효과

③ 설사를 일으킬 정도의 충분한 양을 2-4시간 마다 경구로 투여하고 산성의 묽은 대변을 보도록 유지하고 관장도 실시 가능

8) 생체 부분 간이식: 간 혼수가 진행된 환자에서는 적극적으로 고려

9) 전격 간염에서 회복된 경우에는 대개 완전하게 회복됨

6. 대사성 간염 (Metabolic hepatitis)

(1) 윌슨병 (Wilson disease, hepatolenticular degeneration)

1) **정의 및 병태 생리**

① 상염색체 열성 유전하는 선천성 구리대사 이상

② 간을 시작으로 하여 중추신경, 각막, 신장 등 다양한 장기에 구리가 축적되어 기능 장애가 발생

③ *ATP7B* 유전자의 돌연변이로 흡수된 구리와 간세포 내에서 결합하여 vesicle을 형성하는 *ATP7B*에 문제가 생겨 ceruloplasmin과 구리가 결합되지 못하므로 담즙으로 배출되지 못하거나, 활성형 ceruloplasmin 합성 장애가 주된 병태 생리

2) **증상** (표 9-33)

표 9-33 **윌슨병에서 임상적으로 중요한 세 가지 징후 (triad)**

간질환	간경화, 만성 활동성 간염, 전격 간염 등 어린 소아 연령에서의 주 증상 간에 구리가 축적되어야만 증상이 발생하므로 대개 5세가 지나야 발현되고 유전적 결손이 심하면 3세경에도 간염 증세가 나타남
신경장애	대뇌 기저핵에 구리가 침착하여 발생 사춘기 이후 대개 15세 이후에 발현 초기에는 손떨림이 오고 구음장애 (dysarthria)가 옴 점차 진행하면 근긴장 이상으로 보행장애, 자세 이상 등이 나타나고, 학교 성적의 저하 발생
Kayser-Fleischer 고리	각막 내 구리 침착으로 발생

3) **진단**

① 선별검사: 혈청 ceruloplasmin을 측정하여 20 mg/dL이하이면 의심

② 24시간 소변 구리 배출량

a. 100 μg이상 (대개 1,000 μg 이상)이면 진단적 가치

b. D-penicillamine을 경구 투여하여 1,200-2,000 μg 이상 구리 배출 증가시 진단적 가치

③ Kayer-Fleischer 고리: 신경 증상이 있는 환자의 대다수에서 관찰

④ 간생검: 간 조직 내의 구리의 농도가 정상에 비해 현저하게 증가

⑤ 유전자 *ATP7B*의 돌연변이 검색

⑥ 형제가 있을 경우 ceruloplasmin과 24시간 소변 구리 배출을 확인하여 조기 진단

4) **치료**

① 식이요법: 구리가 많이 함유된 버섯, 코코아, 초콜릿, 견과류, 간, 조개 등 회피

② D-penicillamine

a. 구리와 결합하여 구리를 소변으로 배출시키기 때문에 최선의 1차 치료제

b. 10세 이상에서는 하루 1 g을 2회로 나누어 식전에 복용

c. 10세 이하에서는 20 mg/kg/d을 2회로 나누어 복용

d. 비타민 B_6 길항제이므로 반드시 비타민 B_6을 보충

e. Penicillamine 투여 후 간기능의 호전에는 수 개월에서 1년 정도가 필요

f. 발진, 발열, 백혈구 감소, 혈소판 감소 등의 과민 반응은 대개 투여 10일 내에 나타나며 스테로이드와 병용 투여하면서 소량부터 재시도 할 수는 있으나 재생 불량성 빈혈이 발생하면 투여를 중단

③ Triethylene tetramine dihydrochloride (Syprine®)
a. Penicillamine 부작용 발생시 대체 약물
b. 신경증상을 동반할 경우 1차 치료제로서 투여 가능
c. 0.5-2 g/d로 투여
④ 경구 아연 요법: D-penicillamine이나 Syprine® 치료로 구리가 어느 정도 제거된 경우 유지요법으로 투여

(2) 라이 증후군 (Reye syndrome, acute toxic encephalopathy with hepatic dysfunction)

1) **정의, 원인 및 병태 생리**
① 간에 광범위한 지방 변성과 사립체의 형태 변화가 유발되고 뇌의 심한 부종으로 인한 급성 뇌증과 간기능 이상이 동반되는 질환
② 간세포 내 사립체 효소인 OTC (ornithine transcarbamylase)나 CPS (carbamylphosphate synthetase) 등의 효소 역가가 감소하여 사립체 기능 소실이 발생하고 이로 인해 지방산과 카르니틴 대사 장애가 발생
③ 수두, 인플루엔자 등의 환자에서 아스피린을 투여한 후 발병

2) **증상**
① 인플루엔자 등 상기도 감염이나 수두가 발병한 후 5-7일 내에 갑자기 심한 구토를 보이면서 의식이 나빠지고 경련, 혼수, 사망까지 이르게 됨
② 두개강내압상승, 혈중 암모니아 상승, 황달이 없는 간효소치의 상승, PT 시간 연장이 특징적

3) **진단**
① 황달 소견이 없는 간부전 소견
② 뇌척수액 검사: 두개강내압상승의 소견만 있을 뿐 다른 뇌수막염의 소견이 없음
③ AST, ALT, CK, LDH, GDH (glutamate dehydrogenase, 사립체 효소): 상승
④ 고암모니아혈증이 특징적
⑤ 감별진단: MCAD (medium chain acyl-CoA dehyrogenase deficiency) 등

4) **치료**
① 두개강내압상승을 치료하는 것이 가장 우선
a. 수액량 제한
b. 혼수 등 중한 환자에서는 기관내 삽관 삽입하여 과호흡으로 pCO_2를 낮추어 뇌혈관 수축과 감소를 유도
c. 두개강내압이 20 mmHg 이상 넘지 않도록 주의
② Pentobarbital
a. 2.5 mg/kg 투여
b. 뇌대사 감소, 뇌혈류 감소, 뇌혈관 수축에 도움
③ Lactulose: 혈중 암모니아 감소를 위해 투여, 1 mL/kg에서 시작하여 설사할때까지 증량
④ 간이식은 권장되지 않음

5) **예후**
① 신경 증상의 정도에 달려 있어 경한 경우는 24 혹은 72 시간 내에 완전 회복
② 깊은 혼수와 decerebrate rigidity, 경련을 보였을 경우 예후가 안 좋음

Ⅵ. 담낭 및 담도질환 (Diseases of gallbladder and biliary tract)

1. 총 담관낭 (Choledochal cyst)

(1) 병태 생리 및 분류

1) 태생 4-5 주경에 총 담관 및 배쪽췌장아가 등쪽췌장아에 유합하여 췌관 및 담관이 형성되는데 이 발생과정에서 이상이 생겨 발생
2) 형태에 따른 분류 중 I형이 가장 흔함 (그림 9-18)

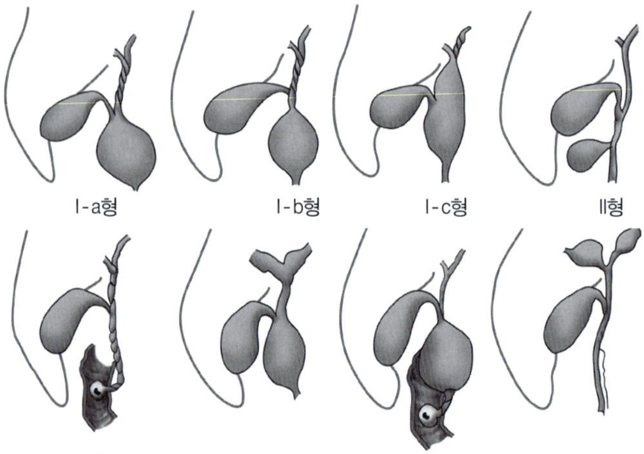

그림 9-18 총 담관낭의 분류: V형은 간내 담관의 낭성 확장으로 Caroli 병으로 불리운다.

(2) 증상

1) 세징후 (triad): 황달, 복통, 복부 종괴
2) 담관염이 합병되면 발열, 우상 복부 압통, 백혈구 증가를 수반
3) 주로 담즙 정체성 황달
4) 담도 폐쇄가 점차 진행하면 담즙성 간경화 발생

(3) 진단

1) 복부 초음파, 복부 CT: 낭종성 종괴를 확인
2) MRCP
   ① 조영제를 사용하지 않고도 췌관과 담관을 확인하는 것이 가능
   ② 합류형태까지도 확인 가능하여 유용한 검사로 사용

(4) 치료

1) 외과적 치료
   ① 황달 혹은 췌장염이 있는 경우는 우선 보존적 치료를 먼저 시행

② 증상이 심할 경우 낭종을 제거하고 Roux-en-Y 총 담관 공장 문합술을 시행

2) 황달과 발열이 동시에 있을 경우: 담관염이 있음을 암시하므로 외과적 치료는 보류

2. 간내 담관의 낭성 확장 (Caroli 병, Caroli disease)

(1) 정의

1) 다른 이상 없이 간내의 담관이 확장되어 있는 질환

2) 확장된 담관에 담즙이 정체되어 담석이 잘 형성되고 세담관염이 잘 발생

(2) 증상 및 진단

1) 세담관염이 발생하면 복통, 황달, 소양증이 흔하고 hepatomegaly 촉지

2) 간기능 검사: 대부분 정상이고 direct bilirubin과 백혈구가 증가

3) 확진

① 경피적 간 담관 조영술, ERCP 등

② MRCP: 비침습적 검사로 유용

(3) 치료

1) 항생제 치료

① 세담관염이 동반되면 항생제 치료를 시행

② 감염이 심할 경우 부분적 간 절제술을 시행

③ 빈번한 합병증을 동반하거나 심한 침범일 경우에는 간이식이 필요

2) 담관 암종이 발생할 위험이 높음

3. 선천 간 섬유증 (Congenital hepatic fibrosis)

(1) 정의

1) 조직학적으로 문맥과 간소엽 주위로 광범위한 섬유화가 진행되는 상염색체 열성 유전 질환

2) 간 실질 내의 간세포와 간소엽의 구조는 정상

(2) 증상

1) 소아기 후반에 우연히 발견된 간비비대

2) 문맥 고혈압이 유발되어 토혈

3) 담관염이 합병되면 발열과 황달이 발생

4) 드물게 악성 종양이 발생

5) Caroli 병, 총 담관낭을 잘 동반

6) 75%에서 신세뇨관 확장증, 콩팥황폐증 (nephronophthisis), 상염색체 열성 다낭 신질환 동반

7) COACH 증후군 (소뇌 충부 형성 저하증, 정신지체, 선천조화운동불능, 홍채 결손증, 간 섬유증)의 한 증상으로 표현

(3) 진단 및 치료

1) 간기능 검사는 정상, 간생검으로 확진

2) 정맥류 출혈이 발생하였을 경우

① 이에 합당한 치료를 시행

② 심한 출혈 시 문맥 대정맥 문합술을 시행

4. 담낭염 (Cholecystitis)

(1) 원인

총 담관낭, 췌담관 합류 이상 (APBDU, anomalous pancreatobiliary ductal union), 담석, 장티푸스, 살모넬라, 세균성 및 바이러스성 위장염, 담도 폐쇄증 시술 후의 상행성 담도염에 의해 발생

(2) 증상 및 진단

1) 발열, 황달, acholic stool, 우상 복부통이 특징
2) 백혈구의 증가, CRP 양성, γ-GTP 증가, AST 및 ALT 증가, total bilirubin과 direct bilirubin의 증가
3) 십이지장액의 배양 등으로 원인균을 동정

(3) 치료

1) 담도 기형, 주행이상, 담석이 원인인 경우
   ① 외과적 치료로서 담낭을 제거
   ② 전신 감염에 대한 항생제 치료를 실시
2) 비타민 A, D, E 투여
3) Phenobarbital (3-5 mg/kg), UDCA (10 mg/kg) 투여가 도움

Ⅶ. 췌장질환 (Diseases of pancreas)

1. 급성 췌장염 (Acute pancreatitis)

(1) 원인 (표 9-34)

표 9-34 급성 췌장염의 원인

원인	종류
약물	알코올, acetaminophen, 스테로이드, valproic acid, sulfasalazine, furosemide, thiazide, tetracyclin, sulfonamide, 6-MP, L-asparaginase 등
유전성 췌장염	*PRSS1, CTRC, CFTR, SPINK1* gene mutation
감염	Coxsackie B virus, hepatitis, mumps (가장 흔한 원인), measles, rubella, 라이 증후군 (varicella, influenza B), Ascariasis, Epstein-Barr virus, influenza A, B, Leptospirosis, malaria, mycoplasma 등
폐쇄성 질환	담석증, 종양, 크론병, ERCP 합병증, 수술 후 합병증, pancreatic divisum 등
전신 질환	당뇨, HSP, HUS, Kawasaki 병, SLE, 소화성 궤양, α1-antitrypsin 결핍증, 뇌종양, cystic fibrosis, 두부손상, hyperlipidemia (type I, IV, V), 부갑상샘항진증, 영양결핍, organic acidemia, 신부전, 사고, 아동학대, 수술적 손상 등
원인미상	

(2) 임상 양상

1) 복통: 주로 상복부에서 갑자기 시작하여 24-48시간 동안 점점 악화
2) 엉덩이와 무릎을 굽히는 자세를 하거나 옆으로 누워 통증을 완화시키려고 함
3) 1/3에서 통증이 방사되며, 수 시간에서 2주간 (평균 4일) 지속
4) 오심, 구토, 식욕 부진, 미열을 동반
5) 복부 압통과 팽창이 가장 빈번하며, 종괴 촉지 가능
6) 반발통, 드물게는 혼수, 흉막삼출, 복수, 황달

(3) 급성 출혈성 췌장염

1) 급성 췌장염의 가장 심한 형태
2) 소아에서는 드물지만 사망률은 50% 정도
3) 급성 병색을 보이고 심한 구역, 구토, 복통 소견
4) 쇼크, 고열, 황달, 복수, 저칼슘혈증, 흉막삼출 등이 발생
5) 반상 출혈을 보이기도 하며 Cullen's sign (periumbilical discoloration), Grey Turner's sign (flank discoloration)등
6) 사망 원인은 다발성 장기의 기능 부전과 전신 염증성 반응 증후군과 연관

(4) 진단

1) **검사실 소견**
   ① 혈중과 소변 amylase
      a. 12-24시간에서 4일에 최대치에 도달
      b. 초기에 환자의 10-15%는 정상소견이며 3배 이상 증가 시 진단적 의의
      c. Lipase는 급성기에 amylase 보다 더 특이적이고 8-14일 이상 더 오래 상승
      d. 소변 amylase는 1-2주간 상승
   ② 비특이적 검사: 혈색소, 헤마토크리트, 백혈구, 혈당, BUN, creatinine, bilirubin, 혈청 지질의 증가, 혈청 calcium, magnesium, 동맥 산소 분압의 감소 등
2) **영상의학 검사 소견** (표 9-35)

표 9-35 급성 췌장염의 영상의학 검사 소견 및 의의

영상의학 검사	검사 소견 및 의의
복부 단순 촬영	Sentinel loop (췌장 주위 소장의 국소적 팽창으로 인한 국소성 장폐쇄 소견), 횡행결장의 팽창 (cut off sign), 장마비, 췌장 석회화, 좌측 요근 음영의 변화, pseudocyst, 복수, 췌장 주변 공기 음영
복부 초음파, 복부 CT	췌장염의 진단과 추적에 중요한 역할 췌장 비대, 췌장 부종, 농양, 20%의 환아에서는 정상 소견
ERCP	재발성 췌장염, pancreas divisum, Oddi 근 기능이상, 담낭 병변이 있을 때 도움
MRCP 초음파 내시경	췌담도 이상 유무 확인

3) **Hyperamylasemia 감별진단** (표 9-36)

표 9-36 Hyperamylasemia의 감별 질환

병변부위	원인 질환
췌장병변	급만성 췌장염, 췌장염 합병증 (가성낭종, 복수, 농양)
침샘병변	Parotitis (mumps, *S. aureus*, CMV, HIV, EBV), sialadenitis, 섭식장애 (anorexia nervosa, bulimia)
복강 내 병변	담도질환 (cholelithiasis), 소화성 궤양 천공, 복막염, 장폐쇄, 충수돌기염
전신질환	대사질환 (당뇨, 쇼크), 신기능 이상, 이식, 화상, 임신, 약물 (morphine), 두부 손상, cardiopulmonary bypass

(5) 예후: 합병증이 없는 경우 4-5일 이내 회복

(6) 치료

1) 치료의 목표: 통증 완화, 대사 항상성의 유지
2) 금식 필수, 대개 2-4일 내에 회복
3) Meperidine (Demerol, 1 mg/kg IV, IM): 통증 완화에 효과적
4) Morphine: Ampulla of Vater의 경축을 일으켜 통증을 악화시키므로 금기
5) Fluid, electrolyte, mineral balance 유지
6) Nasogastric suction: 구토 시 유용
7) 혈청 amylase가 정상화되고, 임상 증세가 호전되면 식사 시작
8) 무자극적인 고당질, 저지질의 식사가 유용
9) 항생제: 이차 감염이 없다면 효과 없음
10) 내시경적 치료: 해부학적 기형 동반 시 도움

2. 췌장 거짓낭 (Pancreatic pseudocyst)

(1) 정의

1) 급성 또는 만성 췌장염의 드문 합병증
2) Lesser peritoneal sac에 있는 섬유성 벽으로 둘러싸인 낭

(2) 임상 증세

1) 통증, 구역, 구토, 50%에서 종괴가 촉지
2) 황달, 복수, 흉막액 (주로 좌측)
3) 췌장염의 임상 증세가 호전되지 않고, 췌장염 도중 종괴가 촉지될 때 의심

(3) 진단

1) 복부 초음파
   ① 가장 유용한 진단법
   ② 급성 췌장염 환자에서 급성기가 회복 된지 2-4주 후에 시행
2) 그 외에 CT, ERCP 등

(4) 치료

1) 자연 소실되지 않고 크기가 큰 가성 낭종은 수술로 치료

2) 경피적 또는 내시경적 배액술
   ① 안전하고 효과적인 치료법
   ② 치료 시기로서 가성 낭종의 수술적 배액은 6주 이후에 가능하나 경피적, 내시경적 배액술은 초기에 가능

VIII. 복막질환 (Diseases of peritoneum)

1. 복수 (Ascites)

(1) 원인 (표 9-37)

표 9-37 복수의 원인

원인 분류	원인 질환
간기능 장애	간경변, 진행성 간 섬유화, 문맥 폐쇄, 전격 간염, Budd-Chiari 증후군, lysosomal storage disease 등
신기능 장애	신증후군, 폐쇄성 요로질환, 요로 천공, 복막투석
심기능 장애	심부전, 협착심장막염, 하대정맥 web 등
감염성 원인	농양, 결핵, chlamydia, schistosomiasis 등
위장관 장애	장경색, 장천공 등
종양성 질환	림프종, 신경모세포종 등
산과적 질환	난소종양, 난소염전, 난소파열 등
췌장 질환	췌장염, 췌관 천공
원인 불명	SLE, VP shunt, 호산구성 복수, 암죽복수 (chylous ascites), 갑상선저하증 등

(2) 진단

1) 이학적 소견: Shifting dullness, fluid wave test 등
2) 단순 복부 X선 사진, 복부 초음파, CT, MRI 등을 시행
3) 진단적 복수 천자
   ① 세균성 복막염의 진단
   ② 임상증상의 악화, 발열, 복통이 동반될 때 실시
4) 혈청-복수 알부민 비율 (serum-ascites albumin concentration ratio)
   ① High gradient (>1.1 g/dL): 간경변, 알콜성 복수, 심부전, 간종양, 전격성간염, Budd-Chiari 증후군, 문맥 혈전증, 정맥폐쇄증, 점액부종 (myxedema) 등
   ② Low gradient (<1.1 g/dL): 복막암종증 (peritoneal carcinomatosis), 결핵성 복막염, 췌장성 복수, 담도성 복수, 신증후군, 결체조직질환에 의한 장막염 등

(3) 치료

1) 복수의 양이 적을 때는 경과 관찰
2) 호흡기능 장애, 심한 통증, 임상적인 문제를 일으키는 심한 복수가 있을 때 치료
3) 수분과 전해질의 제한
4) 이뇨제 (spironolactone, furosemide)
5) 치료적 복수천자: 이뇨제에 반응이 없을 경우 4-6 L/d 정도로 반복적으로 시도
6) 그 외에 peritoneovenous shunting, transjugular intrahepatic porto-systemic stent shunting 등

2. 장간막 림프절염 (Mesenteric lymphadenitis)

(1) 원인

말단 회장부의 장간막에 모여 있는 림프절의 바이러스 감염 또는 다른 염증에 의해 발생

(2) 증상

발열, 구토, 복통

(3) 진단

1) 복부 초음파, 복부 CT: 커진 림프절 확인
2) 복강경 또는 개복에 의한 조직 검사로 확진
3) 급성 충수염에서도 동반 될 수 있으므로 감별 주의

3. 급성 복막염 (Acute peritonitis)

(1) 급성 원발 복막염 (Acute primary peritonitis)

뚜렷한 원인 없이 복강 내에 세균 감염이 발생하는 것으로 대부분 신증후군이나 간경화를 동반

1) 원인: Streptococcus, pneumococcus, streptococcus group A, enterococcus, staphylococcus, *E. coli*, *K. pneumoniae*, 드물게 결핵균에 의해서 발생
2) 증상: 발열, 구역질, 구토, 심한 복통, 설사, 독성 병색, 복부 진찰 시 복근 경직, 복부 팽만, 장음 감소 등
3) 검사실 소견: 백혈구 증가증, 복수 내 단백 증가, 백혈구 수가 250/μL 이상, 50% 이상이 다형핵 백혈구, pH 7.35이하, 동맥혈과 복수의 pH 차이가 0.1 이상, 젖산 증가
4) 치료: Cefotaxime, aminoglycosides 투여 후 항생제 감수성 결과에 따라 적절한 항생제를 10-14일간 사용

(2) 급성 속발 복막염 (Acute secondary peritonitis)

1) 원인: 충수 천공, 장중첩증, 중간 창자 염전증, 감돈 탈장, Meckel 게실의 파열, 소화 궤양, 염증 장병, 괴사 담낭염, 괴사 장염, 충수염, 외상 천공 등의 질환에서 내장 또는 창자벽의 괴사가 있는 결손 부위를 통하거나 농양이 파열되어 세균이 복강 내 유입되어 발생
2) 증상: 발열, 미만 복통, 구역질, 구토, 고열, 쇼크, 독성 병색, 보챔 등이 있고 진찰 시 반발 압통, 복벽 강직, 장음 감소 소견

3) 검사 소견: 백혈구 수는 12,000/μl 이상, 다형핵 백혈구가 현저, 복부 X선 사진 상 복강 내 공기, 장 폐쇄, 복강 내 액체, 요근 음영의 소실 등
4) 치료: 수분과 전해질의 교정을 하며 항균제 투여, 위액 흡인 및 수술적 원인 제거

4. 복막 농양 (Peritoneal abscess, acute secondary localized peritonitis)

(1) 원인

충수 천공에 의한 충수 주위 및 골반 농양

(2) 증상 및 검사소견 (표 9-38)

지속적인 발열, 식욕 부진, 구토, 무기력함, 백혈구 증가, ESR 상승

표 9-38 **복막 농양에 따른 증상 및 원인**

농양부위	증상 및 원인
충수 농양	우하복부 압통, 복부 종괴 촉지
골반 농양	복부 팽만, 방광 및 직장 자극 증상
가로막 밑 농양	가로막 밑 공기 음영, 무기폐, 늑막 삼출
허리근 농양	후복막 충수염, 크론병, 신장 주위 및 신장 내 농양의 전이

(3) 치료

1) 배농과 항생제 치료
2) 초기에는 ampicillin, gentamicin과 clindamycin으로 치료
3) 이후에는 항균제 감수성에 따라 치료

5. 태변 창자 막힘증 (Meconium ileus), 태변 마개증후군 (Meconium plug syndrome)

(1) 태변 창자 막힘증 (Meconium ileus)

1) 회장 말단 부위에 태변이 막혀 장폐쇄를 일으킨 것
2) 80-90%는 낭성 섬유증 환자이고 낭성 섬유증 환자의 10%는 태변 창자막힘증을 가짐
3) 회장 말단의 20-30 cm 정도가 태변에 의해 폐쇄되어 복부 폐쇄를 일으킴
4) Volvulus, atresia, 장 천공 등을 동반
5) 자궁 내에서 장천공시 태변 복막염를 일으킬 수 있는데 복강 내의 태변은 출생 후 장 폐쇄 증상과 함께 calcification이 빠르게 발생
6) 증상 및 진단
   ① 복부 팽만, 구토, 출생 24-48시간 이내에 태변 배출의 장애를 초래
   ② 복부 X선 사진 상 장이 늘어나 있고 air-fluid level 소견이 보이고 아랫배의 중간 위치에 "ground-glass" 모양이 종종 관찰 (그림 9-19)

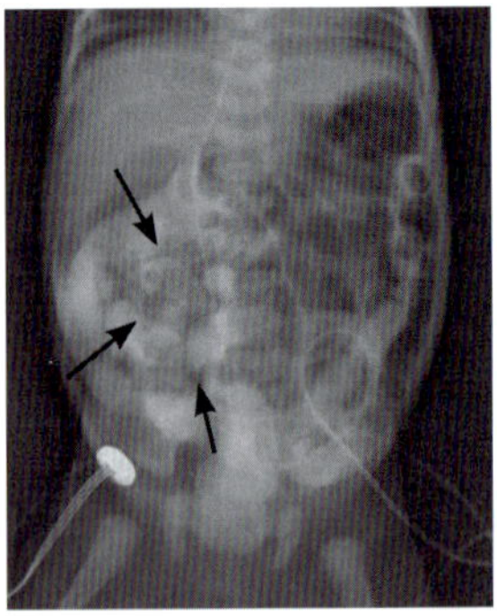

그림 9-19 태변 창자 막힘증 (Meconium ileus)의 복부 X-선 소견: 중간 위치에 "ground-glass" 모양이 관찰된다.

7) 치료

① 비위관을 삽입하고 수액 보충

② water soluble contrast enema (Gastrografin® Telebrix®)로 진단과 치료를 동시에 시행

③ Enema 실패 시 수술적 교정 필요

(2) 태변 마개증후군 (Meconium plug syndrome)

1) 하부대장 또는 항문직장 부위에 농축된 태변이 마개를 형성하여 장폐쇄가 일어나는 것

2) 낭성 섬유증 환자에서 잘 생기나 태변 창자 막힘증보다 비특이적

3) Glycerin 좌약, 생리식염수 세척 또는 water soluble contrast enema로 치료

10장

신장질환

I. 신장질환의 진단 및 평가
(Diagnosis and evaluation of renal diseases)

1. 소변검사 (Urinalysis)

(1) 검사 시기: 위음성을 방지하기 위하여, 소변채취 후 실온에서 30분이내, 4℃에서 6시간이내에 시행한다.

(2) 육안검사 (표 10-1)

1) 정상소변은 투명하며, 노란색을 띤다.
2) 불투명한 소변은 감염, 단백뇨, 원주 (cast) 등의 존재를 의미한다.
3) 거품뇨는 심한 단백뇨나 빌리루빈뇨를 의심한다.
4) 강한 소변의 악취는 감염이나 오래된 소변을 의심한다.
5) 단맛 과일향은 케톤뇨를 의심한다.

표 10-1 소변색의 변화 및 원인

소변색	관련 질환	약물, 음식물류 혹은 대사물질
Red/dark red	Hematuria, hemoglobinuria, myoglobinuria, porphyrinuria	Rifampin, aminopyrine, phenolphthalein, phenytoin, azo dyes, beetroot salad, rhodamine B
Orange		Pyridium
Pink		Urate
Brown		Nitrofurantoin
Black	Hematuria, alkaptonuria, methemoglobinemia, homogentisic aciduria, tyrosinosis	Aniline, resorcinol, cascara, thymol
Greenish brown	Obstructive jaundice (bile)	
Blue	Blue diaper	Carotene, resorcinol, indigo carmine, riboflavin, methylene blue, yeast
Milky	Nephrotic syndrome, chyluria	Phosphate crystals

(3) 소변 현미경검사

1) 현미경 관찰 대상
① 세포: 적혈구, 백혈구, 호산구, 상피 세포
② 세균: 배양전 직접 도말염색 관찰
③ 결정체: Calcium oxalate, uric acid crystal, phosphate crystal, cystine crystal
④ 원주 (cast): 원위세뇨관과 집합관 세포에서 분비되는 단백 (Tamm-Horsfall protein)에 적혈구 등의 세포가 집혀있는 상태
⑤ 이형적혈구 (dysmorphic RBC) (그림 10-1)

(2) 혈뇨 (Hematuria)

1) 혈뇨의 정의

① 현미경적 혈뇨: 원심분리한 뇨의 현미경 검사에서 고배율 시야에 6개 이상의 적혈구가 존재 혹은 원심분리를 하지 않은 중간 신선뇨 검사시 counting chamber에서 0.9 mm^3 당 6개 이상의 적혈구가 존재할 때

② 육안적 혈뇨: 육안으로 관찰되는 혈뇨 (붉은색, 검붉은색)

③ 지속성 혈뇨: 한 달 간격으로 검사하여 연속해서 3회 이상 혈뇨가 관찰되는 경우

2) 혈뇨의 원인 (표 10-3)

표 10-3 해부학적 발생원인에 따른 혈뇨의 원인

사구체성
- 양성 혈뇨 (특발성 혈뇨, 본태성 혈뇨) ❶
- 박막형 사구체기저막질환 (thin GBM disease) ❷
- 사구체신염

비사구체성
- 요로감염, 방광염 (세균성, 바이러스성)
- 혈액 질환 (응고장애, 혈소판 감소증, 겸상적혈구병)
- 결석, 고칼슘뇨증
- 해부학적 기형 (선천성 기형, 다낭 신질환, 신혈관 기형, 종양, 수신증)
- 과도한 운동
- 약물성 간질성 신염 (항응고제, 아스피린, 항생제)
- 신정맥의 혈전증

해부학적 발생 원인에 따른 혈뇨의 특성

사구체성
- 적갈색 혹은 콜라색 소변
- 육안적 혈뇨 없이 2+이상의 단백뇨 지속
- 적혈구원주
- 이형적혈구
- 소변 침전물중 세뇨관 상피세포

하부요로
- 선홍색의 종말성 (terminal) 혈뇨
- 혈전의 동반
- 정상 적혈구 모양
- 육안적 혈뇨 없이 2+ 이하의 단백뇨

❶ 조직학적으로 확인된 사구체 질환없이 혈뇨가 지속되는 경우
❷ 사구체기저막이 비정상적으로 얇아진 상태를 보이며 혈뇨가 지속되는 경우

3) 혈뇨 환자의 검사

① 병력 청취 (표 10-4)

표 10-4 혈뇨 환자의 병력 청취시 유의사항

병력	감별 진단
배뇨이상 증상 (빈뇨, 요절박, 배뇨 곤란) 및 원인 미상의 발열	요로감염
약물 치료	Methicilline, 항응고제
혈뇨의 가족력	Alport 증후군, 다낭신, 박막형 사구체기저막질환, 고칼슘뇨증
반복적 육안적 혈뇨	IgA 신병증, Alport 증후군, 고칼슘뇨증
혈뇨 발생시기	인두염 후 7-10일경 (acute poststreptococcal glomerulo nephritis, APSGN) 상기도염 앓는 도중 혹은 1-2일후 (IgA 신병증)
혈뇨의 양상	Total dark colored (사구체신염) Fresh terminal (방광염)
발진, 관절통 동반	Henoch-Schönlein purpura (HSP) 신염, lupus 신염
신기능저하, 감각신경성 난청	Alport 증후군
복부 선통 (colic pain)	HSP 신염, 요로결석, 신우신염, 방광염
기타	외상, 심한운동, 출혈성 질환

② 진단적 검사 (표 10-5)

표 10-5 혈뇨 환자의 진단적 검사

1단계: 기본 검사
일반 혈액 검사
소변 배양 검사
혈청 크레아티닌
24시간 소변 검사 (크레아티닌, 단백, 칼슘)
혈청 C3
복부 초음파 검사 혹은 정맥신우조영술 (intravenous pyelography, IVP)
2단계: 선택적 검사
Anti-DNAseB titer or streptozyme test
피부 또는 목 세균 배양 검사 (필요시)
Antinuclear antibody (ANA) titer
소변 적혈구 모양
응고 검사 / 혈소판수
낫적혈구 빈혈의 선별 검사
배뇨성 방광요도조영술 (voiding cystourethrogram, VCUG): 감염 또는 하부 요로 병변이 의심될 때
3단계: 침습적 검사
신장조직 검사
방광경 검사

③ 혈뇨환자에서 신장조직 검사의 적응증 (표 10-6)

표 10-6 혈뇨환자에서 신장조직검사의 적응증

가족력 (사구체신염, 감각신경성 청력소실, 만성신부전, 신이식)
반복적인 육안적 혈뇨
전신증상의 동반 (원인불명의 발열, 관절염 혹은 관절통, 피부발진)
단백뇨의 동반 (육안적 혈뇨 없이 dipstick상 2+ 이상의 단백뇨)
신장 기능 저하
고혈압
지속적인 현미경적 혈뇨 (최소 3개월이상) ❶

❶ 원칙적으로 신장조직 검사를 시행할 수 있으나 일반적으로 소아에서 고혈압, 가족력, 신기능저하, 단백뇨 동반 등의 사구체 질환의 진행을 의미하는 위험인자가 없는 경우 단순 현미경적 혈뇨만으로 조직검사를 시행하지는 않는다.

(3) 단백뇨 (Proteinuria)

1) **단백뇨의 정의**

① Dipstick 검사: 일주일 간격 3회 검사중 2회이상 아래와 같은 단백뇨를 보일때
요비중 < 1.015 일때 1+ 이상, 요비중 > 1.015 일때 2+ 이상

Dipstick 검사: Albumin + tetrabromophenol blue → albumin 농도에 따른 발색
위양성은 고농축뇨, 고알칼리, 육안적 혈뇨, 농뇨, 피부세척제에서 보일 수 있다.

Trace	1+	2+	3+	4+
10-20 mg/dL	30 mg/dL	100 mg/dL	300 mg/dL	1,000-2,000 mg/dL

② 무작위 추출뇨 단백/크레아티닌 농도비 (random urine protein/Cr ratio): 24시간 소변과 높은 상관관계를 보이며 농도비가 0.2를 초과하는 경우 병적인 단백뇨로 정의한다.
예) 단백/크레아티닌 농도비가 2.0 일 경우 24시간 뇨 단백량은 약 2.0 g으로 추정

③ 24시간 소변검사

병적인 단백뇨	> 4 mg/BSA(m^2)/h	= 96 mg/BSA(m^2)/d
신증후군성 (nephrotic) 단백뇨	> 40 mg/BSA(m^2)/h	= 960 mg/BSA(m^2)/d

2) **단백뇨의 기전**

① 사구체성 단백뇨

a. 사구체의 단백투과 장벽 (혈관내피세포, 사구체 기저막, 세뇨관 외피세포)의 구조적 이상: size selective barrier 손상

b. 사구체 투과장벽의 음전하 소실: charge selective barrier 손상

② 선택적단백뇨지수 (selective proteinuria index, SPI): IgG와 albumin 혹은 transferrin 여과율의 비를 말하며 선택성이 높을수록 선택지수는 낮고, 스테로이드 치료에 대한 반응성은 증가한다.

③ 세뇨관성 단백뇨: 저분자 단백질의 재흡수 장애 (immunoglobulin light chain, β_2-microglobulin) 예) 간질성 신염

④ 범람성 단백뇨: 저분자 단백질의 과생산 (myoglobin, lysozyme, hemoglobin)
예) multiple myeloma (immunoglobulin light chain: Bence-Jones protein)

⑤ 기능성 단백뇨: 혈류 역동학적 변화
예) 자세, 고열, 운동, 고온, 경련, 고혈압

3) **단백뇨의 원인** (표 10-7) **및 분류** (그림 10-2)

표10-7 단백뇨의 원인

일과성: 운동, 발열, 탈수
기립성 단백뇨
양성 지속성 단백뇨
1차성 사구체질환
APSGN
Chronic glomerulonephritis
Hereditary nephritis
IgA nehropathy
Idiopathic nephrotic syndrome
신세뇨관 간질성질환
Reflux nephropathy
Renal hypoplasia
Acute tubulointerstitial nephritis

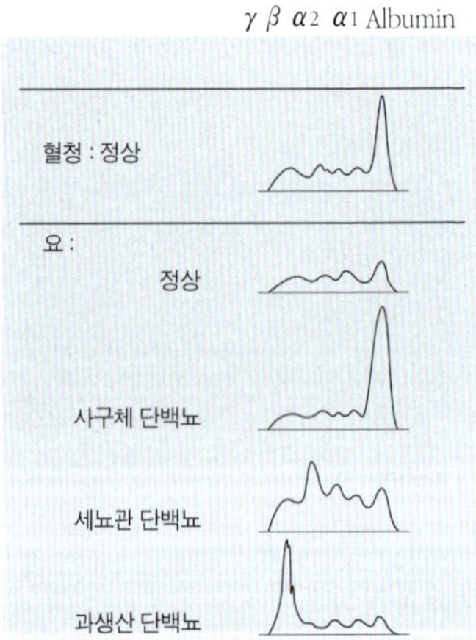

그림 10-2 소변 전기영동검사에 따른 단백뇨의 분류

4) **기립성 단백뇨** (Orthostatic proteinuria)

① 빈도: 무증상의 혈뇨를 동반하지 않는 고립성 단백뇨의 60%를 차지한다.

② 원인: 신혈류 역학적 변화, 사구체 여과율의 변화, renin-angiotensin system 의 변화, 사구체 모세혈관벽의 변화

③ 진단

a. 24시간 소변검사상 신증후군성 이하의 고립성 단백뇨

b. Dipstick 검사: 취침전 배뇨하고, 기상 직후 소변 (recumbent) 요단백 음성, 수시간의 활동후 (ambulatory) 요단백 양성인 경우

c. Timed urine 검사: 수면시간중 소변수집 (recumbent)에서 정상 요단백을 보이나 취

침전까지 소변수집 (ambulatory)에서 신증후군성 이하의 병적인 단백뇨를 보임

5) **호두까기 증후군 (Nutcracker syndrome = Left renal vein entrapment syndrome)**

① 정의: 좌측 신정맥이 상장간막동맥과 대동맥 사이에서 눌리는 현상

② 임상양상: 육안적 혹은 현미경적 혈뇨, 기립성 단백뇨, 복통, 측복부 동통, 요통, 정맥류

③ 초음파 진단기준 (그림 10-3): 좌측신정맥의 초음파소견에서 대동맥과 상장간동맥에 의하여 압박된 부위 이후 (hilar portion)의 신정맥의 크기가 압박된 부위 (aortomesenteric portion)와 비교하여 5배 커지고, 압박된 부위의 혈류속도가 hilar portion의 혈류속도보다 5배 이상 증가된 경우 진단할 수 있다 (압박부위 혈류속도 / hilar portion 혈류속도 > 5).

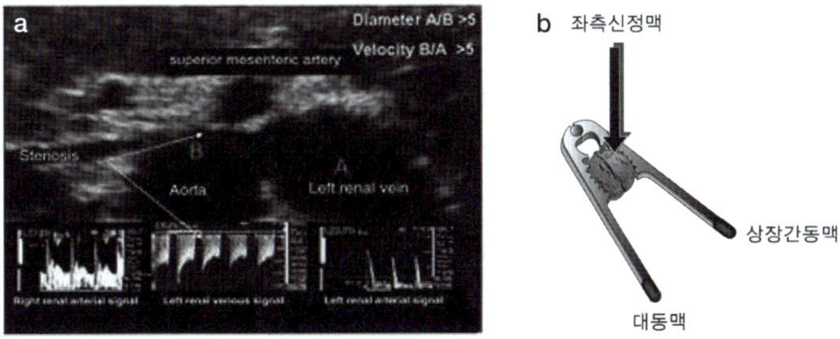

그림 10-3 호두까기 증후군의 초음파 소견 (a)과 원리 (b)

6) **단백뇨 환자의 검사**

① 진단적 검사 (표 10-8)

표 10-8 단백뇨 환자의 진단적 검사

1단계
아침 첫 소변 단백검사 (random urine protein/Cr ratio)
활동전, 활동후 Dipstick 소변 단백검사
2단계
혈액검사 (electrolytes, BUN, creatinine, total protein, albumin, cholesterol, ASO, C3, C4, ANA)
신장초음파 검사, IVP, VCUG
12시간 timed urine 요단백검사
(ambulatory/recumbent urine collection)
3단계
신장조직검사

② 신장 조직검사 기준 (표 10-9)

표 10-9 단백뇨 환자의 신장조직검사 기준

가족력 (사구체신염, 만성신부전, 신이식)
전신증상의 동반 (원인불명의 발열, 관절염 혹은 관절통, 피부발진)
체위성 단백뇨가 아닌 병적인 지속성 단백뇨
지속적인 혈뇨가 동반된 단백뇨
신장 기능 저하
고혈압 동반
부종, 피부혈관염, 원인불명의 성장장애 동반
신증후군성 단백뇨

3. 사구체질환의 특성 (Characteristics of glomerular diseases)

(1) 사구체의 구조 (그림 10-4)

1) **사구체혈관**: 신장의 interlobar artery가 arcuate artery, interlobular artery를 거쳐 사구체의 afferent arteriole을 형성한다.
2) **사구체 메산지움 (mesangium)**: 사구체 혈관의 지지구조물인 동시에 사구체내의 혈류조절과 침착된 면역복합체의 제거를 담당한다.
3) **사구체 여과장벽**: 혈관의 내피세포, 사구체 기저막, 세뇨관상피세포로 구성되며 사구체성 혈뇨와 단백뇨의 공통적인 근원이 된다.

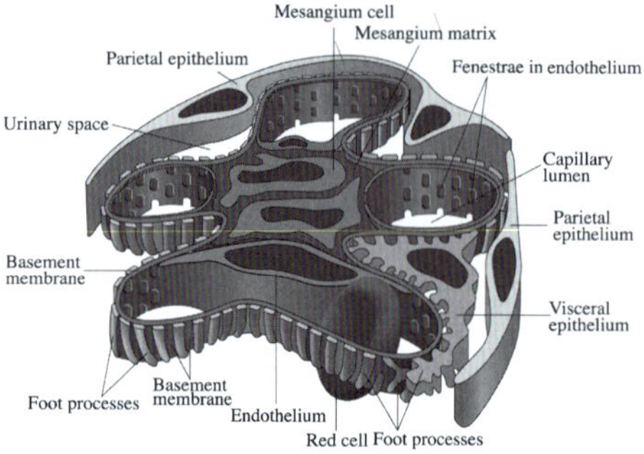

그림 10-4 사구체의 구조

4) **사구체질환의 분류 기준** (표 10-10)

표 10-10 사구체질환의 분류 기준

Glomerulonephritis: 조직학적 염증 변화가 뚜렷할 때 Glomerulopathy: 비 특이적인 조직학적 변화를 보일 때
1차성 (primary): 특발성 (idiopathic) 2차성 (secondary): 전신질환의 일부분으로 발병
급성 (acute): 수일 혹은 수주에 걸쳐 진행 아급성 (subacute): 혹은 급속진행성 (rapidly progressive): 수주 혹은 수개월 만성 (chronic): 수개월 혹은 수년에 걸쳐 진행
국소성 (focal): <50%의 사구체 침범 미만성 (diffuse): >50%의 사구체 침범
분절성 (segmental): 한 사구체의 일부가 침범 전사구체성 (global): 한 사구체 전체가 침범

(2) 사구체질환의 발병기전 (표 10-11) 및 유전 사구체질환의 분류 (표 10-12)

표 10-11 사구체질환의 발병기전

유전학적 기전
사구체 구조물 형성 단백 유전자의 돌연변이
면역학적 기전
사구체내 면역복합체 침착 (급성 연쇄구균후 사구체신염, 막성 사구체신염, 막증식성 사구체신염, IgA 신병증 등 대부분의 사구체신염)
정상적인 사구체 구조물에 대한 자가항체 반응 (anti-glomerular basement membrane nephritis)
응고관련 기전의 손상
혈관내피세포 손상 (용혈 요독 증후군)
보체활성에 의한 손상

표 10-12 유전 사구체질환 (Genetic glomerular diseases)의 분류

질환 분류	이상 원인	관련 유전인자	유전 양식
Glomerular basement membrane (GBM) disorder			
Alport syndrome	IV collagen α chain	*COL4A5, A3, A4*	XR, AD
AD thin GBM disease	IV collagen α chain	*COL4A3, A4*	AD
Pierson syndrome	Laminin β2 chain	*LAMB2*	AR
Podocytopathies			
Finnish type congenital NS	Nephrin	*NPHS1*	AR
SR-NS	Podocin	*NPHS2*	AR
SR-NS	Phospholipase Cε1	*PLCE1(NPHS3)*	AR
SD-FSGS type1	α-actinin-4	*ACTN4*	AD
SD-FSGS type2	Transient receptor - potential cation channel 6	*TRPC6*	AD
Podocyte nuclear transcription disorder			
Denys-Drash disease		*WT1*	
Frasier disease		*WT1*	
Isolated diffuse mesangial sclerosis		*WT1*	
Nail patella syndrome		*LMX1B*	
Others			
MELAS (with FSGS)	Mitochondria	*$tRNA^{LEU}$*	
Fechner, Epstein syndrome	Non-muscle myosin heavy chain IIA	*MYH9*	
FSGS	CoQ10 deficiency	*COQ2, PDSS2*	

NS, nephrotic syndrome; SR, steroid resistant; SD, steroid dependent; FSGS, focal segmental glomerulosclerosis; XR, X-linked recessive; AD, autosomal dominant; AR, autosomal recessive

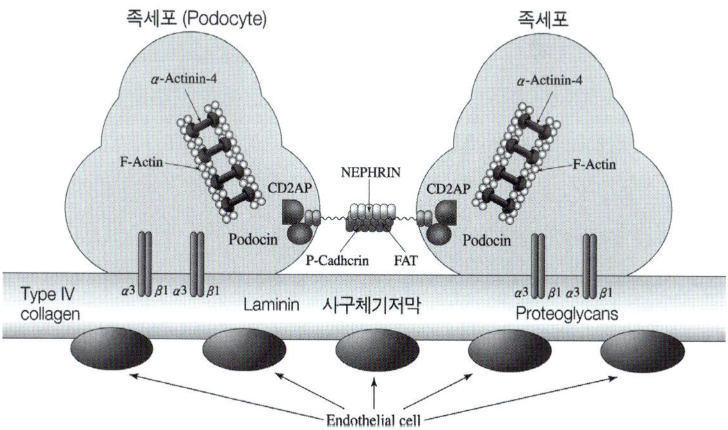

(3) 사구체 면역복합체 침착의 분류 (그림 10-5)

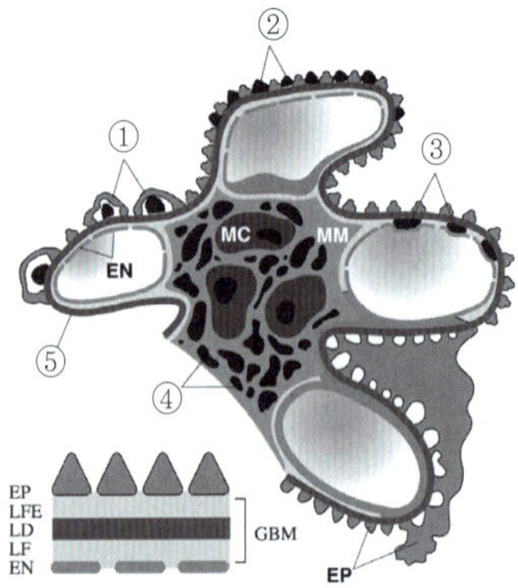

① Subepithelial humps: APSGN
② Epimembranous deposit: 막성 사구체신염
③ Subendothelial deposit: 루푸스신염, 막증식성 사구체신염
④ Mesangial deposit: IgA 신병증
⑤ Membranous deposit

그림 10-5 사구체 면역복합체 침착의 분류

(4) 사구체질환의 공통적 병리소견 (표 10-13)

표 10-13 사구체질환에서 나타나는 공통적인 병리소견과 영향

사구체내 세포와 기질의 증식 (proliferation of glomerular cells and matrix)
내피세포, 사구체메산지움세포의 크기, 수, 기질의 증가
사구체 구성 요소들의 크기 증가
사구체 모세혈관의 내강 크기 감소로 사구체여과율 (Glomerular filtration rate, GFR) 감소

반월체 (crescent) 형성
Parietal 상피세포의 증식으로 사구체 모세혈관이 압박되어 급속한 신손상 초래

혈액세포의 탈출 (혈뇨, 농뇨)

사구체 기저막의 변화

경화증
사구체내의 섬유화에 의한 상처 조직 증가

세뇨관 손상 및 간질의 섬유화
세뇨관 손상으로 단핵구성 염증세포의 침윤
Fibrosis promoting soluble factor 증가로 간질의 섬유화 촉진

(5) 사구체질환의 공통적 임상양상

사구체질환의 공통적 임상양상

- 혈뇨 (현미경적, 육안적)
- 단백뇨
- 신기능 저하 (GFR 감소)
- 부종 (수분 및 Na^+ 배설 장애)
- 고혈압

1) 급성으로 나타날 경우 급성신장염 증후군의 증상과 동일하다.
2) 만성 사구체신염에서는 지속적 현미경적 단독혈뇨를 제외하고 모두 사구체 질환의 진행을 의미하는 위험인자가 될 수 있다.

3) 발병 임상양상에 따른 사구체 질환의 분류 (그림 10-6)

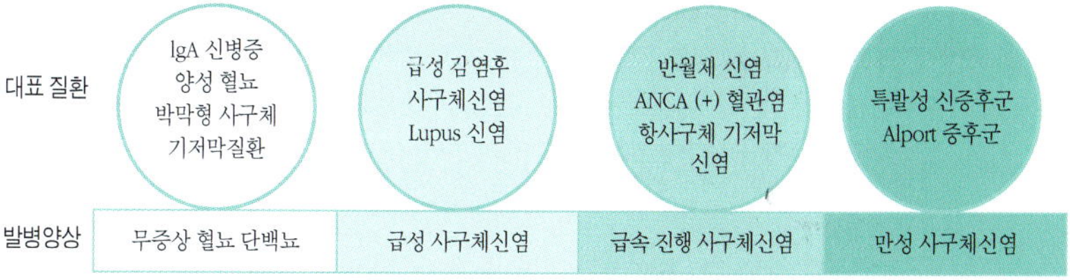

그림 10-6 **발병 임상양상에 따른 사구체 질환의 분류**

(6) 급성 사구체신염 (Acute glomerulonephritis)

1) **임상양상**

① 사구체신염의 공통적인 증상인 혈뇨, 단백뇨, 고혈압, 신부전, 부종 등의 증상이 수일 혹은 수주에 걸쳐 갑자기 나타난다.

② 감염후 사구체신염이 80% 정도를 차지하며, 이중에서도 급성 연쇄구균감염후 사구체신염 (APSGN)이 가장 많다.

③ Lupus 신염과 같은 비감염성 사구체신염에서 나타날 수 있다.

④ 대부분 증상 치료 후 1-2주 후에 완전 회복이 가능하며, 특히 신기능의 회복이 늦어지는 경우 급속진행형 사구체신염과의 감별이 필요하다.

2) **급성 신장염에서의 신부전의 기전** (표 10-14)

① 면역복합체 침착과 염증변화로 인한 사구체 여과면적의 감소에 의하여 나타난다.

② 면역복합체의 생성이 감소되면 자연 회복이 시작되며 신부전에서의 가역적인 완전 회복이 가능하다.

표 10-14 **급성 신장염증후군과 급속 진행 사구체신염 (반월체 신염)에서 신부전의 기전비교**

급성 신장염 증후군	반월체 신염
사구체기저막의염증 및 투과력저하로 사구체여과면적 감소 → GFR 감소 원위세뇨관 수분전달 감소 → 핍뇨 GFR 감소상태에서의 일상적 수분섭취로 인한 혈관내 수분저류 → 부종, 고혈압	증식한 반월체 세포가 Bowman's space를 차지함 glomerular capillary tuft의 압박손상 반월체의 증가 (전체 사구체의 > 50%)시 핍뇨성 신부전 초래
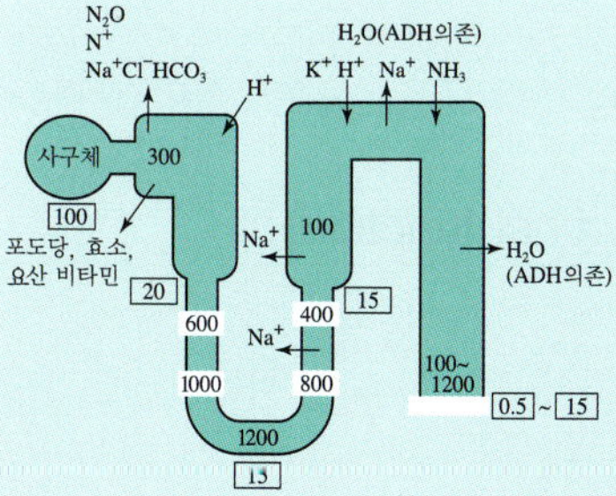	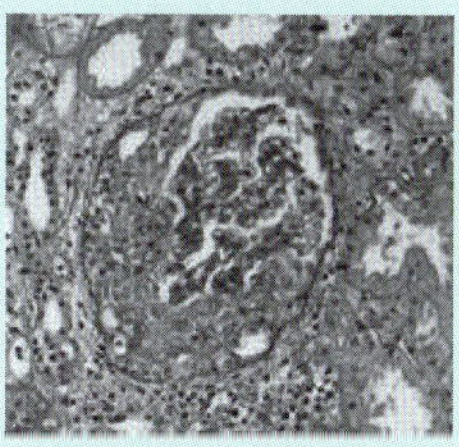

3) **급성사구체신염에서의 부종의 기전** (표 10-15)

표 10-15 부종의 overfill 과 underfill 기전 비교

Overfill 기전 (nephritic)	Underfill 기전 (nephrotic)
신장에서의 나트륨 수분 저류 ↓ 혈장 용적 증가 ↓ 혈장의 정수압증가 ↓ 모세혈관에서의 수분 유출 ↓ 부종	혈장 알부민 저하 ↓ 혈장내 교질삼투압 감소 ↓ 혈장에서 간질로의 수분의 이동 ↓ 부종 및 유효 순환혈장량 감소 ↓ 레닌 안지오텐신계 항진 ↓ 신장에서의 나트륨 수분 저류 ↓ 부종의 악화

4) **신장조직 검사 기준:** 급성 신장염은 가역적인 회복을 기대할 수 있어 일반적으로 신장조직 검사를 고려하지 않으나 표 10-16 과 같은 경우 감별진단을 위한 조직검사가 필요하다.

표 10-16 급성 신장염 증후군에서 신장조직 검사 기준

대표적 급성신장염인 APSGN과 다른 임상양상을 보일때
사구체신염의 가족력
4세 이하, 15세 이상의 발병연령
유사 사구체신염 증상의 재발
신장 외 질환의 존재
혈청검사상 C4저하, ANCA(+), ANA(+), anti-GBM Ab(+)
APSGN과 임상 양상은 유사하나 정도가 심할 때
심한 신기능 저하 (GFR이 50% 이하로 감소)
신증후군성 단백뇨의 동반
APSGN에 비하여 긴 증상 회복 기간을 보일때
육안적 혈뇨 3개월 이상 지속
현미경적 혈뇨 1년 이상 지속
보체저하 3개월 이상 지속
중등도 이상의 단백뇨가 6개월이상 지속

4. 신기능의 평가 (Evaluation of renal function)

(1) 신장의 기능

1) **배설기능**

① 소변의 생성과 배설: 요소의 배설 및 요농축

② 체액량과 조성을 조절: 수분조절, 전해질 재흡수 및 재분비 (Na^+, K^+), 산염기 평형

2) **배설외 기능 (내분비기능)**

① 혈압조절기능: Renin-angiotensin system, prostaglandin
② 조혈인자: Erythropoietin의 생성
③ 비타민D 의 활성화
④ Insulin-like growth factor (IGF)-1 의 활성화

(2) 신장기능의 평가

1) **혈액요소질소 (blood urea nitrogen, BUN)**: 탈수, 소변량, 단백섭취, 간 기능에 영향을 받음
2) **혈청크레아티닌 (creatinine, Cr)**: 근육내 creatine의 대사산물, 배설량이 muscle mass 에 의하여 결정되며 연령증가와 함께 증가하나 출생 직후는 성인과 비슷하다.
3) Cystatin C: 혈청크레아티닌보다 나이, 성별, 근육량에 의해 영향을 덜 받는다.
4) **크레아티닌청소율 (creatinine clearance: Ccr)**
   ① 사구체 기능의 평가, 신장의 잔여신기능을 반영하여 신부전의 기준이 된다.
   ② 내인성 물질 중 사구체 여과율 (GFR)을 가장 정확히 반영함
   ③ 2세까지 사구체 여과율이 증가하여 성인수준에 도달 한다.
5) **Fractional excretion of Na (FENa)**(%) = $(U_{Na} \times P_{cr}) / (P_{Na} \times U_{cr}) \times 100$
   ① 세뇨관에서 Na^+ 재흡수 정도, 세뇨관의 기능을 평가한다.
   ② < 1%: 신전성 (pre-renal) 신부전, > 2.5%: 신세뇨관성 신부전을 의미한다.

Ⅱ. 사구체질환 (Glomerular diseases)

1. 신증후군 (Nephrotic syndrome)

(1) 정의

신증후군의 정의

- 단백뇨 (>40 mg/m²/h)
- 저알부민혈증 (serum albumin <2.5 g/dL)
- 부종
- 고지혈증

(2) 원인 (표 10-17)

표 10-17 신증후군의 원인

특발성 신증후군 (90%)	2차성 신증후군 (10%)
미세변화형 신증후군 (85%)	IgA 신병증
국소성 분절성 사구체 경화증 (10%)	Henoch-Schönlein 신염
메산지움 증식성 사구체신염 (5%)	Lupus 신염 등
기타: 막성 사구체신염, 막증식성 사구체신염 등	

(3) 특발성 신증후군의 임상양상 (표 10-18)

표 10-18 특발성 신증후군의 임상양상

	미세변화형 신증후군	국소성 분절성 사구체 경화증	막성 사구체신염	막증식성 사구체신염	
				1형	2형
빈도					
소아	75%	10%	<5%	10%	10%
성인	15%	15%	50%	10%	10%
임상 양상 및 치료					
나이	2-6세, 일부 어른	2-10세, 일부 어른	40-50세	5-15세	5-15세
성별 (남:녀)	2: 1	1.3: 1	2: 1	남=녀	남=녀
신증후군	100%	90%	80%	60%	60%
무증상 단백뇨	0	10%	20%	40%	40%
혈뇨	10-20%	60-80%	60%	80%	80%
고혈압	10%	20%	드뭄	35%	35%
신부전으로의 진행속도	진행하지 않음	10년	10-20년동안 50%에서	10-20년	5-15년
연관 상태	알레르기, Hodgkin 질환, 대개 없음	없음	신정맥 혈전, 암, Lupus, B 형간염	없음	부분 지방이형성 (partial lipodystrphy)
검사소견	신증후군 양상, 15-30%에서 BUN 증가	신증후군 양상, 20-40%에서 BUN 증가	신증후군 양상	C1, C4, C3-C9감소	C1, C4는 정상, C3-C9감소
면역유전학	HLA-B8, B12	podocin등의 유전자 변이	HLA-DRW3	정립되지 않음	C3 nephritic factor
스테로이드에 대한 반응 및 치료	90%	15-20%	천천히 진행	정립되지 않음	정립되지 않음
신장 병리					
광학현미경	정상	국소성 경화병변	사구체 기저막이 두꺼워짐, spikes	사구체 기저막이 두꺼워짐, 증식	분엽화 (lobulation)
면역 형광	음성	병변에 IgM, C3	Fine granular IgG, C3	granular IgG, C3	C3만
전자현미경	족돌기 융합	족돌기 융합	상피하 침착	메산지움과 내피하 침착	고밀도 물질 (dense deposit)

(4) 병태 생리

1) **단백뇨**

① 미세변화형 신증후군은 모세혈관 벽 음전하의 소실을 유발하여 주로 알부민 배설은 증가시키나 다른 단백질의 배설은 변화시키지 못하는 선택적 단백뇨 소견을 보인다.

② 당뇨나 유전성 신염의 경우 사구체 기저막의 구조 이상을 일으켜 알부민 이외의 다른 단백질의 여과도 증가시키는 비선택적 단백뇨 소견을 보인다.
③ 선택적 단백뇨 지수 (selective proteinuria index, SPI)가 0.2보다 적은 경우 선택적 단백뇨로 스테로이드에 좋은 반응을 보인다.

2) **저알부민 혈증**: 소변으로 단백질이 소실되어 발생한다.

3) **부종** (edema) (그림 10-7): 가장 흔한 임상 증상으로 눈꺼풀이나 발목쪽에 많이 생긴다.
① Underfill 부종: 소변으로 상당한 양의 albumin이 소실되어 혈장 내에 albumin이 감소하면 혈관 내 oncotic pressure가 저하되고 따라서 간질로 물이 빠져나가 부종이 생긴다.
② Overfill 부종: 신증후군에 동반되는 특발성의 레닌안지오텐신 알도스테론축이 활성화되고, 나트륨 이뇨 호르몬의 감소로 나트륨 축적이 나타나 혈장량이 증가하고 부종이 심화된다.

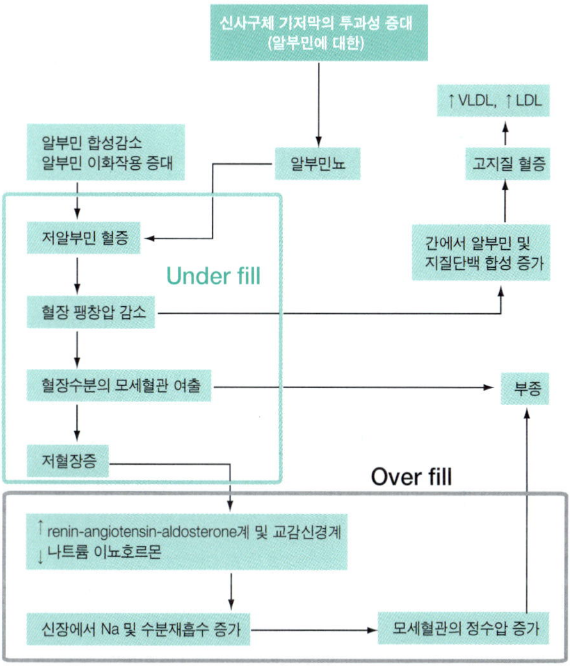

그림 10-7 신증후군의 부종의 기전

4) **고지혈증** (그림 10-8)
① 신증후군에서 흔히 볼 수 있으며 혈청 albumin 농도와 반비례한다.
② 콜레스테롤, phospholipid의 증가 소견과 함께 triglyceride, LDL, VLDL, chylomicron도 증가되어 있으며, HDL은 감소되어 있다.
③ 저알부민 혈증의 영향으로 지질이 증가한다.
a. 간에서 알부민과 공통 합성 경로를 가진 lipoprotein의 합성이 증가한다.
b. 혈장의 protein-binding capacity가 감소하여, 지질분해효소인 LCAT (lecithin-cholesterol acyltransferase)의 활성도가 감소한다.

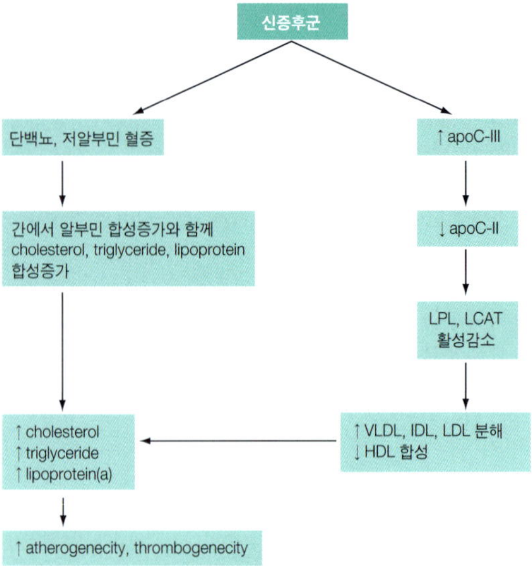

그림 10-8 신증후군의 고지혈증의 기전

LPL, lipoprotein lipase; LCAT, lecithin cholesterol acyltransferase

(5) 합병증

1) 감염

① 1차성 복막염, 패혈증, 폐렴, 봉와직염, 요로감염 등이 있다.

② 원인균으로는 *S. pneumoniae*가 가장 중요하고, 그람 음성균도 원인균이 된다.

③ 감염이 잘 생기는 이유로는 혈청 IgG의 감소, 부종이 세균 배양액으로 작용, 백혈구의 살균력의 저하, 면역 억제제의 사용, 비장 혈류의 감소, 혈청 properdin, factor B의 소변 내 소실 등이 있다.

④ 스테로이드를 쓰는 경우 감염의 증상이 뚜렷하지 않을 수 있으므로 유의하여야 한다.

⑤ 배양 검사를 시행하고, 그람 양성균과 음성균에 모두 효과적인 항생제를 투여한다.

⑥ 신증후군이 관해상태에 있을 때 폐렴 구균 백신을 주사하여야 한다.

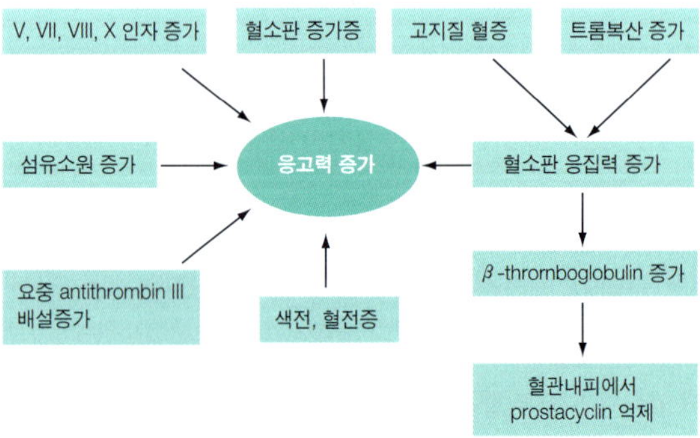

그림 10-9 신증후군에서 혈전증의 기전

2) **혈전증** (그림 10-9)

① 원인으로 섬유소원의 증가, 섬유소 용해를 방해하는 물질의 증가, 혈장 antithrombin III의 저하, 혈소판의 응집성의 증가 등이 있다.

② 동맥, 정맥 모두에 혈전증이 발생될 수 있으며, 특히 동맥 천자를 하는 경우 혈전이 발생될 위험이 높으므로 가능한 피한다.

3) **급성 저혈량성 위기**

① 미세변화형에 잘 발생되며 원인으로 수분이 급격히 혈관 내에서 간질로 이동되어 혈장량이 감소되면서 발생한다.

② 임상 양상으로 손발이 차고, 맥박 수 증가, 구역, 구토, 복통 등의 증상이 나타나며, hematocrit치가 상승된다.

(6) 일반적 치료 (표 10-19)

표 10-19 **신증후군의 치료**

식이	부종이 있을 때에는 염분 섭취를 제한하고, 단백질은 통상의 양을 섭취하도록 하며, 고단백식을 하는 경우, 단백뇨가 더 심해져서 별 도움이 되지 않는다. 부종이 아주 심한 경우에 한하여 수분 섭취도 제한한다.
활동	부종이 심한 경우를 제외하고는, 가능한 정상 아동과 같이 활동
음낭부종	베게를 올려 놓아서 중력에 의해 부종이 빠지도록 한다.
20% 알부민 투여	저혈량 상태, 저혈압, 심한 복수로인한 호흡곤란등의 증상이 있을 경우에 사용하며 용량은 0.5-1.0 g/kg 를 정맥으로 3시간 이상에 걸쳐 서서히 주입한다.
이뇨제	적응증으로 심한 복수, 늑막 삼출에 의한 호흡곤란등이 있고 스테로이드 반응으로 인한 이뇨가 일어나기 전까지 사용할 수 있다. Furosemide, metolazone, hydrochlorothiazide를 사용할수 있고 저칼륨혈증이 생기면 spironolactone을 투여한다. Furosemide를 정맥으로 사용시에는 이독성을 피하기위해 4 mg/m 이하의 속도로 투여한다.
안지오텐신 전환효소 억제제	레닌-안지오텐신-알도스테론 축을 억제하여 항고혈압 효과와 단백뇨를 줄이는 신장 보호 효과가 있다.
HMG CoA reductase 억제제	고지혈증의 치료에 사용되고 cyclosporine 병용시에는 근병증이 있을 수 있으므로 저용량으로 사용한다.

(7) 면역 억제 치료

1) **경구 스테로이드**

① 관해 유도: Prednisolone (60 mg/m²/d, 최대 80 mg을 하루에 1회 투여)을 최초 치료시는 4-6주간 매일 투여한다. 부작용으로 Cushing 증후군의 양상을 보이면 calcort® (deflazacort)를 사용하는데, 용량은 calcort® 1 T (6 mg)를 prednisolone 1 T (5 mg)로 계산하여 사용한다. 관해 상태는 단백뇨와 부종의 소실과 혈중 알부민의 정상화로 정의한다.

② 관해 후 유지요법: 초기용량으로 prednisolone (60 mg/m²/d) 6주 사용후 40 mg/m²을 격일로 (아침 식사후 한꺼번에)적어도 4주간 투여하며 이후 1-2개월간 점진적으로 감량하면서 중지한다.

③ 재발 및 스테로이드 의존성 (표 10-20, 그림 10-10): 재발이란 관해 후 단백뇨와 부종이 다시 나타나는 경우로 12개월에 4회 이상 재발하는 경우를 빈발 재발 (frequent relapse)이라고 정의 하고 치료량을 감축 시키는 도중에 재발하거나 또는 치료 종료 후 2주 내에 재발할 경우를 스테로이드 의존성 (steroid dependent)이라고 정의한다.

재발한 경우에는 다시 관해 유도 용량으로 매일 투여하고, 소변 단백이 3일간 음전되면 이후부터 격일 요법을 시행한다.

표 10-20 **스테로이드 치료 반응성에 따른 분류**

Infrequent Relapser 초발후 수년간은 1년에 1회 이내의 재발을 보이다가 점차 완전 관해를 오래 유지하여 사춘기에 완치되며 재발시의 스테로이드 치료 외에 면역억제제의 대상이 되지 않으며 약 60%정도가 이러한 경과를 겪게된다.
Frequent Relapser (빈발 재발형) 완전 관해후 스테로이드를 감량하여 중단할 수 있으나 대개 한달 이내에 재발하여 12개월에 4회 이상의 잦은 재발을 보이게 되고, 결국 재발시 마다 고용량의 스테로이드 치료를 자주 받게되므로 스테로이드 독성을 나타내게 된다.
Steroid Dependent (스테로이드 의존형) 스테로이드를 줄이는 도중 혹은 중단 후 2주이내 재발하여 스테로이드를 끊을 수 없는 경우를 말함. 역시 고용량의 스테로이드 치료가 계속되어 독성이 나타나며 빈발 재발형, 스테로이드 저항형과 함께 면역억제제 치료의 대상이 된다.

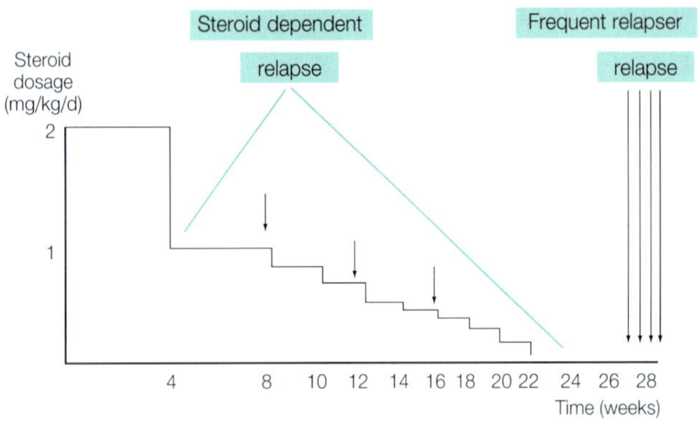

그림 10-10 **스테로이드 반응성에 따른 분류**

④ 스테로이드 저항성 (steroid resistant)
 a. 스테로이드 초기 치료를 하여도 8주이내에 반응하지 않는 경우로 이때는 스테로이드 저항성인 경우로 진단하고 신장조직 검사를 시행한다.
 b. 스테로이드 저항성 신증후군은 조직소견에 따라 치료하고 고용량 methylprednisolone 충격요법, cyclosporine, cyclophosphamide, tacrolimus, mycophenolate mofetil (MMF)등의 약제가 시도될 수 있다.

2) **Cyclophosphamide**
① 효과: 자주 재발하거나 스테로이드의 부작용이 심한 경우 사용하며, 장기간 관해를 유지할 수 있는 경우가 많다. Prednisolone의 격일 투여를 병용함으로써 효과가 상승한다.
② 용량: 2 mg/kg/d을 8-12주동안 아침에 한번 투여한다.
③ 부작용: 백혈구 감소증 (매주 백혈구 수를 검사하여 5,000/mm^3 이하가 되면 잠시 투여를 중지한다), 출혈성 방광염 (아침에 많은 양의 물과 함께 먹는다), 불임 (용량 의

존적으로), 파종성 수두감염, 탈모

3) **Cyclosporine (CsA)**

① 효과: 스테로이드 부작용이 심한 경우 제한적으로 사용되며 스테로이드 의존성과 스테로이드 저항성 모두에서 사용된다.

② 작용 기전: T 림프구의 기능에 선택적으로 작용하여 cytokine의 생성을 억제시키나 B 림프구 및 골수의 억제 작용은 나타나지 않는 것으로 알려져 있다.

③ 투여 방법: 3-5 mg/kg/d (하루에 2번으로 나누어 투여)의 용량으로 1년간 (6개월-2년) 투여하고, 혈중 CsA level을 측정하여 용량을 조절한다.

④ 주의사항: Cyclophosphamide처럼 장기간 관해를 초래하지 않고, 신기능의 저하를 초래할 수 있으므로 신중히 선택해야 한다. 빈발 재발형 환자에서 cyclophosphamide에 비해 치료 종료 후 재발의 빈도가 비교적 높은 것이 문제가 된다. 대개 CsA 투여 1년 후 신생검을 실시하여 합병증 유무를 확인한다.

⑤ 부작용: 고혈압, 고지혈증, 과모발증, 치은과다증식증, 고요산혈증 및 일시적인 급성 신부전이 나타날 수 있으나, 약물 중단과 함께 대개 가역적으로 소실된다. 골수 억제 작용은 대개 관찰되지 않으나 장기간 사용시 나타나는 만성 신독성은 사구체 소동맥의 수축으로 인한 세뇨관 위축, 혈관 변화와 간질의 섬유화 소견을 보이며, 비가역적인 조직 변화를 나타낼 수 있다.

4) **Levamisole**

① 작용: T 림프구에 대한 면역조절 효과

② 효과: 스테로이드 의존성과 빈발 재발형의 관해를 유지하는데 보조적으로 사용된다. 스테로이드 의존형의 경우 cyclophosphamide에 반응하지 않는 환아에서 관해를 유지하는데 도움이 될수 있다.

③ 투여 방법: 2.5 mg/kg을 격일로 투여하며, 기간은 아직까지 확립되지 않았다. Prednisolone은 점차 감량하여 중지한다.

④ 부작용: 위장장애, 발진, 드물지만 백혈구 감소가 올 수 있다.

(8) 예후

1) 미세변화형의 경우, 대개 자주 재발하기는 하지만 신장 기능의 저하는 없으며, 10대 후반이 되면 많은 예에서 재발 없이 회복된다.
2) 국소성 분절성 사구체 경화증의 경우 흔히 스테로이드 저항성을 보이며, 만성 신부전으로 진행되는 경우가 많으며 말기 신부전에 도달하면 투석 또는 신장 이식이 필요하다.
3) 국소성 분절성 사구체 경화증에서 신장 이식을 하는 경우 15-55%에서 이식 후 단백뇨가 재발한다.

2. 급성 연쇄구균 감염후 사구체신염 (Acute poststreptococcal glomerulonephritis)

(1) 정의: 육안적 혈뇨, 부종, 핍뇨, 고혈압과 신부전 등의 증상을 초래하는 급성 신염 증후군 (acute nephritic syndrome)이다.

(2) 원인 및 역학: A형 용혈성 연쇄상 구균 중에서 신염을 일으키는 연쇄상 구균 (nephritogenic strain)에 의한 감염으로 발생한다.

(3) 조직병리 소견

1) **광학현미경:** 사구체 종창, 사구체 메산지움 (mesangium) 세포의 증식과 다핵 백혈구의 침윤이 있다.
2) **면역형광 검사:** 면역 글로블린 (주로 IgG) 및 보체가 사구체 기저막 상피하 및 사구체 메산지움에 침착된다.
3) **전자현미경:** 사구체 기저막의 상피하 부위에 전자 고밀도 물질이 침착되는 "hump"가 특징적이다 (그림 10-11).

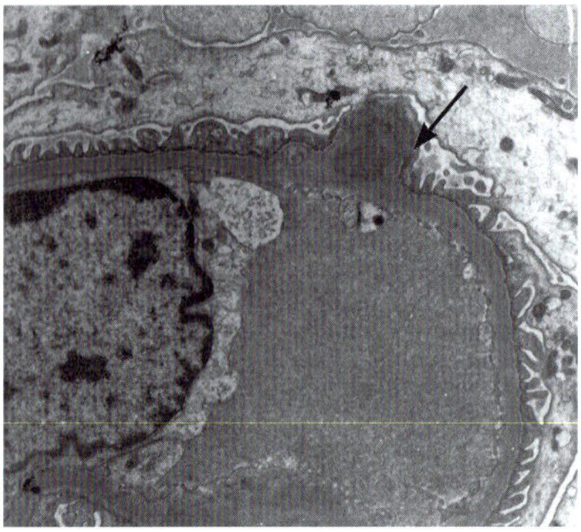

그림 10-11 **전자 현미경상 사구체 기저막의 상피하부위에 hump가 관찰된다.**

(4) 임상 양상

1) 소아의 전 연령층에 호발하나 3세 이하는 드물다.
2) **잠복기:** 인후염은 1-2주, 피부 감염은 3주
3) 현미경적 혈뇨부터 급성 신부전까지 다양하다.
4) **부종:** 수분 및 염분 축적에 기인하는데, 복수, 심부전 및 폐부종 등이 발생할 수 있다.
5) **핍뇨:** 사구체 여과율의 감소로 발생
6) **고혈압:** 심한 경우 뇌증 (두통, 구토, 경련 등)을 유발하며 가역적 후두부 뇌병증 증후군 (posterior reversible encephalopathy syndrome)이 발생할 수 있다.

(5) 검사 소견

1) **혈청검사:** 항체 상승을 확인하여 연쇄상 구균 감염을 입증한다. Anti-streptococcal O titer (ASO) 상승, C3 level 감소는 급성기에 90% 이상 관찰되고, 대부분 12개월 이내에 정상화된다. CH50은 흔히 감소하며 C4는 대개 정상으로 일부 약간 감소한다.
2) **소변검사:** 흔히 육안적 혈뇨, 적혈구 원주와 단백뇨 소견이 보인다.
3) **신생검의 적응증** (표 10-21)

표 10-21 **신장조직 검사의 적응증**

급성 신부전 혹은 신증후군의 발생
연쇄상 구균 감염의 증거가 없을 때
혈청 C3가 정상일 때
심한 혈뇨 혹은 단백뇨가 지속될 때
신기능의 저하 및 혈청 C3의 감소가 3개월 이상 지속될 때

(6) 합병증: 급성 신부전증, 체액 증가, 심부전, 고혈압, 고칼륨혈증, 고인혈증, 저칼슘혈증, 산증, 경련, 요독증 등

(7) 치료

1) **안정:** 급성기에만 실시한다.
2) **식이요법:** 급성기에 한하여 수분 및 염분 제한.
3) **항고혈압제:** 응급시 합병증 예방을 위해서 사용한다.
4) **항생제:** 가족에 A형 β 용혈성 연쇄상구균 배양검사를 시행하고 양성이면 치료한다.

(8) 예후

1) 95% 이상에서 완전 회복되며, 재발은 아주 드물다.
2) 소변검사상 혈뇨의 소실은 대체로 6개월 이내이나, 소수에서는 1년 이상 지속되기도 한다.
3) 드물게 고혈압에 의한 심부전, 뇌종, 신부전으로 사망할 수 있다.

3. IgA 신병증 (IgA nephropathy)

(1) 정의: 전신질환의 증거 없이 조직학적으로 신장사구체 메산지움에 IgA 침착을 보이는 질환이다.

(2) 역학: 혈뇨와 단백뇨를 보이는 사구체 질환으로는 전세계적으로 가장 흔한 사구체신염으로 아시아인에서 많다.

(3) 원인

1) **유전적 요인**
2) **면역학적 요인**: IgA1의 비정상적인 glycosylation, 보체 활성화, cytokine (TNF-α, IL-6), IgA 매개 면역 복합체 등이 관여한다고 알려져 있다.

(4) 임상 증상

1) 무증상 육안적 혈뇨: 상기도 감염을 앓고 난 후 주로 2-3일에 (대개 1주 이내) 발생한다.
2) 무증상 현미경적 혈뇨 혹은 단백뇨
3) 급성 신염 증후군, 신증후군, 급성 혹은 만성 신부전증, 악성 고혈압 등이 드물게 동반될 수 있다.

(5) 검사실 소견

1) 혈청 IgA는 소아환자의 15%만 상승되어있어 진단적 가치가 없다.
2) 혈청 C3는 보통 정상이다.
3) 소변검사 소견은 혈뇨 단독으로 또는 단백뇨를 동반한다.

(6) 조직병리 소견 (그림 10-12)

1) **광학 현미경:** 사구체 메산지움 증식성 사구체신염 소견을 보인다.
2) **면역 형광 검사:** IgA가 사구체 메산지움 부위에 침착된다.
3) **전자 현미경:** 메산지움 기질의 증가에 의해 사구체 메산지움이 팽창되고 전자 고밀도 물질이 사구체 메산지움 내 및 주위에 침착된다.

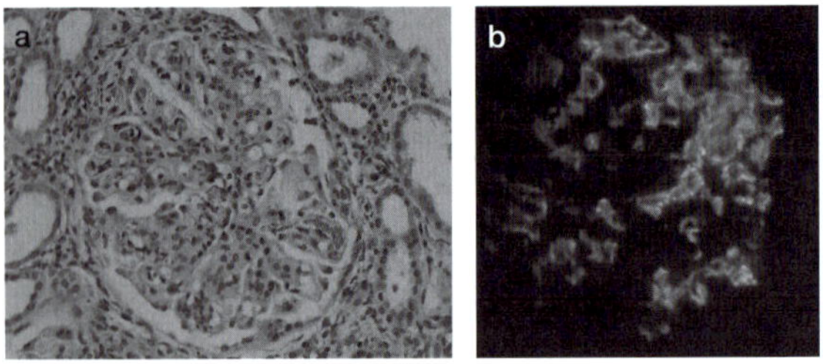

그림 10-12 IgA 신병증에서 사구체 메산지움의 증식 (a) 과 면역형광 검사상 (b) 메산지움에 IgA의 염색이 관찰된다.

(7) 치료

1) 근본적인 치료는 없으나, 약 30%의 환자에서 초래되는 말기 신부전증으로의 진행을 막기 위해 진행 가능성이 있는 환자들의 파악과 적극적인 치료가 중요하다.
2) **혈뇨**: 특별한 치료없이 경과관찰 한다.
3) **단백뇨**: Angiotensin converting enzyme (ACE) 억제제가 단백뇨를 줄이고 신부전증 진행을 지연시키는 효과가 있다. 신증후군 동반시 부신 피질 호로몬제가 도움이 될 수 있다.
4) **고혈압**: ACE 억제제 및 칼슘 통로 차단제의 투여가 도움이 된다.

(8) 예후

1) 약 30%의 환자에서 서서히 신부전증으로 진행된다.
2) 신부전증으로의 진행이 예상되는 위험인자 (표 10-22)

표 10-22 IgA 신병증에서 신부전증으로의 진행이 예상되는 위험인자

연령이 많을수록
지속적으로 증가하는 다량의 단백뇨
고혈압이 동반된 경우
지속적인 신기능 저하
병리 소견상 사구체 경화와 반월 형성, 간질 섬유화 및 혈관 병변이 심한 경우

3) 이식신에서의 재발: 이식신 사구체에 IgA의 침착이 관찰되며 15-30%에서 이식신의 소실 (allograft loss)을 유발한다.

4. Henoch-Schönlein 자반병과 신염 (Henoch-Schönlein purpura and nephritis)

Henoch-Schönlein 자반증의 진단기준

- 자반 (필수)
- 미만성 복통
- 조직의 IgA 침착
- 관절염 혹은 관절통
- 신장 침범

(미만성 복통, 조직의 IgA 침착, 관절염 혹은 관절통, 신장 침범:) 4가지 중 1가지 이상 만족

(1) 진단기준: 자반이 있으면서 4가지 증상 (복부, 관절, 신장, 조직의 IgA 침착) 중 1가지 이상을 만족하면 진단이 된다.

(2) 원인: IgA 매개 면역 침착물에 의한 모세 혈관 및 세동맥의 혈관염으로 오는 전신성 혈관 장애로 여러가지 감염과 연관이 있다는 보고들이 있다.

(3) 증상

1) **피부 증상** (그림 10-13): 모든 환자에서 생기고, 대개 3-10일간 지속되는데, 수개월간 남아있기도 한다.

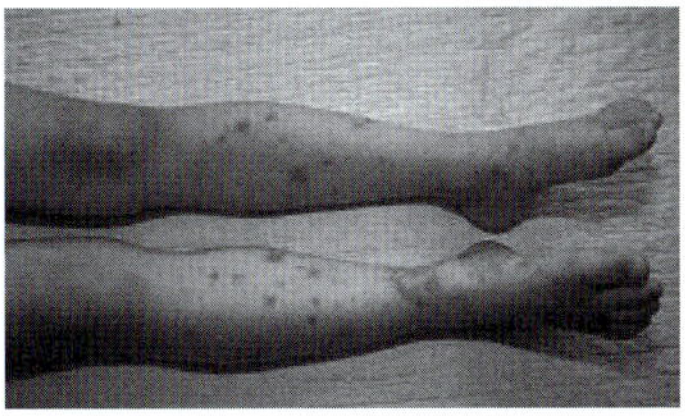

그림 10-13 Henoch-Schönlein 자반병 환아의 하지에 다양한 크기의 자반이 관찰된다.

2) **복부 증상:** 복부의 산통이 오는 수가 많으며, 구토, 혈변을 동반할 수 있다. 장중첩증이 나타날 수 있고 복부 증상이 피부 증상보다 먼저 올 수 있으며, 이 때문에 급성 충수돌기염으로 오인되기도 한다.
3) **관절 증상:** 관절의 종창이나 동통이 나타날 수 있으며, 주로 무릎, 발목에 잘 온다. 대개 관절손상 없이 수일 내에 자연 회복된다.
4) **신장침범:** 자반병 환아의 약 50%에서 생기고 육안적 혹은 현미경적 혈뇨, 단백뇨가 나타날 수 있다. 심한 경우 핍뇨, 고혈압을 유발하며, 만성 신장염으로 이행될 수 있다.
5) **음낭 부종:** 통증이 동반되면 고환염전과 감별이 필요하다.
6) **기타:** 심장 및 신경계 침범, 췌장염, 폐출혈, 근육내 출혈 등이 나타날수 있다.

(4) 진단적 검사

1) **혈액 검사:** 일반 혈액검사상 혈소판 감소가 없다.
2) **소변 검사:** 신장 침범 여부를 확인한다.
3) **대변 잠혈 반응 검사:** 위장관 출혈을 확인한다.
4) **방사선 검사:** 복통이 심할 경우 복부 초음파 검사를 시행하여 장중첩, 충수돌기염 등을 감별한다.
5) **면역학적 소견:** 환자의 50%정도에서 혈청 IgA가 일시적으로 상승하며 혈청 C3는 대개 정상이다.
6) **피부조직 검사:** IgA 침착이 있는 leukocytoclastic vasculitis 소견을 보인다.
7) **조직병리 소견:** 광학 현미경상 메산지움 증식, 반월체 형성등의 소견을 보이며 면역 형광 염색시 IgA가 침착되고 다양한 정도로 IgG, IgM, C3, fibrinogen이 침착된다.

(5) 신장 조직검사의 적응증 (표10-23)

표 10-23 Henoch-Schönlein 자반병에서 신장조직 검사의 적응증

신증후군성 단백뇨가 보일 경우
신증후군
신부전 증상 혹은 급성 신염 증후군의 동반시

(6) 조직학적 분류 (표10-24)

표 10-24 HSP 신염의 ISKDC (International Study of Kidney Disease in Children) 분류

Class I.	Minor glomerular abnormalities
Class II.	Pure mesangial proliferation
Class III.	Minor glomerular abnormalities or mesangial proliferation with crescents/segmental lesions in <50% glomeruli
Class IV.	Mesangial proliferation with crescents/segmental lesions in 50-75% glomeruli
Class V.	Mesangial proliferation with crescents/segmental lesions in >75% glomeruli
Class VI.	Membranoproliferative-like lesion

(7) 감별 진단 (표 10-25)

표 10-25 Henoch-Schönlein 자반병과 감별해야 하는 질환

과민성 혈관염: 피부병변은 비슷하나 피부생검시 IgA 침착이 없다.
Polyarteritis nodosa: 피부 소견이 다르고, 신경, 심장 증상이 더 흔하다.
Meningococcemia: 자반증 소견을 보이나, 혈액 응고 장애를 동반한다.
Wegener 육종: C-ANCA(+)
현미경성 다발동맥염: P-ANCA(+)
Lupus: 항핵항체, ds-DNA 항체 양성

(8) 치료

1) **식이**: 복통시에는 금식을 시행하고 대변 잠혈 검사 결과를 확인하여 음성이고 복부 산통이 없을 때 식이를 시작한다.
2) **스테로이드**: 관절통이나 복부 증세를 완화시킨다. 최근 신염의 빈도는 줄이지 못하나 신염의 경과를 단축시킨다는 보고가 있다.
3) **신염의 치료**
   ① 혈뇨만 관찰시: 특별한 치료를 필요로 하지는 않으며 정기적으로 소변검사를 시행한다.
   ② 경한 단백뇨가 관찰시: ACE 억제제
   ③ 심한 단백뇨, 신증후군, 혹은 반월체 형성이 심한경우: 정맥 고용량 methylprednisolone 충격 요법, azathioprine, cyclophosphamide, cyclosporine, 혈장교환술 등 다양한 치료가 시행되고 있지만 이중맹검 대조군 연구는 아직 없는 상태이다.

(9) 예후

1) 많은 수의 환아에서 회복되나 1/3정도에서 재발한다.
2) 드물게는 급성기에 위장관 합병증 (출혈, 장중첩, 위장관 경색), 급성신부전, 중추신경계 침범, 심장 침범등으로 사망할수 있다.
3) 신염의 예후
   ① 신장 합병증의 동반여부가 예후에 가장 중요한데 단독혈뇨 혹은 경한 단백뇨를 보이는 경우 대부분 예후는 양호하나, 신증후군, 고혈압이나 사구체 여과율의 감소, 초기 생검시 50% 이상의 사구체에서 반월체가 관찰되면 예후가 좋지 않다.
   ② 최근 장기적인 연구에서 자반증에서 회복된 경우라도 20년 뒤에도 재발하거나 단백뇨가 나타난다는 보고가 있다.
   ③ 심한 신장염을 가진 일부 환자는 말기 신부전으로 진행할 수 있다.
   ④ 신장 이식시에 재발할 수 있다.

5. Lupus 신염 (Lupus nephritis)

(1) 신장 침범의 정의: 지속성 단백뇨 > 0.5 g/d 혹은 세포 원주 (cellular cast)가 존재하는 경우

(2) 신장조직 검사의 적응증: Lupus는 임상 양상과 신장 침범사이 분명한 관계가 없어 모든 환자에서 시행하는 것이 원칙이다.

(3) 조직학적 분류 (표 10-26)

표 10-26 Lupus 신염의 조직학적 분류 (WHO)

Class I.	Normal glomeruli
Class II.	Mesangial glomerulonephritis
Class III.	Focal and segmental proliferative glomerulonephritis
Class IV.	Diffuse proliferative glomerulonephritis
Class V.	Membranous glomerulonephritis
Class VI.	Chronic sclerosing glomerulonephritis

(4) Lupus 신염의 치료

1) **Class I 혹은 II**: 스테로이드, azathioprine (스테로이드를 적게 사용하기 위해 사용할 수 있다.)
2) **Class III**: 스테로이드, azathioprine, mycophenolate mofetil (MMF), 정맥내 cyclophosphamide 충격요법 사용
3) **Class IV**: 스테로이드, 정맥내 cyclophosphamide 충격요법 사용
   ① 스테로이드
      a. 관해유도를 위하여 정맥내 methylprednisolone 충격 요법을 1일 1회 3일간 시행할 수 있다.
      b. 경구 prednisolone을 1-2 mg/kg/d 로 투여하여 혈청 보체가 정상화되면 서서히 감량한다.
      c. 합병증: 성장 장애, 골다공증, 무혈성 괴사, 고혈압, 백내장 등이 나타날수 있고 독성이 나타나면 경구 prednisolone은 5-15 mg/d 의 용량으로 제한해야 한다.
   ② 정맥내 cyclophosphamide 충격 요법
      a. 1달에 1회 투여하며, 6회 투여 후 유지요법으로 들어간다.
      b. 유지 요법: 3개월에 1회 충격 요법을 진행하거나 (18개월 동안), 경구로 azathioprine 2 mg/kg/d이나 MMF를 투여할 수 있다.
4) **Class V**: 순수한 막성 사구체신염은 특별한 치료가 필요하지 않으나 병리학적 소견상 증식 소견이 보이면 class III 나 IV 에 준하여 치료한다.
5) **Class VI**: 만성 신부전에 대한 보존적 치료를 시행하고 대개 면역억제제에 반응하지 않는다.

6. 용혈 요독 증후군 (Hemolytic uremic syndrome, HUS)

(1) 정의: 미세혈관성 용혈빈혈, 혈소판 감소증, 급성 신부전의 소견을 가지며, 주된 침범 장기는 신장이고, 그 외 중추신경계도 침범할 수 있다.

(2) 원인 (표 10-27)

표 10-27 용혈 요독 증후군의 원인

전형적 용혈 요독 증후군	*E. coli* (O157:H7) Shigella Salmonella Campylobacter
비전형적 용혈 요독 증후군	경구 피임제 Cyclosporine 등의 약물 *S. pneumoniae* 보체계 이상 (factor H, I, membrane cofactor protein등)

(3) 조직병리 소견

1) 사구체의 변화: 내피 세포 손상으로 모세 혈관 벽이 두꺼워지고, 모세혈관 내강이 좁아지며 메산지움이 넓어지는 소견을 보인다.
2) 전자현미경상 fibrinolytic activity 감소로 사구체의 내피하와 메산지움 부위에 fibrin이 다량 침착된다.

(4) 병태 생리: 내피 세포 손상으로 인해 혈액 응고계의 이상이 초래되고 그로인해 미세 혈관성 용혈빈혈과 혈소판 감소가 나타난다.

(5) 임상 소견

1) **일반적 양상**: 빈혈로 인한 창백, 늘어짐과 빈뇨 등의 증상이 발생한다. 부종, 혈소판 감소로 인한 자반이 관찰될수 있다.
2) **전형적 용혈 요독 증후군**: 설사, 특히 혈변 등의 위장관 전구증상을 동반한다. 여름철 영유아 (4세 미만)에서 흔히 발생하고 있으며, 예후가 좋다. 원인균이 사람간 전염성이 있어서 가족 중에 2-3주 내에 같은 증세를 나타내기도 한다.
3) **비전형적 용혈 요독 증후군**: 전구 증상 없이 서서히 진행하고 성인이나 연장아에서 흔하다. 예후는 좋지 않으며 재발 빈도는 높고, 가족력이 있는 경우가 많다. 보체 단백 (factor H, I, membrane cofactor proteine등) 이나 *ADAMTS-13*의 유전적 결핍, factor H에 대한 자가 항체, 비타민 B_{12}결핍들이 보고되고 있다.

(6) 진단

1) 미세혈관 용혈빈혈: 말초 도말 검사상 적혈구가 깨지는 소견들이 관찰되고 망상 적혈구는 증가한다 (그림 10-14).

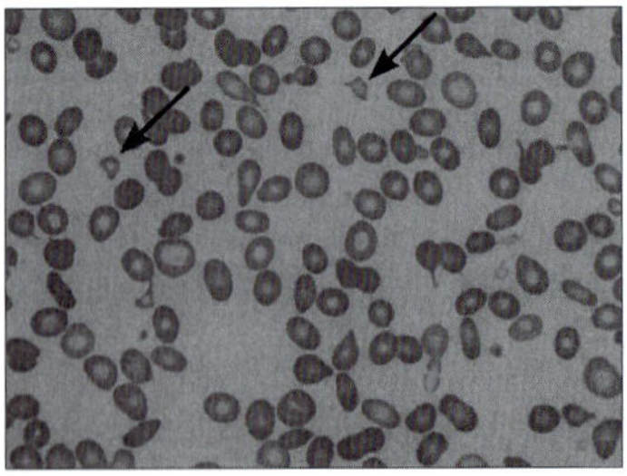

그림 10-14 말초 도말 검사상 분열 적혈구 (schistocyte)가 관찰된다

2) 혈소판 감소
3) PT, aPTT: 정상
4) 급성 신부전
5) 혈청 C3 감소시 비전형적 HUS를 의심한다.
6) 감별 진단: 양측 신정맥 혈전증, 패혈증으로 인한 범발성 파종성 응고

(7) 치료

1) 수액 및 전해질 교정
2) 수혈: 혈색소 < 6 g/dL 시 적혈구 수혈 (5-10 mL/kg)이 필요하고 침습적 시술을 해야하거나 출혈 경향이 없다면 혈소판 수혈은 가능한 하지 않는다.
3) 신부전에 대한 치료 (이뇨제 투여, 혈압조절, 산증 및 고칼륨혈증 치료)
4) 투석: 이뇨제에 반응하지 않는 빈뇨 혹은 무뇨증, 교정되지 않는 대사성 산증, 혹은 고칼륨 혈증, 고혈압이 약물로 조절되지 않는 경우에 시행한다
5) 비전형적 HUS: 혈장 투여 및 혈장 교환술을 시행한다.
6) 신경학적 증상 발생시 혈전성 혈소판 감소성 자반증 (thrombotic thrombocytopenic purpura, TTP)으로 진단하고 혈장 교환을 시행한다.
7) *S. pneumoniae* 연관 HUS시 혈장 사용을 피한다.
8) 스테로이드: factor H 에 대한 자가항체로 비전형적 HUS 발생시 효과가 있다는 보고가 있다.

(8) 예후

1) **전형적 HUS**: 조기 복막투석으로 90% 이상의 환자가 급성기에 생존 가능하나 5-10%는 급성기에 심장 및 신경 합병증으로 사망한다. 10-30% 환자는 지속적 신장 합병증을 가지게 되고 5-10%환자는 말기신부전으로 진행할 수 있다.
2) **비전형적 HUS**: 많은수의 환자가 재발하고 예후가 좋지 않으며 높은 사망률을 보인다.

7. Alport 증후군 (Alport syndrome)

(1) 정의: 유전성 신염의 가장 흔한 형태로, 사구체 기저막의 유전학적인 이상으로 인하여 말기 신부전으로 진행하며, 신부전의 가족력을 동반하고, 감각신경성 난청, 수정체의 이상 등을 나타낸다.

(2) 임상 증상

1) 대부분 소아기에 무증상의 현미경적 혈뇨로 시작된다.
2) 재발성 육안적 혈뇨가 있을 수 있으며, 신염의 진행과 더불어 단백뇨가 나타날 수 있다.
3) 신장 이외 증상: 감각신경성 난청, 눈의 수정체 이상

(3) 조직병리

1) **광학현미경 소견**: 10세 미만에서는 거의 변화 없으나, 10세 이후에 혈관 사이 세포 증식과 모세혈관 벽의 두꺼워짐이 일어나 사구체 경화로 진행될 수 있다.
2) **면역형광검사**: 대개 특이소견을 보이지 않는다.
3) **전자현미경 소견** (그림 10-15): 초기에는 전반적으로 얇은 사구체 기저막 소견을 보이나 점차 불규칙한 사구체 기저막의 비후를 보인다.

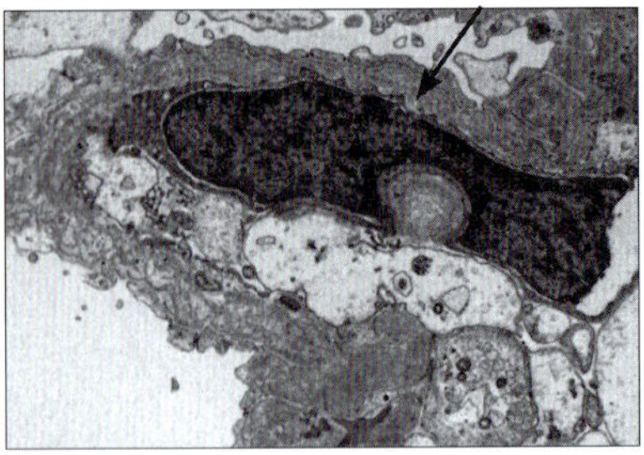

그림 10-15 전자 현미경상 여러 가닥을 이루면서 불규칙하게 두꺼워진 소견 (basket weave pattern, 화살표) 을 보인다.

(4) 유전 형태

1) 유전성 신장질환의 가장 흔한 형태이며 사구체 기저막의 type IV collagen gene인 *COL4A5* 유전자의 변이에 의해 나타난다.
2) 주로 성염색체 우성으로 나타나나 상염색체 우성, 열성으로 나타날 수 있다.
3) 유전 양식에 따라 20%에서는 가족력이 발견되지 않을 수 있다.

(5) 치료

1) 특별한 치료는 없으며 말기신부전으로 진행한 경우 신이식 및 투석을 시행한다.
2) ACE 억제제: 단백뇨를 감소시켜 신부전 진행을 지연시킬 목적으로 사용할 수 있다.

(6) 예후

1) 남자: 대부분의 경우 10대 또는 20대에 말기 신부전이 유발되며, 청력 소실을 동반할 수 있다.
2) 여자: 보인자의 경우 신부전의 진행이 늦게 나타나거나 나타나지 않을 수 있다.

8. 급속 진행 사구체신염 (Rapidly progressive glomerulonephritis, RPGN)

(1) 정의: 반월체 (crescent)가 전체 사구체의 50%이상에서 생기면서 말기 신부전으로 급격히 진행하는 신염이다 (그림 10-16).

(2) 임상 소견: 급성 신염 증후군이나 신증후군의 양상과 함께 급성 신부전증이 발생한다. 빠르게 진행하여 발병 후 수주에서 수 개월 내에 말기 신부전증이 생길수 있다.

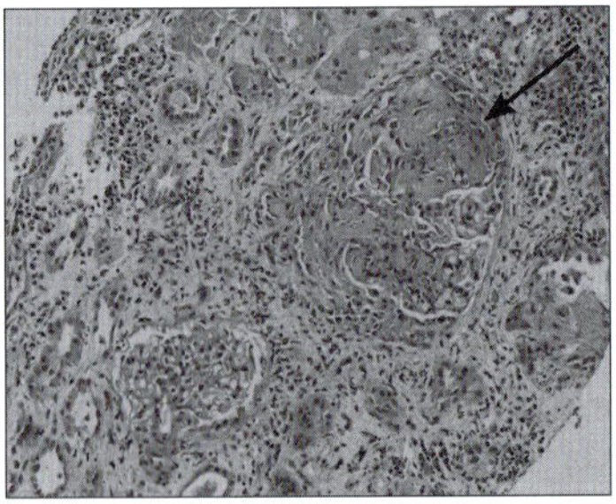

그림 10-16 광학 현미경상 반월체를 형성한 사구체 소견을 보인다.

(3) 분류 (표 10-28)

표 10-28 급속 진행 사구체신염의 종류

급속 진행 사구체신염의 종류	빈도
항사구체 기저막 매개형	20%
Goodpasture 증후군, 특발성 항사구체 기저막 신염	
반월체를 가진 막성 신증	
과립형 면역 침착물 연관형	40%
감염후	
연쇄구균 감염후 사구체신염, 세균성 심내막염	
"Shunt" 신염, 내장 (visceral) 농양, 다른 비연쇄구균 감염	
비감염후	
루프스, Henoch-Schönlein 자반증	
혼합한랭글로불린혈증, 고형종양	
1차성 신질환	
막증식성 사구체신염, IgA 신증	
특발성 면역 복합체 신염	
사구체 면역 침착물이 없는 경우	40%
혈관염	
다발 동맥염, 과민성 혈관염	
Wegener 육종	
특발성 급속진행 사구체 신염	

Modified from Kliegman RM, Greenbaum LA, Lye PS; Practical Strategies in Pediatric Diagnosis and Therapy, 2nd ed. Philadelphia, Elsevier, 2004, p 426

(4) 진단 (표 10-29): 신생검으로 확진하나 여러 사구체신염의 종류를 감별하기위해 시행할 검사들은 다음과 같다.

표 10-29 급속 진행 사구체신염의 검사 및 진단

항사구체기저막 항체: Goodpasture 증후군
항핵 항체 및 항 ds-DNA 항체: Lupus
혈청 C3: 급성 연쇄구균 감염후 사구체신염, Lupus, 막증식성 사구체신염
ASO 역가 및 anti-DNAase B: 급성 연쇄구균후 사구체신염
항호중구항체 (anti-neutrophil cytoplasmic antibody, ANCA) 검사
C-ANCA: Wegener 육종
P-ANCA: 현미경성 다발 동맥염 (microscopic polyangiitis)

(5) 치료: 사구체 경화가 빠르게 진행하므로 조기에 강력한 치료가 필요하다.

1) **면역 억제 치료:** 고용량 정맥내 methylprednisolone 충격 요법 (3일 연속 혹은 격일로 3-6번) 시행후 경구 prednisolone (1-2 mg/kg/d 4주 투여후 점차감량)을 사용하며 cyclophosphamide (정맥으로 매달 1회 6개월간 투여하거나 경구로 2 mg/kg/d의 용량으로 12주 투여)를 추가할수 있다. Cyclophosphamide 후에 azathioprine으로 유지요법을 시행한다.

2) **혈장교환술:** 항사구체기저막 항체 관련 질환에서 주로 시행한다.

(6) 예후: 원인 질환에 따라 다양하다. 급성 연쇄구균 감염후 사구체신염의 경우는 일부에서 자연적으로 회복될 수 있으나 다른 원인으로 인한 급속 진행 사구체신염의 예후는 좋지 않으며 50%에서 충분한 치료에도 불구하고 말기 신부전으로 진행한다.

4) **증상**

① 급성: 혈청 크레아티닌의 상승과 더불어 과민 반응의 전신 증상인 발열, 피부 발진 및 관절통이 나타날수 있고 대부분 원인에 노출된 1-2주 후에 나타난다.

② 만성: 다른 원인의 만성 신질환보다 더 천천히 진행되므로 신부전이 현저하게 진행될 때까지 특별한 증상이 없다.

5) **검사 소견**: 혈액 소견으로 급성신부전에 의한 검사소견이 나타나고 약물에 의한 경우 60% 이상에서 호산구 증가증이 있다. 소변검사상 혈뇨 (현미경적) 및 단백뇨 (< 1 g/d)가 흔하고 신장조직 검사는 원인 약제를 중단한 후 혈청 크레아티닌치가 감소하면 일반적으로 시행하지 않는다.

6) **치료**: 의심되는 약물을 즉시 중단하고 보존적 치료와 신부전의 합병증에 대한 치료가 필요하다. 급성인 경우 corticosteroid 치료가 도움이 될 수 있다.

7) **예후**: 급성인 경우 수주 내지 수 개월 이내에 신기능이 완전히 회복되나, 만성인 경우 급성에 비해 예후가 나쁘고 원인에 따라 다양하다.

Ⅳ. 요로질환 (Urinary tract diseases)

1. 요로감염 (Urinary tract infection, UTI)

(1) 임상양상

1) **소아요로감염의 특징**

① 소아에서 가장 흔한 세균성 질환이다.

② 영,유아 원인 불명 발열의 가장 흔한 원인이다.

③ 전형적인 배뇨이상 증상보다 발열과 같은 비특이적인 증상이 주로 나타난다.

④ 첫 요로감염은 대부분 2세 이전에 발생한다.

⑤ 원인 불명의 발열이 첫 증상인 경우가 많다.

⑥ 요로계 이상의 동반이 높아 반드시 요로계 영상검사가 필요하다.

2) **빈도**

① 여아 3-5%, 남아 1%

② 신생아기, 영아기: 남아 > 여아 (3-5 : 1)

③ 영아기 이후: 남아 < 여아 (1 : 10)

3) **발병 기전**

① 정상 국소 방어기전의 이상

② 요로계 기형에 의한 소변의 정체

4) **증상**

① 영아: 원인 불명의 발열 (> 38.0°C)

② 소아: 고열, 옆구리통증과 동통, 구토, 배뇨통, 빈뇨, 절박뇨, 요실금, 탁뇨

5) **위험요인**: 영아, 여아 및 포경(phimosis) 남아

① 소아 (0-16세) 요로감염 발병율: 여아 11.3% > 남아 3.6%

② 남아의 60%, 여아의 20%는 영아기에 발생

③ 원인불명 발열 영아 (0-1세)의 요로감염 유병율: 여아 6.5% > 남아 3.3%

④ 비포경수술 남아 요로감염 유병율: 8.0% > 포경수술남아 1.2%

(2) 진단 (표 10-32) 및 요배양검사의 해석 (표 10-33)

표 10-32 **채뇨방법에 따른 요배양검사 진단기준 (미국 소아과 학회, 1999)**

채뇨방법	균집락수	진단율
방광천자뇨	그람음성간균: 모든 집락수 그람양성구균: 10^3 CFU/mL	> 99%
도뇨관채뇨	> 10^5 CFU/mL 10^4-10^5 CFU/mL	95-99% 재검
무균채뇨백뇨	> 10^5 CFU/mL	14-84%
청결배설중간뇨	> 10^5 CFU/mL (1회) > 10^5 CFU/mL (2회)	70-90% 90-99%

표 10-33 **요배양검사의 해석**

혼합세균의 배양은 오염으로 간주
모든 소변은 청결하게 채취되어야 하고 채취 즉시 배양하여야 한다.
(냉장고에 48시간까지 보관가능)
→ 채뇨과정이나 보관상의 문제로 오염 가능 (위양성)
수액, 빈뇨, 소독제, 항생제 전처치 등에 의하여 적은 집락수를 보일 수 있음 (위음성)
의미있는 균집락수보다 적은 경우 (10^4-10^5 CFU/mL)에도 임상증상이 분명하면 진단할 수 있다.
무균채뇨백뇨는 균집락수가 10^5 CFU/mL 이상이어도 요분석검사가 양성일 때 진단

1) **요분석 검사의 의의**

① 신속하게 요로감염을 추정하나 (농뇨와 세균뇨), 위양성, 위음성의 빈도가 높아 절대적인 진단이 될 수 없다.

② 요화학검사지 (dipstick): Leukocyte esterase, 아질산염 (nitrite) 확인

③ 요현미경검사: WBC (> 5/HPF), bacteria 확인

④ 요로감염 의심소아의 80-90%에서만 이상소견을 보이며 (위음성 10-20%), 정상소아에서도 40-50%에서 이상소견이 보일수 있다 (위양성).

⑤ 요로감염 의심 소아는 요분석검사가 음성인 경우에도 반드시 소변배양검사를 시행하여야 한다.

2) **요로계 영상검사**

① 신장초음파와 배뇨성 방광요도조영술 (VCUG): 첫 발열성 요로감염 소아 (2-24개월) 모두에서 시행하나 VCUG는 급성염증반응의 소실 후 시행한다.

② 99m Tc-DMSA 신주사 (그림 10-18): 임상적으로 급성신우신염으로 신실질의 염증변화가 의심될 경우 급성기에 시행하고, 신섭취의 감소 소견이 보이면 진단할 수 있다.

③ 신반흔의 진단: 99m Tc-DMSA 신주사에서 신섭취의 감소 소견이 보인 경우 최소 3-5개월 이후 재검사를 시행하여 회복되지 않을 경우 신반흔으로 진단한다.

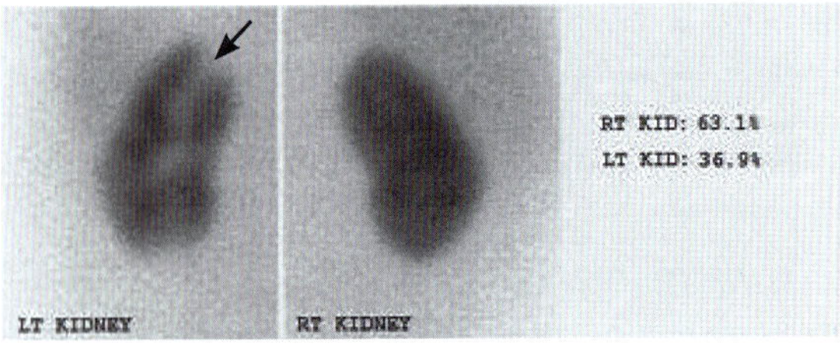

그림 10-18 DMSA 신주사 좌측 신장의 다발성 신결손이 관찰된다.

(3) 요로감염의 진행경과 (그림 10-19)

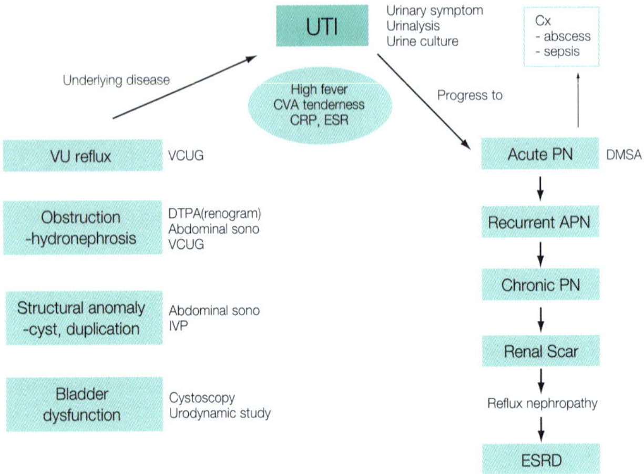

그림 10-19 요로감염의 원인 및 진행경과

PN, pyelonephritis; ESRD, end stage renal disease

(4) 치료

1) **경구용 항생제:** 급성신우신염이 동반되지 않은 단순 요로감염은 1주간의 경구항생제 치료후 요배양검사를 확인한다.
2) **정맥내 항생제:** 임상양상 및 검사소견상 급성 신우신염이 의심될 경우 급성발열기에 투여

2. 급성 신우신염 (Acute pyelonephritis)

(1) 소아 요로감염에서 신우신염의 임상적 진단

1) **임상양상:** 고열, 농뇨, 측복부 동통, 늑골척추각 압통, 양성 요배양검사
2) **검사소견**
   ① 급성염증반응: 혈액내 중성백혈구, 급성기 반응물질(적혈구 침강 계수, C-반응 단백)의 증가
   ② 요농축능의 감소
   ③ 백혈구 원주를 동반한 농뇨 (pyuria)
   ④ 요중 β_2- microglobulin의 증가
   ⑤ 요중 항체-피막화 세균의 출현

(2) **감염경로 및 병태생리** (그림 10-20, 21): 요로감염을 통한 상행감염과 전신적 혈행성 감염으로 나타날 수 있으며, 세균에 의한 화농성 염증은 세뇨관 세포에서부터 시작되어 간질로 확대된다.

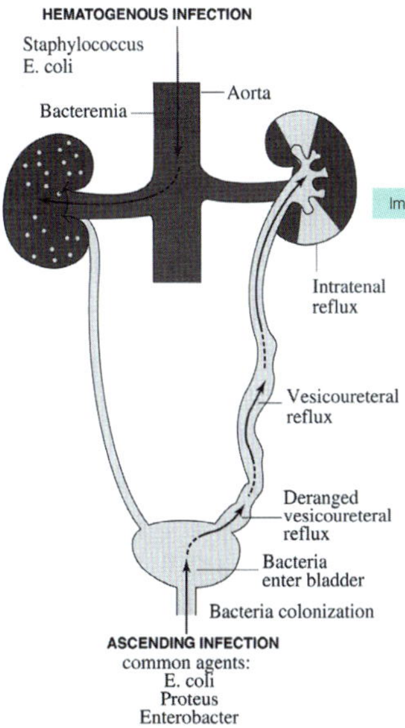

그림10-20 급성 신우신염의 감염경로

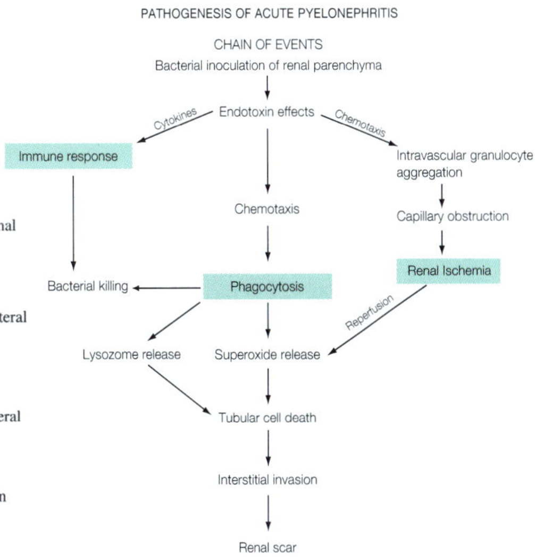

그림10-21 급성 신우신염의 병태생리

(3) **치료**

1) 정맥내 항생제 주사: 급성 발열기
2) 경구항생제: 정맥내 항생제 기간과 모두 합쳐 총 2주간 투여

3. 야뇨증과 배뇨이상 질환 (Enuresis and voiding disorders)

(1) **야뇨증의 정의** (그림 10-22): 어떤 형태이던지 5세 이상에서 월 2회 이상 수면 중 나타나는 비연속적인 불수의적 배뇨상태를 말하며, 통상 주2회 이상인 경우 치료를 고려한다. 즉 야뇨증은 intermittent nocturnal incontinence를 말하며 과거의 diurnal enuresis라는 용어는 현재 사용되지 않고 대신 daytime incontinence라고 사용된다.

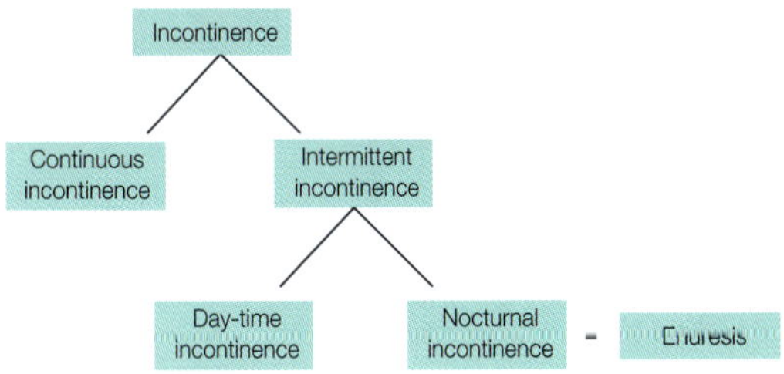

그림 10-22 야뇨증의 정의 (ICCS standardization of terminology, 2006)

(2) 야뇨증의 분류

1) **1차성**: 진단 전 6개월 이상 밤에 소변을 가린 기왕력 없을때 (2차성: 기왕력 존재)
2) **단일증상성** (monosymptomatic): 야뇨 증상외에 주간 배뇨이상 증상이 없음
3) **비단일증상성** (non-monosymptomatic)
   ① 야뇨 증상과 함께 주간 배뇨이상 증상이 동반된 경우를 말하며, 원인으로 방광이나 요도괄약근의 기능이상이 많다.
   ② 배뇨이상 증상 (표 10-34)

표 10-34 **배뇨이상 증상의 예**

낮에 소변을 자주 본다 (하루에 8회 이상).
낮에 소변을 너무 안 본다 (하루에 3회 이하).
낮에 소변이 급하고 다리를 꼬거나 주저 앉는다.
낮에 소변을 지리기도 한다.
하루 밤 사이에 2번 이상 실수를 한다.
변비가 심하고 변을 지리기도 한다.

(3) 배뇨이상 증상 및 정의

1) 빈뇨: 1일 8회 이상
2) 감소된 배뇨 횟수: 1일 3회 미만
3) 요실금 (urinary incontinence): 지속적 요실금은 모든 연령에서 이상소견
4) 절박뇨 (urgency): 예기치 못한 상태에서, 갑자기 나타나는 급작스런 배뇨 충동
5) 야간뇨 (nocturia): 수면 중 배뇨를 위해 잠이 깨어 일어나는 현상
6) 지연배뇨 (hesitancy): 배뇨시 요의 배출이 지연되는 현상
7) 힘주기배뇨 (straining): 배뇨시 배에 힘을 준다.
8) 세뇨 (weak stream): 소변의 줄기가 가늘다.
9) 중단배뇨 (intermittency): 배뇨중 소변의 흐름이 끊어진다.
10) 배뇨지연행위: Holding maneuvers (p770 참조)
11) 기타: 잔뇨감 (feeling of incomplete emptying), post-micturition dribbling

(4) 주간 배뇨이상질환

1) **과민방광** (overactive bladder, OAB): 17장 참조
   ① 정의: 절박뇨 + 빈뇨

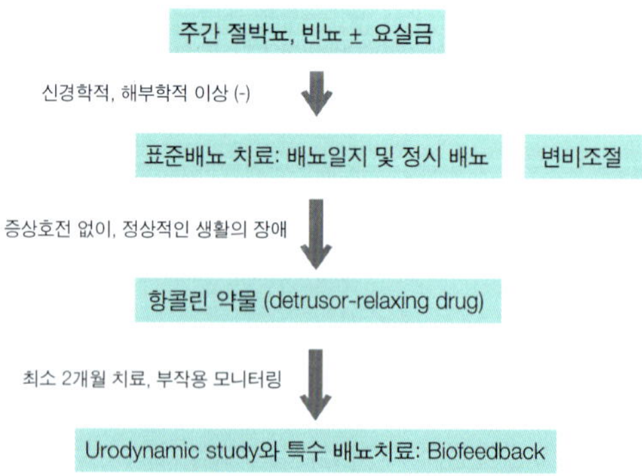

그림 10-23 **배뇨이상의 치료과정**

② 증상: 오줌을 자주 싼다 (frequency), 소변이 급하다 (urgency), 오줌을 속옷에 지린다 (incontinence)

③ 특징: 연령대비 작은 배뇨량, 요역동학검사 (urodynamic study)상 detrusor overactivity를 보인다.

④ 치료 (그림 10-23)

2) **Dysfunctional voiding:** 배뇨근과 요도괄약근의 부조화

3) **Underactive bladder:** 3회 미만/일 배뇨, 배뇨근 수축 약화를 의미하며, 이전에 쓰던 lazy bladder syndrome이라는 용어는 쓰지 않는다.

4) **Voiding postponement:** 의도적으로 배뇨를 참으며, 빈뇨의 동반이 없다.

주간 빈뇨 증후군

- 10-20분 간격의 심한 빈뇨증상, 상황에 따라 변화가 심함
- 소아에 흔하며, 요실금, 야간뇨, 야뇨가 없다. 스트레스와 관련
- 방광이상이 없으며, 약물에 잘 반응하지 않음
- 저절로 좋아지며, 변비치료
- 영상학적 검사나 urodynamic study 불필요

(5) 항콜린성 약물 (Anticholinergic drugs)

1) **종류**

① Oxybutynin (Ditropan®): 0.4 mg/kg

② Tolterodine (Detrusitol®): 0.1 mg/kg

③ Propiverine (BUP-4®): 0.4-0.8 mg/kg

④ OROS-based oxybutynin extended-release (Lyrinel® OROS): 5-10 mg

2) **부작용**

① 식욕부진, 구갈 (dry mouth)

② 변비악화, 잔뇨량 증가

③ 오심, 어지러움증, 공격적 성격 변화

(6) 야뇨증의 원인: 발달, 수면, 방광기능 외에 여러요인들이 관여한다 (그림 10-24).

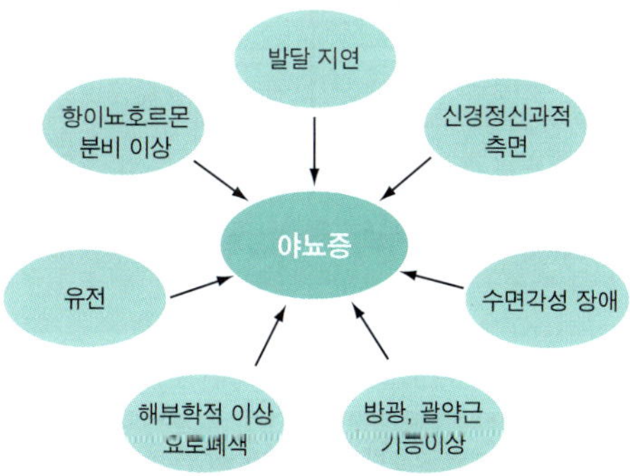

그림 10-24 야뇨증의 원인

(7) 단일증상성 야뇨증의 병인

1) **야간다뇨**

① 야간의 소변량이 기대 방광용량의 130% 이상일때

② 단일증상성 야뇨증 환자의 2/3에서 항이뇨호르몬 이상에 의한 야간다뇨 관찰

③ 야간 소변량 조절은 항이뇨호르몬의 야간분비 감소로 요량 증가

2) **방광용적 감소**: 야간의 방광용적 감소는 주로 방광의 과민성과 연관됨

방광용적의 평가

기대방광용적 (Expected Bladder Capacity, EBC): 해당연령에서 기대되는 최대1회 배뇨량,
= { 30 × (Age years + 1) } Hjalmas' formula, 12세까지 적용, 이후는 390 ml

예) 8세 남아 주간 평균 1회 배뇨량이 150 cc면
EVC = 30 × (8+1) = 270 cc
1회 배뇨량 = 55 % (150/270) of EVC → 방광용적이 작은 아이 (65 %이하)

예) 7세 남아 1회 야뇨량 400 cc
EVC = 30 × (7+1) = 240 cc
1회 야뇨량 = 160 % (400/240) of EVC → 야간다뇨를 보이는 아이 (130 %이상)

3) **수면각성의 장애**: 방광이 충만하여도 수면 각성이 제대로 일어나지 않으면 야뇨가 나타나게 된다.

(8) 야뇨증의 진단

(그림 10-25): 문진을 통하여 1차성과 단일증상성 여부를 결정하고 신체검사, 배뇨일지, 소변검사를 시행하며, 전신질환의 감별이 필요한 경우 혈액검사를 시행한다.

(9) 10-26)

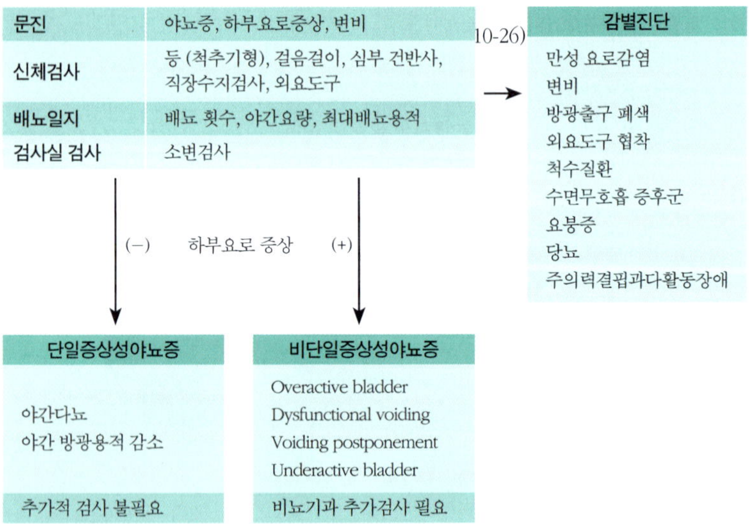

그림 10-25 야뇨증의 진단

야뇨증 유발 선행질환 의심될 경우 원인치료
정신과적 문제
변비 및 유분증
주간의 과민방광 증상
행동치료 생활습관 교정
야뇨 경보기 (alarm)
약물요법 항이뇨호르몬: 야간다뇨 억제 (desmopressin)
항콜린성 약물: 방광용적 증가 (oxybutynin, tolterodine, propiverine)
항우울제: 복합적인 작용 (imipramine)
병합 치료
Desmopressin + 야뇨 경보기 (증거수준 1, 권장사항 A)
야간 야뇨 횟수가 많고
행동 장애 관련증상이 뚜렷할때, 8-10주간
Desmopressin + 항콜린성 약물 (증거수준 2, 권장사항 B)
단일증상성, 하루밤 두세번 이상 야뇨시 야간 과민방광 가능성
비단일증상성 야뇨증 (주간 배뇨이상증상)
Desmopressin + imipramine
Desmopressin 혹은 기존 병합치료 무반응 야뇨증

그림 10-26 야뇨증 치료선택 기준

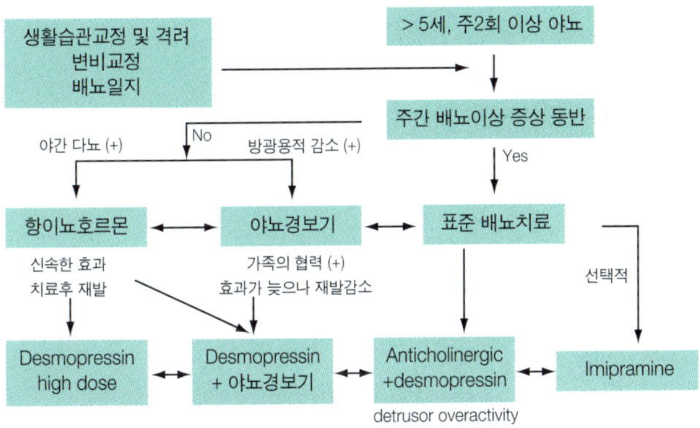

(10) 야뇨증 예방을 위한 기본 생활습관

1) 기본 생활습관 교정으로 20%에서 치료효과를 보임 (증거수준 2, 권장사항 B)
2) 동기부여: 야뇨증은 흔히 볼 수 있는 질환이며 치료될 수 있다.
3) 취침 전 배뇨, 취침 2-3시간 전 수분 종류 음식 및 과일 섭취 제한
4) 저녁식사를 가능한 이른 시간에 하고, 식사 시간이 늦으면 국물, 짜거나 매운 음식은 가능한 피한다 (저칼슘, 저염식이).
5) 낮에 물을 많이 먹이고 저녁시간 이후에는 제한한다.
6) 오전에 수분을 충분히 섭취하도록 한다.
7) 주간에 소변을 배뇨직전까지 참도록 권장하지 않는다.
8) 부모가 잠자리에 들기 전 잠든 아이를 깨워 오줌을 누일 수 있다.
9) 새벽에 깨워서 오줌을 누이지 않는다.

4. 요석 (Urolithiasis)

(1) 생성 기전: 과포화/결정화 이론, 결정화를 방해하는 물질의 부족

(2) 원인 (표 10-36)

표 10-36 요석의 원인

칼슘 결석	고칼슘뇨증, 고수산뇨증, 저구연산뇨증, 신세뇨관산증
시스틴 결석	고시스틴뇨증
감염결석	Urea-splitting organism 에 의한 요로 감염, 이물질
요산 결석	고요산뇨증, 골수증식질환, 염증 장질환, 화학요법 치료 후

(3) 증상: 요관 결석은 요관 폐색을 일으켜 수신뇨관증 (hydroureteronephrosis)를 유발하며 측복부 동통을 동반하는 요관 선통을 일으킨다. 방광 결석이 있으면 특징적으로 배뇨시 소변 줄기의 단절이 나타나고 요로감염이 생길수 있다.

(4) 진단

1) **영상의학 검사:** 요석의 90%는 단순 복부 촬영에서 희게 (radio-opaque) 보이나 요산 결석은 투과되어 보이지 않으므로 초음파 검사나 CT가 필요하다. 요석이 발견되면 정맥내신우조영술, 배뇨성 방광요도조영술을 시행한다.
2) **대사 이상 검사**
   ① 혈청 칼슘, 인, 요산, 전해질, 산-염기 평형, anion gap, 크레아티닌, ALP
   ② 소변 일반 검사, 칼슘/크레아티닌 비, 시스틴 농도
   ③ 24시간 소변: C_{cr}, 칼슘, 인, 수산, 요산, 구연산
3) **특발성 고칼슘뇨증 (idiopathic hypercalciuria)의 진단:** 24시간 요 칼슘이 4 mg/kg 를 초과하고 2차적 원인이 없으면 진단한다.

(5) 치료

1) 원인이 되는 대사 또는 구조적 이상을 해결한다.
2) 시스틴 결석이나 요산 결석인 경우, 소변 pH 를 6.5 이상으로 유지한다.
3) 요산 결석: 충분한 수분 공급과 allopurinol이 효과적이다.
4) 특발성 고칼슘뇨증: 초기 치료로는 다량의 수액 섭취와 식이 염분 제한을 하고 이들에 반응이 없이 배뇨시 통증이나 육안적 혈뇨가 있을 시 thiazide를 투여하여 원위 세뇨관에서 칼슘의 재흡수를 촉진한다.
5) 결석의 크기가 4 mm 이하면 자연배출 가능성이 90% 이상이나 요로 폐색이나 감염의 증상이 나타나면 체외 충격파 쇄석술, 경피적 신석 제거술을 시도해 볼 수 있고 때로는 수술적 치료가 필요하다.

V. 신기능 부전과 치료 (Renal failure and treatment)

1. 급성 신부전 (Acute renal failure, ARF)

(1) 정의:
선행하는 요인에 의해 급속한 신기능의 저하에 따라 체내 대사 중 발생하는 BUN, creatinine의 증가와 체액의 항상성을 유지하지 못하여 일어나는 증후군

(2) 원인 (표 10-37)

표 10-37 급성 신부전의 원인

신전성 (prerenal)	출혈, 위장관 수분소실, 화상, 저혈압, 저산소증 등
신성 (renal)	신장염, 급성 세뇨관 괴사, 간질성 신염, 선천성 신장기형 등
신후성 (postrenal)	폐쇄성 요로질환, 방광요관 역류, 요로 결석 등

(3) 임상 증상

1) **증상:** 빈혈로 인한 창백, 소변량 감소, 염분과 체액 저류로 인한 고혈압 및 부종, 요독으로 인한 구토 및 기면
2) **합병증:** 심부전, 폐부종, 부정맥, 경련 등

(4) 진단

1) 병력 청취
2) 혈액 검사 항목: 일반 혈액검사, 전해질, BUN, Cr, 요산, 칼슘, 인
3) 영상의학 검사: 흉부 및 복부 X 선 검사, 신장 초음파

(5) 감별 진단 (표 10-38)

표 10-38 신전성과 신성 급성 신부전의 감별진단

	신전성	신성
소변 osmolality	>500 mOsm/kg H_2O	<350 mOsm/kg H_2O
FE_{Na} ❶	$<1\%$	$>1\%$
소변 Na 농도	<20 mEq/L	>40 mEq/L
소변/혈장 urea	>8	<3
소변/혈장 Cr	>40	<20
Renal failure index❷	<1	>1

❶ Fractional excretion of Na (FE_{Na}) = $(U_{Na}/P_{Na}) \times (P_{Cr}/U_{Cr}) \times 100$
❷ Renal failure index (RFI) = $P_{Cr}/U_{Cr} \times U_{Na}$

(6) 치료

1) **적절한 수액공급**: 신전성이 의심될 때 생리식염수 20 mL/kg를 30분간 투여하고 저혈량이 원인이었다면 이후 소변 배설이 대개 일어나고 소변 배설이 안될경우 다시 한번 투여한다. 두 번의 수액투여 뒤에도 소변 배설이 안되면 도뇨관으로 요로 폐쇄 여부를 확

인하고, 폐쇄 소견 보이지 않을시 이뇨제 치료에 들어간다.

2) **요량을 증가시키기 위한 약물 치료:** Furosemide, mannitol, dopamine (2-3 ㎍/kg/m)

3) **수분 제한:** 불감성 수분 손실 (400 mL/m^2/d)과 당일 배설되는 소변량 만큼만 보충하고 핍뇨시 칼륨 투여는 피한다.

4) **전해질 교정**

① 저나트륨혈증: 저장성 체액의 과부하에 의해 생기므로 수분 제한만으로 상당히 교정된다. 혈청 나트륨이 120 mEq/L 이하일 때는 뇌부종 가능성이 있으므로 교정해 주며 125 mEq/L까지만 올린다.

- 필요한 Na량 (mEq) = 0.6 x 체중 (kg) x (125-혈청 Na치)

② 고칼륨혈증: 신기능이 정상화 될 때까지는 칼륨이 포함된 수액은 피한다.

③ 저칼슘혈증: 인산배설장애에 따른 고인산혈증에 따라 생기며 인산의 장내 흡수를 막고 배설을 촉진하기 위해 calcium carbonate를 투여함 (테타니 증상이 없는 한 경구용으로 투여)

5) **산증:** 암모니아와 수소이온의 배설장애에 따라 생기며 알칼리 치료는 체내 수분량을 늘려 혈압 상승과 심부전을 악화시키고, 갑작스런 산증의 교정은 이온화 칼슘을 감소시키므로 조심스럽게 사용하여야 한다.

6) **고혈압:** 수분과 염분 제한이 필수적이고, 고혈압성 위기시에는 sodium nitroprusside, nifedipine을 사용할수 있다. 심하지 않을 경우 이뇨제 (furosemide), β-blocker (propranolol), vasodilator 등을 사용할 수 있다.

7) **경련 조절:** Diazepam이 효과적임

8) **빈혈:** 체내 수분 증가로 희석되어 경한 빈혈증세를 보일 수 있지만 Hb 7 g/dL 이하로 떨어질 때는 농축 적혈구를 4-6시간에 걸쳐 서서히 주사한다.

9) **칼로리 공급:** 400 kcal/m^2/d이상 공급하며, 단백은 제한하고 당과 지방으로 구성하여 공급한다.

10) **약물 투여:** 신장으로 배설되는 약은 신기능에 맞추어 용량을 조절한다.

11) **위장관 출혈:** 제산제 투여

12) **투석의 적응증** (표 10-39)

표 10-39 급성 신부전에서 투석의 적응증

고칼륨혈증 (serum K^+ > 7.0 mEq/L)
심한 산증 (HCO_3^- < 10 mEq/L)
체액과다증으로 고혈압, 심부전, 폐부종이 있는경우
심한 azotemia (BUN > 150 mg/dL)
요독 증상이 있는경우: 뇌증 혹은 심막염 등
전해질이상 (저나트륨혈증, 저칼슘혈증, 고인산혈증)으로 인한 증상이 있는 경우

(7) 합병증

1) 요독 합병증: 신경계 증상, 심막염, 출혈 등

2) 합병증 발생 위험성은 creatinine보다 BUN 수치와 연관이 있다.

2. 만성 신부전 (Chronic renal failure, CRF)

(1) 정의: 지속적으로 신기능이 저하되는 증후군으로 사구체 여과율의 지속적, 비가역적 감소가 주된 소견이다.

(2) 원인 (표 10-40)

표 10-40 **만성 신부전의 원인**

해부학적 이상	신장 저형성, 신장 이형성, 요로폐쇄 등
사구체 질환	사구체신염, 용혈성 요독 증후군 등
유전성질환	알포트 증후군, 낭성 신질환 등

(3) 진단

1) 신체 검진 및 혈압 체크
2) 혈액검사: Hemoglobin (빈혈), 전해질 (저나트륨혈증, 고칼륨혈증, 대사성 산증), BUN/Cr (신기능 평가), Ca/P 수치 및 alkaline phosphatase (저칼슘혈증, 고인산혈증, 골이영양증)
3) 부갑상선 호르몬 및 뼈사진: 골이영양증 여부를 평가
4) 흉부 X 선 검사 및 심장 초음파: 심장 기능 상태 평가
5) 영양상태 평가: Albumin, zinc, transferrin, folic acid, iron

(4) 단계 (표 10-41): 최근에는 만성 신질환 (chronic kidney disease)라는 용어를 사용하며 사구체 여과율에 따라 5단계로 분류된다.

표 10-41 **만성 신질환의 단계**

1단계	정상 혹은 증가된 사구체 여과율을 가진 신손상	90 mL/m/1.73 m^2 이상
2단계	경한 사구체 여과율의 감소	60-89 mL/m/1.73 m^2
3단계	중등도의 사구체 여과율의 감소	30-59 mL/m/1.73 m^2
4단계	심한 사구체 여과율의 감소	15-29 mL/m/1.73 m^2
5단계	말기 신부전	15 mL/m/1.73 m^2 미만

(5) 치료

1) 치료의 목적: 여러 가지 대사 산물의 체내 축적을 감소시켜 요독 증상을 경감시키고, 영양 상태의 평형을 유지시키며 가능한 신기능의 소실되는 속도를 지연시켜 잔여 신기능을 유지시킨다.
2) 신부전의 진행을 늦추는 치료 (표 10-42)

표 10-42 **신부전의 진행을 늦추는 치료**

일일 권장량에 따른 단백 섭취 제한
고혈압 조절
단백뇨 조절
고지혈증 치료
탈수나 저혈압, 신독성 약제를 피한다.
비만아는 체중을 감량한다.

3) **만성 신부전에서의 식이요법:**

① Medium chain triglyceride oil은 제한하지 않고 적당한 칼로리 (신장으로 계산한 권장되는 식이 허용량의 70%)를 당질과 지방으로 섭취토록 한다.

② 단백질은 BUN이 80 mg/dL미만이면 제한하지 않고, 그 이상이면 구토, 식욕 부진 등의 증상이 나타나므로 제한한다.

③ 우유는 인이 많아서 어느 정도 제한이 필요하며, 수용성 비타민은 공급하고, 지용성 비타민 중 A, E, K는 투여가 필요하지 않다.

4) **만성신부전에서의 수분, 전해질 치료**

① 수분을 제한할 필요는 없으나 진행된 신부전의 경우는 소변량과 체감성 소실을 합한 양 정도로 제한한다.

② 만성 신부전시 탈수, 부종에 빠지므로 적당한 염류의 섭취가 중요한데, 고혈압, 부종, 심부전이 있는 환자는 염분 제한이 필요하다.

③ 칼륨은 사구체 여과율이 5-10 mL/m/1.73㎡ 이하로 되기 전까지는 크게 문제되지 않으나 고칼륨혈증이 오게되면 칼륨 섭취 제한, 경구 알칼리 투여, kayexalate등의 치료를 시행한다.

5) **만성 신부전에서의 산증:** $NaHCO_3$를 사용하여 교정한다.

6) **신성 골 이영양증:** 사구체 여과율이 정상의 30% 이하로 떨어지면 혈청 인 수치가 상승하므로 인섭취 제한, calcium carbonate 투여로 혈청 인 수치를 6 mg/dL이하로 유지해야 2차적 부갑상선 기능 항진증 예방이 가능하다. 혈청 인이 정상화된 이후 계속 혈청 칼슘이 낮을때는 활성 비타민 D 제제 (calcitriol)를 투여한다.

7) **성장:** 성장 지연이 있는 경우 성장 호르몬을 투여한다.

8) **빈혈**

① Erythropoietin의 감소, 철분, 엽산의 부족, 출혈등이 원인으로 recombinant human erythropoietin을 투여하여 혈색소를 11-12 g/dL로 유지한다.

② 빈혈 증상이 있거나, 혈색소가 6 g/dL미만이면 농축적혈구 (10 mL/kg)를 투여할 수 있다.

9) **고혈압:** 염분을 제한하고, ACE 억제제, 안지오텐신 수용체 억제제, 이뇨제, 칼슘 통로 차단제, 베타 차단제 등을 사용하여 조절한다.

10) **약물 용량 조절:** 많은 약이 신장으로 배설되므로 약의 효과 및 위험성을 고려해서 투여한다.

11) **신대체 요법의 준비:** 환자가 투석과 이식에 대해 잘 준비하기 위해서는 6-12개월이 필요하므로 미리 보호자에게 각각 치료의 장단점을 설명하고 선택하도록 한다.

3. 소아의 복막투석 (Peritoneal dialysis, PD)

(1) 개요: 복막투석이 소아의 말기신부전에서 혈액투석과 같은 정도의 효과적인 치료법으로 시행된 것은 1976년의 지속성 외래 복막투석 (continuous ambulatory peritoneal dialysis, CAPD)이 도입된 이후이다. 소아에서 복막투석은 혈액투석에 비해 일상생활에 지장을 덜 주기 때문에 소아의 2/3가 복막투석을 시행한다.

(2) 소아에서 투석을 시작하는 시기: 소아에서 투석을 시작하는 시기는 일반적으로 사구체 여과율이 9-14 mL/m/1.73 m² 일때 시행하나 환자의 임상상태가 가장 중요하다.

(3) 복막 도관 삽입전 치료: 비강 배양검사에서 *S. aureus*가 환자나 가족에서 자랄 때 양쪽 비강내 mupirocin으로 치료한다.

(4) 복막 도관 삽입후 치료

1) **출구 관리**

2) **복막투석 시작:** 대개 카테터 삽입후 2주후에 사용을 시작하나 바로 시행해야 할 경우에는 복압을 낮추기 위해 적어도 2주는 앙와위에서 하는 것이 좋으며 low volume PD (일회당 250-500 mL/m^2 BSA)를 시행하고 소량으로 잦은 교환을 한다. 이후 서서히 볼륨을 증가시킨다 (1000-1200 mL/m^2 BSA).

3) **환자와 부모의 교육** (표 10-43)

표 10-43 복막투석시에 시행하는 환자와 부모 교육

청결한 소독 유지 (마스크와 장갑을 착용하고 무균 조작, 비자극성 소독제를 사용)
카테터을 움직이지 못하게 한다.
카테터 삽입 후 2-6주까지 샤워 금지
복압 상승을 피할 것
출구가 혈성 (bloody)이거나 통증, 압통, 복부 손상이 있으면 투석실에 연락
사고로 카테터가 분리되지 않게 체크

(5) 복막투석액: 포함된 당의 농도에 따라 1.5%, 2.5%, 4.25%가 있다.

(6) 급성 복막투석 처방: 급성 신부전의 경우에 시행하게 된다.

1) **복막 투석액의 조성** (표 10-44): 보통 상품화 되어있는 표준 투석액을 선택하나 신생아의 경우 이들을 사용시 lactate 가 포함되어 젖산증이 생길수 있다. 따라서 이경우에는 bicarbonate가 완충액으로 들어간 투석액을 만들어 사용하거나 응급 상황이라면 Hemosol® B0 5 L에서 250 mL을 제거하고 $D_{50}W$ 250 mL을 넣으면 2.5% 투석액이 되므로 이를 사용할수 있다.

표 10-44 복막 투석액과 Hemosol®의 조성

	표준 투석액	Hemosol® B0
Dextrose (%)	1.5%, 2.5%, 4.25%	0
Sodium (mEq/L)	132	140
Chloride (mEq/L)	92	109.5
Lactate (mEq/L)	40	3
Bicarbonate (mEq/L)	0	32
Potassium (mEq/L)	0	0
Calcium (mEq/L)	3.5	1.75
Magnesium (mEq/L)	0.5	0.5

2) **급성 복막 투석시작 및 방법**

① 구성: 주입, 넣어놓기 (dwelling), 배액으로 구성되는데 주입은 10분, 넣어놓는 시간은 30분, 배액은 20분으로 하여 1시간 간격으로 시행한다. 주입/배액이 빠른시간내에 이루어진다면 넣어놓는 시간을 40-50분으로 늘린다.

② 투석액은 체온 정도로 가온하여 주입하도록 한다.

③ 주입량: 기데터 삽입 24시간 이내에는 복막액 누출을 방지하기 위해 15-20 mL/kg로 저용량 교환을 하고 3-5일 이후에는 최대 40 mL/kg까지 올릴 수 있다.

④ 저칼륨혈증: 급성 복막 투석을 시행하면서 저칼륨 혈증이 발생할 경우 투석액에 칼륨은 4 mEq/L 의 농도로 첨가하여 사용한다.

⑤ 복막투석의 감량 및 중단: 복막 투석을 시행하면서 혈중 전해질이 안정되고 creatinine 수치가 감소하며 소변량이 증가하면 (> 1-2 mL/kg/h) 복막투석 횟수를 점차 줄여가며 중단한다.

(7) 만성 복막투석 처방: 지속성 외래 복막투석 (continuous ambulatory PD, CAPD)의 경우 하루에 4-5회 시행하고, 1회 시행시 복막액의 양은 800-1100 mL/m^2 (최대 1400 mL/m^2)로 한다.

(8) 복막 평형 검사 (Peritoneal equilibrium test, PET)

1) 복막 투석의 방법을 결정하기 위해 2.5% 포도당 용액을 사용하여 4시간 동안 복막 투석을 시행하여 투석액내 포도당과 크레아티닌 농도 변화와 한외여과 양을 측정하는 검사로 소아는 성인과 달리 검사 시에 주입량을 1100 mL/m^{2}으로 한다.
2) 검사 결과 (표 10-45)

표 10-45 **복막 평형 검사결과에 따른 적절한 투석방법**

고투과성	용질의 제거는 적절하나 초여과가 좋지 않아 투석 시간을 단축하고 투석액 교환횟수를 증가시키는 방법으로 투석을 시행한다. 따라서 이경우 자동 복막 기계를 이용하는 것이 추천된다.
저투과성	초여과는 좋으나 용질 제거가 좋지 않아 복막의 청소율을 증가시키기 위해서 복강내 저류시간을 늘리는 방법으로 지속성 외래 복막투석을 시행하거나 혈액투석을 고려한다.
고평균 투과성과 저평균 투과성	용질의 제거와 초여과가 모두 적절하여 지속성 외래 복막투석 혹은 자동 복막 기계를 이용한 성공적인 복막 투석이 모두 가능하다.

(9) 복막투석 적절도: 투석이 효율적으로 잘 되고 있는지를 보기위해 환아의 24시간 소변과 24시간 복막액을 검체로 Kt/V urea를 검사하고 주당 Kt/V urea가 2.0 이상으로 유지하는 것이 권고되고 있다.

(10) 복막투석의 방법 (표 10-46)

표 10-46 **복막투석의 방법**

지속성 외래 복막투석	CAPD (Continuous ambulatory PD)
자동 복막 투석 (Automated PD, APD)	CCPD (Continuous cycling PD) NIPD (Nocturnal intermittent PD) TPD (Tidal PD)

(11) 자동 복막 투석의 적응증 (표 10-47)

표 10-47 **자동 복막 투석의 적응증**

복막의 투과도가 높은 환자 탈장, 투석액 유출, 요통등 복압상승으로 인한 문제가 있는 경우 보호자의 도움이 절대적으로 필요한 경우 (소아, 정신지체) 삶의 질을 증가시키기 위해

(12) 복막투석 복막염 (PD peritonitis)

1) **원인:** Coagulase-negative staphylococcus, *S. aureus*, Streptococcus, Gram(-) bacilli

등에 의한 세균이나 진균에 의해 유발되며 복막액 교환시 오염이 가장 흔한 원인으로, 손에 의한 감염이 가장 많다.

2) **임상 증상 및 검사소견:** 복통, 탁한 복막액, 복막액 검사상 백혈구 >100/mm^3 혹은 적어도 50% 이상의 다형핵 백혈구가 있는 경우

3) **진단:** 이전 복막염 병력, 카테터 연관 감염에 관한 병력을 알아보고 출구 부위와 터널부위를 세심히 관찰하며 즉시 복막액의 백혈구 검사와 배양검사를 시행한다.

4) **치료:** 1세대 cephalosporin인 cefazolin이나 cephalothin과 gentamicin (혹은 ceftazidime)으로 치료를 시작하고, 2-3일 지나 균주가 확인되면, 균주에 민감한 약물을 선택하여 투여한다. 장천공이 의심되는 경우에는 혐기성 세균까지 고려해야 한다. 진균이 배양된 경우 카테터을 제거하고 항진균제를 투여한다.

5) **복막염 위험성을 감소시킬 수 있는 요소:** *S. aureus*에 의한 감염은 예방에 의해 줄일 수 있으며, 대부분의 *S. aureus*는 코에서 손으로 오염되므로, 카테터을 넣기 전에 코배양 검사로 배양된 경우 환자에게 비강내 mupirocin으로 치료한다.

4. 소아의 혈액투석 (Hemodialysis, HD)

(1) 적응증: 소아에서는 혈역학적으로 안정된 복막투석이 1차적으로 선호되나 이를 시행할수 없는 경우 (예를 들어 복막염이 있는 경우)에 주로 혈액투석을 시행한다.

(2) 기전: 확산 (diffusion)을 통한 수분과 용질의 제거

(3) 혈관확보

1) **급성 혈액 투석**

① 체중에 맞는 dual lumen 혈액 투석 카테터을 삽입하여 3-4주 정도 사용할수 있다 (신생아: 6.5 Fr, 3-15 kg: 7 Fr, 16-30 kg: 9 Fr, > 30 kg: 11-13.5 Fr).

② 대퇴 정맥 (femoral vein), 내경 목정맥 (internal jugular vein), 쇄골하 정맥 (subclavian vein) 이 사용될수 있으나 대퇴정맥의 경우 다리를 굴절시 폐쇄가 유발될 수 있고, 쇄골하 정맥은 협착의 합병증이 있어 내경 목정맥이 선호된다.

2) **만성 유지 혈액 투석**

① 작은 소아의 경우 permanent cuffed catheter (permcath)을 삽입하여 1-2년정도 사용한다.

② 큰 소아의 경우 동정맥루 (arteriovenous fistula)를 만들어 사용가능하고 동정맥루는 성숙되는데 2-4개월 걸린다.

③ 동정맥 graft도 사용될수 있으나 이는 협착, 혈전, 감염 등이 발생될수 있다.

(4) 혈액투석 처방

1) **Priming:** 체외순환량 (extracorporeal circuit volume)이 혈액량의 10%를 초과하는 경우에는 수혈혈액이나 5% albumin으로 보충하여 circuit을 채운다.

2) **Dialyser:** Priming volume, 최대 혈류 속도에 따라 다양한 크기 선택 가능하나, dialyser의 표면적이 환아 체표 면적보다 커서는 안됨 (적절한 dialyzer/body surface area 비율은 0.7-1.0)

3) **투석시간.** 투석을 처음 시작시 BUN을 급격하게 떨어뜨리면 투석 불균형 증후군이 올수 있어 처음 시작은 1.5-2시간 (BUN을 30% 이내로 감소 목표) 농안 시행하고 투석 불균형을 예방하기 위해 mannitol 0.5-1.0 g/kg을 투여한다. 이후 투석시간을 3시간 → 3.5시간 → 4시간으로 서서히 늘린다.

4) **혈류 속도 (blood flow rate)**: 대개 4-5 mL/kg/m
5) **Dialysate rate**: 대개 500 mL/m
6) **수분제거 (초여과, ultrafiltration)**: 10 mL/kg/h 이내로 수분을 제거하고 1회 혈액투석시 체중의 5%를 넘지 않도록한다.
7) **건체중 (dry weight)**: 투석후 체중으로 이체중까지 과도한 체액이 제거된다. 소아는 성장을 하게되므로 1-2개월마다 재조정이 필요하다.
8) **항응고제**: Heparin을 시작시 10-20 U/kg loading하고 이후 10-20 U/kg/h을 유지한다. ACT (activated clotting time)을 기저치의 150% 로 지연시킨다.

(5) 혈액투석의 합병증

1) **저혈압**: 과도한 체액제거로 인해 발생하고 초여과를 중단하고 생리 식염수를 주입한다. 건체중을 재조정하고 투석전 항고혈압제를 사용하고 있었다면 중단한다.
2) **투석 불균형 증후군**: 두통, 구토, 혼수가 올수 있고 초기 투석시 과도한 BUN의 제거로 일어나므로 투석시간을 짧게하여 서서히 늘리고 mannitol, phenobarbital을 사용한다.
3) **Dialyzer 반응**: Dialyzer 막의 부적합성으로 인해 anaphylaxis가 발생할수 있다.

(6) 혈액투석의 적절도 평가

1) **요소 감소 비율 (urea reduction ratio)**: (1 - 투석후 urea / 투석전 urea) × 100(%)로 65% 이상을 목표로 한다.
2) **Kt/V** (K = urea clearance of dialyzer, T = time of dialysis, V = volume of distribution)으로 1.2 이상을 목표로 한다.
3) **nPCR (normalized protein catabolic rate)**: 환자가 적절한 단백 섭취를 하는지 보는 지표로 1.0 g/kg/d 이상을 목표로 한다.

5. 지속적 신대체 요법 (Continuous renal replacement therapy, CRRT)

(1) 지속적 신대체 요법의 종류 (표 10-48)

표 10-48 지속적 신대체 요법의 종류

Slow continuous ultrafiltration (SCUF)
Continuous veno-venous hemofiltration (CVVH)
Continuous veno-venous hemodialysis (CVVHD)
Continuous veno-venous hemodiafiltration (CVVHDF)

(2) 특징

1) 혈역동학적 상태가 불안정한 다장기 부전 및 기타 여러 가지 합병증들이 동반된 급성 신부전의 치료에 유용하다.
2) 생체학적 합성과 투과성이 우수한 혈액여과막을 사용하며 대류 (convection: hemofiltration)와 확산 (diffusion: hemodialysis)에 의해 용질의 제거가 이루어짐
3) 혈액여과막의 수분투과성이 높아 혈역동의 큰 변화없이 다량의 수분제거 가능
4) 혈액여과막 표면에 β_2- microglobulin, 염증성 cytokine 등이 흡착되어 제거됨

(3) 적응증 (표 10-49)

표 10-49 지속적 신대체 요법의 적응증

급성신부전 및 다장기 기능부전	패혈증
심부전	종양 용해 증후군
Crush 증후군	횡문근 용해
급성 호흡부전 증후군	선천성 대사 질환

(4) 혈관확보 (p553 참조)

(5) CRRT 처방의 실례

1) **체중**: 50 kg, 체표면적: 1.4 m^2, CVVHDF mode
2) **Blood flow rate (BFR)**: 2-5 mL/kg/m (대개 150 mL/m 초과하지 않음) → 100-150 mL/m
3) **Dialysate rate**: 2 L/1.73 m^2/h (최소 500 mL/h 최대 2500 mL/h) → 1600 mL/h
4) **Replacement rate**: 2 L/1.73 m^2/h (최소 100 mL/h 최대 2000 mL/h) → 1600 mL/h
5) **Fluid removal rate**: 경구 투여량, 정맥주사 투여량, 제거하고자 하는 수분량을 모두 더하여 산출한다.

(6) 항응고제: 금기가 없다면 heparin을 주로 사용하며 출혈 위험시 항응고제를 사용하지 않는다.

1) **Heparin**: 10-20 U/kg를 CRRT 연결전에 주입하고 CRRT를 시행하는 동안 10-20 U/kg/h로 유지한다. Hemofilter의 정맥쪽에서 ACT를 측정하여 170-220초로 유지한다.
2) **항응고제를 사용하면 안되는 경우** (표 10-50)

표 10-50 지속적 신대체 요법시 항응고제 사용의 금기

혈소판수 < 50,000/mm^3
PT INR > 2.0
aPTT > 60 초
24시간내에 출혈이 있는 경우
심한 간부전 혹은 최근 간이식을 받은 경우

(7) CRRT의 합병증: 출혈, 저체온, 전해질 불균형, 산염기 불균형, 감염, circuit 응고

6. 신장 이식 (Renal transplantation)

(1) 적응증: 말기 신부전으로 인한 장기 투석 치료시 발생되는 합병증 (성장 장애, 골질환, 사회 적응 장애, 만성 뇌병변) 때문에, 말기 신부전을 가진 소아에서의 적절한 치료법으로 제시되고 있다.

(2) 공여자 screening

1) Human leukocyte antigen (HLA)
2) Mixed lymphocyte culture (MLC)
3) ABO crossmatching

(3) 조직 적합성

1) 6번 염색체의 단완에 있는 MHC 유전자가 HLA를 coding하며 각 부모로부터 하나씩 HLA gene의 haplotype을 받아 HLA profile을 이룬다. 이는 신이식의 수명을 연장시키는 데 매우 중요하다.

2) 구성
① Class I protein (HLA-A, B, C)
② Class II protein (HLA-DP, DQ, DR)
③ Class III protein

(4) 거부반응

1) **초급성 거부반응**: 이미 형성되어 있는 항체에 의한 체액 매개 면역반응으로 연하고 청색의 신장 소견을 보이며 조직검사상 fibrin 침착 및 혈전 소견을 보인다. 치료는 Graft 제거가 필요하다.

2) **급성 거부반응**
① 주로 세포 매개 기전으로 발생하고 수술 후 언제라도 발생할 수 있으나, 대개 수술 후 3주 내외에 주로 호발하며 6개월이 지난 경우에는 아주 드물게 발생한다.
② 임상 증세: 발열, 요량 감소, 체중 증가, 혈압 상승, 국소 동통, BUN/Cr의 증가
③ 검사: Duplex sonography, flow scan 및 renogram, graft 조직검사를 시행
④ 치료: 고용량 스테로이드, 항림프구성 글로불린, OKT-3

3) **만성 거부반응**: 기전은 불명확하며 폐쇄성 동맥병증 및 조직 허혈이 주요 병변이다. 특별한 치료는 없고 재이식이 필요하다.

(5) 면역 억제제 (Immunosuppressive drugs)

1) **기본 프로토콜**: Sequential immunosuppression 으로 azathioprine (혹은 mycophenolate mofetil), cyclosporine (혹은 tacrolimus), 그리고 저용량의 corticosteroid가 사용된다.

2) **작용기전에 따른 면역 억제제 분류** (표 10-51)

표 10-51 작용기전에 따른 면역 억제제의 분류

면역 억제제	작용기전
Glucocorticoid	항염작용 및 면역반응 억제, TNF-alpha, IL-2/IL-6, T세포를 억제하여 세포 면역 감소
Cyclosporin A, Tacrolimus	Immunophilin/cyclophilin 결합; calcineurin phosphatase억제
Mycophenolate mofetil	Purine합성을 억제, T 세포와 B세포의 활성화 억제, 세포막 당질화 (glycosylation)을 변경시킴
Azathioprine	Anti-metabolite로 단백합성을 억제
Rapamycin	Cytokine매개 세포 증식과 성숙을 억제
ALG (Anti-lymphocyte globulin) ATG (Anti-thymocyte globulin)	Opsonizing 세포 표면 수용체와 결합하여 보체 매개 용해와 탐식작용을 억제함

(6) 합병증 (표 10-52)

표 10-52 신장 이식의 합병증

급성 세뇨관 괴사 거부반응 기술적 합병증: 혈관성 혹은 요로성 원발 신장 질환의 재발 면역 억제제 혹은 항생제 약물의 독성 출혈 감염

(7) 예후

1) 소아 신장 이식 수혜자의 사망률은 4-4.5%정도로 그 중 40-45%는 감염이 원인이다.
2) 대한민국 소아 이식신의 1년, 3년, 5년 생존률은 95%, 89%, 79%로 보고되고 있다.

VI. 선천 신요로질환(Congenital kidney and urinary tract diseases)

1. 방광요관 역류 (Vesicoureteral reflux, VUR)

(1) 정의: 방광 내 소변이 상부요로로 역류되어 신실질을 손상시킬 수 있는 질환

(2) 빈도: 소아 요로 감염이 있는 경우 20-30%정도로 보고되고 있고 가족력과도 관계된다.

(3) 발생 기전 및 원인

1) **근육층의 발육부전**: 주로 방광 삼각부와 말단부 요관의 근층의 발육상태가 미숙하여 비정상적인 판막 기능으로 인해 발생한다.
2) **요관방광이행부의 이상**: 정상적으로는 요관 직경의 3-5배가 되는 방광점막하 요관의 길이가 유지되어야만 역류가 방지되는데, 요관방광이행부의 기형이 있으면 역류가 일어나고, 정상적인 요관방광 이행부라 하더라도 신경인성 방광이나 요도 폐쇄 등의 원인에 의해 점진적으로 요관방광 이행부가 파괴되거나 혹은 비정상적으로 변하게 되어 2차성 역류가 일어난다.

(4) 분류 (표 10-53)

표 10-53 방광요관 역류의 분류

종류	원인
1차성	방광요관 이행부 밸브 기전의 선천적 기능부전
1차성 (방광요관 이행부의 다른기형과 연관)	중복요관 중복요관을 가진 요관낭종 (ureterocele) 이소성 요관
2차성 (방광 압력증가)	신경인성 방광 비신경인성 방광기능이상 방광 출구 폐쇄
2차성 (염증성 반응)	심한 세균성 방광염 이물 방광 요석 임상적 방광염
2차성 (방광요관 이행부의 수술적 시술)	수술

(5) 배뇨성 방광요도조영술 (Voiding cystourethrography, VCUG)에 의한 방광요관 역류의 단계 (표 10-54, 그림 10-27)

표 10-54 방광요관 역류의 단계

Grade I:	pelvic brim 이하의 요관으로 역류
Grade II:	상부 집합관까지 역류가 있으나 요관 확장은 없음
Grade III:	신우 (renal pelvis)의 확장이 있음
Grade IV:	요관이 육안적으로 뚜렷하게 확장되어있고 신우의 확장이 있으나 papillary impression은 여전히 보임
Grade V:	요관의 심한확장, kinking이 현저하고 papillary impression이 사라짐

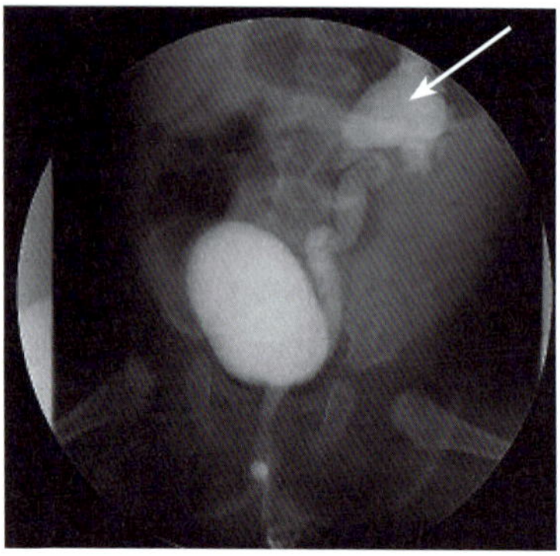

그림 10-27 배뇨성 방광요도조영술상 좌측의 심한역류 (5단계)가 관찰된다.

(6) 치료

1) 목적: 신반흔의 예방, 신손상에 동반된 고혈압의 예방, 신장의 성장을 유지하여 신기능을 정상으로 유지
2) 큰 소아의 경우 배뇨 끝난 후 잠시 지난후 다시 배뇨하게 함 (이중 배뇨)
3) 지속적 예방적 항생제의 투여: 급성기 용량의 1/3로 trimethoprim-sulfamethoxazole (bactrim), cefaclor 등을 사용
4) 수술적 치료의 적응증 (표 10-55)

표 10-55 방광요관 역류의 수술적 치료의 적응증

심한 방광요관 역류 (5단계)
방광게실로 개구하는 역류요관
역류와 더불어 요관폐색이 동반되어 있을 때
적절한 약물치료에도 불구하고 지속되는 신우신염
약물치료 중에도 재발하는 요로감염
약물치료를 지속하기 곤란할 때

5) 최근 내시경적 시술법도 시행되고 있다.

6) 치료의 요약 (표 10-56)

표 10-56 **요로감염후 진단된 방광요관 역류에 대한 치료 권고 (미국 비뇨기과 협회)**

단계	진단시 나이	반흔유무	초기치료	추적관찰
I-II	모든 연령	유/무	항생제 예방	일치된 견해가 없음
III-IV	0-5	유/무	항생제 예방	수술
III-IV	6-10	유/무	일측성: 항생제 예방 양측성: 수술	수술
V	<1	유/무	항생제 예방	수술
V	1-5	무	일측성: 항생제 예방	
V	1-5	무	양측성: 수술	
V	1-5	유	수술	
V	6-10	유/무	수술	

(7) 추적 관찰

1) 주기적으로 신장, 체중, 혈압, BUN/Cr, 소변검사, 소변 배양 검사를 시행한다.
2) 역류 소실여부는 VCUG나 동위원소를 이용한 방광조영술을 시행한다.
3) 상부 요로, 즉 신장 검사는 1년에 한 번 DMSA 신주사나 신장 초음파검사를 시행하여 신 반흔이 진행하였거나 새로 생겼는지 진행상황을 추적한다.

(8) 합병증: 요로 감염, 신 반흔형성 및 신위축 (6-7세까지 잘 나타남), 고혈압, 말기 신부전

(9) 예후: 성장하면서 요관의 길이가 늘어나기 때문에 점막하 요관 길이의 증가로 요관 역류가 자연 소실되는 경향을 보인다.

2. 낭성 신질환 (Cystic renal disease)

낭성 신질환 (cystic renal disease)은 신낭 (renal cyst)을 형성하는 여러 종류의 다양한 신 질환으로 구성된 복합 질환군 (표 10-57)을 말하며, 대개 선천성으로 나타난다.

표 10-57 **낭성 신질환의 분류**

상염색체열성 다낭 신질환 (autosomal recessive polycystic kidney disease, ARPKD)
상염색체우성 다낭 신질환 (autosomal dominant polycystic kidney disease, ADPKD)
다낭 이형성신 (multicystic dysplastic kidney)
사구체낭 신질환 (glomerulocystic kidney disease, GCKD)
단순 신낭포 (simple renal cyst)
미만성 낭성 이형성신 (diffuse cystic dysplasia)
콩팥황폐증 (juvenile nephronophthisis) / 수질 낭성신 (medullary cystic disease)
후천 낭성 신질환 (acquired cystic kidney disease, ACKD)

(1) 상염색체열성 다낭 신질환 (Autosomal recessive polycystic kidney disease, ARPKD)

1) **임상양상**

① 양수과소증이 있었던 신생아에서 호흡부전과 함께 초음파상 에코가 증가된 거대한 신장이 발견된다.

② 커다란 측복부 종괴, 폐형성 부전 및 고혈압 동반하며, 신생아기에는 대개 신기능이 정상이나 심하게 발병한 경우 신부전이 조기에 나타날 수 있다.
③ 발생빈도: 약 2만 명당 1명
④ 동반기형: Potter's anomaly (pulmonary hypoplasia, flat facies, limb deformity, arthrogryposis)
⑤ 신장 초음파 소견: 1-2 mm직경의 미세한 낭포를 가지면서 주로 양측성으로 커진 에코가 증가된 신장이 보이며 여러 다른 질환과 감별을 요한다 (표 10-58).

표 10-58 신생아기 초음파 검사상 에코증가 및 크기가 증가된 신장

ARPKD
Early onset ADPKD
GCKD
Diffuse cystic dysplasia
Renal vein thrombosis
Congenital nephrotic syndrome
Contrast nephropathy
Transient nephromegaly
Renal candidiasis
Glycogen storage disease
Leukemia

2) **치료 및 예후**
① 폐형성 부전과 거대한 신장에 의한 횡경막의 기능장애로 인한 호흡장애 치료
② 기계적 환기요법, 거대 신장의 적출, 고혈압치료 (안지오텐신 전환효소 억제제)
③ 신장이식을 고려하나 현재까지 이 질환에 대한 특별한 치료법은 없다.
④ 심한 임상양상을 보인환자의 약 30%가 신생아시기에 주로 호흡부전으로 사망
⑤ 신생아기를 벗어난 환자의 5년 생존율은 약 70-88% 정도이며 말기신부전으로의 이행빈도는 약 50% 정도이다.

(2) 상염색체우성 다낭 신질환 (Autosomal dominant polycystic kidney disease, ADPKD) (그림 10-28)

1) **임상 양상**
① 소아기 후기 혹은 청소년기 이후에 무증상으로 우연히 발견
② 동반증상: 측복부 동통, 요로감염 관련 증상, 혈뇨, 고혈압, 비세균성 농뇨 (pyuria), 요 농축능 감소
③ 빈도: 500-1000명 출생당 1명
④ 원인: 유전인자로 16번 염색체에 있는 *PKD1* (85%), 4번 염색체에 있는 *PKD2* (15%)가 연관되어 있으며, 유전자 분석으로 유전학적인 진단이 가능하다.
⑤ 동반질환 (표 10-59)

표 10-59 ADPKD에 동반되는 전신질환

Intracranial aneurysm and vascular malformation
Mitral valve prolapse
Liver and pancreatic cysts
Ovarian cysts
Intestinal diverticuli and hernia

2) **진단**

① 복부 초음파검사상 한개 혹은 그 이상의 육안적으로 확인이 가능한 (macroscopic) 낭포가 양측성으로 발견되며, 간혹 질환의 초기에 단측성으로 발견되기도 한다.

② 30세 미만의 ADPKD의 가족력을 가진 환자에서 초음파검사상 2개이상의 신낭이 보일 경우 진단적 가치가 있다.

③ 신낭이 보이는 소아환자의 검사: 혈압 측정, 결절성 경화증의 징후 (갈색반), 신장 기능 평가, 심초음파, 부모의 신초음파, 혈관기형을 찾기 위한 뇌MRI (뇌혈관 질환의 가족력이나 부모가 두통, 신경학적 결함등의 증상을 보일때 시행)

④ 감별진단 (표 10-60)

표 10-60 초음파에서 육안적으로 확인되는 낭포를 가진 소아 환자의 감별진단

ADPKD
Simple cysts
Simple cysts with tuberous sclerosis
Multicystic dyasplstic kidney
Orofacial-Digital cystic dysplasia
Acquired cystic kidney disease

3) **치료 및 예후**

① 보존적 치료로 혈압 조절, 통증 및 요로감염에 대한 처치가 가장 중요하다.

② 현재까지 밝혀진 병을 완치할 수 있는 특이적인 치료법은 없다.

③ 예후: 매우 다양하다. 1세미만 소아에서의 발병한 경우 예후가 나쁘며 약 20%에서 10세 이전에 말기신부전으로 진행하게 되며, 나이든 소아와 청소년기에 발병한 경우는 성인기에 약 50%에서 말기신부전으로 진행할 가능성이 있으나 성인이 되기 전까지는 대부분 정상 신기능을 유지하게 된다.

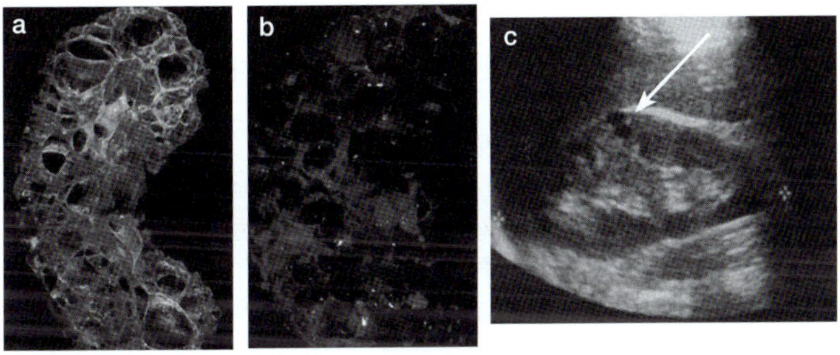

그림 10-28 상염색체 우성 다낭 신질환: (a) 적출된 신장의 해부학적 소견, (b) 간에 동반된 간낭 (hepatic cyst), (c) 신장 초음파 소견에서 신피질부위에 1cm 미만의 작은 낭들이 보이며, 대개 양측성으로 나타나게 된다.

(3) 다낭 이형성신 (Multicystic dysplastic kidney, MCDK) (그림 10-29): 대개 산전초음파에서 우연히 발견된 한쪽 신장에서 다수의 육안적 신낭으로 발병하며, ADPKD와 비교하여 단측성이며 DMSA상 신기능이 없는 이형성신으로 나타난다. 크기 증가로 인한 거대한 복부종괴의 형성, 고혈압, 반복적인 감염의 경우 신장적출술을 시행하며 대게 무증상으로 치료없이 관찰한다. 정상 콩팥쪽에 방광요관역류가 동반될 수 있어 생후 배뇨성 방광요관조영술을 시행한다.

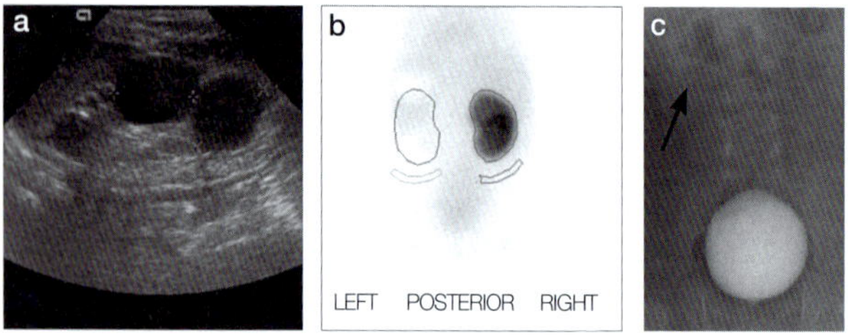

그림 10-29 다낭 이형성신의 영상의학검사 소견: (a) 신장초음파 소견상 다수의 낭포로 형성된 신장이 관찰된다. (b) DMSA 소견상 좌측신장의 실질에서 신섭취가 보이지 않는다. (c) VCUG 소견상 우측 신장쪽에 2단계의 방광요관역류가 동반되어 있다.

(4) 사구체 낭성 신질환 (Glomerulocystic kidney disease, GCKD)

1) 드문 질환으로 신생아시기에 크고 에코가 증가된 신장이 발견되어 ARPKD와 감별이 필요하며, 현미경상 사구체내에 Bowman's capsule의 확장으로 낭을 형성하는 것을 특징으로 한다.
2) GCKD를 동반하는 증후군 (표 10-61)

표 10-61 GCKD를 동반하는 선천성 증후군들

Trisomy 13
Zellweger syndrome
Tuberous sclerosis
Orofacial-digital syndrome type 1
Brachymesomelia-renal syndrome

(5) 단순 신낭포 (Simple renal cyst)

1) **발병양상**: 대부분 임상적인 증상이 없어 복부 CT 및 복부초음파 검사에서 우연히 발견되며 나이가 증가함에 따라 단순 신낭포의 빈도도 증가한다.
2) **빈도**: 어른에서는 비교적 흔하지만 소아에서는 약 1% 미만에서 발견되며 소아 AIDS 환자에서는 약 8% 정도로 빈도가 증가한다.
3) **감별진단**: 조기발병한 ADPKD와의 감별이 중요하므로, 소아에서 단순 신낭포만을 보이더라도 정기적으로 혈압을 측정하고 3-5년 후 복부초음파를 시행하여 낭의 수와 모양의 변화, 새로운 낭의 형성여부 등을 추적 관찰하여야 한다.
4) **치료**: 거의 모든 단순 신낭포는 무증상이면서 치료가 필요없으나, 드물게 낭의 크기가 너무 크거나 고혈압이 동반된 경우에 낭의 제거가 필요하다.

(6) 미만성 낭성 이형성신 (Diffuse cystic dysplasia)

1) **발병양상**: 산발적으로 발병하지만 다발성 기형증후군의 일부로 나타나기도 하며 조직학적으로 이형성신은 분화되지 못하고 기능화 되지 못한 nephron 조각들이 연골조직과 같은 원시적인 조직과 섞여있는 양상을 나타낸다.
2) **감별진단**: 반드시 동반되는 선천성 증후군의 존재 여부를 확인하여야 한다. 다른 증후군과 동반되지 않은 경우 ARPKD로 오진이 가능하므로 유전학적인 상담을 위하여 신조직검사가 필요한 경우도 있다.
3) 신생아기에 양측성으로 나타나며 기능을 가진 신조직이 거의 존재하지 않는 경우 영아기 신부전의 중요한 원인이 된다. 따라서 기능이 남아 있는 신장조직의 존재 정도에 따

라 예후가 결정되며 잔여 신기능을 추정하기 위한 방사선 동위원소 검사 (DMSA scan, renogram)가 진단 및 예후 판단에 도움이 된다.

(7) 콩팥황폐증 (Juvenile nephronophthisis) / 수질 낭성신 (Medullary cystic disease)

1) **발병양상**: 후기 소아기에 진행성의 다뇨, 다갈, 유뇨증, 창백 등이 나타나기 시작하여 서서히 수년간에 걸쳐 발병하므로 대개의 환자들은 신기능 부전이 뚜렷해 질 때까지 신질환이 있음을 감지 못하는 경우가 많다.
2) **동반질환**: 빈혈, 눈의 이상, 골격계이상
3) **빈도**: 상염색체 열성으로 50,000명-100,000명 출생 당 1명의 낮은 빈도를 보이며 가장 흔한 유전인자인 *NPH1*이 염색체 2번에서 확인 되었다.
4) 복부초음파 소견은 ARPKD나 ADPKD의 경우와는 달리 신장의 크기가 정상 혹은 작은 것이 보통이고, 특징적인 corticomedullary cysts가 초음파 검사로 항상 확인 될 수는 없으므로, 조직검사로 현미경적인 직경 1-2mm의 낭이 corticomedullary region에 국한되어 관찰되고 간질의 섬유화와 염증세포의 침윤, 세뇨관세포의 위축을 동반한 만성 진행성 간질성 신염을 확인하여 진단할 수 있다.
5) **감별할 질환** (표 10-62)

표 10-62 **초음파상 신장의 크기가 작고 에코가 증가된 낭성신의 감별진단**

Juvenile nephronophthisis
Acquired cystic kidney disease
Renal dysplasia
Familial hypoplastic GCKD

(8) 후천 낭성 신질환 (Acquired cystic kidney disease, ACKD)

주로 만성신부전 혹은 말기신부전 환자에서 관찰되는 신낭으로 ACKD의 진행양상 및 심한 정도는 투석기간에 비례하여 나타나며, 복막투석을 시행받고 있는 환자의 약 30%에서 4개 이상의 신낭이 발견되었다는 보고가 있었고 10년 이상 투석을 시행 받은 소아의 약 80%에서 ACKD가 관찰되었다. 대부분의 환자는 증상이 없으며 치료도 필요치 않으나, 간혹 측복부 동통, 혈뇨, 낭 출혈 등이 동반될 수 있다.

11장

내분비질환

I. 시상하부 및 뇌하수체 질환 (Disorders of the hypothalamus and pituitary gland)

1. 정상 생리 반응 (Physiology of hypothalamus and pituitary gland)

(1) 시상하부 호르몬 (Hypothalamic hormones)

1) **성장 호르몬 방출 호르몬** (growth hormone-releasing hormone, GHRH): 성장 호르몬 (growth hormone, GH) 분비를 자극한다.
2) **성장 호르몬 방출 억제 호르몬** (somatostatin): GH와 갑상샘 자극 호르몬 (thyroid-stimulating hormone, TSH) 분비를 억제한다.
3) **갑상샘 자극 호르몬 방출 호르몬** (thyrotropin-releasing hormone, TRH): 뇌하수체로부터 갑상샘 자극호르몬 (TSH)과 유즙분비 호르몬 (prolactin) 분비를 자극한다.
4) **생식샘 자극 호르몬 방출 호르몬** (gonadotropin-releasing hormone, GnRH): 황체화 호르몬 (luteinizing hormone, LH)과 난포 자극 호르몬 (follicle-stimulating hormone, FSH)의 분비를 자극한다.
5) **부신 겉질 자극 호르몬 방출 호르몬** (corticotropin-releasing hormone, CRH): 부신 겉질 자극 호르몬 (adrenocorticotropic hormone, ACTH)과 lipotropin의 분비를 자극한다.
6) **유즙 분비 호르몬 방출인자** (prolactin-releasing factor): 수면, 스트레스, 유두자극, 젖먹이기 등이 유즙분비호르몬의 분비를 자극한다.
7) **도파민** (dopamine): Prolactin 분비 억제

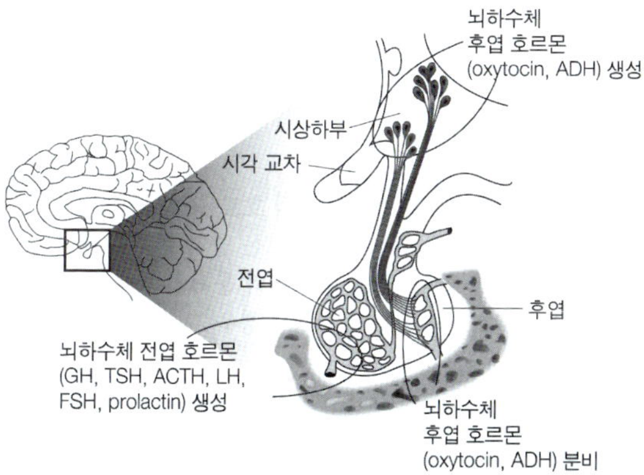

그림 11-1 시상하부와 뇌하수체의 해부학적 관계 및 뇌하수체 호르몬 분비

(2) 뇌하수체 전엽 호르몬 (Anterior pituitary hormones): 6가지의 특징적인 호르몬 분비 (그림 11-1)

1) **성장 호르몬 (GH)**

① 생리적 분비: GHRH와 somatostatin의 작용으로 3시간 간격으로 파동적으로 분비되며, 주로 잠이 들고 1-2시간 후, 숙면을 취하고 있을 때와 운동을 할 때 가장 많이 분비된다.

b. Short overnight metyrapone test: Metyrapone 30 mg/kg 복용 후 다음날 아침 8시 11-deoxycortisol을 측정하여 7 μg/dL 이상으로 증가하지 않으면 ACTH 결핍으로 진단한다.

c. Cosyntropin® stimulation test: 1세 미만에서는 125 μg, 1세 이상에서는 250 μg (또는 250 μg/m²)의 Cosyntropin®을 정맥 주사 또는 근육 주사 후 cortisol이 20 μg/dL 이상 증가하는 것이 정상이다.

표 11-2 뇌하수체 기능 검사 (combined pituitary function test, CPFT) 방법❶ 및 해석

호르몬	분비 자극 방법	평가
GH	속효성 인슐린 0.05-0.1 U/kg IV 또는 arginine 0.5 g/kg IV 또는 L-dopa 250-500 mg PO 또는 clonidine 0.15 mg/㎡ (4 μg/kg) PO	최고 농도가 10 ng/mL 이상 시 정상
Prolactin	TRH 200 μg/㎡ 또는 5-7 μg/kg IV 또는 metoclopramide 5-10 mg	기저치의 2배 이상 증가 또는 최고 농도 12 ng/mL 이상 시 정상
TSH	TRH 200 μg/㎡ 또는 5-7 μg/kg IV	최고 농도 5-10 mU/L 이상 시 정상
ACTH	속효성 인슐린 0.05-0.1U/kg IV 또는 Cosyntropin® 250 μg/㎡ IV	cortisol 최고 농도 20 μg/dL 이상 시 정상
LH, FSH	GnRH (LHRH) 100 μg IV	사춘기 이전 소아는 낮을경우 정상 사춘기 발달 연령 이후에는 LH가 기저치의 2배 이상 증가 또는 최고 농도가 5 IU/L 이상 증가 시 정상

❶ 기저 (0분) 호르몬 농도를 측정하고, 분비 자극 호르몬을 투여한 후 30분, 60분, 90분, 120분 후에 호르몬 농도를 측정하여 평가한다.

GH, growth hormone; TSH, thyroid stimulating hormone; TRH, thyrotropin-releasing hormone; ACTH, adrenocorticotropic hormone; LH, luteinizing hormone; FSH, follicle-stimulating hormone

3. 요붕증 (Diabetes insipidus, DI)

(1) 항이뇨호르몬 (Antidiuretic hormone, ADH)의 생리

ADH인 vasopressin은 시상하부의 paraventricular nuclei와 supraoptic nuclei에서 분비되어 뇌하수체 후엽에 저장되어 있다가, 혈청 삼투압이 284.3 mOsm/kg 이상이 되거나 탈수가 되면 분비되어 집합관의 V2 subtype 수용체와 결합하여 수분 투과성을 증가시켜 수분이 재흡수 되도록 한다.

(2) 정의: 소변 삼투압이 300 mOsm/kg 이하의 소변을 30 mL/kg/d 이상 볼 경우

(3) 분류

1) **중추 요붕증 (central diabetes inspidus, neurogenic, cranial, vasopressin-responsive DI)** (표 11-3)

ADH 분비가 불충분하여 나타난 경우로, 정도에 따라 완전 요붕증, 부분 요붕증으로 구분한다.

표 11-3 중추 요붕증의 원인

1차성
가족성 (상염색체 우성 유전)
특발성
2차성 (후천성)
외상 (사고 또는 수술)
종양
두개인두종, 일차 뇌하수체 종양, Rathke cleft cyst, 혼합 배아세포종양
암 전이 (유방암, 폐암)
백혈병
림프종성 육아종 (lymphomatoid granulomatosis)
육아종성 질환 (sarcoidosis, histiocytosis)
감염성 질환 (뇌수막염, 뇌염, 결핵)
혈관성 (동맥류, Sheehan 증후군)
저산소성 뇌증 (hypoxic encephalopathy)
약물 (alcohol, diphenylhydantoin)
자가면역질환 (림프구성 뇌하수체염 (lymphocytic hypophysitis))

2) **신성 요붕증 (nephrogenic DI)** (표 11-4)

① ADH 반응이 부적절하여 나타난 경우로, vasopressin 농도는 적절하지만 V2 subtype ADH 수용체 변이 때문에 지속적인 저장성의 다뇨증을 보이는 질환이다.

② 유전성인 경우 대개 성염색체 열성으로 유전되기 때문에 남자에서 증상이 더 심하게 나타나며, 이종접합 여성 보인자 (heterozygous female carrier)인 경우 경한 증상이 나타날 수 있다.

③ 유전적 요인 보다 2차적으로 초래된 경우가 많으며, 리튬, 고칼슘혈증, 저칼륨혈증, 다낭포성 신질환, 신이형성증, 겸상 적혈구 빈혈, 만성 신우신염에서 초래된다.

표 11-4 신성 요붕증의 원인

유전성
가족성 반성 열성 유전 (V2 수용체의 변이)
상염색체 열성유전 (aquaporin 유전자의 변이)
상염색체 우성유전 (aquaporin 유전자의 변이)
후천성
약물: 리튬, demeclocycline, methoxyflurane
대사성: 저칼륨혈증, 고칼슘혈증, 고칼슘뇨증
신경인성: 방광, 양성 전립선 비대와 관련한 양측 요관폐쇄 후
혈관성: Sickle cell disease
침윤성: 아밀로이드 증 (amyloidosis)
저단백 식이

3) **1차 다음증**

① Dipsogenic DI: 갈증의 역치가 낮아 물을 많이 마셔서 낮은 혈청 삼투압을 동반한 저장성의 다뇨를 보인다.

② Psychogenic DI: 심리적 불안때문에 강박적으로 수분을 섭취하여 다뇨가 초래된다.

(4) 증상

1) **중추 요붕증**

① 다뇨, 나음. 다음의 정도는 다양하고 혈청 삼투압과 전해질은 심한 이상을 보인다.

② 수술이나 사고로 초래된 경우: 3단계 반응이 일어난다. 즉 24시간 내 일시적 요붕증이 있다가 3-4일 간 항이뇨 호르몬 과다분비증후군 (SIADH)이 발생했다가 이후 영구적 요붕증으로 진행한다.

2) **신성 요붕증**

① 유전성인 경우 증상이 생후 3주 이내에 나타난다.

② 끊임없이 울고 보채거나, 발육저하, 변비, 간헐적인 발열, 고장성 탈수, 성장 불량, 학교생활 불량, 큰아이들에서 방광과 요도의 확장 등이 나타날 수 있다.

(5) 진단

1) 다음, 다뇨가 있고 혈청 삼투압이 300 mOsm/kg 이상이면서 동시에 소변 삼투압이 300 mOsm/kg 미만이면 요붕증으로 진단할 수 있으며, 혈청 삼투압이 300 mOsm/kg 이상이면서 소변 삼투압이 600 mOsm/kg 미만일 때는 부분적 중추 요붕증의 가능성이 있다.

2) **수분 제한검사 (water deprivation test)**

① 방법

a. 혈중 칼슘, 인, BUN을 측정하여 전해질 및 신장 기능이 정상인가를 확인하고, 이상이 없을 경우 검사를 시행한다.

b. 검사를 시작하는 시간은 환자의 나이와 예상되는 탈수 진행의 속도에 따라 개별적으로 결정한다. 나이가 어리거나 탈수가 빨리 발생할 것으로 예상되는 경우는 오전 8시에, 서서히 발생할 것으로 예상되는 경우에는 밤 시간동안 금식 후 시작한다.

c. 수분 제한 시간은 소아에서는 12-16시간, 영아에서는 6-8시간을 넘지 않도록 한다.

d. 수분을 제한하면서 1시간마다 체중, 소변량, 소변 삼투압과 비중, 혈청 삼투압을 측정하며 체중이 5% 이상 감소되거나 혈청 삼투압이 300 mOsm/kg을 넘는 경우 검사를 중지한다.

② 해석

a. 정상인과 1차 다음증: 8시간 금식만 하여도 소변 삼투압은 현저히 증가하여 소변과 혈청의 삼투압비가 1.0 이상이다.

b. 요붕증: 8시간 금식 후 소변과 혈청의 삼투압비가 1.0 미만이다.

3) **Pitressin® test**: 중추 요붕증과 신성 요붕증을 감별한다.

① 방법: 수분 제한 검사로 요붕증이 진단되면 aqueous vasopressin (Pitressin®) 1 U/m² 피하주사 후 30, 60, 120분에 혈청과 소변의 삼투압을 측정한다. 이 검사 시 desmopressin은 수분 중독 (water intoxication)의 위험이 있으므로 사용하지 않는다.

② 해석

a. 중추 요붕증: 요붕증 진단 후 aqueous vasopressin (Pitressin®) 1 U/m² 피하주사했을 때 소변 삼투압이 50% 이상 증가(대개 2배 이상 증가)하여 소변과 혈청의 삼투압 비가 1.0 이상이고, 부분 중추 요붕증에서는 소변 삼투압이 10% 정도 증가하며, 탈수 시 vasopressin 농도가 낮다.

b. 신성 요붕증: Aqueous vasopressin (Pitressin®) 1 U/m² 피하주사 했을 때 소변과 혈청의 삼투압 비가 1.0 이하이고, 탈수 시 vasopressin 농도가 5 pg/mL 이상이다.

4) **고장성 식염수 주입 검사**: 부분적 중추 요붕증과 1차 다음증 혹은 부분적 신성 요붕증을 감별한다.

① 방법: 1-2 시간 동안 3% NaCl 용액을 0.1 mL/kg/m로 주입한 후 혈청의 삼투압이 295 mOsm/kg 이상이고, Na 145 mEq/L 이상 되었을 때 혈중 ADH 농도를 연속으로 측정한다.

② 해석: 부분적 신성 요붕증이나 1차 다음증에서는 고삼투압에 대한 ADH 분비는 정상이나 중추 요붕증에서는 증가되지 않는다.

5) DDAVP의 치료적 투여: 10-25 μg 비강내로 2-3일간 투여하면 중추 요붕증에서는 소변 삼투압이 증가하나 신성에서는 증가하지 않는다.

6) 뇌하수체-시상하부의 MRI 또는 CT

① 원인이 명확하지 않은 중추 요붕증 환자에서 시행한다.

② 초기 MRI가 정상인 경우에도 미분화세포종이나 조직구증을 발견하기 위해 수 년간 6-12개월 간격으로 반복 촬영이 필요하다.

(6) 치료

1) **중추 요붕증**

① 수액요법

a. 정상적인 갈증 기전이 있는 경우에는 수분 섭취를 자유롭게 한다.

b. 신생아와 영아에서 vasopressin 사용과 함께 잦은 수유를 하는 경우에는 저나트륨혈증의 위험이 있으므로 호르몬요법이 바람직하지 않다. 우유를 묽게 타서 낮은 농도의 용질이 되도록 먹이고 수분 섭취를 늘리면서 thiazide를 함께 투여하는 것이 안전하다.

c. 나이가 어린 소아에서 신경외과 수술 후 발생한 급성 요붕증의 치료 시에는 항이뇨호르몬 투여를 피하고 수액 요법을 시행한다. 하루에 1-3 L/m^2 (40-120 mL/m^2/h)의 수액을 투여하면서 1시간 간격으로 주입량과 배설량을 조절한다.

② Long-acting vasopressin analog DDAVP (desmopressin)

a. 경구용 정제는 25-300 μg을 8-12시간 간격으로 투여 한다.

b. 비강용 DDAVP 용액 (10 μg/0.1 mL)을 rhinal tube 또는 비강용 스프레이를 이용하여 하루 1-2회 투여한다.

③ 수용성 vasopressin (Pitressin®)

a. 소아에서 신경외과 수술 후 발생한 급성 요붕증의 치료시 필요에 따라 1 L/m^{2}의 수액을 투여하면서 1.5 mU/kg/h의 속도로 정맥주사한다.

b. 항암치료를 위해 다량의 수액 공급이 필요한 경우에는 3-5 L/m^2 의 수액을 공급하면서 0.1 mU/kg/h의 속도로 정맥주사한다.

c. 신경외과 수술 후 발생한 급성 요붕증의 치료 시에 Pitessin®의 지속정맥투여 방법이 아닌 직접적인 정맥주사는 사용하지 않는다.

2) **신성 요붕증**

① 원인 질환 (유발 약물, 고칼슘혈증, 저칼륨혈증, 요관폐쇄)에 대한 치료를 한다.

② 선천성인 경우 성장을 위해 적절한 수분과 영양을 공급하고 신장의 용질 부하를 줄인다.

③ Thiazide 이뇨제, thiazide + indomethacin 또는 thiazide + amiloride 병합 치료, 고용량의 DDAVP + indomethacin 병합 치료를 한다.

4. 항이뇨 호르몬 과다분비 증후군 (Syndrome of inappropriate antidiuretic hormone secretion, SIADH)

(1) 정의: 항이뇨 호르몬의 과다분비로 인해 고장성 소변을 보이면서 정상 혈장량을 가진 저나트륨혈증이 나타나는 경우

(2) 원인: 중추신경계 장애, 호흡기 장애, 종양, carbamazepine 같은 약물

(3) 임상증상: 무기력, 탈력, 혼미 등 뇌부종의 증상이 동반될 수 있다.

(4) 진단 (표 11-5)

1) 저나트륨혈증
2) 혈청에 비해 고장성의 소변: 소변 Na 농도 > 30 mEq/L
3) 낮은 신장과 부신의 기능
4) 낮은 요산 농도
5) 적은 소변량

표 11-5 수분 대사 이상의 감별진단

	Central DI	SIADH	CSW
소변량	증가	감소	증가
혈청 Na^+ 농도	높음	낮음	낮음
소변 Na^+ 농도	낮음	높음	높음
혈청 삼투압 농도	높음	낮음	낮거나 정상
소변 삼투압 농도	낮음	높음	낮거나 정상
중심정맥압	정상이거나 낮음	높음	낮음

DI, diabetes insipidus; SIADH, syndrome of inappropriate antidiuretic hormone secretion; CSW, cerebral salt wasting syndrome

(5) 치료

1) 원인 질환을 치료한다.
2) 저나트륨혈증 교정: 수분을 제한시키고 효과가 없으면, 고장성 식염수 (3% NaCl) 5 mL/kg와 furosemide를 투여한다.

Ⅱ. 저신장 (Short stature)

1. 정의

같은 연령, 같은 성의 평균 키와 비교하여, -2표준편차 (-2SD)보다 작거나 또는 3백분위수 미만인 경우

2. 분류

저신장은 정상변이 저신장 (normal variant short stature), 골격계의 내인적 결함으로 인한 1차 성장 장애, 만성 질환 또는 내분비 질환에 의한 이차 성장장애로 분류하지만, 종종 명확히 분류하기 어려운 경우도 있다.

(1) 정상변이 저신장 (Normal variant short stature)

1) **유전성 (가족성) 저신장**
   ① 성장 장애의 다른 원인이 철저히 배제되었을 때만 진단한다.
   ② 항상 신장은 낮은 백분위수에 있으나 년 5 cm 이상 성장한다.
   ③ 최종 성인키는 일반적으로 부모로부터 물려받은 표적키 범위에 속한다.
   ④ 골연령은 역연령에 비하여 2 표준편차 내에 있다.
   ⑤ 성장 호르몬 및 남성 호르몬 투여의 저신장에 대한 효과는 아직 논란이 있다.

2) **체질성 성장지연:** 성장속도는 정상이고 성장은 계속 3백분위수 이하로, 가족력이 대부분 있다. 사춘기가 발현되면 따라잡기 성장 (catch up growth)이 이루어지고 최종 어른키는 정상범위에 속한다.

(2) 1차 성장 장애 (Primary growth disorders)

1) **특징**
   ① 골격계의 내인적인 결함으로 발생한다.
   ② 골연령이 역연령과 같다.
   ③ 성장 지연은 태생 전부터 존재하며 태생 후에도 계속적인 성장 장애가 지속된다.

2) **원인** (표 11-6)

표 11-6 **1차 성장 장애의 원인**

원인	병명	설명
골격 형성장애 (skeletal dysplasia)	연골 무형성증 연골 저형성증	
염색체이상	Turner 증후군	약 97%에서 저신장
	Down 증후군	성장지연이 나타나나 현저하지는 않다.
선천 대사 이상	탄수화물, 아미노산 및 지질 대사 이상	
부당 경량아의 일부 (약 10-15%)	태아감염	Toxoplasmosis, 선천 풍진, CMV
	독성물질에 노출	태아 알코올 증후군
기타 저신장을 동반한 증후군	Russell-Silver 증후군	출생시 체중과 신장이 재태 기간에 비하여 현저히 감소되어 있다. 지속적인 성장 지연이 존재하고, 따라잡기 성장은 관찰할 수 없으며 얼굴의 삼각형 모양, 비대칭성 신체와 만지증 (clinodactyly) 등이 존재한다.
	Prader-Willi 증후군	영아기에 현저한 근긴장도의 저하가 있으며 비만, 지능 저하, 생식샘 기능부전 및 저신장을 동반한다.
	Noonan 증후군	Turner 증후군의 표현형을 가지며 Turner 증후군보다 지능 저하의 빈도가 심하나 염색체의 이상이 없다.
	Laurence-Moon-Biedl 증후군	심한 지능 저하, 비만, 저신장, 다지증, 생식샘 기능 저하 및 색소 망막염 (retinitis pigmentosa) 등을 특징으로 한다.
	Seckel 증후군	
	de Lange 증후군	

(3) 2차 성장 장애 (Secondary growth disorders)

1) **특징**

① 외부의 환경적 인자에 의하여 발생한다.
② 후천적으로 발생하며 그 원인적 질환이 교정될 때 성장장애가 회복된다.
③ 골연령이 역연령에 비해 현저히 감소한다.

2) **원인** (표 11-7)

표 11-7 2차 성장 장애의 원인

원인	병명
영양 결핍	소모증 (marasmus), 단백열량부족증 (kwashiorkor), 비타민 결핍 (비타민 D), 무기질 결핍 (아연, 철)
만성 전신 질환	장질환, 호흡기질환, 신질환
정신 사회적 저신장	
내분비 질환	성장 호르몬 결핍증, 갑상샘 저하증, 가성 부갑상샘 저하증, 구루병, 생식샘 발생장애 (dysgenesis), 당류 코르티코이드 과다, estrogen 과다, 남성 호르몬 과다
약물	당류 코르티코이드 과다 투여, 성호르몬 과다 투여

(4) 특발성 저신장 (Idiopathic short stature)

1) **특징**

① 저신장 소아의 일부에서는 명확한 원인을 알 수 없는 경우도 있다.
② 적정 체중아로 출생한 소아 중 성장 호르몬 분비가 정상이면서 다른 신체 기관의 장애를 찾을 수 없고, 신장이 3백분위수 미만인 비균질적인 저신장군으로 정의한다.

2) **원인**

① 성장 호르몬 신경분비장애 (성장 호르몬 유발검사는 정상이나 24시간 내인성 성장 호르몬 분비가 비정상적)
② 부분적 성장 호르몬 저항증후군
③ 성장 호르몬 수용체 이상
④ 성장 호르몬 수용체 후 신호전달 체계의 이상
⑤ *SHOX* 유전자를 포함한 일부 유전자 이상

3. 진단 (표 11-8)

(1) 임상양상

1) 키에 대한 표준 편차 점수 (standard deviation score, SDS)를 계산한다.
2) 과거 6개월 또는 1년간의 성장 속도: 연 4 cm 미만이면 비정상이다.
(3세 이후 사춘기 전 소아의 성장률: 연 5 cm 이상)
3) 중간 부모 키 (midparental height, MPH) 또는 표적키(target height)

① 남아 (아버지 신장 (cm) + 어머니 신장 (cm) + 13 cm) / 2
② 여아 (아버지 신장 (cm) + 어머니 신장 (cm) − 13 cm) / 2

성장 호르몬 결핍을 의심해야 할 때

- 전두부 돌출, 둥근 얼굴, 복부 비만 및 성기 왜소 (남아)
- 정상적인 신체균형 (상하지의 비율)이면서 -2SD 이하로 저신장일 때
- 자기 나이 또래에 비해서 비정상적인 성장 속도를 가질 때
- 골격계의 성숙 지연 (또래에 비해 평균보다 -2SD 이상 지연시)
- 저혈당의 병력, 두개강 내 출혈, 뇌손상, 뇌종양 및 저산소증의 병력이 있을 때
- 후천 뇌하수체 기능 저하증이 의심되는 환자에서 신장이 정상 범위이지만 (50백분위수 정도) 연 성장 속도가 감소되어 있거나 성장이 거의 없을 경우

(2) 검사

1) CBC, ESR, BUN, Cr, 갑상샘 기능 검사 (serum fT4, T3, TSH)
2) 염색체 검사: 여아에서 특별한 원인이 없이 저신장증이 있거나 또는 dysmorphic한 경우에 시행한다.
3) 소변검사: 단백뇨 혹은 혈뇨
4) 영상의학 검사
   ① 중추 신경계 장애가 의심될 경우 두개골 X선 검사, 뇌 CT, 뇌 MRI
   ② 골연령 검사: 역연령과의 비교를 통한 성장 잠재성을 평가한다. 신생아기 이후에 왼쪽 손과 손목 (left hand AP including wrist) 단순 방사선 사진을 찍어 측정한다. 10세 이상에서는 왼팔 (어깨 포함) 단순 방사선 사진을 촬영하여 부가적인 참고자료로 이용할 수 있다. 골연령은 Greulich-pyle 혹은 Tanner-Whitehouse 방법으로 평가한다.

표 11-8 저신장의 감별진단

성장 패턴의 종류	대략적 BA	성장속도	감별진단
내인성 저신장 (HA < BA = CA)	CA와 일치	정상 or 정상 이하	가족성 저신장, 염색체 이상, 골격 이형성, 심한 자궁내 성장지연, 외인성 척수내 방사선 조사
지연된 성장 (BA ≤ HA < CA)	HA와 일치	정상	체질성 성장지연
약화된 성장 (BA ≤ HA < CA)	HA와 일치	정상 이하	내분비질환, 성장 호르몬 결핍증, 만성질환, 심한 영양결핍

HA, height age; BA, bone age; CA, chronologic age

5) GH 검사: 혈중 GH 농도 변화는 GHRH와 somatostatin (GH 방출 억제 호르몬)에 의해 3시간 간격으로 파동적으로 분비되기 때문에 무작위로 측정한 GH 농도는 의미가 없으며 자극검사가 필요하다.
   ① 생리적 검사
      a. 운동: 공복 상태에서 중등도의 운동 15분 후에 격렬한 운동을 5분간 시행하고 GH 농도를 측정한다.
      b. 수면: 깊은 수면 (제 3 및 4 수면기) 후 혈중 성장 호르몬 농도를 반복 측정한다.
   ② 약물 투여 검사 (표 11-9): Insulin, arginine, L-dopa 등의 약물을 투여한 후 혈중 GH 농도를 측정하는 검사를 2종류 이상 시행한다.

표 11-9 성장 호르몬 유발 검사의 종류와 방법

약 물	검사 방법
Insulin	속효성인슐린을 0.05-0.1 U/kg 정주한다. 혈당이 기저치의 50% 이상 또는 50 mg/dL 미만으로 감소해야 하며, 인슐린 투여 20-30분 후에 혈당이 최하로 된다.
Arginine	L-arginine monohydrochloride 5-10% 용액 (0.5 g/kg 성인은 30 g을 생리식염수를 이용하여 10% 용액으로 희석)을 30분 동안 정맥주사한다.
L-dopa	0.5 g/1.73 m^2 경구 투여한다. 에스트로겐을 미리 투여하면 성장 호르몬 반응이 종종 호전된다.
Glucagon	0.03 mg/kg (최대 1 mg)를 근주 혹은 피하주사한다.
Clonidine	0.15 mg/m^2 (4 μg/kg)를 경구 투여한다.
Propranolol	1차 자극에 대한 반응의 증가 목적으로 투여한다. 30-40 mg (소아에서는 0.75 mg/kg)을 insulin, arginine, glucagon 및 운동 유발 검사 30-60분 전 경구 투여한다.
GHRH	시상하부 및 뇌하수체 병소의 위치를 확인하기 위해 시행한다.
성장 호르몬 방출펩타이드 (GHRP)	성장 호르몬 분비를 증가시키는 펩타이드로 GHRP + arginine 등과 함께 사용한다.
24시간 내인성 성장 호르몬 분비 (integrated concentraion of GH)	정확하며 재검사상 재현성이 있으나 시간과 경비가 많이 소요된다. 24시간 대신 밤 12시간 혹은 밤 10시부터 아침 6시까지의 8시간 동안 30분 간격으로, 혹은 수면 후 2시간 동안 15분 간격으로 GH 농도를 측정하는 방법을 사용하기도 한다.

GHRP, growth hormone releasing peptide; GH, growth hormone

③ 판정

a. 정상: 2가지 약물 투여 검사상 혈중 GH 농도가 10 ng/mL 이상인 경우

b. 완전 GH 결핍증: 2가지 검사에서 GH 7 ng/mL 이하인 경우 (때로 5 ng/mL 이하)

c. 부분 GH 결핍증: GH 농도가 7-10 ng/mL인 경우 혹은 한 검사상 10 ng/mL 이상이나 다른 검사상 7 ng/mL 이하인 경우

6) 혈중 IGF-1, IGFBP-3, acid labile subunit (ALS) 농도를 측정한다.

7) 12시간 혹은 24시간 소변 GH 농도 검사: 비교적 안정된 결과로 연속 2일간 검사한다.

4. 치료 (표 11-10)

(1) GH 결핍증 (Growth hormone deficiency, GHD)

1) **투여 용량 및 방법**

① 0.5-0.7 IU/kg/wk (사춘기 전), 1.0 IU/kg/wk (사춘기 연령)를 6-7회로 나누어 피하주사한다.

② 투여 횟수: 주 3회보다 주 6-7회에서 성장효과가 25% 더 증가한다.

2) **치료 기간**: 성장이 완전히 끝날 때까지 GH 치료를 계속하는 것이 원칙. 골연령이 여자 14-16세, 남자 15-16세 이상이며 1년 성장속도가 2 cm 미만인 경우 GH 치료를 중단한다.

3) **치료 효과**

① 효과: 투여 전 성장속도가 3-4 cm 이하에서 투여 첫 해에 8-9 cm, 둘째 해에 7-8 cm, 셋째 해에 6-7 cm, 넷째 해에 5-6 cm 정도로 성장. 첫 해에 가장 많이 자라고, 다음 해

부터 감소되는 경향을 보인다. (원인: 체중 증가에 따른 주사량의 상대적 감소, 저장 지방 감소, IGF-1 농도 감소)

② 치료 효과가 좋은 경우: 연령이 어린 경우, 치료 전 성장 속도가 낮았던 경우, 살이 찐 경우, 범뇌하수체 저하증에서 치료 효과가 더 크며, 치료 첫 해의 효과가 클수록, 치료 기간이 길수록, 치료 시작 연령이 어릴수록 최종 성인 신장이 더 크게 된다.

4) **GH 치료의 부작용**: 국소반응으로 발적, 부종, 지방괴사, 두드러기 등, 전신반응으로 당뇨병, 여성화 유방, 췌장염 등이 보고되나 발생율이 매우 낮아 큰 문제가 되지 않는다.

(2) 만성 신부전 (Chronic renal failure)의 성장장애

1) 원인: 영양 장애, 대사성 산독증, 신성 골 발달 장애, IGFBP-1의 증가
2) GH에 대한 저항성이 나타나 기능적 GH 결핍상태를 보이기 때문에 키가 크지 않는다는 것이 밝혀져 GH 치료가 시행되고 있다.
3) GH 투여 용량 및 용법: 어린 연령에서 시작하는 것이 좋고 매주 1.0 IU/kg를 6-7회로 나누어 피하 주사한다.

(3) Turner 증후군 (Turner syndrome)

1) X 염색체의 단완의 결손은 주로 저신장, 장완의 결손은 생식샘 미숙과 관련이 있다.
2) 정상 여아에 비해 출생시 평균 체중이 2,800 g, 신장 48.3 cm로 비교적 작다. 출생 후 3세까지 성장은 거의 정상이나 3세 이후 14세 사이 성장 속도가 상당히 감소한다. 골격에서의 성장 호르몬 작용 및 IGF-I 작용에 대한 저항성, 여성 호르몬의 부족으로 사춘기 급성장이 없으며, 성장판이 서서히 늦게 닫히게 됨에 따라 오랫동안 성장될 수 있기 때문에 사춘기 이후의 성장치는 큰 차이가 없다.
3) 최종 어른 키: 정상인에 비해 20 cm 정도 작아서, 139 cm 정도로 보고되고 있다.
4) GH 단독, 혹은 oxandrone이나 estrogen과 병용 투여한다.
5) GH 치료시 최종 어른 키가 예상치보다 8 cm 정도 증가한다.

(4) Prader-Willi 증후군 (Prader-Willi syndrome)

1) 신생아기에는 근긴장 저하, 미소음경 및 잠복고환이 있으며, 2-4세경부터 점차 비만해지며, 대부분 중추성 성선기능 저하, 저신장이 동반되는 증후군이다.
2) 성장 호르몬 투여 시 성장촉진, 지방량 감소, 근육량 증가 및 활력 증대를 보인다.
3) 부작용으로 당대사 이상, 무호흡 등이 발생할 수 있어 사용에 세심한 주의가 필요하다.

(5) 성인 GHD에서의 GH 치료: 신체구성의 장애, 골밀도 감소, 심혈관 장애, 지질대사 이상, 삶의 질적 저하 등 대사 장애 교정 목적으로 사용되고 있다.

(6) 특발 저신장 (Idiopathic short stature, ISS)

1) GH 치료 후 최종 어른 키: 거의 증가가 없다는 결과에서부터 3 cm, 5-6 cm, 7.5 cm가 증가한다는 보고 등 상당히 다양하다.
2) GH 주사량이 많을수록 최종 어른 키가 증가한다는 보고들도 많다.

(7) 부당 경량아 (Small for gestational age)

1) GH 치료 효과: 주사용량, 주사횟수, 치료 시작시 신장 SD치에 비례하며, 치료시작 연령과는 역비례 상관관계를 나타낸다.
2) 짧은 치료기간에서 성장 효과는 분명하나 장기간 치료에 따른 효과에 대해서는 논란이 있다.

(8) **골형성부전증:** 짧은 기간 성장 호르몬을 투여할 경우 성장 효과가 있다는 보고들은 많으나, 장기간 혹은 최종 어른키에 대한 보고는 아직 없으므로 장기간의 관찰이 필요하다.

(9) **Down 증후군:** 암 발생 가능성이 있으므로 원칙적으로는 투여하지 않는다.

표 11-10 **성장 호르몬 치료 영역**

의료보험 급여대상	의료보험 비급여 사항
성장 호르몬 결핍증 만성 신부전 Turner 증후군 Prader-Willi 증후군 뇌종양이나 뇌 방사선 조사 후 저신장 성인 성장 호르몬 결핍증	특발 저신장 부당 경량아 골격 형성이상 (dysplasia)

Ⅲ. 사춘기 발달 장애 (Disorders of pubertal development)

1. 성 조숙증 (Precocious puberty)

(1) **정의:** 여자에서 8세, 남자에서 9세 이전에 2차 성징의 발달이 있는 경우

(2) **원인** (표 11-11)

(3) **진성 및 가성 성조숙증의 차이점** (표 11-12)

(4) **진단**

1) 환자를 평가하는 첫 단계는 유방 조기발육증이나 음모 조기발생증과 같은 사춘기 발달 변이와 성조숙증을 감별한다.

① 성장이 또래보다 빠르거나, 골연령의 촉진, 2가지 이상의 2차 성징, 성호르몬이나 성선자극호르몬의 이상, 흑색 극세포증이 동반될 때 성조숙증의 가능성이 높다.

② 사춘기 발달변이로 진단된 경우에도 6개월 간격으로 추적 검사한다.

표 11-11 **성조숙증의 원인**

진성 성조숙증 (True sexual precocity, central sexual precocity)
특발 시상하부뇌하수체의 기질적 병변 뇌종양: 두개인두종, 신경아교종, 별아교세포종, 시상하부 과오종 수두증 선천 기형 감염 외상 두개 내 종양이나 백혈병을 위한 방사선 치료 기타: McCune-Albright 증후군, Russell-Silver 증후군, 제 1 형 신경섬유종증

표 11-11 **계속**

가성 성조숙증 (Pseudosexual precocity, peripheral sexual precocity)
- 여자
  - 동성 (여성화)
    - 난소 종양: Granulosa-theca cell tumor, luteoma, follicular cyst
    - 부신 종양
    - McCune-Albright 증후군
    - 갑상샘 저하증
    - Peutz-Jeghers 증후군
  - 이성 (남성화)
    - 선천 부신 과다형성
- 남자
  - 동성 (남성화)
    - 선천 부신 과다형성
    - 남성화 부신종양
    - Leydig 세포종
    - McCune-Albright 증후군
    - 갑상샘 저하증
    - Peutz-Jeghers 증후군
  - 이성 (여성화)
    - 부신종양이나 선천성 부신 과형성증
    - 고환종양
    - 외인성 estrogen

사춘기 발달의 변이 (불완전 성조숙증)
- 유방 조기 발육증 (premature thelarche): 2세 이전에 잘 생김
- 음모 조기 발생증 (premature adrenarche)
- 초경 조기 발생증 (premature menarche)
- 청소년기 여성형 유방 (gynecomastia)

표 11-12 **진성 성조숙증과 가성 성조숙증의 비교**

구분	진성 성조숙증	가성 성조숙증
시상 하부 - 뇌하수체 축기능의 의존도	의존적	비의존적
동성 또는 이성 (iso- or heterosexual)	항상 동성	동성 또는 이성
성장 형태 (골연령, 성장속도)	전형적 사춘기형	비전형적
2차 성징 발달	완전	불완전
혈중 생식샘 자극 호르몬 농도	높다 (사춘기 형태)	낮다 (사춘기 전 형태)
GnRH 검사	사춘기 형태	사춘기 전 형태
생식샘 발육	완전	불완전

2) 일반적 진단 단계

① 병력: 가족력, 과거력, 발병시기, 진행속도, 출생전후 장애나 손상, 성호르몬 노출 및 투여 유무, 성장속도나 성장이 급속도로 증가된 시점을 파악한다.

② 진찰: 키와 체중 측정, 성 성숙도, 시야 검사, 두개강 내압 증가 유무 등의 신경학적 검사, 유즙분비 과다 유무, 피부 병변 여부를 확인한다.

③ 영상의학 검사 (골연령, 터키안 (sella) X선 검사, MRI 또는 CT): 진성 성조숙증으로 진단된 경우에는 남녀 모두에서 두개내 종양 유무를 확인하기 위해 터키안 MRI 또는 CT가 필요하며, 특히 남자에서 중추신경계 종양이 흔하므로 주의가 필요하다.

④ fT4, TSH, 유즙분비 호르몬: 갑상샘 저하증 또는 고유즙분비호르몬 혈증으로 인한 성조숙증을 감별한다.

⑤ 혈중 FSH, LH, E2, Testosterone 농도: 진성 성조숙증에서는 생식샘자극호르몬과 성호르몬이 모두 증가하며, 가성 성조숙증에서는 성호르몬만 증가한다 (표 11-13, 14).

표 11-13 여성 성조숙증의 전형적인 검사소견

위치	형태	HA❶	BA❶	Estrogens❷	Androgens❷	LH/FSH❷	병리	특징
진성 성조숙증								
신경내분비		+	++	+	+	+/+	특발성 신경원성	여성 증례의 95%
가성 성조숙증								
정상 변이	동성	−	−	±	−	±	없음	유방발육
	동성	−	−	−	±	−	없음	음모발생
신경내분비	이성	+	++	−	+	−	hCG 과다	종양
	동성	낮음	낮음	+	+	−	갑상샘 저하	성장 정지
난소	동성/이성	+	++	+/+++	+/+++	−	종양	
	동성	+	++	+/+++	−	±	McCune-Albright 증후군	골병변± 모반± 난소낭종
부신	이성	+	++	±	+++	+	선천 부신 과다형성	Dexamethasone으로 억제 가능
	이성/동성	+	++	+/+++	+/+++	−	종양	
외인성	이성/동성	±	±	+	+	−	steroid 섭취	
말단 기관	동성/이성	−	−	−	−	−	질 이물질, 학대,종양	
이소성	동성	+	++	−/+++	−	−	aromatase 과다	

❶ 신장연령과 골연령; − 정상; + 증가; ++ 매우 증가

❷ 호르몬 농도; − 정상 사춘기전 농도; + 사춘기 농도; ++ 성인 농도; +++ 비정상적으로 증가

HA, height age (신장연령); BA, bone age (골연령); FSH, follicle-stimulating hormone; hCG, human chorionic gonadotroin; LH, luteinizing hormone

⑥ GnRH 자극 검사: LH 최고 농도가 5 IU/L 이상이면 진성 성조숙증으로 진단한다 (표 11-14). 그러나 진성 성조숙증인 경우에도 초기에는 사춘기 전 형태를 가질 수 있으므로 추적관찰이 필요하다.

⑦ 생식샘 종양이 의심되면 혈중 또는 소변 중 hCG 농도 측정한다.

⑧ 선천 부신 과다형성이 의심되면 dehydroepiandrosterone (DHEA), 17-hydroxyprogesterone (17-OHP)을 측정한다.

⑨ 복강 내 종양이 의심되면 복부 비뇨생식기계 초음파 검사, CT, 혈중 hCG와 α-fetoprotein 측정, 정맥내 신우 조영술 (IVP), 동맥조영술 (arteriography)을 시행한다.

표 11-14 진성 성조숙증의 검사 소견

사춘기 수준의 성호르몬 농도
Estrogen (여자): E2 > 9 pg/mL
Testosterone (남자): 20-1200 ng/dL
DHEAS: 정상
성호르몬 과다가 지속
골연령 > 신장연령 > 역연령
사춘기 수준의 LH, FSH
수면 연관 LH (sleep-associated LH) 증가가 사춘기를 유발한다.
기저농도: LH 0.6 IU/L, FSH 2.0 U/L 이상
GnRH 자극 후 LH가 기저치의 2-3배 증가되면서 최고농도가 5 IU/L 이상

(5) 치료

1) 원인질환 치료
2) 진성 성조숙증
   ① GnRH agonist를 여자에서는 골연령이 12-12.5세, 남자에서는 골연령이 13-14세가 될 때까지 치료한다.
   ② Leuprolide acetate 90-140 μg/kg (Lupron depot®, 일반적으로 20 kg 미만은 1.875 mg, 20 kg 이상은 3.75 mg) 또는 triptorelin acetate (Decapeptyl depot®) 60-120 μg/kg를 4주마다 근육주사한다.
3) 가성 성조숙증: 원인 질환에 따라 cyproterone acetate, medroxyprogesterone, testolactone, ketoconazole로 치료한다.

2. 여성형 유방 (Gynecomastia)

(1) 원인

1) 신생아기나 사춘기의 생리적 원인
2) Androgen 결핍증, Klinefelter 증후군, congenital anorchia, androgen 저항성, testosterone의 생합성 장애, 후천 고환기능 장애
3) Estrogen 분비 종양
4) hCG 분비 종양
5) 약물: Spironolactone, cimetidine, digitalis, phenothiazines, antidepressants
6) 외상 또는 refeeding
7) 특발성

IV. 갑상샘질환 (Disorders of the thyroid gland)

갑상샘 질환의 종류

- 갑상샘 저하증
  - 선천 갑상샘 저하증
  - 후천 갑상샘 저하증
  - 일과성 갑상샘 저하증
- 갑상샘 항진증
  - Graves 병
  - 상염색체 우성 갑상샘 항진증
  - 갑상샘 자극 호르몬 의존 갑상샘 항진증 (TSH-dependent hyperthyroidism)
  - 일과성 갑상샘 항진증
- 갑상샘 호르몬 이동의 장애
  - Thyroxine binding globulin (TBG) 결핍증
- 갑상샘종
- 갑상샘염
- 갑상샘암

TSH, thyroid-stimulating hormone

1. 선천 갑상샘 저하증 (Congenital hypothyroidism)

(1) 원인 분류 및 빈도 (표 11-15)

표 11-15 선천 갑상샘 저하증의 분류와 빈도

분류	빈도
영구적 1차 갑상샘 저하증	1: 3,800-4,000
무형성 (30%)	
이소성 (60%)	
호르몬합성장애 (10%)	
일시적 1차 갑상샘 저하증	1: 50,000 (미국) 1: 200-8,000 (유럽)
시상하부-뇌하수체 갑상샘 저하증	1: 30,000-100,000

(2) 임상증상 및 진찰 소견

1) **영아기:** Puffy face, 변비, 수유 장애, 기면상태, 장기간 계속되는 황달, 배꼽 탈장, 특징적 얼굴 (입이 열려 있고 두꺼운 혀를 내밀고 표정이 멍청하다), 부서지기 쉽고 거친 머리카락, 차고 건조한 피부 (피하 조직의 myxedema), 체온이 낮고, 대천문이 크게 열려 있고, 지능 발달이 늦다.
2) **영아기 이후:** 성장장애, 정신박약, 운동발달장애, 맥박이 느리고 심장이 다소 커져 있고 (서맥, 심잡음, 심확대), 척추의 전만 (lordosis), 내반고 (coxa vara), 근긴장 저하, DTR 감소 소견이 보일 수 있다.

(3) 신생아 갑상샘 집단 선별 검사

1) **목적:** 조기 진단 및 생후 초기 (생후 4-6주 이내)에 L-thyroxine 투여를 통하여 조기에 기능을 정상화시킴으로 신경 발달 장애와 같은 신경학적 후유증이나 골 성숙 지연 등을 예방하는 것을 목적으로 한다.

2) **검사 시기**

① 생후 5-7일에 시행하는 것이 좋지만, 생후 48시간 이후 시행하는 경우가 많다.

② 신생아의 TSH는 생후 30분에 급상승하였다가 생후 2-3일 후에 안정이 되고, T4의 경우도 생후 24시간까지 상승하였다가 그 후 서서히 감소되므로, 최소 48시간 이후에 시행하도록 한다.

3) **검사 방법**

① TSH 또는 T4 단독으로 혹은 TSH와 T4를 동시에 측정. 비용문제로 TSH 단독 검사를 주로 시행한다.

② T4만 측정시 단점: 이소 갑상샘, 갑상샘 저형성, 보상 원발 갑상샘 저하증을 발견하지 못할 수 있다.

③ TSH만 측정시 단점: TBG 결핍, 2차 갑상샘 저하증, 고 T4혈증 등을 발견하지 못할 수 있다.

4) **해석:** 1차 검사에서 의심되는 결과 (TSH 20-25 mU/L 이상, T4 6.5 μg/dL 이하)를 보일 때 반드시 생후 2-6주에 재차 소환하여, 혈청 T4, TSH, fT4 농도 등의 정밀검사로 확진하고 치료해야 한다.

TBG 결핍

- 갑상샘 선별검사 과정에서 발견될 수 있다.
- 반성 우성 (X-linked dominant)으로 유전된다.
- Total T4 감소, fT4와 TSH 정상, T3 resin uptake 증가, 낮은 TBG 소견을 보인다.
- 치료는 필요 없다.

(4) 진단

1) 혈청 T3, T4, fT4가 감소하고, TSH가 상승한다.

2) **방사선 요오드 섭취율 (^{131}I uptake):** 없거나 낮다.

3) **갑상샘 스캔:** 무형성 및 이소 갑상샘 진단에 유용하다. 그러나 갑상샘 호르몬 합성 과정 중 유기화 (organification) 장애가 있는 경우는 감소하지 않아 진단할 수 없다. 무형성 외에도 요오드 섭취 장애, 갑상샘자극호르몬 수용체 결합 항체 (TRBAb), 갑상샘 자극호르몬 수용체 결합 때에는 스캔에서 갑상샘이 음영되지 않는다.

4) **갑상샘 초음파:** 진단에 도움이 되나 이소 갑상샘을 발견하지 못할 수 있다.

5) **뼈 X선 검사:** 화골핵 출현이 늦어지고, 골단형성 부전증이 나타난다.무릎 관절의 골단핵이 입방골에 좀먹은 모양 (moth-eaten appearance)을 보인다.

6) **TRH 자극 검사**

① 갑상샘 병변: 과장된 반응

② 뇌하수체: 무반응

③ 시상하부: 정상 반응

7) **Perchlorate 방출검사:** 갑상샘 내 유기화 과정의 장애로 인한 갑상샘 저하증을 진단한다.

8) 혈중 콜레스테롤 농도가 상승 (270-600 mg/dL)한다.
9) 빈혈, 심전도 상 서맥, 낮은 전압, 혈중 alkaline phosphatase의 감소, carotene 농도 상승, creatinine phosphokinase 증가 소견을 보인다.

(5) 치료

1) 선별 검사 시 대개 4-6주 이내에 치료를 시작한다. 진단 확인 및 원인을 규명하기 위한 검사가 2-5일 이내에 이루어져야 하며, 시간이 오래 걸릴 경우, 갑상선 스캔을 시행하지 않고 바로 갑상선 제제 (sodium-L-thyroxine)를 투여하기 시작한다.
2) **치료 시작 용량:** 10-15 μg/kg/d가 신경학적 후유증 예방에 적절하다고 추천된다.
3) **유지 용량**
   ① 치료 시작 후 첫 6개월에는 4-6주 간격, 6-18개월에는 2개월 간격, 그 다음 해에는 6개월 간격으로 추적 관찰하며 투여 용량을 조절한다.
   ② 치료 시작 후 T4, fT4 농도는 1주일 이내로 정상화되고, 2-5개월 지나서야 TSH 농도가 정상화된다.
   ③ 일반적으로 T4 농도를 정상 범위중 상위 수준인 10-16 μg/dL가 되도록 투여 용량을 조절하며, T3 농도는 70-220 ng/dL 정도 되도록 한다.
   ④ 혈중 TSH 농도가 정상 범위를 유지하는 것을 기준으로 치료용량 조절 시에는 과도한 치료의 가능성이 있으므로 주의하여야 한다.
4) **부작용:** 과량의 갑상선제제 투여시 다음과 같은 증상이 나타난다.
   ① 1세 미만: 짜증, 보챔, 흥분 등
   ② 1세 이상: 식은땀, 설사, 손떨림, 빠른맥, 두개골 조기 봉합 등

(6) 예후

1) **조기 치료의 효과**
   일찍 (생후 4-6주 이내) 치료하면 신체적, 정신적 성장에 대한 예후는 비교적 좋다. 그러나 매우 낮은 T4 농도, 아주 심한 골격 성숙 지연이 있는 경우에는 조기 치료를 해도 지능에 대한 예후가 비교적 좋지 않을 수 있다.
2) **성장에 관한 예후**
   신생아 검진으로 조기에 치료를 시작한 경우, 3-7세경에는 18-25%에서는 정상 신장을 갖게 된다는 보고가 있으며, Kaplan 등은 생후 2년 내에 치료를 받은 환자의 83%에서 성장상태는 정상이며 생후 2년에 치료를 받은 환자는 50%에서만 성장이 정상으로 된다고 보고하였다.
3) **신경발달에 관한 예후**
   ① 인간의 뇌의 발달은 태생기 후반과 출생 후 2-3세에 주로 일어나고, 갑상샘 호르몬은 nerve growth factor (NGF) 생성을 촉진시켜 신경발달을 촉진시키므로, 갑상샘 결핍증이 초래된 경우, 특히 뇌 발달이 왕성한 시기인 태생기 후반과 생후 2-3년 사이에 결핍된 경우 신경아교세포 유사분열 (glial cell mitosis)과 아교세포 이동 (glial migration)이 지연되며 말이집형성(myelinization)이 감소되고 뇌의 무게도 감소되며 지능저하가 초래된다.
   ② 3개월 이전에 치료를 시작한 경우 평균 IQ는 89 이며, 3-6개월에 치료를 시작한 경우 평균 IQ는 70 정도, 7개월 지나 치료를 시작한 경우 평균 IQ는 54 정도이다.

2. 만성 림프구 갑상샘염 (Chronic lymphocytic thyroiditis, Hashimoto thyroiditis)

(1) 역학

1) 소아와 청소년에서 가장 흔한 갑상샘 질환으로 후천 갑상샘 저하증의 가장 흔한 원인이다.
2) 6세 이후에 발생하나 호발 연령은 사춘기 이후이다.
3) 여아에서 남아보다 4-7배 발생 빈도가 높고 가족력 (30-40%)이 존재한다.
4) 정상 기능을 보이는 갑상샘종의 65%를 차지한다.
5) 특정 HLA 항원, HLA-DR4, HLA-DQW7에서 잘 발생한다.

(2) 원인

1) 갑상샘 조직에 대한 자가 항체를 생산하는 기관 특이 자가 면역 기전에 의해 발생한다.
2) 조직학적으로 갑상샘 내 림프구 침윤이 특징이며, 60%는 T세포, 30%는 B세포이다.

(3) 임상 양상

1) **초기**: 대개 동통 없이 미만성으로 커져 있다.
2) **증상**
   ① 대부분은 정상 갑상샘 기능을 보이나 (euthyroidism with thyromegaly), 무증상 갑상샘 저하증 (subclinical hypothyroidism: 정상 T3, fT4, 약간 증가된 TSH), 뚜렷한 갑상샘 저하증, 갑상샘 항진증 등 다양하게 나타난다.
   ② 처음에 정상 갑상샘 기능 (euthyroidism)을 보이는 환자 중 10-20%에서는 5년 안에 갑상샘 저하증으로 진행한다.
   ③ 갑상샘 증가증 (hashitoxicosis)은 소수에서 나타나며 일시적이고 저절로 호전된다.
   ④ 다른 자가 면역성 질환 (인슐린 의존 당뇨병, Addison 병, 부갑상샘 저하증)이 동반될 수 있고, 인슐린 의존 당뇨병, Turner 증후군, Down 증후군에서는 갑상샘 항체 양성률이 높다.

갑상샘 자가항체의 종류

- 항과산화효소 항체 (thyroid anti-peroxidase Ab, anti-microsomal Ab): 갑상샘 효소 기능을 억제하고 자연살 세포(Natural Killer cell)의 세포 독성을 자극
- 항갑상샘글로불린 항체(anti-thyroglobulin Ab)
- 갑상샘 자극 호르몬 수용체-결합 억제 면역글로블린 (TSH receptor-binding inhibiting immunoglobulin, TBII): 자극 항체와 차단 항체를 모두 측정한다. TBII > 30%이면 갑상샘 항진증을 보인다.
- 갑상샘 자극 호르몬 수용체 자극 면역글로블린 (TSH receptor-stimulating immunoglobulin, TSI): TSI > 300% 이면 갑상샘 항진증을 보인다.

(4) 진단

조직검사 (parenchymal atrophy, lymphocyte의 침윤, germinal center formation)로 확진하지만, 다음 5가지 중 3가지 이상이면 진단할 수 있다.

1) 미만 갑상샘 종대 (80-90%)

2) 갑상샘 스캔의 이상 소견: 환아의 50%는 방사선 요오드의 섭취가 균일하지 않고, 불규칙하고, 조화되지 않은 모양
3) 갑상샘 항체 양성 (90-95%)
  ① Anti-thyroglobulin Ab는 환아의 50-60%, anti-microsome Ab는 90% 이상에서 양성
  ② 2가지 항체 중 하나가 양성인 경우는 95% 이상
4) 정상 또는 무증상 갑상샘 저하증 (subclinical hypothyroidism: 정상 T3, fT4, 약간 증가된 TSH)
5) Perchlorate 방출 검사 양성

(5) 치료

1) 갑상샘 저하증시 sodium-L-thyroxine (Synthyroid®)을 100 $\mu g/m^2/d$
2) 용량 조절
  ① 증세의 호전이나 검사소견의 정상화를 기준으로 용량을 조절한다.
  ② 주기적 관찰이 필요하며, 갑상샘종의 크기를 줄이기 위해서는 생리적 용량보다 많은 양을 투여하는 것이 좋다.

(6) 예후

1) 결절성인 경우 아주 드물게 갑상샘암으로 진행하기도 하므로 주기적 관찰이 필요하다.
2) 자연 경과 중 자연 치유 되는 경우는 약 30%이다.

3. 단순 교질 갑상샘종 (Simple colloid goiter)

(1) 역학: 주로 사춘기 또는 청소년기 여자에서 흔한 미만성 갑상샘 종대로, 정상 기능을 나타내는 비중독 갑상샘종 (euthyroid nontoxic goiter)의 1/3을 차지한다.

(2) 원인: 원인 불명이나, 급속 성장에 따른 체내 호르몬 수요량의 증가로 인한 대상성 비대로 생각된다.

(3) 조직 소견: 편평 상피를 가진 교질 (colloid)로 꽉 찬 여포 (follicle)

(4) 임상 양상: 특이 증상은 없고, 갑상샘 기능도 정상이다. 때로는 TSH치가 약간 낮으나 갑상샘 항체는 음성이다.

(5) 치료: 치료는 필요치 않으나, 주기적인 관찰이 필요하고 갑상샘이 너무 클 때는 갑상샘 호르몬 제제 (sodium-L-thyroxine)를 투여할 수도 있다.

4. Graves 병 (Graves disease)

(1) 원인

1) **면역학적 이상**
  ① 억제 T 림프구의 양적 및 질적 이상과 이에 의한 보조 T세포의 표현을 통해 갑상샘 자가 항원에 감작된 T 림프구가 증식되어 B 림프구를 자극한다.
  ② 갑상샘 세포막내 TSH 수용체에 대한 자가 항체 (thyrotropin receptor-stimulating Ab, TRSAb)가 생성되고, 이 항체가 TSH 대신 갑상샘 세포의 성장과 기능을 자극하여 발생한다.
2) TSH receptor stimulating immunoglobulin (TSI) 이외에 TSH receptor-binding

inhibiting immunoglobulin (TBII)도 생산되며, TSI > 300% 또는 TBII > 30%이면 갑상샘 항진증을 보인다.

3) 안구 돌출은 항체가 외안근과 안와 섬유모세포와 결합하여 섬유모세포에서 glycosaminoglycan의 합성을 자극하고, 외안근에서는 세포 독성 효과를 나타내어 초래된다.

4) 백인은 HLA B8과 DR3, 우리나라 소아는 DQW6, DQW4, DR4, B46에서 빈도가 높다.

(2) 임상 증상

1) 교감 신경계의 기능 항진 증상으로 행동 과다, 정서 불안정 (nervousness), 심계항진, 손 떨림, 땀 분비 증가, 빈맥, 수축기 혈압 상승으로 인한 맥압 증가를 보인다.

2) 갑상샘이 전체적으로 커지고 단단해진다.

3) 갑상샘 부위에서 잡음을 청진할 수 있고, 진동 촉진 가능하다.

4) 안구 돌출: 소아에서는 심하지 않다.

5) 성장 촉진: 식욕은 좋으나 체중은 오히려 감소하는 경우가 흔하다.

6) 갑상샘 발증 (crisis): 성인의 경우보다 아주 드물지만 갑자기 고열이 나고 심한 빈맥, 구토, 설사, 불안정, 허탈, 혼수에 빠져서 간혹 사망하기도 한다.

(3) 검사 소견

1) 혈청 T4 증가, T3 증가, TSH는 정상 또는 감소

2) 방사선 요오드(I) 섭취율: 50% 이상 (T3 suppression test에서 억제되지 않는다.)

3) 갑상샘 스캔: ^{131}I나 ^{99}mTc로 갑상샘 종대 상태를 관찰한다.

4) 자가 항체: Anti-thyroglobulin Ab와 anti-microsome Ab가 약하게 양성으로 나타난다. TSI 혹은 TBII가 양성이다.

5) 기타: 골연령 상승, 두개경화증, 골밀도의 감소

(4) 치료

1) **항갑상샘제 치료:** Thionamide 유도체인 propylthiouracil (PTU), methimazole, carbimazole 등

① 작용기전

a. 요오드의 유기화를 억제시켜 갑상샘 호르몬의 합성을 차단한다.

b. 갑상샘 자극 항체의 역가를 감소시키거나 소실시켜 관해 유도한다.

c. PTU: 말초조직에서 T4가 T3로 전환하는 것을 억제하는 효과가 있다.

② 치료 용량: PTU (5-10 mg/kg/d)는 반감기가 4-6시간이므로 1일 3회로 나누어 투여하고, methimazole (0.25-1 mg/kg)은 반감기가 12-16시간으로 초기에는 모두 1일 3회 투여하다가 갑상샘 중독증이 조절된 이후에는 1일 1-2회로 투여할 수 있다.

③ 부작용

a. 성인보다 소아에서 더 흔하다. 환자의 20-30%에서 간기능 상승, 일시적인 백혈구 감소, 발진, 두드러기, 무과립증, 관절통, 오심, 간염 등이 초래될 수 있다.

b. 부작용이 나타난 환자의 1/4-1/3에서는 약물 중단이 필요하고 나머지는 다른 thionamide 약물로 대체 후 호전된다.

c. 무과립증: 가장 심한 부작용으로 치료시작 후 4-8주에 나타나는데 이때는 즉시 투약을 중지하고, 환자의 격리와 항생제 투여가 필요하다.

d. Graves 병이 있는 성인에서 thionamide 약물로 치료를 받은 경우에 방사선요오드법에 비해 5배, 수술을 한 경우보다 8배나 갑상샘 암종 (thyroid carcinoma)의 발생빈도가 높고, 갑상샘 샘종 (thyroid adenoma) 발생빈도는 동위원소 치료에 비해 10배, 수술요법에 비해 20배 더 높다.

2) **교감신경차단제 투여**: Propranolol (0.5-2.0 mg/kg/d, tid)

① 갑상샘 항진증의 임상 증세가 호전되기 전까지 항갑상샘제와 함께 투여한다.

② 증상이 소실되고 혈청 T4 농도가 정상으로 회복되면 중단한다.

3) **수술요법**: 수술자의 기술과 경험이 가장 중요한 성공 요건이다.

① 적응증

a. 약물 치료의 효과가 없거나 약물의 부작용이 있을 때

b. 갑상샘 종대가 아주 크거나 (80 g) 갑상샘 중독증이 있을 때

② 수술 방법

a. 부분 갑상샘절제술 (subtotal thyroidectomy): 가장 많이 이용된다. 수술 후 80%에서 갑상샘 항진증이 소실되나 약 60%에서는 갑상샘 저하증이 발생하고, 10-15%에서는 갑상샘 항진증이 재발한다.

b. 완전 갑상샘절제술 (total thyroidectomy): 갑상샘 항진증의 재발을 막기 위해 최근에 증가하고 있지만 (재발율 3%), 거의 모든 경우에 영구적인 갑상샘 저하증이 발생한다.

4) **방사선 요오드법**

① 효과

a. 가장 편리하고, 경제적이며, 치료효과가 높지만 소아에서는 충분한 자료가 없는 상태이다.

b. 효과는 동위원소량에 비례하는데 고용량 (150-200 Ci/g tissue) 요법시 관해율은 90% 이상이다.

c. 60-90%에서 갑상샘 저하증이 초래된다.

d. 갑상샘종의 크기와 TSHR Ab 농도에 의해 영향을 받는다.

② 부작용: 드물게 일시적인 동통, 안구증상의 악화, 오심이 오고, 아주 드물게 갑상샘 중독증, 일시적인 저칼슘혈증이나 부갑상샘 항진증 등이 올 수 있다.

5. 선천 갑상샘 항진증 (Congenital hyperthyroidism)

(1) 원인: 드물지만, Graves 병을 앓고 있는 산모의 신생아에서 산모의 TSH receptor-stimulating immunoglobulin (TSI)이 태반으로 이행되어 나타난다.

(2) 임상 양상

1) 대개 일과성으로 산모로부터 이행된 TSI가 소실되면 저절로 증상이 사라지는데 경과는 3-12주 정도이다.

2) 출생시 대개 저체중을 보이며, 갑상샘 종대를 보이다.

3) 보챔, 안면 홍조, 고열, 빈맥, 안구 돌출 등의 증상이 나타나기도 한다.

(3) 치료: 증상이 심할때는 진정제, 요오드 용액 (Lugol' s iodine), digitalis 및 산소 공급, 또는 적당량의 PTU 또는 methimazole 투여한다.

6. 갑상샘 암 (Carcinoma of the thyroid)

(1) 종류 및 빈도

1) 소아에서는 매우 드물어 15세 이하 악성 종양의 1.5%를 차지한다. 여자에서 2-3배 많다.
2) 갑상샘 결절의 20%가 갑상샘 암, 70-80%는 낭성 병변 또는 양성 종양으로 보고된다.
3) 유두암이 가장 흔하다.

(2) 증상: 단단한 갑상샘 결절, 경부 림프절 비대, 쉰 목소리, 연하곤란, 호흡곤란 등의 압박 증상으로 나타난다.

(3) 진단

1) 대부분 갑상샘 기능은 정상이다.
2) 갑상샘 스캔, 미세침 흡입 세포진단 검사, 결절의 전절제 및 조직검사로 진단한다.
3) 폐로 잘 전이되어, 속립 결핵과 감별이 필요한 경우도 있다.

(4) 치료

1) 외과적 제거술을 시행하고 필요에 따라 방사선 요오드 치료를 병행한다.
2) 수술 후에는 보충요법으로 L-thyroxine을 투여한다.

V. 부갑상샘질환 (Disorders of the parathyroid gland)

신체 내 칼슘의 90%와 인산의 80%는 골격에 있다. 그러므로 칼슘과 인산의 변화는 골 질환과 밀접한 관계가 있으며, 3가지 중요한 호르몬, 즉 부갑상샘 호르몬 (parathyroid hormone, PTH), calcitonin, 활성 비타민인 calcitriol (1,25(OH)$_2$ D$_3$)이 관련되어 있다. PTH는 골격에서 칼슘을 뽑아 혈중 농도를 증가시키고, 신장에서 칼슘 재흡수를 증가 시키며, calcitriol 형성을 촉진시켜 장에서 칼슘 흡수를 촉진시킨다. calcitonin은 골격, 신장 및 장에서 칼슘흡수를 억제시켜 혈중칼슘의 농도를 감소시키는 작용을 한다.

1. 저칼슘혈증 (Hypocalcemia)

(1) 정의

총 혈청 칼슘 농도가 <7.0 mg/dL (1.75 mmol/L), 혹은 이온화 칼슘농도<4.0 mg/dL (1 mmol/L)인 경우를 저칼슘혈증이라고 한다.

(2) 원인

1) **신생아 저칼슘혈증** (neonatal hypocalcemia) (p153 참조)
   ① 조기 발병형 신생아 저칼슘혈증 (early-onset neonatal hypocalcemia)

a. 저체중아나 아픈 아기에서 생후 첫 3일 이내에 나타나는 것으로 주로 PTH가 일시적으로 적게 분비되어 초래된다.
b. 몸떨림, 경련, 무호흡, 심근 장애 등이 나타난다.
c. 총 칼슘보다 이온화 칼슘이 주로 영향을 미치며, 이온화 칼슘이 4.0 mg/dL 이하일 때 증상이 나타난다. 심전도상 QT 간격이 0.4 msec이상으로 증가된다.

② 지연 발병형 신생아 저칼슘혈증 (late-onset neonatal hypocalcemia)
a. 만삭아이면서 건강한 영아에서 생후 7일 이후에 초래된다.
b. 분유 섭취로 인한 고인산혈증, 비타민 D 결핍 혹은 비타민 대사 이상으로 초래된다.

유아와 소아연령에서 정상 칼슘의 농도

연령	총 칼슘농도 (mg/dL)
신생아	7.6-11.4
남아 1-15세, 여아 1-12세	9.6-10.6
남아 15-17세	9.5-10.5
남아 17-19세, 여아 12-15세	9.5-10.4
여아 15-19세	9.1-10.3

2) **부갑상샘 저하증** (hypoparathyroidism)
① 중증 질환: 일시적 부갑상샘 저하증 혹은 고칼시토닌혈증으로 저칼슘혈증이 초래된다.
② 부갑상샘 형성부전: DiGeorge 증후군, Kearns-Sayre 증후군
③ 가성 부갑상샘 저하증: 다양하게 PTH에 대한 저항성을 나타낸다. Albright 등이 단지증, 둥근 얼굴, 저신장증, 지능저하를 처음으로 기술하였으며, 이러한 소견을 보이는 경우를 type Ia, 보이지 않는 경우를 Ib라고 한다. Type II는 PTH 투여로 소변 내 cyclic AMP는 증가되지만 인의 배설은 거의 나타나지 않는다. 나머지 형으로는 가성 부갑상샘 저하증, 가성 특발 부갑상샘 저하증 등이 있다.
④ PTH 합성 장애
⑤ 자가면역 부갑상샘 저하증 (autoimmune polyglandular syndrome type 1)의 일원으로 혹은 단독으로 나타난다. 30%에서 항체가 발견된다.
⑥ 수술, 방사선 치료 후 부갑상샘 저하증
⑦ 저마그네슘 저칼슘혈증: 저칼슘혈증의 기전은 PTH 분비저하와 PTH의 신장과 골격에 작용 저하이다. 마그네슘이 위장관 혹은 신장에서 많이 배설되어 나타난다.
⑧ 상염색체 우성 고칼슘뇨 저칼슘혈증: 부갑상샘 세포와 원위세뇨관에서 발현되는 칼슘 인지 수용체의 돌연변이에 의한다. 이온화 칼슘에 대해 부갑상샘의 set point가 낮게 설정되어 나타난다.

3) **비타민D 대사 장애** (disorders of vitamin D metabolism) (표 11-16)
비타민D 결핍 골질환 (소아에서는 구루병, 성인에서는 골연화증)을 보인다.
① 영양 결핍에 의한 구루병
② 25(OH)D_3 대사 이상 장애: 혈중 25(OH)D_3 농도가 낮다.
a. 간 및 간담도 질환 (hepatic and hepatobilliary disease)
b. 소화기 질환 (gastrointestinal disease)
c. 단백 소실 질환 (protein wasting disorders)

d. 약물 유발: Phenobarbital 혹은 phenytoin

③ 1,25$(OH)_2D_3$ 대사 이상 장애

a. 1형 비타민D 의존 구루병 (가성 비타민D 의존 구루병): 혈중 1,25$(OH)_2D_3$ 농도가 낮다.

b. 2형 비타민D 의존 구루병: Calcitriol에 대한 표적장기 저항으로 혈중 1,25$(OH)_2D_3$ 농도가 증가한다.

④ 비타민D 저항 구루병

a. 성염색체 저인산혈증 구루병 또는 1차 저인산혈증 구루병이 가장 흔하다. 성염색체 우성으로 유전된다.

b. 근위세뇨관에서 인산 재흡수가 되지 않아 초래되며, 신성 당뇨 (renal glycosuria)가 나타나는 경우도 있다. 임상 소견으로는 남아에서 심한 성장장애와 골격기형이 초래되며, 여자에서는 다양하게 나타난다.

⑤ 고칼슘뇨증 저인산혈증 구루병 (hypercalciuric hypophosphatemic rickets)

⑥ 종양 유발 골연화증 (tumor induced osteomalacia): 저인산혈증이 나타나며 혈중 칼슘 농도는 다양하게 나타난다.

표 11-16 구루병 (rickets)의 종류별 생화학적 특성

분류		혈중						소변
		인산	칼슘	HCO_3	25 $(OH)D_3$	1,25 $(OH)_2D_3$	PTH	칼슘
영양 장애	비타민D결핍	감소-증가	감소	정상	감소	감소-증가	증가	감소
	칼슘결핍	감소	감소	정상	정상	증가	증가	감소
	미숙아❶	감소	정상	정상	정상	증가	정상	증가
저인산 혈증	반성유전	감소	정상	정상	정상	정상	정상-증가❷	정상-증가❷
	상염색체우성	감소	정상	정상	정상	정상	정상	정상
	고칼슘뇨증	감소	정상	정상	증가	증가	감소	증가
	Fanconi증후군	감소	정상	감소	정상-감소	정상-감소	정상-증가	정상-증가
비타민D 대사장애	1α-수산화 효소결핍증	감소-정상	감소	정상	정상	감소	증가	감소
	calcitriol저항	감소-정상	감소	정상	정상	증가	증가	감소
요독증	골이형성증	증가	감소-증가	감소	정상	감소	증가	감소-증가

❶ 상대적인 인산 결핍에 의한 가장 흔한 소견

❷ 치료의 결과로 PTH와 소변내 칼슘 증가

(3) 증상 (표 11-17)

표 11-17 저칼슘혈증의 증상

경련
테타니, 손목과 발의 연축 (carpopedal spasm, Trousseau 징후), 얼굴 연축 (Chvostek 징후), 감각 이상 (paresthesia)
백내장
심혈관계 장애: QT 간격 연장, 심부전
연 조직 석회화 및 뼈연골종증 (exostosis)

(4) 진단 (표 11-18)

표 11-18 저칼슘혈증에서 인산 및 비타민 D, PTH 농도와의 관계

분류	혈중 농도			
	인산	25-(OH)D_3	1,25(OH)$_2D_3$	PTH
신생아기				
조기 저칼슘혈증	정상	정상	정상 또는 감소	정상 또는 감소
후기 저칼슘혈증				
부갑상샘 저하증	증가	정상	정상 또는 감소	감소
요독증	증가	정상	감소	증가
소아기				
중증 질환	정상	정상	정상	감소
부갑상샘 저하증	증가	정상	감소	증가
가성부갑상샘 저하증	증가	정상	감소	증가
비타민 D 결핍 구루병	감소-증가	감소	감소-증가	증가
비타민 D 의존 구루병	감소	정상	증가	증가
급성인산부하 (overload)	증가	정상	?	증가

(5) 치료

1) 저칼슘혈증으로 인한 테타니 또는 경련에 대한 응급 치료

① 10% calcium gluconate (elemental calcium 9.3 mg/mL) 1-2 mL/kg를 0.5-1 mL/m의 속도로 심박수 관찰하면서 정맥투여하고, 급성 증상 소실 이후 유지 치료로 5-8 mL/kg/d로 정상 칼슘 농도에 도달될 때까지 투여한다. 반동성 저칼슘혈증을 피하기 위하여 25-50% 정도로 감소시켜 천천히 끊는다. 구강 섭취가 양호한 경우 동일한 용량을 4-6회로 나누어 경구 투여한다.

② 1,25(OH)$_2D_3$ (calcitriol): 초기에 0.25 μg/d로 경구 투여 후 0.01-0.10 μg/kg/d (최대 1-2 μg/d) bid로 유지한다.

2) 신생아 저칼슘혈증

① 조기 저칼슘혈증은 대개 무증상이나 미숙아에서 총 혈청 칼슘 농도가 6 mg/dL, 만삭아에서 7 mg/dL 이하인 경우에는 반드시 치료해야 한다.

② 후기 저칼슘혈증의 경우 모유수유를 하거나 저인분유를 먹이고, 경구 칼슘을 보충한다.

3) 부갑상샘 저하증

① 1,25(OH)$_2D_3$ (0.2-0.6 μg/kg/d)를 투여한다.

② 혈청 칼슘 농도를 8.5-9.0 mg/dL로 유지한다.

③ 우유, 달걀, 치즈 같이 인이 풍부한 식품의 섭취 제한한다.

④ 저마그네슘혈증이 있는 경우 50% magnesium sulfate (0.1-0.2 mL/kg)를 정맥 또는 근육 주사한다.

4) **구루병**

① 1,25(OH)$_2$D$_3$ (0.25-0.7 μg/kg/d)를 투여한다.

② 경구 인산제제

a. Element phosphorus 0.25-3 g/d, 30 mg/kg/d로 시작하여 70 mg/kg/d까지 증량한다.

b. 연령, 치료에 대한 반응 등을 고려하여 하루 4-6회로 나누어 투여한다.

치료제로 사용되는 Vitamin D, calcium, magnesium, phosphate

종류	제제	성분	Elemental mineral
Vitamin D	Calcitriol	0.25 μg/capsule	
Calcium	Calcium gluconate (IV) Calcium carbonate	93 mg/g 400 mg/g	93 mg/10mL 500 mg/tablet
Magnesium	Magnesium sulfate (50% solution) Magnesium oxide	 603 mg/g	49 mg/mL 241 mg/tablet
Phosphorus	Neutraphos® Neutraphos-K® K-Phos Origina® Joulie solution		250 mg/packet (powder) 250 mg/packet (powder) 114 mg/tablet 27 mg/mL

2. 고칼슘혈증 (Hypercalcemia)

(1) 정의: 총 혈청 칼슘 농도가 10.8-11.3 mg/dL 이상인 경우

(2) 원인 (표 11-19)

표 11-19 고칼슘혈증의 원인

- 부갑상샘호르몬 과다 (PTH excess)
  - 1차 부갑상샘항진증
    - 부갑상샘 샘종 (adenoma)
    - 부갑상샘 과다형성 (hyperplasia)
    - 다발성 내분비 종양 (multiple endocrine neoplasia, MEN type 1, type 2A)
    - 이소 부갑상샘 생산
  - 2차 부갑상샘항진증
    - 산모의 부갑상샘저하증
    - 장 및 간질환
    - 신장 골형성장애 (renal osteodystrophy)
- 부갑상샘호르몬 관련단백 과다 (PTHrP excess)
- Ca^{2+} 인지 (sensing) 수용체 불활성화 변이
- 부갑상샘호르몬/관련단백 수용체의 변이 (PTH/PTHrP receptor mutation)
- 비타민D 과다
- 원인불명: Williams 증후군
- 기타: 저인산혈증, 장기간 부동 (prolonged immobilization), 갑상샘항진증 (thyrotoxicosis), 비타민A 과다증

PTH, parathyroid hormone; PTHrP, parathyroid hormone–related peptide

(3) 증상

1) 신생아기에는 식욕부진, 체중감소, 탈수, 근력저하, 늑골 발육부전으로 인한 호흡곤란, 빈혈 등이 나타날 수 있다.
2) 위장계 증상으로 구토, 구역, 복통, 변비 등이 나타난다.
3) 중추신경계으로 망상, 환각, 혼돈, 기억력 장애, 흥미소실, 의식장애 등이 나타난다.
4) 신경근육계 증상으로 쇠약감, 피로감, 근육 위축 (특히 하지), 혀의 연축 (twitching), 감각이상 등이 나타난다.
5) 고칼슘혈증으로 신장으로 칼슘 여과가 증가하여 다음, 다뇨, 요석으로 인한 통증, 고혈압 등이 나타난다.

(4) 진단 (그림 11-2, 표 11-20)

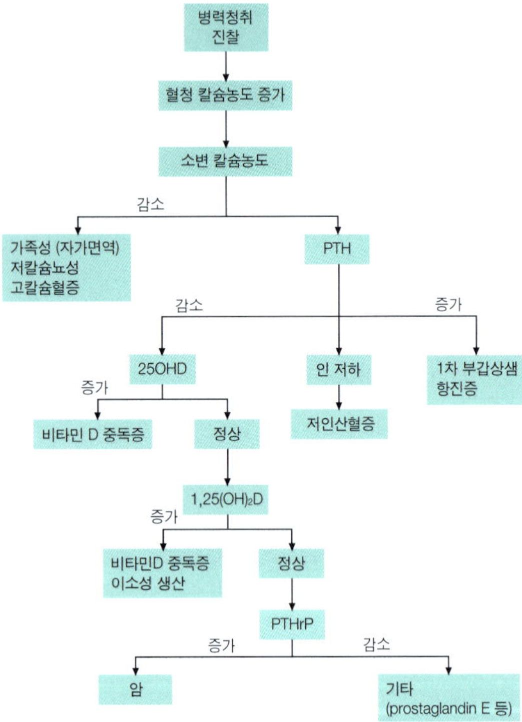

그림 11-2 고칼슘혈증의 진단

표 11-20 부갑상샘 항진증의 진단

검사방법	소견
혈액검사	고칼슘혈증, 저인산혈증, 고염소성 산혈증, alkaline phosphatase 증가
소변검사	신세뇨관 인산 재흡수율 80% 이하로 감소 소변 내 아미노산과 cAMP농도 증가
방사선검사	골밀도 감소, 손가락과 쇄골 피하의 골막 흡수현상, 두개골의 골흡수현상 (salt & pepper pattern), 치아판 (lamina)의 감소, 골반 및 장골에 낭종
심전도	S-T 분절이 짧아지고 심블록을 유발하여 심정지가 발생할 수 있다.

(5) 치료

1) 저칼슘 식이를 하고 과도한 비타민 D 섭취를 피한다.
2) 칼슘 농도가 13.5 mg/dL 이상이면 응급 상황으로 즉시 칼슘 농도를 낮추어 주어야 한다.
   ① 생리식염수 (10-20 mL/kg/h)를 투여하고, furosemide (1-2 mL/kg)를 6시간마다 투여한다.
   ② Hydrocortisone (1 mg/kg, 6시간마다 정주): 비타민 D의 작용을 방해하여 장에서 칼슘 흡수를 감소시킨다.
   ③ Calcitonin (10 U/kg, 피하주사): 골흡수 (bone resorption)를 방해한다.
   ④ Bisphosphonates: 파골세포 기능을 억제하고 골 재흡수를 감소시키며, 만성적으로 고칼슘혈증이 지속될 경우 사용할 수 있다.
   ⑤ 혈액투석: 칼슘 농도가 낮거나 없는 투석액을 사용하여 다른 치료로 반응이 없는 심한 고칼슘혈증에서 빠르게 칼슘농도를 낮출 수 있다.
3) 부감상샘 증식이 있을 경우 부분절제를 하며 샘종은 제거수술을 한다. 제거 수술 후에 저칼슘혈증과 테타니 발생을 주의깊게 관찰하고 필요하면 정맥으로 칼슘을 보충한다.

Ⅵ. 부신질환 (Disorders of the adrenal gland)

부신 겉질의 조직학적 구조와 기능

- Zona glomerulosa: Aldosterone 합성, renin-angiotensin system, 혈청 K 농도, ACTH, dopamin에 의해 조절
- Zona fasciculata: Cortisol, adrenal androgen 합성, ACTH에 의해 조절
- Zona reticularis: Adrenal androgen 합성, ACTH에 의해 조절

1. 부신 기능 부족증 (Adrenal insufficiency)

(1) 원인 (표 11-21)

1) **1차 부신 기능 부족증** (primary adrenal insufficiency)
   ① 부신 겉질 자체의 결함으로 발생한다.
   ② 후천 1차 부신 기능 부족증 (acquired primary adrenal insufficeincy)을 Addison 병 (Addison disease)이라고 한다.
   ③ 감염에 의한 경우, 과거에는 결핵으로 초래되는 경우가 많았으나, 진균 감염, 수막알균 감염 등 (20%)으로 초래될 수 있다.
   ④ 자가면역성 다선 증후군 (autoimmune polyglandular syndrome)
      a. Type I autoimmune polyendocrinopathy (APS-1): 피부 점막 진균증 (candidiasis)이 가장 흔한 첫 증상이며 부갑상샘저하증, 부신기능 부족증이 전형적으로 조기

청소년기에 나타난다.

b. Type II autoimmune polyendocrinopathy (APS-2): 생식샘 기능부전, 탈모증, 백반증, 장 흡수장애 (intestinal malabsorption), 만성 활동성 간염 등과 밀접한 관련이 있으며, 10% 미만에서 인슐린 의존 당뇨병, 갑상샘 저하증 동반한다.

2) **2차 부신 기능 부족증 (secondary adrenal insufficiency)**

① 뇌하수체에서 ACTH 분비가 결핍되어 초래된다.

② 가장 흔한 원인은 지속적으로 고용량의 당질코르티코이드를 투여하여 시상하부-뇌하수체-부신 축이 억제되어 있는 환자에서 갑자기 투약을 중단하거나 너무 빨리 용량을 줄일 때 나타난다.

(2) 임상 양상

1) 증상: 오심, 구토, 설사, 복통, 체중감소, 혼미, 혼수, 어지러움, 탈력, 피로, salt craving

2) 징후: 탈수, 저혈압, 기립성 저혈압, 쇼크, 지남력장애 (disorientation), 색소 침착

3) 검사 소견: 저혈당, cortisol 저하 또는 정상, ACTH 증가, aldosterone 정상 (환자의 저나트륨혈증, 고칼륨혈증, 저혈량상태를 고려하면 부적절하게 낮음), 혈청 renin 활성도 증가, 호산구증가증

표 11-21 부신 기능 부족증 (adrenal insufficiency)의 원인

1차 부신기능 부족증
유전적 원인
선천 부신 과다형성 (congenital adrenal hyperplasia, CAH)
선천 부신 저형성 (adrenal hypoplasia congenita)
부신백색질장애 (adrenoleukodystrophy)
가족성 당질코르티코이드 결핍
Smith-Lemli-Opitz 증후군, Wolman 병
자가면역성
감염 (결핵, 후천면역결핍 (AIDS), 진균증)
급성양측 부신 출혈
패혈증 동반: Waterhouse-Friderichsen 증후군
패혈증 동반 안한 경우: anti-phospholipid antibody, hemorrhagic diathesis
2차 부신기능 부족증
뇌하수체 저하증: 선천, 후천, 종양, 외상, 방사선조사
의인성: 만성 스테로이드 치료

(3) 진단

1) **혈중 cortisol 및 ACTH 농도**

① 이른 아침 혈청 cortisol: 5 μg/dL 이하

② 소변 내 17-hydroxycorticoid: 24시간 내 1.5 mg/m^2 이하

③ 혈중 ACTH 200 pg/mL 이상 증가시 1차, 낮으면 2차를 의심한다.

2) **ACTH 투여 전후의 cortisol 농도**

① 속성 ACTH 검사 (Rapid ACTH test): Tetracosactrin (ACTH 1-24, Synacthen®, Cortrosyn®) 250 μg/m^2 (또는 15 μg/kg) IV 투여 후 30분, 60분 뒤 혈청 cortisol을 측정하여 최고치가 15 μg/dL 보다 높지 않은 경우 1차 부신 기능부전으로 확진한다.

② 지속성 ACTH 자극검사: 장기적으로 기능이 저하된 경우, Synacthen depot®을 매일 1 mg씩 3일 투여 후, cortisol을 측정해 증가되지 않을 경우 1차성으로 진단한다.

3) **뇌하수체의 ACTH 분비능 검사**

① 인슐린 유발 저혈당: 속효성 인슐린 0.1 unit IV 투여 후 15분, 30분, 60분에 혈당 및 cortisol 측정하여 혈당이 50% 이하로 떨어졌을 때 cortisol 농도가 20 μg/dL이상이면 정상이다.

② Metyrapone test: Metyrapone (300 mg/m^{2}을 4시간마다 복용하여 총 24시간동안 투여, 약식 검사에서는 자정에 30mg/kg 1번 복용)을 투여하기 전후에 ACTH, cortisol, 11-deoxycortisol을 측정하고 24시간 소변을 모아 17-OHCS 농도를 측정한다. 정상에서는 metyrapone을 투여하여 11β-hydroxylase를 억제시키면 cortisol 분비를 억제하고 ACTH는 증가하여 11-deoxycortisol은 5 μg/dL이상으로 증가한다. 24시간 소변에서 17-OHCS 농도는 기본 3±1mg에서 2-3배 증가한다. 2차 부신 기능 부족증에서는 ACTH와 11-deoxycortisol 농도가 증가하지 않는다.

4) 1차성에서는 plasma renin activity가 증가하고 aldosterone 분비가 감소될 수 있으나, 2차성에서는 renin-aldosterone축은 정상이다.

5) 부신항체가 검출될 수 있으며, 다른 조직 (thyroid, parathyroid, gastric mucosa, islet cells)에 대한 항체도 때때로 존재한다.

6) 복부 CT: 결핵이나 출혈의 경우 석회화와 함께 부신이 커져 있고, 특발성인 경우 대개는 커져 있지 않다.

(4) 치료

1) 약물치료

① Hydrocortisone (15-20 mg/m^2/d, tid): 가능한 적은 용량을 투여하여 성장장애를 초래하지 않도록 한다.

② Fludrocortisone (Florinef®, 0.05-0.3 mg/d): 1차 부신 기능 부족증시 aldosterone 부족을 보상하기 위해 투여한다.

2) 질병이나 스트레스가 있을 경우 glucocorticoid를 증량해야 하나 mineralocorticoid는 증량할 필요가 없다.

① 상기도 감염에 의한 열이 있을 경우 glucocorticoid를 2-3배 투여한다.

② 구토와 설사가 있다면 입원을 필요로 한다.

③ 외과적 처치나 심한 질병의 경우 비경구적 (parenteral)으로 hydrocortisone 40-100 mg/m^{2}를 하루에 3-4회로 나누어 투여해야 한다.

3) 치료 효과 판정

① 피부 색소 침착 감소, 저혈압과 기력 약화 소실, 전해질 정상화 (특히 칼륨), 혈청 renin 치의 감소로 알 수 있다.

② 혈청 ACTH 농도는 2차 부신 기능 부족증에서는 치료의 효과를 판정하는데 도움이 되지 못한다.

(5) 부신 위기 (Adrenal crisis)

1) 부신 기능 부족증을 가진 환아에서 외상이나 질병에 의해 유발되나 때로는 뚜렷한 이유 없이 유발되는 응급상황이다.

2) 임상양상: 전신쇠약, 발열, 복통, 저혈압, 탈수 및 쇼크, 저혈당증, 저나트륨혈증, 고칼륨혈증

3) 치료

① 수액 투여: 5% 포도당이 함유된 생리식염수 (20 mL/kg)를 첫 1시간동안 정맥으로 투여하고, 이후 유지용량의 2-3배의 수액을 투여한다.

② Solucortef® (hydrocortisone hemisuccinate) 주사: 작은 아이는 50 mg, 좀 더 큰 아이는 100-150 mg을 IV로 한번 주고, 100 mg/m²/d을 수액에 타서 투여한 후, 임상 상태가 좋아지면 매일 1/3씩 줄여서 5일 내 유지 용량으로 한다.

4) 예방: Glucocorticoid를 투여 받는 모든 환자는 사고나 어떤 심한 스트레스에 대비하여 응급용 hydrocortisone (100 mg/vial)을 준비해야 한다.

2. 선천 부신 과다형성 (Congenital adrenal hyperplasia)

(1) 원인 및 빈도

1) 부신 겉질의 cortisol 및 aldosterone 생성에 관여하는 효소 (그림 11-3)의 선천 결핍으로 발생한다.
2) 상염색체 열성으로 유전된다.
3) 비교적 흔한 선천질환으로 14,000명 출생 중 1명 빈도로 발생한다.

(2) 분류 및 임상증상 (표 11-22)

전형적인 경우 효소 결핍으로 성기 발달 이상이나 염분 소실 등 출생시부터 나타나며, 비전형적 경우 효소의 결핍이 완전하지 못하거나 경미하여 임상증상이 늦게 나타나는 것으로 약 75%에서 HLA-B14, DR1에서 많이 발생한다.

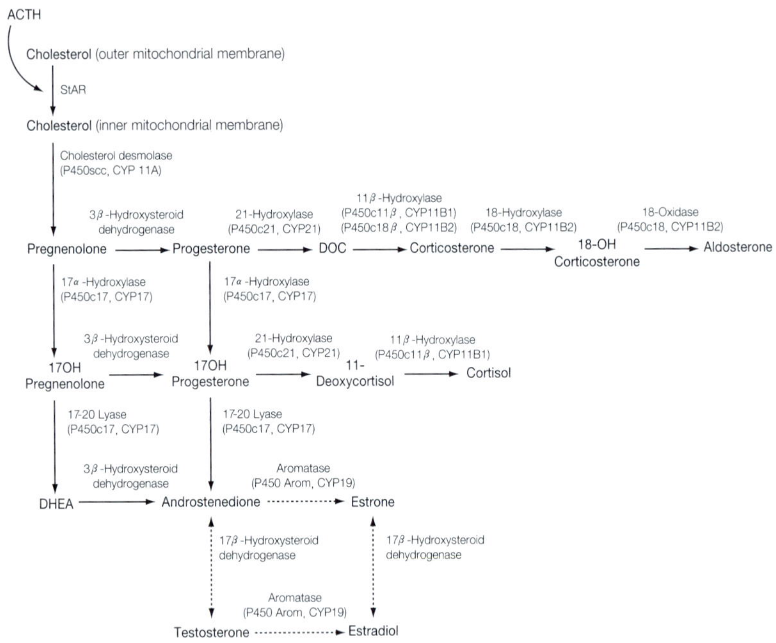

그림 11-3 Cortisol, aldosterone, androgen 생성 과정 및 관련 효소

1) 21α-hydroxylase deficiency

가장 흔한 형태 (95%)로, 이 중 3/4은 염분소실형 (salt loosing), 1/4은 비염분소실형 (non-salt loosing or simple virillization)으로 구분된다.

① 염분 소실형

a. Aldosterone이 형성되지 않아 탈수, 간헐적인 열, 저나트륨혈증, 혈청 renin 활성도 증가를 보이며, 구토가 발생하며 잘 먹지 못한다.

b. 염분소실 정도와 남성화 정도가 일치하지 않는다.

c. HLA Bw60, Bw47에서 발병한다.

② 단순 남성형

a. Aldosterone은 형성되나, cortisol은 형성되지 않는다.

b. 여자는 외부 성기가 남성화 되어 애매모호한 성기를 보이고, 남자는 androgen 과잉으로 인해 성조숙증이 초래된다.

c. 빠른 신체 성장과 골 발달로 현재 신장은 크지만 어른이 되면 작다.

d. 유전적 성 (genetic sex), 생식샘 발달 및 내부 생식기 모양은 정상이다.

e. HLA-Bw51에서 많이 발병한다.

③ 비전형적인 형

a. 출생시 정상 생식기를 보이고 사춘기 전에는 무증상이다.

b. 다양한 임상증상: 다모증, 여드름, 월경 장애, 불임

c. HLA-B14, DR1에서 많이 발병한다.

2) 11β-hydroxylase deficiency

① 11-deoxycortisol과 11-deoxycorticosterone (DOC) 증가로 저나트륨혈증과 고혈압이 초래된다.

② Testosterone 분비증가로 남아에서는 성조숙증, 여아에서 남성화가 진행된다.

3) 17α-hydroxylase deficiency

① Cortisol과 testosterone이 형성이 안 되며 aldosterone만 형성된다.

② Corticosterone과 deoxycorticosterone (DOC) 증가되어 고혈압이 초래되고, 저칼륨혈증이 나타난다.

③ 여자는 2차 성징이 나타나지 않고 1차 불임이 나타나며, 남자는 애매모호한 생식기 혹은 여성 생식기 모양이 나타난다.

4) 3β-hydroxysteroid dehydrogenase deficiency

① Cortisol, aldosterone 및 testosteone 모두 생성되지 않는다.

② Dehydroepiandrosterone (DHEA)가 축적된다.

③ 남녀 모두 애매모호한 생식기, 남자에서 이분 음낭 (bifid scrotum)이 나타난다.

5) 20, 22-desmolase deficiency

① Cortisol, aldosterone 및 성 호르몬 모두 결핍된다.

② 염분소실, 생식샘 저하증이 초래되며 사망률이 높고 사망 후 부신 겉질에 콜레스테롤이 축적되므로 lipoid adrenal hyperplasia라고도 부른다.

6) **Corticosteroid methyloxidase I (CMO I: 18-hydroxylase), Corticosteroid methyoxidase II (CMO II: 18-oxylase) deficiency**: Aldosterone이 형성되지 않는다.

7) 17, 20-lyase deficiency

① 성 호르몬이 형성되지 않는다.

② 남자에서는 애매모호한 생식기가 나타난다.

표 11-22 선천 부신 과다형성의 임상양상

	고혈압 (DOC↑)	염분소실 (DOC↓)	남성화 (T↑)	남성의 애매모호한 생식기 (T↓)
21-hydroxylase 결핍 경증			+	
21-hydroxylase 결핍 중증		+	+	
3β-hydroxylase 결핍		+	+	+
11β-hydroxylase 결핍	+		+	
17α-hydroxylase 결핍	+			+

DOC, 11-Deoxycorticosterone; T, testosterone

(3) 진단

1) 저나트륨혈증, 고칼륨혈증, 혈중 17-hydroxyprogesterone (17-OHP) 농도가 증가한다.
2) ACTH 자극 검사: Cortisol의 농도가 증가하지 않고, 17-OHP 농도가 증가한다.
3) 신생아 선별 검사: 출생 후 위험한 급성 부신 부족증에 의한 사망을 방지할 목적으로 시행한다.
4) 산전 진단 및 치료
   ① 임신 8-11주에 융모막 생검으로 조직 배양을 통해서 태아의 성이나 HLA typing을 확인한다.
   ② 임신 15-18주에 양수 천자로 17-OHP를 검사하여 21-hydroxylase 결핍증을 진단한다.
   ③ 산전 치료: 임신 6주경 고위험군 임산부에서 dexamethasone (임신전 체중 기준으로 20 μg/kg/d, bid 또는 tid)을 투여하면 여자 환자의 외부성기 남성화를 개선시킬 수 있으며, 융모막생검으로 확진 후에는 태아가 여자인 경우에만 치료를 지속한다.

(4) 치료

1) **Glucocorticoid 투여**
   ① Hydrocortisone (10-20 mg/m²/d, bid)을 투여하여 부족한 cortisol을 보충하고, ACTH 분비를 감소시켜 과도한 부신 겉질 자극에 의한 성호르몬 또는 aldosterone 생성을 억제한다.
   ② 감염이나 스트레스가 있을 때는 유지용량의 2-3배를 며칠간 사용한다.
   ③ 수술시 Solucortef® (유지량의 5-10배)를 첫 24시간동안 정주하고 바로 줄인다.
   ④ 과도한 glucocorticoid는 둥근 얼굴, 성장 저하, 골 성숙 억제 등을 초래하므로 피한다.
2) **Mineralocorticoid 투여**
   염분 소실을 보이는 경우 추가로 Florinef® 0.05-0.2 mg를 복용시킨다.
3) **성호르몬 투여**
   성호르몬 합성에 장애가 있는 경우 사춘기 때 적절한 성장을 할 수 있도록 투여한다.
4) **성 결정**
   ① 21α-또는 11β-hydroxylase 결핍증을 가진 46, XX 중성의 경우는 여성으로 결정한다.
   ② Androgen 합성에 필요한 효소결핍으로 발생하는 46, XY 중성의 경우 정상적인 남성의 기능을 하지 못할 만큼 불완전한 경우가 흔하므로 여성으로 결정하는 것이 좋다.

(5) 치료의 지표

1) **17-OHP, androstenedione:** Glucocorticoid 치료의 민감한 지표가 된다.
2) **Testosterone:** 여자, 사춘기 이전의 남자에서 용량 조절에 도움이 되나, 신생아나 사춘

기 남자에서는 도움이 되지 않는다.

3) **Plasma renin activity (PRA)**

① Mineralocorticoid 치료의 유용한 지표이다.

② 비염분소실형 21-hydroxylase 결핍증 환자라도 PRA가 증가된 경우는 Florinef®를 치료에 포함시키는 것이 조절을 용이하게 한다.

4) **성장속도 및 골연령:** Glucocorticoid와 Florinef®의 적절한 치료 용량 조절에 반드시 고려되어야 한다.

3. Cushing 증후군 (Cushing syndrome)

(1) 정의: 혈중 glucocorticoid 농도가 비정상적으로 높아서 비만, 저신장 및 고혈압을 초래하는 증후군

(2) 분류

1) **의인 Cushing 증후군 (iatrogenic Cushing syndrome)**

① 장기간 gluocoticoid를 투여하여 초래된 경우 발생한다.

② Cushing 증후군의 가장 흔한 원인이다.

2) **부신겉질 종양 (adrenocortical tumor)**

① 영아에서 가장 흔한 내인 Cushing 증후군의 원인이다.

② 대개 악성종양 (malignant carcinoma)이지만 양성 샘종 (benign adenoma)도 있다.

3) **Cushing 병 (Cushing disease)**

① 뇌하수체에서 ACTH가 과잉 분비되어 양측 부신 비대가 나타난 경우 발생한다.

② 7세 이상에서 가장 흔한 내인 Cushing 증후군의 원인이다.

③ 대개 뇌하수체 미세선종 (microadenoma)가 원인으로, 부신 절제 후 뇌하수체 샘종이 커지는 현상을 Nelson 증후군이라고 한다.

4) **이소성 ACTH 분비 (ectopic ACTH secretion)**

① 양측 부신 비대가 나타난다.

② 소아에서는 흔하지 않으며, 췌장 도세포 악성종양, 신경모세포종, Wilms 종양 등과 관련이 있다.

5) **Primary pigmented nodular adrenocortical disease**

① ACTH에 비의존적이다.

② ACTH 수용체에 대한 항체가 원인으로 생각된다.

(3) 증상

1) 비만: 가장 흔한 임상 양상으로 지방의 분포가 대부분 목과 얼굴, 복부로 집중되어 둥근 얼굴을 나타내며, 안면 홍조와 어깨 부위의 지방 침착 (buffalo hump)이 동반된다.

2) 성장 지연: 다른 증상이 나타나기 전에 나타날 수 있고, 일반적으로 사지 근육의 소모 현상이 뚜렷하다.

3) 골연령 및 성 발달의 지연이 나타난다.

4) 피부의 색수 침착: 이소성 ACTH 분비 환자에서 상당히 빈번히 발생한다.

5) 과도한 모발 성장, 근육 약화, 골다공증 (특히 척추)을 보인다.

6) 고혈압: 소아에서 80% 이상에서 보고된다.

(4) 검사 소견

1) 혈액에서 헤모글로빈, 헤마토크릿, 적혈구수는 상위정상 범위를 유지하고, 림프구 감소증, 호중구 감소증은 흔히 있다.
2) 혈청 내 Na^+은 정상이고, K^+은 mineralocorticoid 효과 때문에 다소 감소하는데, 심한 저칼륨혈증은 ACTH 분비 종양 또는 adrenocortical carcinoma를 암시한다.
3) 40% 환자가 고칼슘뇨증이 있어도 혈청 칼슘과 인은 정상이다.
4) 대부분의 환자에서 인슐린 농도가 증가되어 있고, 지질단백 (lipoprotein)이 증가되어 있지만, 당 불내성 (glucose intolerance)이 잘 동반된다.

(5) 진단 (표 11-23)

1) **Cortisol 측정**
   ① 정상 혈장 cortisol 농도는 아침 8시에 5-25 μg/dL로 높고 자정 무렵에는 50% 이하로 감소하나, Cushing 증후군에서는 이 일중변동 (diurnal variation)이 소실한다.
   ② 수면 중 유치카테터 (indwelling catheter)를 이용하여 자정에 1회 측정한 cortisol 농도가 2 μg/dL이상이면 Cushing 증후군을 진단할 수 있다.
   ③ 3세 이하에서는 일중 리듬 (diurnal rhythm)이 아직 확립되지 않아서 이 검사는 유용하지 못하다.
2) **소변 유리 cortisol 및 대사물 측정**
   24시간 소변에서 유리 cortisol (free cortisol) 배설이 정상치 (25-75 μg/m^2/d)보다 증가하며, 17-hydroxycorticosteroid (17-OHCS) 측정도 도움이 된다.
3) **ACTH 측정**
   ① 부신 겉질 종양에서는 ACTH 농도는 낮다.
   ② Cushing 병에서는 ACTH 분비가 증가되어 있지만, 증가된 cortisol에 의한 되먹이 기전으로 부분적으로 ACTH분비가 억제되어 ACTH는 높은 정상범위에 속한다.
   ③ 이소성 ACTH 분비 종양에서 ACTH 분비가 200 pg/mL (44 pmol/L) 이상으로 증가한다. ACTH의 정상범위가 넓어서 ACTH 농도가 감별진단에 도움이 되지 않는다.
4) **1회 투여 dexamethasone 억제 검사 (single-dose dexamethasone suppression test)**
   ① Dexamethasone 0.3 mg/m^2 (또는 1 mg)을 밤 11시에 경구 투여하고 다음날 아침 8시에 cortisol을 측정하여 5 μg/dL 이하이면 정상이다.
   ② 비만하거나 우울증이 있는 경우에는 억제되지 않는 경우도 있다.
5) **저용량-고용량 dexamethasone 억제검사(low- and high-dose dexamethasone suppression test)**
   ① 검사는 총 6일간 진행한다.
   ② 첫 이틀간 기저 호르몬 농도를 측정한다. 아침 8시와 저녁 8시 (또는 자정)에 ACTH와 cortisol 농도를 측정하고, 24시간 소변을 모아서 17-OHCS, 17-KS, free cortisol, creatinine을 측정한다.
   ③ 검사 3일과 4일째에 저용량 dexamethasone (20 μg/kg/d를 2일간 4회 분복) 경구 투여하면서 검사하여 혈중 cortisol이 3 μg/dL 미만으로 억제되면 정상이고, 억제되지 않으면 Cushing 증후군으로 진단할 수 있으며, 원인에 대한 감별진단을 위해 고용량 검사를 실시한다.
   ④ 검사 5일과 6일째에 고용량 dexamethasone (80 μg/kg/d를 2일간 4회 분복) 경구 투여하면서 소변의 17-OHCS 또는 유리 코티졸이 기저치의 50% 이하로 억제되거나 혈중 cortisol이 7 μg/dL 이하로 감소되면 Cushing 병을 진단할 수 있다. 부신 종양, 이

소성 ACTH 분비 종양에서는 억제되지 않는다.

6) **Metyrapone 검사**

① Metyrapone 투여시 정상에서는 cortisol 분비가 억제되고 ACTH과 11-deoxycortisol은 5 μg/dL 이상으로 증가하지만, Cushing 병에서는 11-deoxycortisol이 증가한다.

② 부신 종양, 이소성 ACTH 분비 종양에서는 변화가 없다.

7) **CRH 검사**

① ACTH 분비 뇌하수체 선종 (pituitary adenoma) 환자에서는 부신 종양이나 이소성 ACTH 분비 종양 환자에서보다 CRH 투여 후 ACTH나 cortisol이 더 증가한다.

② CRH 자극 후 ACTH를 좌, 우 inferior petrosal sinus에서 측정하면, 방사선학적으로 증명할 수 없는 뇌하수체 미세선종 (pituitary microadenoma)의 위치 확인에 유용하다.

8) **영상의학 검사**

① 단순 두개 촬영: Sella의 변화는 pituitary microadenoma 10-15%에서만 발견된다.

② Sella의 고분리능 CT: Pituitary microadenoma의 50-70%에서 발견된다.

③ Sella MRI: 위음성이 적고 해상력이 좋아서 80% 이상에서 발견된다.

④ 복부 CT: 부신종양이 의심될 때 시행

⑤ 초음파검사, iodocholestrol scan

표 11-23 Cushing 증후군의 진단

		Normal	Iatrogenic Cushing syndrome	Ectopic ACTH secretion	Cushing disease	Adreno-cortical tumor	Nodular adrenal hyperplasia
Cortisol	MN	< 2 ㎍/dL	↑	↑	↑	↑	↑
ACTH	8:00 AM	< 100 pg/mL	↓	↑↑	상한	↓	↓
	4:00 PM	< 50 pg/mL	↓	↑↑	상한	↓	↓
24 hr-U	17OHCS		↑	↑	↑	↑	↑
Single-dose dexa Supression	Cortisol	< 5 ㎍/dL	변화없음	변화없음	변화없음	변화없음	변화없음
Low-dose dexa Suppression	Cortisol	< 5 ㎍/dL	변화없음	변화없음	±	변화없음	변화없음
High-dose dexa Suppression	Cortisol	↓↓	변화없음	변화없음	< 7 ㎍/dL	변화없음	변화없음
	24 hr-U 17OHCS	↓↓	변화없음	변화없음	기저치의 50% 이하	변화없음	변화없음
Metyrapone test	Cortsol	↓	↓±	↓±	↓	변화없음	↓±
	11-deoxy cortisol	> 5 ㎍/dL	↑±	↑±	↑	변화없음	↑±
	ACTH	↑	변화없음	변화없음	↑	변화없음	↑±
	24 hr-U 17OHCS	기저치의 2-3배 증가	±	변화없음	↑	변화없음	±

24 hr-U, 24 hour urine; 17OHCS, 17-hydroxy corticosteroid

(6) 치료

1) **부신 종양의 치료**

① 침범된 부신을 전부 외과적 절제 후 반대쪽 부신의 기능이 회복될 때까지 glucocorticoid를 투여한다.

② 전이된 경우나 종양을 부분적으로 절제했을 경우에 mitotane의 사용이 추천되며 cortisol 생성 억제제인 metyrapone과 aminoglutethione도 사용할 수 있다.

2) **Cushing 병의 치료**

① 뇌하수체에 transsphenoidal microsurgery나 뇌하수체에 radioactive gold 또는 yttrium을 주입한다.

② 뇌하수체 방사선조사 (3500-5000 cGy)가 많이 사용되며 소아에서 성공률은 80%이다.

③ Glucocorticoid를 수술하는 동안 투여해야 하며 cyproheptadine이나 bromocriptine을 보조 요법으로 사용하기도 하나 부작용이 많다.

VII. 생식샘 장애 (Disorders of the gonads)

1. 정상 생식샘 발달 (Development of the gonads)

(1) 결정 요인

수정 당시 유전적 성이 결정되며, 그 이후의 생식샘 발달은 Y염색체 상에 존재하는 *SRY* (sex-determining region of Y) 유전자에서 생성되는 고환 결정 인자 (testis determining factor, TDF), 고환에서 생성되는 뮬러관 억제 인자 (Müllerian duct inhibitory factor, MIF), 테스토스테론의 3개의 중요한 결정인자에 의하여 정상적인 남성으로의 발달이 이루어진다.

(2) 정상 남성 분화 (Normal male sexual differentiation)

1) TDF는 미분화 생식샘을 고환으로 발달시킨다.

2) MIF는 재태주령 6-7주 경에 고환의 Sertoli 세포에서 생성되어 Müller관 발달을 억제, 퇴화시켜 남자에서 자궁 등이 형성되지 않도록 한다.

3) Testosterone: 재태 8주경 고환의 Leydig 세포에서 생성되어 Wolffian관을 부고환, 수정관 및 정액낭으로 분화하도록 한다.

4) Dihydrotestosterone (DHT): Testosterone은 태반의 융모막 생식샘 자극 호르몬에 의해 분비가 증가되며, 고환의 Leydig 세포 내에서 5-reductase에 의해 DHT로 전환되는데, DHT는 genital fold를 융합시켜 음낭과 음경이 발달되도록 한다.

(3) 정상 여아의 성분화 (Normal female sexual differentiation)

TDF가 없으므로 고환이 형성되지 않고 MIF, testosterone, DHT 등이 분비되지 않기 때문에 Müller관이 계속 발달하여 난관, 자궁, 질 (상부 1/3)이 형성된다.

2. 여성의 사춘기 지연 (Delayed puberty of female)

(1) 정의: 13세 이전까지 유방 발달이나 음모가 없을 경우, 15세 이전까지 초경이 없을 경우

(2) 분류

1) **생식샘 자극 호르몬 감소성** (hypogonatrophic state)
   ① 일시적인 경우
      a. 만성 영양장애
      b. 만성 전신 질환
      c. 정신적 스트레스
      d. 정신 질환
   ② 영구적인 시상하부 뇌하수체 성선자극 호르몬 결핍증
      a. Kallman 증후군
      b. Septooptic dysplasia
      c. 범뇌하수체 저하증
      d. Laurence-Moon-Biedl 증후군
2) **생식샘 자극 호르몬 증가성** (hypergonatropic state): 난소 조직 없는 경우
   ① 선천적 결함
      a. Gonadal dysgenesis: Turner 증후군
      b. Pure gonadal agenesis
      c. 스테로이드 형성 효소 (steroidogenic enzyme) 결핍: 17α-hydroxylase 결핍증, 3β-hydroxysteroid dehydrogenase 결핍증, P-450 aromatase 결핍증
   ② 후천적인 결함
      a. 자가면역 질환
      b. 감염이나 염증
      c. 방사선 조사
      d. 항암 화학요법

3. Turner 증후군 (Turner syndrome)

(1) 정의: 생식샘 발육 부전에 의한 성적 유치증, 저신장 및 다른 선천 이상을 동반하는 성염색체 이상 증후군이다.

(2) 빈도

1) 여아에서 가장 흔한 1차 생식샘 저하증으로, 여아 2000-5000명 출생당 1명 빈도로 발생한다.
2) 이 증후군의 태아의 95%가 자연 유산되고, 전체 자연 유산의 5-10%를 차지한다.
3) 산모의 고령 연령과는 관계가 없다.
4) 저신장으로 소아 내분비로 전원되는 환아의 4.8%를 차지하며, 저신장 여아에서 반드시 고려해야 할 염색체 이상 증후군이다.

(3) 임상 양상

1) **나이에 따른 특징**

① 신생아: 손, 발 등의 림프 부종과 목의 덧살, 익상경, 저체중, 저신장

② 소아기: 저신장 및 특징적 외모

③ 사춘기: 생식샘 형성 장애로 2차 성징이 나타나지 않는다.

2) **저신장**

① 모든 예에서 보이며, 생후 첫 3-5년간의 성장 속도는 정상이나 키가 작은 편에 속한다.

② 그 이후 성장 속도가 감소하여 결국 저신장이 초래된다.

③ 평균 성인 신장: 143 cm (미국, 북유럽), 140 cm (아르헨티나), 147 cm (스칸디나비아) 정도

④ 최종 키는 부모 키의 평균과 연관 있다.

3) **성적 미숙**

① 제 2 차 성징의 출연이 지연된다 (성적 유치증, 원발성 무월경, 불임증 등).

② 난소는 없거나 흔적만 보인다.

③ X 염색체가 1개 없는 경우 난포수 감소 과정이 가속화되어 2세경 난포가 모두 사라지게 된다.

④ 정상 여아의 난포수 감소 과정: 태아 (fetus)시 700만개, 임신 5개월부터 감소하기 시작하여 출생시 200만개 (활동성은 100만개), 사춘기 40-50만개, 폐경기 1만개 정도만 남는다.

4) **외모**: 익상경 (25%), 목 뒷부분의 낮은 두발선 (42%), 외반주 (47%), 모반주 (26%), 안근 결손, 방패 모양의 가슴, 사지의 림프 부종, 작은 하악골, 높은 구개궁 등을 보인다.

5) **심혈관기형** (55%): 대동맥 축착이 가장 흔하다.

6) **신장기형** (39%)

7) **중이염**: 병력이 75%에서 있고, 감각 신경성 난청과 학교 수업 부진 등이 나타난다.

8) **지능**: 대부분에서 정상이나, 어릴 때는 운동-감각 연결 기능의 문제, 15개월 이후에도 보행 못하는 경우, 언어 습득의 문제를 일으키기도 하고, 어른에 있어서는 인지습득 능력이 정상인 보다 떨어진다고 알려져 있다.

9) **내분비 장애**: 당뇨병, 탄수화물 불내성 (40%), Hashimoto 갑상샘염 (34%) 등이 나타날 수 있다.

(4) 진단

1) **염색체 검사**

① 성염색체 X가 없는 45, X가 가장 많다.

② Y 염기 배열을 가진 경우: 생식샘 모세포종이 30% 정도 생길 가능성이 있으므로 생식샘을 제거하는 것이 좋다.

③ X 염색체의 단완 결손은 주로 저신장증, 장완의 결손은 성적 유치증과 관련이 있다.

④ X 염색체 중 SHOX (short stature homeobox) 부위의 결함 (haploinsufficiency of SHOX gene)이 Turner 증후군 환자와 특발 (idiopathic) 저신장 환자에서 성장 조절에 중요한 역할을 한다.

2) **혈중 생식샘 자극 호르몬 (특히 FSH) 농도**

2-3세부터 급격히 감소하다 6-8세는 일정한 수치를 유지하고, 8세 이후 및 사춘기 연령에서 혈중 생식샘 자극 호르몬 (특히 FSH) 농도가 현저히 상승한다.

① Prader-Willi 증후군
② Laurence-Moon-Biedl 증후군
③ Klinefelter 증후군

4) 부분적 안드로겐 불감증 (partial androgen insensitivity)

(3) 치료

1) 원인을 분석 후 치료한다.
2) Testosterone enanthate: 매달 25 mg을 근육주사하면 3회 투여 후 신생아기나 초기 소아기에 정상 범위로 음경의 성장을 자극할 수 있다.

VIII. 성 발달 장애 (Intersex, Disorders of sex development, DSD)

1. 정의

형태학적으로 내부 생식기인 생식샘과 외부 생식기가 서로 일치하지 않는 경우

2. 분류

(1) 46,XX 성 발달 장애 (46, XX DSD)

1) **생식샘 발달 장애** (disorders of gonadal development)
① 생식샘 발생장애 (gonadal dysgenesis)
② Ovotesticular DSD
③ Testicular DSD: SRY+, dup SOX9, RSP01

2) **남성호르몬 과다** (androgen excess)
① 태아: CAH, glucocorticoid receptor deficiency
② 태아태반 (fetoplacental): Aromatase deficiency, oxidoreductase deficiency
③ 산모: 종양 (maternal virilizing tumor), 약물 (androgenic drugs)

(2) 46,XY 성 발달 장애(46, XY DSD)

1) **생식샘 발달 장애** (disorders of gonadal development)
① 완전 또는 부분 생식샘 발달장애 (complete or partial gonadal dysgenesis): *SRY, SOX9, SFi, WT1*
② Ovotesticular DSD
③ 고환 퇴화 (testicular regression)

2) **남성호르몬 합성 장애** (disorders of androgen synthesis)
① CAH
② 5α-reductase 결핍
③ LH receptor mutation

3) **남성호르몬 작용 장애** (disorders of androgen action)
   ① 고환 여성화 증후군 (androgen insensitivity syndrome)
   ② 약물, 환경 (environmental modulator)

4) **기타**
   ① Persistent müllerian duct syndrome
   ② Vanishing testis syndrome
   ③ Isolated hypospadias
   ④ 선천성 생식샘 자극호르몬 감소 생식샘 저하증
   ⑤ 잠복고환
   ⑥ 환경적 영향

(3) 성염색체 이상 성 발달 장애 (Sex chromosome abnormality DSD)

1) 45, X/46, XY DSD: Mixed gonadal dysgenesis, ovotesticular DSD
2) 46, XX/46, XY DSD: Ovotesticular DSD
3) 45, X and variants: Turner syndrome and variants
4) 47, XXY and variants: Klinefelter syndrome and variants

Ovotesticular DSD

- 난소와 고환 조직을 동시에 가지며, 대부분 생식샘은 난소고환 (ovotestis)이다.
- 외부 생식기는 대개 애매하나, 때로는 정상 여성 혹은 남성 생식기를 보이기도 있다.
- 염색체 검사상 70%가 46,XX, 10% 미만에서 46,XY, 나머지 약 20%에서 46,XX/46,XY 또는 45,X/46,XY이다.

3. 진단

(1) 기본 검사

1) 진찰, 생식샘 촉진
2) 염색체 분석 또는 볼 점막 도말 (buccal smear)
3) LH, FSH, estrogen, testosterone, DHT, 17-OHP, androstenedione 측정
4) 비뇨생식기계 초음파

(2) hCG (human chorionic gonadotropin) 자극검사 (hCG stimulation test)

1) hCG 투여 전 후의 testosterone과 DHT 농도를 측정한다.
2) Testosterone이 hCG 투여 전에 비하여 3배 이상 증가하면 정상이며, 적게 증가하면 고환의 Leydig 세포가 없거나 기능장애가 있다고 판단한다.
3) Testosterone/DHT 비가 정상에서는 10정도로, hCG 투여 후 DHT의 증가가 미약하거나 testosterone/DHT 비가 더 증가하면 5α-reductase 결핍증으로 진단한다.

4. 치료

(1) **46,XX DSD:** 만져지는 생식샘 조직이 없고 자궁이 존재하면 대부분 XX 여성이 남성화된 경우로 거의 모두 여성으로 성이 결정된다.

(2) **46,XY DSD**

1) 완전 여성화가 되어 있으면 여성으로 성이 결정되어야 한다.
2) 5α-reductase 결핍증에서는 사춘기가 되면 남성화가 생기므로 남성으로 결정되어야 한다.
3) 고환 조직이 남아 있다면 나중에 생식샘모세포종 (gonadoblastoma) 등이 생길 수 있으므로 고환을 제거하고 복잡한 질 성형술은 사춘기 이후에 시행한다.

IX. 당대사 장애 (Disorders of glucose metabolism)

1. 저혈당증 (Hypoglycemia) (신생아 저혈당증: 3장 참조)

(1) **정의:** 혈장 포도당 농도가 50 mg/dL 이하

(2) **증상과 징후**

1) **영아기**: 청색증, 무호흡, 식욕부진, 무기력증, 근간대성 반사 (myoclonic jerks), 졸림, 저체온, 경련
2) **학령기**
   ① Epinephrine 분비 활성화: 식은땀, trembling, 빈맥, 불안, 기운 없음, 배고픔, 오심, 구토
   ② 대뇌 당결핍증 (cerebral glycopenia): 두통, 의식 혼란, 불면증, 인격변화, 집중력 장애, 경련, 의식소실
   ③ Whipple triad: 증상 있을 당시의 저혈당, 혈당 상승시 증상과 징후 소실, 혈당 하강시 증상과 징후의 재출현

(3) 원인 (표 11-24)

표 11-24 저혈당증의 원인

일시적 저혈당증: 신생아기
부적절한 기질 (substrate)이나 효소작용과 관련
미숙아
부당경량아 (small for gestational age)
쌍둥이 중 작은 아이
심한 호흡기 장애를 가진 신생아
인슐린 혈증과 관련
당뇨병 산모에서 태어난 신생아
태아 적혈모구증 (Erythroblastosis fetalis)이 있는 신생아
지속적 저혈당증: 신생아, 영유아기
고인슐린혈증
β-세포 과증식증 또는 샘종 (adenoma)
Beckwith-Wiedemann 증후군
Leucine sensitivity
호르몬 결핍증
범뇌하수체 저하증 (panhypopituitarism)
ACTH 결핍증
GH 결핍증
Addisons 병
Glucagon 결핍증
Epinephrine 결핍증
제한된 기질: 케톤성 저혈당증 (ketotic hypoglycemia)
글리코겐 저장질환 (glycogen storage disease)
당신생 (gluconeogenesis) 장애
다른 효소 결핍증

(4) 병태 생리

1) **생리적 특징**: 소아 연령에서 식사 후 6-12시간까지는 글리코겐분해 (glycogenolysis)가 일어나며, 이 시기가 지나면 간내 당신생 (hepatic gluconeogenesis)이 활성화된다.
   ① 소아의 경우 어른에 비해서 체표면적당 근육의 크기는 작으면서 혈당 요구량은 커서 주요한 당신생 아미노산 (gluconeogenic aminio acid)인 alanine을 얻기가 힘들다.
   ② 금식 24시간 정도가 지나면 인슐린 농도가 5-10 μU/mL로 감소하고 지질분해 (lipolysis), 케톤형성 (ketogenesis)이 활성화되어 소변 내에 케톤이 보이게 된다.
   ③ 인슐린 농도: 식사 직후 50-100 μU/mL로 증가, 금식 후 5-10 μU/mL으로 감소한다.
   ④ 인슐린에 의한 저혈당 효과는 길항호르몬 (glucagon, 성장 호르몬, cortisol, epinephrine)에 의해서 항상성을 유지하게 된다.
   ⑤ 혈당 40 mg/dL 이하이면서 인슐린 10 μU/mL 이상: 비정상적인 반응으로 고인슐린성 저혈당증으로 여긴다.

2) **신경학적 장애**
   ① 동물 실험상 지속적이고 심한 저혈당 시 NMDA (N-methyl D-aspartate) 수용체의 항진으로 신경괴사 (neuronal necrosis), dendrite 소실 등의 신경학적 장애가 발생한다.
   ② 생후 1년간의 반복적, 지속적 저혈당은 영구적 신경학 장애 (지능 저하, 경련, 성격 변화, 발달 장애)를 초래한다.
   ③ 특히, 생후 첫 1개월에 저혈당이 지속되거나 치료가 불충분할 때에는 소뇌증, 발달 지연을 초래한다.

(5) 치료

1) **원인 치료:** 1차 질환의 치료

2) **급성 저혈당증**

① 10% D/W 2 mL/kg (경련 동반시 4 mL/kg) IV 투여 후 6-8 mg/kg/m의 속도로 지속적 수액 주입

② 저혈당 지속시 8-15 mg/kg/m까지 주입 수액 농도 증가

③ 저혈당 지속시 hydrocortisone (5 mg/kg/d IM, IV tid), prednisolone (1-2 mg/kg/d PO q 6-12 hr), 성장 호르몬 (1 mg/d IM) 투여 가능

④ 응급 조치: Glucagon(0.03-0.1 mg/kg, 최대 1 mg, IM or IV) 나 glucocorticoid (hydrocortisone 1-2 mg/kg)를 투여한 다음, 포도당 주사 또는 고탄수화물 식사

⑤ Epinephrine sulfate: 에피네프린 결핍 환아에서 사용

3) **고인슐린혈증 (인슐린과분비 종양, 증식 과다증, 영아기의 지속적 고인슐린혈증성 저혈당증)의 치료**

① 약물 치료

a. Diazoxide

i. 작용 기전: Sulfonylurea receptor-1 (SUR1) 단계에서 인슐린 분비 억제

ii. 부작용: 다모증 (hypertrichosis), 골연령 촉진, 고요산혈증, 염분과 수분 저류, 고혈당증, 부종, 오심

iii. 용량: 10 mg/kg/d에서 시작하여 20 mg/kg/d까지 증량

b. Octreotide

i. 작용 기전: 칼슘 통로 단계에서 인슐린 분비를 억제하는 지속형 somatostatin 유사체

ii. 부작용: 오심, 구토, 설사, 성장지연, 주사 부위의 통증, 간기능 부전 (간염, 지방변, 담석 형성)

iii. 용량: 20-50 g (2-40 g/kg/d)을 6-12 시간마다 피하주사

iv. K-ATP 통로의 유전 변이가 있는 환아에서, 부분 췌장 절제술 시행 전에 일시적으로 또는 부분 췌장절제술 시행 후에도 지속되는 난치성 저혈당증 환아에서 사용되기도 한다.

② 수술 요법: 약물 치료에 4주 이내에 반응이 없거나 지속적으로 재발하는 저혈당이 있을 때 90% 이상의 부분 췌장 절제술 시행

(6) 케톤성 저혈당증 (Ketotic hypoglycemia)

1) **역학**

① 신생아기 이후 소아의 가장 흔한 저혈당의 원인

② 18개월-5세 사이에 호발, 8-9세경 자연 소실

2) **원인**

① 당신생에 필요한 전구 물질의 결핍, 즉 단백질 대사 과정에서 아미노산의 산화 탈아미노화 (oxidative deamination), transamination, alanine 합성 또는 근육으로부터 alanine 방출 과정의 손실이 원인이라고 추정한다.

② 8-9세 경에 자연 소실하는 것은 주된 당신생 전구체인 alanine이 생성되는 근육이 발달하기 때문이라는 것과 자율신경분포 (autonomic innervation)의 미숙으로 인한 epinephrine의 분비 부족이 호전되기 때문이라는 가설이 있다.

3) **병력 및 증상**

① 환자는 같은 연령에 비해 체격이 왜소하다.
② 과거력상 흔히 신생아 시기에 일시적인 저혈당 증상이 있는 경우가 많다.
③ 비교적 마른 아이에서 오랜 시간 (12-18시간) 금식 (저녁을 먹지 않거나 늦게 일어나 아침을 먹지 않는 경우) 후 저혈당 증상이 나타난다 (정상 체중아의 경우, 30-36시간 경과 시 비슷한 증상이 나타난다).
④ 아침에 잠에서 깨지 못하거나 심한 경우 한밤중 경련 또는 혼수상태에 빠지기도 한다.

4) **검사 소견**

① 케톤혈증, 케톤뇨증, 유리지방산 (free fatty acid) 상승과 동반된다.
② 대개 저혈당 증상이 있기 수 시간 전부터 이러한 소견이 나타나므로, 미리 케톤뇨증을 확인하여 예방할 수 있다.
③ 당신생 전구체 (gluconeogenic precursor)인 alanine이 부족하고, 밤에 금식 후에도 혈장 alanine 농도가 현저히 저하되어 있다.
④ 특정 효소의 결핍이나 길항 호르몬의 결핍은 없다. 혈장 인슐린은 저하 (5-10 U/mL) 되어 있고, 길항 호르몬은 적절히 상승되어 있다.
⑤ 당신생 과정 (gluconeogenic pathway)이나 글리코겐 분해 과정 (glycogenolytic pathway)은 정상이다. Alanine 투여 후 혈당 농도가 증가하며, glucagon 투여시 정상적인 혈당 반응을 보인다.

5) **치료**

① 장시간의 금식을 피하며, 자주 고단백, 고탄수화물 식이를 권한다.
② 질병 등으로 식사를 잘 못할 때에는 소변 내 케톤을 확인한다.

2. 당뇨병 (Diabetes mellitus, DM)

(1) 정의 및 분류:
인슐린의 분비가 적게 되거나 인슐린 수용체의 이상으로 인슐린 저항성이 생겨 에너지 대사작용에 이상이 초래된 경우를 말하며 탄수화물, 단백질, 지방 대사의 장애가 초래되는 병

1) **1형 당뇨병:** 소아연령에서 주로 발병되며 인슐린 부족에 의해 초래된다.
2) **2형 당뇨병:** 주로 성인에서 많이 발병되었으나 소아연령 특히 사춘기연령에서 비만과 동반하여 초래되는 경우가 많으며 인슐린 분비 감소와 인슐린 저항성이 원인이 된다.

(2) 1형 당뇨병의 원인

1) **자가면역**

① Cytoplasmic components of islet (ICA), cell surface components of islet (ICSA) 항체가 발병 시기에 75% 정도 발견
② 인슐린 자가 항체 (insulin autoantibody, IAA)가 30-40% 발견되며, glutamic acid decarboxylase (GAD)에 대한 자가 항체가 발견된다. IA-2 혹은 ICA-512 항체가 검출된다.
③ 세포성 면역 반응으로 T 림프구계 변화로 helper와 suppressor T 세포의 비가 증가되고 Ia 양성 T 세포 및 IL-2 양성 T 세포 같은 활성화된 T 세포가 증가되어 있으며, 항체의존 보체매개 세포독성 및 자연살해 세포의 활성이 증가되어 있다.
④ Addisons 병, Hashimoto 갑상선염, 악성 빈혈 (pernicious anemia)과 연관

2) **HLA typing**

① DR3, DR4: 2-3배의 발병율 증가, 서로 상승 효과

② DR2, DR7: 적게 발병되므로 예방적 효과가 있는 것으로 알려짐

③ DQ-57번째인 aspartic acid가 없는 경우 당뇨병의 발병 빈도가 많고, DQ-52번째인 arginine이 있을 경우 당뇨병의 발병 빈도가 증가

④ 일본에서는 HLA-DR4와 DRW9이, 중국에서는 HLA-DR3와 DR9이 많다.

3) **바이러스 감염**: Mumps, 선천성 풍진, coxsackie 등의 바이러스 감염으로 1형 당뇨병이 유발될 수 있다.

(3) 2형 당뇨병의 원인 및 최근 경향

1) 최근에 비만증과 함께 2형 당뇨병이 많이 발병된다. 특히 사춘기 연령 전후에 많이 발병되며 일본의 경우에는 청소년 연령에서 1형보다 2-3배가 오히려 많다고 보고하였다. 우리나라에서는 21% 정도 된다.

2) 2형 당뇨병의 병인론은 인슐린 분비 감소와 인슐린 저항성으로 나타난다. 비만증 이외에 체중이 정상 범위에 있더라도 발병되는 경우가 있으며 "절약형질 가설 (thrifty phenotype hypothesis)"로 설명된다. 고지혈증과 동반되는 경우도 많다.

(4) 임상 증상

다뇨 (소변 잘 가리던 아이에서 야뇨증 증상으로 나타남), 다음, 다식 (소아에서는 DKA로 인한 식욕부진으로 나타날 수도 있음), 체중 감소, DKA로 인한 피곤, 식욕 부진, 구토, 의식 불명

(5) 진단

1) 진단 기준: 전형적인 당뇨병 증상 (다뇨, 다음, 당뇨와 케톤뇨를 동반한 설명되지 않는 체중 감소)가 있으면서 임의혈당이 200 mg/dL (11.1 mmol/L) 이상일 경우 혹은 공복시 혈당이 126 mg/dL (7.0 mmol/L) 이상일 경우, 경구 당부하 검사 (oral glucose tolerance test, OGTT)시 2시간 혈당이 200 mg/dL일 경우에도 해당된다.

2) 당불내성 (glucose intolerance): OGTT 중 2시간 혈당이 140-200 mg/dL인 경우

3) 공복 혈당 장애: 공복혈당이 110-126 mg/dL인 경우

(6) 치료: 1형에서 인슐린 치료 (표 11-25)를 시행하며 2형은 주로 약물 치료

1) **고식적 방법**: 인슐린 주사를 하루에 한번 내지 두번 주사하는 방법

① 하루 인슐린 용량을 아침에 2/3, 저녁에 1/3로 하며 속효성과 중간형 인슐린 비율은 1:2로 한다. 예를 들어 30 kg된 당뇨병 환아에서 하루 인슐린의 총량을 1 U/kg로 정했을 경우 속효성 인슐린 (RI) 6 U, 중간형 인슐린 (NPH) 14 U을 주사하고 저녁 식사 전 RI 4 U, NPH 6 U 주사하여 자가혈당 측정기로 혈당을 측정하여 인슐린 작용 시간에 따라 RI와 NPH의 용량을 조절한다.

② 고혈당시 주사용량의 변화

a. 3일 연속 고혈당이 있을 경우 주사용량을 바꾼다.

b. 저녁식사 전 고혈당: 4일째 아침 중간형 인슐린 주사를 2 U 증가시킨다.

c. 점심식사 전 고혈당: 4일째 아침 속효성 인슐린 주사를 2 U 증가시킨다.

d. 취침 전 고혈당: 4일째 저녁 속효성 인슐린 주사를 2 U 증가시킨다.

e. 아침식사 전 고혈당: 4일째 저녁 중간형 인슐린 주사를 2 U 증가시킨다.

표 11-25 작용 시간에 따른 인슐린의 종류

작용 시간에 따른 분류	종류	효과 발현	최대 효과	지속 시간
초속효성 인슐린	휴마로그®, 노보래피드®	15분 이내	1-1.5시간	3-4시간
속효성 인슐린	휴뮬린R®, 노보린R®, 벨로슐린®	30-60분	2-4시간	6-8시간
중간형 인슐린	휴뮬린N(NPH)®, 휴뮬린L (lente)®, 인슐라타드HM®	1-4시간	6-12시간	12-18시간
지속형 인슐린	란투스®	2-4시간	연속	20-24시간
혼합형 인슐린	휴뮬린 70/30® (70% NPH, 30% regular) 등	혼합	혼합	혼합

2) **적극적 방법:** 인슐린 주사를 3회 이상하거나 CSII (continuous subcutaneous insulin infusion)으로 혈당 조절을 엄격히 하는 방법

3) **인슐린 펌프**

① 개방형 펌프: 컴퓨터 프로그램에 의해 자동적으로 주입되는 것으로 크기가 상당히 적어 휴대하기 쉬우나 저혈당의 위험과 카테터가 막힐 경우 인슐린 부족에 의한 케톤산증에 빠질 위험이 많아진다.

② 폐쇄형 펌프: 혈당을 측정하는 sensor가 있어 미리 예정된 혈당 범위보다 높을 경우 인슐린이 자동적으로 분비되고 그 이하가 될 경우 인슐린 분비가 중단되는 것이다.

4) **약물 치료:** 성인에서 사용되는 sulfonylurea계, biguanide계, repaglinide, α-glucosidase 억제제, glitazone계

(7) 관리

1) 당뇨병 치료 중 공복시 혈당의 정상적인 범위: 유아 시기 120-220 mg/dL, 취학전 아동 100-200 mg/dL, 학령기 아동 80-150 mg/dL

2) **인슐린 투여시 주의사항**

① 매일 혈당 검사를 2회 이상 시행한다.

② 인슐린 주사량, 식사량 및 운동량이 혈당조절에 미치는 영향을 안다.

③ 혈당이 240 mg/dL 이상인 경우나 소변에 당이 연속 2회 이상 나올 경우 소변 케톤검사를 시행한다.

④ 감염으로 고혈당이나 소변에 당이 많이 나올 때 인슐린 주사량을 10-20% 증량시킨다.

⑤ 고혈당이 계속될 때 주치의사와 상의하여 속효성 인슐린을 추가한다.

⑥ 감염이나 병이 있을 때

a. 식사를 하지 못하더라도 혈당에 따라 인슐린을 주사한다.

b. 혈당 및 소변 검사를 하루 4회 이상 시행한다.

c. 혈당이 240 mg/dL 이상인 경우 소변 케톤 검사를 시행하며 케톤이 검출될 경우 인슐린 양을 추가한다.

d. 수분 섭취를 많이 한다.

e. 가능한한 휴식을 취하며 몸을 보호한다.

f. 구토가 심하여 물과 음식을 먹을 수 없을 경우나 혈당이 계속 높을 때 주치의에게 연락한다.

3) **식사 요법**

① 칼로리 구성을 탄수화물 55%, 지방 30%, 단백질 15%로 한다.

② 하루 총 칼로리 섭취 중 아침 식사에 20%, 점심식사에 20%, 저녁 식사에 30%를 섭취하게 하며 나머지는 10%씩 아침과 점심 사이, 점심과 저녁사이, 저녁과 잠자기 사이에 간식으로 섭취하게 한다.

③ 지방 섭취는 식물에 많은 불포화 지방산을 섭취하는 것이 좋다 (버터 대신 마가린).

④ 소고기 및 콜레스테롤 높은 달걀노른자 섭취를 피하고 송아지 고기나 껍질벗긴 닭고기, 생선, 채소, 과일을 권장한다.

⑤ 주사한 인슐린이 흡수되어 작용되므로 식사시간과 식사량을 일정하게 하여야 하며, 특히 탄수화물의 섭취를 일정하게 한다.

4) **운동 요법**

(8) 추적 검사

1) **자가 혈당 측정**

① 매 식사 전과 잠자기 전 하루 4번 하는 것이 이상적이나 보통 하루 2-3번 검사한다.

② 6세 미만에서는 저혈당으로 인한 뇌손상을 받기 쉬우므로 혈당 범위를 조금 높게 설정하는 경향이 있다.

2) **당화 혈색소 (HbA1c)**

① 혈당 조절의 중요한 지표로, 적혈구 수명에 동반하여 최근 2-3개월 동안 혈당 조절 상태를 반영한다.

② 잘 조절된 당화혈색소는 합병증 예방의 좋은 지표가 된다 (표 11-26).

표 11-26 **당화 혈색소와 평균 혈당의 관계**

당화혈색소 (%)	평균혈당 (mg/dL)	관리 상태
13	330	합병증 위험 높음
12	300	
11	270	
10	240	
9	210	
8	180	합병증 위험 낮음
7	150	
6	120	정상 범위
5	90	
4	60	

3) C-peptide

① 체내 인슐린 분비능 측정 지표

② 정상에 가까울수록 혈당 조절이 잘되어 합병증이 늦게 혹은 적게 생긴다.

4) **정기 검사**

① 갑상선 호르몬, 갑상선 자극 호르몬: 1년에 1회 측정

② 24시간 소변 알부민 측정: 신장 질환 유무 확인

③ 안저 검사: 당뇨병 발생 4-5년 후부터 시행하여 망막 병변 유무 확인

(9) 경과 (그림 11-4)

1) **밀월기** (honeymoon period)

① 정의: 인슐린 치료 시작 후 환자의 약 75%에서 저혈당증의 반복으로 인슐린 양을 줄이고, 2%에서는 인슐린 없이 정상혈당을 유지하는 시기가 나타난다. 기간은 수주에

서 수개월이며 때로는 1-2년까지 지속되는 경우도 있다.

② 원인: 남아있는 C-peptide 분비 기능 (모든 당뇨환자는 발병 2년까지, 5년 후에도 일부 남아 있다)

③ 치료: 인슐린 하루용량 0.1 U/kg로 저혈당증이 없으면 인슐린 치료를 계속 권장한다.

2) **Somogyi 현상 (Somogyi phenomenon)**

① 정의: 저혈당-고혈당 현상으로 저혈당이 생겨 counterregulatory hormone이 많이 분비되어 2차적으로 고혈당이 나타나는 것이다.

② 증상: 이른 새벽에 식은땀, 악몽, 두통 등 저혈당이 있은 후 아침에 고혈당, 당뇨와 케톤뇨가 생길 때 의심하여야 한다.

③ 치료: 저녁 중간형 인슐린 투여량을 10-15% 감량한다.

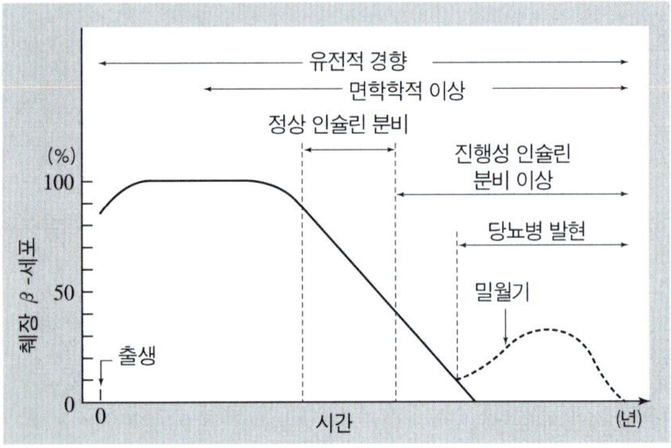

그림 11-4 췌장 β-세포 파괴의 자연 경과

3) **Dawn 현상 (Dawn phenomenon)**

① 정의: 저혈당 없이 새벽 2시-6시에 고혈당이 초래되는 것이다.

② 발생 기전: 정상인에서는 새벽에 성장 호르몬이 많이 분비됨에 따라 인슐린 분비가 증가되어 혈당의 변화가 없으나 당뇨 환아에서는 인슐린 분비가 증가되지 않아 고혈당이 초래된다.

③ 치료

a. 저녁 중간형 인슐린 투여량을 10-15% 증량한다.

b. 잠자기 전 간식을 줄인다.

c. 저녁 식사 전에 속효성 인슐린만 주사하고, 밤 9시에 중간형 인슐린을 주사한다.

Somogyi 현상과 dawn 현상 구별

새벽 3-4시 사이에 혈당 검사를 시행하여 80 mg/dL 이상이면 dawn 현상, 60 mg/dL 이하면 somogyi 현상

(10) 합병증

1) **급성 합병증:** DKA, 저혈당증, brittle diabetes, 감염, 정신적 스트레스

2) **만성 합병증:** 성장 장애, 손 관절 운동 장애, 신경병변 및 괴저, 황색종성 피부병변, 혈관계의 변화

① 미세 혈관 합병증: 눈 (망막 병변), 신장 (신 병변), 신경 (신경 병변)

a. 망막 병변: 인슐린 의존형 당뇨병이 발병한 지 10년인 경우 20% 생기며, 20년이 지난 경우 45-60% 생긴다고 하였고, 증식성 망막 병변이 당뇨병이 지속될수록 증가된다.

b. 신장 병변: 25년이 경과한 경우 40%에서 생기고, 신장 합병증이 인슐린 의존형 당뇨병 환자의 사망 원인에 50% 해당된다.

c. 신경 병변: 말초신경, 자율신경, 뇌신경 장애를 모두 침범할 수 있으나, 주로 말초신경계를 침범하여 대칭적인 다발성 말초신경병증을 일으키며, 신경세포와 슈반세포의 대사장애와 미세혈관 순환장애로 인하여 손상이 오는 것으로 생각된다.

② 혈관 합병증

a. 동맥 경화증

b. 백내장 (안구 렌즈의 혼탁): 당뇨병 발병 19년 이하의 경우 5% 이상에서 나타난다.

(11) 당뇨병의 특수형

1) 유전 도세포 기능 결핍증 (genetic defects of β-cell function)

① Maturity onset diabetes of youth (MODY)

a. 9-25세에 발병하고 상염색체 우성 유전되며, 인슐린 분비 장애가 초래된다.

b. Gene defect

i) HNE-1 (MODY 3): 12번 염색체 장완에 있는 hepatocyte nuclear factor 1 유전자 변이로 초래되는데, 당뇨병 증상이 심하게 나타나고, 혈관 합병증이 잘 생기며, 빈도는 65%에서 생긴다.

ii) Glucokinase (MODY 2): 7번 염색체 단완에 있는 glucokinase 유전자 변이로 초래되는 것으로 당뇨병이 경하게 나타나고, 빈도는 10-15%에서 생긴다.

iii) HNE-4 (MODY 1): 20번 염색체 장완에 있는 hepatocyte nuclear factor 4 유전자 변이로 초래되는데, 당뇨병 증상이 심하게 나타나고, 혈관 합병증이 잘 생기며, 빈도는 5%에서 생긴다.

iv) MODY 4: 포도당을 도세포 내로 운반하게 하는 GLUT-2 운반자의 결손으로 glucokinase에 의하여 인산화되어 인슐린을 분비시키지 못한다.

② Mitochondrial gene defect (Wolfram 증후군): 요붕증, 당뇨병, 시신경 위축, 귀머거리 증상을 나타내는 것으로 4번 염색체 단완에 있는 유전자에 의해 기능장애가 나타난다.

2) 신생아 시기의 당뇨병

① 일시적 당뇨병

a. 시기: 생후 1주 전후에 시작하여 수 주 내지 수 개월 지속되다 자연적 소실

b. 원인: 도세포에서 cAMP 형성의 미숙으로 초래된다고 추측한다.

c. 임상 소견

i) 대개 부량경량아 (SGA)이며, 고혈당, 심한 당뇨, 탈수가 생기지만 케톤뇨나 케톤혈증은 나타나지 않는다.

ii) 기초 인슐린 농도는 정상이나 당이나 tolbutamide 같은 자극에 대한 인슐린의 분비 반응은 적거나 거의 없다.

iii) 회복된 후 자극에 대한 분비 반응은 정상이고, 영구적인 당뇨병이 발생하는 경우는 거의 없다.

② 영구적 당뇨병: 신생아 시기에 나타난 당뇨병 중 50%는 영구적 당뇨병이다.

3. 당뇨병 케톤산증 (Diabetic ketoacidosis, DKA)

(1) 정의

당뇨병의 임상증상과 함께 혈당이 300 mg/dL 이상, 케톤혈증, $pH < 7.3$, $HCO_3^- < 15$ mEq/L, 당뇨, 케톤뇨를 보일 때를 말한다.

(2) 병태 생리

1) **인슐린 결핍:** 글리코겐 분해 (glycogenolysis), 당신생 (gluconeogenesis)가 발생하여 고혈당증, 단백질분해 (proteolysis), 지질분해 (lipolysis)가 일어남
2) **길항 호르몬의 분비:** Glucagon, catecholamines, cortisol, 성장 호르몬 등의 인슐린의 길항호르몬이 분비되면서 탄수화물, 단백질, 지방의 대사에 불균형 초래됨
   ① Glucagon: 혈당 이용의 증가 없이 간내 글리코겐 분해를 증가시키고, 지질 분해를 유발한다.
   ② Catecholamine (epinephrine, norepinephrine): 산혈증이 catecholamine의 분비를 유발하는데, 이로 인해 간에서 당 생성과 지방산 저장의 동원 (mobilization)이 증가하여 고혈당과 산증이 악화된다.
   ③ Cortisol: 과다 분비되어 말초에서 당 이용이 감소하여 병적 상황이 악화된다.
3) **케톤 형성 증가**
4) **삼투 이뇨와 당뇨:** 수분, NaCl, K, Mg, P 등의 소실이 심하고, 저혈량 (hypovolemia), 조직의 저관류 및 무산소 당대사가 일어나며 젖산이 증가하고 대사성 산증이 악화된다.

(3) 유발 요인: 사고, 감염, 구토, 심리적 요인 등의 스트레스

(4) 감별 진단: 비케톤 고삼투압 혼수 (nonketotic hyperosmolar coma), 젖산증

(5) 임상 증상: 호흡곤란, Kussmaul 호흡, 의식 혼돈 (mental confusion), 복통

(6) 검사 소견: 고혈당, 대사성 산증, 탈수, 전해질 불균형

인슐린의 작용

- 간에서의 글리코겐 생합성 및 당분 흡수를 촉진한다.
- 근육에서의 단백질생합성을 위한 당분이용을 증가시킨다.
- 지방형성 (lipogenesis)을 위해 지방 세포의 당과 지단백의 섭취를 촉진한다.

(7) 치료: 수액 공급, 전해질 교정, 인슐린 치료

1) **수액과 전해질 치료:** 8.5% 탈수로 간주 (표 11-27)

표 11-27 당뇨병 케톤산증 수액 치료 지침

시간	치료	비고
첫 1시간	0.9% NS or LR 10-20 mL/kg IV bolus 속효성 인슐린 0.05-0.1 U/kg/h 점적	빠른 수액 보충: 상태 따라 반복 가능 금식, I/O 확인 뇌부종 의심시 mannitol 1 g/kg IV
두 시간 - DKA 해결시까지	0.45% NS와 인슐린 점적 지속 20 mEq/L KPhos 와 20 mEq/L KAc 혈당 < 250 mg/dL 시 5% 포도당 용액	수액속도= (85 mL/kg + 유지량 - bolus 량)/23 h K < 3 mEq시, 80 mEq/L까지 증량 투여
이후	경구 섭취와 피하 인슐린 주사	구토 사라짐, CO_2 > 16mEq/L, 전해질 정상

NS, normal saline; LR, lactated Ringer solution; KPhos, potassium phosphate; KAc, potassium acetate; I/O, input and output

2) **산증의 치료** (bicarbonate)

① 치료 지침

a. 되도록 $NaHCO_3$를 사용하지 않는것을 원칙으로 한다.

b. 심한 산혈증 (pH 6.9미만)일 경우, 증상이 동반된 고칼륨혈증의 치료나 완전 심혈관 허탈을 가진 환자에서는 투여할 수 있다.

3) **인슐린 치료**

① 인슐린 지속 주입

a. RI 0.1 U/kg/h로 지속적으로 주입한다.

b. 혈당을 30분 간격으로 측정한다.

c. 혈당이 250 mg/dL 되었을 때 인슐린 투여를 중지하고 5% glucose in 0.2% NaCl 용액을 연결한다.

d. 이후 혈당이 300 mg/dL 이하이지만 산증이 있으면 인슐린 0.05 U/kg/h로 지속적 주입: 진행하는 케톤산증과 세포내 지질분해를 중지시킬 수 있다.

e. 산증이 없어지면 RI 0.2-0.4 U/kg 피하주사하고 30분 뒤 지속적 주입을 중지한다.

f. 이후 4-6시간마다 RI 0.2-0.4 U/kg를 피하로 주사한다.

② 간헐적 (intermittent) 인슐린 주사 (표 11-28)

a. 고혈당 시 아래 표에 따라 간헐적 주사 방법을 시행할 수 있다.

b. 혈당이 안정화되면 (300 mg/dL이하) 4-6시간마다 RI 0.2-0.4 U/kg를 피하주사 한다.

표 11-28 당뇨병 케톤산증시 간헐적 인슐린 주사

혈당	총 인슐린량	정맥주사	근육 또는 피하주사	빈도
> 600 mg/dL	1 U/kg	0.5 U/kg	0.5 U/kg	DH 2-4 h
300-600 mg/dL	0.5 U/kg	0.25 U/kg	0.25 U/kg	DH 2-4 h

4) **검사 확인**

① 혈당, 전해질, BUN, creatinine, 정맥혈 pH, 소변 케톤

② 소변 케톤

a. Nitroprusside 반응으로 측정되며, 주로 아세톤과 acetoacetate가 작용되나 hydroxybutyrate는 관계되지 않는다.

b. 정상적으로 hydroxybutyrate와 acetoacetate 비율은 3:1인데, 케톤성 산증일 경우 8:1 정도로 올라간다.

c. 인슐린 치료로 더 이상 케톤체가 형성되지 않더라도 hydroxybutyrate에서 분해되어 acetoacetate와 acetone이 계속 형성되므로 소변내 케톤체가 계속 검출된다.

5) **중환자실 치료의 적응증**

① 2세 이하

② 동맥혈 pH가 7.0 이하

③ 혈당이 1000 mg/dL 이상

④ 의식장애가 있을 때

X. 소아비만 (Childhood obesity)

1. 정의

지방세포의 수가 증가하거나 크기가 커져 피하층과 체조직에 과도한 양의 지방이 축적되어 있는 상태

2. 원인

(1) 과도한 음식 섭취: 식욕은 심리적 원인, 뇌하수체 등 뇌병변, 고인슐린혈증 등에서 증가한다.

(2) 유전 소인

(3) 사회경제 요인

(4) 운동부족

(5) 유전 증후군: Laurence-Moon-Biedl 증후군, Prader-Willi 증후군, Cushing 증후군

3. 병태 생리

(1) 지방세포수의 증가 및 비후 (표 11-29)

태생기와 1세 미만의 영아에서 칼로리 섭취가 증가되면 지방세포수가 급증하고 이런 현상이 사춘기까지 지속되면 그 후 체중을 줄여도 지방 세포의 크기는 감소하나 그 수는 줄어들지 않는다.

표 11-29 지방세포에 의한 비만의 분류

지방조직에 따른 비만의 형태	지방세포의 특징			발병연령	비만정도
	수	크기	지방함량/세포		
비대형	정상	증가	증가	사춘기 이후	중등도
증식형	증가	정상	정상	2세이전	중-고도
혼합형	증가	증가	증가	2세-사춘기	고도

(2) 인슐린에 대한 내성

① 비만증으로 인슐린 내성이 생기면 혈중 인슐린 농도는 증가되고 따라서 인슐린에 의한 지방 분해는 감소하며 지방 합성과 흡수는 증가하게 된다.

② 비만아는 고인슐린 상태에서 자유 지방산 이용을 감소시킨다.

(3) Leptin

① 비만 유전자 (인간에서는 7q31.3에 존재)에 의해 지방세포에서 합성되는 단백질

② 작용

a. 뇌혈관 장벽을 통과해 신경 내분비 기전을 통해 음식섭취를 조절한다.

b. 쥐에서는 식욕을 제한하고, 대사율을 증가시키고, 지방 산화율을 증가시킨다.

c. 사람에서는 leptin이 포만 신호 역할을 한다고 생각하기 어렵다.

③ 유용성

a. 비만아에서 혈중의 leptin치와 지방세포에 있는 비만을 조절하는 유전자 (regulation of obese, ob gene)의 mRNA가 상승되어 있으며, leptin치와 체지방량, 체질량지수, 혈중 인슐린 농도 사이에는 유의한 양의 상관관계가 있다.

b. 에너지 균형이 일정한 상태에서는 leptin 농도는 지방조직 내의 중성지방 저장량의 지표가 된다.

c. 에너지 균형이 일정치 않으면, leptin은 에너지 균형의 감시자 역할을 할 수 있는데, 에너지 균형이 음성이면 leptin양이 감소하고, 양성이면 증가한다.

4. 증상

(1) 잘 나타나는 시기: 영아기, 5-6세, 청소년기에 가장 흔히 나타난다.

(2) 영아 비만: 비만 영아의 대부분은 돌이 되면 보통의 체형이 되는 경우가 많다.

(3) 유아의 비만

1) 유아기 (1세부터 6세)에서는 3세경부터 비만에 대한 주의가 필요하다.

2) 3세가 되어서도 비만이라고 생각이 되면 그때까지의 체중증가를 체중의 성장곡선을 이용하여 검토해 보아야 한다.

(4) 소아의 비만

1) **신장, 골의 변화**

① 대부분 키는 표준 이상이고 골 연령은 키에 비하여 약간 촉진되어 있다.

② 내반고, 대퇴골두골단분리증, Blount 질환, 골연골염 같은 정형외과 질환이 비만 청소년에 흔히 생긴다.

2) **피부, 근육의 변화**

① 주로 상완과 대퇴부에 피하지방이 많이 축적된다.

② 고도 비만아에서 배가 많이 나오며 자색의 피부줄이 나타난다.

3) **사춘기 조기발현**

① 여아: 사춘기가 빨리 나타나며 외부생식기의 발달은 대부분 정상이거나 약간 빠르다.

② 남아: 사춘기가 정상이거나 약간 빠르고 최종 신장이 작을 수 있다. 외부 생식기도 상대적으로 작아 보이나 계측치는 정상인 경우가 많고 유방비대처럼 보이기도 한다.

5. 소아비만의 진단기준

(1) 표준 체중표: 비만도(%) = [(실측체중-신장별 표준체중) / 신장별 표준체중]×100 (%)

과체중: 10-20%,

비만: 20%이상 (경도 비만: 20-30%,중등도 비만: 30-50%, 고도 비만: 50% 이상)

(2) 체격지수에 의한 비만의 판정

1) **Kaup 지수**: 2세 이하에서 많이 사용 (표 11-30)

$$\text{Kaup 지수} = \text{체중(gm)} / [\text{신장(cm)}]^2 \times 10$$

표 11-30 Kaup 지수에 따른 비만의 판정

	1세이하	1-2세
정상	15-18	14-17
비만경향	18-20	17-18.5
비만	20이상	18.5이상

2) **Rholer 지수**: 학교에서 학생 비만 판정에 이용 (표 11-31)

$$\text{Rholer 지수} = \text{체중(kg)}/[\text{신장(cm)}]^3 \times 10^7$$

표 11-31 Rholer 지수에 따른 비만의 판정

신장	Rholer 지수
110-129 cm	180 이상
130-149 cm	170 이상
150 cm 이상	160 이상

3) **체질량지수 (body mass index, BMI)** = 체중(kg)/[신장(m)]^2

① 성인: 정상 (20-25), 과체중 (25-30), 비만 (30 이상)

② 소아: 연령별 기준치의 95 백분위수 이상일 때 비만, 85-95 백분위수은 비만 위험군으로 정의

(3) 피부주름두께

1) **판정**: 삼두근의 피부두께가 성별, 연령에 비교하여 85백분위수 이상이면 비만, 95백분위수 이상이면 과도비만이다.

2) **유용성**

① 피부 두께는 근육과 뼈가 증가한 과체중과 비만증을 감별하는데 도움을 준다.

② 피하지방 두께 측정은 신체의 지방분포를 알 수 있고 근육질이 많은 소아를 비만이라고 잘못 판정하지 않는 장점이 있다.

③ 견갑골 하부의 피하지방두께는 혈압과 콜레스테롤치와 매우 높은 상관관계가 있으므로 비만 소아에서는 꼭 측정해 보아야 한다.

3) **측정부위**: 삼두근, 이두근, 견갑골 하부, 복부중앙, 장골상부

(4) 신장별 체중

20 여년 전부터 전통적으로 비만 판정에 이용되어 왔고, 신장, 성별에 비교한 체중이 95 백분위수 이상이면 비만이다.

(5) 생체 전기 저항 측정법

체지방률은 정상 범위가 12-30%으로 개인, 연령에 따라 변동폭이 크므로 이용이 제한된다.

(6) 허리/둔부 둘레비 (Waist/Hip ratio, W/H ratio)

내장형 (W/H 성인 여자에서 0.9 이상, 성인 남자에서 1.0 이상인 경우)은 뇌졸중, 당뇨병, 허혈성심질환과 사망률이 사지형 (여자에서 0.75 이하, 남자에서 0.85 이하)보다 훨씬 위험성이 높다고 한다.

6. 분류 (표 11-32, 33)

(1) 단순성 비만 (99%)

1) **원인**: 특정한 기초질환이 없이 일어나는 비만으로 신체가 필요로 하는 에너지보다 많이 섭취하거나 섭취한 에너지를 소비하지 못하는 운동부족으로 생긴다.

2) **증상**: 에너지의 불균형으로 체내에 지방조직이 과잉으로 축적되며 대부분 정상보다 키도 크고 골연령이 정상이거나 더 촉진되어 있다.

(2) 증후성 비만 (1%)

1) **원인**: 신체에 비만을 초래하는 확실한 원인이 있어 병에 의하여 비만이 나타나는 경우를 말한다.

2) **종류**

① 중추성 비만: 뇌종양, 뇌 외상, 염증의 후유증으로 나타나며, 뇌에 식욕을 조절하는 부분 (시상하부)의 장애가 있어 식욕을 증진시키는 중추가 과잉작용을 하든지 포만을 느끼는 중추가 작용하지 않아서 나타난다.

② 유전성 비만: Prader-Willi 증후군, Laurence-Moon-Biedle 증후군 등에서 나타나며 지능장애, 생식샘발생장애 (gonadal dysgenesis), 손발가락의 기형 등 다양한 동반 증상이 있다.

③ 내분비성 비만: Cushing 증후군, 성장 호르몬 결핍증 등에서 나타나며, 비만 외에 저신장, 골연령의 지연, 이차 성징 발달의 지연 등을 동반한다.

표 11-32 비만의 분류

단순성 비만 (Exogenous obesity)
증후성 비만 (Endogenous obesity)
중추성: 뇌종양, 뇌외상, 뇌염
유전성: Turner 증후군, Prader-Willi 증후군, Laurence-Moon-Biedle 증후군, Alstron-Hallgren 증후군, Cohen 증후군, Carpenter 증후군
내분비성: Cushing 증후군, 갑상선기능 저하증, 고인슐린혈증, 성장 호르몬 결핍증, hypothalamus 기능 이상, Stein-Leventhal 증후군 (Polycystic ovary)

표 11-33 단순성 비만과 증후성 비만의 비교

	단순성 비만	증후성 비만
신장	50백분위수 이상	5백분위수 미만
골성숙	촉진	지연
정신발달지연	-	+
외부기형	-	+
외부생식기 이상	-	+
신경계 이상	-	+

7. 소아 비만의 관리 지침

(1) 체질량지수에 따른 비만아의 관리

1) BMI가 95 백분위수 이상일 때

① 합병증이 있는지 정확한 진찰과 선별 검사를 실시한다. AST, ALT, 혈청 콜레스테롤, 중성 지방, HDL 콜레스테롤, LDL 콜레스테롤, 심전도, 공복 혈당, HbA1c, 소변 검사, 혈압을 측정하고 심한 고도 비만아는 폐기능 검사를 실시한다.

② 7세 이상과 고혈압, 고지혈증, 당뇨병 등 합병증을 동반한 7세 미만은 체중 감량을 한다.

③ 합병증이 없는 7세 미만의 비만아는 현재의 체중을 유지한다.

④ 저신장, 지연된 골연령, 지연된 2차 성징 등으로 감별 진단해야 한다.

2) BMI가 85-94 백분위수에 해당할 때

① 다음 중에서 하나 이상이 양성이면 치료 및 관리가 필요 (내분비, 유전적 요인 등의 질환을 감별진단 해야 한다)하고, 모든 항목이 음성이면 치료가 필요 없고, 1년에 한 번 정기 검진을 받도록 한다.

치료 및 관리가 필요한 항목

- 심혈관 질환, 총 콜레스테롤치 상승, 당뇨병, 비만의 가족력, 고혈압
- 총 콜레스테롤치 200 mg/dL 이상 상승
- BMI의 일년 증가폭이 클 때 (1년에 3-4 이상 증가)
- 과체중과 비만에 대한 염려가 있을 때 (정서적, 심리적인 불안감)

② 7세 이상에서 합병증을 동반하면 체중 감량을 한다.

③ 7세 미만과 합병증이 동반하지 않는 7세 이상의 경우는 현재의 체중을 유지한다.

④ 최종 목표는 BMI를 85 백분위수 이하로 유지하는 것.

(2) 비만도와 성장 곡선에 따른 비만아의 관리

1) 3개월 간격으로 체중과 신장을 측정하여 성장 곡선을 그려 조기 진단한다.
2) 경도 비만 또는 최근 2년간 비만도의 증가가 10% 미만인 경우
   ① 현재의 체중을 유지하며 감량은 필요가 없다.
   ② 키가 성장하면서 대부분 날씬해지므로, 비만도가 더 증가하지 않도록 주의한다.
   ③ 비만이 심해지는지, 식생활 습관의 개선과 운동을 실시하는지 확인한다.
   ④ 엄격한 관리는 필요 없으나, 바른 식사 방법과 운동을 하도록 지도한다.
   ⑤ 7세 이상은 합병증 검사를 실시한다.
   ⑥ 합병증이 없거나, 7세 미만은 2-3개월에 1회씩 정기 검진을 실시한다.
   ⑦ 합병증이 있으면 1-2개월에 1회 정기 검진을 실시한다.
3) 중등도, 고도 비만 또는 최근 2년간의 비만도의 증가가 10% 이상인 경우
   ① 비만도가 40% 미만으로 합병증이 없는 경우: 1-2개월에 1회씩 정기 검진을 실시하고, 합병증과 비만도를 조사한다. 비만도 20%대를 목표로 하여 지도하고 감량은 대부분 필요 없으나, 청소년 후기 비만에는 매월 1-2 kg 감량한다.
   ② 비만도가 50% 미만으로 합병증이 동반한 경우: 월 1회 정기 검진을 실시하고, 매월 1-2 kg 정도 감량을 한다. 최소 1년간은 치료를 받아야 하고, 초기에는 경도 비만으로의 이행을 목표로 삼고, 최종 목표는 비만도 20%에 둔다.
   ③ 비만도 50% 이상으로 합병증을 동반한 경우: 월 1회 정기 검진을 실시하고, 매월 2-3 kg의 감량을 한다. 초기에는 중등도 비만으로의 이행을 목표로 한다.
   ④ 비만도 100%에 가까운 심한 고도 비만과 당뇨병을 동반한 경우: 가능한 입원시켜 치료하고, 퇴원 후에도 월 1회씩 건강 진단을 받아야 한다.

8. 치료

(1) 치료 방향

1) 칼로리 섭취를 줄이고, 에너지 소비량을 증가시켜야 한다.
2) 치료의 최종 목표는 비만도를 줄여서 표준 체중 전후로 유지하는 것이다.
3) 정상적인 성장에 필요한 기본 영양을 포함하면서 체중을 조절하는 식사요법, 적절한 규칙적인 운동, 정신적인 도움을 포함한 장기적이고 꾸준한 종합적인 프로그램을 가지고 시행해야 한다.

(2) 식이 요법

1) **목적:** 환아 및 가족들에게 균형있는 건강한 식사를 하게 하고 건강한 식사 습관을 갖게 하는데 있다.
2) **방법**
   ① 무리한 체중 감량보다는 과잉 섭취하고 있는 잘못된 식사량의 조절과 잘못된 식사습관을 수정하도록 하는 것이 바람직하다.
   ② 체중 감량이 필요하면 6-12개월에 걸쳐 서서히 하는데, 그 대상이 되는 10-14세의 아동에 대해서는 수개월동안 1000-1500 kcal로 식사를 제한한다.
   ③ 칼로리 섭취량 중 300-500 kcal/d 감축시 주당 500 g 체중 감소나 6개월 내 10%의 체중 감소가 일어나고, 심한 고도 비만의 경우 500-1000 kcal/d 감축시 약 1주에 500-1000 g의 체중이 감소한다.

④ 저열량, 저탄수화물, 저지질, 고단백질 식이 요법이 원칙이다.
  a. 총 칼로리의 20%를 단백질, 30%를 지방질, 50%를 탄수화물로 한다.
  b. 밥이나 빵은 적게 먹고 야채, 과일, 고기, 생선 등을 주로 먹는다.
  c. 육류, 어류는 지방이 많은 것은 피한다.

⑤ 3세 미만의 영유아 비만아는 적게 먹일 필요는 없으나, 비만의 가족력이 있으면서, 비만의 정도가 심한 경우에는 우유 등 먹는 양을 표준량만 먹인다.

⑥ 신호등 식이요법 (표 11-34)

표 11-34 신호등 식이 요법

초록 식품군 (GO)	1회 소비량 (한그릇)이 평균 20 kcal 이하인 것으로 대부분의 채소류가 이에 해당하며 좋아하는 만큼 제한없이 먹도록 한다.
	예) 오이, 당근, 배추, 김, 미역, 버섯, 기름기 제거한 육수
노랑 식품군 (CAUTION)	조리의 재료가 되는 주요 식품군으로 정해진 양만 먹게 한다.
	예) 감자, 사과, 우유, 밥, 빵, 고구마, 잡채, 생선 구이 찜, 기름기 제거한 육류
빨강 식품군 (STOP)	조리 방법이 기름이나 설탕을 많이 이용한 튀김과 같은 식품들로 일주일에 4가지 이상 섭취하는 것을 금한다.
	예) 감자 튀김, 야채 샐러드, 과일 통조림, 햄버거

3) **요요현상**: 체중이 식이요법을 하지 않을 때로부터 멀어질수록 원래 체중으로 되돌아가고자 하는 시상하부 등의 작용이 강해지기 때문에 체중 감량이 많았던 사람일수록 체중이 다시 그전처럼 되거나 또는 더 비만해지는 현상으로, 체중 감량을 한달에 2-3 kg 정도로 서서히 할 것을 권하고 있다.

(3) 운동 요법

1) **장점**: 체중 감소, 심폐 기능의 강화, 감소된 체중의 유지 효과
2) **원칙**: 규칙적이고 지속적인 운동, 유산소 운동 (달리기, 걷기, 자전거 타기, 수영 등)과 활동량의 증가
3) **생리학적 효과**
  ① 공복시 휴식상태에서는 근육 에너지원의 90%는 유리 지방산의 산화과정에서 생성되며, 운동 상태에서는 당의 산화가 유리지방산의 산화보다 더욱 증가된다.
  ② 에너지원으로 사용되는 당은 혈당, 근육 및 간의 글리코겐과 당신생으로 제공되어진다.
  ③ 운동시 초기에는 주로 근육내에 있는 글리코겐 분해가 일어나며, 시간이 지남에 따라 간의 글리코겐 분해가 일어난다.
  ④ 운동이 15분 이상 지속될 경우 당신생으로 주로 에너지를 공급하게 되며, 운동이 30분 이상 지속될 경우 지방조직에서 유리된 지방산이 주된 에너지원 역할을 하므로 비만증에서 체지방을 감소시키기 위해서는 30분 이상의 운동이 필요하다.
4) **강도**: 최대 활동량의 50-60%, 낮은 강도의 운동일수록 체지방을 에너지로 더 많이 이용한다.
5) **시간**
  ① 처음에는 15분으로 시작하고, 운동 시간을 1시간이 될 때가지 서서히 증가하며, 1일 1시간, 주말에는 등산 등으로 2시간 운동을 하게 한다.
  ② 여러 아이들과 옥외에서 뛰어 다니면서 놀면 그것만으로도 충분한 운동이 된다.

6) **종류**

① 큰 근육을 사용하는 운동 (걷기, 조깅, 수영, 사이클, 줄넘기, 등산, 에어로빅)을 권장한다.

② 본인이 재미있고 좋아하는 운동을 권한다.

③ 신체 활동량 증가: 학교에 걸어서 등교하고 승강기 보다 계단을 이용하며, 자동차보다 자전거를 이용한다.

④ 활동량이 적은 습관을 줄인다: TV 시청은 1-2시간으로 줄이고 실외에서 친구와 놀게 하며 식사 후 눕지 않는다.

(4) 행동 요법

1) 비만을 초래하는 부적절한 식이습관과 생활 습관을 찾아내어 조직적으로 서서히, 20주 이상 장기간에 걸쳐 식이 및 생활 습관을 수정하는 것이 치료 효과가 좋다.
2) 음식 섭취량을 감소시키고, 활동량과 운동량을 증가시켜 열량 균형을 적자 상태로 만들어 체중 감량의 효과를 높인다.
3) 행동 요법 프로그램에는 자기 관찰, 자극 조절, 강화, 사회적 지지 및 인식 변화 등이 포함된다.

(5) 정신 치료: 비만은 우울증, 대인 공포증, 학습 장애, 신체화 장애, 품행 장애, 등교 거부 등의 선행인자가 되기도 하는데 이러한 경우 소아정신과 의사의 도움이 필요하다.

(6) 약물요법, 수술 요법

1) 소아에서는 원칙적으로 사용하지 않는다.
2) 성인에서는 체질량지수가 40 이상이거나, 비만과 관련된 합병증이 있으면서 체질량지수가 35-40인 경우에 다른 방법이 실패한 경우 수술요법이 고려된다.

(7) 교육

1) 학교에서 올바른 식생활 지침, 주의해야 할 음식과 권장 식품, 인스턴트 식품의 단점, 운동의 필요성, 운동의 장점, 비만에 좋은 운동, 운동할 때의 기본 원칙 및 주의 사항, 비만의 나쁜 점을 교육을 통해 가르친다.
2) 학교 급식을 너무 심하게 제한시킬 필요는 없으나 더 달라고 하여 먹는 일은 없도록 하고, 휴식 시간에 나가 놀도록 한다.

9. 예후

(1) 성인 비만이 될 가능성은 소아 비만의 심한 정도, 청소년기 이후에 비만, 가족 내 성인 비만이 많을 때 높다.

(2) 소아 비만과 심혈관계 위험 요인과의 연관성은 아직까지 명확히 확립되어 있지 않다.

10. 합병증

(1) 심인성의 정신적 장애

(2) 성인병의 조기발현

1) **고지혈증과 동맥경화:** 비만 정도가 심해지면 고중성지방혈증과 고콜레스테롤혈증의 빈

도가 증가하고, LDL, VLDL 농도가 증가하며, HDL은 체중 증가에 반비례하여 감소한다.

2) **당뇨병**: 고인슐린혈증과 인슐린 저항성의 증대로 당대사, 지질 대사 등이 장애를 받아 인슐린 비의존성 당뇨병을 일으킨다.

3) **지방간**: 중등도 이상 비만아의 20-40%에서 동반된다.

4) **고혈압**

5) **Pickwickian 증후군** (obesity hypoventilation syndrome, 비만 저환기 증후군)

① 심한 외인성 비만증의 드문 합병증으로 심한 심폐기능 장애가 있다.

② 폐포 환기 저하, 폐활량, 호흡량, expiratory reserve volume이 감소한다.

③ 적혈구 증가증, 저산소 혈증, 청색증, 심장 확대, 심부전, 기면 등의 증상이 있다.

④ 호흡은 저산소증에 의한 chemoreceptor 자극에 의하므로 고농도의 산소를 주면 위험하다.

12장

신경질환

I. 신경학적 평가와 진단 (Neurologic evaluation and diagnosis)

1. 신경학적 검사 (Neurologic examination)

(1) 병력청취와 일반 진찰

1) 주증상과 발달 과정에 대한 정확한 기술
2) 선천성 질환이 의심될 경우: 임신, 분만, 출산에 관련된 과정, 산모의 감염 여부, 알콜, 담배, 독성물질에의 노출 여부, 출생시의 체중, 키, 두위
3) 언어, 사회력, 운동기능 등의 발달 평가: 발달 지연, 발달의 퇴행
4) 가족력: 선천성 대사 이상, 근육 질환, 퇴행성 신경 질환 등
5) 얼굴 및 전신 모습에서 이형태 (dysmorphism)의 유무

(2) 신경학적 진찰

1) **정신 상태** (mental status)와 **정신운동발달** (psychomotor development)
   ① 단계: 명료 (alert), 기면 (drowsy), 혼미 (stupor), 반혼수 (semicoma), 혼수 (coma)
   ② 지표: 명료 (alertness), 인지 (orientation), 주의 (attention), 기억 (memory), 언어 (language), 행동 (behavior)
2) **뇌신경**: 각 뇌신경의 기능과 검사방법은 표 12-1, 그림 12-1과 같다.

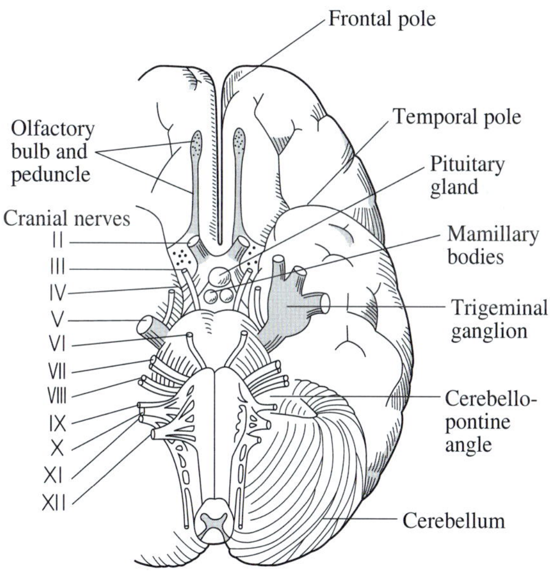

그림 12-1 뇌신경의 해부학적 위치 (clinical neuroanatomy, 26th edition)

표 12-1 **뇌신경 기능과 검사 방법 (cranial nerve examination)**

뇌신경	기능	검사
후각신경 (olfactory nerve, I)	후각	냄새에 대한 행동 반응
시신경 (optic nerve, II)	시각 및 시야	색 있는 종이나 블록을 쫓아본다. 시신경원판, 망막 검사 유두 부종: 두개강내압상승징후
동안신경 (oculomotor nerve, III) 활차신경 (trochlear nerve, IV) 외전신경 (abducens nerve, VI)	외안근 운동, 동공반사 및 안검 상승	안구 운동 관찰
삼차신경 (trigeminal nerve, V)	저작, 안면감각	저작 운동, 각막 반사
안면신경 (facial nerve, VII)	안면감각, 안면표정, 미각(anterior 2/3)	각막 반사, 안면 대칭성
청신경 (auditory nerve, VIII)	청력, 공간 지각	소리굽쇠, Calory 검사
설인신경 (glossopharyngeal nerve, IX)	미각(posterior 1/3)	구역반사의 유무
미주신경 (vagus nerve, X)	연하, 음성	수유, 울음소리
척수부신경 (spinal accessory nerve, XI)	머리운동	기립시와 복와위의 머리회전이 약해진다.
설하신경 (hypoglossal nerve, XII)	혀운동	대칭, 위축, 세동

3) **운동계** (motor system)

① 근력: 0에서 5까지 정확히 기술한다.

근력의 평가

- 5 정상적인 근력을 보인다.
- 4 검사자의 힘, 중력에 저항하는 관절의 운동은 가능하지만 근력은 감소되어 있다.
- 3 중력에 저항한 관절의 운동은 가능하지만, 검사자의 힘에 저항하는 운동은 안된다.
- 2 중력을 제거하는 위치에서는 관절의 운동은 가능하다.
- 1 근수축은 보이지만, 관절은 움직이지 않는다.
- 0 근수축이 전혀 보이지 않는다.

② 근긴장도 평가

a. Spasticity: 처음에는 수동적 운동에 저항이 있다가 갑자기 저항이 없어져 주머니칼이 접히거나 펴지는 모양과 흡사한 상태

b. Rigidity: 굽힘 근육과 폄 근육 모두에서 지속적인 저항을 느끼는 상태

③ 운동 기능 마비

a. Monoplegia: 사지 중 한 곳만 마비

b. Hemiplegia: 편측 상하지 마비로 상지쪽의 마비 정도가 심하다.

c. Paraplegia: 양 하지의 마비

d. Diplegia: 신체 부위와 상관없이 대칭적인 마비

e. Tetraplegia: 상하지 모두 같은 정도의 장애 상태

4) **감각계 (sensory system)**: 감각계 검사는 소아에서는 시행하기가 어렵고 부정확한 경우가 많다. 먼저 촉각, 위치 감각, 진동 감각 검사를 시행하고 그 다음 통각에 대한 검사를 한다. 소아에서는 원발성 감각계 질환은 드물다.

5) **반사 (reflexes)**: 각 심부 건반사의 중추는 표 12-2와 같다.

① 척수 반사 (spinal reflex: phasic reflex): 대체로 1-2개월에 소실되는 반사로 족저파악반사 (plantar grasp reflex), 도피반사 (withdrawal reflex), 교차신전반사 (crossed extension reflex), 발내디디기 반사 (placing reflex), 보행반사 (stepping reflex), 수장파악반사 (palmar grasp reflex)가 있다.

② 뇌교 반사 (pons reflex: posture reflex): 제 VIII 신경핵에서 적핵 이하의 뇌간부에 반사 중추가 존재하며, 척수반사가 소실할 무렵부터 나타나기 시작하고 4-6개월경에 소실된다. 모로반사 (Moro reflex), 긴장성 경반사 (tonic neck reflex) 등이 있다.

③ 중뇌 반사 (midbrain reflex: righting reflex): 몸 가누기 반사로 자세가 변화할 때에 본래 있어야 할 자세로 신체가 다시 일어서는 반사로 labyrinthine righting reflex, neck righting reflex, body righting reflex, optical righting reflex, landau reflex, 낙하산 반사 (parachute reflex) 등이 있다.

④ 피질 반사 (cortical reflex): 평형 반응은 피질, 기저핵, 소뇌 등의 종합 작용에 의해 나타나며 평생 지속되며 tilt board reaction, four foot kneeling reaction, sitting reaction, hopping reaction, seesaw reaction, simian position 등이 있다.

표 12-2 **심부 건반사의 종류와 중추**

심부 건반사의 종류	중추
하악 반사 (jaw jerk)	뇌교
이두근 반사 (biceps jerk)	C5-C6
손뒤침근 반사 (supinator jerk)	C5-C6
삼두근 반사 (triceps jerk)	C6-C8
무릎 반사 (knee jerk)	L3-L4
발목 반사 (ankle jerk)	S1-S2

6) **소뇌 기능 검사 (gait, motor coordination)**: 손가락 코에 대기 (finger to nose), (tandem 보행, Romberg 검사), 무릎을 손바닥과 손등으로 교대로 두들기게 하기 (rapid alternating and rapid repetitive 운동 검사) 등이 있다.

7) **영유아의 신경학적 진찰**

① 영유아는 진찰에 협조를 기대하기 어려워서 순서대로 진찰하기가 어려우므로 인내심을 가지고 검사해야 한다. 심부건 반사 중 삼두근 반사는 첫 2-3개월에는 잘 나타나지 않는 수가 많으며, Babinski 징후는 생후 첫 1-2개월에는 양성으로 보이는 경우가 흔하며 보행 이전 기간에는 양성으로 관측될 수 있다. 강한 자극을 주는 검사는 마지막에 해야 한다.

② 관찰 포인트

a. 이상 국소 증상

b. 정상적으로 있어야 할 반응이 결여된 경우

c. 정상 반응의 좌우 비대칭

d. 성장하면서 소실해야 할 생리적인 반응이 오랫동안 지속하는 경우

e. 발달 지연

8) **신생아의 신경학적 진찰시 주의해야 할 고위험 인자들**

① 출생 전 인자: 가족의 신경학적 질환, 산모의 연령, 임신시의 감염, 흡연, 음주 약물에의 노출, 임신 중독, 반복성 자궁 출혈 등

② 출생시 인자: 미숙아, 저체중아, 분만 외상, 질식, 쌍둥이, 제왕절개, 양수흡입증후군 등

③ 출생 후 인자: 저산소성 허혈성 뇌증, 경련, 지속성 구토, 청색증, 무호흡 발작, 저체온, 울음 소리의 이상 등

→ 신생아에서 볼 수 있는 반사와 소실 시기를 유념해서 이상이 있을 시에는 정밀한 검사가 필요하다 (표 12-3).

표 12-3 **신생아 시기의 반사와 소실 시기**

신생아 반사	소실 시기
젖찾기 반사 (rooting reflex)	1개월
모로 반사 (Moro reflex)	5-6개월
파악 반사 (palmar grasp)	2-3개월
긴장성 경반사 (tonic neck reflex)	6-7개월
낙하산 반사 (parachute reflex)	평생지속

(3) 진단적 특수 검사

1) **요추천자** (lumbar puncture)**와 뇌척수액 검사** (CSF study)

① 뇌수막염, 뇌염, 지주막하 출혈의 진단에 필수적이다.

② 종양세포의 유무, 대사질환 또는 탈수초 질환을 진단하는데 도움이 된다.

③ 수두증의 감압 치료로 척수관내로 약물 주입을 위해서도 사용한다.

④ 4-5번 요추 사이나 3-4번 요추 사이를 천자한다 (그림 12-2).

⑤ 두개강내압증가 소견이 보이거나 동공 크기와 반사가 차이가 있거나 혼수와 관련된 비정상적 호흡을 보이면 뇌CT을 시행 후 요추천자의 시행여부를 결정해야 한다.

⑥ 요추천자의 금기 사항은 표 12-4와 같다.

표 12-4 **요추천자의 금기 사항**

요추천자의 금기 사항
두개 및 척수 내 종양이 의심될 때
뇌 탈출 (herniation)의 임박 증상이 있을 때
요추천자를 시행할 부위의 피부의 세균 감염
심한 혈소판 감소증 (platelet < 2만/dL)
안저 검사상 유두부종

2) **경막 천자**: 경막하 삼출액이나 경막하 혈종의 진단을 위하여 시행하며 세포 수, 단백 검사 및 미생물 배양 검사를 시행한다.

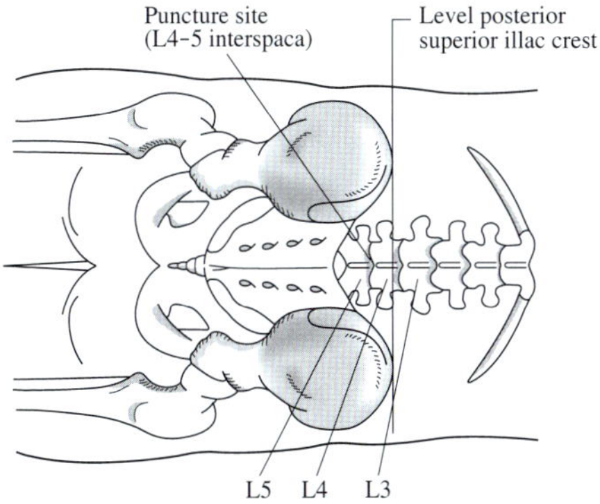

그림 12-2 요추천자의 위치

3) **뇌실 천자**: 원칙적으로 신경외과의사가 시행해야 하며, 급격한 두개강내압의 상승에도 불구하고 보존적인 요법으로 효과가 없을 경우, 뇌실로부터 뇌척수액을 직접 밖으로 뽑아 준다.

4) **신경 방사선학적 검사**

① 두개골 단순 촬영

a. 두개골 골절, 두개내 석회화, 두개골 조기봉합, 두개강내압상승 등의 진단에 중요하다.

b. 급성 두개강내압상승: 봉합선이 벌어지는 것이 특징이다.

c. 장기적 두개강내압상승을 시사하는 소견: 후상엽구 (posterior clinoid process)의 침식, 터키 안장 (sella turcica)의 확장, 뇌회 흔적 (convolution rudiment of brain)의 증가 등이 있다.

② 뇌 초음파: 신생아기나 영아기에 대천문이 닫히기 전에 시행할 수 있는 검사로 수두증, 뇌출혈, 뇌실내 출혈 등의 진단에 유용하다.

③ 자기공명영상 (MRI): 비침습적으로 소아 뇌 발달의 수초화, 뇌회의 성숙 정도, 종양, 뇌부종, 퇴행성 질환, 선천성 기형, 난치성 부분 뇌전증 등 거의 모든 신경계 질환의 진단에 유용하다.

④ 전산화 단층촬영 (CT)

a. 응급상황에서의 중요한 진단적 도구로 이용된다.

b. 두개 손상, 두개내 출혈, 두개내 석회화, 경막하 삼출액, 선천성 뇌기형 (수두증, 공뇌증 등), 뇌위축, 뇌종양, 뇌부종, 뇌경색 등의 진단에 유용하다.

c. 조영제는 뇌의 구조와 혈관을 뚜렷히 보여 주며 특히 뇌종양, 뇌수막염 등 혈관-뇌장벽이 파괴되면 조영 증강이 나타난다.

⑤ 자기공명 혈관조영 (MRA): 혈관을 볼 수 있는 비침습적 방법으로 경막 정맥동과 뇌정맥류를 평가하고 동정맥 기형에서 동맥과 정맥의 상태를 평가하는데 이용된다. 모야모야병 같은 혈관 이상을 진단할 수 있는 비침습적인 진단 방법이다.

⑥ 자기 공명 분광경 검사 (MRS): 뇌의 대사물질과 일부 신경 전달물질에 대한 정보를 얻을 수 있어 근육 질환을 평가하고 뇌전증 병소의 위치를 찾아내며 사립체 질환, 뇌종양 등을 진단하는데 이용된다.

⑦ 단일 양자 방출 전산화 단층촬영 (SPECT): 국소적 뇌혈류를 측정하는 검사법으로 뇌

혈관염, 국소적 뇌전증 발작 병변, 뇌종양의 재발, herpes virus 뇌염 등을 진단하는데 유용하다.

⑧ 양전자 방출 단층촬영 (PET): 뇌의 기능적 이상 병변을 찾아내는 검사이며 당의 대사를 측정할 때는 fluorodeoxyglucose (FDG) 동위원소를 이용하여 중추신경 내 대사에 대한 정보를 얻는 진단 도구로서 뇌전증, 대사 질환, 신경 행동 질환 등의 진단 및 연구에 이용한다.

5) **뇌파검사 (Electroencephalogram)**

① 뇌신경 세포의 전기적 활동을 두피에 부착한 전극을 통하여 포착, 증폭하여 연속적으로 기록하는 것으로, 피질신경세포의 수상돌기에서의 신경연접후전위의 합으로서 나타난다.

② 대표적인 비정상파: 극파와 서파가 있다 (그림 12-3).

a. 극파: 갑자기 나타나는 고전압의 날카로운 모양이며 대개 서파가 따라 나온다.

b. 전반적인 서파가 나타나는 경우: 대사성 질환이나 감염성 질환 등의 광범위한 문제가 있음을 시사한다.

③ 경련 및 뇌전증의 정확한 양상과 분류, 적절한 약물 요법 또는 수술적 요법 등을 위해 장시간의 비디오 뇌파 검사를 시행할 수 있다.

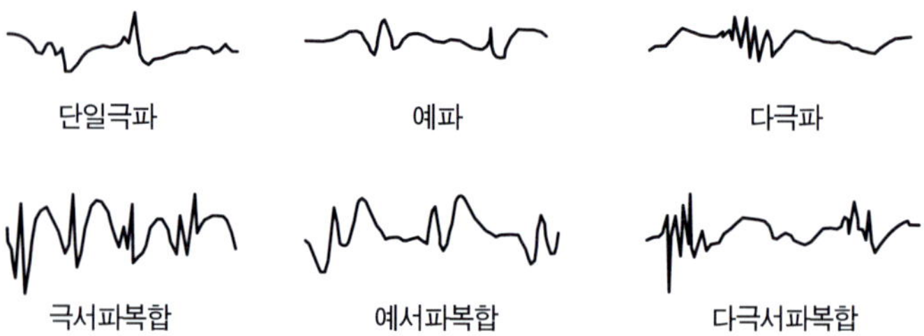

그림 12-3 이상 뇌파 소견

6) **유발전위 검사**

① 시각 유발전위 검사: 시각 자극을 주면 후두부에서 기록되며 신경 퇴행성 질환과 탈수초성 질환에서 특징적인 이상소견을 보이며 고위험 신생아에서 시각 기능을 객관적으로 평가할 수 있다.

② 뇌간 청각 유발전위 검사

a. 특히 신생아나 협조가 안 되는 영아에서 청각기능을 평가하는데 유용하다.

b. 약물이나 의식 상태에 영향을 받지 않으므로 혼수환자에서 뇌간 기능을 평가하는데 유용하고 소뇌교각부위 종양의 진단에도 도움이 된다.

③ 체성 감각 유발전위 검사: 감각말초신경을 자극하여 경추부와 반대쪽 두정엽 체성 감각 피질부위의 유발전위를 얻는 것으로 척수의 후주-내측 융대 (dorsal column-medial lemniscal system)의 기능을 평가한다.

II. 혼수 및 의식소실 (Coma and altered mental status)

1. 소아에서 의식장애를 일으키는 원인들

(1) 뇌손상에 의한 뇌좌상, 뇌진탕, 대뇌출혈, 경막하 및 지주막하 출혈
(2) 뇌혈관 질환: 뇌경색, 뇌출혈, 정맥굴 혈전증
(3) 감염: 뇌수막염, 뇌염, 급성 파종 뇌척수염
(4) 뇌종양
(5) 저산소성 뇌병증
(6) 뇌전증: 뇌전증지속증, 발작 후 혼돈 상태
(7) 대사 질환: 저혈당증, 저나트륨혈증, 물중독, 산-염기 불균형
(8) 중독: 약물, 독 물질

2. 혼수 환자의 신경학적 검사

표 12-5 의식수준의 분류 (Level of mental status)

의식수준	정의	임상적 검사
명료 (alert)	각성 상태가 유지되며 외부자극에 대해 자신과 주변 환경을 적절히 인지 할 수 있는 상태가 유지된다.	"여기가 어딘가요?" "오늘이 무슨 요일이죠? 지금이 몇 년도죠?" "제가 누구인가요?"
착란 (confusion)	각성상태는 유지할 수 있으나, 지남력의 장애로 사고나 이해능력이 감소되어 있다.	환자는 각성상태가 유지된다. 환자의 행동과 질문에 대한 답변으로 파악한다.
섬망 (delirium)	불안, 초조, 환청, 환시, 공포와 같은 과민성 반응을 보이는 착란상태	환자는 각성상태가 유지된다. 환자의 행동과 질문에 대한 답변으로 파악한다.
기면 (lethargy)	각성상태가 유지되지 않는 상태로 아주 졸려하고 집중하지 못하고, 기억력은 있으나 정확하지 않다. 기면과 섬망상태가 교대로 나타나기도 한다.	환자는 낮은 수준의 자극에도 깨어나지만, 자극이 사라질 경우 다시 잠든다. 깨어난 상태에서는 대화가 유지된다.
둔미 (obtundation)	통증이 아닌 자극에도 각성이 되지만 그 반응이 둔한 상태이며 의사소통의 능력은 있으나 느리고 명료함이 저하된 상태이다.	깨우기 위해서는 기면상태보다 강한 수준의 자극이 필요하며, 깨어난 상태에서는 느리고 부정확한 대화가 가능하다.
혼미 (stupor)	생리적인 깊은 수면에 비할 수 있으며, 겉보기에는 혼수와 유사함. 강하고 반복적인 유해 자극에 대해서만 부분적, 일시적으로 각성이 가능하다.	겉보기에는 혼수와 비슷하나, 강한 통증에 의식이 부분적, 일시적으로만 돌아오며, 의사소통은 되지 않거나 매우 미미한 정도로만 가능하다. 자극이 없어지면 곧 무반응 상태가 되며, 통증에 국소적인 반응을 보인다.
혼수 (coma)	자발적인 움직임은 없으며, 눈을 감고 있고, 극심한 유해자극에도 의미 있는 반응을 보이지 않는 상태	통증에 반응이 없다. 간헐적으로 회피반응이 관찰되기는 하나, 검사자에 대한 방어적인 반응은 가능하지 않다.

(1) 의식상태의 파악 (표 12-5)

(2) Glasgow coma scale (표 12-6)

의식 상태의 객관적인 평가를 위해 임상에서 가장 많이 사용되는 평가법이다.

표 12-6 Glasgow coma scale(GCS)

Eye opening (점수 4)	
Spontaneous : 4, To voice : 3 ,To pain : 2, None : 1	
Verbal response (점수 5)	
소아	**영·유아**
Oriented : 5 Confused : 4 Inappropriate : 3 Incomprehensible : 2 None : 1	Age appropriate verbalization : 5 Consolable crying : 4 Persistently irritable : 3 Restless, agitated : 2 None : 1
Motor response (점수 6)	
Obeys : 6, Localized pain : 5, Withdraws : 4, Flexion : 3, Extension : 2, None : 1	

총점: 15점. 7점 이하일 때는 혼수라고 정의한다. 8점일 때는 50% 정도가 혼수이다.

1) **인형안 검사 (doll's eye test, oculocephalic reflex)**
 ① 원리: 안구두부반사 (oculocephalic reflex)를 이용한 눈운동 평가 방법
 ② 방법
  a. 안검을 열고 머리를 재빠르게 좌우 또는 상하로 움직이면 정상시에는 머리 이동의 반대방향으로 양측 안구가 공동편위 (conjugated movement) 된다.
  b. 뇌간 (중뇌, 뇌교, 연수)의 병변이 있을 경우 안구의 공동편위가 나타나지 않는다.

2) **Caloric test (oculovestibular reflex)**
 ① 원리: 전정안반사(Vestibulo-ocular reflex test)를 이용한 눈운동 평가 방법
 ② 방법: 머리를 30도 정도 들어 외측반규관 (lateral semicircular canal)이 수직이 되게 고정 시킨 후, 외이도를 통해 카테터를 고막 근처까지 넣는다.
  a. 30℃의 찬물 50 mL를 서서히 주입하면, 동측의 전정 기능을 소멸시켜 버리기 때문에 인위적인 불균형을 만들게 되고, 물을 넣는 쪽으로 서서히 안구 편위 (eye drift)가 일어난 후, 반대쪽으로 빠른 교정 행동이 나타나 안구진탕처럼 보이게 되는 것이다.
  b. 5분이 지난 후 44℃의 뜨거운 물을 동측에 주입시켜 관찰한다. 뜨거운 물은 동측의 전정 기능을 거꾸로 증가시켜 안구진탕의 방향을 반대로 바꾸게 된다.

3. 뇌사 (Brain death)

(1) 정의

1) **사망** (death): 심폐 기능 및 뇌간 기능을 포함한 전체 뇌기능의 비가역적인 소실상태
2) **뇌사** (brain death): 기질적인 뇌병변에 의해 뇌간기능을 포함한 전체 뇌의 기능이 비가역적으로 완전히 소실된 상태

(2) 원인

1) **1차적 뇌병변:** 심한 두부외상, 뇌출혈, 뇌지주막 출혈, 뇌경색, 뇌종양
2) **2차적 뇌병변:** 심장마비나 질식 후의 저산소성 허혈증 뇌증
3) **감별진단:** 약물 중독, 급성 대사성 장애, 저체온증, 쇼크

(3) 판정 기준(표 12-7)

표 12-7 **뇌사 판정 기준**

1. 6세 이상인 자에 대한 뇌사판정기준
다음의 선행조건 및 판정기준에 모두 적합하여야 한다.
1) 선행조건
(1) 원인질환이 확실하고 치료될 가능성이 없는 기질적인 뇌병변이 있어야 할 것
(2) 깊은 혼수상태로서 자발호흡이 없고 인공호흡기로 호흡이 유지되고 있어야 할 것
(3) 치료 가능한 약물중독 (마취제, 수면제, 진정제, 근육이완제 또는 독극물 등에 의한 중독)이나 대사성 또는 내분비성 장애(간성혼수, 요독성혼수 또는 저혈당성뇌증 등)의 가능성이 없어야 할 것
(4) 저 체온상태 (직장온도가 섭씨 32도 이하)가 아니어야 할 것
(5) 쇼크상태가 아니어야 할 것
2) 판정기준
(1) 외부자극에 전혀 반응이 없는 깊은 혼수상태일 것
(2) 자발호흡이 되살아날 수 없는 상태로 소실되었을 것
(3) 두 눈의 동공이 확대, 고정되어 있을 것
(4) 뇌간반사가 완전히 소실되어 있을 것
다음에 해당하는 반사가 모두 소실된 것을 말한다.
① 광반사 (light reflex)
② 각막반사 (corneal reflex)
③ 안구두부반사 (oculo-cephalic reflex)
④ 전정안구반사 (vestiubular ocular reflex)
⑤ 모양체척수반사 (cilio-spinal reflex)
⑥ 구역반사 (gag reflex)
⑦ 기침반사 (cough reflex)
(5) 자발 운동, 제뇌강직, 제피질강직 및 경련 등이 나타나지 아니할 것
(6) 무호흡 검사 결과 자발호흡이 유발되지 아니하여 자발호흡이 되살아날 수 없다고 판정될 것
* 무호흡 검사 : 자발호흡이 소실된 후 자발호흡의 회복가능여부를 판정하는 임상 검사로서 그 검사방법은 다음과 같다.
100% 산소(O_2) 또는 95% 산소(O_2)와 5% 이산화탄소(CO_2)를 10분 동안 인공호흡기로 흡입시킨 후 인공호흡기를 제거한 상태에서 100% 산소(O_2) 6 L/min를 기관내관을 통하여 공급하면서, 10분 이내에 혈액의 이산화탄소 분압($PaCO_2$)이 50 mmHg 이상으로 상승함을 확인하였음에도 불구하고 자발호흡이 유발되지 아니하면 자발호흡이 되살아날 수 없다고 판정한다.
(7) 재확인: (1) 내지 (6)에 의한 판정결과를 6시간이 경과한 후에 재확인하여도 그 결과가 동일할 것
(8) 뇌파검사: (7)에 의한 재확인 후 뇌파검사를 실시하여 평탄뇌파가 30분 이상 지속될 것
(9) 기타 필요하다고 인정되는 대통령령이 정하는 검사에 적합할 것

2. 6세 미만인 소아에 대한 뇌사판정기준
제1호의 선행조건 및 판정기준에 적합하여야 하되, 연령에 따라 재확인 및 뇌파검사를 다음과 같이 실시한다.
(1) 생후 2개월 이상 1세 미만인 소아
제1호 나 항목 (7)에 의한 재확인을 48시간이 경과한 후에 실시하고, 제1호 나 항목 (8)에 의한 뇌파검사를 재확인 전과 후에 각각 실시한다.
(2) 1세이상 6세 미만인 소아
제1호 나 항목 (7)에 의한 재확인을 24시간이 경과한 후에 실시한다.

무호흡 검사

인공 호흡기를 제거 후, 100% 산소를 기관내관을 통해 6 L/min으로 공급하면서 10분 경과 후까지 $PaCO_2$가 50 mmHg에 도달하였음에도 불구하고 자발호흡이 없을 때 양성으로 판정한다.

2) **뇌파 검사**

① 위의 6가지 기준을 재확인 후 뇌파를 1회 이상 검사하여 평탄뇌파 30분 이상을 확인

② 자격있는 뇌파기사가 검사한 뇌파를 신경과 전문의가 판독

③ 평탄 뇌파: 민감도 2 ㎶/mm, 저주파 및 고주파 필터를 각각 1 Hz 이하 및 35 Hz 이상으로 기록하였을 때, 2 ㎶/mm 이상의 유의한 파형을 보이지 않는 경우를 의미한다.

3) **소아에서의 뇌파 검사**

① 2개월-1세: 48시간 간격으로 2회의 판정기준 검사와 2회의 뇌파검사를 해야 한다.

② 1세-5세: 성인에서와 같이 2회의 판정기준 검사와 1회의 뇌파검사를 하되 24시간 간격을 두어야 한다.

③ 6세 이상의 소아: 성인에서와 같다.

④ 주의사항: 일반적으로 소아의 뇌는 성인의 뇌보다 손상에 대한 저항력이 크고, 회생의 가능성이 높다고 알려져 있어, 소아에서의 뇌사 판정시에는 한층 신중을 기해야 한다.

(4) 지속적 식물인간 상태 (Persistent vegetative state)

1) 식물인간 상태를 뇌사와 구분하는 것이 필요하다. 식물인간 상태는 뇌 중에서 대뇌의 전반적인 손상을 받아서 발생하나 뇌사는 대뇌를 포함하여 뇌간까지 비가역적인 손상을 받아서 발생한다.
2) 6개월 이상 신경학적 회복이 되지 않으나, 자율신경계와 신체활력지수는 정상이다.
3) 안구운동: 자발적으로 운동할 수 있으나 조화되지 않는 움직임을 보인다.
4) 수의적 운동이 없다.
5) 말을 못하며 인지능력이 없다.
6) 수면 주기가 있다.
7) 뇌간 반사 (빨고, 씹고, 삼키는 것이 가능하다), 심부자극반사, 파악반사 및 안구반사가 있다.

Ⅲ. 발작 및 뇌전증 (Seizure and epileptic disorders)

1. 열성경련 (Febrile convulsion)

(1) 임상 특징

1) 6개월에서 5세 사이의 소아에서, 열과 동반되어 발생하는 경련을 말한다.
2) 뇌수막염이나 뇌염 같은 뇌의 염증성 질환과 대사적 불균형에 의해 초래되는 경련은 제외한다.
3) 빈도는 2-5%로 추정되며 약 30-50%의 환아가 열성경련이 반복된다.

(2) 구분

1) **단순 열성경련** (simple febrile convulsion): 경련이 하루 1회 발생하고, 15분 이내에 끝나고, 전신성 경련을 보인다.
2) **복합 열성경련** (complex febrile convulsion)
   ① 경련발작 기간이 15분 이상 지속되거나, 하루 2회 이상의 경련이 나타나거나, 또는 경련이 국소성으로 발생하는 경우를 말한다.
   ② 경련 후에 신체의 일부에 일시적인 Todd 마비가 나타나는 경우도 포함된다.
   ③ 복합 열성경련은 뇌전증으로 이행할 수 있는 위험 요인이 될 수 있다.

(3) 진단

1) 만 6개월에서 5세 사이의 소아에서 열과 동반되어 발생하는 경련이 있을 경우
2) 뇌척수액 검사
   ① 뇌수막염이나 뇌염이 의심될 경우에만 시행하는 것을 원칙으로 한다.
   ② 경련을 하기 이전부터 아이가 많이 처져 있었다거나, 열이 없을 때도 늘어져 있거나, 경련 후에 열이 떨어진 이후에도 지속적으로 많이 보채거나 늘어져 있는 경우, 목이 뻣뻣하거나, Brudzinski 또는 Kernig 증후가 양성을 보이는 경우, 천문이 튀어 나와 있는 경우에는 반드시 뇌염이나 뇌수막염을 의심하여 요추천자를 시행하여야 한다.

표 12-8 열성경련과 드라베 증후군의 감별점

	열성경련	드라베 증후군
열성경련 발병시기	3개월-5세	1세 이하 주로 발병
근간대성 발작	없다	있다
비열성경련	없다	흔하다
발작 양상	주로 전신발작	혼합형 발작
인지 기능	정상	저하
예후	정상	난치성

(4) 드라베 증후군 (Dravet syndrome)과의 감별진단:

드라베 증후군은 첫 발작은 대개 1세 이전에 열성경련의 양상으로 국소 또는 전신간대발작으로 시작되지만, 1-4세

사이에 다른 비열성경련이 나타나고 정신운동발달이 지연되는 뇌전증 증후군으로 열성경련과의 감별점은 표 12-8과 같다.

(5) 치료

1) 대부분의 열성경련은 짧게 끝나므로, 항뇌전증 약물을 투여하는 것이 무의미하다.
2) 다만 경련이 하루에도 여러 번 재발하거나, 적어도 5분 이내에 멈추지 않으면 가급적 빨리 응급 처치가 가능한 병원으로 옮겨 적극적인 항뇌전증 약물 투여가 고려되어야 한다.
3) 열이 오를 때 해열제와 함께 항뇌전증 약물을 함께 투여하여 경련을 방지할 수도 있다. 이럴 때 예방 목적으로 사용하는 항뇌전증 약물은 경구용 diazepam이 많이 사용되며, 용량은 1 mg/kg/d를 1일 3회 나누어 투여한다.
4) 열성경련 예방을 목적으로 장기적인 항뇌전증 약물 투여는 바람직하지 못하다.

(6) 예후

1) 뇌전증으로의 이행 가능성이 높은 경우: 국소 발작, 하루 2회 이상의 발작, 뇌 기능장애의 동반, 뇌전증의 가족력, 뇌파 이상 또는 오래 지속되는 발작의 특징들이 있다.
2) 일반적으로 짧은 기간 동안 발생하는 열성경련에 의해 장기적인 합병증이 발생하거나, 뇌 조직의 손상이 나타나지는 않는다.
3) 단순열성경련을 경험한 아이들에게 뇌전증이 발생할 가능성은 일반인과 동일한 1%이며, 복합열성경련의 경우는 6%로 증가한다 .
4) 열성경련이 오래 지속될 경우, 이로 인한 해마체 손상이 발생할 수 있고, 추후에 대표적 난치성 뇌전증인 해마 경화증을 동반한 내측 측두엽 뇌전증이 발생할 수 있으므로, 경련이 오래 지속되기 전에 가급적 빨리 경련을 조절하는 것이 필요하다.

2. 신생아 경련 (Neonatal seizure)

(1) 원인: 저산소성 뇌손상이 신생아 경련의 가장 흔한 원인으로 전체 신생아 발작 중 50-60%에 이르는 것으로 알려져 있고, 다양한 급성 뇌병증과 중추 신경계 발달 기형 또는 드물지만 특발 뇌전증에 의해 초래될 수 있다 (표 12-9).

표 12-9 **신생아 경련 원인**

저산소성 뇌손상
뇌출혈
신생아 뇌경색
대사이상: 저혈당증, 저칼슘혈증, 저마그네슘혈증, 저나트륨혈증, 고나트륨혈증, 피리독신결핍증
감염: 뇌수막염, 패혈증, TORCH 감염
선천성 대사이상
약물중독, 약물의 갑작스런 중단
산모의 마취제 사용
발달이상
중추신경계 외상
수두증

(2) 신생아 경련의 특징: 신생아 뇌는 아직 미숙한 상태로 발작이 전신성으로 나타나는 경우는 드물고, 발작이 오래 지속되지 않는 경우가 있다. 또한 일시적인 눈동자의 치우

침, 안구진탕, 비정상적인 사지의 움직임(예:수영 동작, 자전거 타는 동작), 심박수나 혈압의 변화 등의 비정형적인 발작(subtle seizure)으로 발생하는 경우가 많다. (표 12-10)

표 12-10 **신생아 경련의 형태**

비전형적인 발작(subtle seizure) 간대 발작 (clonic seizure) 강직 발작 (tonic seizure) 근간대성 발작 (myoclonic seizure)

(3) 떨림 (Jitteriness)과의 감별: 떨림이란 신생아 및 영아에서 관찰될 수 있는 사지의 빠른 떨림으로, 대개 자극에 의해 유발되며, 떨리는 사지를 잡아주면 정지한다. 반면 경련은 안구의 편위, 자율신경계 증상이 동반되는 경우가 많다.

(4) 치료

1) 급성 발작을 조절하기 위한 항뇌전증 약물은 phenobarbital의 투여가 우선적으로 고려된다.
2) 일반적으로 급성 발작의 원인이 교정되면 장기간 약물 유지는 불필요하며, 신경학적 검사 결과, 발작의 원인, 뇌파 소견에 따라 뇌전증으로 이행되는 비율은 10-30%정도이다.

3. 뇌전증 (Epilepsy)

(1) 정의

1) **발작 (seizure)**: 뇌신경계의 갑작스럽고 불수의적인 과흥분 (hyperexcitability)과 과동기 (hypersynchrony)로 인해 의식 소실, 이상 동작, 행동 이상, 감각 장애, 자율 신경계 이상이 함께 또는 단독으로 다양하게 발생한다.
2) **경련 (convulsion)**: 발작이 근육의 수축을 동반한다.
3) **뇌전증 (epilepsy)**: 열과 같은 급성 원인 없이 2회 이상의 unprovoked seizure가 발생한 경우 진단 가능하며 재발 및 만성화한다.

(2) 발병 기전: 유전성 경향, 뇌신경계 감염, 외상성 뇌손상, 대뇌 피질 발달 기형, 유전성 대사 질환, 뇌종양 등의 원인으로 신경 세포의 구조가 변형되거나, 흥분성 및 억제성 신경 세포의 분포의 변화, 또는 세포막에 존재하는 이온 통로의 구조 및 분포에 변화가 있으면서 과도한 신경 흥분이 동시에 발생하여 유발된다.

(3) 진단

1) 일반 병력: 뇌신경계 질환을 중심으로 과거력, 가족력
   ① 발작이 발생한 나이
   ② 발작의 빈도
   ③ 발작의 유발 요인: 빛 자극, 수면 박탈, 과호흡, 열, 스트레스
   ④ 발작이 지속되는 시간: 발작의 중단과 더불어 의식 회복까지의 시간
   ⑤ 의식 소실 여부
   ⑥ 경련 또는 전조 (aura) 증상
   ⑦ 발작 양상 (semiology)
   ⑧ 발작 이후 상황: 졸림 (drowsiness), 혼동 (confusion), 두통 (headache), 정상
   ⑨ 급성 동반 질환: 감염성 열성 질환, 바이러스성 장염

⑩ 항뇌전증 약물: 장기 복용하는 항뇌전증 약물의 종류 및 약물 경과, 규칙적인 약물복용 여부, 갑작스러운 약물 중단 여부

2) 이학적 검사: 일반적인 이학적 검사와 더불어 두위를 비롯한 신체 계측, 유전성 질환을 의심할 수 있는 안면 모습, 유전 대사 질환 감별을 위한 비대 장기 여부, 신경 피부 질환 감별을 위한 피부 병변 조사
3) 신경학적 검사: 국소 신경 이상 징후, 발달 과정, 신체 비대칭 관찰
4) 실험실 검사: 혈당, 전해질, 산 및 염기혈증, 케톤혈증, 암모니아, 간효소, 요 검사, 뇌척수액 검사 (뇌신경계 감염이 의심될 때)

(4) 발작의 분류 (International classification of seizure types) (표 12-11, 12)

표 12-11 **발작의 국제 분류** (International League Against Epilepsy, ILAE, 1981)

부분 (혹은 초점, 국소) 발작 (partial, focal, local seizures)
- 단순부분발작 (simple partial seizures)
  - 운동발작 (with motor signs)
  - 몸감각성 혹은 특수감각증상 (with somatosensory or special-sensory symptom)
  - 자율신경발작 (with autonomic symptoms or signs)
  - 정신발작 (with psychic symptoms)
- 복합부분발작 (complex partial seizures)
  - 단순부분발작 후 의식소실이 동반되는 발작
  - 단순부분발작과 같은 증상 후 의식소실
  - 자동증 (automatism)
  - 의식소실로 시작된 발작
  - 의식소실만 있는 경우
  - 자동증이 있는 경우
- 부분발작에서 전신발작으로 진행하는 발작 (partial evolving to generalized seizure)
  - 단순부분발작에서 전신발작으로 진행
  - 복합부분발작에서 전신발작으로 진행
  - 단순에서 복합부분발작을 거쳐 전신발작으로 진행

전신발작 (generalized seizure)
- 소발작 (absence seizure)
  - 소발작 (typical absence)
  - 비정형소발작 (atypical absence)
- 근간대발작 (myoclonic seizure)
- 간대발작 (clonic seizure)
- 강직발작 (tonic seizure)
- 강직간대발작 (tonic-clonic seizure)
- 무긴장발작 (atonic seizure)

미분류뇌전증발작 (unclassified epileptic seizure)

표 12-12 **발작 및 뇌전증의 개정된 용어** (ILAE Proposal for Revised Terminology for Organization of Seizures and Epilepsies 2010)

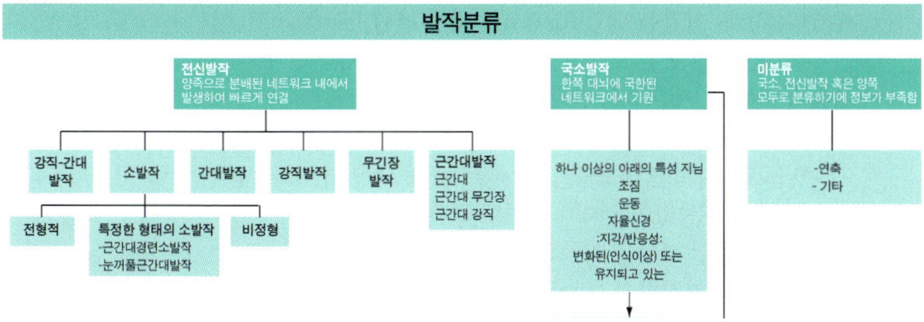

용어 및 개념의 변동		
새로운 용어 및 개념	예시	예전 용어 및 개념
원인		
유전적: 뇌전증 및 경련의 핵심 증상에 유전적 결함이 직접적으로 관여함.	이온통로병증, 포도당 수송자 1결핍증 등	특발성: 유전적 원인으로 추정됨
구조이상 및 대사장애: 이상에 의해 초래	결절경화증, 피질이형성증 등	증후성: 알려졌거나 추정되는 뇌의 장애로 이차적으로 발생됨
미상: 원인이 알려져 있지 않고 원인은 유전적, 구조 이상 및 대사장애로 추정됨		잠재성: 아마도 증후성으로 추정됨
용어		
자연적으로 호전: 시간이 지남에 따라 자연적으로 호전되는 경향을 지니고 약물에 잘 반응: 약물치료에 잘 반응		양성 악성
국소 (focal) 발작: 발작 양상이 특정한 주관적 (조짐증상), 운동성, 자동증 및 이상인지 양상으로 표현		복합부분 단순부분
양측 경련발작으로 이행하는: 예)강직, 간대, 강직-간대		이차전신화

1) **단순부분발작** (simple partial seizures): 의식 장애가 없고 전조가 흔하다.

① 운동 발작

a. 잭슨 발작 (jacksonian seizures): 발작파가 운동 피질을 따라 전파되면서 발작이 신체의 다른 부위로 진행한다.

b. Todd 마비: 지속적인 발작이 있던 신체 부위가 발작 이후에 일시적으로 마비된다.

c. 언어 장애: 언어 관련 우성 대뇌 반구 침범으로 발생한다.

② 감각 발작: 핀으로 찌르는 느낌, 무감각, 빛의 번쩍임, 시끄러운 소리, 고약한 냄새, 이상한 맛, 어지러움, 자율 신경계 이상 증상 (창백, 홍조, 두통, 빈맥, 산통, 복통 및 배뇨 장애), 정신 신경계 이상 (언어 장애, 기억 장애, 인식 장애, 감정 장애, 착각, 환각)의 다양한 증상이 발생할 수 있다.

2) **복합부분발작** (complex partial seizures): 의식 장애를 동반하고 뇌파에서 해당 국소 부위의 극파 또는 예파 (spikes 또는 sharp waves)가 관찰된다. 발작파의 출현과 전파에 따라 다양한 증상을 보인다.

① 임상 증상

a. 의식 장애: 발작 후 졸음이 있다.

b. 인식 장애: 친밀한 느낌 (déjà vu), 낯선 느낌 (jamais vu), 이인증

c. 감정 장애: 공포감 또는 분노, 황홀함 또는 불쾌감

d. 정신 감각 장애: 착각, 환각

e. 정신 운동 장애: 입맛을 다시거나, 삼키는 증상, 씹는 증상 또는 옷을 만지작거리거나 잡아당기는 자동증 (automatism)을 보인다. 목적 없이 앉아 있거나 서 있으며 또는 방향 없이 걸어다니기도 한다. 대개 30초에서 수 분 동안 지속하며 의식 회복 후 이런 행동을 기억하지 못한다.

3) **부분발작 후 2차전신발작** (**partial seizures evolving into secondarily generalized seizures**): 뇌신경계 일부에서 시작되어 다른 부위로 전파되거나 뇌의 중심부 구조물 (시상, 망상 구조)로 전파되어 다시 양측 대뇌 반구의 대뇌 피질로 전파됨에 따라 의식 장애와 함께 양측성의 전신 발작으로 진행한다.

4) **소발작** (**absence seizures**): p643 참조

5) **근간대발작** (**myoclonic seizures**): 사지나 몸통 근육이 50-200 msec의 속도로 갑작스러운 불수의적 수축을 여러 번 일으킨다. 상지의 굴근이 이완되거나 갑자기 머리를 앞으로 떨어뜨리거나 팔을 구부리기도 하며 쓰러지기도 한다.

6) **무긴장발작** (**atonic seizures**): 근긴장이 소실되어 머리를 갑자기 앞으로 떨어뜨리거나 무릎이 꺾여 쓰러지게 되어 외상을 초래하기도 한다.

7) **전신강직간대발작** (**generalized tonic-clonic seizures**): 의식이 소실되고 강직성의 근수축이 있은 후 사지의 간헐적인 굴곡을 일으키는 간대가 나타난다. 대부분 3-5분 이상 지속되며 발작 후에는 바로 의식을 회복하지 못하고 수면에 빠져든다.

① 강직기: 호흡근의 지속적인 수축으로 인한 일시적인 호흡 정지로 얼굴이 창백해지고 청색증을 보인다.

② 간대기: 혀를 깨물거나 대소변의 실금을 보일 수 있으며 침을 많이 흘리고 심호흡을 하기 때문에 입에서 거품을 낸다.

4. 뇌전증 증후군 (Epilepsy syndrome)의 분류 (표 12-13, 12-14)

표 12-13 뇌전증 증후군의 국제분류 (ILAE classification of epilepsy syndrome, 2001)

Idiopathic focal epilepsies of infancy and childhood
Benign infantile seizures (nonfamilial)
Benign childhood epilepsy with centrotemporal spikes
Early-onset benign childhood occipital epilepsy (Panayiotopoulos type)
Late-onset childhood occipital epilepsy (Gastaut type)
Familial (autosomal dominant) focal epilepsies
Benign familial neonatal seizures
Benign familial infantile seizures
Autosomal dominant nocturnal frontal lobe epilepsy
Familial temporal lobe epilepsy
Familial focal epilepsy with variable foci

Symptomatic (or probably symptomatic) focal epilepsies

- Limbic epilepsies
- Mesial temporal lobe epilepsy with hippocampal sclerosis
- Mesial temporal lobe epilepsy defined by specific etiologies
- Other types defined by location and etiology
- Neocortical epilepsies
  - Rasmussen syndrome
  - Hemiconvulsion-hemiplegia syndrome
  - Other types defined by location and etiology
  - Migrating partial seizures of early infancy

Idiopathic generalized epilepsies

- Benign myoclonic epilepsy in infancy
- Epilepsy with myoclonic astatic seizures
- Childhood absence epilepsy
- Epilepsy with myoclonic absences
- Idiopathic generalized epilepsies with variable phenotypes
  - Juvenile absence epilepsy
  - Juvenile myoclonic epilepsy
  - Epilepsy with generalized tonic-clonic seizures only
- Generalized epilepsies with febrile seizures plus (GEFS+)

Reflex epilepsies

- Idiopathic photosensitive occipital lobe epilepsy
- Other visual sensitive epilepsies
- Primary reading epilepsy
- Startle epilepsy

Idiopathic focal epilepsies of infancy and childhood

- Benign infantile seizures (nonfamilial)
- Benign childhood epilepsy with centrotemporal spikes
- Early-onset benign childhood occipital epilepsy (Panayiotopoulos type)
- Late-onset childhood occipital epilepsy (Gastaut type)

Familial (autosomal dominant) focal epilepsies

- Benign familial neonatal seizures
- Benign familial infantile seizures
- Autosomal dominant nocturnal frontal lobe epilepsy
- Familial temporal lobe epilepsy
- Familial focal epilepsy with variable foci

Symptomatic (or probably symptomatic) focal epilepsies

- Limbic epilepsies
- Mesial temporal lobe epilepsy with hippocampal sclerosis
- Mesial temporal lobe epilepsy defined by specific etiologies
- Other types defined by location and etiology
- Neocortical epilepsies
  - Rasmussen syndrome
  - Hemiconvulsion-hemiplegia syndrome
  - Other types defined by location and etiology
  - Migrating partial seizures of early infancy

Idiopathic generalized epilepsies

- Benign myoclonic epilepsy in infancy
- Epilepsy with myoclonic astatic seizures
- Childhood absence epilepsy
- Epilepsy with myoclonic absences
- Idiopathic generalized epilepsies with variable phenotypes
  - Juvenile absence epilepsy
  - Juvenile myoclonic epilepsy
  - Epilepsy with generalized tonic-clonic seizures only
- Generalized epilepsies with febrile seizures plus (GEFS+)

Reflex epilepsies

- Idiopathic photosensitive occipital lobe epilepsy
- Other visual sensitive epilepsies
- Primary reading epilepsy
- Startle epilepsy

Epileptic encephalopathies

- Early myoclonic encephalopathy
- Ohtahara syndrome
- West syndrome
- Dravet syndrome (severe myoclonic epilepsy in infancy)
- Myoclonic status in nonprogressive encephalopathies
- Lennox-Gastaut syndrome
- Landau-Kleffner syndrome
- Epilepsy with continuous spike-waves during slow-wave sleep

Progressive myoclonus epilepsies

- See specific diseases

Seizures not necessarily requiring a diagnosis of epilepsy

- Benign neonatal seizures
- Febrile seizures
- Reflex seizures
- Alcohol-withdrawal seizures
- Drug or other chemically induced seizures
- Immediate and early posttraumatic seizures
- Single seizures or isolated clusters of seizures
- Rarely repeated seizures (oligoepilepsy)

표 12-14 2010 ILAE의 발작 및 뇌전증의 개정된 용어

진단특성에 따른 뇌전증 임상 증후군 및 그 외 뇌전증

뇌전증 임상 증후군

증후군 분류의 보기:발병연령에 따른 배열*

신생아기
-양성영신생아발작
-양성가족성신생아발작
-Ohtahara증후군
-조기근간대뇌병증

영아기
- 열성경련, 열발작플러스
- 양성영아간질
- West증후군
- Draver증후군
- 영아근간대뇌전증
- 비진행뇌병증에 병발된 근간대경련
- 영아이주부분발작

소아기
- 열성경련, 열발작플러스
- Panayiotopoulos증후군
- 근간대무긴장발작(이전엔 기립불능발작)을 동반한 뇌전증 Epilepsy with myocionic atonic(previously astatic) seizures
- 소아소발작뇌전증
- 중심관자극파를 동반한 양성소아뇌전증
- 상염색체 우성 야간 전두엽뇌전증
- 특발소아뒤통수엽뇌전증(Gastaut형)
- 근간대소발작
- Lennox-Gastaut증후군
- 서파수면시의 지속적 극서파를 동반한 뇌전증(CSWS*)
- 후천뇌전증실어증(Landau-Kleffner증후군)

청소년기~성인
- 청소년소발작뇌전증
- 청소년근간대뇌전증
- 전신강직간대발작만 보이는 뇌전증
- Autosomal dominant epilepsy with auditory features(ADEAF)
- 기타 가족형 측두협뇌전증 (Other familial temporal lobe epilepsies)

다양한 발생연령
- Familial focal epilepsy with variable foci(소아기~성인기)
- 진행근간대뇌전증
- 반사뇌전증

특수 뇌전증 및 수술치료가 가능한 뇌전증

특수 질환 및 수술치료가 가능한 뇌전증
- 해마경화증을 동반한 측두엽뇌전증
- Rasmussen 증후군
- 시상하부 과오증과 동반된 웃음발작
- 반경련·반신마비뇌전증증후군

뇌전증증후군으로 분류되지 않은 뇌전증**

구조 및 대사이상의 뇌전증
- 피질발달기형(반쪽거대뇌증, 피질하미소증 등)
- 신경피부증후군(결절경화증, Sturge-Weber 증후군 등)
- 중앙, 감염, 외상, 혈관종, 허혈손상, 출생전 후기 손상, 뇌졸증, 기타

원인미상의 뇌전증

(1) 양성 롤란딕 뇌전증, 중심 측두부에 극파를 보이는 양성 부분 뇌전증 (Benign rolandic epilepsy, Benign childhood epilepsy with centrotemporal spikes, BECTS)

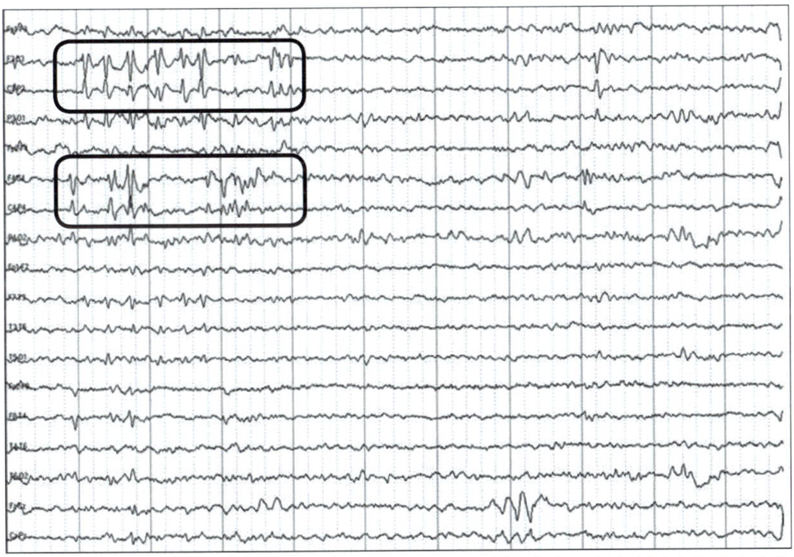

그림 12-4 양성 롤란딕 뇌전증 뇌파: 양측 중심엽과 측두엽 부위에 고진폭의 극파가 나타난다.

1) **임상 양상**

① 2-14세 사이의 발달 장애가 없는 소아에서 한쪽 안면 (일측의 입언저리, 목, 얼굴)에 국한된 짧은 단순 부분 발작을 특징으로 한다.

② 발작은 주로 수면 중에 특히 기상 1-2시간 전과 잠이 든 직후에 발생한다.

③ 감각 신경 증상이나 전신 강직 간대 발작이 동반되기도 한다.

④ 상염색체 우성의 경향을 보이며 보인자의 경우 발작 없이 중심 측두엽 부위 극파가 관찰되기도 한다.

2) **뇌파 소견:** 정상 배경 뇌파 및 중심엽과 측두엽 부위에 고진폭의 극파가 일측 또는 양측에 나타나며 극파에 이어 서파가 자주 동반되고 수면에 의해 빈번해지고 증폭된다 (그림 12-4).

3) **치료 및 예후**

① Carbamazepine, valproate로 발작은 쉽게 조절되지만 간질파는 약물에 의해 충분히 감소하지 않는다.

② 발작이 자주 재발하지 않거나 강도가 약할 때에는 약물을 투약하지 않기도 한다.

③ 대부분 사춘기를 전후로 일정 연령에 도달하면 저절로 소실된다.

④ 항뇌전증 약물 치료는 재발이 없는 경우 2-3년 내에 중단할 수 있다.

(2) 소아 소발작뇌전증 (Childhood absence epilepsy, CAE)

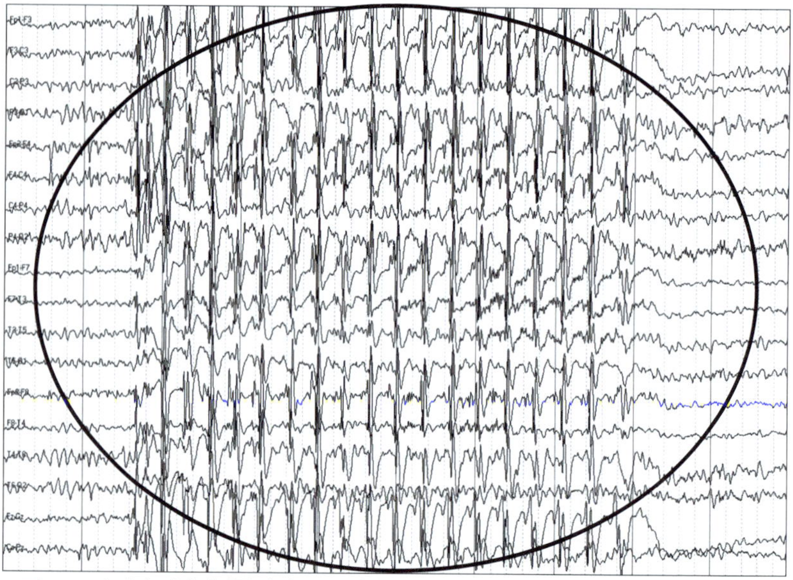

그림 12-5 소아 소발작뇌전증 뇌파: 3 Hz 전신성 극예파 및 서파가 나타난다.

1) **임상 특징**

① 학동기 연령 (5-8세)에 호발한다.

② 전조 없이 의식이 2-10초 이내 잠깐 동안 소실되며 발작 후에는 발작 전에 하던 행동을 계속한다.

③ 발작 횟수가 잦으며 하루에 수십 또는 수백 회 발생할 수 있다.

④ 3-5분 이상의 과호흡으로 유발할 수 있다.

⑤ 드물게 비전형 결신발작은 근간대 발작을 동반하거나 근긴장도의 소실을 보이고 뇌파 상 1-2Hz의 전신 극서파 소견을 보인다.

2) **뇌파**: 배경파는 정상 소견이며 3 Hz 전신성 극예파 및 서파 (3 Hz generalized spike or sharp and slow waves)가 특징적이다 (그림 12-5).

3) **치료**

① Ethosuximide, valproate 등이 효과적으로 사용될 수 있다.

4) **예후**: 약물에 반응을 잘하고 예후가 좋으며 2-3년간 약물을 유지하고 중단할 수 있으며, 일부에서는 간헐적인 전신강직간대발작이 지속되기도 한다.

5) **감별 진단**

① 청소년 소발작뇌전증 (juvenile absence epilepsy, JAE)

a. 사춘기에 발생하며 소아 소발작간질에 비해 드물며 연이어 발생하는 경향이 있다.

b. 반면 전신강직간대발작이 기상시 자주 동반 (80%)되며 첫 증상으로 나타날 수 있다.

c. 근간대발작이 동반되기도 하며 valproate 등이 효과적이다.

② 청소년 근간대간질 (juvenile myoclonic epilepsy, JME)

a. 12-18세 사이에 발병하고 주로 아침에 근간대발작이 특징적이다.

b. 기상시 전신강직간대발작이 발생할 수 있고 수면 부족, 피곤, 빛에 의해 유발될 수 있다.

c. 소발작은 10-30%의 환아에서 동반된다.

d. Valproate 등에 발작 조절은 잘 되지만 약물을 중단하기 힘들다.

(3) 영아 연축 (Infantile spasms)

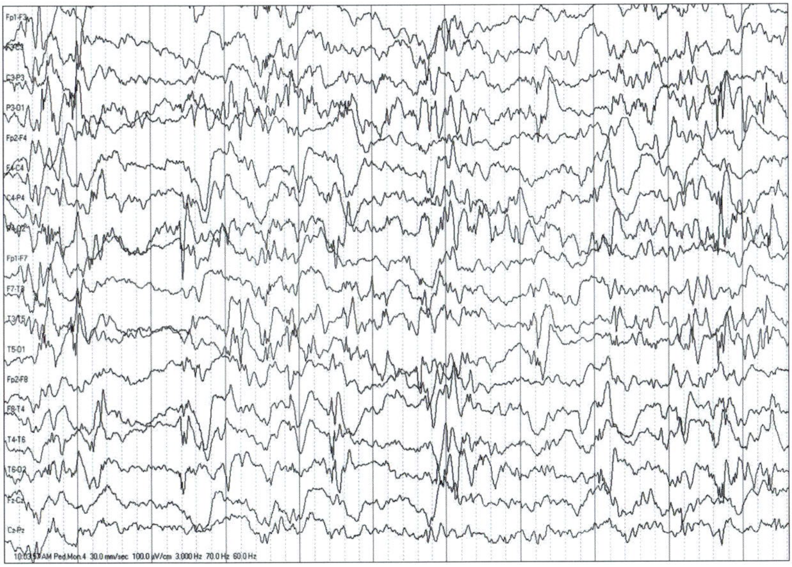

그림 12-6 영아 연축 뇌파: 고진폭의 부정뇌파(hypsarrhythmia)가 불규칙하게 뇌 전역에서 출현하고 다발성의 극파 또는 예파가 불규칙하게 섞인다.

1) **3대 특징**

① 연축 (spasms)

② 고부정뇌파 (hypsarrhythmia)
③ 정신 운동 발달 장애

2) **임상 양상**
① 1세 이전 (생후 3-8개월)
② 굴전 연축 (flexion spasms), 신전 연축 (extension spasms) 또는 증상이 혼합되어 나타나며 발작 사이에는 자발 운동과 주위에 대한 반응이 감소하고 발작 전후에 소리를 지르거나 배가 아픈 듯이 자지러지게 울기도 한다.

3) **뇌파**: 발작간기 뇌파에서 고진폭의 고부정뇌파 (hypsarrythmia)가 불규칙하게 뇌 전역에서 출현하고 단발성 또는 다발성의 극파 또는 예파가 불규칙하게 섞인다 (그림 12-6).

4) **치료**
① 경구용 스테로이드 또는 ACTH
② Vigabatrin: 결절성 경화증과 동반된 영아연축에 특히 효과적이다.
③ 그 외 약물: Valproate, topiramate, lamotrigine, zonisamide 등의 항뇌전증약물, 면역글로불린 주사용법 (효과는 제한적) 고용량 피리독신 (피리독신 의존성 발작의 경우에만 사용)
④ 기타: 케톤생성 식이요법, 뇌전증 수술

5) **예후**
① 초기에 치료를 시작하고 치료에 반응이 빠를수록 예후가 좋다.
② 발작 조절과 지적 예후는 잠재성 (cryptogenic)인 경우 양호하다.
③ 지능 발달 지체의 빈도는 80-90% 정도이다.
④ 연축은 대개 2-3세가 지나면 없어지고 다른 형태의 발작이 나타나며 레녹스-가스토 증후군 (Lennox-Gastaut Syndrome)으로 이행되는 경우가 많고 복합부분발작으로 이행되기도 한다.

(4) 레녹스-가스토 증후군 (Lennox-Gastaut syndrome)

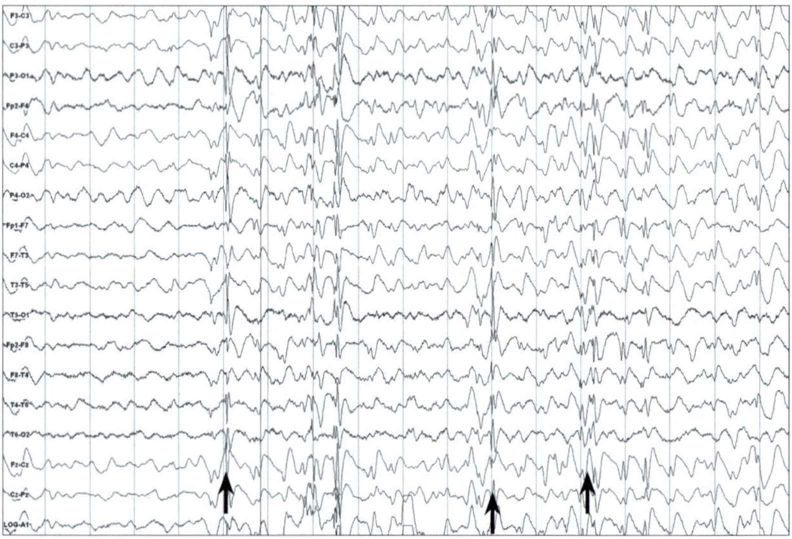

그림 12-7 레녹스-가스토 증후군의 뇌파: 뇌 전반적으로 느린 극서파가 나타난다.

1) **특징**

① 축성 강직 (axial tonic), 탈력 (atonic), 근간대성 (myoclonic) 또는 비정형소발작 (atypical absence)등의 다양한 형태의 발작이 나타난다.

② 각성 뇌파에서 1-2.5 Hz 사이의 전신성 극예파 및 서파 (1-2.5 Hz generalized slow spike or sharp and slow waves) 또는 수면 뇌파에서 10-25 Hz의 전신성 속파 (10-25 Hz generalized fast activities) 소견을 보인다 (그림 12-7).

③ 정신 운동 발달 지연

2) **원인:** 잠재성이 30-60%로 보고하며 이외 다양한 증후성 원인들이 있다.

① 출생 전 원인: 뇌 기형, West 증후군, 기타 뇌전증의 가족력, 결절성 경화증, 미숙아, 부당 경량아

② 주산기 원인: 저산소증에 의한 뇌증, 두개내 출혈

③ 출생 후 원인: 급성 뇌염 및 뇌증, 두부 외상

3) **임상 양상**

① 8세 이전에 나타나며 2-4세 사이에 흔히 발생한다.

② 강직 발작이 가장 흔하지만 무긴장발작, 근간대발작, 비정형 소발작이 다양하게 혼합되어 빈번하게 나타나며, 무긴장발작은 넘어지면서 외상이 발생할 수 있다.

③ 발병 당시 이미 발달 지연이 있는 경우가 많으며, 발병 후 정신 운동 발달 지연과 공격형 행동 장애가 더욱 두드러진다.

4) **치료**

① 여러 종류의 발작이 함께 나타나므로 항뇌전증 약물에 대한 반응이 떨어진다.

② 발작의 종류에 따라 적절한 항뇌전증 약물를 추가하여 병합 요법을 시행한다.

③ 경구용 스테로이드, ACTH, 케톤생성 식이요법, 뇌전증 수술, 미주신경자극술

5) **예후**

① 20-30%는 영아 연축에서 이행한다.

② 발작 시작 시 이미 60% 환아에서 정신 운동 발달 지연이나 신경 기능 장애를 동반하며, 일부 환아에서 지능 발달의 지연이 더욱 심해져 독립적인 생활을 할 수 없다.

③ 항뇌전증 약물로 30% 환아에서만 발작이 조절되고 나머지 70%에서는 난치성을 보이며 성인이 되어서도 발작을 계속한다.

5. 항뇌전증 약물치료 (Antiepileptic drug treatment)

(1) 항뇌전증 약물의 작용 기전: 대표적인 작용 기전은 아래와 같으며 최근 개발된 약물은 다양한 기전을 함께 가지고 있는 경향이 있다.

1) GABA (gamma-aminobutyric acid) 수용체의 개방을 유도하여 Cl^-의 세포내 유입을 증가시키거나, 억제성 신경전달물질인 GABA 의 수용체 접근을 용이하게 하거나 GABA의 대사 과정 중 분해 또는 재흡수의 억제하여 GABA의 농도를 증가시켜 GABA의 활동을 증대시킨다. (예: phenobarbital, vigabatrin, valproate, gabapentin, topiramate)

2) 흥분성 아미노산 NMDA (N-methyl-D-aspartate)의 수용체 차단 또는 glutamate와 aspartate의 방출을 억제한다. (예: topiramate, felbamate, valproate)

3) 신경 흥분을 전달하는 Na^+과 Ca^{2+}이온 통로를 차단한다. (예: phenytoin, carbamazepine, lamotrigine, ethosuximide, topiramate, zonisamide)

(2) 항뇌전증 약물 치료의 원칙

1) 발작 또는 뇌전증 종류에 적합한 일차 선택 약물 한가지로 조절을 시도한다.
2) 최소 용량으로 시작하여 발작이 조절될 때까지 단계적으로 서서히 용량을 증가시켜 적정 약물 용량을 유지한다.
3) 1차 약물로 발작이 조절되지 않을 때 이차선택약물을 추가할 수 있으며 가능하면 일차 약물은 서서히 감량하여 중단을 시도한다.

(3) 항뇌전증 약물의 혈중 농도 측정

1) 혈중 농도가 항정 상태에 도달하기 위한 약물 반감기의 약 5배 시간 이후 시행한다.
2) 이상적인 혈중 농도 측정 시점은 투약과 투약 중간이나 투약 전도 가능하다.
3) 적정 혈중 농도의 예: Phenytoin (5-20 mg/L), carbamazepine (3-12 mg/L), valproic acid (50-100 mg/L), phenobarbital (10-40 mg/L)

(4) 약역학적 (Pharmacokinetic) 영향

1) **연령**
   ① 신생아는 대사 효소가 잘 발달되어 있지 않아서 약물의 대사 속도가 느리고 혈장 단백 결합의 감소로 인해 혈중 유리 약물의 농도가 높아서 반감기가 비교적 길지만, 영아는 약물의 제거 기전이 성숙되면서 반감기는 짧아지게 된다.
   ② 소아는 성장하고 체중이 증가하면서 약물 청소율은 상대적으로 감소된다.
2) **약물간 상호 작용**
   ① 일반적으로 phenobarbital, phenytoin, carbamazepine은 간의 대사 효소를 유도하여 다른 항뇌전증 약물의 혈중 농도를 감소시킨다.
   ② Valproic acid는 일반적으로 효소를 억제하여 다른 약물의 혈중 농도를 증가시킨다.
3) **자가유도 (autoinduction)**
   ① Carbamazepine은 자가유도를 유발하여 반감기가 감소하기도 한다. 즉 치료 초기에 발작이 조절되었으나 수 주 이 후 발작의 재발할 때 이는 자가유도로 인한 혈중 농도 감소가 원인이 될 수 있다.
   ② 자가유도로 혈중 농도가 감소하는 반면 carbamazepine 활성 대사 물질인 carbamazepine-epoxide의 혈중 농도가 증가하여 독작용이 나타날 수 있다.
4) **비직선형 역학 (non-linear kinetics)**
   ① Phenytoin은 단위 시간 내에 소실되는 약물의 양이 혈중 농도와 관계 없이 일정량 대사되며, 간에서의 대사 효소를 서서히 포화시키므로 약물을 증량시키면 배설율이 감소하여 혈장의 약물 농도는 급격하게 증가되어 독성을 나타낼 수 있다.
   ② 약물 상호 작용에 의해 항정 상태의 농도에 큰 변동을 초래하여 효과를 잃거나 독성을 일으킨다.

(5) 발작 양상에 따른 항뇌전증 약물의 선택 (표 12-15)

표 12-15 발작에 따른 항뇌전증 약물의 선택

SEIZURE TYPE OR EPILEPSY SYNDROME	FDA APPROVED	SIGN (2003)	NICE (2004)	AAN (2004)	ILAE (2006)*	PEDIATRIC EXPERT CONSENSUS SURVEY (NORTH AMERICA-2005)	PEDIATRIC EXPERT CONSENSUS SURVEY (EUROPE-2007)
Partial onset	PB, PHT, CBZ, OXC, TPM, LTG, LEV	PHT, VPA, CBZ, LTG, TPM, OXC, VGB, CLB	CBZ, VPA, LTG, OXC, TPM	OXC, CBZ, LTG (men)	A:OXC B:none C:CBZ, PB, PHT, TPM, VPA	OXC, CBZ	OXC, CBZ
BCECT	None	Not specifically mentioned	CBZ, OXC, LTG, VPA	Not surveyed	A,B: none C:CBZ, VPA	OXC, CBZ	VPA
Childhood absence epilepsy	ESM, VPA	VPA, ESM, LTG	VPA, LTG	VPA, LTG	A,B: none C:ESM, LTG, VPA	ESM	VPA
Juvenile myoclonic epilepsy	TPM, LEV, LTG	VPA, LTG, TPM	VPA, LTG	VPA, LTG	A,B,C: none	VPA, LTG	VPA
Lennox-Gastaut syndrome	FLB, TPM, LTG	Not specifically mentioned	LTG, VPA, TPM	Not surveyed	Not surveyed	VPA, TPM	VPA
Infantile spasms	None	Not specifically mentioned	VGB, cortio-steroidS	ACTH, VGB	Not surveyed	VCM, ACTH	VPA

*ILAE recommendations are listed according to levels of evidence supporting the efficacy of the options. Level A: ≥1 class I randomized controlled trial (RCT) or ≥2 class II RCTs; Level B: 1 class II RCT; Level C: ≥2 class III RCTs

AAN: American Academy of Neurology; ACTH: andrenocorticotropic hormone; BCECT:benignchildhood epilepsy with centrotemporal spikes; CBZ: carbamazepine;CLB: clobazam;ESM: ethosuximide; FDA: Food and drug Administration; FLB: felbamate;ILAE:International League against Epilepsy; LEV: levetiracetam; LTG: lamotrigine;NICE: National Institute forClinical Excellence; OXC: oxcarbamazepine; PB:phenobarbital; PHT: phenytoin; SIGN:Scottish Guidelines Network; TPM: topiramate; VGB:vigabatrin; VPA: valproic acid

1) Carbamazepine과 phenytoin이 부분발작 치료 및 2차 전신발작 치료의 일차선택약물이며, valproate는 1차성 전신간대강직발작, 근간대발작에서 일차선택약물이다.
2) 소발작과 더불어 전신강직간대발작이 동반되는 경우 valproate가 일차선택약물이 될 수 있다.
3) Carbamazepine은 비정형소발작과 근간대발작을 악화시킬 수 있으므로 주의해야 한다.

(6) 항뇌전증 약물 치료의 중지: 최종 발작 이후 2-3년 약물 투약 후 뇌파와 임상 양상을 고려하여 6개월에 거쳐 감량 및 중단할 수 있다. 약물 중단 후 발작이 재발할 확율은 20-40%이다.

두통을 악화시키는 요인은?	소리자극, 밝은 빛, 음식, 스트레스, 기침, 자세
두통을 완화시키는 요인은?	수면, 휴식, 조용한 환경
어떤 특정한 상황이나 시간대에 특히 잘 발생하는가?	아침 기상시 통증 발생: 두개강내압증가 소견을 시사한다.
두통 완화를 위해 약물 복용을 하였는가?	단순한 진통제에 의한 경감 여부를 파악한다.
다른 약물 복용력	두통 유발에 연관된 약물 여부를 파악한다.
두통의 가족력	70-80% 이상 편두통 가족력 있다.

(2) 신체 검사 및 신경학적 진찰소견

1) 중추신경계의 급성 감염성 질환에 대한 진찰소견
   ① 발열
   ② 의식상태
   ③ 오심 혹은 구토, 목부위의 경직 징후 (neck stiffness)와 같은 뇌막자극 증후
   ④ 심부건 반사의 항진
2) 두개강내 병소에 대한 진찰소견
   ① 두위측정: 두개강내압 항진, 수두증
   ② 정신상태, 뇌신경, 심건부 반사, 운동기능, 감각기능, 소뇌기능 등
   ③ 두개의 잡음 청진: 동정맥기형
   ④ 목부위의 경직 징후: 두개강내 종괴
   ⑤ 안저검사상 유두부종 혹은 정맥박동 소실: 거짓종양, 굴절장애
   ⑥ 고혈압 여부
3) 급성 부비동염에 대한 진찰소견: 부비동과 두부의 촉진시 통증여부

(3) 검사실 및 영상의학검사

1) 뇌척수액 검사
   ① 급성 신경계 감염성 질환 및 거미막하출혈이 의심될 때 시행한다.
   ② 두개강내압상승 증세를 보이는 경우는 먼저 CT 혹은 MRI를 시행하고, 두개강내압상승 소견이 확인될 때에는 뇌척수액 검사는 금기사항이다.
2) 뇌파검사: 경련발작이 발생하거나, 비정상적인 운동증상이 발생하거나, 갑자기 의식소실이 발생하여 급성 뇌증이 의심되는 경우
3) 신경계 영상검사: CT, MRI와 같은 영상검사의 적응증은 표 12-23와 같다.

표 12-23 **두통 환자에서 신경계 영상검사의 적응증**

비정상적인 신경학적 검사 소견
두통(또는 조짐) 발작 시에 비정상적인 또는 국소 신경학적 징후가 발생할 때(예: 합병 편두통)
소아기 1차 두통과 다른 양상
자다가 두통 때문에 때문에 깨어나거나 또는 깨어나자마자 발생하는 두통
소아에서 발생한 군발 두통
비정형적인 조짐 증상(기저 편두통, 편마비 편두통)
뇌막 자극 증상, 기침에 유발되는 두통
뇌실질 이상, 발작이 동반되는 두통
기타
편두통 가족력이 없는 소아 편두통
6세 미만의 소아 두통이나 두통을 잘 표현 못하는 아동
알고 있는 질환에서 급격하게 발생한 2차 두통

5. 편두통 (Migraine)

(1) 특징

1) 소아, 성인 모두에서 급성 반복성 두통의 흔한 원인
2) 돌발적인 두통이 반복되지만 발작 사이에는 증상이 없음
3) 박동성 (욱신욱신, 지끈지끈, 쿡쿡 쑤시는 통증)으로 대개 한측 관자부 (소아는 양측도 흔함)에 호발하고 수면 후 증상이 호전
4) 전조증상으로 복통, 오심, 구토, 시각 및 감각이상이 동반
5) 가족력이 동반되는 경우가 흔하다.

(2) 유발인자: 스트레스, 육체적 피로, 사춘기의 호르몬 변화, 음식물 알레르기, 약물, 상기도 감염, 경쟁적 성격 등

(3) 편두통의 분류 (표 12-24)

표 12-24 편두통의 분류 (국제두통학회, 2004)

1.1 무조짐 편두통 (migraine without aura)
1.2 조짐 편두통 (migraine with aura)
1.2.1 전조 후 전형적 편두통 (typical aura with migraine headache)
1.2.2 전조 후 비전형적 편두통 (typical aura with nonmigraine headache)
1.2.3 전조만 있는 경우 (typical aura without headache)
1.2.4 가족성 편마비 편두통 (familial hemiplegic migraine)
1.2.5 산발성 편마비 편두통 (sporadic hemiplegic migraine)
1.2.6 기저형 편두통 (basilar-type migraine)
1.3 소아 주기성 증후군 (childhood periodic syndromes)
1.3.1 주기성 구토 (cyclic vomiting)
1.3.2 복성 편두통 (abdominal migraine)
1.3.3 양성 발작성 현훈 (benign paroxysmal vertigo of childhood)
1.4 망막 편두통 (retinal migraine)
1.5 편두통 합병증 (complications of migraine)
1.5.1 만성 편두통 (chronic migraine)
1.5.2 편두통 중첩증 (status migraine)
1.5.3 뇌경색 동반되지 않은 지속적 전조 (persistent aura without infarction)
1.5.4 편두통 뇌경색 (migrainous infarction)
1.5.5 편두통 유발성 발작 (migrine-triggered seizure)
1.6 개연적 편두통(probable migraine)

(4) 진단기준: 소아 편두통의 진단기준은 표 12-25와 같다.

표 12-25 소아 편두통의 진단기준 (국제두통학회, 2004)

소아의 무전조 편두통 (pediatric migraine without aura)
A. B-D 항목을 만족하면서 최소 5번 이상 발생
B. 1-72시간 이상 지속되는 두통 (성인: 4-72 시간)
C. 아래항목들 중 최소 2가지 이상 만족
1. 일측성 (소아는 양측도 가능)
2. 박동성
3. 중등도 또는 심한 정도의 두통
4. 걷거나 계단을 오르는 등의 일상적인 육체적 활동에 의해 악화되거나, 이런 활동들을 회피하게 된다.

c. 척수공동증 (syringomyelia)
d. 비뇨기계 장애: 요실금, 방광실조증, 요로계 감염등
e. 소화기계 장애: 변비
f. 진행성 정형외과적 질환: 척추후만증 (20-40%), 척추측만증, 병적 골절, 골반전위증, 발가락기형 등
g. 종양: 기형종, 양성 낭종
h. 인지, 시야, 청력 장애 및 정신과적 문제
i. 영양 장애: 영양 부족 혹은 비만

② 치료: 손상된 기능을 회복시키는 것이 아니고 더 이상의 손상을 방지 목표

3) **Chiari 기형 (Chiari malformation)**: 뇌간의 하부와 소뇌가 대공 (foramen magnum) 속으로 들어가 뇌탈출 (herniation) 소견이 나타나는 신경관 이상이다. 제 2형은 척수 수막류가 동반된 상태로 대개 수두증이 나타난다 (그림 12-10).

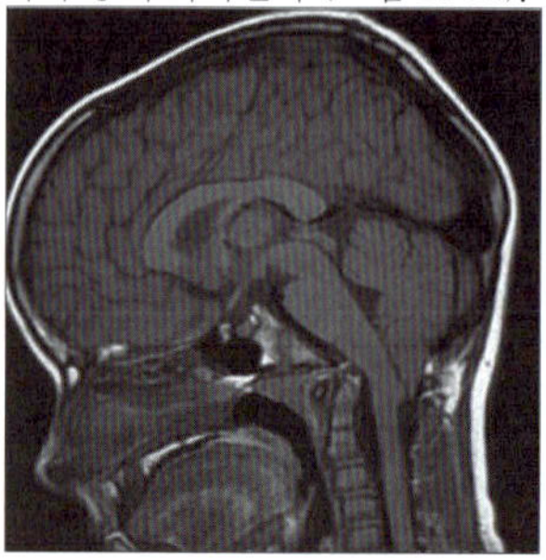

그림 12-10 Chiari 기형의 MRI 소견: 두개기저부 아래로 밀려내려온 소뇌일부가 관찰된다.

4) **척수공동증** (syringomyelia) (p687-688 참조)
5) **무뇌증** (anencephaly): 두개골이 없고 전뇌와 중뇌는 신경조직의 흔적으로 대치된 상태
6) **통앞뇌증** (holoprosencephaly): 앞뇌(forebrain)의 분할과 분절이 정지되면서 대뇌반구가 두 개로 나눠지지 않은 기형 (그림 12-11)

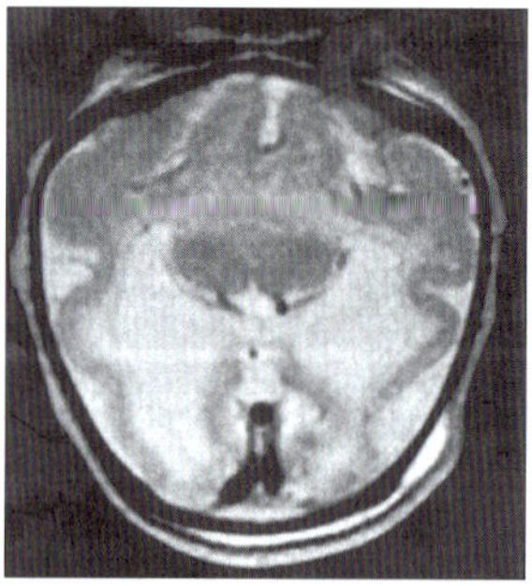

그림 12-11 전전뇌증 (holoprosencephaly)

(2) 신경세포 이주 장애 (Neuronal migration disorders)

1) **뇌갈림증** (schizencephaly): 한쪽 또는 양쪽 대뇌반구에 틈새 (cleft)가 생긴 것 (그림 12-12)
2) **뇌이랑없음증 또는 무뇌회증** (lissencephaly, agyria): 뇌이랑 (gyrus)이 없거나 수가 적은 것 (그림 12-13)

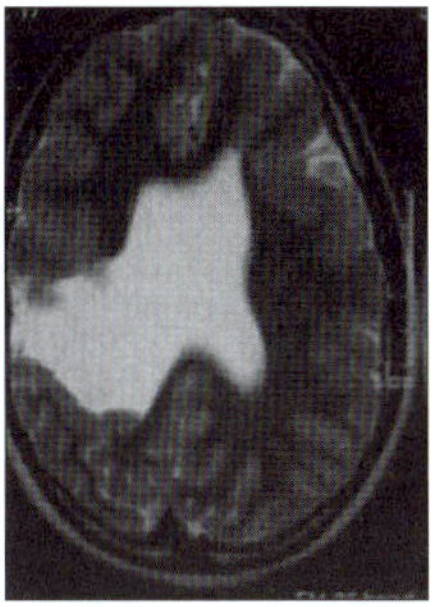

그림 12-12 뇌갈림증 (schizencephaly)

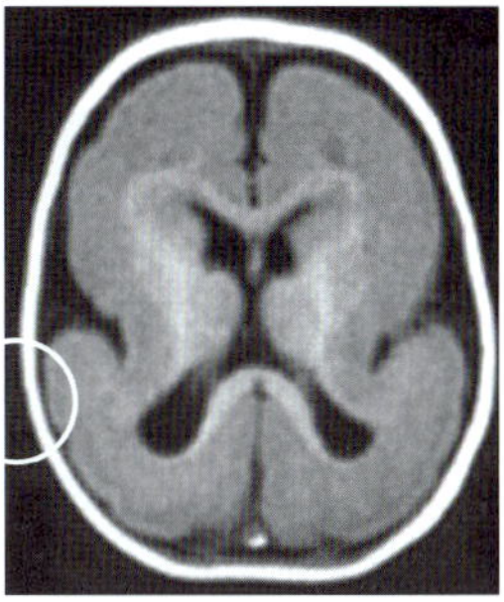

그림 12-13 뇌이랑없음증 (lissencephaly)

3) **경뇌회증** (pachygyria): 뇌이랑이 넓고 비정상적으로 두꺼운 모양 (그림 12-14)

4) **다소뇌회증** (polymicrogyria): 뇌피질의 표면에 작은 주름이 많이 있는 모양으로, 작은 뇌이랑들이 모여있어 전체적인 MRI 소견은 경뇌회증과 같이 두꺼운 피질처럼 보인다 (그림 12-15).

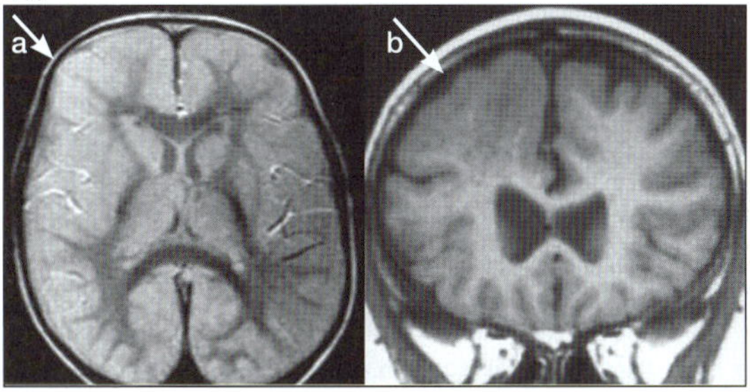

그림 12-14 경뇌회증 (pachygyria): (a, b) 전두엽에 부분적으로 두꺼워진 뇌이랑 소견

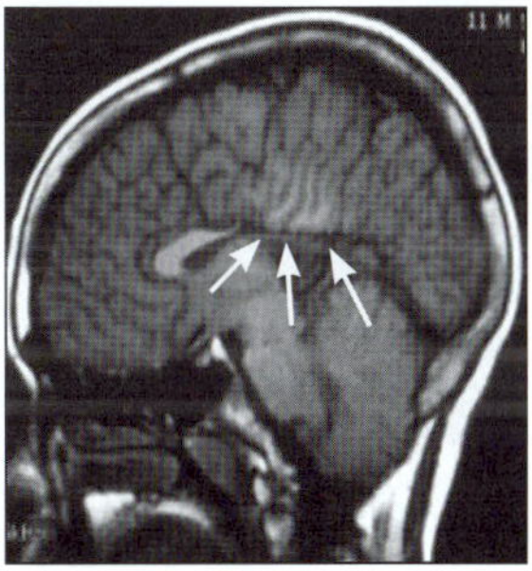

그림 12-15 다소뇌회증 (polymicrogyria): 작은 주름모양의 뇌피질 소견

2. 피부신경 증후군 (Neurocutaneous syndrome)

피부와 중추 신경계는 외배엽에서 기원하므로, 특이한 피부 증상이 나타나는 선천성 이상이 신경계의 이상과 동반되는 경우

(1) 결절성 경화증 (Tuberous sclerosis)

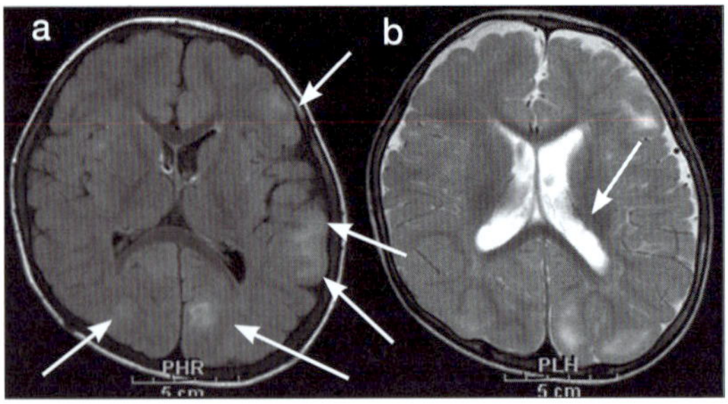

그림 12-16 결절성 경화증 환자의 MRI 소견: (a) 다발성 대뇌결절 (화살표), (b) 뇌실막밑 소결절 (subependymal nodules)

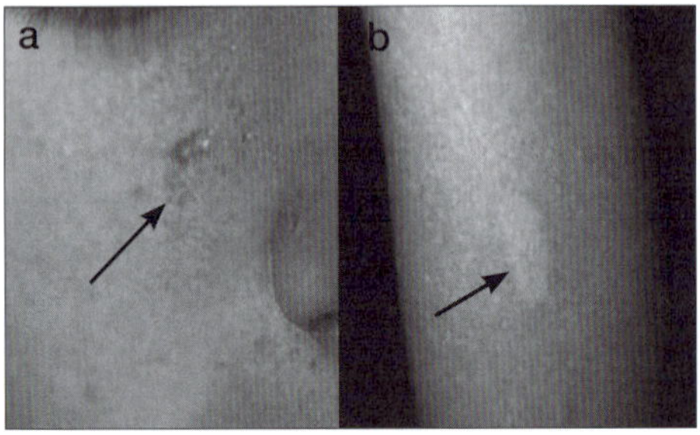

그림 12-17 결절성 경화증 환자의 피부소견: (a) 뺨에 생긴 피지샘종 (adenoma sebaceum), (b) 팔의 피부에 생긴 색소탈실반 (hypomelanotic macule) 소견

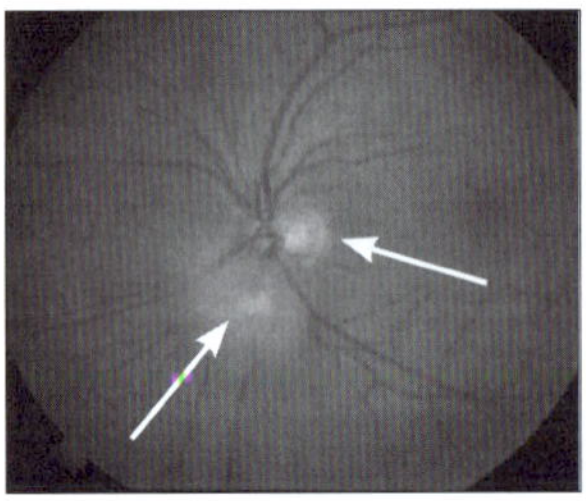

그림 12-18 안저의 과오종 (retinal hamartoma)

1) **유전 양상**: 상염색체 우성유전이며, 1:6,000의 발병률, 2/3정도의 환자는 유전자의 자연돌연변이에 의하여 발생한다.
2) **원인 유전자**: *TSC1*, *TSC2*
3) **임상양상**
   ① 대표적 증상 3가지: 피부병변, 발작, 정신지체
   ② 연령에 따른 병변들
      a. 피질결절, 심장 횡문근종: 출생 시 부터 발견된다. (그림 12-16)
      b. 피지샘종, 손톱주위 섬유종: 10세경 호발 (그림 12-17)
      c. 신장과 폐병변: 사춘기 이후 호발

③ 발작과 정신지체: 가장 흔한 신경계 증상

a. 2세 이하: 영아 연축이 가장 흔함

b. 2세 이상: 복합부분발작, 2차성 전신강직간대발작이 흔함

c. 정신지체: 경증부터 중증까지 정도가 다양함

④ 색소탈실반 (hypomelanotic macule): 신생아와 영아에서 가장 흔한 피부소견 (약 90%)

⑤ 피지샘종 (adenoma sebaceum): 코와 뺨에 붉은 수진성 발진으로, 4-6세경 나타나기 시작해서 10세경이 되면 70-80%의 환자에서 발견된다 (그림 12-17).

⑥ 시신경 유두 주변 망막에 과오종: 반 이상의 환자에서 발견된다 (그림 12-18).

4) **진단 기준**: 2개의 주진단 기준을 만족하거나, 1개의 주진단과 2개의 부진단 기준을 만족할 때 진단이 가능 (표 12-27)

표 12-27 **결절성 경화증의 진단기준**

주진단 기준
겉질 결절 (cortical tuber)
뇌실막밑 결절 (subependymal nodule)
뇌실막밑 거대세포 별아교세포종 (subependymal giant cell astrocytoma)
얼굴 혈관섬유종 (angiofibroma) 또는 이마의 판 (plaque)
손발톱 또는 주위의 섬유종 (fibroma)
멜라닌저하반점 (hypomelanotic macules) (3개 이상)
섀그린반점 (shagreen patch)
다수의 망막 과오종 (retinal hamartoma)
심장의 횡문근종 (cardiac rhabdomyoma)
신장 혈관근육자방종 (renal angiomyolipoma)
폐 림프혈관평활근종증 (pulmonary lymphangioleiomyomatosis)
부진단 기준
뇌 백색질 이주선 (cerebral white matter migration lines)
다수의 치아 오목 (dental pits)
잇몸 섬유종 (gingival fibroma)
뼈의 낭종 (bone cyst)
망막의 무색반점 (retinal achromatic patch)
콘페티 피부 병변 (confetti skin lesions)
신장의 과오종 (nonrenal hamartomas)
다수의 신장 낭종 (renal cyst)
과오종성 직장 폴립 (harmatomatous rectal polyps)

5) **치료**: 증상에 따라 치료하며 뇌 MRI와 신장 영상검사를 1-3년 마다 시행하는 것이 권장된다.

(2) 신경섬유종증 제1형 (Neurofibromatosis type I)

1) I형 (NFI, von Recklinghausen 병)이 가장 흔하다.

2) **유전양상**: 상염색체 우성유전으로 유전 (17q11.2)되며 1/3,000 발병률로 신경피부질환 중 가장 빈도가 높다.

3) **진단 기준**: 아래 7가지 양상 중 2가지 이상이면 진단 가능하다

① 밀크커피색 반점 (cafe-au-lait spot): 6개 이상으로 사춘기 이전에는 5 mm 이상, 사춘기 이후에는 15 mm 이상의 크기일 때 진단 가능하다 (그림 12-19).

② 2개 이상의 신경 섬유종 (neurofibroma) (그림 12-19)

③ 겨드랑이 혹은 서혜부의 직경 2 mm의 주근깨 (freckling)
④ 시각 신경 신경아교종 (optic nerve glioma)
⑤ 두 개 이상의 홍채의 Lisch 소결절 (Lisch nodules)
⑥ 뼈병변: 나비뼈 형성 이상 (sphenoid dysplasia)이나 장골의 겉질이 얇아진다 (그림 12-20).
⑦ 1도 친척 내의 가족력 (부모, 형제자매)

밀크커피색 반점 (cafe-au-lait spot)

- 피부에 생기는 갈색 색소침착반점으로 주로 체간에 호발한다.
- 태어날 때부터 발견되나 나이가 들수록 점점 크기가 커지고 수가 많아진다.
- 병적으로 간주되는 기준: 6개 이상으로 사춘기 이전에는 5 mm 이상, 사춘기 이후에는 15 mm 이상의 크기일 때
- 병적 기준에 해당되지 않을때는 경과 관찰한다.

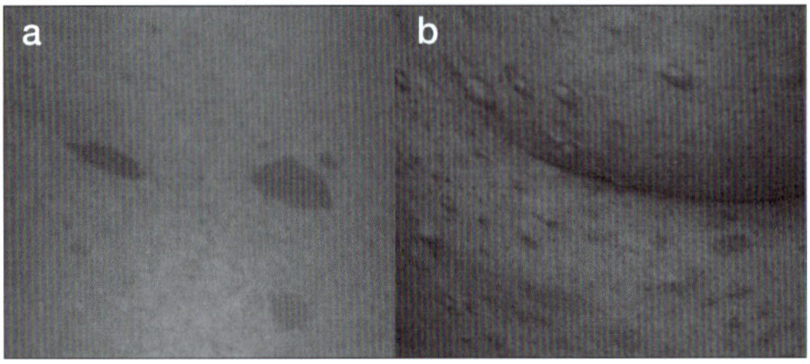

그림 12-19 신경 섬유종의 피부소견: (a) 밀크커피색 반점 (cafe-au-lait spot), (b) 신경 섬유종 (neurofibroma, b)

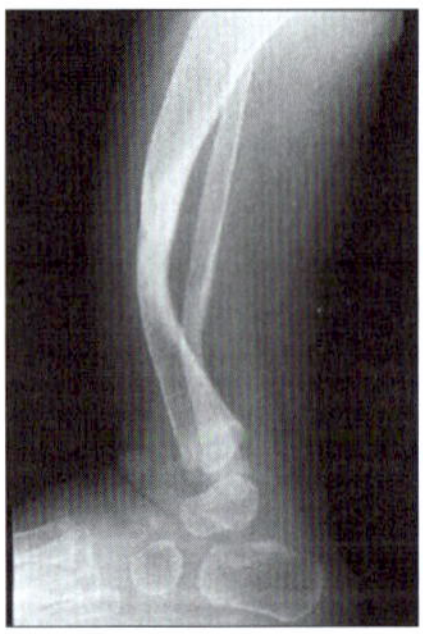

그림 12-20 신경섬유종증에서 경골의 휘어짐

4) **그 외 동반 증상:** 대두증, 성장호르몬결핍성 저신장증, 발작(8%), 학습장애 (30%), 뇌전증, 고혈압 (혈관 협착, 갈색 세포종 등으로 인해), 척추측만증 (10%)
5) **종양 위험성:** 갈색 세포종(pheochromocytoma), 횡문근육종, 백혈병, Wilms 종양의 발생이 일반인 보다 높다.
6) **관리 및 치료:** NF-1에 동반되는 합병증에 대하여 정기적으로 추적 관찰 한다.

(3) Sturge-Weber 증후군 (Sturge-Weber syndrome)

1) **임상양상**

① 한쪽 안면의 portwine nevus

② 한쪽 뇌의 뇌경막 혈관종 (leptomeningeal angioma)

③ 뇌의 진행성뇌경색으로 인한 뇌석회화와 뇌위축

④ 안구혈관기형: 녹내장 (30%), 소눈증 (buphthalmos), 홍채얼룩증 (iris heterochromia), 시신경 위축 (optic atrophy)

⑤ 학습장애, 발달장애, 치아이상, 골장애

⑥ 수두증

⑦ 뇌전증(75-90%)

2) **진단**

조영 증강 MRI: 석회화, 뇌피질 위축, 뇌실 확대, 비정상적인 혈관종의 조영증강 (그림 12-21)

3) **치료**: 대증요법

4) **예후**

① 소아기에 광범위한 뇌의 침범이 있는 경우에는 나쁜 예후를 시사한다.

② 난치성 뇌전증이 어린 나이에 발병시 학습장애가 높게 나타난다.

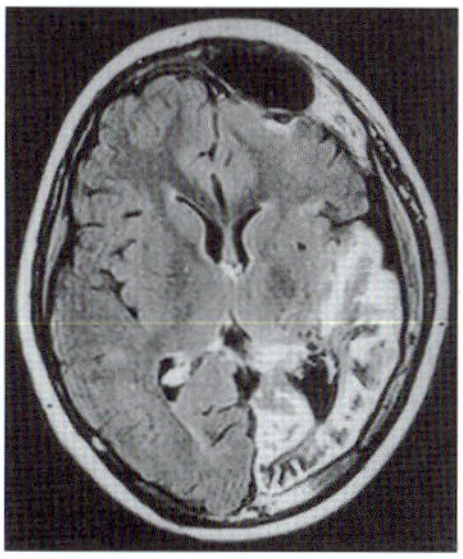

그림 12-21 Sturge-Weber 증후군의 MRI 소견: 뇌피질 위축과 혈관종의 조영증강이 관찰된다.

VII. 중추신경계의 대사질환 (2장 참조) (Metabolic disorders of CNS)

1. 아미노산 대사장애

(1) 페닐케톤뇨증 (phenylketonuria, PKU)

(2) 호모시스틴뇨증 (homocystinuria)

(3) 단풍당뇨증 (maple syrup urine disease, MSUD)

(4) 요소회로 이상증 (urea cycle defect)

2. 지질 침착 질환

3. 용해소체 축적병(lysosomal storage disorder)

4. 과산화소체 (Peroxisomal disease) 질환

5. 사립체 질환

(1) Kearns-Syre 증후군
(2) MELAS (Mitochondrial encephalopathy, lactic acidosis and stroke-like episodes) 증후군
(3) MERRF (Myoclonic epilepsy with ragged red fibers) 증후군
(4) Leigh 병

6. 탄수화물 대사 장애: Lactase 결손증, 갈락토즈혈증, von Gierke's 병 등

7. 구리 대사 장애: 윌슨병

VIII. 퇴행 뇌질환 (Neurodegenerative disorders)

1. 신경원성 세로이드 리포푸신증 (Neuronal ceroid lipofusinosis, NCL)

(1) 정의: 형광 지질 색소인 세로이드와 리포푸신이 세포의 용해소체내에 과다 축적되어 신경 세포를 죽이고 뇌를 위축시키는 질환

(2) 분류: 현재 10개의 형이 알려져 있다.

1) 영아형 (infantile type): 1p32 이상
2) 후기 영아형 (late infantile type)
3) 청소년형 (juvenile type)
4) 성인형 (adult type)

(3) 임상 경과

1) 망막의 변성으로 시력장애가 진행하여 실명
2) 근간대성 경련, 운동 실조, 지능 퇴행, 구음 장애

(4) 검사 소견

1) 시각 유발 전위 검사 및 망막전위도 (electroretinogram) 검사상 이상
2) 소변 내 레티놀 (retinol) 지방산의 대사 산물인 dolichol 증가
3) 전자 현미경 소견상 특이한 과립체나 지문 무늬 소체가 신경 세포 뿐만 아니라 말초 백혈구, 골수, 각막, 피부 섬유 모세포 등에서 관찰

2. 부신 백질 이영양증 (Adrenoleukodystrophy, ALD)

(1) 정의: X-염색체 열성 (Xq28)으로 유전되는 질환으로 과산화소체 (peroxisome) 질환 중 가장 흔한 질환

(2) 분류

1) 소아형 대뇌 부신 백질 이영양증 (childhood cerebral ALD): 대뇌형, 가장 흔함. 5-15세 사이에 증상 발현
   ① 피부의 색소 침착, 부신 피질 기능부전의 증상이 선행 가능
   ② 백질의 변성으로 보행 장애, 시력 장애, 청력 장애, 경련, 경직성 마비, 지능 장애 등을 초래하며 진행한다.
   ③ 초장쇄 지방산 (very-long chain fatty acid)의 축적
2) 성인형 부신척수신경병형 (adult adrenomyeloneuropathy)

(3) 진단

1) C26 지방산 증가 및 C26:C22와 C24:C22의 비율 증가로 진단 가능
2) MRI상 뇌 후두부에서 시작하여 전방으로 진행하는 뇌실주위 백질의 탈수초화 현상

(4) 치료

1) 식이 요법, 골수 이식
2) Lorenzo oil: 증상이 경한 일부 환자들에서 어느 정도 증상지연 효과가 알려져 있다.

(5) 예후: 진행성 경과를 보이며 소아형은 발병 10년 안에 사망 가능

3. 이염색 백질 이영양증 (Metachromatic leukodystrophy, MLD)

(1) 정의: Arysulfatase-A의 감소에 의하여 초래되는 상염색체 열성 유전 질환

(2) 분류: 발병 연령에 따라 구분한다.

1) 영아 후기형: 1-2세 시작
2) 청소년형: 5-10세 시작
3) 성인형

(3) 임상 증상

1) 보행 장애부터 시작하여 강직성 마비로 진행
2) 말초 신경 침범으로 건반사는 감소 혹은 소실됨
3) 지능 장애, 언어 장애, 담낭 기능 저하

(4) 진단

1) 백혈구, 배양된 섬유모세포 (fibroblast) 또는 소변: arysulfatase-A가 감소 또는 소실
2) 뇌척수액 단백수치 증가
3) 말초신경 생검상 metachromic staining
4) 양수 천자로 출생전 진단도 가능

(5) 치료: 골수 이식으로 진행 억제

(6) 예후: 발병 3-4년 내 사망

4. Krabbe 병 (Krabbe disease, globoid cell leukodystrophy)

(1) 정의: 상염색체 열성으로 유전하는 백질의 퇴행성 질환

(2) 원인: 14q 31.3 이상으로 용해소체 (lysosome) 효소인 galactocerebrocide β-galactosidase의 결핍

(3) 증상

1) 초기

① 생후 수개월부터 심하게 울고 보채는 증상과 함께 구토, 수유 장애와 체중이 늘지 않아 위장관 질환으로 오인됨

② 소리, 빛, 접촉에 예민하며 전신발작, 강직성 사지 마비 및 반궁 긴장 동반됨

③ 시각 장애

2) 말기: 실명, 청각 상실, 건반사 상실, 제뇌 자세

(4) 예후: 2세 이전에 사망

5. Alexander 병 (Alexander disease)

(1) 원인: 염색체 17q21에 있는 glial fibrillary acidic protein (GFAP) 유전자의 돌연변이가 원인이다.

(2) 증상: 진행하는 대두증과 백질의 퇴행성 병변과 함께 환자는 점차 발달의 퇴행을 보이며 강직성 마비가 진행되고 경련이 계속된다.

(3) 예후: 대개 5세 이전에 사망

6. Canavan 병 (Canavan disease, spongy degeneration of the cerebral white matter)

(1) 원인: Aspartoacylase의 결핍으로 N-acetylaspartic acid가 백질내 축적에 따른 스펀지 모양의 퇴행성 병변을 보이는 상염색체 열성 질환

(2) 임상 경과: 신생아기에 정상으로 보이나 3-6개월 사이에 대두증이 진행되며, 고개를 가누지 못하고, 근 긴장도 저하, 건반사 항진, 경련, 안구진탕, 시신경 위축 등이 동반된다.

(3) 예후: 대개 5세 이전에 사망

7. Rett 증후군 (Rett syndrome)

(1) 정의: Xq28 이상으로 인한 X-염색체 우성으로 거의 여아에서만 1:15,000-20,000명 빈도로 발생

(2) 임상 경과

① 출생 후 6-12개월까지는 정상 발달을 하다가 그 후 발달이 퇴행되고 후천적 소두증을 보인다. 추체로 징후, 자폐증, 발작이 동반되어 발생한다.

② 6-30개월 사이에 목적없는 반복적 손운동 나타남: 양손을 비틀고 손을 싸는 모양과 입에 손을 갖다 대는 양상

IX. 중추신경계의 감염질환 (Infectious diseases of CNS)

1. 뇌염 (Encephalitis)

(1) 역학: 발생률은 8.1/100,000로 발현하고, 1.3:1 정도로 남아에 많으며, 연령별로는 5-9세 사이에 호발한다.

(2) 기전

1) 중추신경계를 직접 침범하는 기전: 원인균이 혈액 속에서 증식 후에 중추신경계로 침입하여 뇌-혈액 장벽 (blood brain barrier)의 변화를 일으키며 주로 회백질에서 병변을 일으키게 된다.
2) 자가면역에 의한 것: 급성 파종성 뇌척수염은 면역학적 기전에 의한 중추신경계의 탈수초성 질환으로 주로 바이러스나 세균 감염 또는 예방접종 이후에 1-3주의 잠복기를 두고 발생한다.

(3) 선행감염의 원인

1) 홍역, 풍진, 유행성 이하선염, 대상포진, 단순포진, 장 바이러스, 아데노 바이러스, 인플루엔자, EBV, coxsackie 바이러스 및 마이코플라즈마 등이 밝혀져 있다.
2) 장 바이러스 (enterovirus): 가장 흔한 원인 (80%)
3) 단순포진 바이러스 (herpes simplex virus, HSV): 급성 뇌염의 10% 정도로 치료 지연시 70%가 치명적 경과

(4) 임상 증상

1) **가장 흔한 3징후:** 발열, 두통, 의식 변화
2) 이외에 지남력 상실, 행동이나 언어 장애, 반신마비, 경련 등의 신경학적 증상들
3) 질환의 진행과 침범부위는 원인균에 따라 결정되기도 한다.
   ① 단순포진 바이러스 (HSV): 측두엽을 주로 침범
   ② 일본 뇌염 바이러스: 시상을 주로 침범한다.
4) **단순포진 바이러스성 뇌염** (HSV encephalitis)
   ① 신생아기 및 영아기에 주로 전두엽, 측두엽, 변연계를 침범하는 급성 괴사성 중추신경계 감염
   ② 일반적인 뇌염 증상과 함께 후각소실, 기억소실, 기괴한 행동, 표현성 실어증, 환각, 부분발작 등이 나타난다.
   ③ HSV 2형은 생식기에 병변이 있는 산모에서 출생한 신생아에서 발생할 수 있으며 HSV 1형은 치명적인 뇌염의 가장 흔한 원인이다.
   ④ HSV는 가장 흔한 재발성 무균성 뇌수막염의 원인이기도 하다.

(5) 뇌염의 진단

1) **뇌척수액 소견:** 압력이 상승하고, 백혈구 수의 증가와 단백수치의 정상 또는 증가가 있

다. 일부에서는 정상 뇌척수액 소견을 보이는 경우도 있다. 원인균의 항원이나 핵산을 검출할 수 있다.

2) **혈청변화**: 원인균을 파악하는데 가치가 있다.

3) **뇌파 소견**: 대부분 전반적 서파나 비대칭 배경파를 보인다.

4) **뇌 MRI**: 단순포진 바이러스성 뇌염인 경우 T2 영상에서 일측 또는 양측의 관자엽에 신호 증강이 특징적으로 보인다. T1 영상에서는 저신호가 관찰되고 gadolinium contrast 영상에서 관자엽을 싸고 있는 연수막의 조영증강이 관찰된다 (그림 12-22).

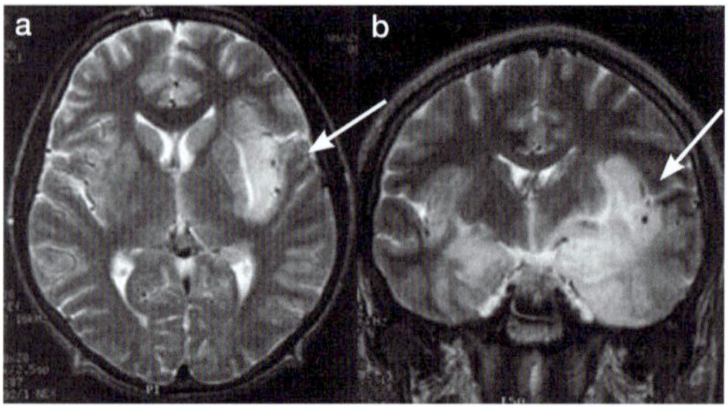

그림 12-22 **단순포진 바이러스성 뇌염의 뇌 MRI 소견: (a) 왼쪽 관자엽과 인슐라의 비정상적인 조영증강 소견, (b) 왼쪽 피질하백질부위의 비정상적 조영증강 소견**

(6) 치료:

HSV 바이러스가 확인된 뇌염에서 acyclovir의 사용을 제외하면 뇌염의 치료는 보존적인 처치에 의존한다.

1) **대증 요법**: 환자의 생체 징후를 안정시키고 두개강내압상승에 대한 치료

2) **면역글로불린**: 정확한 기전은 밝혀진 바 없지만, 세포매개성 면역반응을 감소시키고, 활성화된 보체를 중화시켜 수초의 손상을 방지하며, cytokine 합성을 저하시킨다고 알려져 있다.

3) **단순포진 바이러스성 뇌염 (HSV encephalitis)**

① Acyclovir는 단순포진 바이러스성 뇌염시 의심되면 조기에 투여: Zovirax® 10-20 mg/kg/dose를 8시간마다 14-21일간 투여한다.

② Acyclovir 부작용: 혈관 밖으로 새게되면, 국소 염증 반응, 혈청 크레아티닌 상승을 동반한 신세뇨관 결정뇨 및 드물게는 뇌병증을 보일 수 있다.

③ Acyclovir 실패시: foscarnet 60 mg/kg/dose를 8시간마다 14일간 투여할 수 있다.

4) **항뇌전증 약물**: 동반되는 경련을 치료할 때 사용한다.

(7) 예후

1) 심각한 신경학적 후유증을 남기거나 사망할 수 있다.

2) **나쁜 신경학적 예후와 관련된 인자**: 임상 증상이 심각하거나 뇌 실질 침입 정도가 클때

3) **단순포진 바이러스성 뇌염 (HSV encephalitis)**

① 일반적으로 환아가 어릴수록 (특히 조기에 치료할수록 그리고 의식변화가 있기 전에) 예후는 좋다.

② 치료시 평균 1/2의 환자가 완전히 회복되며, 치료 지연시에는 75%에서 혼수나 사망을 야기한다.

③ 일부 환자에서 1-3개월의 치료에 잘 반응함에도 불구하고 재발할 수 있다.

2. 뇌농양 (Brain abscess)

(1) 역학

1) 4-8세가 가장 흔하다.
2) 우좌 단락이 있는 선천성 심장병으로 인한 색전, 뇌수막염, 중이염, 유양돌기염, 축농증, 안면 연조직 감염, 치아 감염, 면역 결핍 환아에서 많이 발생한다.

(2) 증상

초기는 미열, 두통, 기면 등 비특이적인 증상을 보이다가 진행되어 심한 두통 경련, 유두부종, 편측 마비, 혼수 등이 발생한다.

(3) 진단: 뇌 CT, 뇌 MRI (그림 12-23)

(4) 치료

1) 초기에 항생제를 선택하여 투여
2) 피막이 형성되거나 두개강내압상승이 야기되면 배농한다.
3) 농양내 가스가 나타나거나 다포성, 후두와에 위치하거나 진균이 확진되면 수술

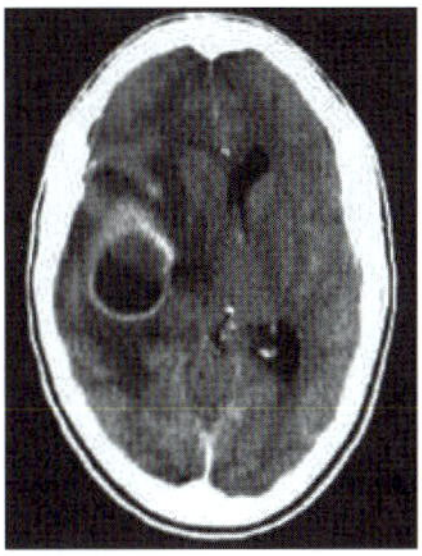

그림 12-23 **뇌농양의 뇌 CT 소견: 테두리의 조영증강이 관찰된다.**

3. 급성파종뇌척수염 (Acute disseminated encephalomyelitis, ADEM)

(1) 역학: 어떤 나이에도 일어날 수 있으나 5-8세 사이에 호발한다.

(2) 기전: 감염 또는 예방 접종 이후 뇌신경계의 자가항원이 생겨서 다발성의 회백질, 백질의 병변을 일으킨다.

(3) 선행감염: 주로 홍역과 풍진 바이러스 및 백신에 의한 매개 가능성이 알려져 있다.

(4) 임상 증상

1) **전구증상:** 발열, 근육통
2) **다발성 신경학적 증상**
   ① 초기 증상: 두통, 발열, 졸음
   ② 뇌신경 마비, 발작, 운동 실조, 국소 신경학적 증상
   ③ 혼수

(5) 진단

1) **뇌척수액 소견:** 백혈구 수의 증가와 단백수치의 증가, 소수의 환자에서는 CSF Oligoclonal band나 immune globulin이 증가
2) **혈청변화:** 원인균을 파악하는데 가치가 있다.
3) **뇌 MRI:** T_2 영상에서 다양한 범위의 회질, 백질에 다발성 신호증강 병변이 관측된다 (그림 12-24).

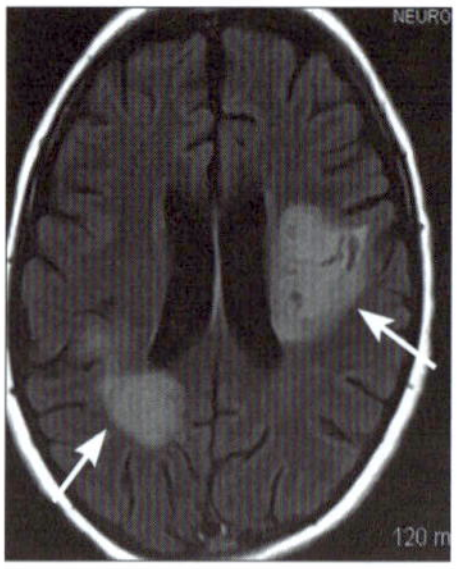

그림 12-24 급성파종뇌척수염 (ADEM)의 뇌 MRI 소견: 백질부위에 다발성 신호증강 병변이 관찰된다.

(6) 치료

1) 대증 요법
2) 스테로이드 요법: 바이러스성 뇌염이 감별된 후 주의해서 사용한다.
3) 면역글로불린

(7) 예후

1) 대부분의 환자는 완전히 회복되나, 소수의 환자들은 운동 및 인지 기능 장애 등의 후유증이 남을 수 있다.
2) 3개월 이상 간격을 두고 반복하는 증상이 생긴 경우 다발성 경화증 (multiple sclerosis) 등과의 감별진단이 필요하다.
3) 재발은 드물다.

X. 뇌혈관질환 (Cerebrovascular diseases)

1. 출혈성 뇌혈관질환 (Hemorrhagic cerebrovascular disease)

(1) 동정맥 기형 (Arteriovenous malformation)

1) **병리:** 태생기에 동맥과 정맥을 분리해주는 모세혈관조직의 형성이 안되서 발생한다.
2) **임상증상:** 뇌출혈, 경련 및 두통, 진행하는 운동장애 및 시야결손, 심부전
3) **진단:** 뇌 CT, 뇌 MRI, 뇌혈관 조영술 (MRA)

4) **치료 및 예후**: 일생 동안 매년 약 2-4%에서 출혈을 초래하기 때문에 수술로 제거하여야 한다.

(2) Galen정맥 기형 (Galen malformation)

1) **병리**: 내경동맥이나 기저동맥의 분지와 Galen정맥 사이의 직접적인 연결로 인해 발생
2) **임상증상**: 신생아기-심부전, 영아후기-출혈과 두개강내압상승, 소아후기-다양하며, 두통, 두개내출혈 등이 경련, 국소적인 신경계 이상과 함께 나타난다.
3) **치료**: 일부 소아에서 색전술 (embolization)이 효과적

(3) 해면 혈관종 (Carvenous hemangioma)

1) **병리**: 혈관내피와 교원조직 안에 포함된 탄탄히 쌓여진 단층의 혈관공간으로 정상 뇌조직을 함유하고 있지 않다.
2) **임상증상**: 뇌전증이 가장 흔한 증상
3) **진단**: 뇌 CT상 조영제 투여 후 조영증강이 보이고, 뇌 MRA 소견은 정상
4) **치료**: 자연경과가 양호하고 치명적인 출혈의 빈도가 낮아 증상이 없이 우연히 발견되는 경우는 관찰하며, 일단 증상이 나타난 경우는 수술적 적출을 시행한다.

(4) 뇌동맥류 (Cerebral aneurysm)

1) **호발부위**: 50%에서 내경동맥의 분지부위, 25%에서 전대뇌동맥, 12.5%에서 후대뇌동맥에 발생한다.
2) 소아에서는 뇌동맥류와 대동맥 축착, 양측 다낭성 신증후군이 서로 연관되어 나타난다.
3) **병리**: 혈관 중간층의 선천적인 결함으로 발생하며, 상염색체 우성의 가족력이 있다.
4) **임상증상**: 갑작스런 두개내 출혈로 심한 두통, 구토, 뇌막자극 증상 등의 두개강내압증가 징후
5) **진단**: 뇌 CT, 뇌 MRI, 뇌 MRA
6) **치료**: 최근에는 출혈 후 3일 이내의 조기 수술을 선택

2. 폐쇄성 뇌혈관질환 (Obstructive cerebrovascular disease)

(1) 뇌혈전증: 소아에서는 외상, 감염, 심장병, 모야모야병이 주된 원인이다.

1) **동맥 혈전의 원인질환들**
   ① 내경동맥의 경부 부위와 인접한 인후부 부위에 외상이 가해진 경우 내경동맥 혈관벽 내측부가 찢어져 혈전이 발생
   ② 청색증, 선천성 심질환 환아
   ③ 바이러스 감염, 탈수, 다혈구증으로 인한 혈전
   ④ 모야모야병 (제14장 참조)
   ⑤ 그밖에 교원성 혈관질환인 전신성홍반성루푸스, 결절성 다발 동맥염, 당뇨병, 신경섬유종증, 겸상적혈구증, 두경부의 방사선 치료, 약제 과용 (경구 피임약, amphetamine, cocaine), homocystinuria와 같은 대사성 질환, MELAS 같은 사립체 질환, 혈액응고 억제인자 (protein C, protein S, antithrombin III) 등의 결핍증
2) **정맥 혈전의 원인질환들**
   ① 염증성 원인: 뇌염이나 세균성 뇌수막염, 중이염이 유양돌기염에 의하여 경막 혈관의 손상, 안구 염증에 의해 정맥동에 혈전증이 발생하는 경우가 있다.

② 비염증성: 심한 탈수에 의한 혈액의 점도 증가, 응고 항진증, 청색증, 선천성 심질환 등

3) 뇌혈전증의 치료: 뇌관류를 증가시키고, 뇌조직을 보존하는 것이 원칙이다.

① 혈관확장제 사용으로 혈액 희석을 통해 뇌혈류량을 증가시킨다.

② 칼슘길항제 (nimodipine)는 뇌경색 후 12시간 이내에 투여시 후유증을 감소시킬 수 있다.

③ 플라스미노겐 활성제: 어른에서 뇌경색 발생 후 3시간 이내에 사용

④ 혈액의 응고항진 상태에 의한 뇌경색의 경우 헤파린과 같은 항응고제를 사용

⑤ 뇌부종에 의한 2차적 두개강내압의 상승치료

⑥ 예방적 항뇌전증 약물은 혈전성 뇌경색의 소아에서는 사용되지 않는다.

XI. 척수질환 (Spinal cord disorders)

1. 척수 종양 (Spinal cord tumor)

(1) 병력

소아 척수 종양은 신경축 종양(neuraxial tumor)의 약 20% 정도로 보고

(2) 해부학적 위치에 따른 분류

1) **척수내 종양 (intramedullary tumor)**: 주로 경부에서 발생하며, 흔한 척수내 종양으로는 양성 별아교세포종 (low grade astrocytoma)과 뇌실막세포종 (ependymoma)이 흔하다.

2) **척수외 경막내 종양 (extramedullary intradural tumor)**: 신경능선 (neural crest) 조직에서 발생하며, 신경섬유종, 신경절신경종 (ganglioneuroma), 수막종을 들 수 있다.

3) **척수외 경막외 종양 (extramedullary extradural tumor)**: 전이병터 (metastatic lesion)의 특징이 있고, 신경섬유종, 육종, 림프종이 주를 이룬다.

(3) 임상증상

1) **척수내 종양**: 보행장애, 척주 측만증, 요통 등을 보인다.

2) **척수외 종양**: 요통이 가장 흔하며 통증으로 수면 장애가 생길 수도 있다.

3) 경추부 척수내 교종이 있으면 어깨가 늘어지고 팔 흔들기가 어렵게 된다.

(4) 진단: 척추 MRI가 가장 중요한 진단적 검사이다.

2. 속박 척수 (Tethered cord)

(1) 병리: 요천추 지방종, 이분 척수 등의 병변이 없이 종말끈 (filum terminale)이 짧고 굵게 (직경 2mm 이상) 형성되면서 척수원뿔 (conus medullaris)을 L2이하로 잡아당겨 고정시킴으로, 척수에 비정상적인 긴장이 가해진 결과로 신경학적 징후가 나타나게 된다.

(2) 증상: 출생과 동시에 나타날 수도 있다.

1) **영아**: 발이나 다리에 비대칭 성장, 오그린휜발증 (talipes cavus) 변형
2) **소아**: 신경인성 방광, 배변장애, 진행성 척추측만증, 하지에 넓게 퍼진 통증 등
3) 70% 정도에서 중간선 피부병터 (midline skin lesion)가 보인다. 종류로는 지방종, 피부 혈관종, 털뭉치, 과다 색소 침착 또는 피부함몰 등이 있다.

(3) 진단: 허리 엉치 척추의 단순 방사선 촬영, MRI (그림 12-25)

(4) 치료: 두꺼워진 종말끈의 수술적 가로 절단

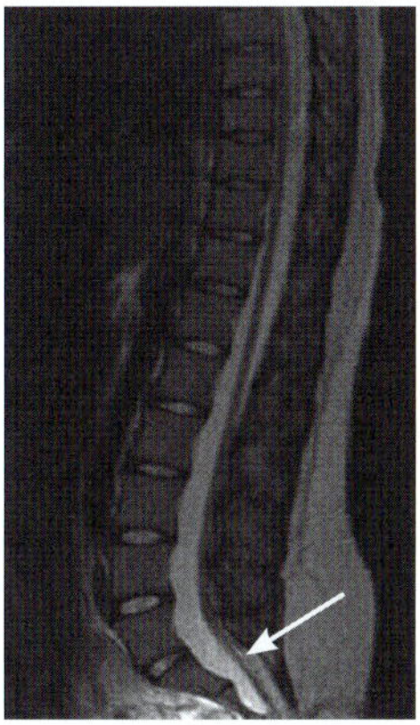

그림 12-25 **속박 척수 (tethered cord)의 MRI 소견: 척수의 종말끈이 요추-천추 접합부까지 내려와 있다.**

3. 선천 척수 척추 갈림증 (Diastematomyelia)

(1) 병리: 척수의 일부가 선천적으로 갈라진 병변으로 주로 상위 요추부에 발생

(2) 증상 및 진단

1) 피부에 다모증 등의 이상 소견을 동반
2) 초기: 마제내반족 (talipes equinovarus), 갈퀴발가락 (claw toe), 장딴지근 위축 등
3) 진행하면서 점진적인 요통, 하지 양측 쇠약 및 근위축, 발목반사 소실, 요실금 등 동반
4) 척추의 단순 방사선 검사, CT 또는 MRI

(3) 치료: 신경학적인 결손이 뚜렷한 경우 수술적 치료

4. 척수 공동증 (Syringomyelia)

(1) 병리

1) 교통성 척수 공동증: 척수내 공동이 형성되는 병변으로, 경추부와 상배부의 중심관이 침범되어 비대칭적으로 확장되는 경우
2) 비교통성 척수 공동증: 관내의 액체 성분이 제 4뇌실의 척수액과 연속성을 가지게 되는데, 두 공간 사이의 연속성이 없는 경우

(2) 증상

1) 감각장애
2) 손의 작은 근육이 약화되고 위축
3) 익상견갑, 측만증

(3) 진단: 단순 경추 촬영, 척추 MRI, 척수강조영술 (myelography)

(4) 치료: 수술로 제한적인 효과 기대

5. 횡단척수염 (Transverse myelitis)

(1) 병리 및 임상 증상

1) 아직까지도 정확한 병태 생리학적인 원인이 명확하게 밝혀지지 않은 질환
2) 대부분의 환자가 열과 권태를 동반하는 선행 바이러스 감염의 병력을 가지고 있다.
3) 척수의 염증성 탈수초성 변화
4) 발열, 사지 통증에 이어 마비, 감각소실, 방광장애 등
5) 발병초기에는 이완성 마비형태가 특징적으로 나타나고 1-2주 후 강직성으로 변한다.

(2) 진단

1) 뇌척수액 검사: 림프구 중심의 백혈구 증가증, IgG index 증가
2) 척추 MRI (그림 12-26) 상 신호 증강 병변

(3) 치료: 수주 또는 수개월에 걸쳐 환자의 60%에서 완전히 회복

1) 대부분 증상 치료
2) 면역 조절이 질병의 이환기간 및 중증도에 효과적이라는 보고가 있고, 고용량의 스테로이드를 사용해 볼 수 있다.

(4) 감별질환: 뇌수막염, Guillain-Barre 증후군, 회색질 척수염, 시각신경 척수염, 척수 종양, 경막외 종양, 혈관 기형

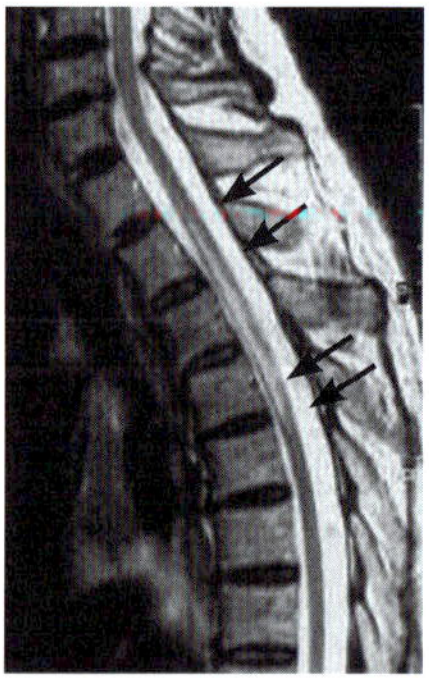

그림 12-26 횡단척수염 (transverse myelitis)의 척추 MRI 소견: T1과 T4사이 척수의 부종과 조영증강이 관찰된다.

XII. 신경근육질환 (Neuromuscular diseases)

1. 신경근육질환

(1) 분류

1) 중추신경질환
2) 척수앞뿔세포 (anterior horn cell)질환
2) 말초신경질환
3) 신경근접합부질환
4) 근육질환

(2) 질환의 평가

1) 신경학적 진찰 (표 12-28)
   ① 근원성 (myopathy)
      a. 근위축 (muscle wasting)과 근력약화 (weakness)가 근위부에 분포
      b. 건반사 (tendon reflex)가 다소 감소되나 유지된다.
      c. 근긴장 (myotonia)
   ② 신경원성 (neuropathy)
      a. 근위축이 원위부에 분포
      b. 건반사 (tendon reflex) 상실
      c. 혀의 근육부분수축 (fasciculation)은 탈신경 (denervation)의 징후이다.
      d. 감각장애 (sensory abnormality)

표 12-28 **말초신경-근육질환의 감별점 (Evaluation of neuromuscular disease)**

병변 부위	Weakness				Deep tendon reflexes	근전도	근생검	기타
	얼굴	팔	다리	근위-원위				
중추신경 (Central)	0	+	+	〉 혹은 =	정상 혹은 ↑	정상	정상	발작, 일측마비, 발달지연
전각세포 (Ventral horn cell)	Late	++++	++++	〉 혹은 =	0	Fasciculations and fibrillations	탈신경 형태	Fasciculations (tongue)
말초신경 (Peripheral nerve)	0	+++	+++	〈	↓	Fibrillation	탈신경 형태	감각 상실, 뇌척수액상 단백 상승, depressed nerve biopsy
신경-근 접합부 (Neuromuscular junction)	+++	+++	+++	=	정상	Decremental response(myasthenia); incremental response and BSAP (botulism)	정상	Neostigmine 혹은 edrophonium에 반응 (myasthenia); 변비, 고정동공 (botulism)
근육 (Muscle)	Variable (+ to ++++)	++	+	〉	↓	Short duration, small-amplitude motor unit potentials and myopathic polyphasic potentials	근병증 형태	근육 효소 증가

2) 검사소견

① 혈청 효소: CK 상승 (dystrophy에서 고도로 상승한다.)
② 신경전도검사 (NCV): 신경병증에서 감소
③ 근전도검사 (EMG): 근원성 침범에서 탈신경을 구별
④ 근육조직검사 (muscle biopsy): 대체로 대퇴사두근에서 생검, 신경-근 질환의 진단에 가장 근본적인 검사
  a. 신경이상과 근육이상 원인을 구별한다.
  b. 근육병증의 종류와 특정 효소 결핍의 구별
  c. 조직화학적 염색법 (histochemistry) 및 전자현미경으로 확인
⑤ 신경조직검사 (nerve biopsy): 비복 신경을 주로 생검
⑥ 심전도 (ECG): 초기 심근병에서 무증상의 전도장애가 동반될 수 있다.
⑦ 유전자 검사 (표 12-29)

표 12-29 **소아 연령에서 볼 수 있는 신경근 질환의 유전양식과 유전자 부위**

질환	유전양식	유전부위
Duchenne/Becker muscular dystrophy	XR	Xp21.2
Emery-Dreifuss muscular dystrophy	XR	Xq28
Myotonic muscular dystrophy	AD	19q13
Facioscapulohumeral muscular dystrophy	AD	4q35
Limb-girdle muscular dystrophy	AD	5q
Limb-girdle muscular dystrophy	AR	15q
Congenital muscular dystrophy with merosin deficiency	AR	6q2
Congenital muscular dystrophy	AR	8q31-33
Myotubular myopathy	XR	Xq28
Myotubular myopathy	AR	unknown
Nemaline rod myopathy (NEM1)	AD	1q21-q23
Nemaline rod myopathy (NEM2)	AR	2q21.2-q22
Congenital muscle fiber-type disproportion	AR, X-link R	19p13.2, Xp23.12-p11.4, Xq13.1-q22. 1;t(10;17):sporadic
Central core disease	AD	19q13.1
Myotonia congenita (Thomsen)	AD	7q35
Myotonia congenita (Becker)	AR	7q35
Paramyotonia congenita	AD	17q13.1-13.3
Spinal muscular atrophy	AR	5q11-q13
Mitochondrial myopathy (Kearns-sayre)	maternal: sporadic	single large mtDNA deletion
Mitochondrial myopathy (MERRF)	maternal	tRNA point mutation at positions 8344
Mitochondrial myopathy (MELAS)	maternal	tRNA point mutation at positions 3243 and 3271

(3) 소아기의 일차적인 근육질환의 분류

1) 진행성 근이영양증 (progressive muscular dystrophy, PMD)
2) 선천성 근이영양증 (congenital muscular dystrophy, CMD)
3) 선천성 근병증 (congenital myopathy)
4) 대사성 근병증 (metabolic myopathy)
5) Ion channel 이상
6) 기타 염증성 근병증 및 내분비성 근병증

(4) 진행성 근이영양증 (Progressive muscular dystrophy)

1) **Duchenne형 근이영양증 (Duchenne type muscular dystrophy, DMD)**

① 빈도: 진행성 근이영양증 중에 가장 빈도가 높다.

② 유전 양상

a. X-염색체 열성의 유전성을 가진다. (Xp21.2)

b. 환아의 30%는 돌연변이에 의하여 남아에서만 발생한다.

c. 여성 보인자는 증상이 없는 경우가 80% 정도이며 근력 쇠약이나 근육통을 호소할 수 있고, 이환된 여아도 보통 남아보다 증상이 경하다.

d. 증상이 없는 보인자 중 80%에서 혈청 CK 상승이 있고, 의심되는 여성 보인자에서 혈청 CK 상승이 없는 10%에서 근생검으로 찾아낼 수 있다.

③ 발생 병리: Dystrophin 결손으로 세포내로 유입된 Ca에 의하여 각종 단백 효소가 근육 구조 단백을 분해시키는 것으로 알려져 있다.

④ 임상 양상

a. 출생시나 초기 영아기 때는 거의 증상이 없고, 일부에서 경하게 근긴장 저하를 보인다.

b. 근력 약화의 첫 징후는 영아기 때 목가누기를 힘들어 하는 것이며 보행시는 대개 18개월 이후로 늦어지는 편이다. 진단 당시 나이는 대개 2-4세 경이다.

c. 병의 초기에는 발끝걷기 (toe walking)로 걸으며 점차 근위부의 근력 저하로 오리걸음 (waddling gait)과 전굴 보행을 한다.

d. Gower 징후는 보통 3세경부터 나타나는 중요한 현상이나 Duchenne형에서만 나타나는 증상은 아니다 (그림 12-27).

e. 장딴지 근육의 거짓비대 (pseudohypertrophy)가 전형적인 특징이며, 거짓비대는 근섬유의 비후, 지방 침착, 콜라겐의 증식으로 나타난다.

f. 심장 침범의 중증도는 근력 쇠약의 정도와 비례하지는 않는다. 심장 변화는 50-80%에서 볼 수 있다.

g. 호흡기능 장애는 몸통 근육의 위축과 근력저하로 척추와 흉곽이 변형되어 호흡장애 및 감염이 빈번하게 발생된다.

h. 비교적 잘 보전 되는 부위: 손의 미세기능, 외안근, 요도와 항문 괄약근

i. 지능 장애는 전체의 약 20-30% 환자에서 관찰되며 경한 지능 장애 (지능지수 70미만) 정도이고, 진행되지 않으며 근병증 정도와는 관계가 없다.

j. 근육의 퇴행성 변화와 섬유화가 진행되나 근육통, 근경련, 근석회화는 생기지 않는다.

k. 보행이 불가능해지는 것은 9-13세 경이며 고관절 및 슬관절의 구축과 척추측만이 진행된다.

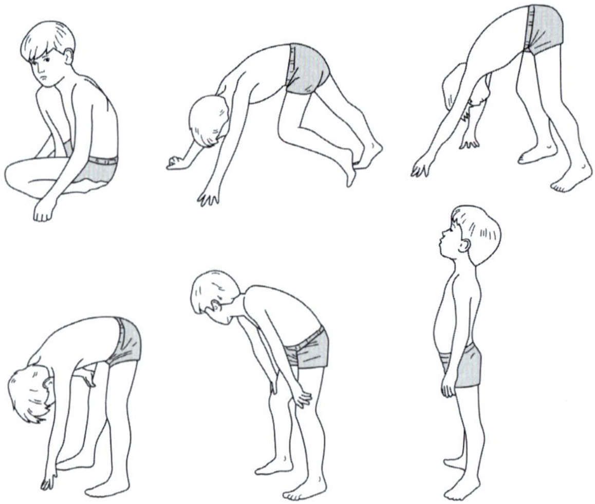

그림 12-27 Gower 징후 (Gower sign): 일어설 때 손으로 무릎을 짚고 손을 조금씩 대퇴부로 옮기면서 상체를 일으키는 모양을 취한다.

1. 병의 경과는 진행형이며 대개 18-20세에 사망하며, 사망 원인은 호흡 부전, 심부전, 폐렴, 흡인, 기도폐쇄 등이다.

⑤ 검사 소견

a. 출생시부터 증상과 관계없이 혈청 CK의 상승이 있으며, 보통 15,000-35,000 IU/L (정상 <160 IU/L)이다. 근위축이 진행함에 따라 저하되다가 말기에는 거의 정상 수준이 된다.
b. AST, aldolase, LDH 등도 증가할 수 있으나, 비특이적이다.
c. 근전도는 근원성 변화를 보이나 비특이적이며 신경 전달 속도는 정상이다.
d. 면역 조직 화학 검사: 근생검에서 dystrophin 단백의 유무를 항체 염색을 통해 진단
e. 분자 유전 검사: 말초 혈액에서 유전자 결손 혹은 중복으로 확진할 수 있다.
f. 근생검: 비대된 근섬유와 사이질 조직의 증식 및 말기에는 근섬유가 지방조직으로 대치

⑥ 진단: 임상 양상과 혈청 CK상승이 일괄적이면 dystrophin 유전자 검사를 우선적으로 시행한다. 약 30%의 환자에서는 이상 소견이 관찰되지 않으므로 임상적으로 의심되는 경우에 근생검을 진행한다.

⑦ 치료

a. 특이한 치료법은 없으나 환자의 상태에 따라 대증 치료가 필요하다. 보존적 치료 (물리치료, bracing, 기형교정, 영양문제, 감염 예방)가 필요하다.
b. Glucocorticoid는 환자의 근력이나 기능을 좀 더 안정화시킬 수 있다.
c. 근아세포 전이 (myoblast transfer) 방법과 recombinant dystrophin gene에 대한 연구가 진행 중이다.

2) **Becker형 근이영양증 (Becker muscular dystrophy)**

① 유전 양상: X-염색체 열성 유전하며 유전자좌는 Duchenne형과 같은 Xp21이다.

② 임상 양상: Duchenne형과 유사하나, 다음과 같은 차이점이 있다.

a. 초발 연령은 5-25세로 늦다.
b. 서서히 진행하며 청소년기 후반까지도 보행이 가능하다.
c. 관절의 구축이나 변형도 드물다.
d. 사망 연령은 20대 중반 또는 후반이지만, 반 정도의 환자는 40세까지 생존 가능하다.
e. 수정 능력이 있어서 결혼이 가능하나, 자녀 중 여아는 모두 보인자가 된다.

3) **팔다리이음 근이영양증 (Limb-girdle muscular dystrophy, LGMD)**

① 유전: 유전양식에 따라 상염색체 우성(LGMD1)과 열성(LGMD2)유전으로 분류하며, 열성 유전의 빈도가 높다.

② 임상 증상
a. 주로 요대와 어깨근의 좌우 대칭적 근력저하가 발생한다.
b. 요대와 하지의 근력저하가 선행후 위로 올라가나 보통 얼굴 근육은 침범하지 않는다.
c. 엉덩이근육의 약화로 척추전만이 되어 요통을 호소한다.
d. 심장 문제와 지적 장애는 거의 없다.

③ 진단
a. 임상 소견이 가장 중요하고, 근전도검사, 근생검으로 진단에 도움이 되나 비특이적이다.
b. 혈청 CK는 대개 상승하나, 병이 진행함에 따라 내려갈 수 있다.

4) **Emery-Dreifuss 근이영양증 (Emery-Dreifuss muscular dystroph, EDMD)**

① 유전 양상
a. X-염색체 열성 유전 (Xq28)
b. 드물게 상염색체 우성 유전

② 임상 양상
a. 서서히 진행되는 근위축과 근력 저하: 위팔과 다리
b. 조기 관절 구축: 뒷목, 팔꿉, 발목 관절
c. 거짓비대, 근긴장, 지적 장애가 없다.
d. 심장의 방실 차단 및 심근병증으로 급사할 수 있다.

③ 치료 및 예후: 보존적 치료를 하며 심전도 장애가 없다면 중년 이후까지도 생존 가능

5) **얼굴어깨위팔형 근 이영양증 (Facioscapulohumeral muscular dystrophy, FSMD)**

① 유전 양상: 대부분 상염색체 우성으로 유전 (4q35)

② 임상적 양상
a. 대개 6-20세 경에 얼굴과 어깨 근육을 침범하고 여기가 현저한 쇠약을 나타낸다.
b. 얼굴 근육의 쇠약으로 표정이 없는 가면 얼굴을 한다.
c. 점차 외안근 쇠약이 나타나지만, 완전한 외안근 마비는 드물다.
d. 상지대의 근력저하로 날개모양 어깨 (winging of the scapulae)가 현저
e. 난청과 얼굴 근육의 운동 장애로 언어의 표출이 어려우며, 이로 인해 언어발달지연으로 진단되는 경우도 있다.
f. 비복근 비후는 잘 나타나지 않는다.

③ 검사 소견
a. 혈청 CK는 정상이거나 약간 상승한다.
b. 근전도 검사: 비특이적 근원성 변화를 나타낸다.

④ 치료: 물리 치료, 정형외과적 처치, 얼굴표정의 성형외과적 처치

(5) 늘어지는 영아 증후군 (Floppy infant syndrome)

1) **정의:** 중추 신경계를 포함한 말초 신경-근육질환 등으로 하지는 외전 및 외회전되고 상지는 이완된 상태가 되어, 마치 헝겊인형처럼 늘어진 영아

① 심한 근긴장 저하로 인하여 흔히 볼 수 없는 이상한 자세

② 수동적 운동에 대한 관절 저항의 감소

③ 관절의 가동역의 확대

④ 원인질환 위치에 따른 근력저하의 형태는 표 12-30과 같다.

표 12-30 늘어지는 영아증후군의 원인질환 위치에 따른 근력저하의 형태

위치	관련질환	근력저하의 형태와 침범부위
중추신경계	염색체질환 대사이상 대뇌형성이상 외상	중추성 근력저하 축성 근력저하우세 과장된 반사
운동신경	척수성 근육위축증	전신적 근력저하
신경	말초성 신경병증	원위부근육의 근력저하
신경근접합부	중증근무력증, 영아보툴리눔증	동안신경근육과 눈꺼풀근육저하
근육	선천성 근병증 대사성근병증 선천성 근이영양증 선천성 근긴장성 이영양증	근력저하 근위형 근력저하 반사 반응저하관절구축

2) **분류** (modified from Dubowitz V, 1995)

① 마비성 상태 (근력 저하와 동반된 저긴장증)

a. 척수 근위축증 (spinal muscular atorphy)

b. 선천 근이영양증 (congenital muscular dystrophy)

c. 선천 근육긴장 퇴행위축 (congenital myotonic dystrophy)

d. 신생아 및 선천 근무력증 (neonatal myasthenia/congenital myasthenia)

e. 선천 근병증 (congenital myopathy)

f. 대사 근병증 (metabolic myopathy)

g. 말초 신경병증 (peripheral neuropathy)

h. 기타

② 비마비성 상태 (근력 저하가 현저하지 않은 저긴강증)

a. 중추 신경계 질환: 근긴장 저하 뇌성마비, 정신지체, 대사 이상 질환, Down 증후군, 분만 손상, 두개내 출혈, 저산소증

b. 결합 조직 질환: 선천 인대 이완증, Ehlers-Danlos 증후군, Marfan 증후군, 불완전 골형성증, 점액 다당류증 (mucopolysaccharidosis)

c. Prader-Willi 증후군

d. 대사, 영양, 내분비 장애: 갑상샘 저하증, 구루병, 고칼슘혈증, 신세뇨관산증

3) **근긴장도** (muscle tone)

① 수동적 평가

a. 근육의 경도 (consistence): 손으로 근육을 좌우상하로 움직이면 근긴장도가 저하

된 경우에는 흐느적거리는 느낌을 받는다.

b. 관절의 신전성 (extensibility): 근육을 수동적으로 신전시키거나, 각 관절을 굴곡과 신전을 반복하면 저긴장증인 경우 신전의 정도가 항진된다.

c. 관절의 수동성 (passivity): 관절의 근위부를 잡고 원위부를 수동적으로 움직이면 저긴장증의 경우에는 움직임이 항진된다.

② 능동적 평가: 운동에 대한 생리적인 저항성을 평가하는 것

a. 방법: 자세, 반사 (reflex), 근육의 반동 (recoil) 등으로 신경학적 검사를 통하여 평가

b. 개구리 다리 자세, scarf 징후, 2중절 징후, 뒤꿈치-귀 징후

c. 손목 굽힘, 발목 뒤굽힘, 다리 오금각, 팔다리의 반동

d. 당김 반응, 수직 걸기, 수평 걸기, 진자 검사

4) **진단**

① 병력

② 진찰 소견: 근력저하의 유무, 근긴장 저하의 부위, 심부 건반사, 섬유속성연축 (fasciculation)의 유무, 정신운동발달

③ 혈청 및 분자생물학적 검사: CK와 isozyme, aldolase, AST, ALT, LDH, 뇌척수액 단백, 바이러스 검사 (TORCH virus), 혈청 및 뇌척수액의 젖산, 항아세틸콜린 수용체, 유전자 및 DNA 분석

④ 전기생리학적 검사: 근전도, 신경전달속도

⑤ 근육 영상 진단

⑥ 근생검

(6) 척수 근육위축 (Spinal muscular atrophy, SMA)

1) **정의 및 역학**

① 태생기의 세포자멸사 (apoptosis) 과정이 비정상적으로 진행되어 척수 앞뿔 운동 신경 세포의 변성을 보이는 질환

② 발생 빈도는 10,000명 출생아 중 10-15명으로, 소아에 있어 Duchenne형 근이영양증 다음으로 흔한 신경근질환

2) **유전 양상**

① 가장 흔한 형이 상염색체 열성이고, 드물게 상염색체 우성과 X-염색체 유전방식

② 원인 유전자 위치는 5q11-q13이며 현재 survival motor neuron gene telomeric copy (*SMN1* 또는 *SMNr*)의 결실 또는 돌연변이가 원인으로 밝혀졌다.

3) **임상양상**

① 제 1형 척수 근육위축 (Werding-Hoffmann 병)

a. 출생 후 6개월 이내에 중증의 근위축 및 근긴장 저하, 심한 근력 저하 증상

b. 머리를 가누지 못하고, 누워 있을 때 개구리 다리 자세 (frog leg posture)를 취하고, 혀의 근섬유속성연축 (fasciculation), 손발에 섬세한 진전 (polyminimyoclonus) 소견

c. 호흡곤란 (역설적 호흡운동을 관찰)과 수유 장애

d. 심부건 반사가 소실되었으나 감각 자극에 대한 반응, 심장 기능 및 지능은 정상

e. 대부분에서 2세 이전에 호흡부전으로 사망

② 제 2형 척수 근육위축 (Dubowitz 병)

a. 출생 후 6개월에서 18개월 사이에 증상이 발생하며, 제 1형 보다 경한 근력 저하 관찰

b. 호흡 장애, 수유 장애는 보통 없으며, 근력 저하가 점차 진행되어 걸을 수 없게 되나, 앉을 수 있고, 척추 측만 관찰

c. 많은 수가 학령기 또는 그 이후까지 생존한다.

③ 제 3형 척수 근육위축 (Kugelberg-Welander 병)

a. 출생 후 18개월 이후 근위부 근력 약화가 나타나며 영아기에는 정상적인 모습을 보인다.

b. 대부분 독립보행이 가능하나 자주 넘어지고, 근위부 근력 저하로 Gower 징후를 관찰

c. 예후는 발병 전 최대 근력이 어느 정도 인지에 좌우되며 대개 20-40대까지 독립보행을 한다.

4) **진단**

① 확진: 혈액을 이용한 *SMN1* gene의 유전자 검사 (민감도 95%)

② 운동 신경전도는 척수 앞뿔 세포가 소실됨에 따라 신경전도 속도가 저하되나 감각 신경전도는 보통 정상적이다.

③ 근전도는 탈신경 (denervation) 소견: 섬유성 연축 및 예파 관찰

5) **치료**

① 아직 근본적이고 효과적인 치료법은 없다.

② 산소치료: 급성감염에 의한 폐실질 문제가 있는 경우를 제외하면 금기이므로 주의해야 한다. 평소 환자들은 만성 제한성 폐로 이산화탄소 저류가 있어 불필요한 산소공급이 호흡유발을 억제하여 사망을 초래할 수 있다.

③ 영양 부족과 성장 장애에 대한 보조적 치료가 필요

④ 척추 및 관절 변형에 대한 처치, 물리 치료

⑤ 유전자 및 단백질 대치 요법은 현재까지는 이론적이고 실험적인 상황이다.

(7) 중증 근무력증 (Myasthenia gravis)

1) **특징 및 병인**

① 눈근육, 얼굴근육, 숨뇌 근육, 사지 근육 등의 골격근에 일과성 변성을 보이는 근피로감 및 근력 약화가 나타나는 것을 특징으로 하는 신경 접합부(neuromuscular junction) 질환이다.

② 아세틸콜린 수용체에 대한 자가 항체 양성과 성숙 T림프구 발달의 주 장소인 가슴샘에 과증식 및 종양이 동반하기도 한다.

③ 소아 중증 근무력증의 75%가 10세 이후에 발병하며 여아에서의 발생률이 더 높다.

2) **임상 양상**

① 운동 후에 나타나는 근력 약화 및 근피로가 특징적이고 일내 변동을 보이고 자고 나거나 휴식을 취하면 회복된다.

② 눈꺼풀처짐과 외안근의 약화

a. 가장 흔하며 먼저 나타나는 증상으로, 연장아에서는 복시가 나타나기도 하고, 어린 소아에서는 보기 위하여 손가락으로 눈꺼풀을 밀어 올리기도 한다.

b. 30-90초 동안 위를 보도록 하였을 때 눈꺼풀처짐이 빠르게 진행된다.

c. 약 1/3의 환자는 편측의 안검하수로 시작하지만 90%에서 양측으로 진행한다.

③ 계단 오르기 및 팔 들어올리기를 힘들어 하는 근위부 위약 및 빗질을 못하는 등의 일상생활 장애가 전형적이다.

④ 증상은 스트레스, 심한 운동, 감염, 생리, 체온 상승 및 열감 등에 의해 악화될 수 있다.

⑤ 전신형으로 이행하는 경우는 대부분 증상 발병 1-2년 내에 이행하며 전체 환자 중 약 1-2%의 환자는 자연 관해를 보이기도 한다.

⑥ 가슴샘 이상, 갑상샘 질환, 류마티스 관절염, 전신성 홍반 루푸스, 천식, 당뇨 등과 관련되어 나타나기도 한다.

3) **진단**

① 항cholinesterase제에 대한 반응: 환자의 90%에서 양성 반응 (그림 12-28)

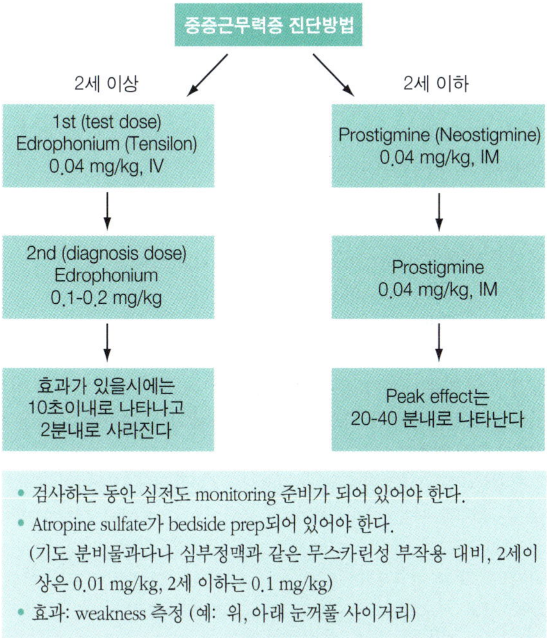

그림 12-28 **중증근무력증 진단의 흐름도**

② 전기생리학적 검사

a. 반복적 신경자극 검사 (repetitive nerve stimulation test, Jolly test): 10% 이상의 근 활동 전위의 진폭이 감소되는 반응이 전형적 소견임

b. 단일 근섬유 근전도: 두 근섬유 사이의 활동 전위의 시간차가 증가하는 소견을 보임

c. 운동 신경 전도 속도: 정상

③ 항아세틸콜린 수용체 검사

a. 전신형의 경우 80-90%에서 증가되어 있으나 눈근육형에서는 50%내외이다.

b. 항체가의 높낮이와 병의 중증도는 거의 관계가 없다.

④ 흉부 CT: 가슴샘종과 가슴샘의 비대가 있는지 확인

4) **치료**

① 항cholinesterase제 약물

a. 일차 선택약으로 사용된다: Neostigmine, pyridostigmine

b. 1일 최대용량으로 사용시에도 증상이 조절 되지 않을 시에는 면역억제제를 병용한다.

② 면역억제제

a. 스테로이드 (prednisolone): Helper T세포 기능과 항체 형성을 억제하는 작용이 있고, 처음 사용하면 약 1/3-1/2의 환자에서 일시적으로 증상이 악화될 수 있다.

b. Azathioprine (Immuran®): T림프구의 기능을 억제하는 작용을 하며 'steroid-sparing' 효과를 위해 사용하며 장기간 사용시 간독성 및 백혈구 감소증에 유의한다.

c. Cyclosporine 및 cyclophosphamide: 제한적 시도

③ 혈장 교환술: 일시적 관해를 제공하나 장기적인 효과는 불확실하다.

④ 정맥용 면역글로불린을 투여하기도 한다.

⑤ 가슴샘 절제술: 증상 발현 후 2년 이내이면서 혈장 항아세틸콜린수용체 항체가 높은 환자들에게서 효과적이다.

⑥ 증상을 악화시킬 수 있는 약물

a. 항생제: Aminoglycosides, erythromycin, tetracycline, penicillin, sulfonamide, clindamycin, lincomycin, quinolone

b. 항부정맥제: 베타 차단제, rocainamide, quinidine

c. 마취제: 근신경 차단 마취제, lidocaine, procaine

d. 항뇌전증 약물: Phenytoin, mephenytoin, trimethadione

e. 류마티즘 약제: Chloroquine, d-penicillamine

f. 기타: chloropromazine, 조영제, lithuim, corticosteroid

5) **예후**

① 소아의 경우 치료에 대한 반응은 좋은 편이며 예후 인자로는 발병 연령이 중요하다.

② 사춘기 이전에 발병할수록 자연 관해 및 약물에 의한 관해율이 높은 편이다.

6) **신생아 시기의 근무력증**

① 일과성 신생아 중증 근무력증 (transient neonatal myasthenia gravis)

a. 중증 근무력증 산모로부터 태어난 신생아의 20%에서 산모의 항아세틸콜린 수용체에 대한 항체가 넘어가 일시적인 근무력증의 증상이 생길 수 있다.

b. 힘이 없고 잘 빨지 못하며 울음 소리도 약하며 심하면 호흡도 약해진다.

c. 증상이 심할 경우에는 항cholinesterase제 투여한다.

d. 대개 4-6주 내에 완전히 회복되며 산모로부터 받은 비정상적인 항체가 소실되면 회복된다.

② 선천 중증 근무력증 (congenital myasthenia gravis)

a. 신생아에서 선천성으로 근무력증을 보이는 비면역성 질환으로 아세틸콜린 수용체의 구조 및 기능의 변화로 인해 발생

b. 저절로 호전되지 않고 증상이 평생 지속된다는 점이 일과성 신생아 중증 근무력증과 다르다.

c. 초기 증상이 다양하고 심하지 않을 수 있으므로 진단이 늦어지는 경우가 많다.

2. 말초신경질환 (Peripheral nerve disorders)

(1) 안면신경마비 (Bell's palsy)

1) **정의**: 중추 뇌신경이나 뇌간 기능 저하없이 급성으로 한쪽만 침범하는 말초 안면신경마비

2) **발생 빈도:** 인구 10만 명당 10세 이하에서는 2-3명, 10세 이상에서는 10명 정도

3) **원인**

① 전신적 바이러스성 감염 2주 후에 갑자기 발생하고 herpes simplex 또는 varicella zoster virus에 의한 재활성화에 의한 경우가 가장 많다.

② 그 밖에 EBV바이러스, Lyme병, 볼거리 바이러스 등도 원인이다.

③ 바이러스 감염 후 발생하는 알레르기 또는 면역반응으로 생각된다.

4) **감별진단**

① 중추성과 말초성 안면신경마비 (표 12-31)

표 12-31 **중추성과 말초성 안면신경마비**

	중추성	말초성
원인	뇌출혈, 뇌경색, 뇌종양 등	Bell 마비, Lamsey-Hunt 증후군, 측두골 골절, 이하선이나 안면수술로 인한 손상, 안면 열상, 중이염과 내이염의 합병증 등
마비부위	이마 밑 부위에만 마비	이마 포함하여 편측이 다 마비
설명	얼굴 상부 이마 부위의 근육들은 양측 대뇌피질의 교차 지배를 받기 때문이고 나머지 얼굴 근육은 반대편 대뇌반구만의 지배를 받기 때문이다.	

② 출생시 안면신경마비: 출산시 겸자 (forcep) 사용이나 산도에 의한 압박성 신경병증 (compression neuropathy)으로 대부분 수일에서 수주 이내에 저절로 회복한다.

③ 마비가 수주 이상 지속시: 신경초종, 신경섬유증, 백혈병 세포에 의한 얼굴 신경의 침습, 중이의 종양, 뇌간 경색이나 종양, 외상에 의한 얼굴 신경의 손상 등과 감별 필요

5) **임상 증상**

① 얼굴 신경의 상부와 하부 부분 모두가 마비가 되며 동측의 귀통증이 전구증상으로 나타나기도 한다.

② 환아는 침범된 쪽의 눈을 못 감고, 입 끝이 처지게 되며, 환아의 반에서 침범된 쪽 혀의 앞쪽 2/3의 감각 마비로 미각을 잃는다 (그림 12-29).

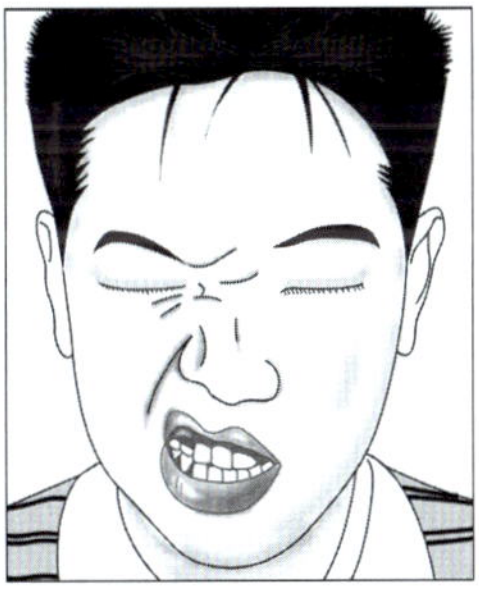

그림 12-29 **좌측 안면신경마비: 왼쪽 눈을 힘주어서 못 감고, 입 끝이 처지게 된다. (말초형: 이마에 주름 없음)**

6) **치료**

① 수면 중 각막 보호: Methylcellulose 점안액 또는 안 윤활제를 바르는 것이 중요

② 스테로이드, 경구용 acyclovir 나 valacyclovir의 병용 투여 고려

③ 외과적 감압술: 효과는 불확실

7) **예후**

① 소아에서는 예후가 좋으며, 환아의 85% 이상 완전하게 자연 치유된다.

② 그 외에 10%에서 경미한 얼굴 근육의 쇠약, 5%에서 axon이 변성되어 완전 회복이 불가능하다.

③ 대개 발병 2-4주를 전후하여 회복이 시작되며, 6-12개월이 되면 거의 완전하게 회복된다.

(2) Guillain-Barre 증후군 (Guillain-Barre syndrome, acute inflammating demyelinating polyradiculopathy, postinfectious polyneuropathy, AIDP, GBS)

1) **원인**

① 선행 감염질환 (환자의 65%에서 비특이성 바이러스 감염 또는 상기도 감염) 이후에 발생하며 주로 운동 신경의 탈수초화를 유발시키나 때로 운동 및 감각신경 모두에 침범한다.

② 드물게 *Campylobacter jejuni* 감염, 마이코플라즈마 감염, 예방접종 후 10일 전후 갑자기 발생하기도 한다.

③ 유전성이 아닌 모든 연령에서 발병하며 소아에서는 10만명당 0.8명 정도가 발병한다.

2) **임상 경과**

① 4-9세 사이의 소아에서 많이 발생하며 근력 저하는 대개 말단부에 있다.

② 쇠약이 보통 하지에서부터 오고 몸체와 상지로 진행한다.

③ 상행마비는 대칭성을 보이는 것이 특징이지만 환아들의 9% 정도에서는 비대칭을 보인다.

④ 숨뇌마비 (bulbar palsy)는 환아의 50%에서 발생하며, 연하곤란이나 얼굴 근육 마비, 삼두박 심부 건반사의 소실은 호흡부전이 임박함을 알리는 징후이다.

⑤ 임상경과는 나쁘진 않아, 2-3주 내에 저절로 회복하지만, 숨뇌근과 호흡근에 침범하므로 진단이 되지 않아 치료하지 않으면 사망할 수도 있다.

3) **증상**

① 근위부와 원위부 근육은 비교적 대칭적으로 침범하며 서서히 진행하나, 갑작스럽게 진행하는 경우 근육 피로나 통증이 있다.

② 지각 기능 중에는 위치 감각장애가, 뇌신경 중에는 안면신경마비가 가장 흔하다.

③ 시력 장애는 없으나 시신경 유두부종이 있을 수 있다.

④ 회복은 발병순의 역방향으로 시작하여 숨뇌기능, 호흡부전, 상지마비 등이 먼저 회복되고 마지막으로 심부 건반사가 정상화된다.

⑤ 일부 경우엔 자율신경계도 침범하여 혈압과 맥박이 불안정하여 저혈압이나 서맥이 올 수 있고 배뇨장애도 관찰된다.

4) **호흡부전을 예측하는 증상**

① 선행 질환 이후 8일 이내의 증상 발현

② 뇌신경 침범 소견

③ 발병 1주 내에 시행한 뇌척수액의 단백이 800 mg/L 이상 진단

5) **진단**

① 특징적 임상증상 및 경과

② 뇌척수액 검사

a. 단백세포 해리(albuminocytologic dissociation): 세포 수는 많이 증가하지 않고 (10/μL 이하) 단백만이 정상치의 2배 이상으로 증가하는 진단에 가장 중요한 소견

이나 초기에 발견되지 않을 수도 있어 연속적인 검사가 필요하다.
b. 세균 배양 검사는 음성
c. 드물지만 바이러스 배양 검사에서 특수 바이러스를 증명할 수 있다.
③ 신경전도검사
a. 운동 신경 전도 속도: 대부분에서 크게 감소
b. 감각 신경 전도 속도: 정상이거나 약간 감소

6) **감별 진단**
① Miller-Fisher 증후군
a. 급성 외안근 마비, 조화운동불능, 심부 건반사의 소실
b. 양성 경과로 대개 완전히 회복
② 선천 Guillain-Barre 증후군
a. 매우 드문 질환으로 신경근 질환이 없는 산모에서 출생한 신생아가 전반적인 근긴장 저하, 근력 쇠약, 무반사 등의 증상을 보임
b. 치료는 필요 없고 생후 수개월에서 1년 사이 서서히 자연호전 되는 질환
③ 만성 Guillain-Barre 증후군 (chronic inflammatory demyelinating polyradiculopathy chronic relapsing polyradiculopathy, relapsing steroid dependent polyneuritis, CIDP)
a. Guillain-Barre 증후군의 증상들이 자주 재발하여 수개월에서 수년동안 지속되는 경우
b. 환아의 7%에서 재발로 고생하는데, 보통 심한 쇠약과 이완성 사지 마비를 가지며 숨뇌근과 호흡근 침범을 동반하기도 한다.
c. 선행하는 감염이 훨씬 적고 특정한 항원이 정상인과 GBS환자들에서 보다 높게 나타난다.
d. GBS에 비해 prednisolone의 투여에 좋은 반응을 보이며 약 50%에서 1-6개월 이내에 증상의 호전을 보인다.
e. 예후가 GBS에 비해 더 나쁘며 후유증도 더 심하다.
④ 소아마비, 횡단성 척수염, 영아 보툴리즘, 피부근염, 소뇌종양과 감별이 필요

7) **치료**
① 입원 관찰
a. 초기 급성기에 입원하여 다음 24시간 내에 상행성 마비가 빠르게 진행하여 호흡부전을 일으키지 않는지 관찰해야 한다.
b. 천천히 진행하는 환자의 경우, 치료 없이 저절로 관해되어 안정화될 때까지 관찰한다.
② 고용량 정맥내 면역글로블린: 빠르게 상행성 마비가 진행되면 총 2 g/kg (보통 400 mg/kg/d, 5일)을 투여한다.
③ 혈장교환술: 증상이 나타난 후 2주 이내에 시행해야 효과적이며 격일로 4-6회에 걸쳐서 전부 200-250 mL/kg 정도를 생리식염수 또는 5% 알부민으로 교환해준다.
④ 스테로이드, 면역억제제도 사용해 볼 수 있으나 효과가 불확실하다.

8) **예후**
① 발병: 2-3주 후부터 증상이 점차 호전되어 대부분 2-18개월 이내에 완전히 회복되나 18-24개월이 경과하면 거의 회복을 기대할 수 없다.
② 15-20%의 환자 등에서는 영구적인 후유증이 남고 5%의 환자들은 호흡장애, 인후두 마비로 사망한다.

③ 불량한 예후 및 후유증을 암시하는 징후

a. 뇌신경의 침범

b. 기도 삽관 및 호흡기 치료

c. 발현시 심한 전신 마비 증상

d. 최고 진행 시점에서 3주 이상 호전이 없는 경우

13장

정신과질환

(4) 실어증

뇌의 손상이나 기능저하로 인하여 생기는 장애를 신경언어장애라고 하며, 이 중 대표적인 것이 실어증으로 후천적으로 뇌 신경계의 손상으로 인한 언어장애를 말한다.

(5) 말장애

언어장애와 구별하여 말장애 (speech disorder)는 조음 · 음운장애, 유창성장애, 음성장애로 나뉜다.

4. 언어치료를 필요로 하는 경우

(1) 연령에 따른 경우

1) 18개월까지 적절한 의미를 지닌 단어를 최소한 6개도 이야기하지 못한다.
2) 24개월까지 "우유 줘"와 같이 낱말을 조합하여 사용하지 못한다.
3) 30개월까지 "아빠 회사 가"와 같이 짧은 문장으로 이야기하지 못한다.
4) 36개월까지 간단한 질문 (이게 뭐야?, 어디 있어?, 어디가?)을 이야기하지 못한다.
5) 48개월까지 문장이 전보문식 ("아빠 회사 가")이고 어순이 혼동된다.
6) 60개월까지 표현어휘 수가 200-300개 이하로 제한되어 있다.
7) 만 2세 이후 6개월 동안 문장의 길이나 복잡성, 정확성에 있어 발전이 없다.

(2) 연령 수준에 맞게 자신을 표현하지 못하는 경우

생각을 논리적으로 표현하지 못하거나, 사건을 세부적으로 이야기하지 못한다.

5. 언어장애 평가

(1) 평가의 일반적 원칙

1) 대상자의 배경 정보를 조사한다.
2) 관찰과 직접 검사를 통하여 의사소통 문제를 평가한다.
3) 언어장애의 특성의 기술을 포함하여 진단한다.
4) 진전 예후를 가정한다.
5) 대상자의 치료 및 교육의 방향을 계획한다.

(2) 언어 평가 도구

1) 그림어휘력검사 (PPVT-R: Peabody Picture Vocabulary Test-Revised)
2) 문장이해력검사
3) 언어이해 · 인지력검사
4) 영유아 언어발달 선별검사 (SELSI): Sequenced Language Scale for Infants
5) 취학전 아동의 수용언어 및 표현언어 척도 (PRES): Preschool Receptive-Expressive Language Scale
6) 언어문제해결력검사
7) 한국-노스웨스턴 구문선별검사 (K-WAB: Korean Western Aphasia Battery)

6. 언어치료의 접근법 (표 13-2)

표 13-2 언어치료의 접근법

언어 이전기	언어기
• 함께 주목하기 (joint attention) • 공통적인 활동하기 (joint action, co-action) • 선행행동에 대한 연계반응 인식시키기 • 지칭하기 (naming) • 사회성 게임하기 (social gaming) • 인지적 도식 확대시키기 • 의사소통 수단 확대시키기 • 아동 모방하기 • 의사소통의 차례규칙 지키기 • 기다렸다 신호보내기 • 초기 의사소통 기능 확립하기	• 자연스런 강화 방법: 물질적 강화, 사회적 강화, 활동적 강화 • 정상발달을 고려한 중재계획: ① 아동의 생활환경에서 많이 들을 수 있고 또래 아동들이 많이 사용하는 어휘를 선택한다. ② 어휘발달문헌을 참고로 하여 아동이 직접 만지거나 조작해 볼 수 있는 사물의 어휘를 먼저 훈련한다. ③ 위치어, 관형어, 상태어를 먼저 확인하고 훈련한다. • 아동 주도의 의사소통 행동 • 맥락의 활용

II. 주의력결핍 과잉행동 장애 (Attention deficit-hyperactivity disorder, ADHD)

1. 역학

(1) 유병율

1) 진단 방법이나 연구 대상의 나이, 지역에 따라 매우 다르게 보고되며, 3-7%로 추정되고 남녀 비는 2-9:1 로 남아에서 흔하다.
2) 유럽 국가들은 보다 낮은 유병율을 보고하여 초등학생에서 시점 유병율이 1.5%로 보고되나, 미국 국립 건강 면담 조사는 6.7%로 보고하고 있다.
3) 국내의 경우는 적게는 1.99% (농촌지역), 중소도시 지역사회 아동을 대상으로 한 역학 연구에서 2.4%, 서울과 대전에서 부모 설문지로 진단한 역학 연구에서는 7.6%로 보고된다.

(2) 진단율

1) 6-17세 사이의 ADHD 환자의 4년간 전향 추적조사 결과 85%의 환자가 ADHD의 진단기준에 계속 부합된다.
2) 성인 ADHD의 유병율은 정보 제공자에 따라 달라지는데 자가 보고식 평가시 2-8%, 부모 보고에 근거시 27%로 증가한다.
3) 최근 National Comorbidity Survey Replication은 19-44세의 3,199명의 표본에서 성인 ADHD의 유병율을 4.4%로 보고하였다.

2. 정의 및 임상양상

(1) 정의

1) 흔한 소아 정신과 질환으로 소아 정신과 외래 내원 아동의 30-50%가 진단된다.
2) DSM-IV 진단 기준에 의하면 집중력 장애, 과잉 행동 및 충동성의 특징적인 증상들이 7세 이전에 나타나서 최소 6개월이상 지속되어야 하며 학교와 가정 등에서 광범위한 기능적인 손상이 있어야 한다.

(2) 임상양상

1) 일반적으로 증상들은 5세 이전에 시작되며 상당부분은 청소년 및 성인기까지 지속된다.
2) ADHD 아동은 학업성취도가 떨어지고 행동문제나 사회적 관계 형성의 어려움을 경험할 가능성이 높다.

3. 원인

(1) 신경심리학적 원인

ADHD가 대뇌 전두엽의 실행기능의 장애임을 보여주고 있다.

(2) 유전적 원인

1) 쌍생아 연구에서 유전율이 60-94%까지 보고되며, 4, 5, 6, 11, 12, 16, 17염색체의 표식자와 관련이 있다고 보고된다.
2) 도파민 운반체 유전자 및 도파민 D_4 수용체 유전자는 매우 활발하게 연구되는 후보 유전자이다.

(3) 비유전적 원인

1) 본질적으로는 신경생물학적인 요소
2) 출생 전후의 스트레스와 저 체중, 외상성 뇌손상, 임신 중 흡연, 매우 심한 초기 박탈 등이 거론 되며, 신경 영상 소견이 주목되고 있다. 즉 ADHD 아동은 정상 아동에 비해서 피질 백질의 체적이 감소되어 있다거나, 전두엽과 관자엽의 체적이 감소되어 있다거나, 기능적 뇌영상에서 반응 억제를 필요로 하는 작업을 수행할 때 전두엽, 미상핵, 앞쪽 대상회피질 (anterior cingulate cortex)에서 정상인과 구별되는 뇌 활성을 보인다고 보고된다.

4. 동반 질환

공존 질환의 빈도가 매우 높으며 50%이상에서 공존 질환이 나타난다. 우리나라의 경우 외래 방문 ADHD 아동의 45-76%에서 공존 질환들이 진단된다. 이 중에서 적대적 반항장애가 50%, 불안장애 33%, 기분장애 14% 를 보이고 있다.

5. 진단 및 평가

(1) 진단 (표 13-3)

ADHD 증상에 대한 면담을 통해 부주의성을 반영하는 9 항목 중 6개 이상, 과잉행동/

충동성을 반영하는 9항목 중 6개 이상에서 이상 증상을 나타내며, 사회심리적 기능이 저하되어 있어야 한다.

표 13-3 DSM-IV ADHD의 진단 기준

A. (1) 또는 (2) 가운데 한가지

(1) 부주의에 관한 다음 증상 가운데 6가지 (또는 그 이상) 증상이 6개월 동안 부적응적이고 발달 수준에 맞지 않는 정도로 지속된다.

부주의

a. 흔히 세부적인 면에 대해 면밀한 주의를 기울이지 못하거나, 학업, 작업, 또는 다른 활동에서 부주의한 실수를 저지른다.
b. 흔히 일을 하거나 놀이를 할 때 지속적으로 주의를 집중 할 수 없다.
c. 흔히 다른 사람이 직접 말을 할 때 경청하지 않는 것으로 보인다.
d. 흔히 지시를 완수하지 못하고, 학업, 잡일, 작업장에서의 임무를 수행하지 못한다 (반항적 행동이나 지시를 이해하지 못해서가 아님).
e. 흔히 과업과 활동을 체계화하지 못한다.
f. 흔히 지속적인 정신적 노력을 요구하는 과업 (학업 또는 숙제 같은)에 참여하기를 피하고, 싫어하고, 저항한다.
g. 흔히 활동하거나 숙제하는데 필요한 물건들 (예: 장난감, 학습 과제, 연필, 책 또는 도구)을 잃어버린다.
h. 흔히 외부의 자극에 의해 쉽게 산만해진다.
i. 흔히 일상적인 활동을 잊어 버린다.

(2) 과잉행동-충동에 관한 다음 증상 가운데 6가지 (또는 그 이상) 증상이 6개월 동안 부적응적이고 발달 수준에 맞지 않는 정도로 지속된다.

과잉행동

a. 흔히 손발을 가만히 두지 못하거나 의자에 앉아서도 몸을 움지락거린다.
b. 흔히 앉아 있도록 요구되는 교실이나 다른 상황에서 자리를 떠난다.
c. 흔히 부적절한 상황에서 지나치게 뛰어다니거나 기어오른다 (청소년 또는 성인에서는 주관적인 좌불안석으로 제한될 수 있다).
d. 흔히 조용히 여가 활동에 참여하거나 놀지 못한다.
e. 흔히 "끊임없이 활동하거나" 마치 "자동차 (무엇인가)에 쫓기는 것"처럼 행동한다.
f. 흔히 지나치게 수다스럽게 말을 한다.

충동성

g. 흔히 질문이 채 끝나기 전에 성급하게 대답한다.
h. 흔히 차례를 기다리지 못한다.
i. 흔히 다른 사람의 활동을 방해하고 간섭한다 (예: 대화나 게임에 참견한다).

B. 장애를 일으키는 과잉행동-충동 또는 부주의 증상이 7세 이전에 있었다.

C. 증상으로 인한 장애가 2가지 또는 그 이상의 장소에서 존재한다 (예: 학교 [또는 작업장], 가정에서).

D. 사회적, 학업적, 직업적 기능에 임상적으로 심각한 장애가 초래된다.

E. 증상이 광범위성 발달장애, 정신분열증 또는 기타 정신증적 장애의 경과 중에만 발생하지 않으며, 다른 정신장애 (예: 기분장애, 불안장애, 해리성장애, 또는 인격장애) 에 의해 잘 설명되지 않는다.

F. 아형

(1) **주의력-결핍 및 과잉행동장애, 복합형**: 지난 6개월 동안 진단 기준 A(1)과 A(2) 모두를 충족시키는 경우
(2) **주의력-결핍 및 과잉행동장애, 부주의 우세형**: 지난 6개월 동안 진단 기준 A(1)은 충족시키지만 A(2)는 충족시키지 않는 경우
(3) **주의력-결핍 및 과잉행동장애, 과잉행동-충동 우세형**: 지난 6개월 동안 진단 기준 A(2)는 충족시키지만 A1은 충족시키지 않는 경우

(2) 평가

1) 공존 정신장애, 즉 반항성장애 (oppositional defiant disorder, ODD), 품행장애 (conduct disorder), 우울, 조증, 불안장애, 틱장애, 약물남용 및 정신증 증상 여부를 평가한다.
2) 가족력과 가족 기능을 평가한다.
3) 심각한 주산기 합병증, 발달 지연, 언어 및 사회성 발달 지연여부를 평가한다.
4) 이상의 정보를 소아 또는 청소년과 직접 면담하거나 보호자 면담을 통하여 얻는다.

6. 치료

(1) 약물치료

1) **정신자극제**
   ① Concerta® (OROS-methylphenidate): 반드시 아침에 투여하며, 처음 18 mg으로 시작하여 1주간격으로 증량하여 최대 72 mg/d까지 증량할 수 있고 상용량은 0.3-2.0 mg/kg/d 이다.
   ② Metadate®: 아침 또는 늦어도 낮 시간에 투여하며, 처음 20 mg으로 시작하여 1주 간격으로 증량하여 최대 60 mg/d까지 증량할 수 있고 상용량은 0.3-2.0 mg/kg/d이다.
2) **Atomoxetine**: 선택적인 noradrenergic reuptake inhibitor이며, 늦은 오후나 저녁에도 투약이 가능하다. Atomoxetine은 정신자극제에 비해 수면과 식욕 및 틱증상에 미치는 영향이 상대적으로 적으나 오심과 진정을 더 일으킬 수 있다. 효과는 투여 후 1-2주경부터 나타나나, 최대 효과는 6주경에 관찰되므로 충분한 치료적 용량으로 3주 이상 지속 투여하고 효과를 평가하는 것이 좋다. 한편 atomoxetine 단독으로 ADHD와 불안장애가 동반된 환자를 치료했을 때, ADHD 증상과 불안이 모두 효과적이다. 일반적인 투여 용량은 1.2 mg/kg/d이다.
3) **그 외 2차 약물**: Modafinil, bupropion, TCA, alpha-agonists

(2) 비약물 치료

1) **부모 또는 교사 교육**: 치료 효과가 검증된 치료 방법 중 하나이다. ADHD 아동들을 위한 학교와 가정에서의 실제적, 구체적, 체계적인 지시와 규칙을 담은 프로그램으로 구성되어 있다.
2) **인지행동치료 (사회기술훈련)**: 방학을 이용한 기간에는 치료 프로그램 (사회기술훈련, 유관성 관리)이 효과적이라고 입증되어 있다. 단독으로 자기-지시 접근 (isolated self-instructional approaches)으로 시행하면 효과가 없으나, 다른 행동 접근법과 함께 사용할 경우 부분적 효과를 보일 수 있다. 대체로 10-12 회기의 단기간 치료로서 개인 또는 집단치료 형태로 시행한다.

Ⅲ. 자폐 장애 (Autistic disorder)

1. 역학, 정의 및 임상양상

(1) 역학

1) 0.08% 정도로 발생하며, 전형적으로 3세 이전의 어린 아동에서 나타난다.
2) 남아에서 4-5배 정도 많다.
3) 사회경제적 상태와의 연관성은 없다.

(2) 정의

자폐장애는 사회적 상호작용과 의사소통이 현저하게 비정상적이거나 발달에 장애를 보이고, 활동과 관심의 종류가 현저하게 제한된 양상을 나타내는 발달장애이다.

(3) 임상양상

1) **사회적 상호작용의 질적 이상:** 사회적 미소가 없고, 눈맞춤이 적다. 애착 행동이 없고, 또래 관계가 적다. 다른 사람의 동기나 의도, 감정이나 정신 상태를 느끼거나 파악하지 못해 공감을 할 수 없다.
2) **의사소통과 언어의 이상:** 언어 지연뿐 아니라 언어 이상 (deviance)도 특징적이다. 단어를 많이 알아도 의미 있는 문장을 만드는데 어려움을 겪으며, 비언어적 의사소통 기술도 떨어져 있다. 의미 없는 소리를 내거나 이해하는 것보다 많은 말을 한다. 반향어, 대명사 바꿔 쓰기, 발음의 어려움, 이해하지 못하면서 읽기 등이 나타난다.
3) **상동행동:** 1세 아동에서 정상적으로 나타나는 탐색 놀이가 매우 적고 딱딱하고, 반복적이고 단조로운 놀이를 보인다. 빙글빙글 돌기, 부딪치기, 줄 세우기, 사물에의 집착 같은 의식적 (ritualistic)이거나 강박적인 모습이 흔하며, 구조화된 상황에서는 줄어든다. 변화에 저항적으로 떼쓰기, 공포를 보이기도 한다.
4) **지적 기능:** 70-75%가 정신지체를 보이며 특히 언어성 기능의 이상이 크다.
5) **기타 임상 양상:** 특별한 이유 없이 울거나 웃는 등 감정 조절이 어렵다. 소리, 통증, 전정기관 자극 등 감각적 자극에 대해 과잉 또는 과소 반응을 보이며, 과잉행동이나 과소 행동, 머리 부딪기나 물기, 긁기, 머리카락 당기기 같은 자해 행동, 짧은 주의력 유지, 섭식 문제, 유뇨증, 불면증도 흔히 나타난다. 상기도 감염, 트림, 변비, 장운동의 이상, 열성경련 등이 더 많은데, 아플 때 열, 통증, 불쾌감 (malaise)이 없는 등 신체적 질병에 대한 반응이 다르다.

2. 원인

심리역동이나 가족 기능의 이상이 질환을 유발시킨다는 증거는 없다. 다음과 같은 생물학적 요소와의 관련성이 계속 연구 보고되고 있다.

(1) 유전학적 원인

유전양식은 아직 불분명하나 유전연관검사 (linkage analysis) 상 7, 2, 4, 15, 19번 염색체가 연관되어 있을 가능성이 높다고 보고된다. Fragile X syndrome의 약 1%, tuberous sclerosis의 2%에서 동반된다.

(2) 면역학적 원인

태아에 대한 산모의 항체가 발견되는 경우가 많다.

(3) 주산기 원인

임신 1기 이후 산모의 출혈, 양수내 태변, 약물 사용이 흔하며, 호흡곤란증후군, 신생아 빈혈의 유병율이 높다.

(4) 신경해부학 원인

소뇌 purkinje 세포가 감소되어 있고, parietal, occipital, temporal lobe의 크기가 증가되어 있다.

(5) 생화학적 원인

혈액 serotonin 증가, 뇌척수액 HVA 증가, 뇌척수액 5-HIAA 감소

3. 진단 및 평가

(1) 진단 (표 13-4)

표 13-4 DSM-IV 자폐장애의 진단기준

A. 1), 2), 3)에서 총 6개 (또는 그이상) 항목, 적어도 1)에서 2개 항목, 2)와 3)에서 각각 1개 항목이 충족되어야 한다.

1) 사회적 상호작용에 있어서의 질적인 손상, 다음 중 적어도 2개 이상 해당되어야 한다.

a. 사회적 상호작용을 하기 위한, 눈맞춤이나, 얼굴 표정, 몸의 자세, 몸짓 등 비언어적인 행동을 사용하는데 현저한 결함이 있다.

b. 발달 수준에 맞게 적절한 친구관계를 맺지 못한다.

c. 기쁨이나 흥미, 성취등을 다른 사람과 자발적으로 공유하려 하지 않는다. (예를 들면 흥미있는 물건을 다른 사람에게 보여주거나, 가져오거나 가리키지 않는다).

d. 사회적 또는 감정적인 상호작용이 없다 (주의: 설명하는데 다음과 같은 예를 들고 있다. 즉 단순한 사회적 놀이나 게임에 능동적으로 참여하지 않고, 혼자서 하는 행동을 좋아하거나, 다른 사람을 행동하는데 도구나 '기계적인' 보조물처럼 참여시킨다.)

2) 의사소통에 있어서의 질적인 손상, 다음 중 적어도 하나 이상 해당되어야 한다.

a. 말로하는 언어 발달의 지연 또는 전체적 결핍 (몸짓이나 무언극을 사용하여 의사소통을 대체하려는 시도를 보이지 않는다.)

b. 말을 적절하게 하더라도, 다른 삶과 대화를 시작하거나 계속하는 능력에 심한 장애가 있다.

c. 언어나 특이한 언어를 일정한 방식이나 (판에 박은 듯한, stereotyped) 반복적으로 사용한다.

d. 발달 단계에 적절한 다양하고 자발적인 상상해서 하는 놀이나 사회모방 놀이를 하지 않는다.

3) 제한적이고 반복적이며, 일정한 방식이 유지되는 행동이나 흥미, 활동을 보이며, 다음 중 적어도 하나 이상 해당되어야 한다.

a. 일정한 방식이 유지되고, 제한된 패턴으로 하나 또는 그 이상의 흥미거리에 사로잡혀 있다. 이때 그 흥미는 강도나 초점이 비정상적이다.

b. 특정한 그리고 비기능적인, 순서에 따른 행동이나 의례적인 행동에 융통성 없이 집착하고 있다.

표 13-4 **계속**

c. 일정한 방식이 유지되고 반복적인 운동을 한다 (예를 들어 손이나 손가락을 흔들고 비틀거나, 몸 전체를 복잡하게 움직인다)
d. 물건의 한 부분에 집요하게 사로잡혀 있다.

B. 다음의 영역 가운데 한 가지 이상에서 지체되어 있거나 비정상적으로 기능하며, 3세 이전에 시작된다.
1) **사회적 상호작용**
2) **사회적 의사소통에 사용되는 언어**
3) **상징적이거나 상상해가며 하는 놀이**

C. 레트장애나 아동기 붕괴성 장애 (childhood disintegrative disorder) 에 해당되지 않아야 한다.

(2) 평가

과거력, 발달력 (언어, 사회성, 놀이), 아동 관찰 및 면담 (훈련된 평가자에 의해 ADOS, ADI-R, CARS 등의 척도를 이용할 수 있음), 인지평가 (심리검사, 사회성숙도 평가, 유아에서 Bayley 검사 등), 의학적 평가 및 조사

4. 감별진단

소아기 붕괴성 장애, 레트장애 (Rett syndrome) 등 다른 전반적 발달 장애, 소아기 정신분열증, 행동 증상이 있는 정신지체, 혼합성 수용-표현 언어장애, 선천적 농아 또는 심한 청각 장애, 심리 사회적 박탈(반응성 애착 장애), 경련이 동반된 후천성 실어증 등과 감별해야 한다.

5. 치료

다른 장애 아동들의 교육에 비해 더 초기에, 지속적, 집중적으로 이루어져야 한다.

(1) 비약물적 치료

1) 교육 및 행동 요법
2) 행동 요법을 이용한 구조화된 교실 훈련이 가장 효과적이다.

(2) 약물치료

주증상 보다는 부가적인 행동 증상의 치료를 목표로 한다.

1) **Methylphenidate**: 과잉행동, 반수 정도에서 효과를 보인다. 부작용으로 끊는 경우가 ADHD보다 높다.
2) **항정신병약물**: Risperidone 0.5-4 mg 정도가 일반적으로 사용되며 공격성, 과잉행동, 자해 행동을 감소시킨다. 그 외 aripiprazole 5-10mg, olanzapine 2.5-10 mg, quetiapine 50-200 mg을 사용해 볼 수 있다.
3) **Lexapro**: 최근 공개 임상시험에서 전반적 발달장애 환자의 증상 호전을 보인다고 알려졌다.
4) **기타**: 그 외 lithium (다른 치료가 실패한 공격성, 자해 행동), tetrahydrobiopterin (social interaction 호전), venlafaxine (자해행동, 과잉행동에 효과적이라는 증례 보고) 등에 대한 연구결과들이 제시되고 있다.

6. 경과 및 예후

(1) 좋은 예후 인자

IQ (intelligence quotient) 70 이상, 5-7세 사이에 의사소통 언어를 사용, 늦은 발병, 지지적 환경인 경우 예후가 좋다.

(2) 경과

1) 경과가 좋은 경우 의사소통, 사회성 부분에서 증상이 호전되며, 의식적이거나 반복 행동은 변화가 적게 나타난다.
2) 성인이 되어 정상, 독립적인 생활을 하는 경우가 1-2% 정도 되며, 2/3 정도는 심한 장애 상태로 남는다.
3) 초기 아동기에는 드물지만 후기 아동기, 청소년기에 4-32%에서 grand mal seizure 보이며 이때 예후는 불량하다.
4) 성인기의 주증상은 강박적 증상이다.

IV. 틱장애 및 뚜렛장애 (Tic disorder and Tourette disorder)

1. 임상양상

(1) 틱

갑작스럽고 빠르며 반복적이고 비율동적이며 상동적인 움직임이나 소리를 말한다. 틱은 불수의적으로 생기거나 또는 전조감각 충동에 대한 반응으로 생기며 간헐적으로 나타나는 특징이 있다.

(2) 단순 운동 틱

틱에 관여하는 개별적 근육군이 관여하며 눈 깜박임, 목 경련, 얼굴 찌푸림이나 어깨 으쓱임 등으로 나타난다.

(3) 복합성 운동 틱

단순 운동 틱의 한 군이나 얼굴 표정, 만지기, 냄새를 맡거나 뛰기, 발 구르기 혹은 욕설 행동증과 같은 마치 목적을 가지고 하는 행동과 같은 양상을 나타낸다.

(4) 음성틱

코와 입이나 목구멍을 통하여 헛기침, 꿀꿀하는 소리, 코로 킁킁거리기, 코웃음 치기와 동물이 짖는 소리 같은 단순 음성틱이나, 단어, 구 혹은 문맥을 벗어나는 문장, 외설증, 반향 언어증 등 복합성 음성틱으로 나타날 수 있다.

2. 역학 및 경과

(1) 역학

1) 뚜렛장애는 인구 만명 당 0.5-59명의 유병율을 보였고, 틱장애의 유병율은 만 명당 420명으로 나타났다.
2) 남녀 비는 임상군에서 4-9:1, 지역사회에서 1.3-1.6:1로 남아에서 보다 흔하다.
3) 틱장애의 발병 연령은 대체로 2세에서 15세 사이로 5세에서 7세가 가장 흔한 발병 연령이다.
4) 음성 틱이 초기 증상으로 나타나는 경우는 20% 이하이며 운동 틱보다 약간 더 늦은 나이에 생기는 경향이 있다.

(2) 경과

1) 초기에는 증상이 일시적인 틱 삽화 (tic episode)로 나타났다가 없어지는 양상을 반복하다가 그 뒤 좀 더 지속적인 틱 증상으로 나타난다.
2) 가장 흔한 초기 증상은 안면 틱이며 특히 눈에 나타나는 틱이 흔하다.
3) 한 가지 틱이 없어지면 새로운 틱 증상이 나타나거나 또는 이전의 사라진 틱이 다시 나타나는 것과 같이 여러 가지 틱 증상이 교차되어 나타날 수 있다.
4) 틱의 전반적인 심각도는 수 주 또는 수 개월에 걸쳐 주기적으로 호전과 악화를 반복한다.
5) 수면 동안에 틱의 빈도와 정도는 감소하지만 완전히 사라지지 않을 수도 있다.
6) 틱에 선행해서 나타나고 틱을 행함으로써 일시적으로 사라지는 전조 증상을 지각하여 인식하게 되는데 이를 전조 감각 충동이라고 한다. 이는 꽉 조이는 느낌. 민감도의 증가 또는 몸의 어느 특정부위에 달아오르는 듯한 불편감 등으로 표현된다.

3. 원인

(1) 복합적 원인

1) 중추신경계의 발달 과정 중 유전적인 요소와 환경적인 요소가 상호작용하여 뇌의 특정 부위에 변화를 일으켜 발생하며 대표적인 발달 신경정신질환이다.
2) 신생아 뇌에 저산소증을 유발할 수 있는 다양한 주산기의 합병증, 태아 위치의 이상, 장시간의 진통, 미숙아, 태반 이상, 임신중독증, 탯줄 이상, 임신 초반기의 심한 구토 및 임신기간 동안의 심한 정서적 스트레스 등이 틱장애 아동에게서 더 높은 빈도로 발견된다. 이러한 주산기의 위험요소가 동물연구에서 태아의 중추 신경의 편향성, 단가아민 체계의 활성도, hypothalamic-pituitary-adrenal축의 영구적인 변화를 가져온다는 것이 입증되었다.

(2) 유전적 원인

쌍생아 연구에서 틱과 뚜렛장애는 이란성 쌍생아 (23%, 8%)에 비해 일란성 쌍생아(77-94%, 50-60%)에서 더 높은 일치율을 보인다. 입양연구에서도 뚜렛장애를 지닌 환자의 생물학적 가족에서 입양가족보다 높은 유병율을 보인다.

(3) 환경적 요인

출생 시 저체중, 자궁 내에서의 환경적 요인에 의해 발생된다는 가설

(4) 성호르몬

스테로이드 호르몬에 노출 시 틱이 악화되고 끊으면 틱이 호전되는 양상을 보인다.

(5) 환경적 원인

사슬알균 감염 후 생기는 자가면역 반응

(6) Cortico-striato-thalamo-cortical circuit

뇌영상 연구에서 일관적으로 기저핵의 이상 소견 보고되었으며, 정상인에 비해 틱장애 환자에서는 좌측 피각과 담창구의 부피가 감소되어 있고 정상적인 기저핵의 비대칭성이 또한 감소되어 있음이 보고되었다.

4. 공존 질환

(1) 주의력결핍/과잉행동장애와 강박장애

1) 뚜렛장애와 가장 흔히 동반되는 두 가지 정신과적 질환이다.
2) 공존하는 주의력결핍/과잉행동장애가 또래 친구들과 가족들과의 관계, 그리고 학업 수행에 더 많은 어려움을 야기 시키기 때문에 틱 자체보다 더 많은 문제를 일으킬 수도 있다. 틱의 심각도와 상관없이, 주의력결핍/과잉행동장애의 심각도는 예후를 더 잘 예측하게 해준다.

(2) 공존율

1) 뚜렛장애 임상군에서 40-50%에서 주의력 결핍/과잉행동장애가 공존한다.
2) 뚜렛장애 환자의 7-40%에서 강박장애가 공존한다.

5. 진단 및 감별 진단

(1) 진단 (표 13-5)

표 13-5 DSM-IV 틱장애의 진단 기준

A. 뚜렛장애의 진단기준

1) 다발성의 근육틱과 한 가지 또는 그 이상의 음성틱이 질병의 경과 중에 나타난다. 그러나, 이 두 종류의 틱이 반드시 동시에 나타나는 것은 아니다 (틱이란 갑작스럽고, 빠르고, 반복적이며, 리듬이 없고, 상동적으로 나타나는 근육의 움직임 또는 소리냄을 의미한다).
2) 틱은 거의 매일 많은 횟수로 나타나는데, 1년 이상 지속이 되며, 이 기간 동안에 틱이 나타나지 않는 기간이 3개월을 초과하여서는 안된다.
3) 이러한 틱 증상으로 인하여 사회적, 직업적 또는 다른 중요한 기능적인 측면에서 뚜렷한 장애가 있어야 한다.
4) 발병 연령은 18세 이전이어야 한다.
5) 이러한 틱 증상이 중추신경흥분제 등 약물에 의하거나, 또는 일반적인 내과적인 질환 (Huntington 씨병, 또는 바이러스성 뇌염)에 수반된 것은 아니어야 한다.

B. 만성 근육 또는 음성 틱장애

대부분의 만성 틱장애는 운동 틱장애인 경우가 많으며, 음성 틱만 나타나는 경우는 아주 드물다.

1) 최소 1년 이상 다발성의 운동틱이나, 음성틱 중 하나만을 보이는 경우
2) 발병연령, 배제진단, 기능장해와 관련된 부분은 뚜렛장애와 동일하다.

표 13-5 계속

C. 일과성 틱장애
최소한 4주 이상 1년 미만의 기간 동안 하나 혹은 여러 근육틱 또는 음성 틱이 나타나는 경우로 환자가 뚜렛장애나 만성 틱장애의 병력을 가진 경우에는 배제한다. 또 약물에 의한 것이거나 다른 신체적 질환에 의한 것이어서는 안된다.

D. 달리 분류되지 않은 틱장애
틱 증상이 존재하지만 뚜렛장애, 만성 틱장애 및 일과성 틱장애의 진단 기준에 맞지 않는 경우

(2) 감별 진단

다양한 원인에 의한 운동 질환-헌팅톤씨 병, 뇌졸중, Sydenham 무도증, Lesch-Nyhan 증후군 같은 신체 질환에 동반되는 비정상적인 신체의 움직임이나 항정신병 약물과 같이 약물에 의해 생기는 이상운동장애도 있다. 감별할 이상 운동증으로는 무도증, 근긴장곤란성 이상운동, 아테토이드 이상 운동, 근간대성 이상운동, 편측무도증, 상동증, 강박증의 강박행동 등이 있다.

6. 치료

(1) 약물치료

1) **항도파민 제제**

① Haloperidol: 중추 D2 수용체 길항제로 45-80%의 환자에서 틱을 효과적으로 억제한다. 처음에는 0.25-0.5 mg으로 시작하여 하루에 2-3번 분복하여 하루 총 용량을 0.05-0.075 mg/kg/d까지 증량한다.

② Pimozide: 처음 1-2 mg으로 시작하여 2일 간격으로 증량하여 최대 0.2 mg/kg/d 또는 10 mg/d 까지 가능하며, 심독성 부작용 가능성으로 인해 0.3 mg/kg/d 또는 20 mg/d 이상 사용은 불가능하다. 심독성은 QT 연장으로 나타나며 심전도 검사를 치료 전과 치료 중에 주기적으로 시행해야 한다.

2) **비정형 항정신병 약물**

급성 근무력 반응과 파킨슨양 증상의 예방적 차원에서 비정형 항정신병 약물 사용을 권유한다.

① Risperidone: 1-6 mg/d, pimozide와 동일한 효과

② Aripiprazole: 소아, 청소년 (6-18세) 뚜렛장애 환자에 대해 2-20 mg/d 용량에서 유효성이 입증됨

(2) 행동 치료

유관성 행동 치료, 이완훈련, 자기관찰, 습관 반전 등

14장

신경외과질환

I. 수두증 (Hydrocephalus)

1. 정의

뇌척수액 순환에 문제가 있어 뇌척수액이 뇌실이나 두개강내에 축적되어 두개강내압 상승을 초래하는 병적 상태를 의미하며, 단지 뇌실 확장만으로 수두증이라 할 수 없다.

2. 뇌척수액의 정상 생성 및 순환

(1) 뇌척수액의 대부분 (50-80%)은 맥락총 (choroid plexus)에서 만들어지며 일부는 뇌실질과 척추 연수막 등에서 생성되며 생성량은 0.33-0.37 mL/m이다.

(2) 뇌척수액은 측뇌실에서 제3뇌실, 수도관을 흘러 제4뇌실을 통과하며, Magendie 공과 Luschka 공을 통해 배출된다. 배출된 후 뇌기저부, 뇌피질의 지주막하공간, 지주막 융모, 시상 정맥동에서 정맥 내로 흡수된다.

3. 원인에 따른 분류

(1) **뇌척수액의 과잉 생성:** 맥락총의 유두종, 비타민 A 과잉

(2) **뇌척수액의 이동통로 폐쇄:** 뇌실내 뇌척수액의 이동이 안되는 경우, 수도관 협착, 제 4뇌실의 배출구 협착

(3) **뇌척수액의 흡수 장애:** 지주막융모 혹은 지주막과립의 섬유화, 정맥동의 압력증가

4. 임상증상 및 이학적 검사

(1) **영유아:** 머리의 크기 증가가 비정상적으로 빠르거나 또는 두위가 2 표준편차 범위보다 크다. 대천문 팽륜, 두피 정맥 확장 (그림 14-1), 안구의 낙조 현상 (setting sun sign), 외전신경 마비에 의한 내사시, 시신경위축, 하지의 강직성마비 및 두부를 타진하면 깨진 냄비 두드리는 소리가 들린다 (Macewen' s sign).

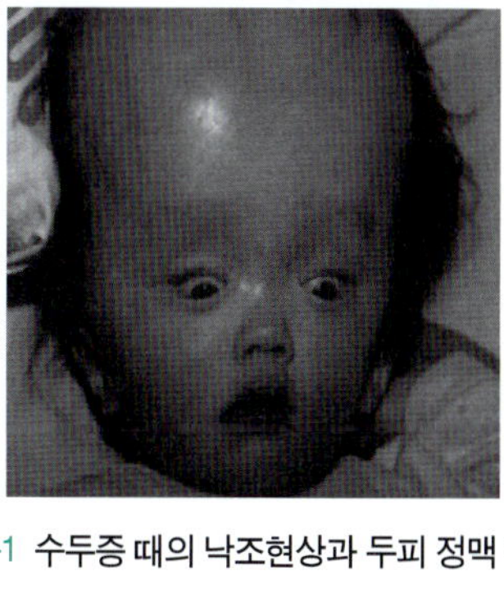

그림 14-1 수두증 때의 낙조현상과 두피 정맥 확장

(2) **2세 이상 소아:** 대두증, 두통, 구토, 시력장애, 행동이상, 기억력 장애, 지능발육저하, 뇌신경 마비 및 주로 하지의 강직성마비가 나타나며, 심한 경우 보행 장애가 동반된다. 드물게 왜소증, 비만증, 성조숙증이나 사춘기 지연 등 내분비 증상이 나타나기도 한다.

5. 진단

(1) **두개골 X선 검사:** 대두증, 대천문의 확대, 봉합선의 분리, 두개 기저부의 평탄화, metopic suture가 열려 있거나 분리된 소견, 안장의 침식 등

(2) **뇌초음파:** 영유아에서 대천문이 열려 있는 경우나 분만 전 태아에서 유용하게 사용된다. 뇌실 확장이나 뇌실내 출혈 등을 확인할 수 있다.

(3) **뇌 CT:** 뇌실 확장과 뇌실질의 변화를 관찰할 수 있으며 전두각과 후두각의 뇌실 주위에 저음영이 나타난다.

(4) **뇌 MRI:** 뇌 CT에 비하여 뇌실 확장의 원인이 될 수 있는 병변들에 관해 더 정확한 영상을 볼 수 있다 (그림 14-2).

(5) **방사성 동위원소 뇌조조영술 (Radioisotope cisternograpy):** 방사성 동위원소 (radioisotope)를 요추의 지주막하강으로 주입하여 뇌척수액의 흐름을 조사하는 방법이다.

(6) 두개강 내압 측정 검사

1) **뇌실천자** (ventricular puncture): 영유아에서는 대천문을 통하여, 2세 이상에서는 두개골 천공술을 통하여 뇌실을 천자하여 정확한 뇌실 내 압력을 측정하고 척수액을 배액하여 임시로 두개강내압을 감소시킬 수 있다.
2) **요추천자** (lumbar puncture): 가장 간단하게 두개강내압을 측정할 수 있는 동시에 뇌척수액 검사를 통하여 수두증과 동반된 질환을 감별하는데 도움이 된다.

(7) **수두증의 측정법:** (그림 14-3)

Evan's ratio: a/c (>30%)

전두각 비율: a/b (>50%)

Huckman's ratio: (a+d) / 2c (>40%)

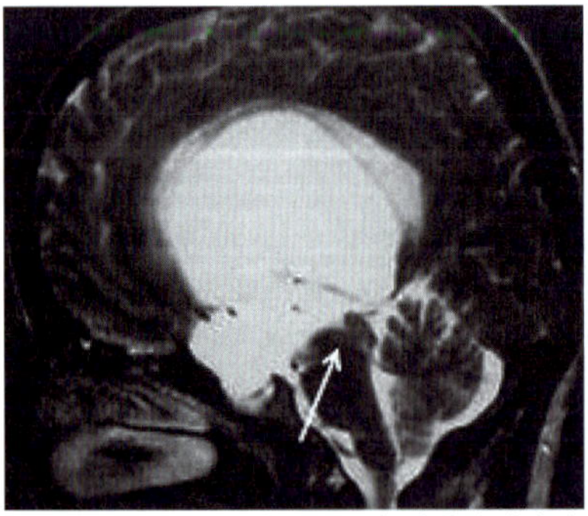

그림 14-2 수두증의 MRI 소견: 현저히 확장된 뇌실과 수도관 협착 (화살표)이 관찰된다.

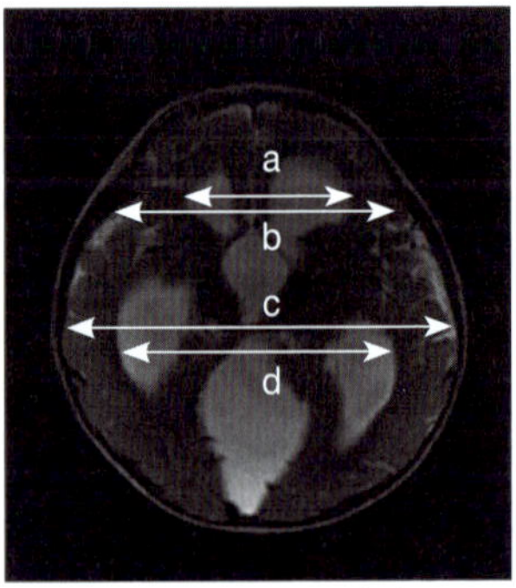

그림 14-3 수두증의 측정법

6. 치료

(1) 치료원칙

1) 뇌실 확대와 두개강내압 상승이 동반되면, 지속적이고 진행성인 뇌위축이 발생하므로 뇌의 불가역적인 변화가 일어나기 전에 조기에 진단하여 조기에 치료한다.
2) 신생아: 대뇌 두께가 3.5 cm 미만인 경우에는 생후 5개월 이내에 수술을 하는 것이 바람직하다.
3) 3세 이하: 증상 표현이 힘들기 때문에 뇌실이 확장되면 수술을 우선 고려한다.
4) 청소년기 이상: 두개강내압 상승의 증상이 없고 뇌실 확장만 있는 경우에는 보상성 혹은 정지된 수두증을 고려하여 수술적 치료에 신중해야한다.
5) 제거 가능한 원인이 있는 경우 원인을 제거하는 수술이 먼저 시행되어야한다.

(2) 치료방법

1) **약물치료**: 맥락총의 뇌척수액 생성을 저하시키거나 흡수를 증가시키는 약제의 사용을 고려할 수 있다. 장기적 치료로는 적합하지 않으며 대사 장애 및 탈수현상을 유발할 수도 있으므로 사용에 주의가 필요하다.
2) **뇌척수액 배액술 (cerebrospinal drainage)**: 뇌실천자를 사용한 뇌척수액의 배액술이다. 일시적으로 수두증을 조절하는 방법으로 뇌출혈 후 발생한 수두증이나 미숙아의 두개강내 출혈시에 사용된다.
3) **단락술**: 수두증 치료로 가장 많이 쓰는 치료 방법으로, 뇌척수액을 뇌실에서 신체의 다른 공간으로 배액하여 흡수되도록 우회로를 만드는 수술이다. 뇌실-복강 단락술 (ventriculo-peritoneal shunt, VP shunt), 요추-복강 단락술, 뇌실-심방 단락술이 있다.
4) **내시경적 제3뇌실 천공술 (endoscopic third ventriculostomy)**: 수도관협착 등 폐쇄성 수두증에서는 제3뇌실의 바닥을 기저부 지주막하강으로 뚫어주는 방법이다.

Ⅱ. 모야모야병 (Moyamoya disease)

1. 정의

(1) 개요

1) 주로 대뇌의 피를 공급하는 내경동맥이 대뇌 기저부 위치에서 양측성으로 저절로 서서히 진행하면서 좁아지거나 막히는 뇌혈관 질환
2) 모야모야는 연기가 올라가는 모양을 일컫는 일본말, 이 질환을 가지고 있는 환자에서 비정상적인 혈관 (모야모야 혈관)이 뇌 기저부에 새로 사라나와 마치 연기가 올라가는 형태로 뇌혈관 조영술에서 관찰되는데 이를 일본인이 가장 처음 1969년에 모야모야 혈관이라 기술

(2) 발생부위

1) 전체 뇌혈류의 80% 정도를 공급하는 양쪽 속목동맥 (internal carotid artery)이 원인 없이 점진적으로 막히는 병을 말한다.
2) 뇌에 피를 공급하던 큰 혈관이 점차 막히게 되면 모야모야 혈관이라고 하는 아주 작은 혈관이 큰 혈관을 대신하여 뇌에 피를 공급하게 된다. 이를 자연적인 측부 순환 (collateral circulation)이라 한다.

2. 원인

(1) 역학

1) 극동 아시아 (한국, 일본, 중국)에서 호발하며 유럽과 미대륙에는 드물고 남녀 성 비는 2:3으로 여성에게 조금 많이 발생
2) 10세 미만의 소아와 20, 30대의 성인에게 주로 발생한다. 일본을 예로 들면 인구 100만명 당 매년 한명 꼴로 새로운 환자가 발생한다고 하며 가족력이 있는 경우는 9%
3) 양측성이 아니라 한쪽에서만 모야모야 혈관이 관찰 될때를 모야모야병 의증 (Probable Moyamoya disease), Probable Moyamoya disease는 직역하면 "아마도 모야모야병"
4) 현재는 한쪽에만 병이 있지만 아마도 시간이 지나면 양쪽에 다 병이 생기는 모야모야병 일것이다라는 의미를 내포

(2) 유발 원인

1) 원인은 밝혀지지 않았고 만약 다른 특정한 질환과 동반된 경우, 즉 원인이 있는 경우는 (신경섬유증증, Fibrous dysplasia, 다운증후군, 방사선치료 후, 고혈압, 교원혈관질환, 동맥류, 동정맥기형, 뇌수막염) 모야모야증후군이라 칭한다.
2) 아직까지는 정확한 원인이 밝혀진 바가 없으나, 최근 연구에서 선천성, 자가면역기전, 뇌외상, 렙토스피라증, 혐기성 세균감염 등이 원인으로 보고되고 있다.

3. 증상 및 분류

(1) 일반적 특징

1) 임상발현은 소아와 성인에서 큰 차이
2) 성인에서는 혈관이 터져서 생기는 뇌출혈로 병원에 오는 경우가 대부분인데 비해 소아에서는 병으로 인해 뇌에 피가 잘 가지 않아서 생기는 허혈증상, 즉 일과성 허혈 발작이 주 이며, 경기, 뇌출혈은 성인에 비하여 상당히 적다.
3) 소아에서 일과성 허혈 발작에 의한 증상은 팔, 다리에서 일시적인 마비가 대부분에서 나타나며 두통, 언어장애, 의식장애, 감각장애 등
4) 특히 아이가 라면이나 국과 같이 뜨겁거나 매운 음식을 먹을 때 많이 나타나며 그 밖에 울거나 심하게 야단 맞고 나서, 심한 운동을 하거나 피리, 풍선 등을 불고 나서 많이 나타나며, 이는 뇌혈류의 자동조절 능력이 떨어져 있기 때문
5) 성인에서 흔히 볼 수 있는 뇌출혈은 대개 기저핵, 시상, 뇌실출혈로 나타나고 증상으로 두통, 의식장애와 출혈부위에 따른 국소적 신경장애 등이 초래
6) 뇌출혈은 모야모야 혈관 자체의 파열일 수 도 있고 모야모야병과 관련되어 발생된 뇌동맥류 (꽈리)의 파열에 의한것으로 추정

(2) 특징적 임상증상: 작은 혈관에 의한 측부 순환이 충분히 형성되기 전에는 공급되는 혈액이 적기 때문에 다양한 허혈성 증상이 나타날 수 있다.

1) 흐느껴 울고 난 후, 팔이나 다리에 힘이 빠진다.
2) 뜨거운 음식 (특히 라면 등)을 먹다가 팔이나 다리에 힘이 빠진다.
3) 풍선을 불거나 악기를 불다가 팔이나 다리에 힘이 빠진다.
4) 달리기하고 나서 숨이 가쁘면서 팔이나 다리에 힘이 빠진다.
5) 위와 같은 상황에서 팔다리가 심하게 저려온다.
6) 갑자기 머리가 아프다가 시간이 지나면 없어진다.
7) 간질 증세처럼 팔다리가 떨리고 뻣뻣해진다.

(3) 증상의 지속시간에 따른 분류

1) 일과성 허혈 발작: 24시간 미만 동안 일시적으로 짧은 시간에 반복해서 나타날 수 있고, 대부분 장애나 잔여증세를 남기지 않고 완전 회복되는 것을 말한다.
2) 뇌경색: 회복 불가능한 영구적인 신경학적 장애를 남기는 경우를 말한다. 어느 정도의 회복은 가능하지만 영구적으로 장애를 남긴다.
3) 뇌출혈: 소아에서보다 성인에서 나타나는 경우가 많다. 작은 혈관에 많은 양의 피가 흐르면서 혈관이 터져서 뇌출혈이 생기는 것이다.

4. 진단

뇌 CT, 뇌 MRI, 뇌혈관조영술, 뇌 MRI를 이용한 뇌 혈관조영술 (MRA), SPECT (그림 14-4)

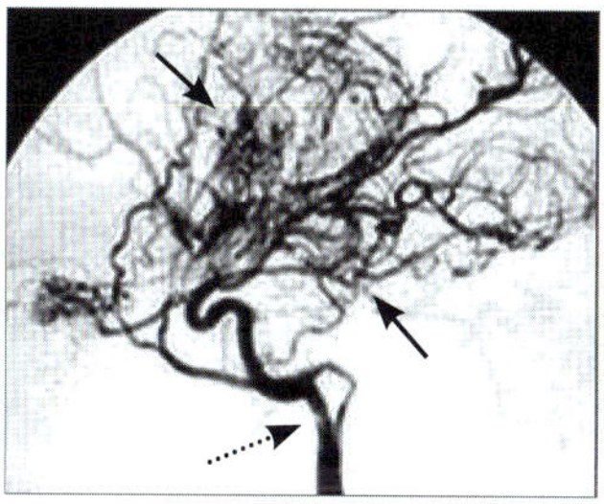

그림 14-4 **모야모야병의 MRA 소견: 속목동맥의 협착 (점선 화살표)과 담배연기 모양의 측부 순환 (실선 화살표)이 관찰된다.**

5. 치료

(1) 치료 정보

1) 동반된 뇌경색에 대한 약물 치료로서 덱스트란 항혈소판 제제, 항칼슘 제제 등이 이용될 수는 있으나 근본적으로 모야모야병에 대한 내과적, 약물적 치료방법은 개발되지 않았다.
2) 허혈발작증상이 있을 때에는 아이를 잘 달래서 안정시키고 숨을 몰아서 많이 쉬지 않게 유도하고 동시에 봉지 같은 것을 입에 대고 숨쉬게 하며 물 혹은 이온음료등을 먹이는 것이 허혈 발작의 재발을 막고 뇌 손상을 가능한 최소화 할 수 있는 방법
3) 수술적 치료 방법에는 크게 세 종류로 대별되는데 직접 혈관문합술, 간접 혈관문합술, 그리고 병합 혈관문합술 (직간접을 동시에) 직접 혈관문합술은 아이들에게는 뇌혈관의 직경이 작아서 시행하기 어려우므로 어린이 모야모야 환자는 간접 혈관문합술을 많이 시행

4) 간접 혈관문합술은 수술적 조작이 간단하고 아이가 수술로 인한 부담이 적은 장점이 있으며 또한 최근 치료성적도 좋게 보고 되고 있음

(2) **원칙:** 이미 막혀 가는 속목 동맥을 대신할 혈관을 만들어 적절하게 뇌에 피를 공급해 주어 장애를 예방할 수 있다.

(3) **간접 혈관문합술:** 두피, 근육, 경막 등으로 가는 혈관을 뇌 표면에 얹어 혈관이 안으로 자랄 수 있도록 해주는 것이다. 더 심하게 증상을 보이는 쪽을 먼저 수술하며, 보통 4-6주 간격으로 양쪽을 모두 수술하게 된다.

6. 수술 전후 관리

뇌혈류가 불안정한 상태에서 수술전후 뇌경색이 생길 수 있다. Fentanyl 등을 이용하여 통증을 경감시키고 진정시켜 이에 대한 위험을 줄일 수 있다.

7. 수술 후 경과

수술 후 소아기 모야모야병의 증상 호전은 허혈성 발작에 의한 증상이 가장 두드러지게 좋아지고, 수술 전에 발생한 영구적 신경손상이나 심한 지능장애가 호전이 되지는 않더라도 더 이상의 악화는 예방된다.

일과성 허혈 발작은 1년 이내에 75%에서 80%가 소실되며, 2년이 되면 95%이상 소실된다.

Ⅲ. 소아 두부외상 (Head trauma in children)

외상으로 내원하는 소아의 대부분은 두부 외상을 동반하며 (75%), 외상으로 인한 소아 사망의 가장 흔한 원인은 뇌손상으로 알려져 있다.

1. 정의

(1) **뇌진탕 (Cerebral concussion):** 외상후 순간적, 일시적으로 나타나는 증상들로 이루어진 증후군으로 의식손실, 기억상실, 시력저하나 평형감각의 저하 등의 증상이 나타난다.

(2) **뇌좌상 (Cerebral contusion):** 직접적인 충격에 의해 뇌가 두개골에 부딪혀 생기는 국소적 손상으로 24-48시간 후에 더 커지면서 증상 유발 가능하다.

(3) **미만성 축삭 손상 (Diffuse axonal injury):** 수초 결손을 동반한 축삭의 손상으로 영상으로 보여지지 않으나, 환자 의식이나 신경학적 손상이 심한 경우 의심할 수 있다.

2. 환자 평가 및 진단

(1) 진찰

1) 의식상태 (Glasgow coma scale) 측정
2) 활력증후 측정, Cushing triad (고혈압, 서맥, 불규칙 호흡)가 있는지 확인
3) 심한 두개강내압상승 징후나 증상이 있는 경우 두개강내압상승 조절요법을 시행한다.
4) 면밀한 신경학적 검사
5) 눈주변 또는 귀주변의 반출혈 (periorbital, auricular ecchymosis) 또는 고실혈종 (hemotympanium) 여부 확인

(2) 영상학적 검사

1) 두경부 X선: 두개골 골절 판정
2) 뇌 CT
3) 뇌 MRI: 임상증상과 뇌 CT영상이 잘 부합하지 않는 경우 시행

3. 치료

(1) 치료원칙

1) 두부 외상 소아는 신체 모든 부위에 대한 진찰 및 검사를 시행하여 동반된 신체 손상을 찾아 치료해야 한다. 심혈관 계통, 호흡기 계통의 이상에 즉각적인 조치가 필요하다.
2) 두개강 내의 출혈만으로도 저혈량성 쇼크 등을 초래하고 뇌혈류의 심각한 부족을 초래할 수 있으므로, 출혈에 대한 신속한 대처는 매우 중요하다.
3) 경추 손상이 확인될 때까지 검사 중에 경부 고정은 반드시 이루어져야 한다.

(2) 경과 관찰: 의식상태가 명료하고 정상 뇌 CT 소견일 때

(3) 입원치료의 적응증

1) 지속적인 의식저하 및 의식손실
2) 신경학적 결손
3) 심해지는 두통 및 지속적인 구토
4) 뇌척수액 유출 (이루, 비루), 배틀 사인 (Battle's sign: 두개골 유양돌기 부분의 피부 변색)
5) 선형 두개골절의 골절선이 중간경막동맥 (middle meningeal artery), 정맥동, 대후두공을 통과할 때
6) 개방성, 함몰 골절: 수술적 치료가 필요하다.
7) 출혈성 질환이나 항응고제 치료를 받고 있는 환자
8) 아동학대가 의심되는 경우

(4) 수술적 치료의 적응증

1) 함몰골절
   ① 경막손상 의심
   ② 상처의 심한 오염
   ③ 골절 아래의 상당한 뇌실질 출혈
2) 개방성 분쇄 함몰 골절

3) 뇌척수액루
4) 성장 골절 (growing skull fracture): 1세미만 환자에서 선상골절이 자라면서 벌어진다.
5) 경막외 혈종
   ① 국소적 신경학적 결손, 3번 뇌신경마비, 혼미상태 진행
   ② 출혈: 지름 >15 mm, 30 mL
   ③ 뇌간 탈출 (brain stem herniation)
   ④ 중간 편위 (midline shifting) 및 구회 탈출 (uncal herniation)
   ⑤ 뇌실질 출혈 및 경막 내 혈종이 동반되어 종괴효과 (mass effect)를 보이는 경우
   ⑥ 후두와 및 관자엽의 혈종은 집중관찰 및 조기 수술이 필요
6) 경막내 출혈
   ① 국소 신경학적 결손
   ② 두개강내압증가 및 종괴 효과

(5) 응급 두개강내압 강하요법

1) 침상머리를 30-45도 올리고 혈압유지 (수축기 혈압이 90 이하로 떨어지지 않도록)
2) 과호흡: pCO_2 = 30-35 mmHg 정도를 목표로 한다.
3) Mannitol: 15-20% mannitol 0.25-0.5 g/kg를 환자의 상태에 따라 4 또는 6시간 마다 투여한다.
4) 두개강내 출혈 제거 또는 응급 두개골 감압술

15장

외과질환

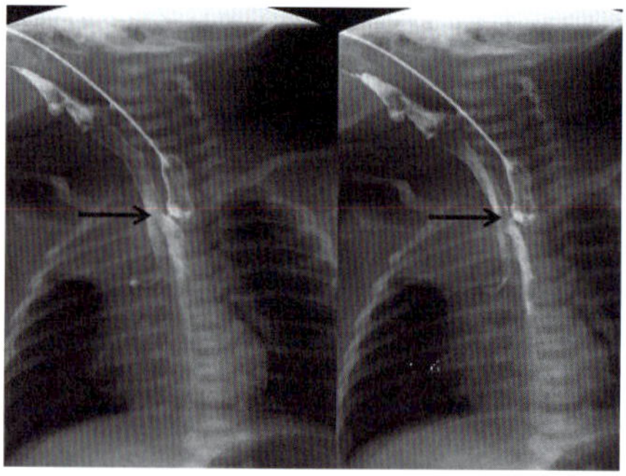

그림 15-2 선천 식도 폐쇄증의 상부소화관 조영소견: 식도의 조영제가 누공을 통해 기도로 이동되는 모습을 관찰할 수 있다.

(3) 치료 및 관리

1) 일반적으로 식도 기관루를 폐쇄하고 식도와 식도 연결을 시행
2) 수술 전에는 기도를 확보하여 흡인이 안 되도록 하는 것이 중요
3) 수술 전에는 상체를 올린 자세로 뉘고 식도 맹관을 자주 흡인(연속적으로 흡인)
4) 호흡이 유지되지 않을 경우 기도삽관이 필요

(4) 예후

대부분 좋으나 협착, 문합부유출, 재누공 형성, 위식도역류, 위배출 지연, 기관연화증으로 인한 성장장애 등이 동반가능

2. 선천 가로막 탈장 (Congenital diaphragmatic hernia)

(1) 병태 생리

1) 가로막이 생기는 과정 중 여러 가지 형태의 결손이 발생 가능
2) 80-90%가 좌측

(2) 증상

1) 청색증, 빠른 호흡, 흉골 함몰 등의 호흡부전 증상이 출생 시나 출생 후 수분, 수 시간 내에 발생
2) Scaphoid abdomen, 이환된 쪽의 호흡음 소실
3) 출생 24시간 후에 증상이 나타나면 예후가 좋다.

(3) 진단

흉부 X선 검사 상에서 흉곽 내 위장관이 보이고 종격 이동 소견이 있으면 가능 (그림 15-3)

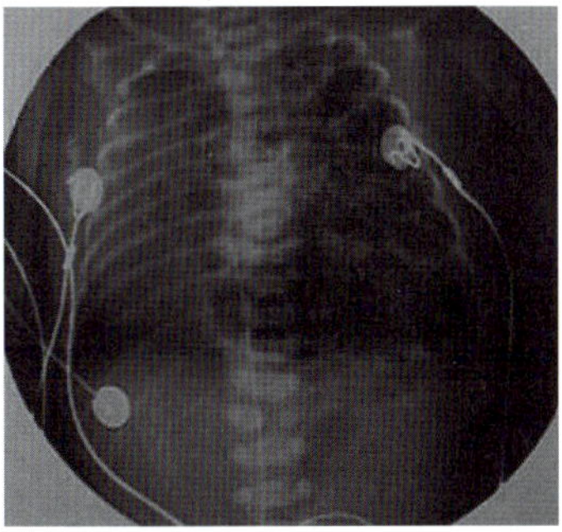

그림 15-3 선천가로막탈장 환자의 흉부 X선 소견: 환자의 왼쪽 폐 부위로 탈장된 소견을 관찰할 수 있다.

(4) 치료

1) 비위관 삽입
2) 호흡곤란시 기계환기 시행
3) 호흡 보조의 목적
   ① PaO_2 40 mmHg 이상, $PaCO_2$ 30 mmHg 이하, pH 7.5 이상을 유지
   ② 지속적인 폐고혈압과 지속적인 태아 순환을 막는 것
4) 고위험군의 치료: Tolazolin, prostaglandin, nitroprusside, NO gas, ECMO 등으로 폐혈관 저항이 안정된 후 수술

3. 신생아 소화관 천공 (Gastrointestinal perforation in neonates)

(1) 원인 및 병태생리

1) 신생아 소화관천공의 대부분은 위파열을 포함한 위천공으로 위 이외의 소화관천공의 빈도는 적다.
2) 원인으로는 소장폐쇄, Hirschsprung병, 직장항문기형 등 장관폐쇄로 인한 소화관내압 상승이 천공을 일으키는 경우와, 괴사성장염이나 장축염전증 등 장관의 혈액순환 장애가 천공을 일으키는 경우가 있다.
3) Hirschsprung병이나 직장항문기형 등의 하부소화관폐쇄에서는 인공항문의 조성술을 위주로 하는 처치가 늦어지면 천공이 호발
4) 드물게 대장조영이나 관장, 장세척에 의해 생기는 천공도 가능
5) 이외에 신생아기에 특유한 장천공으로서 태생기에 발병하는 태변성 복막염이 있다.
6) 신생아 소화관천공에서는 진단이 늦어지거나 감염이 쉽게 되고 대망이 미숙하여 범발성 복막염이 되기 쉽고 병이 급속히 진행하여 패혈증 등의 중증의 경과를 보이는 수가 많다.
7) 복막염의 원인균으로는 신생아기에는 그람 음성균에 대한 항체를 포함하는 IgM 치가 낮기 때문에 장내세균과 같은 균의 빈도가 높다.

(2) 증상

1) 복수와 복강내 유리가스의 저류에 의해 고도의 복부팽만이 발생하면 횡격막호흡의 장애로 청색증이나 호흡곤란이 나타난다.

2) 원인 질환에 따른 장폐쇄와 복막염으로 인한 장마비에 의해 구토도 가능
3) 진행되면 쇼크 상태가 되어 혈압저하, 핍뇨, 출혈경향을 보인다.
4) 때로는 신생아에게 복막초상돌기가 막히지 않아 복강과 음낭이나 대음순 사이가 교통하기 때문에 복막염이 음낭내나 대음순에 미치고 같은 부위의 종창이나 발적이 보이기도 한다.

(3) 진단

1) **단순 복부 X선 검사**
① 복강내 유리가스의 양은 특징적으로 천공의 부위에 따라 달라 상부소장천공에서는 비교적 대량의 가스가 보이며, 결장천공에서는 유리가스의 양이 적다.
② 장관내 가스의 양은 하부소화관천공에서 더 많다.

2) **혈액검사**
① 백혈구 수는 중증 복막염에서는 오히려 감소하는 경우가 많고, 특히 패혈증에 빠지면 혈소판수의 감소, 혈장 fibrinogen의 감소, FDP의 상승, 혈중 endotoxin 양성 소견을 보인다.
② 대부분 고도의 대사성산증을 나타낸다.

(4) 치료

1) **조기 개복 수술**
① 상복부 횡절개로 하며 복막염이 약할 때에는 천공장관의 절제, 1차 수술로 문합술을 시행
② 복막염이 심할 때에는 인공항문을 조성
③ 복막염이 호전 된 후 수일 내에 2차적으로 장문합술을 시행
④ 어떠한 경우에도 따뜻한 식염수로 복강 내를 세척하고 충분한 배액을 시행

(5) 예후

1) 신생아 소화관천공의 치료성적은 점차 향상해가고 있으나, 이 질환의 대부분은 원인질환의 조기진단이나 조기치료, 인위적인 천공을 막는 것으로 예방 가능
2) 일반적으로 중증의 복막염이나 endotoxemia는 소장천공보다도 대장천공에서 일어나기 쉽고 사망율도 높다.

4. 배꼽탈출 (Omphalocele), 배벽갈림증 (Gastroschisis)

(1) 배꼽탈출 (Omphalocele)

1) 탈장낭이 있고 그 정상부에 탯줄이 붙어 있다 (그림 15-4).
2) 소장 외에 간, 위, 비장, 대장도 나와 있다.
3) 50% 이상에서 다른 기형 동반
① 소화기계, 심혈관계, 비뇨생식기계, 근골격계, 중추신경계 기형
② Beckwith-Wiedeman 증후군 (gigantism, macroglossia, umbilical defect)
③ 염색체 이상: trisomies 13, 18 및 21
④ 장 회전 및 고정 이상
⑤ Meckel 게실
4) 결손의 크기가 작을수록 예후가 좋다.

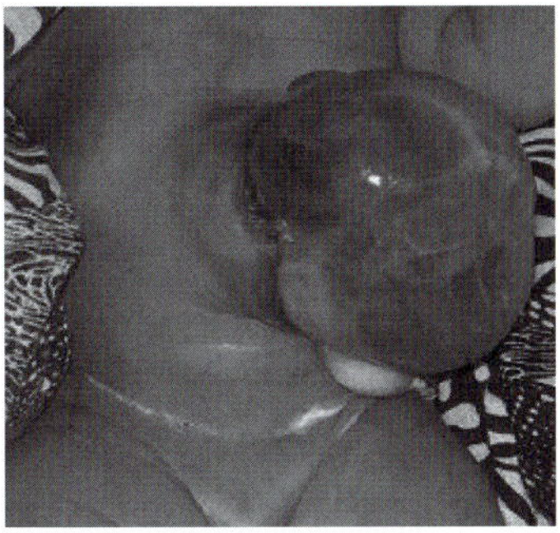

그림 15-4 **배꼽탈출의 실제 환자 모습**

(2) 배벽갈림증 (Gastroschisis)

1) 탈장낭이 없고, 탯줄은 정상 위치, 그 우측에 복벽 결손, 주로 소장이 탈장 (그림 15-5)
2) 간, 위, 비장이 나오는 경우는 드물다.
3) 장 이상 회전이나 장폐쇄 동반 (10%)
4) 동반되는 염색체증후군은 흔하지 않다.

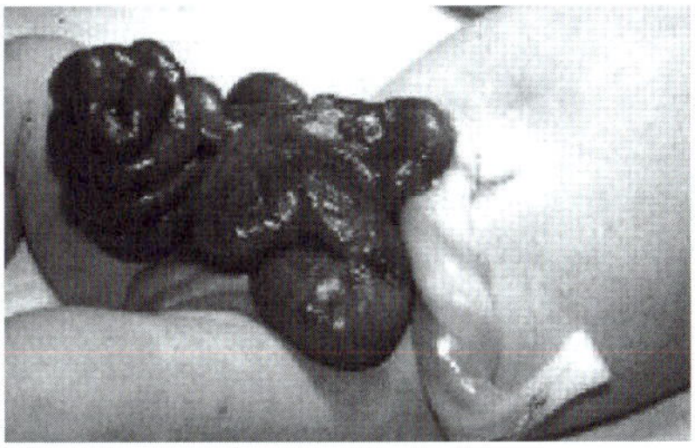

그림 15-5 **배벽갈림증의 실제 환자 모습**

5. 급성 충수염 (Acute appendicitis)

(1) 빈도 및 병태 생리

1) 소아 급성 복부질환 중에서 가장 많은 빈도
2) 발생은 연장아일수록 많아지며, 2세 이하 특히 신생아에서는 드물다.
3) 노인의 충수염과 더불어 진단이 지연되는 예가 많고 특히 6세 이하에서는 50-60%가 천공된다.
4) 6세 이하에서는 충수벽이 얇고 대망이 발달되어 있지 않기 때문에 염증의 진행이 빠르고 쉽게 복막염으로 이행되기 쉬우며 환자가 통증을 호소하기 어렵기 때문에 복부소견이 정확히 파악되기 힘들다.
5) 6세 이상에서는 감별해야 할 내과적 질환이 많고 비충수염에 의한 수술이 많아진다.

(2) 원인

1) 여러 원인이 있지만 최근에는 충수 내강 폐쇄에 의한 내강 내 압력상승, 혈액순환장애, 충수점막의 방어기전의 파괴에 의한다고 알려져 있다.

2) 폐쇄의 원인: 충수결석, 농축 분변, 섭취된 이물질, 기생충 종양, 임파절 증식 등

(3) 증상

1) 복통, 구토, 발열이 3대 증상이고 장 마비에 의한 변비, 골반강에 염증이 파급되는 것으로 인한 설사 가능
2) 초기의 복통은 상복부, 배꼽 또는 복부 전체에 보이고 초기에는 모호한 통증 또는 산통이 많고 시간이 경과됨에 따라 우하복부에 국한된 지속통이 나타난다.
3) 구토는 반이상의 환자에서 나타나며 항상 복통 발생 이후에 나타난다.
4) 진행되면 장마비 또는 기계적 장폐쇄에 의해 담즙성 구토가 나타난다.
5) 식욕부진은 많은 예에서 볼 수 있다.
6) 발열은 염증이 진행 됨에 따라 고열이 되는 수가 많으나 꼭 일치하지는 않는다. 특히 초기부터 38℃ 이상의 발열이 있을 때는 다른 질환을 의심하여야 한다.

(4) 진단

1) 일반적으로 증세가 나타나서 복부소견, 혈액검사를 하여 진단하지만 소아에게서는 복부소견을 정확히 파악하는 것이 어렵기 때문에 보조진단법이 중요하다.
2) **이학적소견**
   ① 진찰을 할 때 공포심을 없애는 것을 고안하여 복부의 촉진은 환자와 말을 하면서 통증이 적은 좌측부터 시작
   ② 압통은 초기부터 출현하는 중요한 소견
   ③ 압통의 부위는 McBurney 점, Lanz 점, Kummel 점이 있고 체위변환이나 압박방법을 바꾸어 동통반응을 일으키게 하는 Rosenstein 징후나 Rovsing 징후를 보인다.
   ④ 염증이 진행되어 복막에 파급되면 Blumberg 징후나 근육 강직이 출현하고 특히 근육 강직은 수술적응이 되는 중요한 소견
   ⑤ 충수가 후복막에 있는 경우에는 ten Horn 징후 (오른쪽 spermatic cord를 부드럽게 당기면 통증 유발), 장요근 징후 (진찰자가 오른쪽 무릎을 누르면서 환자에게 다리를 들어 올리게 할때 장요근이 자극되어 통증이 생김), 폐쇄근 징후 (똑바로 누워 오른쪽 힙과 무릎을 구부리게 하고 다리를 안쪽으로 돌릴때 폐쇄근이 자극을 받아 우하복부에 통증이 생김) 등의 후복막 소견이 중요
   ⑥ 종괴형성, 농양형성에서는 복부에 종괴가 촉지
   ⑦ 직장수지검사에서는 종괴 또는 저항을 직장전벽우측에 느낄 수 있다.
3) **검사소견**
   ① 백혈구 수는 12,000-18,000/mL 정도로 증가하여 있으나 중증에서는 백혈구수가 감소하는 수도 있어 주의
   ② Band 형태의 백혈구가 보이는 것은 조기에 나타나는 중요한 소견이고, ESR의 증가, CRP의 증가가 관찰된다.
   ③ 비뇨기질환을 감별함에 있어 소변검사가 필요
4) **복부 X선 사진**
   ① 간접소견이지만 보조진단법으로 참고
   ② 충수 위치에 석회화된 분괴가 보이면 수술적응이지만 이때는 요로결석이나 담석증 등을 감별할 필요가 있다.
   ③ 기타의 소견으로는 장관 내 이상가스로 sentinel loop, 기계적 장폐쇄, 마비성 장폐쇄, 우하복부 소장가스 감소 또는 좌상복부 소장가스 증가, 동통에 의한 요추측만, 염증에

의한 우연부 조직 음영증가와 부종, 우장요근 음영의 변화, 골반부에 있어서 복수 등이 있다.

5) **기타검사**

① 초음파, 복부 CT, 대장조영술 등

② 초음파검사는 침습이 적고 충수의 형태, 충수주위의 상태, 다른 변화의 유무를 검사하는 데에 적합

③ 대장조영술은 충수전체가 조영되면 충수염이 아니며 소화관에 있어서 다른 병변을 조사하는데 가장 유리

(5) 감별진단

1) Meckel 게실, 난소낭종 염전 등의 수술적응이 되는 것
2) 장간막 임파선염, 위장염, 소아에 많은 반복성 복통 등에 대한 수술은 삼가한다.

(6) 치료

1) 치료원칙은 수술적 치료
2) 발병으로부터 경과시간이 긴 경우에는 구토, 설사에 의한 탈수가 발생하기 때문에 충분한 수술 전 수액이 필요
3) 근래에는 복강경을 이용한 충수절제술이 일반화
4) 마취법으로서 연장아에게는 척추마취도 좋으나 영유아에게는 전신마취가 필요
5) 종괴 형성에 대해서는 배액술과 염증성 종괴에 대한 항생제 투여를 시행하고, 후에 충수절제를 하는 방법도 고려
6) 항생제는 혐기성세균에 대한 것을 고려

(7) 합병증 및 예후

1) **종괴형성**: 충수병변이 장막 측에 파급됨에 따라 충수는 대망이나 장관, 후복막 등의 주위장기와 염증성의 유착을 일으켜 일종의 염증성 종괴 (phlegmon)를 형성
2) **농양형성**: 종괴형성에서 진전된 경우로 주위장기와의 염증성 유착이 일어나기 전에 터져서 농양을 형성
3) **수술 후 합병증 및 예후**

① 수술 후 합병증은 창상감염이 많고 잔류농양, 장폐쇄, 누공형성 등이 있고 전신적 합병증의 대부분은 호흡기 합병증

② 이전에는 영유아의 복막염에서 사망이 많았으나 최근에는 전신관리나 항생제의 발달로 거의 없다.

2) 회장의 원위부 혹은 대장의 근위부에 점막층 또는 전층이 괴사되는 소화기 질환
3) 1964년 Berdon 등에 의한 보고 이래로 질환으로서의 개념이 확립된 질환

(2) 원인, 빈도 및 위험인자 (표 15-1)

1) 원인은 아직 불분명하지만 혈액 순환이나 면역기능의 발달이 불충분한 미숙한 장관에 몇 개의 요인이 작용하여 점막손상을 일으키고, 인공영양에서 면역성분 결여에 의한 장내세균의 증식이 또 하나의 요인으로 질병을 일으킨다고 알려져 있다.
2) 점막손상의 요인으로서 호흡곤란 증후군, 저체온, 선천성 심장질환 등에 의한 주산기 저산소증 (저산소증에서는 뇌나 심장 등의 중요 장기의 순환을 보호하기 위하여 장관은 허혈상태가 됨), 제대 도관유치에 의한 장관혈류량의 감소, 또는 시럽제 (항경련제, prostaglandin 길항제 등)나 성분영양제, 고장성 우유 등의 고삼투압 용액의 경장투여 등이 있다.
3) 세균 및 바이러스 감염과 독소: *E. coli*, Klebsiella, *C. perfringens*, *S. epidermidis*, rotavirus
4) 염증매개물질: PAF, phospholipase A2, IL-1, IL-8. TNF, endothelin-1, bradykinin
5) 발생빈도는 전출생의 0.04-1.05% 이며 우리나라에서는 이에 비하여 적어서 신생아집중치료실 입원 환자의 1-5%, 극소저출생체중아의 5-10%에서 발생한다.
6) 저체중 출생아에 많고 출생체중 1,500 g미만의 극소 저체중 출생아가 70%이상을 차지
7) 성별차이는 없다.

표 15-1 괴사성 장염 발생에 대한 위험인자

미숙아
가사, 저산소증, 산증, 쇼크
빠르게 진행시킨 경관수유
적혈구과다증
저심박출성 선천성심질환, 동맥관개존증, indomethacin
제대동맥도관
교환수혈
감염

(3) 병태생리

1) 모든 소화관에 발생하지만 위, 십이지장에는 적고, 회장과 결장에 호발
2) 점막 손상과 면역방어의 불균형으로 발생하여 장점막의 손상, 괴사 및 장천공, 복막염에 이르게 된다.
2) 병변장관은 확장되고 회백색 또는 암적색 괴사를 나타내고 특징적인 장관벽내 가스가 보이는 수도 있다.
3) 미숙아의 경우 장 운동능력의 감소, 정체, 세균 과증식 유발, 점막 손상에 취약하여 호발
4) 단순성의 천공이 유일한 병소일 때도 있으나, 이 경우에는 하부 위장관의 기능적, 기질적인 통과 장애가 없는 것을 확인할 필요가 있다.
5) 복강 내에 침습액을 보이고 fibrin의 응고와 농양을 보이는 경우도 있다.

(4) 증상

1) 초기증상: 마비성 장폐쇄에 의한 수유불량, 위내용정체, 담즙구토, 복부팽만 등의 증세
2) 태변은 정상적으로 배설되지만 이후에는 설사, 혈변을 보인다.

3) 진행되면 복수저류, 복벽발적, 복막자극증세, 무호흡발작, 수면경향, 출혈경향, 황달 등이 나타난다.
4) 수유를 시작한 후에 발병하는 수가 많고 약 반수에서 출생 후 7일 이내에 발병하며 드물게는 신생아 후기에도 발병한다.
5) 만삭아는 대개 3-10일, 미숙아는 늦게 (3-4주) 발생
6) 수유를 시작하기 전에 갑자기 장천공으로 발병하는 경우도 존재

(5) 진단

1) **단순 복부 X선 검사** (그림 15-7)
 ① 단순 복부 X선 소견에 따라 병기를 분류 (표 15-2)
 ② 초기에는 장관확장이나 공기-액체 경계면이 보이고 마비성 장폐쇄를 나타낸다.
 ③ 장관벽내 가스 (pneumatosis intestinalis) 및 간내문맥 가스 (intrahepatic portal venous gas)가 특징적인 소견
 ④ 지속적 장관확장 (persistent loop sign)이나 급격한 장관 가스의 감소는 장관벽의 전층괴사를 시사
 ⑤ 진행된 경우에서는 복수저류가 있고, 장관천공이 일어나면 복강내 유리가스를 관찰할 수 있다.

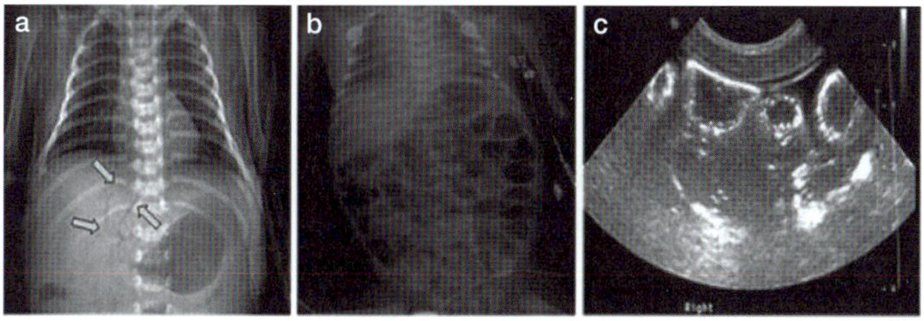

그림 15-7 **괴사성장염의 복부 X선 사진(a),(b) 및 복부초음파 사진(c): (a) 문맥 주변으로 가스 (portal vein gas)가 관찰되며, (b), (c) 장관벽내 가스 (pneumatosis intestinalis)가 관찰된다.**

2) **소화관 조영술**
 ① 바륨이나 Gastrografin®에 의한 검사는 금기
 ② 등장성의 수용성 조영제인 metrazamide에 의한 소장의 추적조영 가능
3) **초음파검사**
 ① 문맥내 가스는 고에코 음영으로, 간실질 내의 정맥가스는 저에코 음영
 ② 비침습성으로 반복 검사가 가능하고 조기진단에 유용
4) **혈액검사**
 ① 백혈구수의 감소, 혈소판의 감소, CRP 의 증가는 병기의 진행을 의미
 ② 혈당치 이상이나 PTT, fibrinogen, FDP 등의 이상, 산증, DIC 등의 병발을 고려
 ③ 동맥혈이나 변의 세균검사도 중요한 지표

표 15-2 괴사성 장염의 Bell 병기 분류

	증세	단순 복부 X선 사진
1기 (의진)	불안정한 체온, 활동성 저하, 무호흡, 서맥, 수유장애, 위내용 정체, 구토, 경도의 복부 팽만, 변 잠혈 양성	약한 장폐쇄를 동반한 장관상 확장
2기 (확진)	상기 증세와 더불어 소화관의 지속성 잠혈 또는 육안적 출혈, 복부팽만	장폐쇄를 동반한 확실한 장관 확장, 소장 분리(장관벽의 부족, 복수), 장관의 고정, 장관벽내 가스, 문맥내 가스
3기 (진행)	상기 증세와 더불어 생명 징후의 약화, 패혈증성 쇼크나 다량의 소화관 출혈	상기 증세와 더불어 기복상 한 개 이상의 증세

(6) 치료

1) 임상증상, 검사소견을 지표로 병기를 진단하고 이에 따라서 치료방침을 결정
2) 확진 이전의 의심상태에서 조기에 내과적 치료를 시작
3) 내과적 치료의 원칙: 저산소성 스트레스 등의 발병에 관여하는 요인의 배제, 경구투여의 중지 및 위 흡인에 의한 소화관의 안정, 항생물질의 정맥투여, 수액요법
4) 소변 감소나 대사성산증, DIC의 병발을 보인 경우에는 내과적 치료를 병행
   ① 금식, 비위관 감압
   ② 정맥 영양
   ③ 산증 및 전해질 불균형의 조절
   ④ 전신적 항생제 치료, 장 천공이나 복막염이 있을 경우 혐기성균에 대한 치료
   ⑤ 저혈압 치료 및 장관 및 신혈류 유지 위해 3-5 μg/kg/m으로 dopamine 유지
   ⑥ 장간막 순환을 위해 제대정맥, 제대동맥도관 제거
   ⑦ 인공환기 요법
   ⑧ Hct 35% 이상 유지, DIC 치료, 비타민 K 투여, 신선동결혈장 및 혈소판 수혈
5) 수술의 절대적 적응증
   ① 소화관 천공, 복막염이지만 천공 직전상태 (impending rupture)의 시기 즉 장관의 전층괴사의 단계에서 수술이 바람직
   ② 봉합부전이나 재천공의 위험이 높아, 초기수술은 괴사장관의 절제, 장관루 조성술 및 복강배액까지 시행하고 장관문합은 이차적으로 시행하는 것이 원칙
   ③ 병변장관이 광범위한 경우에는 장관대량절제를 피할 목적으로 처음 장관루 전치술을 시행하고 24시간 정도의 관찰 후 재개복을 하여 병변의 범위를 확인하고 장 절제를 시행하는 방법을 취한다.
   ④ 장관병변의 범위가 명백한 증례에서는 장관루를 만들지 않고 장절제와 일차적 장문합을 시행하는 것도 고려
   ⑤ 장관협착에서는 협착부장관절제, 일차적 장문합 시행

(7) 예후

1) 다른 신생아의 외과적질환에 비해 이 질환의 치사율이 현저히 높고 비수술 예를 포함하여 사망율은 약 50%, 수술 예에서는 약 40%의 사망율을 보인다.
2) 높은 사망율은 이 질환이 극소 저체중 출생아에 많기 때문인 것으로 추정
3) 장관의 협착, 장관 광범위 절제에 의한 소화흡수장애를 보이는 수도 있고 수술 후의 장기적인 관찰이 예후에 중요

3. 서혜부 탈장 (Inguinal hernia) 및 음낭수종 (Hydrocele)

(1) 병태 생리 및 원인

1) 고환은 발생시 후복강 (retroperitoneum)에서 발생하여 임신 7개월이 되면 서혜부를 통하여 음낭에 위치
2) 고환이 서혜부에서 내려온 길이 쇠퇴하여야 하나 그렇지 못하고 남아 있는 경우가 존재 (patent processus vaginalis)하면 발생

(2) 정의

1) **교통성 음낭수종** (communicating hydrocele)
   ① 쇠퇴하지 않은 길이 작아서 음낭에 물이 차는 경우
   ② 수술적 치료가 필요
2) **서혜부탈장** (inguinal hernia)
   ① 쇠퇴하지 않은 길이 비교적 커서 장이 나오게 된 경우
   ② 간접탈장, 선천성
3) **비교통성 음낭수종** (non-communicating hydrocele)
   ① 길이 막힌 상태에서 물만 차있는 상태로 태어난 경우
   ② 시간이 지나면 자연 흡수되어 소실하게 되므로 수술적 치료를 필요로 하지 않는다.
   ③ 생후 6개월이 지나도 사라지지 않는 경우는 교통성 음낭수종의 가능성 고려

(3) 빈도

1) 약 50명에 한 명 정도 발생
2) 사람의 신체구조는 대칭적이므로, 한쪽에 탈장이 있으면, 다른 쪽에도 탈장이 동반되는 경우가 많은데 양측탈장의 빈도는 약 10% 정도
3) 미숙아의 경우는 태아의 성숙 과정이 완성되지 않은 경우이므로 서혜부탈장의 발생 빈도나 양측성의 빈도가 높아서 각각 약 50%에 이른다.

(4) 임상양상

1) 서혜부탈장은 일반적으로 무통성의 종괴가 복압이 증가 할 때 (기침, 운동, 울음, 배변시) 서혜부로 튀어나오며 복압이 감소할 때 (수면, 휴식시) 다시 사라지는 것이 특징 (그림 15-8)
2) 음낭수종의 경우는 무통성의 종괴가 음낭에 존재하며 이는 사라지지 않는다. 보호자는 아이의 좌우 음낭의 크기가 다르다는 것으로 표현하기도 한다.

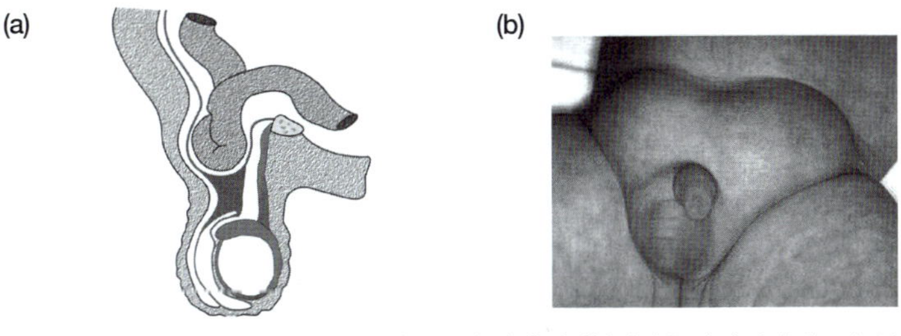

그림 15-8 서혜부탈장이 형성되는 모식도 (a)와 실제 서혜부탈장을 가진 환자의 모습 (b)

(5) 진단

1) 임상적 진단: 보호자가 전형적인 증세를 호소하는 경우만으로도 진단을 하는 데 큰 무리가 없다.
2) 확진을 하려면 환자의 복압을 증가시킨 상태에서 탈장된 장이 서혜부나 음낭으로 나와 있는 것을 보고, 만져서 확인하고, 또한 탈장된 장에 압력을 가하여 장이 복강 내로 들어감을 확인한다.
3) 음낭수종
   ① 음낭에 낭성의 종괴가 만져지고 압력을 가하여도 복강으로 복원되어 사라지지 않는다.
   ② 어두운 곳에서 빛을 비추어 보면 빛이 종괴를 통과하는 것을 보고 확진 가능

(6) 치료: 고위결찰술 (High ligation)

1) 열려있는 길을 묶어주는 수술적 치료
2) 아이의 연령과 건강 상태를 고려하여 통원수술을 시행하거나 2박 3일 정도의 입원수술이 필요
3) 수술의 연령제한은 없으며 감돈 (incarceration)등의 합병증이 잘 발생하므로 가능한 빠른 시일 내에 수술함이 원칙

(7) 합병증: 감돈 (Incarceration)

1) 탈장된 장이 복강으로 복귀되지 못하는 상태
2) 통증을 유발하며 장폐쇄가 발생
3) 감돈 된 상태가 지속되면 결국 장이 괴사되게 되며 이때는 장을 절제
4) 감돈 된 장으로 인한 고환의 혈류량이 감소하고 이로 인하여 고환이 위축 혹은 소실

4. 제육아종 (Umbilical granuloma), 배꼽탈장 (Umbilical hernia)

(1) 제육아종 (Umbilical granuloma)

1) 출생 후 탯줄이 떨어진 후에 배꼽에 granulation tissue 가 남아 있는 것 (그림 15-9)
2) 주변 피부의 swelling, erythema를 동반할 수 있다.
3) 치료
   ① 작은 육아종은 질산은 ($AgNO_3$)을 바른다.
   ② 큰 육아종은 절제하고 바닥 부위를 지진다.
   ③ 동반된 봉와직염은 항생제 치료를 시행한다.

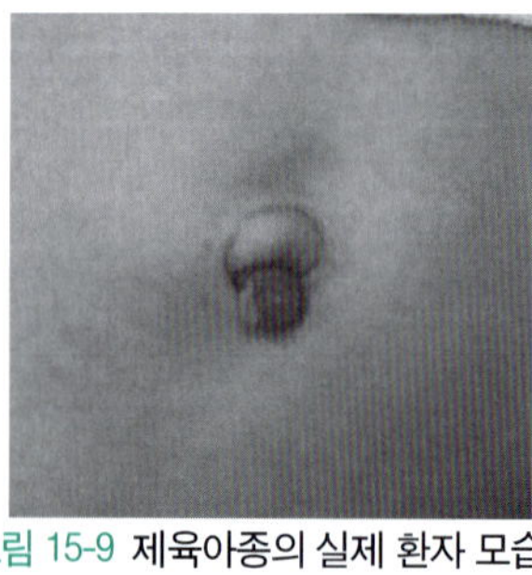

그림 15-9 제육아종의 실제 환자 모습

(2) 배꼽탈장 (Umbilical hernia)

1) 출생시 배꼽이 튀어나와 있던 근막 고리가 닫히지 않은 경우로, 피부와 복막은 정상 (그림 15-10)

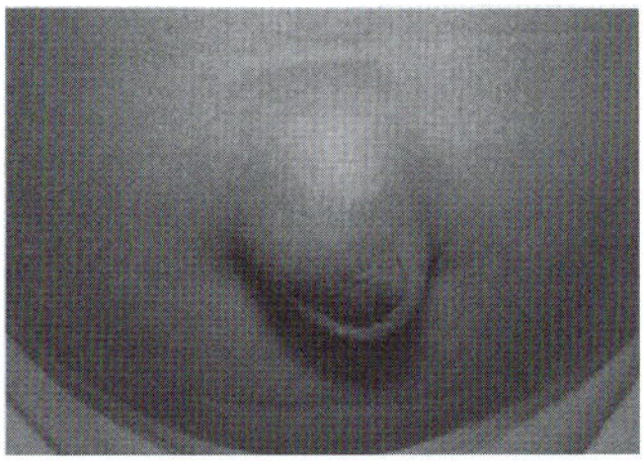

그림 15-10 **배꼽탈장의 실제 환자 모습**

2) 저체중 출생아에서 더 흔하다.
3) 대부분의 경우 자연적으로 닫힌다.
4) 동반 기형: 흔하지 않음
   ① 다운 증후군 (trisomy 21)
   ② 선천성 갑상선저하증 (cretinism)
   ③ Mucopolysaccharidoses
   ④ Beckwith-Wiedemann 증후군 (omphalocele-macroglossia-gigantism)
5) 특별한 증상 없이 배꼽이 튀어나오는 것이 발견된다.
6) 힘주거나 울때 딱딱해지고 조용해지면 다시 줄어든다.
7) 수지검사상 정상적으로 형성된 가장자리와 근막의 결함이 관찰된다.
8) 합병증:
   ① 감돈 (incarceration) < 1%
   ② 피부의 진무름
   ③ 빠져나온 탈장의 손상
   ④ 자연 파열과 이로 인한 내장 돌출
9) 치료
   ① 수술적 치료의 적응증
      a. 감돈
      b. 지름 2 cm이상의 큰 근막 결손
      c. 5 세 이후까지 남아있는 결손
   ② 수술시기: 초등학교 입학 전에 수술하도록 권고

5. 치열 (Anal fissure)

(1) 정의: 항문에 열상이 생긴 것 (그림 15-11)

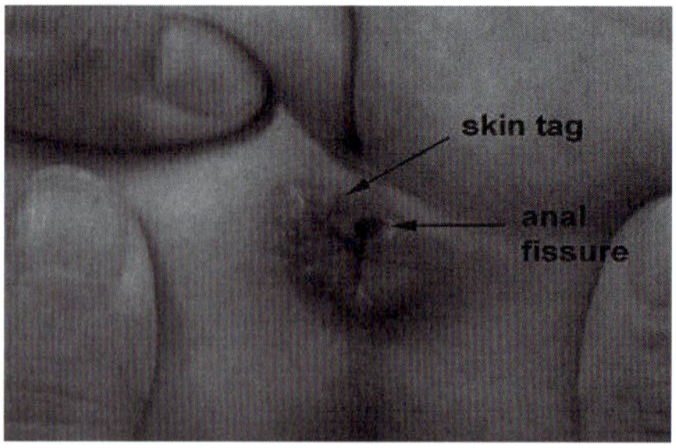

그림 15-11 만성치열이 있는 환자의 모습: 항문의 12시 방향에 항문이 열상되어 있는 모습이 보이고 이것이 만성화 되어 흉터 조직인 skin tag이 생긴 것을 볼 수 있다.

(2) 원인 및 병태생리

1) 변비와 치열은 닭과 달걀과 같은 인과 관계
2) 치열이 있으면 이로 인한 통증으로 통증에 예민한 항문의 괄약근이 긴장하여 항문압이 높아진 상태가 된다.
3) 변의를 참지 못하게 되면 일단 배변을 하게 되는데 이때 배변으로 인한 통증을 감소시키기 위하여 변의 일부만 배출된다.
4) 따라서 대장에는 정상적인 배변 후와는 다르게 남은 변의 수분이 흡수되고 변의 굵기도 굵어지게 된다.
5) 이 상태에서 변이 차면 환자는 다시 변을 보게 되며 이 때 괄약근이 긴장 된 항문을 굵고 딱딱한 변이 통과하면서 항문관에 상처를 준다.
6) 해부학적 구조 상 남자보다 여자에게 더 많이 발생한다.

(3) 증상

1) 변을 볼 때 아파하며 이로 인하여 울기도 한다.
2) 변의 표면에 치열에서 출혈한 선홍색의 출혈이 보인다
3) 변비를 동반
4) 만성화 된 경우 항문에 생긴 흉터 조직 (skin tag)을 주소로 내원

(4) 진단

1) 항문을 벌려 치열을 확인
2) 일반적인 치열은 6시와 12시 방향에 발생하며 그 외의 방향에 오는 경우는 만성 대장 질환의 초기 증세일 수도 있으므로 주의

(5) 치료

1) 이미 생긴 치열의 상처부위의 치유를 촉진하는 것
2) 변비를 동시에 치료하여 악순환의 고리를 끊어 놓는 것
3) 좌욕: 따뜻한 물로 좌욕을 시킴으로써 상처를 깨끗이 하여 상처의 이차 치유 과정 (secondary healing process)을 촉진시키며 통증을 감소시킨다.

4) 국소 마취연고: 좌욕 후 국소 마취연고를 발라주어서 통증을 감소시킨다.
5) 수술: 변비가 심하여 만성적인 치열이 된 경우 항문괄약근절개술 (anal sphincterotomy)로 효과를 볼 수 있으나 소아에서 시행되는 경우는 드물고 대부분이 고식적인 방법으로 해결

6. 항문주위 농양 (Perianal abscess)과 치루 (Anal fistula)

(1) 정의

1) 항문주위 농양 (perianal abscess): 항문샘 (anal gland)에서 기원 한 농양
2) 치루 (anal fistula): 항문주위 농양이 피부로 자연 배농되거나 아니면 외과적 배농 후 항문의 안쪽과 바깥 쪽 피부에 터널 같은 공간이 생긴 상태로 여기에 감염이 되면서 농이 차고 배농되는 현상이 반복되는 것

(2) 원인 및 병태생리

1) 항문주위농양이 거의 100% 설사를 동반한 남자 아이에게서 발생
2) 발생연령이 생후 1-6개월에 생기고 그 후에는 발생하지 않음
3) 남성호르몬의 영향으로 인한 항문샘의 선천적 질병이 기저 원인으로 있다가 설사 등으로 항문의 위생 상태가 나빠질 때 발병하는 것으로 추측

(3) 증상

1) 항문의 농양이 형성되어 통증 호소
2) 농양이 자연 배농 되거나 수술적 조작으로 배농 되면 일단 염증이 가라앉고 통증이 소실
3) 치루로 발전하게 되면 배농 되었던 곳으로 다시 조그만 농양이 형성되면서 이것이 항문주위농양 때와는 다르게 쉽게 배농된다.

(4) 진단

1) 임상증상과 함께 항문을 관찰하면 쉽게 진단 (그림 15-12)
2) 일반적인 항문주위농양과 치루는 3시 방향과 9시 방향에 오는데 그 외의 방향에 오는 경우는 만성 염증성 장질환의 초기 증세일 수도 있으므로 주의

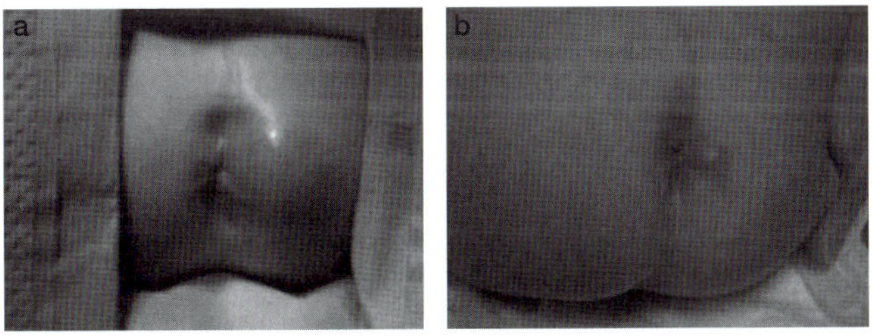

그림 15-12 (a) 항문주위 농양이 생긴 모습: 3시 방향에 큰 항문 주위 농양이 형성되어 있음을 알 수 있다. (b) 항문주위 농양에서 자연 배농 후 치루로 발전한 모습: 역시 3시 방향에 생긴 치루의 외부 입구 바로 밑에 조그만 농양이 형성되어 터져 나오기 직전이다.

(5) 치료

1) 배농: 항문주위 농양을 국소 마취하에 배농 후 좌욕
2) 항생제요법은 필요하지 않다.
3) 항문주위농양의 25-50%는 치루로 발전하면 치루절개술 (anal fistulotomy) 혹은 치루절제술 (anal fistulectomy)을 시행
4) 수술이 늦어지는 경우는 복잡치루로 발전하여 수술 후 괄약근 기능을 잃게 되어 변실금 등의 합병증이 발생 가능

16장

정형외과질환

d. 잔존하는 안짱걸음은 성인이 되어도 기능의 이상을 동반하지 않음

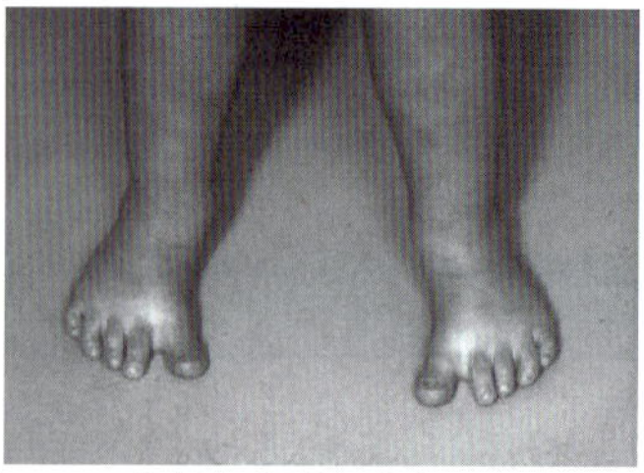

그림 16-1 선천성 전족부 내전증의 실제 발 사진

③ 내반슬 (genu varum) (그림 16-2)

a. 생리적인 경우가 대부분

b. 약 4세경에는 오히려 X자형 다리 (외반슬, genu valgum)로 변화

c. 영양에 문제가 있는 경우 (구루병) 혹은 비만아이면서 1 세 전에 보행이 시작된 경우는 정형외과적 진찰 필요

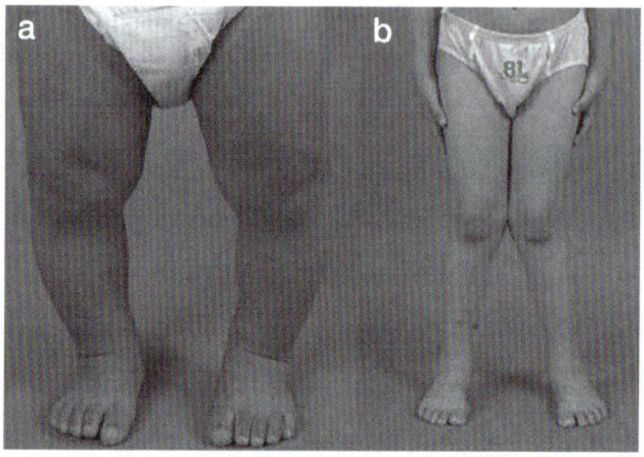

그림 16-2 (a) 내반슬, (b) 외반슬

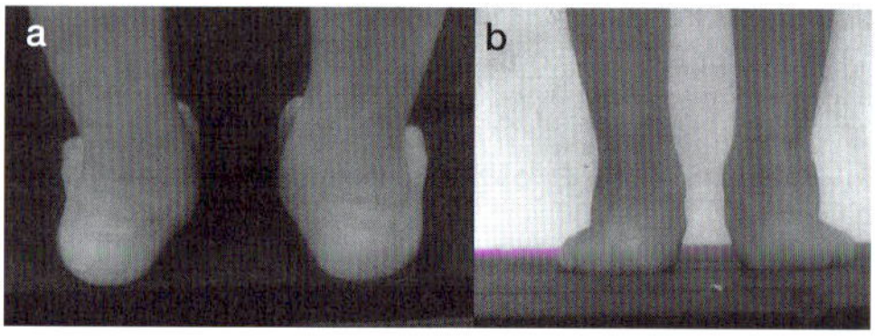

그림 16-3 (a) 단순 평발의 변형된 모습, (b) 2년간 단순 추적 후 호전된 모습

(3) 발 안쪽으로 걷는다.

1) 평발 (flatfoot): 일종의 성장기 변형 (그림 16-3)
2) 발 안쪽에 무게중심을 실어서 걷는 모습
3) 평발 변형은 관절 주위의 인대와 근육이 유연해서 나타나는 일시적인 현상
4) 성장함에 따라 자연스럽게 교정
5) 자연교정이 충분히 되지 않는다 해도 성인이 되어 큰 문제가 없음
6) 특수 신발이나 보조기 등을 이용해서 교정을 해야 한다거나 그렇지 않을 경우 골반이나 척추의 기형을 유발한다는 근거는 없음

7) 만 5세 이후까지 계속될 경우 신경근육성 질환에 의해 유발되는 병적 평발 (pathologic flatfoot) 가능

(4) 다리를 W자처럼 앉는다.

1) 앉을 때 다리를 바깥쪽으로 꺾어서 W자 형태로 앉는 경우 (그림 16-4)
2) 대퇴 뼈의 앞돌림 (femoral anteversion)이 증가되어 있기 때문
3) 안짱걸음의 원인으로서 약 6-7세경이 되면 자연스럽게 교정

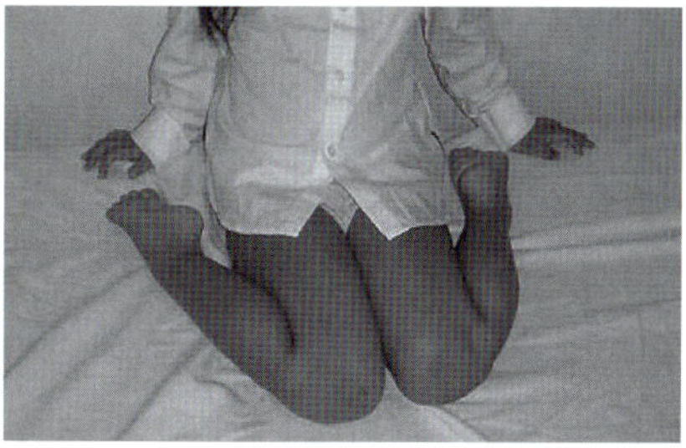

그림 16-4 앉을 때 다리를 바깥쪽으로 꺾어서 W자 형태로 앉은 모습

Ⅱ. 발달성 고관절 이형성증 및 탈구 (Developmental hip dysplasia and dislocation)

1. 정의 및 병태생리

(1) 생후 수개월내에 서서히 탈구가 진행되는 경우
(2) 최근에는 선천성 보다는 발달성 고관절 탈구라는 용어를 사용
(3) 만곡족 혹은 사경 등의 동반이 가능하므로 신체 타 부위에 대한 진찰이 필요

2. 증상

(1) 기저귀를 바꿀 때 다리가 잘 안 벌려지는 것 같다.
(2) 한 쪽 다리의 길이가 길어 보인다 (실제로 고관절 탈구의 경우 이환된 하지의 길이는 오히려 짧아 보임).
(3) 보행기 이용 환아에서는 오리걸음을 보인다.

3. 진단

(1) 이학적 및 방사선 소견

1) 신생아에서는 증상이 분명하게 나타나지 않는 경우가 많아 조기에 진단되지 못하는 경우가 있다.
2) 고관절 외전 운동의 제한 (그림 16-5), 내측 대퇴부에 있는 피부 주름의 비대칭 혹은 고관절의 굴곡-외전한 위치에서 좌골대둔 피부 주름 (ischiogluteal fold)이 비정상적으로 깊어져 있을 경우 의심
3) 보행기 이후에 증상은 더욱 뚜렷해지며 하지의 단축이 있어 보행을 할 때 파행을 보이고 특히 양측성일 때는 회음부가 넓어지며 오리걸음으로 보행
4) 방사선 소견 상 신생아에서는 아직 이차적인 변화가 적고 대퇴 골두의 골화 (ossification)가 되지 않은 상태이며 비구를 비롯한 골반골도 많은 부분이 골화가 되지 않아 방사선 소견만으로는 판단이 어려운 경우가 많음
5) 경우에 따라 초음파를 이용하여 방사선 조사 없이 대퇴골두와 비구의 연골 형태 및 상관관계를 역동적으로 검사 가능

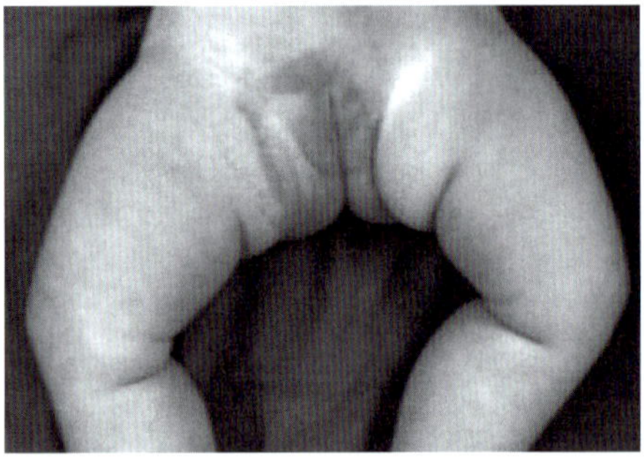

그림 16-5 좌측 고관절 탈구 환자로 고관절의 외전 제한으로 인한 기저귀 발진이 관찰된다

4. 탈구된 유형에 따른 분류

(1) **완전 탈구** (Dislocation): 대퇴골두가 비구 (acetabulum)로부터 완전히 벗어나 연골면의 접촉이 없는 것 (그림 16-6)

(2) **아탈구** (Subluxation): 대퇴골두가 비구와 부분적으로만 접촉이 있는 경우

(3) **이형성** (Dysplasia) **고관절**

1) 대퇴골두 또는 비구의 어느 한쪽 또는 양측의 발달이 불충분한 상태
2) 고관절의 불안정성 즉 대퇴골두가 비구로부터 전위되려고 하는 경향 때문에 발생된 이차적 변화

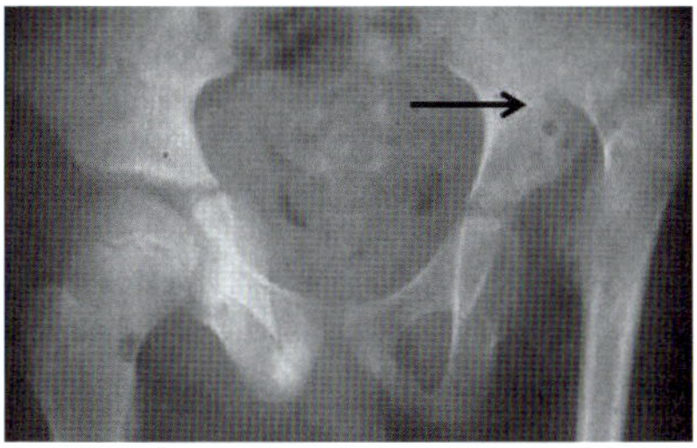
그림 16-6 좌측 발달성 고관절 탈구의 방사선 소견

5. 치료

(1) 비구의 발달

1) 대퇴골두의 전위 정도에 관계없이 발달이 불량
2) 동심적 (concentric)으로 정복된 대퇴골두에 의한 자극
   ① 비구의 정상적 발달을 유도할 수 있는 가장 중요한 요인
   ② 일단 완전 정복되면 비구의 발달이 활발해지며 대개 4 내지 8세까지 진행

(2) 치료법

1) **역동적 보조구:** 생후 6개월 미만의 경우 관절 낭이 이완되어 있고 관절순 (labrum)의 변화와 대퇴골두 및 비구의 형태적 변화가 적으므로 고관절을 굴곡 및 외전 위치로 하여 정복을 도와주는 가장 유용한 치료법 (그림 16-7)

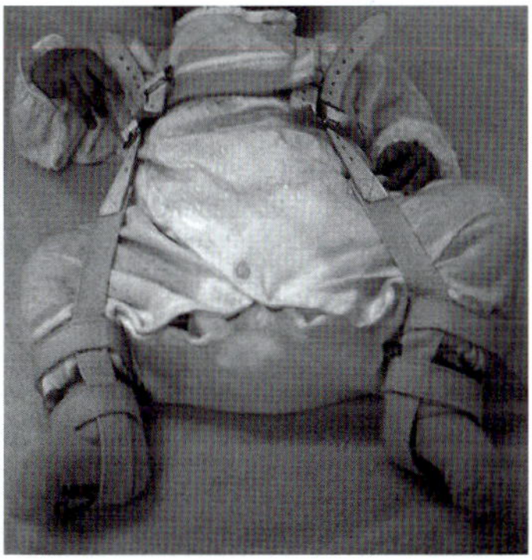
그림 16-7 발달성 고관절 탈구를 조기에 발견하면 단순 보조기로 쉽게 정복할 수 있다.

2) **도수정복**
   ① 역동적 보조기로 정복이 안 될 경우 전신 마취하에 시행
   ② 도수정복 시도 전 피부견인을 시행하기도 하며, 고관절 주위 연부조직의 긴장도를 감소시키며 모든 정복 과정은 결코 무리한 힘을 가하지 않고 자연스럽게 이루어져야 함
   ③ 도수 정복 시에 고관절 조영술 (arthrogram)을 시행하여 대퇴골두가 비구 내로 정복되는 지를 판단
   ④ 과도한 외전-외회전위 (frog leg position)나 외전-내회전위 (abduction-internal

rotation position)를 취하면 대퇴골두로 가는 혈관이 비구 연이나 주변근육에 의해 압박을 당하거나 긴장이 되어 골두의 무혈성 괴사 (avascular necrosis)가 올 수 있으므로 과도한 외전위치는 조심

⑤ 석고 붕대는 약 3개월 시행하며 이후 외전 보조기를 장착시켜 비구 발달을 유도

3) **관혈적 정복**: 도수 정복으로 정복이 되지 않을 경우 혹은 진단이 보행기 이후로 지연된 경우 필요

4) **관절 외적 수술**: 도수 정복술이나 관혈적 정복술을 시행하여 정복은 되었으나, 중립 위에서 계속적으로 아탈구를 보일 경우 시행

5) **비구 주위 절골술 (periacetabular osteotomy)**: 유년기와 소년기를 지나, 비구의 발달이 특히 불량하나 하지를 외전시키면 대퇴골두가 비구 중심에 와 동심적 (concentric)정복이 될 때 시행

6) **구제술 (salvage operation)**: 재 성형력이 없어진 성장기에는 비구의 직상부 외측에 골이식을 시행

6. 예후

(1) 조기에 발견하여 치료하면 정상적인 고관절 획득 가능

(2) 지연될 경우 심각한 해부학적 장애가 초래되어 조기에 퇴행성 관절염을 초래

Ⅲ. 선천성 만곡족 (Congenital clubfoot)

1. 족관절 및 족부 변형 분류

내반 (varus), 외반 (valgus), 첨족 (equinus), 종족 (calcaneus)의 네 가지 기본 변형

(1) 내반 변형: 후족부 (hindfoot)가 내번 (inversion)되고 전족부 (forefoot)가 내전 (adduction)된 상태

(2) 외반 변형: 후족부가 외번 (eversion)되고 전족부가 외전 (abduction)된 상태

(3) 첨족변형: 발이 족저굴곡 (plantar flexion)된 상태

2. 정의

첨족과 내반이 병합된 경우로 정의 (그림 16-8)

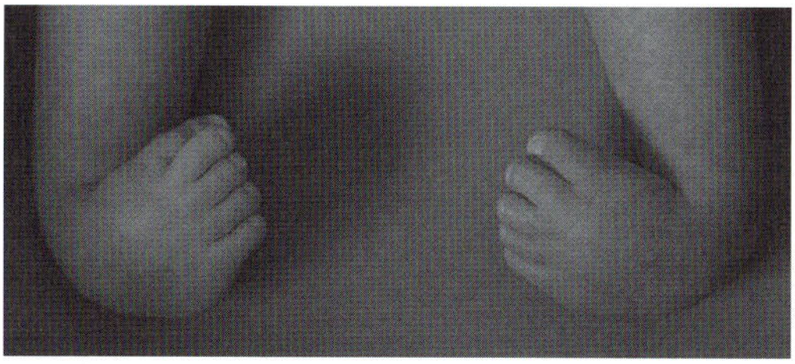

그림 16-8 선천성 만곡족의 실제 발 모습

3. 원인, 빈도 및 병태생리

(1) 원인은 여러 가지 가설이 제시되었으나 확실치 않음
(2) 생존 출생 1,000명당 2명 정도의 발생빈도
(3) 약 50% 정도가 양측성이며 남아에서 2배 정도 많이 발생
(4) 전족부의 내전, 후족부의 내반 및 족근 관절의 첨족 변형
(5) 다양한 정도의 연부조직 구축이 동반
(6) 독립된 변형으로 생길 수 있으며 관절 굽음증 (arthrogryposis)이나 척수형성이상증 (myelodysplasia)등과 동반되어 발생 가능
(7) 선천성 사경이나 고관절 및 하지의 염전 (torsion) 유무도 세심히 관찰 필요

4. 임상 소견

(1) 후족부는 첨족 및 내반되고 전족부가 내전되어 고정된 변형을 쉽게 볼 수 있고 요족 변형이 거의 수반
(2) 반대편 발보다 그 크기가 작으며 종아리도 작고 길이도 짧을 수 있음
(3) 전족부를 외전할 때 족부의 내측에 저항이 느껴지며 환자를 일으켜 세우면 발 외측에서 체중을 지탱하는 것을 볼 수 있음
(4) 변형이 덜 심하여 도수 정복으로 쉽게 교정될 수 있는 유연성 (flexible)형과 도수 정복으로는 거의 교정이 되지 않는 고정성 (rigid)으로 구분

5. 방사선 소견

(1) 표준 방사선 사진은 양쪽 발의 전후면 사진과 스트레스를 가한 족배 굴곡 (stress dorsiflexion) 측면 촬영
(2) 만곡족을 평가하는 중요한 각도는 전 후면과 측면 사진에서의 거종각 (talocalcaneal angle, Kite각)과 전후면 상에서의 거골-제1중족골각 (talo-first metatarsal angle)

6. 치료

(1) 진단과 동시에 시작
(2) 비수술적인 방법
  1) 석고 등을 이용한 치료

2) 임상적 및 방사선학적으로 교정될 때까지 매주 도수 조작 후 석고 붕대를 시행
3) 교정은 전족부의 내전, 후족부의 내반 및 족근 관절의 첨족을 교정하는 순서로 진행
4) 만약 후족부의 내반이 교정되기 전 족근 관절의 첨족을 교정하게 되면 후족부에서보다 중족부에서 배면 굴곡이 되어 발바닥이 밑으로 볼록한 흔들의자와 같은 호상족(rocker bottom foot)을 형성하게 되고 또한 거골체가 족근 관절 격자에 잘 맞추어지지 못한 상태에서 무리한 힘을 받게 되어 거골체의 편평화 (flattening of talus), 관절 강직의 심화 등이 발생 가능
5) 많은 경우 보존적 치료로 만족할 만한 치료결과를 얻을 수 있음 (그림 16-9)

(3) 수술
비수술적 치료에 반응이 없거나 치료가 늦어진 경우 족부의 후방과 내측의 연부 조직 구축을 수술적으로 이완시켜 주어야 함

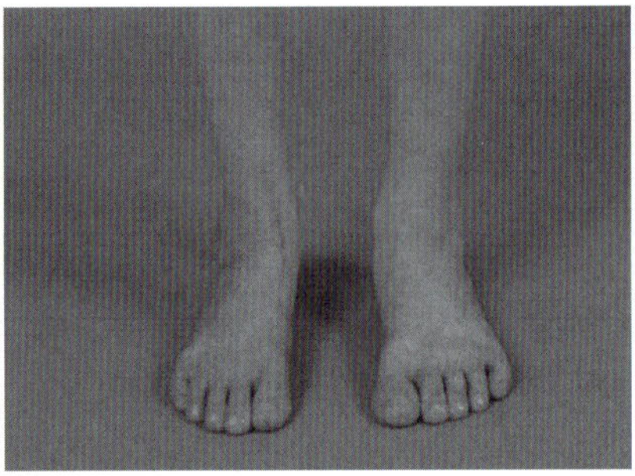

그림 16-9 단순 석고 교정으로 만곡족이 교정된 후 실제 발 모습

VI. 일과성 고관절 활액막염 (Transient synovitis of the hip)

1. 원인

(1) 전날 장시간 보행이나 뛰어 논 후 발생되는 경우가 제일 흔함
(2) 간혹 상기도 염증 등 바이러스 감염이나 가벼운 외상이 선행

2. 빈도 및 증상

(1) 3-8세의 건강한 아이에서 호발하며 다리가 아프다고는 하나 실질적으로 서혜부 (groin)나 무릎 주위의 미만성 통증을 호소하는 경우도 많음
(2) 특별히 압통 (tenderness)이 심하지는 않으며 대개 고관절의 외전 (abduction, 앙아 위에서 다리를 벌릴 때)시 이환부위의 제한을 쉽게 관찰

(3) 고관절을 싸는 막에 약간의 염증이 있다고 설명하며 약 4-5일간의 안정만으로도 자연 호전 될 수 있음을 알려 안심시킴

3. 치료 및 감별진단

(1) 진통제 (ibuprofen제제)의 처방과 침상 안정 (실질적으로 어려우므로 집 안에서만 생활하도록)이 유일한 치료법

(2) 일과성 고관절 활액막염 환아의 경우는 절룩거리기는 하지만 보호자와 함께 걸어서 내원하는 경우가 대부분이므로 패혈성 관절염 환아와는 활동성 (activity)만으로도 어느 정도 감별 가능

V. 골수염 (Osteomyelitis), 화농성 관절염 (Septic or pyogenic arthritis)

1. 골간단부 (Metaphysis)의 역할

(1) 종말 동맥 (terminal artery)이 골단판 바로 아래에서 꺾이면서 혈류속도가 느려지는 부위

(2) 골수염과 화농성 관절염의 제일 흔한 호발부위

2. 증상

(1) 동통, 부종, 발적, 압통과 관절 운동장애가 뚜렷

(2) 특히 화농성관절염은 절대적으로 응급 수술을 요하며, 골수염이 제대로 치료되지 않을 경우 심각한 후유장애를 남긴다 (그림 16-10).

3. 진단

(1) WBC: 환아의 약 2/3에서만 증가하여 급성 골, 관절 감염에서는 믿을 만한 지표가 못됨

(2) ESR

1) 보통 35 mm/h 이상으로 감염된 후 48 내지 72시간에 상승

2) 염증이 없어진 후 2 내지 4주에 정상화

3) 적절한 치료를 하더라도 초기 3일에서 5일간은 지속적으로 상승할 수 있으므로 첫 1주 동안 치료의 지표로 삼기 어려움

(3) C-reactive protein (CRP)

1) 감염에 의해서 더 신속하게 증가 (감염 시작 후 6시간에 상승)
2) 치료되면서 신속하게 감소
3) ESR보다 더 유용한 방법

(4) 혈액 세균 배양 검사: 환자의 약 30-50%에서 배양

(5) 단순방사선 검사 (그림 16-10)

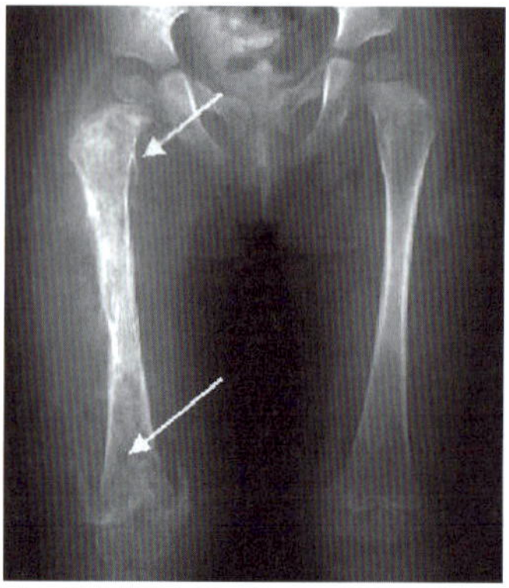

그림 16-10 간과된 우측 대퇴골의 골수염으로 인한 골 파괴와 골 단축 소견이 관찰된다.

1) 초기에는 골 변화보다는 근육층의 부종으로 인한 연부조직 변화를 관찰
2) 골 주사 검사 (bone scan)
   ① 감도 (sensitivity)가 대단히 높지만 특이도 (specificity)는 낮으므로 병변의 위치가 명확하지 않거나 다발성 병변이 의심되는 경우 유용
   ② 정상인에서도 골단판에의 흡수가 증가되어 있어서 pin hole view를 촬영하지 않으면 병변을 놓칠 가능성 존재
3) 골 천자 검사 (aspiration of the bone)
   ① 골수염의 경우 50-70%에서 세균 배양이 가능
   ② 수술 시행 여부의 결정에 도움 (농이 나오면 수술 요함)

4. 치료

(1) 초기치료: 정맥내 항생제 치료

(2) 수술의 적응증

1) 골 천자 검사에서 농이 검출될 때
2) 방사선 검사상 골 파괴 소견이 있을 경우
3) 항생제 요법을 시작한지 36 내지 48시간이 경과하여도 임상적 증상이 호전되지 않을 때

VI. 요통 (Back pain)

1. 소아에서 요통의 접근

(1) 소아에서 요통을 호소하는 경우는 드물지 않으므로, 3주 이상 지속될 경우 원인을 찾도록 노력

(2) 다음과 같은 병력이 있을 경우 기질적 질환이 의심하여 적극적 원인규명이 필요

1) 안정이나 고정으로도 호전되지 않고 지속되는 통증
2) 원인을 알 수 없는 발열 (fever)
3) 체중 감소, 전신 쇠약 등의 전신 증상
4) 신경 이상 소견 (대소변 기능 이상이나 지각 이상)
5) 좌측 흉추 측만증

2. 진단

(1) 방사선 검사: 척추 분리증, 척추 측만증, 척추 전방 전위증 등을 확인

(2) Bone scan: 신경학적 증상이 없을 경우 양성 및 악성 종양, 피로 골절 등의 유무를 확인하는 데 유용

(3) MRI: 신경학적 증상이 있는 경우 시행하며, 척추 종양, 척추 공동증, 추간판염, 추간판 탈출증 등 을 감별하는데 유용

(4) 혈액 검사: CBC, ESR, CRP는 선별 검사로서 시행

3. 감별 진단 및 치료

(1) 근육 염좌 및 좌상: 사춘기 운동 선수에게 상대적으로 흔하며 신경학적 검사는 정상이며, 치료는 안정과 휴식, 물리치료, 소염 진통제를 사용, 대개 통증은 몇 주 안에 가라앉음

(2) 추간판 탈출증: 성인보다는 드물지만, 다리로 퍼지는 방사통을 호소하며 신경학적 검사상 하지 거상 검사 양성, 심부 반사의 감소, 감각 이상, 근력 약화등의 소견

(3) 요추 윤상돌기 골절: 운동 선수에서 나타날 수 있으며, 반복적인 미세 외상을 통해 발생. 방사통이 있을 수 있지만 신경학적 증상은 보통 없음

(4) 척추 골절: 심한 외상이 있을 경우 생각 할 수 있으며, 방사선 검사, CT, MRI 등으로 확인 가능

(5) 척추 분리증 및 척추 전방 전위증: 요추에 흔히 위치하며 방사통이 있을 수 있고 요추의 전만이 소실될 수 있음. 측면 및 사면 방사선 사진을 통해 확인이 가능

(6) Sheuermann의 척추 후만증: 방사선 사진을 통해 척추의 전만이 소실되어 있는 경우 진단이 가능

(7) 추간판염 또는 척추골수염: 혈액 검사 및 발열 등의 임상증상으로 의심할 수 있으며, MRI 를 통해 확진이 가능

(8) 척추 종양: 방사선 검사, Bone Scan, MRI 등의 검사 시행이 필요

17장

비뇨기과질환

I. 수신증 (Hydronephrosis)

1. 정의

어떠한 구체적인 질환을 나타내기 보다는 신우 및 신배에 소변이 고여 있는 현상을 지칭하는 광범위한 용어이다. 수신증이 있다고 하여 반드시 요로의 폐색이나 방광요관역류와 같은 질환이 존재하는 것은 아니며, 시간이 지남에 따라 자연적으로 호전되는 경우도 있다.

2. 원인과 병태생리

(1) 가장 흔한 원인은 신우로부터 근위부 요관으로 넘어가는 신우 요관이행부 (ureteropelvic junction)의 협착이며, 요관에서 방광으로 넘어가는 요관 방광이행부 (ureterovesical junction)의 협착이 있을 때도 발생할 수 있다.

(2) 후부요도판막과 같이 요도가 막혔을 때도 방광벽이 두꺼워지면서 요관으로부터 방광으로 소변이 흐르지 않아 수신증이 유발되기도 한다.

(3) 방광으로부터 신장으로 소변이 거꾸로 올라가는 방광요관역류가 있을 때에도 수신증이 발생할 수 있으나 역류가 심해야 나타나며 방광요관역류의 대부분에서는 수신증의 소견을 보이지 않는다.

(4) 신우요관이행부를 지나가는 비정상혈관에 의하여 요관이 눌려서 수신증이 발생할 수도 있는데 이는 보통 영유아기를 지나서 소아기, 주로 학령기에 발생한다.

3. 산전 진단 및 추적관찰

(1) 소아 수신증의 대부분은 산전초음파에서 진단된다. 빠르면 임신 20주 전후에 발견되며 이중에서 대부분은 요관의 발달과 함께 자연히 호전되므로 수신증의 경중을 가려서 생후에 추적해야 한다.

(2) 일반적으로 임신 3기에 신우의 전후직경 (anterior-posterior diameter, APD)이 10 mm가 넘을 때 의미 있는 태아수신증이라고 간주하며 출생후에 추적검사를 시행한다.

4. 증상

(1) 소변이 많이 고여 신우 및 신배의 확장이 심할 경우, 신생아나 유아의 복부에 낭성종물이 만져지며 만약 요로감 염이 동반되면 열성 요로감염의 증상이 나타난다.

(2) 산전에 진단되지 않았거나 소아기에 뒤늦게 발생하는 경우, 가장 흔한 증상은 측복부 통증이다.

5. 합병증

(1) 소변이 신우 및 신배에 고임으로서 한정된 공간에 압력이 높아져서 신장의 발달과 성장에 영향을 준다.

(2) 저류된 소변은 요로감염에 취약하며, 감염된 소변이 신장에 염증을 일으킴으로써 영구적인 흉터를 남길 수 있다.

6. 진단

(1) **초음파 검사:** 비침습적이고 간단하게 시행할 수 있으며, 수신증 정도를 명확하게 평가할 수 있는 가장 유용한 검사로 Society of Fetal Urology의 분류법이 흔히 이용된다 (그림 17-1).

그림 17-1 **수신증의 분류**

Grade	Central renal complex (pelvis)	Ultrasound	IVP
정상	Intact		
I	Mild splitting + dilatation		
II	Moderate splitting, but complex confined within renal border		
III	Marked splitting, pelvis dilated outside renal border. And calyces dilated.		
IV	Further pelvicalyceal dilatation		

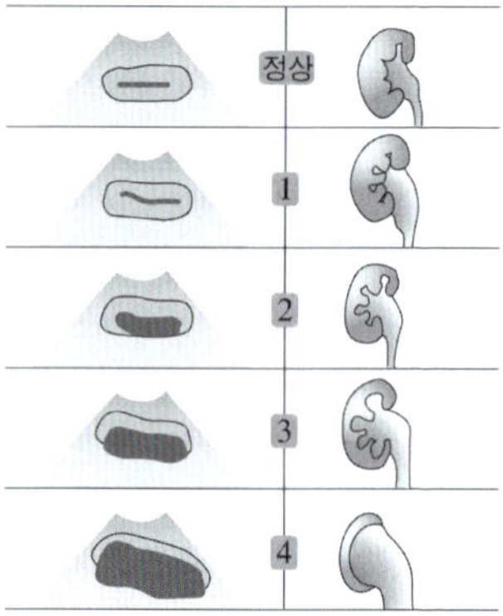

(2) 핵의학 검사

1) 신장기능의 평가를 위하여 이용되는데 신장실질의 상대적 기능만을 평가하는 dimercaptosuccinic acid (DMSA) 신스캔과 요로의 막힘정도를 같이 평가하는 이뇨성 신스캔 (Diuretic renal scan)이 있다.
   Diethylene triamine penta-acetic acid (DTPA) 신스캔과 mercaptoacetyltriglycine (MAG)-3 신스캔은 신장에서 요관과 방광으로 소변이 내려오는 속도를 평가하는데는 유용한 검사이나, 하나의 검사만으로 요로의 막힘 유무를 결정하는 것은 어려운 문제이다.
2) DTPA 신주사도 상대적인 기능에 사용되기도 하지만 MAG-3 신주사가 더 좋다.
3) 신장에서 요관과 방광으로 소변이 내려오는 속도를 평가하는데는 MAG-3 신주사 혹은 DTPA 신주사가 사용된다.

(3) Voiding cystourethrogram (VCUG)

1) 초음파검사에서 수신증이 발견되면 10% 내외에서 방광요관역류 (vesicoureteral reflux, VUR)가 동반된다. 모든 수신증 환아에서 침습적인 검사인 VCUG를 해야하는지에 대하여 논란이 있으며 점차 VCUG의 적응증이 감소되고 있는 경향이다.
2) 반드시 VCUG를 시행 해야하는 경우는 초음파 검사에서 하부요관의 확장이 발견되거나 요로감염이 발생될 때이다.
3) 최근에는 MRI를 하기도 하지만 초음파와 신주사를 능가한다는 뚜렷한 증거가 부족하여 보편화되지는 못하고 있다.

7. 치료

(1) 수신증이 grade III 이상일 경우, 요로감염의 위험성이 있고 신장 성장을 방해할 가능성 이 있다고 판단되므로 주의깊게 관찰해야 하며, 필요에 따라서 예방적 항생제를 투여한다.
(2) 추적관찰 중 신스캔에서 신기능이 감소되고 있거나, 예방적 항생제 투여에도 불구 하 고 요로감염이 발생한다면 막힌 부분을 제거하고 정상부분을 이어주는 신우성형술 (pyeloplasty)을 시 행한다.
(3) 신생아기나 영유아기에는 정상이다가 소아기에 발생하는 수신증은 신장기능에 의하여 수술의 적응증을 정하는 것이 아니고 측복부 통증 등의 증상에 따라서 수술여부를 판단 한다.

Ⅱ. 과민성방광 (Overactive bladder)

1. 정의

갑자기 소변이 마려운 요절박 (urgency)을 호소하는 질환으로 흔히 요실금과 빈뇨가 동반된다. 하지만, 요실금과 빈뇨가 과민성방광을 진단하는 데 반드시 필요한 필수조건은 아니다. 한편, 척수이형성증과 같은 신경학적인 이상이 있는 경우에는 신경인성 배뇨근 과활동성 (neurogenic detrusor overactivity)이라는 용어를 사용하며 이는 일반적으로 과민성방광과는 구별되는 질환이다.

2. 원인과 병태생리

(1) 뇌성마비, 엉치뼈무형성 (sacral agenesis), 척수손상, 척추갈림증 (spina bifida) 등의 신경학 병변 (neurological lesion)이 있는 경우 나타나는 신경인성 (neurogenic) 배뇨장애와 뚜렷한 신경학 병변이 없이 배뇨장애가 나타나는 비신경인성 (non-neurogenic) 배뇨장애가 모두 과민성방광을 야기할 수 있다. 그러나 전자는 원인 질환에 따라 심각성을 더하므로 일반적으로 후자인 비신경인성 배뇨장애를 과민성방광으로 일컫는다.
(2) 배뇨근과활동 (detrusor overactivity)에 의한 불수의적 배뇨근수축이 주된 병인으로 여겨지고 있다. 유아에서 보이는 불수의적 배뇨근수축을 억제하는 기능의 성숙이 지연되어 생긴다는 것이다.
(3) 요도조임근 (urethral sphincter)이 적당하게 열리는 과정이 잘못되어 나타나는 배출장애 (emptying failure)에서도 과민성방광이 나타날 수 있다. 이는 조임근의 수축을 이겨내기 위하여 배뇨근이 과하게 활동하게 되는데 기인한다.
(4) 변비가 심할 때도 배뇨근과 요도조임근의 기능에 영향을 미쳐서 과민방광을 일으킬 수 있다.

(5) 최근에는 소변마려움을 느끼는 방광의 감각기전의 변화가 중요한 병인으로 생각되고 있다.

3. 증상

(1) 빈뇨 (frequency), 급박뇨, 급박요실금 (urge incontinence), 야뇨증 (enuresis), 야간뇨 (nocturia) 등이 대표적인 증상이다.
(2) 만 5세 이상에서 이러한 증상을 보이면 과민성방광으로 분류되며, 5세 미만에서는 배뇨 기능의 성숙이 지연되는 경우를 포함하므로 과민성방광으로 진단하기에 부적합하다.
(3) 과민성방광 환아를 관찰하면 나오려고하는 소변을 억지로 참으려는 행위를 쉽게 볼 수 있는데 이를 '배뇨지연행위'라고 한다. 대표적으로 여아에서는 서양식 인사하기 (Vincent's curtsy), 남아에선 바지춤잡기, 쪼그리기 (squatting) 등이 있다 (그림 17-2).

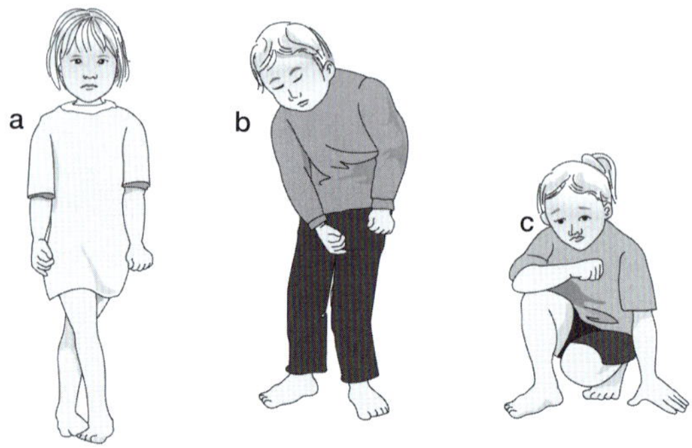

그림 17-2 과민성방광 환아에서 나타나는 배뇨지연행위:
(a) Vincent' s curtsy, (b) 바지춤잡기, (c) 쪼그리기

4. 진단

(1) 증상을 기초로 하여 환아가 과민성방광의 범주에 속하는지 하루 종일의 소변횟수와 한 번 배뇨시 소변양을 측정하는 배뇨일기를 통하여 판단한다.
(2) 정상소아에서 (나이+1)×30 cc가 자기 나이에 맞는 방광용적이라고 판단한다. 그러나 이는 많이 참았을 때이고 이 용적에 조금 모자라다고 무조건 과민성방광으로 진단해서는 안된다. 그보다는 위에 기술한 증상이 있는지가 더 중요하다.
(3) 신체검사에서 기본적으로 요도구의 모양이나 위치가 정상인지 확인해야 하고 신경학적 이상이 있는지 병력을 채집하고, 등의 상태를 확인하여 척추 이상이 있는지 살펴본다.
(4) 요검사는 기본적으로 해야 하며 이는 요로감염으로 인한 빈뇨 혹은 급박뇨 증상인지를 구별하는데 반드시 필요하다.
(5) 요흐름검사나 배뇨 후 잔뇨검사로 배출장애가 있는지 감별한다.
(6) 변비의 유무는 대변의 모양으로 판단하는 Bristol Stool scale을 이용하기도 하고 배를 만져보거나 단순 복부 X선 검사, 초음파의 도움으로 알 수 있다. 항문에 손가락을 넣어 확인하는 것이 정확하지만 환자가 불편해하므로 실제적으로 이용하기 어렵다.

5. 치료

(1) 아주 경한 정도의 과민성방광은 일정시간 동안 소변을 참아보도록 하는 배뇨훈련이나 항 콜린제를 이용한 약물치료로 효과를 볼 수 있다.
(2) 경한 과민성방광에서 치료효과가 크지 않거나 과민성방광의 증상이 심하다면 방광과 요도의 기능을 정확히 평가한 후 치료가 이루어져야 한다.
(3) 방광과 요도의 기능 평가는 요역동학검사 (urodynamic study)를 통해 이루어지며, VCUG와 동시에 시행하는 비디오요역동학검사가 가장 많은 도움을 준다. 이러한 검사로 저장장애, 배출장애 등이 구별되면 약물치료, 바이오피드백치료, 원인 제거를 위한 수술치료, 변비치료 등을 시행한다.

Ⅲ. 음낭수종 (Hydrocele)

1. 원인과 병태생리

(1) 고환은 복강에서 발생하여 태령 35주에 음낭으로 내려온다.
(2) 고환은 혼자서 능동적으로 내려오는 것이 아니라 고환과 연결된 부고환 (epididymis)의 꼬리에 이어진 고환길잡이 (gubernaculum)의 팽창과 변형으로 말미암은 호리병 모양으로 밀려내려 옴으로써 하강이 완성된다.
(3) 복강 속에 있던 고환이 복강 밖으로 나오기 위해서는 복강의 안쪽을 덮고 있는 복막을 관통하여 내려와야 하는데, 실제는 관통이 아닌 복막을 밀고 내려오게 된다.
(4) 음낭으로 내려온 고환은 주변에 복막으로 둘러싸이게 되며, 이것을 고환집막 (tunica vaginalis) 이라고 한다.
(5) 발생과정의 필연적 결과로 고환집막은 복막과 연결되어 있으며 태아기 또는 신생아기에 통로가 막혀야만 정상이다. 이 통로를 집막돌기 (processus vaginalis)라고 하며 이것이 막히지 않고 열려있으면 복강의 내용물이 음낭으로 내려온다.
(6) 복강 속에서 가장 잘 내려오기 쉬운 것은 복수이며, 복수가 고환집막에 고인 것이 음낭수종 (hydrocele) 이다. 신생아기에 통로가 막혀있지 않은 경우를 드물지 않게 관찰되는데 이것은 병이라기 보다는 성숙지연이라고 이해하는 것이 옳다.

2. 분류

(1) 교통성 음낭수종 (communicating hydrocele)과 비교통성 음낭수종 (non-communicating hydrocele)으로 분류한다.
(2) 소아에서 보이는 음낭수종은 모두 고환집막 통로가 열려서 발생하는 것이므로 교통성 음낭수종이라고 보는 것이 타당하다.

Ⅳ. 미하강고환 (Undescended testis)

1. 원인과 병태생리

(1) 고환이 음낭으로 내려와야 하는 이유는 낮은 온도를 유지해야 하기 때문이다.

(2) 비분화생식샘 (undifferentiated gonad)이 고환으로 분화되면 고환은 위의 조건을 갖추기 위하여 음낭으로 내려오는데 그 과정은 복강내이동과 서혜관이동으로 분류한다.

(3) 대부분의 잠복고환은 내서혜륜 (internal inguinal ring)의 주변 혹은 서혜관 (inguinal canal) 속에 위치하므로 서혜관이동에 실패하여 발생한다.

(4) 구조적으로 고환은 음낭으로 발달될 장소에 연결된 고환길잡이 (testicular gubernaculum)에 매달려있다. 고환길잡이가 부풀어지고 다시 그릇 모양으로 형태가 바뀌면서 고환이 그곳으로 빠져들게 되면서 고환의 이동이 완성된다. 그릇 모양의 고환길잡이 속에서는 고환올림근 (cremasteric muscle)이 발달하여 고환을 감싸게 되고 이 근육은 미하강고환의 여러가지 분류에 중요한 역할을 한다.

2. 분류

(1) 잠복고환증 (Cryptorchidism)

1) **정의**: 정류고환이라고도 하며 고환이 뱃속에서 발생하여 음낭까지 내려오는 길에 어딘가에 정체되어 있는 것을 말한다.

2) **원인**: 음부대퇴신경, 테스토스테론, 복압, 부고환기형, calcitonin gene-related peptide (CGRP) 등 여러가지가 거론되고 최근에는 내분비계장애물질까지 원인으로 주장되고 있으나 어느 한가지의 원인보다는 여러가지 원인의 복합에 의하여 잠복고환이 발생하는 것으로 추정된다.

3) **이학적 검사**

① 한쪽 또는 양쪽 고환이 없다고 병원에 내원하면 진찰대에 눕힌 후 고환을 촉진한다.

② 고환의 위치는 고환이 내려오는 길인 서혜관 (inguinal canal)을 중심으로 그보다 위에 있거나 서혜관 속에 있거나 서혜관을 빠져 나와 서혜관 바로 아래 또는 음낭의 상부에 있다.

③ 바로누운자세 (supine position)에서 하복부를 부드럽게 주무르면서 다리쪽으로 밀어내리면 서혜부 주변의 고환을 발견할 수 있다.

④ 만약 잘 만져지지 않으면 아기를 앉혀놓고 책상다리를 하고 아기의 뒤에서 아랫배를 부드럽게 만져보면 서혜부의 고환을 쉽게 촉진할 수 있다.

⑤ 신생아기에는 아기가 피하지방이 별로 없어서 진찰이 쉬우나 유아기부터는 그렇지 않아서 진찰이 어려울 수 있다. 따라서 신생아기에 진찰이 무엇보다도 중요하다.

⑥ 고환이 서혜관에 먼 윗쪽에서 정체되어 있으면 만져지지 않을 수도 있으며 이를 복강내잠복고환이라고 한다.

4) **감별진단**

① 고환이 발생조차 하지 않은 무고환증 (anorchidism)과 고환이 발생하다가 퇴화된 퇴

화고환 (nubbin testis; vanishing testis) 등이 있다.

② 복강내 고환과 이들을 감별하기 위하여 초음파, CT, MRI 등을 하기도 하나 실효를 거두기 어렵다. 설사 고환으로 추정되는 어떤 음영이 보인다고 하여도 그것이 고환이라는 것을 확진할 수 없기 때문이다.

③ 유일한 감별방법은 복강경으로 직접 들여다 보는 것이다.

5) **치료**

① 호르몬 치료 : 과거에 우선되었으나 20년 이상의 추적 연구 결과 득보다 실이 많은 것으로 여겨진다.

② 수술적 치료 : 현재까지 가장 정당한 치료로 인정되고 있다. 생후 뒤늦게 자연적으로 하강한 고환은 아래 그림 (그림 17-4)과 같이 고환길잡이 (gubernaculum testis)가 제위치에 있지 않아 결국에 아래 기술되는 미끄럼고환이 되므로 결국에는 수술 교정을 해야 하는 경우가 많다.

③ 수술시기는 생후 6개월에서 1세 사이가 권장된다. 생후 6개월 이전은 마취의 위험성도 있고 고환과 주변 조직이 튼튼하지 못하여 수술에 의한 손상이 우려되기 때문이다.

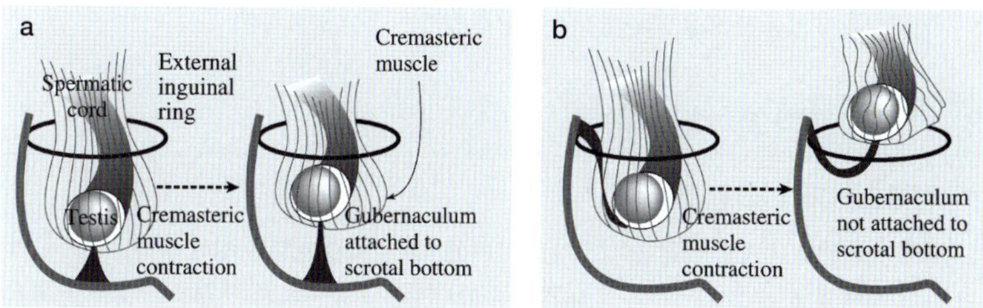

그림 17-4 고환올림반사동안 고환의 위치: (a) Gubernaculum이 정상적으로 음낭바닥에 붙어있는 경우 cremasteric reflex시에도 고환은 음낭안에 있다. (b) Gubernaculum이 음낭 바닥에 붙어있지 않을때 자연적으로 내려와야할 고환은 cremasteric reflex시 여전히 올라간다.

(2) 미끄럼고환 (활주고환, Gliding testis)

1) **정의**

① 고환을 잡아당기면 음낭으로 내려오나 손을 놓자마자 다시 서혜부로 올라가는 것을 말한다.

② 대부분의 미끄럼고환은 태어날 때에는 잠복고환으로 있다가 조금씩 내려와서 음낭의 윗부분 또는 중간까지 내려온 경우이다. 이를 'late descender' 라고 일컬으며 1세 전후에는 음낭에 있는 것 같이 보이나 더 나이가 들면 점점 올라가는 미끄럼고환이 된다.

2) **치료**: 잠복고환과 마찬가지로 수술적 교정으로 치료한다.

(3) 퇴축고환 (Retractile testis)

1) **정의**: 고환이 태생전에 정상적으로 내려왔는데 이후 서혜부로 다시 올라가는 것을 말한다. 이는 고환길잡이도 정상이고 고환도 정상으로 발달한 상태에서 생기는 현상이다.

2) **병인**

① 잘 내려온 고환이 다시 올라가는 이유는 고환올림근 (cremasteric muscle) 의 활동 때문이다.

② 고환올림근이란 고환길잡이가 발달하여 분화할 때 고환길잡이 속에서 분화하여 복벽의 내복사근 (internal oblique muscle)과 연결되는 구조이다. 이 근육은 고환을 감싸고 있으면서 근육이 수축하면 고환이 위로 올라가고 이완하면 고환이 아래로 처지게 된다.

③ 성인에서 근육의 역할은 외부온도가 더우면 근육이 이완되고 외부온도가 추우면 수축함으로써 고환의 생식기능을 보존하는 것이다. 반면에 소아기에는 외부의 충격이 있으면 고환을 뱃속으로 밀어올려서 고환을 보호하는 역할을 하며 5-8세의 연령에 근육의 활동이 가장 심하고 신생아기에는 근육이 거의 수축하지 않는다.

④ 신생아기에 음낭에 잘 존재하고 있던 고환이 2-3세가 지나면서 점차적으로 올라가게 되며, 어 느 정도는 허용이 되나 그 정도가 심하면 고환의 혈류가 간헐적으로 막히면서 고환에 점상 허혈이 나타날 수 있다.

3) **치료**: 대부분의 퇴축고환은 그 정도가 약하여 치료의 대상이 되지는 않는다. 따라서 1세 이후 고환이 음낭에 자주 없다고 하면 6개월에서 일년의 간격으로 고환위치를 추적하면서 혹시 있을지 모를 고환성장장애를 확인하는 것이 중요하다.

3. 미하강고환의 치료 원칙

(1) 잠복고환과 미끄럼고환

1) 고환이 충분히 내려오지 않은 경우이므로 인위적으로 내려오도록 해야 한다.
2) 출생시 음낭에 충분히 내려오지 않았다고 하더라도 자연적으로 내려오는 경우가 있으므로 1-2세까지는 기다려보자는 의견들이 있었으나 고환이 음낭에 위치하고 있지 않은 기간 동안 고환의 손상이 진행될 수 있고 늦게 내려온 고환은 도로 올라가는 예가 많아 생후 6개월이 지나면 바로 수술적 교정 (고환고정술, orchiopexy)을 한다.
3) 대부분 고환집막돌기가 개방되어 있으므로 (탈장을 동반하고 있으므로) 서혜부접근(inguinal approach)으로 하는 것이 보통이다.
4) 과거에 hCG나 LHRH 를 투여하여 치료하고자 하는 시도들이 있었으나 효과가 미지수이고 내려오는 듯 하여도 다시 올라가는 예가 많아 더 이상 선택되지 않는 경향이다.

(2) 퇴축고환

1) 이미 음낭으로 내려온 고환이 고환올림근의 과도한 활동에 의하여 올라가는 것이므로 치료의 시기와 방법을 달리한다.
2) 고환올림근의 활동이 절정에 이르는 5-7세까지는 고환 성장에 지장이 있는지 정기적으로 추적할 것을 권하여 만약 고환성장에 방해를 주는 것으로 판단되면, 보통 음낭으로 접근하여 고환을 음낭에 고정하는 수술을 시행한다.

18장

안과질환

I. 굴절이상 (Ametropia)

1. 정상 시력발달

소아의 시력은 출생 후 첫 수개월간 매우 빠르게 발달한다. 보통 생후 2개월 전에 눈맞춤을 하고, 생후 3개월에는 가까운 물체를 따라볼 수 있다. 시력발달이 현저히 늦어지는 경우에는 신경영상검사를 통하여 발달이상에 대한 확인이 필요하다 (표 18-1).

표 18-1 정상 시력발달 과정

시력발달	연령
단순주시	출생시
주시하기	6-9주
따라보기	3개월
조절	4개월
입체시	4개월

2. 소아 시력검사 (Visual acuity test)

3-4세 무렵 글자나 숫자를 알게 되면 시력 검사가 가능하며, 이 때 측정한 한눈 또는 두 눈 시력이 0.5미만이거나, 5-6세에서 한눈 또는 두 눈 시력이 0.6미만일 때, 또는 두 눈간 시력차이가 두 줄 이상일 때는 좀 더 정밀한 시력검사를 시행해야 한다.

약시 (Amblyopia)

- 단안의 최대교정시력이 정상시력을 보이지 않는 경우나 양안의 시력 차이가 시력표에서 두 줄 이상 있을 때를 말하며, 전 인구의 약 3-5%정도에서 발생한다. 치료는 안경으로 굴절이상을 교정하고, 사시 등의 기저 원인을 치료하며, 좋은 눈을 가려 약시안을 사용하도록 유도하는 가림치료를 한다. 시력이 주로 발달하는 시기인 만 8세 이전에 치료를 해야 좋은 효과를 기대할 수 있다.

3. 굴절이상의 정의

렌즈의 굴절력과 안축장의 불균형으로 망막에 또렷한 상이 맺히지 못하는 상태

4. 굴절이상의 종류

(1) 원시 (Hyperopia)

1) **정의:** 먼 곳을 보았을 때 눈으로 들어온 평행광선이 망막 뒤에 초점을 맺는 경우

3. 사시의 치료

사시 치료의 목적은 양안 단일시 (입체시)를 획득 또는 유지하고 안구의 위치를 똑바르게 하여 외관상으로 보기 좋게 하는 것이다.

(1) 비수술적 치료

1) **광학적 방법**: 굴절이상을 교정하여 정상 시력을 갖도록 하여야 하며, 조절마비굴절검사를 실시하여 안경을 착용시킨다. 이중초점렌즈나 프리즘 안경을 착용시킬 수도 있다.
2) **약물치료**: 조절내사시에서 원시안경 착용 대신 축동제의 점안으로 내사시를 교정할 수 있으나 장기적 사용은 여러 부작용을 일으킬 수 있어서 잘 사용되지 않는다. 최근 보툴리눔 A 독소를 급성 마비사시 환자에서 사용하기도 한다.
3) **약시치료**: 사시로 인한 약시는 수술 전에 교정을 한다. 가장 좋은 방법은 좋은눈가림을 하여 사시가 있는 눈을 자꾸 사용하게 하는 것이다. 시력이 좋아질 때까지 지속적으로 한다.

(2) 수술적 치료:

비수술적 치료로 교정되지 않거나 비수술적 치료 적응이 되지 않는 사시는 수술을 해야 한다. 수술은 정상안이나 사시안 중 어느 쪽 눈에도 실시할 수 있다. 수술에는 외안근을 단축시켜 견인력을 강하게 하는 방법과 외안근의 위치를 뒤로 하여 근육의 견인력을 약하게 하는 두 가지 방법이 있다.

III. 전신질환의 안증상 (Ocular manifestations of systemic diseases)

눈과 전신 질환

- 사람의 눈은 여러 전신질환으로 인해 특징적인 병변을 나타내며 특히 눈의 병변은 원인 질환으로 인한 전신증상이 나타나기 전에 발견될 수도 있다.

1. 감염질환

(1) 세균성

1) **성홍열** (scarlet fever): 심한 결막충혈과 결막염이 생기고, 드물게는 각막궤양, 앞포도막염, 안와봉소염도 함께 발생되는 수가 있다.
2) **단독** (erysipelas): 눈꺼풀에 먼저 오고 결막염, 수포각막염, 각막궤양, 포도막염, 유리체 농양, 시신경염, 눈물샘염, 안와봉소염, 3, 4, 6 신경마비도 발생할 수 있다.
3) **결핵** (tuberculosis): 원발성 감염은 극히 드물며, 각공막염, 각막간질염, 포도막염, 시신경염 등이 합병되고 전체 안구염까지 드물게 발생한다. 또한 항결핵치료는 시신경에 독성이 미칠 수 있으므로 특별히 유의해야 한다.

4) **매독** (syphilis): 선천매독에서는 맥락막염, 각막간질염이 온다. 후천매독에서는 초기에 단단한 결절이 눈꺼풀 또는 결막에 생긴다. 각막간질염, 공막염, 포도막염, 안와골막염 등도 생길수 있으며, 시신경염은 시신경 위축을 초래하고 Argyll-Robertson 동공 등이 수반된다.

(2) 바이러스성

1) **단순포진** (herpes simplex): 눈꺼풀에 수포형성, 결막염, 가지모양각막염, 만성원반각막염, 포도막염, 급성망막괴사증 등을 일으킨다.
2) **대상포진** (herpes zoster): 눈꺼풀피부에 반흔을 남기는 수포형성, 눈에는 각막궤양과 천공, 만성 앞포도막염, 공막염, 백내장, 녹내장 등을 초래한다. 망막 혈관염, 급성 망막괴사증 등도 발생할 수 있다.
3) **홍역** (measles): 농성분비물을 보이는 결막염과 Koplik 반점도 나타난다.
4) **풍진** (rubella): 50% 이상에서 눈에 증상이 나타나고 선천백내장, 앞포도막염, 전방각이상과 이로 인한 녹내장, 망막병증을 보게 된다.
5) **후천성 면역결핍증** (acquired immunodeficiency syndrome): 환자의 50-70%에서 눈이 침범된다. 가장 흔한 증상은 면화반과 망막출혈을 동반하는 망막혈관협착증이며, 기회감염으로 CMV, 단순포진, 대상포진, toxoplasma 등에 의한 망막염을 일으킨다. 그 외 눈꺼풀과 결막에 Kaposi 육종이 생길 수 있다.

(3) 진균성: 칸디다증 (candidiasis)의 경우 망막혈관을 통해 망막 또는 맥락막의 색전증, 안내염이 생긴다.

2. 자가면역질환과 유전성 결체조직질환

(1) 자가면역질환

1) **류마티스관절염** (rheumatoid arthritis): 상공막염, 공막염이 생기며, 건성 각결막염도 약 15%정도에서 나타난다.
2) **소아기류마티스관절염** (juvenile rheumatoid arthritis): 눈의 증상이 먼저 나타나는 경우도 있는데, 만성앞포도막염이 잘 생기며, 이로 인해 백내장, 녹내장, 띠모양각막병증 등이 생긴다.
3) **베체트병** (Behcet's disease): 눈의 증상이 전 증례의 75%에서 나타나며, 초기에 망막혈관이상, 정맥주위염, 시신경유두염, 홍채염 등으로 발전하고 재발하기 쉽다. 점차 나빠져서 실명되기도 하며 예후가 불량하다.
4) **Sjögren 증후군** (Sjögren's syndrome): 건성각결막염이 잘 나타난다.

(2) 유전성 결체조직질환: Marfan 증후군의 경우 눈에는 수정체 탈구가 잘 오며 굴절이상, 거대각막, 백내장, 포도막결손, 속발녹내장 등이 나타난다.

3. 순환기, 혈액질환

(1) 순환기질환

1) **동맥경화**: 안저에서는 망막중심동맥과 시신경 유두에 인접한 분지에서 관찰되며, 동맥의 가늘어짐, 주행변화, 동맥폐쇄, 정맥폐쇄 등이 발생할 수 있다.

2) **고혈압망막병증**: 망막소동맥의 가늘어짐, 정맥의 가늘어짐, 망막출혈, 면화반, 경성 삼출물, 부종 등의 변화를 일으킨다.

(2) 혈액질환

1) **빈혈**: 결막의 창백, 망막출혈, 맥락막출혈, 망막의 면화반 등이 나타난다.
2) **백혈병**: 속발성인 때는 망막출혈, 맥락막 출혈 등과 함께 백혈구 세포가 망막과 맥락막 내에 응집되며 불규칙한 백색점이 나타난다.
3) **림프종**: 단독으로 윗눈꺼풀결막낭 밑에 발생하는 수가 있고, 망막 출혈도 나타난다.

4. 내분비, 대사질환

(1) 내분비질환: 갑상샘안병증의 경우 눈의 건조함, 결막충혈, 결막부종, 안구돌출, 복시, 안구운동장애, 제한성 사시, 노출성 각막염, 시신경장애등이 나타날 수 있다.

(2) 대사질환

1) **당뇨병**: 안증상은 당뇨, 고혈당, 다뇨, 다갈증 등이 생기기 전에 나타날 수도 있으므로 원인이 확실하지 않은 망막변성, 백내장, 외안근마비, 시신경염이 갑자기 나타난 경우에는 당뇨병의 가능성을 고려해야 한다. 시력예후는 연소형이 성인형보다 더 나쁘다. 합병증으로는 당뇨망막병증, 백내장, 홍채 신생혈관, 속발녹내장, 외안근마비, 홍채모양체염, 시신경병증 등이 발생할 수 있다.
2) **백색증**: 만성눈꺼풀연축, 눈부심, 눈떨림, 시력장애 등이 생기며, 환자의 약 2/3에서 황반부의 무발육증, 고도원시, 난시, 사시 등이 나타난다.
3) **윌슨병**: 각막 윤부 가까이에 환상으로 녹갈색의 색소침착이 있는 Kayser-Fleischer 고리와 해바라기 백내장이 나타난다.

(3) 영양장애

1) **비타민 A 결핍증**: 건성안이 생기며 각막지각도가 감소하여 시력장애가 나타나기도 한다. 야맹증이 조기에 출현한다.
2) **비타민 D 과다증**: 각막과 결막에 칼슘이 침착되는 것이 흔한 안질환이다.

5. 기타질환

사르코이드증 (sarcoidosis)의 경우 눈꺼풀 피부에 소결절염증과 결막의 결절염증 및 결절상 공막염을 일으킨다. 포도막염이 광범위하게 오기도 하며, 유두부종과 유리체 혼탁이 합병하는 경우도 있다.

Ⅳ. 선천 안질환 (Congenital ocular diseases)

1. 눈꺼풀, 눈물기관질환

(1) 눈꺼풀질환:
눈꺼풀처짐 (ptosis)이 대표적으로 위눈꺼풀올림근 (levator palpebrae superioris muscle)의 근육 자체 또는 신경이상으로 발생하며, 선천성이 가장 많다. 선천성은 위눈꺼풀올림근의 발육이상이 원인으로 출생 시부터 나타나며, 시력 발달에 지장을 줄 수 있으므로 조기에 교정수술을 시행한다.

(2) 눈물기관질환

1) **선천코눈물관폐쇄** (congenital nasolacrimal duct obstruction): 정상 신생아의 약 6%는 코눈물관 하부의 비강쪽 개구부인 하스너판 (vale of Hasner)이 막힌 채로 출생한다. 생후 2주 정도부터 심한 눈곱과 눈물흘림이 있으며, 눈물주머니염이 동반될 수도 있다. 치료는 생후 12개월까지는 항생제 점안과 눈물주머니마사지를 병행하면 90% 이상에서 증상이 호전된다. 이후에도 치유되지 않으면 코눈물관더듬자 검사와 코눈물관내 실리콘관 삽입술을 단계적으로 시행한다.

2) **눈물낭종** (dacryocystocele): 신생아에서 눈물주머니부위가 팽대되는 모습으로 나타난다. 눈물주머니 내로 들어간 양수가 막힌 코눈물관 때문에 내려가지 못하고 고여서 나타나게 된다. 심한 경우에는 팽대된 코눈물관이 코 안으로 나와 호흡곤란을 일으키기도 하며, 코눈물관더듬자 검사로 치료할 수 있다.

2. 각막질환

(1) 전안부 이상발육 증후군 (Anterior segment dysgenesis syndrome)
전안부의 neural crest의 발달 이상으로 홍채, 전방각 및 각막의 이상이 같이 나타나는 증후군을 말하는데, 대개의 경우 홍채의 일부가 실모양으로 각막에 연결되어있으며, 각막 혼탁 및 녹내장을 합병하는 경우가 많다. Axenfeld 증후군, Rieger 증후군, Peter 이상 등이 있고, 다른 전신 기형과 동반되어 나타날 수 있다.

(2) 유피종 (Dermoid)
섬유 지방 조직으로 대개 단안에 1-5 mm 정도의 지름으로 각막 윤부에 걸쳐있다.

3. 선천백내장 (Congenital cataract)

단안 또는 양안에 발생하는 다양한 정도의 수정체혼탁을 말한다. 약시를 일으킬 수 있으므로, 양안 침범 여부 및 수정체의 혼탁 정도에 따라 수술 시기를 결정하여 필요한 경우 수술해야 한다. 출생 시에 발견된 단안의 심한 백내장은 생후 4-6주 까지는 기다렸다가 수술할 수 있으며, 양안의 백내장은 한쪽 눈은 생후 4-6주, 반대쪽 눈은 1-2주 후에 수술할 수 있다. 이후에 발견된 백내장은 시력이 0.4 이하로 저하되어 있거나, 동공중심에서 3 mm 이내에 위치하면서 시축을 가리는 경우에 수술을 고려할 수 있다.

4. 선천녹내장 (Congenital glaucoma)

전방각의 발육이상으로 인하여 안압이 상승한다. 환자의 25-40%에서 출생 시 증상을 나타내며, 약 80%에서 생후 1년 이내에 증상을 나타낸다. 약 2/3에서 양안에 발생하고 남아에서 좀 더 흔하다. 눈부심, 눈물흘림, 안검연축이 초기에 나타나는 전형적인 증상이며, 안구확장, 각막혼탁, 데스메막파열 등이 뒤이어 발생한다. 나이에 상관없이 확진되면 조기에 수술을 시행해야 한다.

5. 눈떨림 (Congenital nystagmus)

선천 눈떨림은 대표적으로 영아에서 발견되며, 주로 수평 방향으로의 눈떨림이 있다.

V. 외안부질환

1. 급성결막염 (Acute conjunctivitis)

(1) **임상적 특징:** 대부분의 급성결막염은 저절로 낫지만 전염성이 있으므로 주의를 요하며, 소아에서는 50-75% 정도가 세균성이다. 대부분의 감염성 결막염은 보통 수주의 경과를 가지나, 약물치료는 병의 경과를 단축시키고 증상을 경감시키며 전염력을 약화시키는 효과가 있다.

(2) **원인:** *S. pneumoniae*와 *H. influenzae*가 소아 세균성 결막염의 가장 흔한 원인이며 adenovirus는 전세계적으로 결막염의 가장 흔한 원인이나, 증상만으로 세균성 결막염과 바이러스성 결막염을 완전히 감별하기는 어렵다.

(3) **치료:** fluoroquinolone 점안제가 급성 세균성 결막염의 치료에 가장 많이 쓰이고 있으나 1세 미만 영아에서의 안전성은 확립되지 않은 상태이다.

2. 만성결막염 (Chronic conjunctivitis)

(1) **임상적 특징:** 만성결막염의 가장 흔한 원인은 알레르기 (allergy)이며, 전체 인구의 15% 정도에서 나타나고 가족력이 있는 경우가 많다. 가려움, 결막충혈, 눈물, 결막부종, 안검부종 등의 증상이 흔하다.

(2) **치료:** mast cell stabilizer와 antihistamine 점안제의 병합요법이 현재 가장 널리 쓰이고 있는 치료법이며, 심한 경우에는 스테로이드 점안제를 함께 사용하기도 한다.

3. 다래끼 (Hordeolum/Chalazion)

소아기에 안검에 생기는 질환 중에 가장 흔하며, 보통 임상적인 특징을 바탕으로 진단된다.

(1) **맥립종 (다래끼, Hordeolum):** 피지선 (sebaceous gland)의 폐색으로 인한 감염 및 화농

(2) **산립종 (콩다래끼, Chalazion):** 피지선의 비감염성 폐색으로 인한 육아종

(3) **치료:** 온열치료 등의 보존적 치료로 호전되는 경우가 많으나, 보존적 치료로 호전되지 않는 경우에는 배액소파술 (incision and curettage) 및 병변내 스테로이드 주사 (intralesional steroid injection) 등이 효과적으로 사용될 수 있다.

19장

이비인후과질환

I. 이비인후과 검사

1. 기본 검사

(1) 이경 (Otoscope) 검사

(2) 통기이경 (Pneumatic otocsope) 검사

(3) 비내시경 (Nasal endoscopy): 이경 (otoscope)과 검경 (speculum)으로 시행

(4) 구강 검진: 압설자 (Tongue depressor)를 이용하여 시행

(5) 경부 촉진: 종괴나 압통 등의 증상을 확인

2. 특수 검사

(1) 이현미경 (Otomicroscopy) 검사: 귀를 평가하는 기구, 흡입기는 분비물 제거에 유용

(2) 연성 내시경 (Flexible endoscopy) 검사: 비인두내시경 (nasopharyngoscopy)으로 코, 구개, 인두, 하인두, 후두를 검사

(3) 청각학 (Audiology)

1) 시각강화 청력검사: 생후 6개월 이상의 영아에서 가능한 검사
2) 이음향방사, 청성뇌간반응: 6개월 미만이나 협조가 안 되는 경우도 가능한 검사
3) 자동화 청성뇌간반응: 신생아 청력 조기 검진 검사

II. 소아 만성 비부비동염 (Pediatric chronic rhinosinusitis)

1. 정의, 원인, 진단, 약물 치료

p238 "부비동염" 참조

2. 수술적 치료

1) 내과적 치료에 반응하지 않는 경우 최소 침습적 내시경 수술을 고려
2) 내시경 수술은 장기적으로 소아 안면골 성장에 영향을 주지 않음
3) 내시경 수술의 적응증: 표 19-1

표 19-1 소아 부비동 내시경 수술의 적응증

절대적 적응증	상대적 적응증
심한 비용종에 의한 비강 폐쇄 상악동 후비공 비용 두개강내 합병증 점액낭종과 점액 농류 안와 합병증 시신경관 외상 부비동염에 의한 누낭염 진균성 부비동염 수막뇌류 종양	적절한 내과적 치료에 실패한 만성 부비동염 적절한 내과적 치료에도 불구하고 자주 재발하는 재발성 급성 부비동염

Ⅲ. 폐쇄성 수면무호흡증후군 (Obstructive sleep apnea syndrome)

1. 소아의 특징

(1) 지속적으로 발생하며 무호흡보다 저호흡이 많다.
(2) 수면효율, 수면 단계의 비율도 비교적 정상이며, 주간 증상도 적은 편이다.
(3) 수면 중 발한, 계속 돌면서 잠, 목을 뒤로 젖히거나 앉는 자세의 특이한 수면자세를 보인다.
(4) 남녀 성별의 차이가 없다.
(5) 편도 및 아데노이드의 상기도 림프 조직이 근골격의 크기에 비해 상대적으로 크기 때문에 2-8세의 취학 전 아동에게서 가장 흔하다.
(6) 수면무호흡 없는 단순 코골이도 행동 및 인지기능의 장애를 유발할 수 있다.

2. 임상양상 및 동반 질환

(1) 학습장애, 과잉행동과 주의력 결핍, 공격성 행동과 같은 행동장애
(2) 성장장애, 폐고혈압, 폐성심, 야뇨증

3. 진단

(1) 수면다원검사 (Polysomnography)

1) 소아에서의 진단기준

① 무호흡 (apnea)의 기준: 두번의 호흡주기 동안 호흡 정지
② 소아에서 폐쇄성 수면무호흡의 정의: Apnea-hyponea index (AHI)〉1

2) 소아에서 수면다원검사 시행의 기준
① 단순 코골이와 폐쇄성 수면무호흡증의 감별
② 수면장애가 있거나 주간졸음증, 폐성심, 성장장애, 원인 모를 적혈구증가증이 있는 환아가 코를 고는 경우
③ 수면다원검사 외 비디오 녹화나 음성녹음 같은 검사에서 심각한 기도 폐쇄 관찰시
④ 임상적 검사만으로 수술을 결정하기에 충분하지 못한 경우
⑤ 수술 후 합병증이 우려되고 수술 후에도 완전한 회복이 어려울 것으로 예상

4. 치료

(1) 편도 및 아데노이드 절제술 (Tonsillectomy and adenoidectomy, T & A)

1) 일차적 치료법
2) 심한 비만, 악안면 기형의 동반, 신경근육계 이상의 동반 시 증상이 남을 수 있음

(2) 지속적 양압 호흡기 (CPAP)

1) 소아에서 이차적 치료법
2) 6개월에 한번씩 마스크 교정이 필요
3) 시행 전 수면다원검사가 반드시 필요

Ⅳ. 난청의 조기진단과 조기재활

1. 신생아 청력 선별 검사

(1) 난청의 고위험군: p160 "청력 선별 검사의 적응증" 참고

(2) 검사방법

1) 청성뇌간반응 (Auditory brainstem response, ABR)
2) 자동화청성뇌간반응 (Automated auditory brainstem response, AABR)
① 자동화된 기기, "통과" 혹은 "의뢰" 판정
② 작동이 간단하고 비침습적이며 2-3분이면 검사가 완료

(3) 유발이음향방사(Evoked otoacoustic emission, EOAE)
① 신속하고 비침습적이고 저렴하여 신생아 청력 선별검사로 가장 널리 사용

VI. 경부 종물의 감별진단 (Differential diagnosis of neck masses)

1. 소아 경부 종물의 대분류

(1) 선천성: 대부분 여기에 해당된다.

(2) 후천성

1) 주로 염증성 (급성 혹은 만성) 병변이며, 종양은 드물다.
2) 적절한 치료 후에도 지속적으로 커질 경우 악성 종양을 의심해봐야 한다.

2. 진단

(1) 병력

1) 병변의 기간, 크기의 증가, 식사 시 동통 여부, 성장 양상, 병변의 성상 확인
2) 여행 과거력, 동물 노출력, 이전의 손상 여부, 약물 노출 여부의 과거력 확인
3) 열감, 체중감소, 피로, 야간 발한 등의 동반증상 여부 확인

(2) 신체검사

1) 두경부 영역의 포괄적인 신체 검사
2) 겨드랑이, 사타구니 등의 림프절 비대 유무와 비장 종대 유무를 확인
3) 림프절의 최대 직경이 2 cm 이상일 경우 추가 정밀검사가 필요
4) 경부 림프절 증대의 위치가 원발 부위를 파악하는 데 중요
5) 비대된 림프절의 성상 파악

(3) 진단적 검사

1) 혈액 검사: 악성 종양 혹은 전신 감염이 의심될 경우
2) 혈청 칼슘이 증가된 경우: 유육종증 (sarcoidosis)을 의심
3) 갑상선 기능 검사: 갑상선 종물의 경우
4) Vanillylmandelic acid (VMA) 소변 검사: 신경모세포종 (neuroblastoma)이 의심스러운 경우
5) 세침흡인검사, 절개 혹은 절제 생검: 감염성 병변과 종양성 병변을 감별

3. 선천성 경부 종물

(1) 새열 낭종 (Branchial cleft cyst)

1) 선천성 병변의 1/3을 차지
2) 무통성, 가동성의 종물이 상기도 감염 시 염증을 일으키고 때로 농양을 형성

3) 치료: 염증이 동반된 경우 항생제 치료를 우선 하고 수술적인 제거

(2) 갑상설관낭종 (Thyroglossal duct cyst)

1) 소아에서 선천성 경부 병변의 1/3을 차지
2) 대부분 경부 중앙 설골 (hyoid bone) 부근에서 발견
3) 45%에서 수술 후 병리 소견에서 갑상선 조직이 발견
4) 대부분 무증상의 종물로 발현
5) 경부 초음파를 시행하여 갑상설관낭종과 이소성 갑상선 조직과의 감별이 필요
6) 치료: 낭종의 완전한 절제와 함께 설골의 일부를 같이 제거하는 수술 (Sistrunk operation)

(3) 림프관종 (Lymphangioma)

1) 부드럽고 무통성의 종물로 발견
2) 내부 출혈 혹은 염증이 동반됨에 따라 크기의 변화가 생긴다.
3) 주변 조직과의 경계가 불분명한 경우가 많아 완전한 수술적인 제거가 힘들다.
4) 치료: OK-432 (Picibanyl)를 이용한 경화요법 시행

(4) 혈관종 (Hemangioma)

1) 혈관의 증식성 병변으로 종양은 아니다.
2) 수 년 후에 소실되기에 경과 관찰이 우선
3) 치료: 기능성 장애, 출혈, 피부 괴사, 혈전 장애가 동반되는 경우 수술적인 제거, 레이저 시술, 스테로이드 주입을 시도

(5) 기형종 (Teratoma)

1) 비교적 드물고, 견고한 병변, 내부에 석회화가 동반되는 경우가 많다.
2) 치료: 수술적 절제

(6) 유피낭종 (Dermoid cyst)

1) 경부 중앙, 특히 턱밑에 흔히 발견되고 피부에 고정된 경우가 많다.
2) 감염되지 않은 경우 무통성인 경우가 많다.
3) 치료: 수술적 제거

(7) 후두 낭종 (Laryngocele)

1) 내부 병변: 갑상연골내 국한된 경우
2) 외부 병변: 병변이 갑상연골을 지나 갑상설골막을 관통한 경우
3) 증상: 애성, 기침, 호흡곤란, 연하곤란
4) 치료: 경부 접근을 통한 수술적 제거

(8) 가슴샘 낭종 (Thymic cyst)

1) 대부분 일측성 (주로 경부 좌측) 병변이며, 90%가 낭종성 병변
2) 치료: 수술적 제거

(9) 혈관 기형 (Vascular malformation)

1) 선천성 구조적 기형
2) 소아의 성장과 함께 자라며 소실되지 않는다.
3) 치료: 이상 부위의 결찰 혹은 제거

(8) 흉쇄유돌종양 (Sternocleidomastoid tumors of infancy)

1) 선천성 사경 (congenital torticollis)
2) 생후 1-8주에 생겨서 2-3개월까지 서서히 크기가 증가
3) 생후 4-8개월 경 크기가 감소하여 80%에서 종물이 사라진다.
4) 치료: 물리치료 등의 보존적인 치료

4. 후천성 경부 종물

(1) 바이러스성 림프절염

1) 바이러스성 상기도 감염으로 인한 반응성 림프절 증대
2) 상기도 감염의 증세와 함께 양측성 림프절 증대
3) 특별한 치료 없이 경과 관찰

(2) 세균성 림프절염

1) 화농성 림프절염
   ① 원인: *S.aureus*, group A β-Streptococcus 가 흔한 균주
   ② 증상: 상기도 감염과 동반되어 인후통, 이통, 피부 병변 등의 증세
   ③ 치료: 항생제, 약물 치료에 반응이 없을 경우 흡인 혹은 절개 배농
2) 묘소병 (Cat-Scratch disease)
   ① 원인: Bartonella henselae가 원인 균주
   ② 대부분 20세 이전 발병, 90% 이상에서 고양이에 노출 병력
   ③ 치료: 항생제
3) 톡소플라즈마증 (Toxoplasmosis)
   ① 원인: Toxoplasma gondii가 원인 균주
   ② 심근염, 폐장염의 합병증 발생 가능
   ③ 치료: 항생제
4) 결핵균 감염
   ① 항생제 치료에도 불구하고 지속적으로 커지는 무통성의 고정성 병변
   ② 체중 감소, 열감, 피로 등의 전신 증세가 동반되는 경우
   ③ 치료: 항결핵화학요법, atypical mycobacteria 감염일 경우 수술적 절제 혹은 절개 배농

(3) 진균 감염: Amphotericin B IV 치료

(4) 침샘염: 진통제, 수액 요법 등의 보존적인 치료, 필요한 경우 항생제를 추가

(5) 비감염성 염증성 질환

1) 가와사키병 (Kawasaki disease): 아스피린과 감마글로블린을 통한 염증 반응 감소 치료
2) 로자이-도프만병 (Rosai-Dorfman disease): 경과 관찰
3) 약물유발 림프병증: phenytoin, pyrimethamine, allopurinol, phenylbutazone 등이 원인
4) 유육종증 (Sarcoidosis): 경과 관찰

(6) 양성 종양

1) 지방종: 수술적 제거
2) 갑상선종 (Thyroid adenoma): 갑상선암과 감별을 위해서 수술적 제거 권장

3) 신경섬유종 (Neurofibroma): 주변 구조 손상을 주지 않도록 수술적인 절제
4) 다형선종 (Pleomorphic adenoma): 이하선 표재엽 절제술

(7) 악성종양

1) 림프종 (Lymphoma)
   ① 치료: 조직형 진단을 위한 절제 생검 후 항암화학요법
2)) 횡문근육종 (Rhabdomyosarcoma): 연부조직의 악성 종양 중 가장 흔함
   ① 치료: 수술, 방사선 치료, 항암치료의 병합 치료
3) 갑상선암 (Thyroid carcinoma)
   ① 대부분 유두상 암종 (Papillary carcinoma)
   ②치료
      a. 갑상선 아전절제술 혹은 전절제술 및 필요 시 경부 절제술을 시행
      b. 재발 방지로 갑상선 억제 요법, 방사성요오드치료로 절제 불가능한 종양 제거
4) 침샘암
   ① 점액표피암 (Mucoepidermoid carcinoma), 선방세포암 (Acinic cell carcinoma)
   ② 치료: 침범된 침샘의 절제와 필요 시 경부 절제술과 방사선 치료
5) 비인두암
   ① 비인두강의 종물, 일측성 중이염, 비루 및 비폐색이 동반
   ② 뇌신경 마비 증세
   ③ 치료: 방사선 치료가 기본이며 필요 시 항암치료를 병행
6) 신경모세포종 (Neuroblastoma)
   ① 일측성 Horner's syndrome과 동반
   ② 전신 침범이 흔함
   ③ 치료: 침범 범위에 따라 치료가 결정되며 수술적 치료, 방사선 치료, 항암치료를 병행

Ⅶ. 음성 질환 (Voice disorders)

1. 수술적 치료가 원칙인 음성 질환

(1) 성대 마비 (Vocal fold paralysis)

1) **원인**: 출생 시 손상, 중추신경계, 심장, 대혈관 등의 선천성 기형
2) 증상
   ① 일측 성대마비: 천명, 약하고 헐떡이는 울음소리, 흡인, 수유 시 청색증
   ② 양측 성대마비: 심한 천명, 무호흡, 청색증, 흡인성 폐렴

3) 진단

① 직접 후두경 검사 혹은 가는 굴곡형 후두경 검사로 확진

② 흉부 촬영과 중추 신경계에 대한 영상학적 검사: 성대 마비가 있는 모든 소아

4) 치료

① 양측 성대마비는 호흡 장애가 주증상이므로 기관 절개술 기도확보를 위한 처치를 먼저한다.

② 후두에 대한 수술은 적어도 4세 이상에서 고려

(2) 후두 격막 (Laryngeal web)

1) 증상

① 대부분 출생 당시 증상을 보임

② 비정상적인 발성 또는 울음 소리, 호흡곤란, 천명, 청색증, 연하장애

2) 진단

① 확진은 직접 후두경 검사

② 격막이 확인되면 다른 상기도 이상의 동반 여부를 확인

③ 치료계획을 결정하기 위해 격막의 두께를 확인

3) 치료

① 유아기 때 증상이 없으면 특별한 치료가 필요 없음

② 심한 기도 폐쇄 증상이나 청색증이 있으면 즉시 치료

③ 소아의 60%에서만 수술적 처치가 필요, 격막의 두께에 따라서 치료가 결정

(3) 재발성 후두 유두종 (Recurrent respiratory papillomatosis)

1) 원인: 사람유두종바이러스 (Human papilloma virus, HPV) 아형 6, 아형 11

2) 발병기전: 출생 시 산도를 통과할 때 산모의 HPV 흡입접촉설 (Aspiration contact theory)

3) 임상양상

① 대부분 성문 상부나 성문부에 생기고 상피세포가 이행하는 부위에 호발

② 단발성과 다발성으로 분류, 다발성은 소아에서 발생하며 재발이 심하다.

③ 소아형

a. 대부분 5세 이하에서 발생

b. 애성이 가장 흔한 초기 증상

c. 다발성으로 발생, 크기가 크고 성장 속도가 빨라 기도 폐쇄, 호흡곤란 등을 야기

d. 치료를 하더라도 자주 재발하고, 저절로 퇴화

4) 진단: 후두내시경 검사로 유두종을 확인, 필요 시 조직검사

5) 치료: 수술적 제거

2. 약물 치료가 원칙인 음성 질환

(1) 육아종 (Granuloma)

1) 원인: 기관내 삽관에 의한 손상, 만성적인 기침과 습관적인 헛기침, 인후두 역류 질환

2) 진단: 위식도역류 질환에 대한 검사를 반드시 시행, 24시간 식도 내압 및 산도 검사 (24 hours pH manometry)

3) 치료: 위식도역류에 대한 치료가 우선, 기도 유지가 어려울 경우 수술 고려

3. 약물 치료와 수술적 치료가 병행되는 음성 질환

(1) 성대 결절

1) **원인**
   ① 지속적인 음성 남용이나 무리한 발성
   ② 구개열이 있는 경우: 연구개 인두 부전을 보상하기 위한 무리한 성대 사용이 원인
2) **증상**
   ① 음성 남용이나 상기도 감염 후 자주 재발하는 애성
   ② 일반적인 대화를 할 때보다 노래할 때 더 민감하게 느껴짐
3) **치료**: 음성 치료를 우선 고려, 필요 시 수술적 치료를 고려

(2) 성대낭 및 성대구증 (Cysts and sulcus vocalis)

1) **증상**: 애성, 고음과 고성 발성 장애 및 발성 피로
2) **치료**: 음성 치료, 병변 자체의 제거는 수술적 치료

(3) 성대 폴립 (Polyps)

1) **원인과 증상**: 과격한 발성이 주된 원인이며 애성이 주증상
2) **치료**
   ① 음성 치료로 호전, 필요시 수술적 제거
   ② 재발을 막기 위해 수술 전과 후에 음성 치료가 필요

20장

피부질환

I. 신생아 피부질환 (Neonatal skin disorder)

1. 신생아 및 유아 피부질환의 종류와 치료

신생아기와 유아기에 관찰되는 피부 병변은 신생아시기에 일과성으로 관찰되는 병변, 모반, 기타 피부질환으로 구분할 수 있다.

(1) 일과성 피부병변 (Transient skin lesions)

1) **비립종** (milia)
① 신생아의 30-40%에서 관찰
② 임상양상: 희색 혹은 황색의 아주 작은 구진이 특히 코끝에 군집되어 나타남.
③ 조직: 각질 낭종 (keratin cyst)
④ 예후: 수주 후 자연 소실

2) **피지선 증식** (sebaceous gland hyperplasia)
① 신생아의 약 50%에서 관찰
② 임상양상: 황색의 반점 혹은 구진이 코나 뺨의 피지모낭 개구부 주위에서 관찰
③ 조직: 발달된 정상 피지선 조직
④ 예후: 수개월에 걸쳐 자연 소실

3) **신생아 독성홍반** (erythema toxicum neonatorum)
① 신생아의 약 50%에서 관찰
② 임상양상
주로 몸통에서 중앙에 작은 농포가 있고, 주위에 홍반으로 둘러싸인 병변으로 관찰
피부의 어느 부위에도 발생할 수 있으나 손바닥, 발바닥에는 잘 발생하지 않음
③ 진단: 확진을 위해 농포를 슬라이드에 도말한 후 Wright 염색을 하면 수많은 호산구가 관찰됨
④ 치료 및 예후: 생후 약 3일부터 관찰되어 1주일 경에 대체로 소실됨. 특별한 증상도 없고 치료도 필요하지 않음

4) **일과성 신생아 농포성 흑피증** (transient neonatal pustular melanosis)
① 임상양상: 작은 수포와 농포가 전신에서 관찰되며 대개 5일 내에 소실됨. 색소 침착은 수주 이상 지속됨
② 진단: 신생아 독성홍반과 유사하나 농포의 슬라이드에 도말 상 호중구가 관찰됨
③ 신생아 독성홍반보다는 드물며, 특별한 치료가 필요하지 않음

5) **신생아 여드름** (acne neonatorum)
① 출생 시에 드물게 나타나며, 다수의 산재된 구진이 주로 뺨에서 관찰됨
② 원인: 미상이나 생리적으로 신생아의 피지선 활동이 증가되어 있는 것과 연관이 있을 것으로 생각됨
③ 치료 및 예후: 대부분 자연 소실되나 심한 경우에는 과산화벤조일 (benzoyl peroxide)을 도포

(2) 모반 (Birth mark): 혈관, 색소 등 정상적으로 피부를 구성하는 요소가 과도하게 발현되어 신생아시기에 관찰되는 피부병변을 의미함

1) **점** (nevocellular nevus)

① 정의 및 임상양상: 색소 세포가 진피 혹은 표피에 모인 것으로 평평하거나 융기된 검은 색의 병변

② 구분: 직경 1.5 cm 및 20 cm 를 기준으로 소형 (small), 중형 (medium), 거대 (large) 선천성 모반으로 구분. 거대 선천성 모반의 경우 악성화의 가능성이 높음

③ 치료: 크기가 작은 경우 절제술, 전기 소작술 (electrodessication), 탄산가스 레이저 (CO2 laser)로 제거가 가능하나, 거대 선천성 모반의 경우에는 단계적으로 수술로 제거

2) **몽고반** (Mongolian spot)

① 진푸른 색의 반이 주로 엉덩이에서 관찰되고, 동양계 신생아의 90% 이상에서 관찰

② 예후: 대부분 성장하면서 저절로 소실됨. 가끔 어깨, 등, 팔 등에서도 관찰되고, 이런 경우 자연 소실되지 않을 수 있음

3) **혈관기형** (vascular malformation)

① 원인 및 정의: 자궁 내에서 혈관 형성의 이상의 결과로 야기된 것으로 혈관의 증식에 의한 것이 아니므로 자연 소실되지 않고 환아가 성장하는 것과 비례하여 크기가 증가함

② 임상양상: 출생 직후부터 관찰되고, 흔히 붉은 반점으로 관찰되는 화염상 모반 혹은 포도주색 모반 (port-wine stain)이라고 하는 것이 대표적임

a. 화염상 모반 중 미간, 눈꺼풀, 목덜미 같은 중앙부위에 발생하는 것은 연어색 반 (salmon patch)이라 하고, 대부분 1년 이내에 자연 소실됨

b. 적색 반점이나 반으로 주로 얼굴과 목의 한쪽에 발생하는 포도주색 모반은 저절로 소실되지 않고 나이가 들면서 색이 점점 짙어지고 융기되며 대부분 평생 지속

③ 치료 및 예후

a. 연어색 반의 경우 일단 충분히 기다려 보고 완전히 없어지지 않는 경우 레이저 치료

b. 포도주색 모반의 경우 나이가 들수록 치료가 어려워지므로 어린 나이에 치료를 하는 것이 선호됨

c. 치료 시 동반되는 고통 때문에 현실적으로 환아의 협조가 될 만한 나이까지 기다리는 경우가 많음

d. 주로 색소 레이저를 이용하여 치료하고, 동일한 부위를 약 2개월 간격으로 5-10회 정도 치료를 받아야 미용적으로 소실

4) **혈관종** (hemangioma)

① 정의: 혈관의 증식에 의한 것으로 자연 경과상 유아기에 증식하는 시기가 있고 성장하면서 소실되는 시기를 가지는 혈관이상질환

② 임상양상: 대부분 출생 시 보다는 출생 후 2주 정도에 처음에는 평평한 붉은 반점으로 관찰되지만 생후 수주가 지나면서 특징적으로 딸기모양으로 부풀게 되어 흔히 딸기혈관종이라고도 함 (그림 20-1). 생후 약 6개월에서 1년까지는 혈관종이 증식하여 점점 크기가 증가하는 시기가 있고, 이후 만 5-7세가 되면서 서서히 소실

③ 치료 및 예후: 기능상의 장애를 유발하는 특별한 부위가 아니면 일반적으로 자연치유를 기다리지만 최근에는 크기가 증가하는 시기에 더 이상 크기가 증가하지 않도록 베타차단제 복용이나 국소 스테로이드제 주사를 사용함. 병변이 크거나 궤양이 발생하는 경우 호전되더라도 반흔이 남을 수 있음

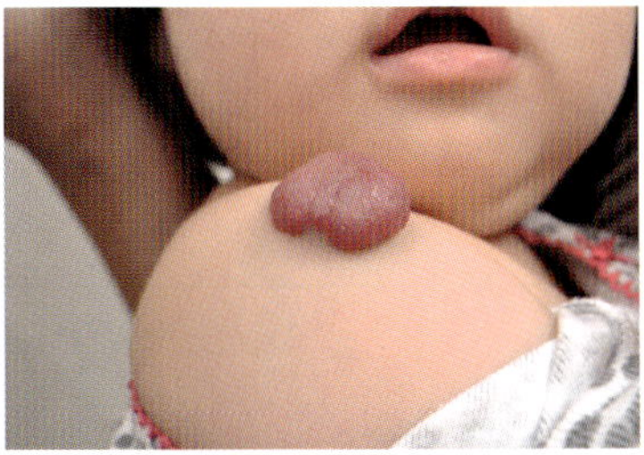

그림 20-1 혈관종

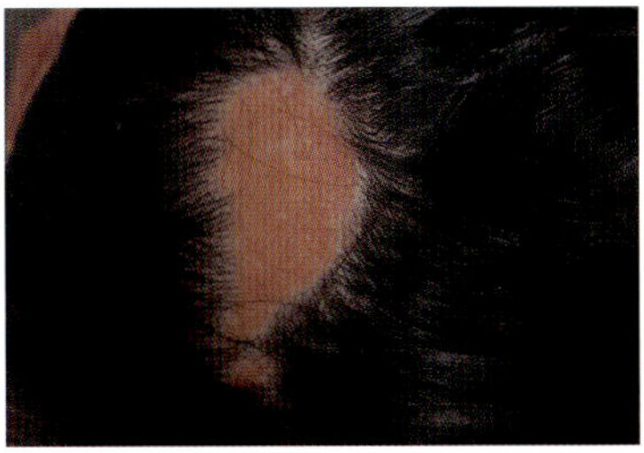

그림 20-2 피지선모반

5) **표피 모반** (epidermal nevus)

① 임상양상: 사마귀처럼 거친 표면을 가진 다소 색소를 띄는 판이 신체의 어느 부위에도 생길 수 있음

② 수술이나 탄산가스 레이저 등을 이용하여 제거가 가능하나 재발하는 경향이 큼

6) **피지선 모반** (sebaceous nevus)

① 임상양상: 과증식된 피지선 (sebaceous gland)으로 주로 머리에서 노르스름한 융기된 판으로 관찰됨 (그림 20-2). 사춘기 전에는 편평하나 사춘기 이후에는 피지선 발달로 융기됨

② 치료 및 예후: 악성화의 가능성이 있기 때문에 보통 사춘기 이전에 수술로 제거

Ⅱ. 피부염

1. 아토피피부염 (Atopic dermatitis)

(1) 역학: 신생아기보다는 생후 2-3개월 이후의 유아에서 초발함

(2) 임상양상: 주로 얼굴 (특히 뺨)의 홍반으로 관찰되고, 만져보면 매우 거칠고 건조하게 느껴짐. 심한 경우에는 홍반이 심하고, 진물이 남. 얼굴이나 팔, 다리의 습진성 병변뿐만 아니라, 몸 전체가 거칠고, 건조한 상태를 보이며, 특징적으로 귀밑이 갈라지는 증상이 흔히 관찰됨 (그림 20-3)

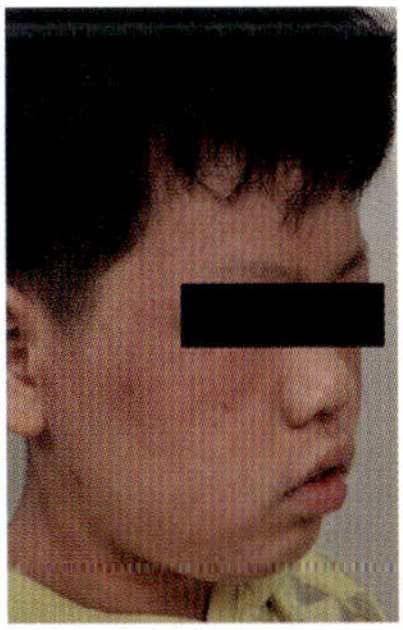

그림 20-3 아토피피부염

(3) 치료 및 관리: 매일 1회 정도 간단히 목욕을 시킨 후 전신에 보습제를 잘 발라 피부를 항상 청결하고, 건조하지 않도록 관리

1) 유아기의 경우 음식이 악화의 요인으로 작용할 수 있으므로 원인에 대한 분석이 필요

2) 심한 경우에는 가려움증을 조절하기 위하여 경구 항히스타민제를 투여 및 부위별로 적당한 강도의 국소 스테로이드제나 국소 칼시뉴린억제제 도포

2. 기저귀피부염 (Diaper dermatitis)

(1) 원인: 기저귀가 닿는 부위에 생기는 피부염을 총칭하는 것으로 기저귀와 피부 사이의 마찰, 소변과 대변에 의한 자극 등이 원인

(2) 임상양상: 흔히 기저귀와 바로 접촉하는 부위, 즉 엉덩이, 성기부위, 하복부, 상부대퇴부에 염증에 의한 홍반으로 관찰되나 심한 경우 피부의 인설, 미란과 진물이 흐르는 상태로 관찰되기도 함

(3) 치료 및 관리

1) 건조가 중요하며 자극원인을 제거하고 기저귀의 종류, 기저귀를 갈아주는 빈도, 기저귀의 흡수능, 기저귀 세탁 후 세제 제거 등에 신경을 써야 함
2) 흡습성이 좋은 기저귀를 자주 갈아주는 것이 중요함. 면 기저귀 사용시에는 세탁세제에 포함되어 있는 자극물질들이 완전히 제거되도록 해야 함
3) 기저귀를 갈아줄 때마다 부위를 깨끗이 물로 씻어준 후 습기가 남지 않도록 건조하게 해 주고 연화제를 피부에 도포해줌
4) 호전되지 않으면 약한 제제의 국소 스테로이드제 (1% hydrocortisone)를 하루 1, 2회 병변에 도포
5) 2차 진균 감염이 의심 시에는 국소 항진균제를 사용함

3. 지루피부염 (Seborrheic dermatitis)

(1) 임상양상 (아토피피부염과의 감별)

1) 임상적으로 아토피피부염과 유사할 수 있으나, 출생 직후 신생아기에 얼굴에 홍반과 구진이 관찰되는 경우는 대개 지루피부염을 의심해볼 수 있음
2) 아토피피부염의 병변은 만져보면 거칠고, 건조하게 느껴지지만, 지루피부염의 경우에는 기름기가 있는 것처럼 느껴지고, 병변이 코 주위, 눈썹 주위, 이마에 호발

(2) 치료

1) 생후 5-6개월이 지나면서 저절로 소실됨
2) 호전되지 않은 경우에는 약한 스테로이드제를 하루 1회 정도 도포

Ⅲ 홍반 및 구진인설성 질환 (Erythema and papulosquamous disease)

1. 건선 (Psoriasis)

(1) 임상양상

1) 은백색의 인설을 동반한 구진과 판이 전신에 발생하며 (그림 20-4), 개인에 따라 매우 다양하고, 가려움은 심하지 않음
2) 대개 호전과 악화를 반복되는 만성 경과
3) 무릎, 팔꿈치, 둔부, 두부 등 피부의 국소적 손상부위 호발 (Koebner 현상)
4) 어린 나이에 발병하는 경우 가족력이 더 많고 중증건선의 빈도가 높고 예후가 좋지 않음
5) 30-50%에서 조갑 변화가 동반되며 조갑함몰 (nail pitting)이 가장 흔함
6) 건선이 있는 소아의 약 1%에서 건선관절염 동반

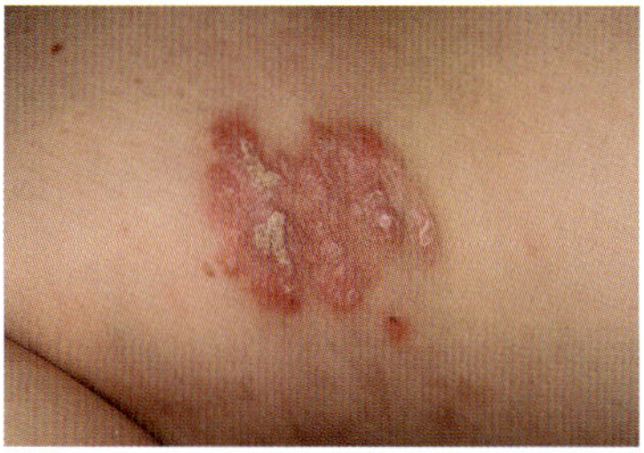

그림 20-4 건선

(2) 치료: 병의 중등도에 따라서 3단계 (국소요법, 광선치료, 전신요법)로 구분한다.

1) 국소요법
   ① 중등-고역가의 국소 스테로이드
   ② 국소 칼시포트리엔 제제
2) 광선치료
   ① 311nm 단일파장 (Narrow-band) UVB 광요법
   ② 308nm 엑시머 레이저
3) 전신요법: 경구 레티노이드, 메토트렉세이트 (methotrexate), 사이클로스포린 (cyclosporine), 항-TNF 억제제

2. 장미색비강진 (Pityriasis rosea)

(1) 역학 및 임상양상

1) 영아를 포함한 모든 연령층에서 발병하지만 사춘기와 소아에게 호발
2) 원인불명이나 단순포진 바이러스 6,7 형과의 관련성

3) 약 5%에서 피부발진 전에 전구증상 (두통, 식욕부진, 권태감, 발열, 관절염 등)
4) 분홍색의 인설이 있는 원발반 (herald or mother patch)이 발생하고 1~2주 후 2차적인 구진인설성 병변이 주로 체간부에 나타나며 6-8주 후 자연 소실 (그림 20-5)
5) 경미한 소양감동반. 소아에서는 수포나 구진의 형태가 흔함

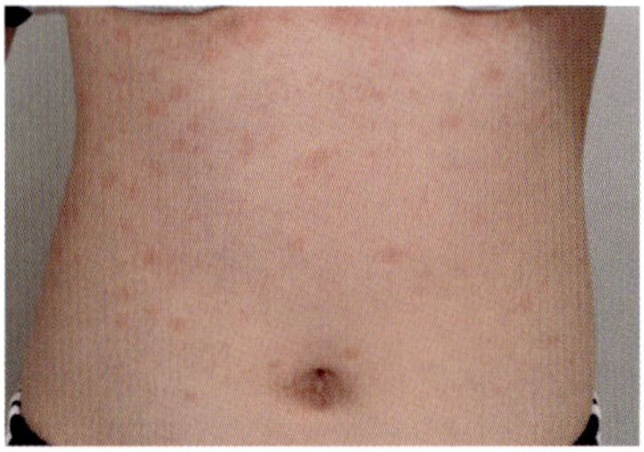

그림 20-5 장미색비강진

(2) 치료 및 예후

1) 대부분의 소아와 청소년에서는 자연 소실되므로 증상이 없으면 치료는 불필요
2) 증상에 따라 가벼운 가려움증 및 발진의 경우 칼라민 로션
3) 중증의 가려움증 및 발진의 경우는 UVB 조사, 항히스타민제 경구투여, 국소 스테로이드제 도포
4) 전신의 심할 발진의 경우에는 전신 스테로이드, 답손 (dapsone), 에리스로마이신 (erythromycin)

3. 선상태선 (Lichen striatus)

(1) 역학: 원인불명의 선상배열을 특징으로 하는 피부질환으로 주로 6세 이하의 소아에서 발생

(2) 임상양상

1) 군집된 피부색 혹은 홍반의 구진이 피부의 Blaschko선을 따라서 사지, 체간, 목 등에 보통 편측성으로 나타남 (그림 20-6)
2) 표면이 편평한 1-3mm 크기의 작은 구진이 군집되어 갑자기 발생하며 선상으로 배열
3) 대부분 무증상 혹은 소양감

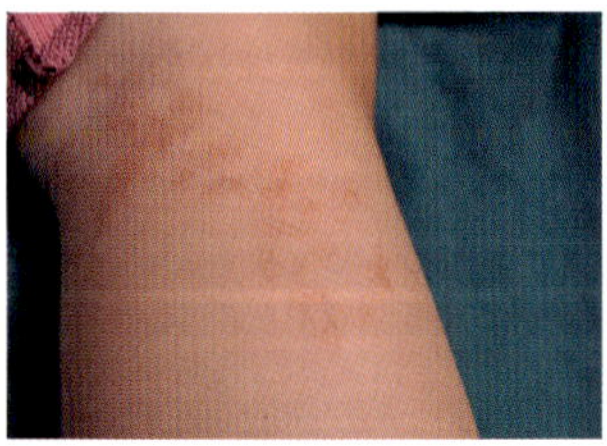

그림 20-6 선상태선

(3) 치료 및 예후

1) 치료는 필요하지 않으며 대부분 1년 이내 자연소실
2) 국소 스테로이드, 국소 면역 조절제가 병변의 소실되는 기간을 단축할 수 있음

4. 약진 (Drug eruption)

약물에 의한 이상반응이 피부에 발진을 유발하였을 경우를 약물발진이라 하며 임상양상이 매우 다양하여 다른 피부질환과의 감별을 요함

(1) 발진성 약물발진 (Exanthematous drug eruption)

1) 홍반성 반점이나 구진이 전신에 대칭적으로 발생되는 형태로 약물발진 중에 가장 흔함
2) 대개 소양감을 호소하며 홍역, 풍진 등의 바이러스에 의한 발진과 성홍렬 등의 박테리아에 의한 발진과 감별을 요함
3) 흔한 원인약물: ampicillin/penicillin, phenylbutazone, sulfonamide, phenytoin, carbamazepine, gold, gentamicin 등

(2) 두드러기양 약물발진 (Urticarial drug eruption)

1) 일시적으로 피부가 부풀어 오르는 팽진 (두드러기)이 발생하며 개개의 병변은 부종을 보이는 편평한 홍반성 구진으로 나타나며 24시간 이상 지속되지 않음. 그러나 새로운 병변들은 항상 지속적으로 발생
2) 병변은 따로 떨어져 있는 작은 구진으로 시작되며, 이후 융합되어 크고 일정한 형태를 띠는 판을 형성
3) 흔한 원인약물: ibuprofen, cephalosporin, acetylsalicylic acid, amoxicillin/penicillin, sulfonamides, trimethoprim-sulfamethoxazole 등

(3) 고정 약물발진 (Fixed drug eruption)

1) 원인 약물에 의하여 동일한 부위의 피부나 점막에 유사한 병변이 발생되는 약물발진
2) 한 개 혹은 여러 개의 경계가 명확한 홍반성 병변으로 나타나며 짙은 과색소침착으로 변함
3) 초기의 병변은 두드러기와 같은 부종을 보이거나 수포가 발생할 수 있음
4) 흔한 원인약물: trimethoprim-sulfamethoxazole, sulfonamides, acetaminophen 등

5. 땀띠 (Miliaria)

(1) 원인

신생아와 유아시기에는 땀샘의 기능이 완전하지 않기 때문에 조금만 덥게 하면 쉽게 땀띠가 발생함

(2) 임상양상

1) 주위의 홍반을 동반한 작은 구진으로 신생아 홍반과 유사하게 보일 수 있지만, 땀띠의 경우에는 중앙 병변이 농포보다는 구진이고, 주위를 둘러싸는 홍반의 크기가 작음.
2) 살 접히는 부위에서 흔히 관찰되지만 몸통, 팔, 다리에서도 흔히 발생

(3) 치료

물 수건으로 자주 닦아주어 땀이 차지 않도록 하고 증상이 심한 경우에는 약한 스테로이드제를 국소도포

VI 색소성 질환

1. 백반증 (Vitiligo)

백반증은 멜라닌세포 소실에 의해 다양한 크기와 형태의 백색반들이 피부에 나타나는 후천 탈색소 질환 중 가장 흔한 질환임

(1) 역학: 발생연령은 출생 직후부터 노년까지 다양하나 대개 10-30세에서 가장 많이 발생하며 30%에서 가족력이 발견됨

(2) 임상양상

1) 다양한 크기의 원형 내지는 불규칙한 모양의 탈색반으로 시작되며 경계는 명확 (그림 20-7)
2) 자각증상은 없으나 미용상의 결함으로 인해 심각한 삶의 질의 저하와 대인관계 기피를 경험함
3) Koebner 현상으로 인하여 외상에 의해 발생할 수 있음
4) 크게 전신형과 분절형으로 구분하며 전신형의 경우 다른 자가면역질환이 동반될 수 있음

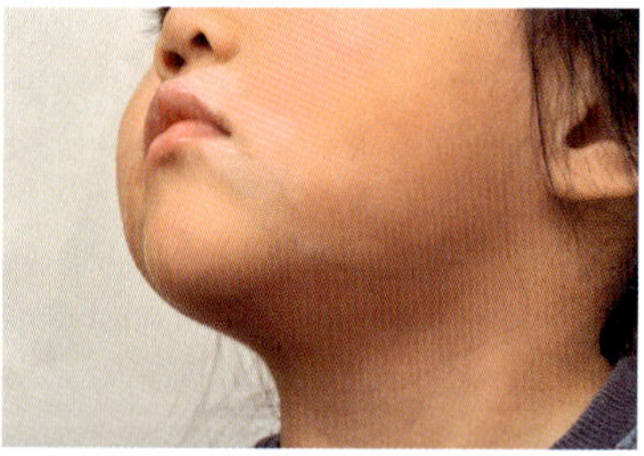

그림 20-7 **백반증**

(3) 치료

1) 국소 스테로이드, 국소 면역조절제 (pimecrolimus, tacrolimus)
2) 308 nm 엑시머레이저, 단파장자외선B (Narrow band UVB) 광선치료
3) 만성적인 안정성 병변은 흡입수포술을 이용한 피부이식술

2. 탈색소 모반 (Nevus depigmentosus)

(1) 원인: 멜라닌세포에서 만들어진 멜라닌소체 (melanosome)가 각질형성세포 (keratinocyte)로의 이동에 이상을 보여 발생

(2) 임상양상: 대부분 한 개의 백색반이 편측으로 나타나는 분절형 저색소반으로 백반증과 감별은 요함. 백반증과 달리 완전한 탈색보다는 색소침착 저하증을 나타내며 경계부위가 톱니모양처럼 불규칙한 양상임 (그림 20-8)

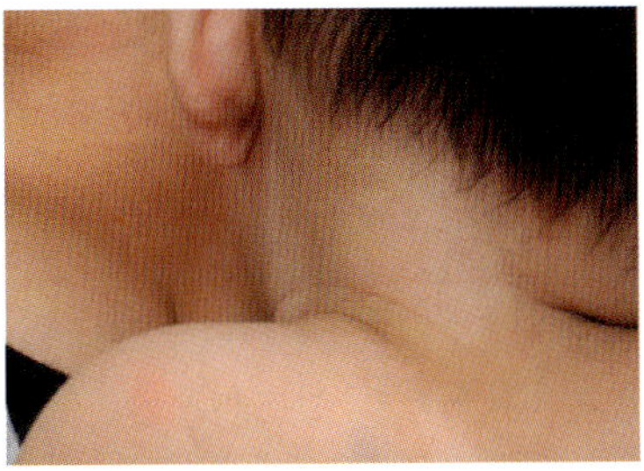

그림 20-8 탈색소모반

(2) **치료:** 효과적인 치료법은 없음

3. 백색비강진 (Pityriasis alba)

(1) 임상양상

1) 호발 연령은 3-16세
2) 다수의 편평하고 원형의 인설성 저색소 반이 얼굴, 팔의 신전부, 상체에 주로 발생하여 백반증과 감별을 요함
3) 병변은 5-50mm 정도의 크기이며 다발성이고 경계는 불명확함

(2) 치료 및 예후

1) 피부연화제, 국소 스테로이드제나 국소 면역조절제 도포
2) 만성적으로 재발하며 수년간 지속될 수 있으나 대개 수개월에서 수년 내에 자연 소실

V 피부신생물

1. 표피낭종 (Epidermal cyst)

(1) 임상양상

1) 주로 단발성으로 피부 색깔로 나타나 피부의 윤곽을 변형시키는 결절 (그림 20-9)
2) 영아와 소아에서는 두피에 가장 흔함
3) 다수의 표피낭종이 관찰된 때에는 가드너 증후군을 의심

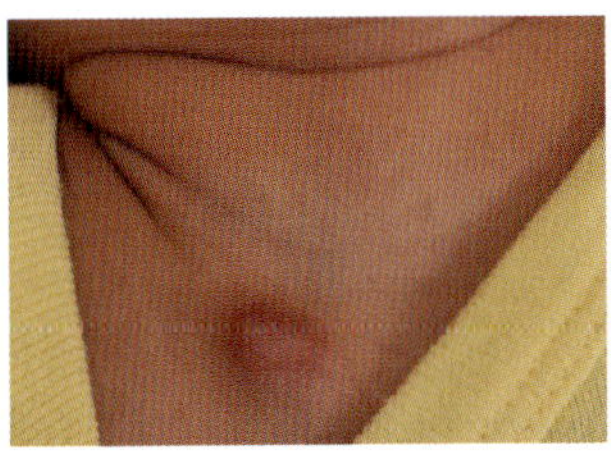

그림 20-9 표피낭종

(2) 치료 및 예후

대부분의 낭종은 치료가 필요없으나 파열되어 염증반응을 일으킬 수 있으므로 제거하는 것을 추천함

1) 낭종과 주위 조직의 경계가 비교적 명확하여 피부를 절개하여 압력을 가한 후 적출하거나 박리 후 제거
2) 염증성 비감염성 낭종은 병변내 트리암시놀론 (triamcinolone) 주사로 호전 가능, 이차 감염 시 절개 및 배농 후 전신 항생제 투여

2. 모기질종 (Pilomatrichoma)

(1) 역학: 소아에서 발생하는 피부 결절과 종양의 약 10%

(2) 임상양상

1) 주로 단발성으로 피부 심부에서 딱딱하게 만져지거나 정상적인 표피로 덮인, 약간 융기된 결절 (그림 20-10)
2) 석회화가 흔하게 나타나므로 모서리가 촉지되는 딱딱하고 불규칙한 피하결절이 특징적임

(3) 치료: 수술적 완전절제

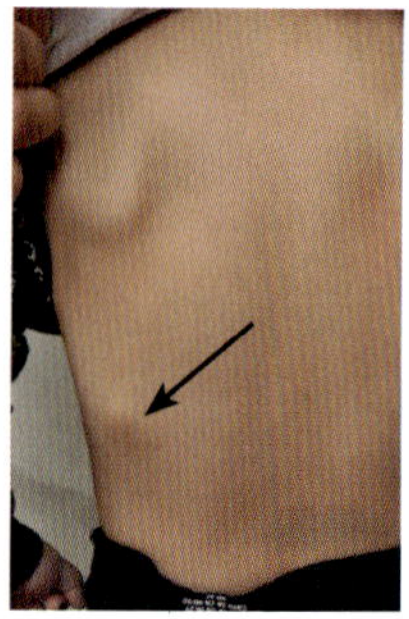

그림 20-10 모기질종

VI 모발질환

1. 원형 탈모증 (Alopecia areata)

(1) 원인: 미상이나 자가면역반응에 의해 발생하는 것으로 생각됨

(2) 임상양상:

1) 국한된 부위에 완전한 탈모가 발생 (그림 20-11)
2) 보통 1-3개의 탈모반이 생기며 두피에 호발하나 체모, 음모, 눈썹, 속눈썹 등도 침범
3) 탈모반은 모발은 완전히 소실되지만 두피의 피부 변화는 동반하지 않음
4) 10-42%에서 원형탈모증의 가족력이 있음

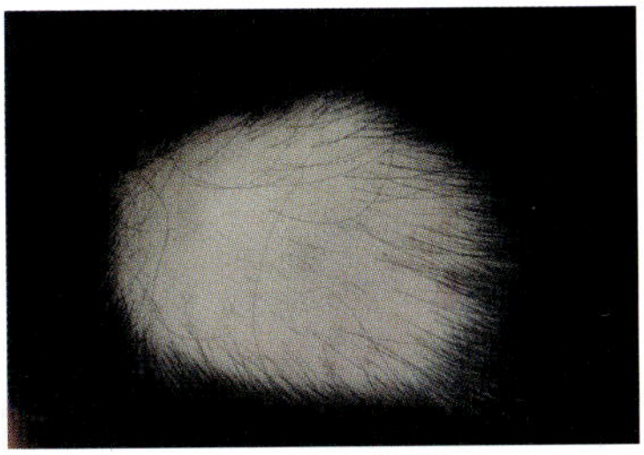

그림 20-11 **원형탈모증**

(3) 치료

1) 국소적으로 탈모반이 발생한 경우 4-6주 간격으로 스테로이드를 병변 내 주입하는 것이 효과적
2) 소아의 경우 통증이 없는 국소스테로이드 도포
3) 사행성두부탈모증 (ophiasis)이나 전두탈모증 환자에서는 단기간의 전신 스테로이드 투여
4) 기타 만성적인 병변은 DPCP 면역요법이나 냉동치료 사용

(4) 예후

예후는 양호하여 1년 내에 모발이 완전히 재생되며, 자연히 호전되는 것이 일반적임. 그러나 쉽게 재발하며 10%는 만성적으로 진행함

2. 두부백선 (Tinea capitis)

(1) 원인: 진균에 의한 모발 및 두피의 감염으로 유발되며 Microsporum canis, Trichophyton tonsurans 등이 흔한 원인균임

(2) 임상양상: M. canis와 같은 동물호기성 진균의 경우 감염된 고양이, 개나 토끼 등으로부터 쉽게 감염되며 염증성 두부백선을 잘 유발함. 비염증성 두부백선의 경우 염증이 동반되지 않은 인설이나 쉽게 부러지는 모발, 탈모반의 양상으로 나타남

(3) 진단: 일부 균주는 우드 등 검사 상에서 황녹색 형광을 보이며 최종진단은 KOH 도말 검사와 진균 배양법을 통해 진균을 확인

(4) 치료: Griseofulvin, terbinafine, itraconazole 투여. 국소 항진균제의 도포는 모간 내에 존재하는 균사에까지 영향을 주지 못하므로 비효과적임

3. 발모벽 (Trichotillomania)

소아에서 관찰되는 흔한 탈모증의 하나로 충동조절장애로 분류

(1) 임상양상

1) 주변부 정상 두피와 구별되는 산재하는 짧은 머리가 특징적 (그림 20-12)
2) 병변부위 털의 그루터기와 새로 나오는 짧은 생장기 털이 관찰됨
3) 환아들이 자신이 직접 모발을 뽑는다는 것을 부인하기 때문에 이에 대한 명확한 구별이 필요

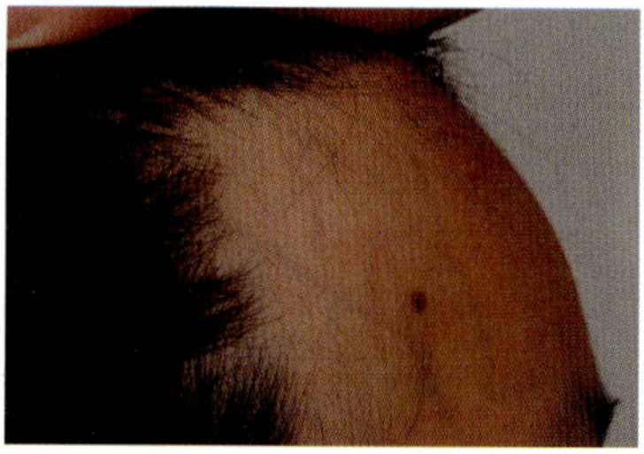

그림 20-12 **발모벽**

(2) 치료: 발모벽이 있는 소아들은 주로 틱장애를 동반하고 있으며 문제에 대한 지식을 알려주거나 행동에 변화를 줌으로써 도움. 정신과적 상담이 필요할 수도 있음

VII 피부감염성 질환

1. 세균감염

(1) 농가진 (Impetigo)

소아에서 흔히 발생하는 전염력이 매우 높은 표재성 화농성 피부감염으로 물집 농가진과 접촉전염농가진으로 분류함. 황색 포도알균이 주 원인균이나 화농성 사슬알균에 의해서도 발생

1) **임상형**

① 물집 농가진 (Bullous impetigo)

a. 원인: 황색 포도알균 외독소 (exfoliative toxin)가 피부각질형성세포간 부착분자 (desmoglein 1)에 단백분해효소 (serine protease)로 작용하여 표피 상층부의 세포 분리를 약기함

b. 임상양상: 신생아에서 주로 발생. 얼굴, 몸통, 엉덩이, 회음부, 손발에서 잔물집으로 발생하여 이완성의 투명한 큰물집으로 빠르게 번짐. 쉽게 터지나 두꺼운 딱지를 형성하지는 않음. 패혈증이나 폐렴, 수막염이 급속히 동반될 경우 치명적인 경과를 초래할 가능성 있음

② 접촉전염농가진 (Impetigo contagiosa)

a. 원인: 상처가 있는 부위를 통해 세균이 침입에 의해 발생

b. 임상양상: 전체 농가진의 70% 정도를 차지. 2-4mm의 홍반성 반점으로 시작하여 빠르게 물집, 고름물집으로 이행. 특징적인 증상으로 미란이 생긴 부위에 노란색의 딱지가 형성됨. 얼굴, 특히 코와 입 주위, 팔, 다리에 호발하며 가끔 림프선 종창을 동반 (그림 20-13)

c. 합병증: 화농성 사슬알균 에 의해 발생한 약 5%의 환자에서는 급성사구체신염이 병발할 수 있음

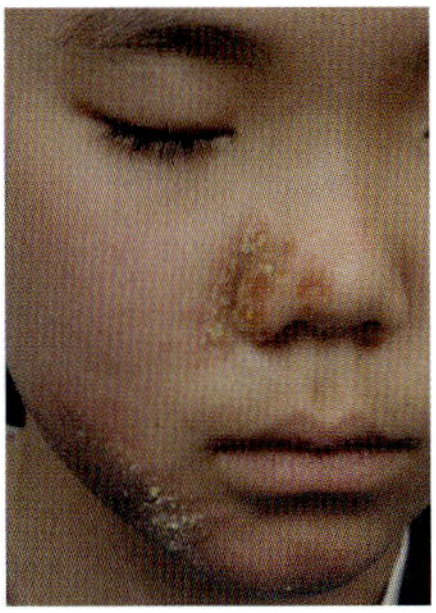

그림 20-13 농가진

2) **진단**

① 대부분 임상적인 특징으로 진단 가능

② 삼출물에서 배양검사와 감수성 검사를 시행 요함

③ 포도알균열상피부증후군 (staphylococcal scaled skin syndrome)의 경우에는 국소 부위가 아니라 원격부의 감염에 의한 순환독소에 의해 야기되므로 그람염색이나 배양검사에서 포도알균이 확인되지 않을 수 있음

3) **치료**

① 경미한 경우 딱지를 제거하고 청결한 상태를 유지하며 국소 항생제를 도포

② 감염 부위가 넓은 경우에는 경구 항생제 요함

(2) 농창 (Ecthyma)

1) **임상양상:** 포도알균 또는 화농성 사슬알균에 의한 고름 피부증으로 치료되지 않은 농가진이 궤양성 병변으로 진행한 상태

2) **진단:** 임상적으로 진단이 명확하지 않을 경우 병변에서 조직 생검을 시행하여 심부조직의 그람염색과 세균배양검사를 시행. 녹농균 (pseudomonas) 세균혈증이나 괴저고름궤양 (ecthyma gangrenosum)과 감별요함

3) **치료:** 위생과 영양상태를 개선하고 근원이 되는 기저질환의 치료가 중요. 전신항생제 투여

(3) 모낭염, 절종, 피부농양 (Folliculitis, furuncle, abscess)

1) **임상양상:** 모낭의 감염은 세균의 침투 깊이에 다라 임상적으로 다양하게 나타남

① 표재성 모낭염: 지름 1-2mm의 작은 농포의 형태 (그림 20-14)

② 심부모낭염 (절종): 압통이 있는 홍반성 결절

③ 농양

2) **치료**

① 표재성 모낭염: 국소 항생제를 10~14일간 하루 2회 도포 및 피부 위생 관리

② 절종, 농양: 절개 후 배농. 중증의 병변은 전신 항생제 투여

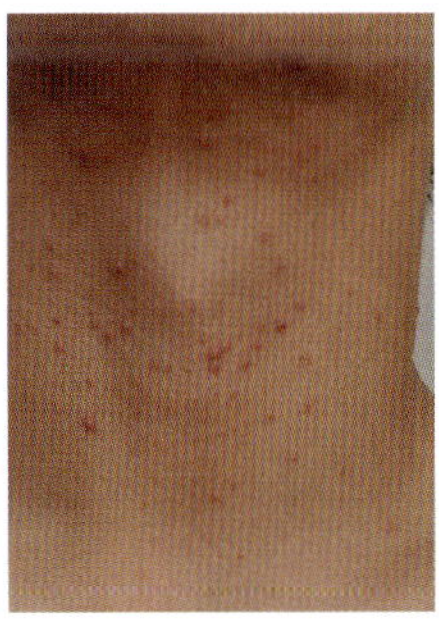

그림 20-14 모낭염

2. 진균감염

(1) 피부사상균 (Dermatophytes)

피부사상균은 표피의 바깥층인 각질층에 기생하여 번식하는 진균으로 피부의 각질층 및 모발이나 조갑을 침범함

1) **조갑진균증** (onychomycosis)
   ① 역학: 어린 소아에서 조갑진균증은 드물며, 사춘기에는 이보다 흔히 발생함. 환아는 치료되지 않거나, 또는 재발성의 무좀에 걸린 가족이 흔히 있음. 조갑진균증은 흔히 족부백선 (tinea pedis)과 동반하는 경우가 흔함
   ② 진단: 다른 손발톱 질환에서 유사한 형태를 나타낼 수 있고, 확진 후 장기간 치료가 필요하므로 KOH검사나 배양검사를 통해 반드시 진균을 확인
   ③ 치료: 경구 항진균제 (griseofulvin, fluconazole, itraconazole, terbinafine) 투여가 원칙임. 국소용 항진균제 (amorolfine, ciclopiroxalamine) 병용 시 완치율 높임
2) **어루러기** (pityriasis versicolor)
   ① 원인 및 역학: 말라세지아 (malassezia) 균종에 의한 피부감염증
   ② 임상양상: 미세한 인설을 동반한 다수의 난원형 반이 목, 가슴, 등 상부, 어깨, 얼굴, 상완에서 관찰. 과색소 혹은 저색소 침착반 등 다양한 색조변화가 동반
   ③ 진단: 우드 등 검사상 황갈색 내지 황금색 형광. KOH 도말 검사상 쉽게 확진
   ④ 치료: 국소 항진균제, 광범위 하거나 난치성의 경구 전신 항진균제 사용. 단 터비나핀 (terbinafine)의 전신투약은 효과가 떨어짐
3) **피부 칸디다증** (cutaneous candidiasis)
   ① 접히는 부위에 호발하며 (칸디다 간찰진), 건강한 아이에서도 관찰될 수 있음
   ② 서혜부, 겨드랑이, 목, 손가락 사이 등의 간찰 부위에 가려움증이 있는 홍반성 반이 생기고 주위에는 인설을 동반한 구진, 혹은 작은 수포가 관찰됨
   ③ 기저귀피부염의 홍반성 병변 주위에 과도한 인설을 동반한 구진 혹은 작은 농포가 생기면 피부 칸디다증을 의심하고 항진균제 치료를 고려해야 함

3. 바이러스 감염

(1) 사마귀 (Verruca, warts)

인간 유두종 바이러스 (human papilloma virus, HPV)에 의해서 생긴 표피 종양을 사마귀 (warts, verruca)라고 하며, 다양한 임상양상으로 나타남

1) **임상양상**
   ① 보통사마귀 (verruca vulgaris): 소아에게 매우 흔하게 나타남. 불규칙적이고 거친 표면을 지닌 단일 혹은 뭉치는 다발성 구진으로 나타나며, 주로 사지에 호발하지만 두피와 음부를 포함한 신체의 어느 부위에나 발생
   ② 편평사마귀 (verruca plana): 끝부분이 평평하고 표면이 매끈하며 동시에 여러 개가 생기기도 하며 가볍게 태양에 그을린 피부 색깔로 나타날 수 있음
   ③ 성병성사마귀 (첨규 콘딜롬, condyloma accuminatum): 음부나 성기 주위에 피부에 발생하며 대칭성의 거친 다수의 구진으로 존재하며 성관계와 무관하게 소아에서 발생가능 (그림 20-15)

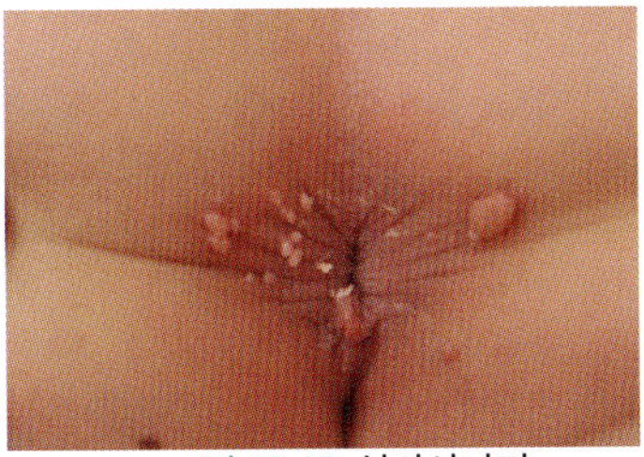

그림 20-15 **성기사마귀**

2) **치료**

a. 세포파괴 치료법: 냉동요법, 살리실산 (salicylic acid) 도포, 레이저소작술, 수술

b. 면역요법: DPCP 도포, 시메티딘 (cimetidine) 복용

(2) 물사마귀 (전염성 연속종, Molluscum contagiosum): 폭스 (Pox) 바이러스 중 molluscum contagiosum 바이러스에 의해 유발

1) **임상양상**: 1-6mm의 반구형 모양의 구진이 특징적으로, 피부색 혹은 분홍색을 보이며 크기가 큰 병변은 대부분 중앙부에 제형성 (umbilication)이 있음 (그림 20-16). 대개는 무증상이나 소양증을 호소하기도 함

2) **진단**: 대부분 임상양상으로 진단을 내리게 되며, 진단이 어려운 경우에는 중심 제형성 부위를 적출하여 Giemsa 혹은 Wright 염색을 하여 광학현미경 상에서 특징적인 벽돌 모양의 연속종 소체를 확인

3) **치료**: 이차적인 세균감염이 없다면 흉터없이 자연 치유되기 때문에 반드시 치료가 필요한 것은 아니지만 소양증과 자가접종 및 접촉에 의한 전염가능성이 있어 큐렛이나 작은 핀셋을 이용하여 소파술 (currettage)을 시행. 기타 전기소작술, 레이저, 액화질소, 포도필린, 레티노익산 (retinoic acid)을 이용

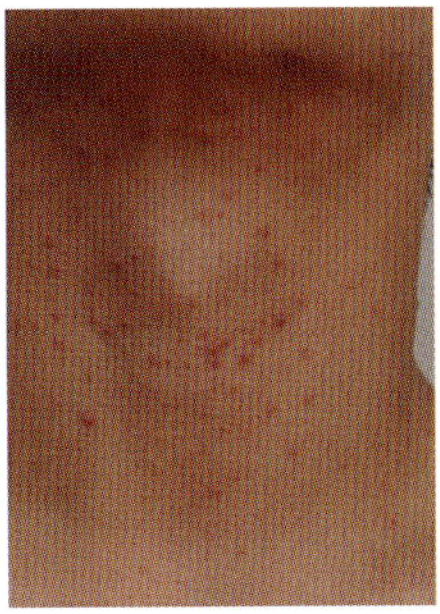

그림 20-16 **전염성연속종**

4. 곤충/기생충감염

(1) 옴 (Scabies): 옴진드기 (scabies mite)의 피부기생에 의하여 발생되는 전염성이 매우 강한 피부질환

1) **임상양상**: 복부, 손등, 손목의 굴측부, 팔꿈치, 액와부, 성기부, 발목, 발, 손가락 사이 등에서 소양성 구진을 유발하며 야간에 심해지는 소양증이 특징 (그림 20-17)

2) **진단**: 특징적인 가려움증과 옴진드기 굴의 발견, 가족력으로 진단. 현미경하에서 옴진드기를 확인함으로써 확진

3) **치료**

① 국소도포제로 1% gamma-benzene hexachloride 로션 또는 연고, 10% crotamiton 연고, benzyl benzoate 용액, 5% permethrin 연고를 주로 사용할 수 있으나 영아에서는 1% gamma-benzene hexachloride는 금기임

② 목에서 발끝까지 전신에 골고루 도포하며, 유아에서는 머리나 얼굴도 포함하여 도포함

③ 모든 가족들을 증상 유무에 관계 없이 동시에 치료함. 내복과 침구는 항 옴진드기 제재를 바르는 동안 같은 것을 사용한 후 세탁하고 세탁 후 3일간 사용하지 않음

④ 가려움증 완화를 위해 항히스타민제를 경구 투여하며 이차 세균감염 시 항생제 사용. 피부염이 심한 경우에는 스테로이드제 단기투약

4) **예후**: 초기에 적절한 치료를 받는 경우 수주 내에 호전되는 경과를 보이나, 치료받지 않고 방치하는 경우 이차 세균감염으로 인한 농가진, 농창, 종기, 연조직염 등이 발생

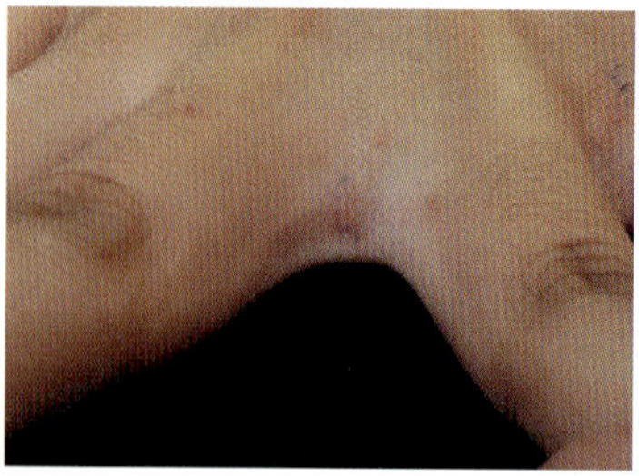

그림 20-17 옴

(2) 머릿니 (Pediculosis capitis)

1) **임상양상**: 두피 소양증이 주 증상임. 많이 긁어서 진물이 나고 가피가 형성된 것을 볼 수 있으며 이차 세균감염이 발생하는 수가 있음. 탈모는 보통 나타나지 않음

2) **진단**: 1-2.7mm의 성충을 발견하기는 힘들지만 0.3-0.8mm의 서캐 (nit)는 두피에 가깝게 모발에 붙어있으며, 모발이 성장함에 따라 말단부로 이동하고 비듬과 달리 잘 떨어지지 않으므로 진단에 도움

3) **치료**: 1% gamma-benzene hexachloride 로션이나 샴푸를 사용하고, 7-10일 이후에 재치료. 치료 후에는 가는 빗으로 머리를 빗어서 사멸한 이와 서캐를 제거

21장

재활의학과질환

I. 운동발달 (Motor development)

운동발달은 하위의 운동 발달 패턴이 새로운 경험과 통합되고 발전과 후퇴를 거듭하게 되면서 나선형 모양을 따라 점차 상위 단계로 발전된다고 생각된다. 상위운동발달 즉 '서기, 걷기' 등은 하위 운동 발달인 '기기'를 더 잘할 수 있게 해 준다. 또한 이제 걷기 시작한 아동을 계단앞에 세우면 그 아래 단계의 행동 패턴인 네발기기로 올라가는 반응을 보이는데, 이와 같이 환경적인 상황이 아동이 할 수 있는 상황을 벗어 날때는 그 아래 단계의 행동 패턴을 보인다. 새로운 운동 기술을 처음 시도 할 때는 안정성을 위해 미숙한 양상으로 시도하지만 발달함에 따라 자신감이 생기고 미숙했던 양상은 새롭고 복합적인 운동양상으로 대치되어 발달을 하게 된다.

1. 발달의 원리 (Principle of motor development)

(1) 수태시부터 발달이 완성되기 까지 연속적으로 변화하는 과정으로 자궁속에서부터 이루어지며 출생은 이중의 한 과정일 뿐이며 출생후에도 환경에 반응하면서 계속적으로 발달해 나간다.
(2) 신생아의 움직임의 전 레퍼토리는 태아에서도 관찰되고 태아는 이러한 움직임을 통해 운동회로의 발달을 더욱 단련하는 것으로 생각된다. 태아에서 이러한 움직임의 결여는 출생후 운동발달의 장애와 연관이 된다.
(3) 발달은 머리에서 발쪽, 체간부터 사지의 말단 방향, 대동작에서 미세 협동 동작 순서로 순차적으로 발달한다.

2. 운동발달에 영향을 주는 요인

(1) 중추신경계 이상: 뇌성마비, 척수 손상
(2) 인지
(3) 감각 장애: 시각 장애, 전정기관의 이상 및 체성 감각 신경의 이상 등
(4) 만성 질환 및 심혈관계 부전, 영양실조
(5) 근력 저하: 근육병, 말초 신경병변
(6) 연습부족
(7) 골격계의 변형
(8) 몸의 비율: 머리가 체간에 비하여 너무 크면 무게 중심 잡기가 어려워 앉기 등이 어려워진다.

Ⅱ. 뇌성마비 (Cerebral palsy)

1. 정의

"발달 중에 있는 태아(fetus) 또는 영아(infant)뇌의 비진행성 장애로 인하여, 활동을 제한할 정도로 지장을 주는 운동이나, 자세의 발달에 영구적인 장애를 초래하는 질환의 군으로 종종 감각, 인지, 지능, 의사소통 및 행동장애가 동반되기도 하며, 또한 뇌전증이나 이차적인 근골격계 장애가 동반되기도 한다."로 정의된다.

2. 뇌성마비의 빈도

(1) 발병율

1,000명 당 약 2.5명, 선진국은 1.5명

(2) 생존율 추이

1) 1970년 대-1980년 대: 미숙아의 생존율 증가와 관련되어 증가 추세
2) 1990년 대-2000년 대: 신생아의 치료 및 처치 기술의 발달로 감소 추세

3. 뇌성마비의 원인 (표 21-1)

표 21-1 발생 시기에 따른 뇌성마비의 원인

산전요인 (70-80%)	뇌형성기형, 선천성 풍진, 톡소포자충증, 거대 세포 바이러스, 헤르페스 바이러스, 사람 면역 결핍 바이러스 등의 감염에 의한 경우 조산 및 저체중아, 쌍태아 및 다태아 및 임신 중 출혈, 태반의 경색, 임신 중독증, 약물 복용, 음주, 흡연 등
주산기요인 (10-20%)	주산기 질식 및 고빌리루빈혈증, 주산기 감염 및 주산기의 발작
산후요인 (10-20%)	외상성 뇌 손상, 대사성뇌증, 뇌염, 뇌수막염 등의 감염 및 독성물질에 의한 뇌손상
유전적 요인 (1-2%)	뇌성마비와 관련된 유전자는 약 15개 이상 알려짐

4. 뇌성마비의 분류

(1) 유형별 및 침범 부위별 분류 (표 21-2)

표 21-2 뇌성마비의 분류

	유형	특징
유형별 분류	경직형	가장 흔하며 약 80 %가 경직형이다.
	운동이상형	이긴장성 및 무도형 뇌성마비가 속한다.
	운동실조형	주로 소뇌의 이상으로 초래된다.
	혼합형	위의 유형들이 서로 혼합되었을 경우이다.
침범 부위별 분류	침범 부위	특징
	양하지 마비	상지 보다 하지가 더 많이 침범된다.
	사지 마비	사지가 다 침범된다.
	편마비	편측이 침범된다.
	단지 마비	한 쪽 팔이나 다리만 침범된다.

(2) 기능적 분류

Gross Motor Function Classification (GMFCS)은 가장 신뢰도와 타당성이 높아 보편적으로 사용된다. 이 분류법은 나이에 따라 2세 이하, 2-4세, 4-6세, 6-12세, 12-18세 군을 대상으로 운동 능력의 정도를 5단계로 분류하여 실외 및 실내에서 완전히 독립적인 보행이 가능한 상태인 수준 1 (level 1)부터, 가장 장애가 심하여 독립적 이동 능력을 전혀 할 수 없는 경우, 즉 휠체어도 남이 끌어 주어야만 이동할 수 있는 경우인 수준 5 (level 5)까지 나눈다. 이러한 분류는 아동의 장애의 정도 및 향후 아동의 운동능력의 향상의 정도를 어느 정도는 미리 예측하게 할 수 있다는 점에서 유용하다.

5. 뇌성마비의 진단

(1) 진단시 유의사항

1) 검사 소견이 아닌 임상적 소견에 근거한 진단으로 이학적 검사가 가장 중요하다.
2) 아동이 자라서 운동 장애의 양상이 뚜렷해지면 쉽게 진단이 되지만 조기에 진단하여 치료적 중재를 빨리 하는 것이 관건이다.
3) 조기 진단을 위해서는 뇌성마비의 요인에 대한 인식, 운동 발달력에 대한 조사 및 다양한 이학적 검사가 필요하다.

(2) 과거력 및 문진과 이학적 검사

1) **고위험 요인에 대한 조사**: 조산, 저체중아, 분만시 질식, 신생아 경련, 다태아 등의 고 위험요인을 경각심을 가지고 정기적인 검진한다.
2) **운동발달상태에 대한 조사**: 운동발달력 평가는 아동의 운동발달의 지연의 시기, 진행 여부등을 감별할 수 있는 단서이며 운동발달의 지연의 정도를 알수 있으므로 꼭 문진시 확인한다. 영아에서의 목가누기, 뒤집기 등과 같은 대동작 운동 발달은 매우 일정한 시기에 이루어지는데 이를 근거로 운동발달 능력에 따라 운동발달 연령을 구할 수 있으며, 운동발달 지수는 다음과 같은 식으로 구할 수 있다. (**운동발달 지수=운동연령(개월)/생활연령(개월)**×100)
   운동발달 지연은 지적장애가 있는 경우에서도 흔히 관찰되기 때문에 인지 발달의 정도를 가늠하는 부차적인 지표가 될 수도 있다. 하지만 경미한 양하지 뇌성마비와 편마비 뇌성마비 등과 같이 운동발달 장애가 심하지 않거나 경미한 정신발육지체가 있을 경우에는 운동발달 지연이 없을 수 있어 운동발달의 지연이 없다고 해서 정상아동이라고 말할 수 없다는 것을 유념해야하며, 이러한 경우에는 세밀한 별도의 평가가 필요하다.

3) **원시 반사 검사:** 원시 반사가 소실될 시기가 지나서도 지속될 때에 뇌성마비의 진단으로 사용되었다. 원시 반사로는 Moro reflex, tonic labyrinth reflex, asymmetric tonic neck reflex, positive supporting reaction, crossed extension reflex, stepping reflex, palmar grasp reflex, plantar grasp reflex 등이 있다. 실제로 자극에 의해 야기되는 반응은 아이에 따라, 검사할 시점 마다 다양한 반응을 보이기도 하는데, 이러한 차이는 항상 일정한 반응을 보이는 제뇌동물 또는 척수동물과는 달리 영아는 척수보다 상위의 신경계로부터 영향을 받아 뇌손상이 있는 영아라도 상위 신경계로부터의 영향에서 완전히 자유롭지는 않기 때문이다. 이러한 이유로 최근에는 전통적으로 사용되던 원시반사를 통한 뇌성마비 조기진단의 유용성에 의문이 제기되고 있다.

4) **자세 조절반응 검사:** 원시반사가 사라짐에 따라 발달하는 것이 자세 조절반응으로 Landau 반응, 견인반응 (traction reaction), 바로잡기 반응 (righting reaction)과 평형반응 등을 검사할 수 있다. 자세 조절 반응은 중력에 대응하여 공간에서 자세를 유지하고 어떤 동작의 수행이 가능하도록 하는 배경이 되는 반응이다. 영아에서의 운동 발달은 이러한 자세 반응의 발달과 더불어 이루어지는 것으로 뇌성마비의 경우에 이러한 자세 반응들이 늦어지거나 심한 경우에는 아예 발달되지 않을 수도 있다.

5) **근긴장도 검사:** 근긴장도의 평가는 검사자가 피검자의 관절을 움직여서 야기되는 피검자의 근 긴장도인 수동 근긴장과 피검자 스스로의 움직임에 의해 야기되는 능동 근긴장으로 나눌 수 있는데, 신경계 발달의 미숙한 정도를 평가할 수 있어서 미숙아의 미숙 정도를 가늠하는 척도로 많이 이용된다. 또한 저긴장아증후군 (floppy infant syndrome) 처럼 근 긴장도가 떨어지거나 저긴장, 과긴장 혹은 두 양상 사이를 오가는 양상 등이 뇌성마비에서 나타난다.

6) **운동 양상의 평가:** 아동의 능동적인 움직임을 관찰하여 평가하는 방법이다. Prechtl 등은 영아의 자발적인 움직임 양상을 관찰해 아동에서 보이는 복합적이고 빈번하게 관찰되는 움직임 (general movement)을 평가하였고 이는 뇌 손상을 받은 아동을 판단하는데 유용하다고 보고하였다. 이 외에 뇌성마비 아동에서 흔히 보이는 비정상적인 움직임과 자세는 뇌성마비를 진단하는데 중요한 단서가 된다

7) **영상학적 검사:** 뇌성마비의 병태 생리에 대한 이해를 돕고 뇌초음파 검사, 뇌자기공명영상 검사 및 단일광자방출단층촬영 (single photon emission computed tomography)과 양전자방출단층촬영술 (positron emission tomography) 등이 시행되고 있다. 뇌자기공명영상검사는 조기에 뇌의 이상을 발견하고 차후에 신경학적 발달의 예후를 예측함에 있어 유용하고 뇌성마비의 약 80-90%에서 이상 소견이 관찰된다. 뇌백질연화증은 가장 빈번히 관찰되는 이상소견이다.

6. 뇌성마비의 예후

(1) 보행의 예후: 약 2/3에서 보행 가능

1) 편마비와 운동실조 뇌성마비 유형: 양호
2) 근긴장도 저하, 인지저하, 시작장애, 뇌전증 동반: 불량
3) 2세에 독립적으로 앉는 경우: 보행 가능

4) 4세에 혼자 앉지 못하는 경우: 4%에서 보행 가능

7. 뇌성마비의 재활치료

(1) 물리 치료

1) 비정상적인 근긴장도를 조절하여 정상적인 자세 조절 및 운동학습을 하도록 돕는 과정이다.
2) 뇌 발달을 좀 더 바람직한 방향으로 나아가도록 돕고 이차적으로 발생하는 근골격계 변형을 늦추거나 예방하기 위한 목적으로 시행된다.

(2) 작업 치료

1) 신체적, 정서적, 정신적 발달과정 중 기능이 저하된 사람에게 의미있는 치료적 활동을 통해 최대한 독립적인 일상생활을 영위하고 능동적으로 사회에 참여하도록 돕는 치료법이다.
2) 뇌성마비의 경우 운동발달의 지연 외에도 언어, 정서, 사회성 발달, 인지장애 등의 여러 요인들이 복합적으로 작용해 기능의 저하를 초래한다. 따라서 작업치료에서는 대동작과 소동작 및 시각운동협응력, 깊이, 감촉 및 균형감각에 대한 인지, 사물에 대한 인지 등이 잘 통합되어 일상생활에서 목적 있는 동작의 수행을 가능하도록 돕는다.

(3) 약물치료

1) 항경직성 약제 (표 21-3)

표 21-3 **항경직성 약제**

	용량	부작용
Baclofen 가장 널리 사용되며 비교적 부작용이 적다. 갑자기 중단할 경우 경련성 발작, 환각, 시력저하, 불안감, 혼돈이 발생한다.	2.5-5 mg/d 로 시작 2-7세:최대 30 mg/d 8세 이후: 최대 60 mg/d 까지 사용	졸림, 기면,피로감, 집중력 감퇴, 기억력 감퇴, 오심 및 구토
Dantrolene(Anorex®) 유일하게 근육 레벨에 작용해 모든 종류의 근긴장도의 증가를 완화시키는데 사용 가능하다.	0.5 mg/kg/d 하루 2회 분복하며 최대 3 mg/kg/d로 4회 분복가능	오심, 구토, 어지러움, 간독성, 집중력 및 기억력 저하
Benzodiazepine 경직형 및 심한 불수의 운동형에서 사용된다.	0.12-0.8 mg/kg 을 잠들기 전에 투여	기면, 졸림, 불안정, 운동실조 등
Tizanidine (Zanaflex®, Sirdalud®)	2-4 mg을 잠들기 전에 투여하고 증량하여 하루 최대 36 mg까지 투여가능	구갈, 졸림, 기면, 피로감, 어지러움

2) 추체외로계 증후군 억제를 위한 약제 (표 21-4)

표 21-4 **추체외로계 증후군 억제 약제**

	용량	부작용
Levodopa 도파민에 대한 부작용을 줄이기 위해 주로 병용하여 사용, 병용제재는 Cardidopa/L-dopa(Sinemet®)	2-5 mg/kg를 하루 3회 분복, 최대 600-900 mg까지 증량가능	오심, (기립성) 저혈압, 부정맥, 환각, 악몽, 망상, 불면증
Trihexylphenidyl; (Trihexin®, Artane®)	0.04-0.3 mg/kg 평균 0.13 mg/kg/d	호흡 장애,경련, 질식, 근육의 저긴장,혼수
클로나제팜 (Clonazepam, Rivotril®)	0.5-3.0 mg	갑자기 중단하면 불쾌감, 과민성, 불안, 환각 등의 금단 현상이 발생가능

(4) 신경근육 전기자극 치료 (Neuromuscular stimulation)

근육이 수축할 정도의 고강도의 전기 자극을 주거나 근수축을 유발하지 않는 저강도로 비교적 장시간 전기자극을 주는 방법이 있다. 고강도로 전기 자극이 더욱 효과적인 경우가 많다.

(5) 연속 석고붕대법 (Serial cast)

관절의 운동범위 제한이 있을 때 운동범위를 증진시키는데 효과적이고 이를 통해 이차적 인경직을 감소 시킨다. 보툴리눔 독소 주사 요법과 흔히 병행하여 사용한다. 단하지 석고 고정술이 가장 빈번하게 처방되며 경우에 따라 장하지 석고 고정과 상지의 석고 고정도 한다.

(6) 보조기 (Orthoses)

관절 구축 억제, 적절한 관절 배열의 유지 및 선택적인 움직임이 일어나도록 도와준다. 또한 비정상적인 근긴장도를 조절해 기능을 향상시키고, 약한 근육을 보호하기 위해 다양한 종류의 상지 및 하지 보조기가 사용되고 있다.

(7) 신경화학 용해술 (Chemoneurolysis, 표 21-5)

궁극적으로 화학적 탈신경을 일으켜 경직을 야기하는 근수축을 저하시킴으로 경직을 완화시킨다.

표 21-5 신경화학 용해술

	보툴리눔독소 주사법	페놀 주사법 (Phenol injection)	에틸 알코올 주사법 (Ethyl alcohol injection)
특징	클로스트리디움 보툴리눔 (clostridium botilisum)에서 생산된 강력한 신경독소로 면역학적인 차이를 보이는 7개의 아류 (A-Gsubtypes) 들이 밝혀져 있다.	페놀 (phenol)은 단백질을 변성시켜 신경에 주사하면 신경차단효과가 발생하여 그 신경이 분포하는 근육의 근력약화를 초래한다.	주사 부위의 단백질을 변성시켜 신경, 신경근 접합부 및 근섬유 등을 파괴시킴으로써 경직을 완화시킨다.
방법	A형은 안전하고 효과가 좋아 먼저 사용하게 되었고 최근에 B형 독소인 마이오블록 (myoblock, Solistice Neurosciences Inc, Malvern, PA)도 사용되고 있다. 침샘에 주사하면 침흘림의 감소되거나 다한증에 도움이 된다.	농도는 5-7%, 1회 주사 총 용량이 1g (50% 페놀 20cc)을 초과하면 안된다. 복합 신경을 차단하면 감각 이상 및 통각 등의 합병증이 초래될 수 있다. 예방을 위해 운동 신경가지만을 선택적으로 차단하는 것이 권장된다.	농도는 45-100% 농도로 사용되며 (45-60% 가장 보편적으로 사용) 주사 방법은 페놀과 동일하며 효과 지속기간은 4-12주 정도로 짧지만, 페놀에 비하여 더 안전하다.
주의점 및 부작용	신경근육접합부의 질환, 혈액응고의 문제가 있는 경우, 독소에 알레르기가 있는 경우는 금기. Aminoglycoside 등의 신경근육접합부에 작용하는 약물을 복용 시에는 권장되지 않는다.	운동점이나 신경을 선택적으로 차단하므로 전기 자극기를 통해 위치를 확인하여 주입해야 하므로 소아에서 시술하기가 까다롭다. 주사제가 저렴하다는 점이 장점이다.	주사부위의 통증, 피부과민, 고농도로 주사시 근육의 괴사 등

Ⅲ. 늘어지는 영아 (Floppy infant)

사지의 근긴장도가 떨어지면 아동의 자세 조절과 중력을 이기는 움직임이 어려워 운동발달의 장애를 초래하고 저긴장과 관련된 움직임의 패턴을 보인다. 근긴장도가 떨어지는 것은 수동적으로 관절을 움직였을 때 저항감이 거의 없고 관절이 과도하게 굴곡 및 신전되며 중력을 이기면서 능동적으로 움직이는 양상이 저하된다.

1. 정의

양손을 잡고 환아를 끌어 올릴 때 목이 체간과 함께 따라오지 않고 뒤로 축 쳐진다.
앉혀 놓았을 때 체간의 신전근의 약화로 몸이 축 쳐진다.
몸을 부축하여 세우는 자세를 취할 때 양다리가 짱짱하게 체중을 지지하지 못한다.
개구리 다리 자세로 누워 있다.
일어나 앉을 때 양다리를 180 도로 벌려서 양손으로 받쳐서 일어나 앉는다.
중력을 이기는 움직임이 약하다.

2. 원인

근육 및 신경의 병변, 근신경 접합부의 이상, 척수 이상 등 많은 질환이 있다. 문헌에 의하면 약 5-10 % 에서는 다양한 선천성 근육병, 척수근위축증, Guillain-Barre 증후군 및 다발성 선천성 신경 병변 및 근 신경접합부의 이상 등의 하부 신경원과 관련된 말초성 저긴장증 (peripheral hypotonia)이며, 약 70-80 % 는 중추성 저긴장증 (central hypotonia)이다. 둘의 감별진단은 쉽지 않지만 말초성은 중력을 이기는 근력의 약화가 특징적이며 축 늘어지는 양상이 중추성 보다 더욱 심하고 심부건 반사가 저하되어 있다. 반면에 중추성은 비교적 중력에 대항하는 근력이 살아 있으며 심부건 반사도 항진된 양상을 보인다. 중추성의 근긴장도 저하는 대개는 아동의 성장에 따라 호전을 보인다. 또한 중추성과 말초성이 혼합되어 나타나는 경우도 있다.

중추성 저긴장증 (central hypotonia)의 예후

- 일시적인 운동발달 저하가 있으나 생후 9-18개월 경에 정상발달을 따라가며 대개 18개월쯤에는 보행이 가능한 경우
- 시간이 지남에 따라 운동발달은 잘 따라 잡지만 언어 발달의 지연이나 미세 협동발달의 저하, 학습장애 등의 비교적 경미한 장애가 남는 경우
- 뇌성마비: 경직성 뇌성마비의 경우 6개월 이내에 저긴장증이 있다가 후에 경직성이 나타나기도 하며, 운동이상형 뇌성마비의 경우 오랫동안 근긴장도가 저하되어 있다. 심한 지적장애 및 엔젤만 증후군 등의 여러 가지 증후군 등이 속한다.

22장

치과 질환

I. 치아의 보존치료 (Dental treatment in restorative dentistry and endodontics)

1. 치아우식 (Caries) 치료

(1) 치아우식 예방의 중요성

1) 소아청소년기에 치아우식을 예방하는 것은 정상적인 치아발육을 유도하기 위할 뿐 아니라 성인이 된 이후에도 건강한 치아를 유지할 수 있는 시작이 되기 때문에 일생의 어느 시기보다도 중요하다.
2) 유치가 탈락하고 영구치가 맹출 (eruption)하는 시기에 영구치의 우식 (일반적으로 충치)이 생긴 것을 곧 탈락할 유치로 오인하고 치과치료를 받지 않다가 적절한 치료시기를 놓치게 될 수도 있다.
3) 혼합 치열기에서 영구치의 우식을 조기에 발견하는 것은 매우 중요한데 육안으로 보기에는 완전히 맹출한 치아라도 대개는 그 뿌리 부분은 계속 형성 중이기 때문이다. 치아의 뿌리, 즉 치근 (dental root)이 완전히 성장하려면 치아 안쪽의 치수 (pulp)라고 불리는 혈관과 신경이 있는 조직이 건강하게 잘 유지 되어야 하는데 치아우식이 심한 경우 치수에 염증이 생겨서 치근의 형성이 중단되고 치근 주위에 염증이 생기게 될 수도 있다.

(2) 치아우식의 발생요소

1) 치아의 우식은 3가지 요소를 고려해야 하는데 세균학적 요소 (bacterial factor), 식이요소 (dietary factor) 그리고 숙주요소 (host factor)가 관여하게 된다.
2) 치아가 맹출되는 시기에 치아우식이 진행되는 것을 예방하기 위하여 불소도포 (fluoride application) 및 어금니의 경우 소와열구전색 (pit and fissure sealant) 치료를 예방적으로 시행할 수 있다

(3) 치아우식의 진단

1) 치아우식을 진단하기 위해서는 육안으로 보는 시진, 치과용 탐침을 이용해서 치질의 텍스쳐를 확인하는 과정, 방사선사진, 온열검사, 전기치수검사기, 타진, 저작검사 등을 사용할 수 있다.
2) 초기우식이 있는 경우 우식이 있는 부위에 단것이나 찬 음식을 먹으면 민감함을 느끼게 되다가 점차 그 증상이나 지속시간이 길어진다. 초기우식의 경우 방사선사진상에서 보이지 않을 수도 있어서 우식의 진행이 명확하지 않은 경우 시간이 좀 더 지나서 다시 한 번 검사가 필요한 경우도 있다.
3) 때로는 치아의 홈 (groove)을 따라서 검은 착색이 보이지만 그 하방으로 치아우식이 더 진행되지 않은 경우가 있는데 이때는 정기적으로 검사를 하면서 치아우식으로 이환되는지 검사 후 그렇지 않다면 별다른 치료가 필요하지 않을 수도 있다.

(4) 치아우식의 치료 (Caries treatment)

1) 치아우식의 정도, 부위, 범위에 따라서 치료의 재료나 방법이 다양하다. 또한 치아의 발육시기에 따라서도 치료내용이 달라질 수 있다.

2) 치아우식의 범위가 작고 얕은 경우라면 복합레진 등의 재료로 수복하는 것이 치질을 보존하고 심미적으로도 유리하다. 치아의 인접면 혹은 치아우식의 범위가 크게 되면 구강 내에서 직접 충전하는 재료로 치아의 외형을 재현하는 것이 어려울 수 있어서 이때는 와동을 형성한 것의 인상 (impression)을 뜨고 구강 외에서 금인레이 혹은 레진인레이 등을 제작하여 다음번 내원 시 접착재 (cement)를 이용하여 붙이는 치료를 진행하게 된다.

3) **생활치수 치료** (Vital pulp therapy)

① 치아의 뿌리가 완성되지 않았는데 뿌리를 만들어야 하는 치수에 염증이 생긴 경우 근관 (신경)치료를 진행해야 한다. 이는 치아 안쪽의 염증에 이환된 치수를 제거하는 과정인데 나이가 어린 환자에서 치근이 완성되지 않은 경우는 치수를 모두 제거하지 않고 상부의 염증에 이환된 치수만 제거하는 처치를 하게 되며 이를 생활치수 치료라고 한다.

② 치아우식이 진행된 정도, 혹은 염증에 이환된 정도에 따라서 성공률은 다르며, 일반적으로 치아우식으로 치수가 침범된 경우, 치수조직에 염증이 심해서 지혈이 어려운 경우, 성인치수에서 그 성공률이 낮아진다. 염증에 이환된 치수의 일부를 제거하고 치수부분에서 상아질을 만들 수 있도록 유도하는 환경을 만들어 준 후에 1년 정도까지 정기적으로 방사선 검사와 치수생활력 검사 (치수가 계속 활성을 유지하는가를 검사)를 통해서 치료가 성공적인지 평가하게 된다.

4) **근관 (신경) 치료** (Root canal therapy)

① 치아우식 등으로 염증이 심하게 진행된 경우 치수를 제거하고 치수가 있던 신경관 (근관) 부분을 세척하고 그 공간을 신경치료 재료로 채워주는 술식이다.

② 어금니 부위에서는 근관치료를 받은 치아의 경우 치관 (crown)을 완전히 덮어 씌우는 형태의 보철치료를 진행하도록 권장되는데 이는 근관치료 후 교합력이 지속적으로 가해졌을 때 치아가 파절되는 것을 방지하기 위함이다.

5) **치수 재혈관화** (Pulp regeneration)

① 치아의 뿌리가 완성되기도 전에 치수 전체에 염증이 생기거나 혹은 괴사가 일어나는 경우가 있다. 이때 근관 내를 충분히 세척하고 의도적으로 뿌리끝 부분의 조직에 출혈을 유도하여 괴사된 신경관 내부에 혈액이 차오르도록 하여 치근 주위의 줄기세포와 혈액의 다양한 성장인자 (growth factor)가 계속 치근성장을 유도하도록 하는 술식을 말한다.

② 근관치료학 분야에서 비교적 최근에 나온 술식으로 정확한 기전과 치료지침은 아직 완성되지는 않았다.

6) **발치** (Extraction)

① 불가피하게 치아를 보존할 수 없을 정도로 심하게 우식이 진행된 경우 발치를 하게 된다. 영구치의 경우 치아를 뽑게 되면 더 이상 하방에 맹출되는 치아가 없기 때문에 소아 청소년기에 영구치를 발치하게 될 경우라면 다른 인접치아로 치아가 발치된 공간이 닫힐 수 있는지 혹은 부가적인 교정치료가 필요할 지 상담이 추천된다.

② 성장기 악골 (jawbone)이 자라는 시기에는 임플란트 시술은 금기이므로 성장기간 동안 적절하게 공간을 유지했다가 악골성장 완료 후 임플란트 시술을 받을 수 있다.

2. 치아외상의 처치 (Management of traumatized teeth)

(1) 치아외상 예방의 중요성

1) 소아청소년기에 치아외상을 최소화하고 치아외상을 입은 경우 조기에 적절한 치료를 하는 것은 매우 중요하다.
2) 학교, 방과후 등 활발하게 야외활동을 하는 시기이고 윗 앞니들은 그 시기에 돌출되어 있는 경우가 많아서 유난히 만 7-10세 시기에 앞니를 다쳐서 오는 경우가 빈번하다.
3) 이 시기에는 영구치의 치근이 완성되지 않고 또 치조골도 계속 성장하는 시기이므로 치아를 뽑게 되거나 혹은 외상으로 치아가 치조골에 유착 (ankylosis)되면 추후 치료가 어려워진다.

(2) 진탕 혹은 아탈구 (Concussion or subluxation)

1) 치아가 어딘가에 부딪혔으나 그 위치는 변하지 않고 단지 건드렸을 때 조금 흔들리고 아픈 정도이다.
2) 치아의 동요도에 따라서 심한 경우에만 별도의 고정이 필요하며 대개는 3개월 정도까지 치수 (신경)에 염증이 진행되는가를 3주정도 간격으로 검사만 진행하면 되는 외상단계이다.

(3) 변이 (Displacement)

1) 치아가 원래의 위치에서 튀어나오거나 들어가거나, 혹은 옆으로 위치가 달라진 경우이다.
2) 치아를 원래의 위치에 고정하고 철사와 레진 등을 이용해서 2-3주 고정을 시행한다. 또한 치수가 생활력을 잃게 될 경우 근관 (신경) 치료를 진행한다.

(4) 이단 (Avulsion) (그림 22-1)

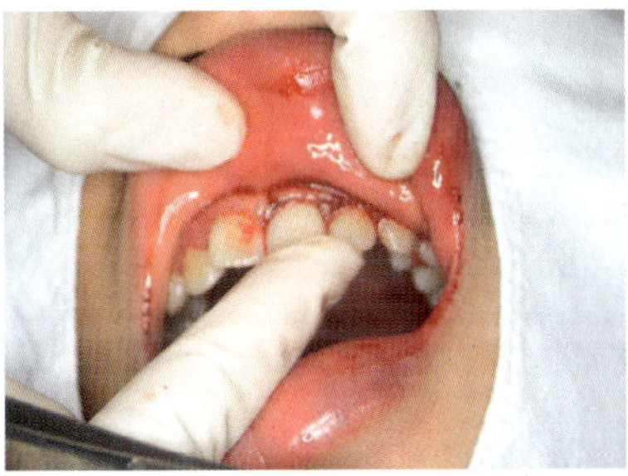

그림 22-1 **구강 외로 빠진 치아를 다시 재식하는 과정. 탈락한 시간이 오래되면 발치와가 혈병으로 차서 원위치 시키기 어려울 수도 있다.**

1) 치아가 구강 외로 빠진 경우이다. 빠지자마자 바로 원위치로 넣는 것이 좋은데 원위치에 바로 넣을 수 없는 경우 대개 학교의 양호실을 거쳐서 우유나 식염수에 담아서 빠른 시간 내에 치과를 방문해야 한다.
2) 구강 외에서 건조된 시간이 1시간이 넘으면 치아를 다시 원위치 시키더라도 그 예후는 좋지 않아서 미국 근관치료학회의 가이드라인에서는 건조된 지 1시간이 넘은 치아는 재식 (planting)을 권하지 않는다.

3) 치과에서는 치아의 이물질을 제거하고 원위치 시키고 고정한 후 1-2주 사이에 신경 (근관) 치료를 진행한다. 치아가 빠진 첫날 항생제를 처방하며 파상풍주사를 접종하지 않은 경우 추가접종이 필요하게 된다.
4) 유치가 빠진 경우 하방 영구치의 성장에 문제를 일으킬 수 있으므로 보통 재식하지 않고 공간유지장치를 제작하여 하방 영구치의 맹출 공간을 확보한다.

(5) 파절 (Fracture) (그림 22-2)

1) 치아의 상부가 깨진 경우 범위가 크지 않다면 복합레진수복 (그림 22-3)으로 치아모양을 만들어 준다.
2) 때로는 치아 뿌리부분에 파절이 일어날 수도 있는데 이때는 파절선의 위치에 따라서 단순고정, 혹은 근관치료, 발치 등을 진행한다.

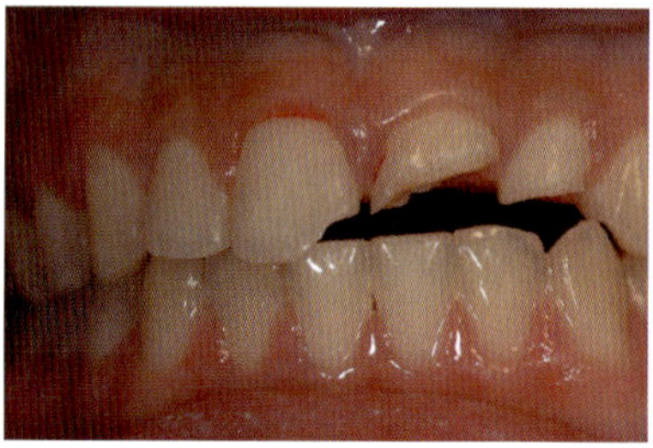

그림 22-2 **외상으로 상악의 전치부의 다수의 치아가 파절된 모습**

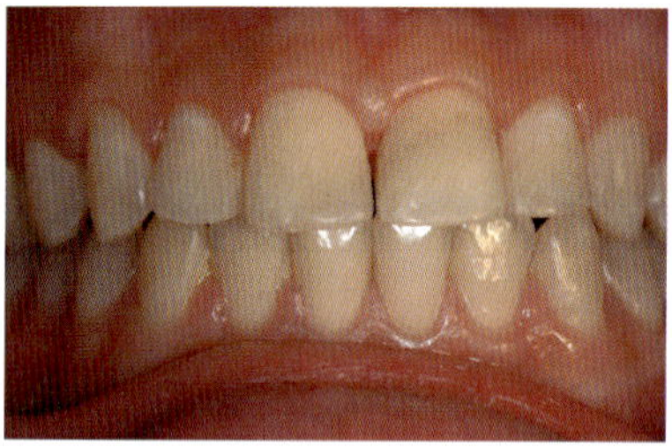

그림 22-3 **파절부위를 광중합형 레진으로 수복한 모습**

(6) 치아외상의 합병증

1) 치아가 다칠 때 치아표면에 붙어있는 세포들이 얼마나 손상을 받았느냐에 따라서 예후가 결정된다.
2) 세포가 많이 손상된 경우 치아의 뿌리가 치조골에 바로 붙어버리는 강직 (ankylosis)이 일어날 수도 있는데 이는 성장기의 환자에게는 강직이 일어난 치아주위의 치조골의 성장이 멈추어 큰 심미적인 문제를 야기할 수 있기 때문에 주의해야 한다.
3) 이외에도 치근흡수, 변색 등도 치아외상의 합병증이다.

Ⅱ. 턱관절 장애

1. 턱관절 장애 (Temporomandibular disorders, TMD)

(1) 정의: 학문적 용어로 측두하악장애이며, 측두하악관절 (TMJ)과 이를 둘러싸고 있고 저작, 연하, 발음을 담당하는 여러 근육들과 관련된 임상 문제를 포괄하는 근골격계 질환

(2) 턱관절 (Temporo-mandibular joint, TMJ)의 구조: 두개골의 측두골 (Temporal bone)과 하악골의 하악과두 (Condyle of mandible)이 이루는 관절 (그림 22-4)

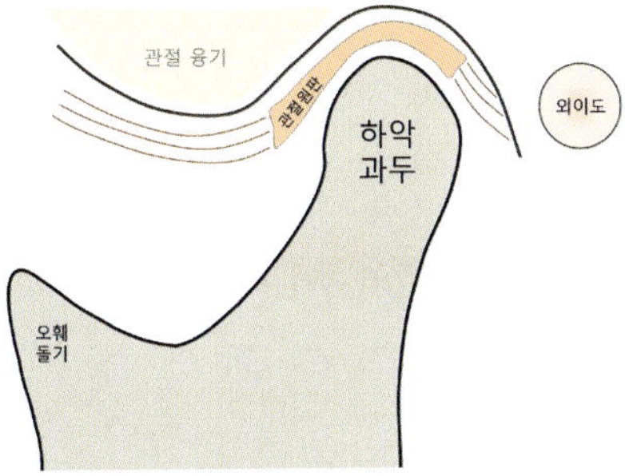

그림 22-4 정상적인 하악와 (Fossa), 관절원판, 하악과두의 위치. 관절원판이 하악와와 하악과두 사이에 위치해 있다.

(3) 치아와 악골과 관련된 얼굴 변형

1) 선천성 기형인 반안면 왜소증 (hemifacial microsomia)이나 Treacher-Collins 증후군과 같은 심한 안면 기형 외에 성장을 하면서 상악골이나 하악골이 전후, 좌우로 변형이 되는 후천성 기형이 있다.
2) 얼굴을 옆에서 보았을 때, 아래턱이 들어가거나 나와 있는 2급 (하악 후퇴증, 무턱)과 3급 (하악 전돌증, 주걱턱) 골격성 부정교합이 있고, 정면에서 보았을 때는 좌우 균형이 맞지 않는 안면 비대칭이 있다.

(4) 증상

1) 3대 증상: 관절음, 관절통증, 개구장애
2) 기타 증상: 치아의 전반적인 통증, 귀의 통증, 이명, 두통, 안면통, 하악운동 제한 등

(5) 분류 및 진단

1) 근육 질환: 하악골에 부착되어 하악의 여러 형태의 움직임에 관여하는 주된 근육으로는 측두근, 교근, 내측 익돌근, 외측 익돌근, 악이복근이 있으며, 이들 근육의 과활성이나 긴장, 피로 등으로 인한 통증은 관자놀이, 광대뼈, 뺨 부위, 하악골 후방과 하방의 통증을 유발하며, 관자놀이의 통증은 편측으로 발생할 경우 편두통과 감별을 해야 한다.

2) 관절 질환

① **턱관절 (또는 악관절) 내장증:** 턱관절을 이루는 두개골의 하악와 (Fossa)와 하악과두 사이에 있는 관절원판 (disc)은 하악의 개, 폐구시 하악과두의 상방에 위치하여 하악골과 측두골이 골대골 (bone-to-bone) 접촉이 일어나지 않도록 한다 (그림 22-5). 관절원판이 정상위치에서 벗어나게 되면 하악 운동시에 관절에서 딱딱 거리는 소리가 나는 데 이러한 상태를 "정복성 관절원판 변위" (그림 22-6) 라고 하고, 관절원판이 하악과두의 운동범위에서 완전히 벗어나서 관절음이 나지 않는 상태를 "비정복성 관절원판 변위" (그림 22-7) 라고 한다. 정복성 관절원판 변위 상태에서 저작근육의 과도한 활성 (주로 과도한 스트레스에 의한 이악물기에 의해 유발)은 관절 공간을 좁게 만들어 개구시 하악과두가 관절원판에 걸려서 개구장애가 발생하게 된다.

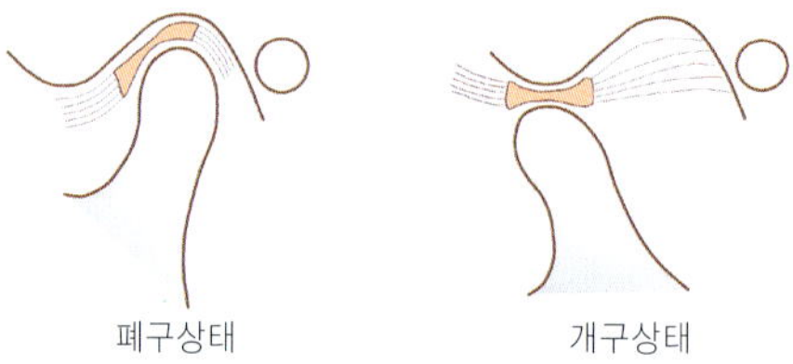

그림 22-5 폐구와 개구시의 하악과두와 관절원판의 위치관계. 관절원판이 하악과두 상방에 놓여 있다.

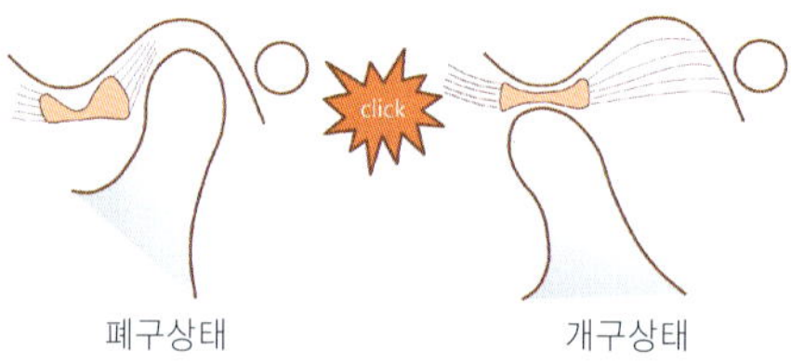

그림 22-6 정복성 관절원판 전방변위 (anterior disc displacement with reduction).

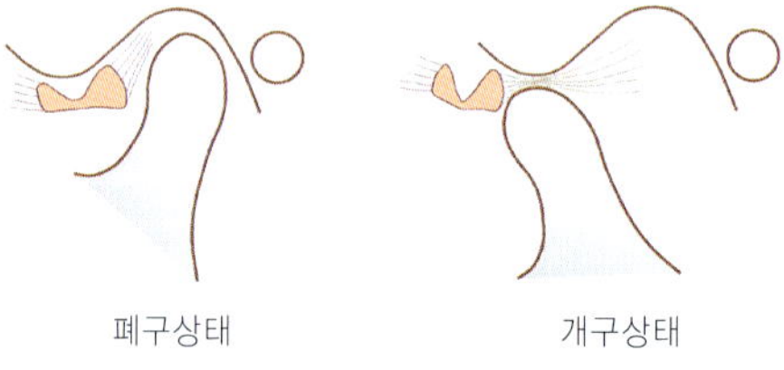

그림 22-7 비정원성 관절원판 전방변위 (anterior disc displacement without reduction).
폐구시 전방으로 변위되어 있던 관절원판이 개구시에도 여전히 전방으로 변위되어 있다. 이때는 관절음이 발생하지 않는다.

② **골관절염, 골관절증**: 턱관절을 이루는 구조물 중 하악와나 하악과두, 특히 하악과두의 골변화를 말하며, 관절에서는 턱관절 내장증에서 나타나는, 딱 하는 단순 관절음이 아닌 뼈와 뼈가 맞닿아 갈리는 듯한 소리 (염발음, crepitus)가 난다. 통증이 동반된 경우를 골관절염, 동반되지 않은 경우를 골관절증이라고 한다.

2. 성장기 소아청소년의 턱관절 장애

(1) 턱관절 장애와 편두통: 저작근의 하나인 측두근의 통증은 편두통과 같이 근육의 통증이 같이 나타나므로, 개구장애나 관절음 또는 턱관절 통증이 있으면서 측두근의 통증이 있다면 턱관절 장애로 인한 측두근의 근육통일 가능성이 높으므로 턱관절 장애에 준한 치료를 한다.

(2) 턱관절 장애와 안면골 변형

1) 성장기에 관절원판이 전방으로 변위되는 경우 개구시 하악과두 전상방에 관절원판이 걸려 하악과두의 전상방 골표면이 함요되거나 편평해지는 골개조 (remodeling)가 일어나게 된다. 또한 골관절염이 동반될 경우 하악과두의 흡수나 퇴행성 변화로 인해 길이가 짧아지게 되면 안면골의 골격 변화가 발생하게 된다.
2) 편측으로 하악과두가 흡수되면 안면비대칭을 유발하고, 양쪽으로 하악과두가 짧아지는 경우는 하악이 후방으로 밀리는 하악후퇴증을 유발하게 된다. 성장기가 끝난 환자의 경우는 골개조가 쉽게 일어나지 않아 하악과두의 흡수시 위아래 앞니가 닿지 않는 전치부 개교합 (개방교합)을 보일 수 있다 (그림 22-8).

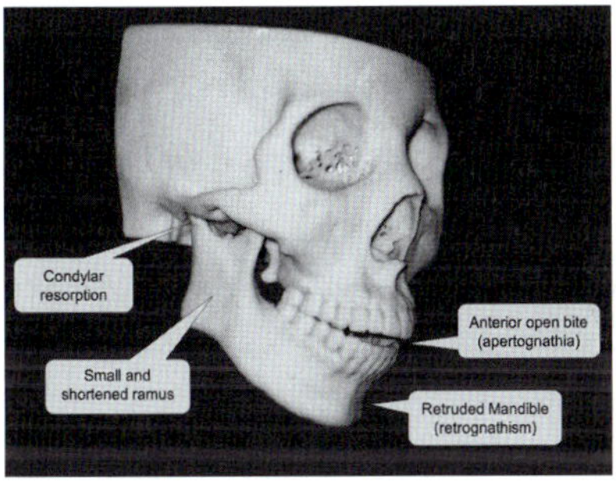

그림 22-8 **하악과두 흡수로 인해 하악골이 후방으로 후퇴되면서 나타나는 악골의 변화들.**

(3) 턱관절 장애와 스트레스: 성장기에 받게 되는 다양한 스트레스와 우울증은 골격근의 과도한 긴장과 이로 인한 저작근의 통증을 유발하게 된다. 특히 청소년기에 시험기간이나 따돌림과 같이 정신적인 스트레스를 많이 받는 환경에서는 신체 장기나 골격근의 병적 변화와 같이 턱관절 장애가 발생할 가능성이 높다.

3. 턱관절 장애의 치료

(1) 보존적 치료

1) 상담: 환자에게 현 상태에 대한 이해를 높이기 위해 설명을 하는 과정

2) 물리치료: 일반적인 근골격계 질환 환자에게 시행하는 물리치료와 같으며, 스트레칭, 통증 유발 부위에 대한 마시지, 전기자극, 원적외선, 온습찜질 등을 통해 근육의 긴장을 풀어준다.
3) 약물치료: 근골격계 질환에 대한 처방과 같다. 즉, 근육 긴장 완화를 위한 중추성 골격근 이완제와 골관절염에 효과적인 진통소염제를 처방하며, 환자의 상태에 따라 약신경안정제 (minor tranquilizer)나 항우울제를 추가한다.
4) 교합안정장치 (splint): 상악이나 하악의 치아를 덮는 플라스틱 장치 (그림 22-9)이며 밤에 장치를 끼고 자면 과도한 이악물기와 같은 비정상적인 근육의 과활성을 떨어뜨려 근긴장을 완화시키고, 턱관절에 가해지는 부하를 줄여 손상된 관절의 회복에도 도움이 된다.

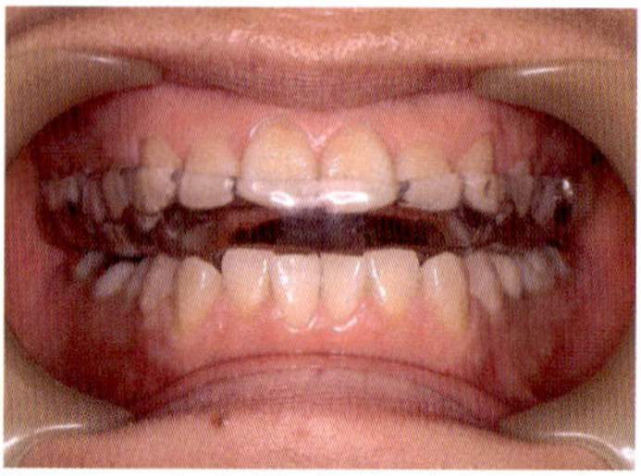

그림 22-9 교합안정장치를 구강내 착용한 모습

5) 보툴리늄 독소 주사 (Botulinum toxin injection, BTI): 측두근과 교근의 과활성을 줄이기 위해 시행하며 주로 교근이 시행한다.

(2) 외과적 치료

1) 관절원판의 손상이나 골관절염이 심하거나, 관절내 유리체 (loose body)가 생기는 활액막 연골종증과 같은 종양이 있는 경우는 턱관절에 대한 개방수술 (arthroplasty)을 시행하는데, 전체 턱관절 환자의 약 1-5%가 해당이 되며 성장기에 시행하는 경우는 드물다.
2) 하악과두의 흡수로 안면비대칭이나 하악후퇴증과 같은 안면골 변형이 온 경우는 주로 성장이 끝난 후에 악교정 수술 (양악수술)을 시행한다.
3) 드물게 하악과두가 전부 흡수되는 경우는 인공 턱관절 전치환술 (total TMJ replacement)을 시행하게 된다.

Ⅲ. 성장기 아동의 교정치료

1. 부정교합 (Malocclusion)

(1) 위, 아래 치아끼리 잘 맞물리지 않는 것을 의미
(2) 단순히 치아가 비뚤어져서 그럴 수도 있지만 (그림 22-10), 많은 경우 치아가 속해 있는

윗턱이나 아래턱의 성장이나 그 형태가 조화롭지 못하여 발생한다 (그림 22-11, 22-12).

(3) 사춘기 키가 크는 시기를 전후하여 입안에서는 유치에서 영구치로 교환이 완료되고, 얼굴의 아랫부분이 집중적으로 성장을 하기 때문에 초등학교 고학년 즈음부터 사춘기 후반기까지 얼굴의 형태가 변하거나 지금까지 느끼지 못했던 부정교합이 인지되기 시작할 수 있다.

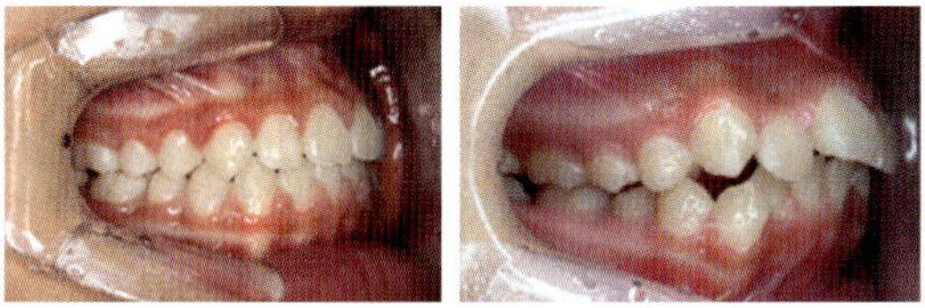

그림 22-10 정상교합(좌)과 부정교합(우)

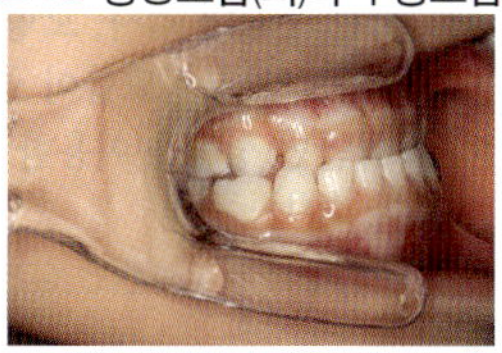

그림 22-11 반대교합

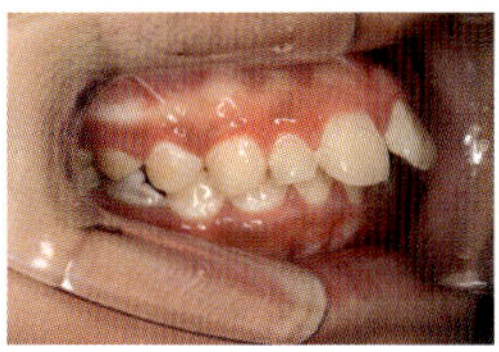

그림 22-12 과개교합

2. 부정교합의 치료 시기 및 검사 방법

(1) 유치열기 및 최대 성장기 이전의 초기 검진

1) 일반적으로 영구치는 6세경에 맹출을 시작하여 12-13세까지 유치에서 영구치로의 교환이 일어나다. 하지만 선천적으로 영구치가 결손되거나 정상적인 개수보다 많은 치아(과잉치)가 존재하거나 또는 유치의 조기 상실 또는 맹출 경로의 이상으로 인해 치아가 정상적으로 맹출하지 못하는 경우도 있다. 또한 어릴 때부터 지속되는 손가락 빨기, 구호흡 등의 악습관으로 인해 구강 주위조직의 압력이 변하면 영구치가 재위치 되지 못하기도 한다.
2) 이러한 맹출 장애와 악습관으로 인하여 부정교합이 유발되는 경우가 많기 때문에 약 6, 7세에 교정과의 정기 검진을 통해 조기 발견 및 치료를 계획할 수 있다.

(2) 성장기의 교정치료

1) 단순히 치아의 배열이 좋지 못해 가지런히 나열하기 위한 치열 교정은 치료의 시기가 특별히 문제 되지는 않는다. 일반적으로 10세에서 14세경의 교정치료가 가장 효과적이지만, 성인 또는 중장년층에서도 치료는 가능하기 때문이다.

SEVERANCE 세브란스 **소아진료 매뉴얼**

Manual of Pediatrics

-Fourth Edition-

2001년	7월	10일	1판 발행	2002년	6월	25일	1판 4쇄
2003년	10월	30일	2판 발행	2007년	2월	26일	2판 3쇄
2009년	10월	27일	3판 1쇄	2012년	8월	20일	3판 3쇄
2013년	7월	15일	4판 1쇄	2021년	9월	10일	4판 3쇄

편저 **연세대학교 의과대학 소아과학교실**

주 소 서울시 서대문구 연세로 50

전 화 02) 2228-2050

팩 스 02) 393-9118

E-mail ped@yuhs.ac

홈페이지 http://medicine.yonsei.ac.kr

펴낸곳 **연세대학교 대학출판문화원**

주 소 서울시 서대문구 연세로 50

전 화 02) 2123-3380~2

팩 스 02) 2123-8673

E-mail ysup@yonsei.ac.kr

홈페이지 http://www.yonsei.ac.kr/press

등 록 1955년 10월 13일 제9-60호

인 쇄 (주)동국문화

ISBN 978-89-6850-046-6(93510) 값 42,000원

■ 소아 무맥성 심정지 전문 심폐소생술 흐름도

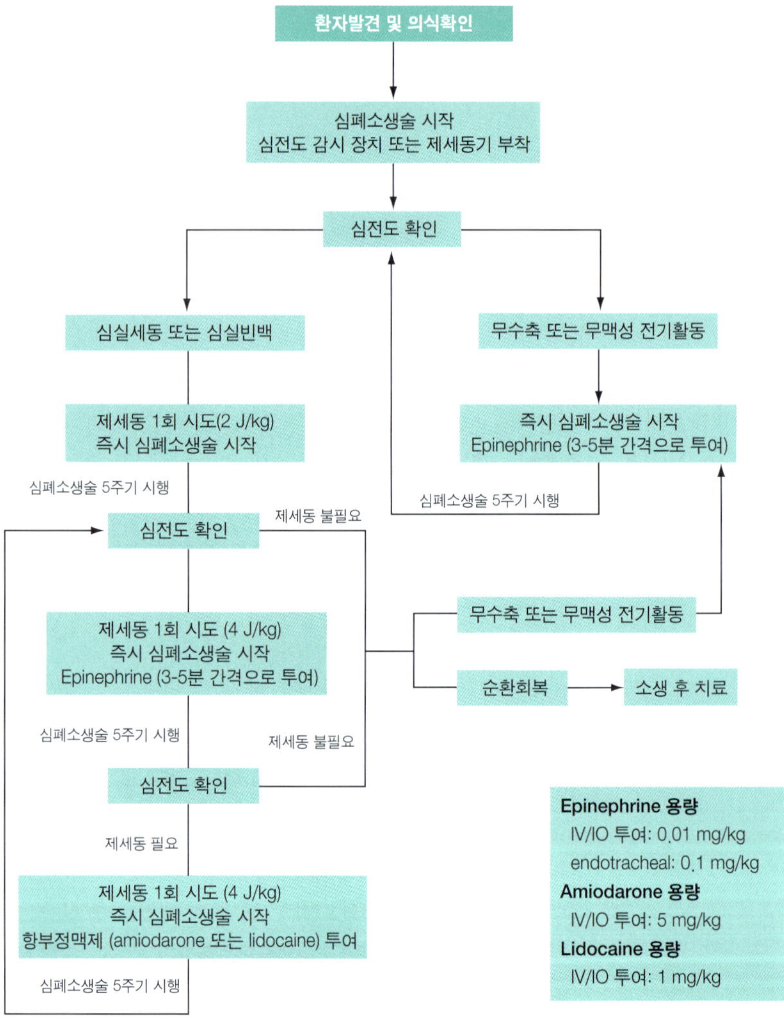